国家卫生健康委员会"十三五"规划教材

全 国 高 等 学 校 教 材

供基础、临床、预防、口腔医学类专业用

诊断学

Diagnostics

第9版

主　编　万学红　卢雪峰

副主编　刘成玉　胡申江　杨　炯　周汉建

人民卫生出版社

PEOPLE'S MEDICAL PUBLISHING HOUSE

图书在版编目（CIP）数据

诊断学/万学红,卢雪峰主编.—9版.—北京:人民卫生
出版社,2018

全国高等学校五年制本科临床医学专业第九轮规划教材
ISBN 978-7-117-26374-0

Ⅰ.①诊… Ⅱ.①万…②卢… Ⅲ.①诊断学-医学院校-
教材 Ⅳ.①R44

中国版本图书馆 CIP 数据核字(2018)第 065250 号

人卫智网	www.ipmph.com	医学教育、学术、考试、健康,
		购书智慧智能综合服务平台
人卫官网	www.pmph.com	人卫官方资讯发布平台

诊 断 学
第 9 版

主　　编:万学红　卢雪峰
出版发行:人民卫生出版社(中继线 010-59780011)
地　　址:北京市朝阳区潘家园南里 19 号
邮　　编:100021
E - mail:pmph @ pmph.com
购书热线:010-59787592　010-59787584　010-65264830
印　　刷:人卫印务（北京）有限公司
经　　销:新华书店
开　　本:850×1168　1/16　　印张:43
字　　数:1213 千字
版　　次:1979 年 7 月第 1 版　　2018 年 6 月第 9 版
　　　　　2023 年 11 月第 9 版第 14 次印刷(总第 90 次印刷)
标准书号:ISBN 978-7-117-26374-0
定　　价:110.00 元
打击盗版举报电话:010-59787491　E-mail:WQ @ pmph.com
(凡属印装质量问题请与本社市场营销中心联系退换)

编 者

以姓氏笔画为序

万学红 （四川大学华西医院）

卢雪峰 （山东大学齐鲁医院）

刘成玉 （青岛大学医学部）

刘晓菊 （兰州大学第一医院）

关秀茹 （哈尔滨医科大学附属第一医院）

李芳邻 （山东大学齐鲁医学院）

杨　炯 （武汉大学中南医院）

张　捷 （吉林大学第二医院）

张海蓉 （昆明医科大学第一附属医院）

岳保红 （郑州大学第一附属医院）

周汉建 （中山大学附属第三医院）

胡申江 （浙江大学医学院附属第一医院）

胡丽华 （华中科技大学同济医学院附属协和医院）

段志军 （大连医科大学附属第一医院）

洪华山 （福建医科大学附属协和医院）

桂庆军 （南华大学医学院）

徐元宏 （安徽医科大学第一附属医院）

徐新娟 （新疆医科大学第一附属医院）

高凤敏 （牡丹江医学院附属红旗医院）

郭　玮 （复旦大学附属中山医院）

程德云 （四川大学华西医院）

曾　锐 （四川大学华西医院）

褚云卓 （中国医科大学附属第一医院）

编写秘书

曾　锐(兼)　李芳邻(兼)

融合教材阅读使用说明

融合教材介绍：本套教材以融合教材形式出版，即融合纸书内容与数字服务的教材，每本教材均配有特色的数字内容，读者阅读纸书的同时可以通过扫描书中二维码阅读线上数字内容。

《诊断学》(第9版)融合教材配有以下数字资源：

🏃 教学课件　🏃 案例　🏃 视频　🏃 动画　🏃 自测试卷　🏃 英文名词读音

🏃 AR互动(扫描教材中带有 [AR] 图标的图片，即可体验增强现实的 AR 内容)

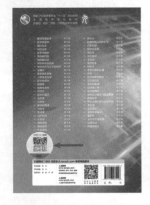

❶ 扫描教材封底圆形图标中的二维码，打开激活平台。

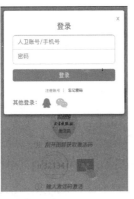

❷ 注册或使用已有人卫账号登录，输入刮开的激活码。

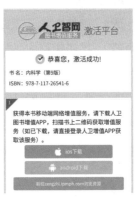

❸ 下载"人卫图书增值"APP，也可登录 zengzhi.ipmph.com 浏览。

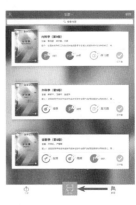

❹ 使用 APP"扫码"功能，扫描教材中二维码可快速查看数字内容。

配套教材(共计 56 种)

全套教材书目

全套教材书目
[QR code]

《诊断学》(第9版)配套教材

《诊断学学习指导与习题集》(第4版)　主编：万学红、卢雪峰

读者信息反馈方式

欢迎登录"人卫 e 教"平台官网"medu.pmph.com"，在首页注册登录后，即可通过输入书名、书号或主编姓名等关键字，查询我社已出版教材，并可对该教材进行读者反馈、图书纠错、撰写书评以及分享资源等。

党的十九大报告明确提出,实施健康中国战略。 没有合格医疗人才,就没有全民健康。 推进健康中国建设要把培养好医药卫生人才作为重要基础工程。 我们必须以习近平新时代中国特色社会主义思想为指引,按照十九大报告要求,把教育事业放在优先发展的位置,加快实现教育现代化,办好人民满意的医学教育,培养大批优秀的医药卫生人才。

着眼于面向 2030 年医学教育改革与健康中国建设,2017 年 7 月,教育部、国家卫生和计划生育委员会、国家中医药管理局联合召开了全国医学教育改革发展工作会议。 之后,国务院办公厅颁布了《国务院办公厅关于深化医教协同进一步推进医学教育改革与发展的意见》(国办发〔2017〕63 号)。 这次改革聚焦健康中国战略,突出问题导向,系统谋划发展,医教协同推进,以"服务需求、提高质量"为核心,确定了"两更加、一基本"的改革目标,即:到 2030年,具有中国特色的标准化、规范化医学人才培养体系更加健全,医学教育改革与发展的政策环境更加完善,医学人才队伍基本满足健康中国建设需要,绘就了今后一个时期医学教育改革发展的宏伟蓝图,作出了具有全局性、战略性、引领性的重大改革部署。

教材是学校教育教学的基本依据,是解决培养什么样的人、如何培养人以及为谁培养人这一根本问题的重要载体,直接关系到党的教育方针的有效落实和教育目标的全面实现。 要培养高素质的优秀医药卫生人才,必须出版高质量、高水平的优秀精品教材。 一直以来,教育部高度重视医学教材编制工作,要求以教材建设为抓手,大力推动医学课程和教学方法改革。

改革开放四十年来,具有中国特色的全国高等学校五年制本科临床医学专业规划教材经历了九轮传承、创新和发展。 在教育部、国家卫生和计划生育委员会的共同推动下,以裘法祖、吴阶平、吴孟超、陈灏珠等院士为代表的我国几代著名院士、专家、医学家、教育家,以高度的责任感和敬业精神参与了本套教材的创建和每一轮教材的修订工作。 教材从无到有、从少到多、从多到精,不断丰富、完善与创新,逐步形成了课程门类齐全、学科系统优化、内容衔接合理、结构体系科学的立体化优秀精品教材格局,创建了中国特色医学教育教材建设模式,推动了我国高等医学本科教育的改革和发展,走出了一条适合中国医学教育和卫生健康事业发展实际的中国特色医药学教材建设发展道路。

在深化医教协同、进一步推进医学教育改革与发展的时代要求与背景下,我们启动了第九轮全国高等学校五年制本科临床医学专业规划教材的修订工作。 教材修订过程中,坚持以习近平新时代中国特色社会主义思想为指引,贯彻党的十九大精神,落实"优先发展教育事业""实施健康中国战略"及"落实立德树人根本任务,发展素质教育"的战略部署要求,更加突出医德教育与人文素质教育,将医德教育贯穿于医学教育全过程,同时强调"多临床、早临床、反复临床"的理念,强化临床实践教学,着力培养医德高尚、医术精湛的临床医生。

我们高兴地看到,这套教材在编写宗旨上,不忘医学教育人才培养的初心,坚持质量第一、立德树人;在编写内容上,牢牢把握医学教育改革发展新形势和新要求,坚持与时俱进、力求创新;在编写形式上,聚力"互联网+"医学教育的数字化创新发展,充分运用 AR、VR、人工智能等新技术,在传统纸质教材的基础上融合实操性更强的数字内容,推动传统课堂教学迈向数字教学与移动学习的新时代。 为进一步加强医学生临床实践能力培养,整套教材还配有相应的实践指导教材,内容丰富,图文并茂,具有较强的科学性和实践指导价值。

我们希望,这套教材的修订出版,能够进一步启发和指导高校不断深化医学教育改革,推进医教协同,为培养高质量医学人才、服务人民群众健康乃至推动健康中国建设作出积极贡献。

2018 年 2 月

全国高等学校五年制本科临床医学专业
第九轮 规划教材修订说明

全国高等学校五年制本科临床医学专业国家卫生健康委员会规划教材自1978年第一轮出版至今已有40年的历史。几十年来，在教育部、国家卫生健康委员会的领导和支持下，以裘法祖、吴阶平、吴孟超、陈灏珠等院士为代表的我国几代德高望重、有丰富的临床和教学经验、有高度责任感和敬业精神的国内外著名院士、专家、医学家、教育家参与了本套教材的创建和每一轮教材的修订工作，使我国的五年制本科临床医学教材从无到有，从少到多，从多到精，不断丰富、完善与创新，形成了课程门类齐全、学科系统优化、内容衔接合理、结构体系科学的由规划教材、配套教材、网络增值服务、数字出版等组成的立体化教材格局。这套教材为我国千百万医学生的培养和成才提供了根本保障，为我国培养了一代又一代高水平、高素质的合格医学人才，为推动我国医疗卫生事业的改革和发展做出了历史性巨大贡献，并通过教材的创新建设和高质量发展，推动了我国高等医学本科教育的改革和发展，促进了我国医药学相关学科或领域的教材建设和教育发展，走出了一条适合中国医药学教育和卫生事业发展实际的具有中国特色医药学教材建设和发展的道路，创建了中国特色医药学教育教材建设模式。老一辈医学教育家和科学家们亲切地称这套教材是中国医学教育的"干细胞"教材。

本套第九轮教材修订启动之时，正是我国进一步深化医教协同之际，更是我国医疗卫生体制改革和医学教育改革全方位深入推进之时。在全国医学教育改革发展工作会议上，李克强总理亲自批示"人才是卫生与健康事业的第一资源，医教协同推进医学教育改革发展，对于加强医学人才队伍建设、更好保障人民群众健康具有重要意义"，并着重强调，要办好人民满意的医学教育，加大改革创新力度，奋力推动建设健康中国。

教材建设是事关未来的战略工程、基础工程，教材体现国家意志。人民卫生出版社紧紧抓住医学教育综合改革的历史发展机遇期，以全国高等学校五年制本科临床医学专业第九轮规划教材全面启动为契机，以规划教材创新建设，全面推进国家级规划教材建设工作，服务于医改和教改。第九轮教材的修订原则，是积极贯彻落实国务院办公厅关于深化医教协同、进一步推进医学教育改革与发展的意见，努力优化人才培养结构，坚持以需求为导向，构建发展以"5+3"模式为主体的临床医学人才培养体系；强化临床实践教学，切实落实好"早临床、多临床、反复临床"的要求，提高医学生的临床实践能力。

在全国医学教育综合改革精神鼓舞下和老一辈医学家奉献精神的感召下，全国一大批临床教学、科研、医疗第一线的中青年专家、学者、教授继承和发扬了老一辈的优秀传统，以严谨治学的科学态度和无私奉献的敬业精神，积极参与第九轮教材的修订和建设工作，紧密结合五年制临床医学专业培养目标、高等医学教育教学改革的需要和医药卫生行业人才的需求，借鉴国内外医学教育教学的经验和成果，不断创新编写思路和编写模式，不断完善表达形式和内容，不断提升编写水平和质量，已逐渐将每一部教材打造成了学科精品教材，使第九轮全套教材更加成熟、完善和科学，从而构建了适合以"5+3"为主体的医学教育综合改革需要、满足卓越临床医师培养需求的教材体系和优化、系统、科学、经典的五年制本科临床医学专业课程体系。

其修订和编写特点如下：

1．教材编写修订工作是在国家卫生健康委员会、教育部的领导和支持下，由全国高等医药教材建设研究学组规划，临床医学专业教材评审委员会审定，院士专家把关，全国各医学院校知名专家教授编写，人民卫生出版社高质量出版。

2．教材编写修订工作是根据教育部培养目标、国家卫生健康委员会行业要求、社会用人需求，在全国进行科学调研的基础上，借鉴国内外医学人才培养模式和教材建设经验，充分研究论证本专业人才素质要求、学科体系构成、课程体系设计和教材体系规划后，科学进行的。

3．在教材修订工作中，进一步贯彻党的十九大精神，将"落实立德树人根本任务，发展素质教育"的战略部署要求，贯穿教材编写全过程。全套教材在专业内容中渗透医学人文的温度与情怀，通过案例与病例融合基础与临床相关知识，通过总结和汲取前八轮教材的编写经验与成果，充分体现教材的科学性、权威性、代表性和适用性。

4．教材编写修订工作着力进行课程体系的优化改革和教材体系的建设创新——科学整合课程、淡化学科意识、实现整体优化、注重系统科学、保证点面结合。继续坚持"三基、五性、三特定"的教材编写原则，以确保教材质量。

5．为配合教学改革的需要，减轻学生负担，精炼文字压缩字数，注重提高内容质量。根据学科需要，继续沿用大16开国际开本、双色或彩色印刷，充分拓展侧边留白的笔记和展示功能，提升学生阅读的体验性与学习的便利性。

6．为满足教学资源的多样化，实现教材系列化、立体化建设，进一步丰富了理论教材中的数字资源内容与类型，创新在教材移动端融入AR、VR、人工智能等新技术，为课堂学习带来身临其境的感受；每种教材均配有2套模拟试卷，线上实时答题与判卷，帮助学生复习和巩固重点知识。同时，根据实际需求进一步优化了实验指导与习题集类配套教材的品种，方便老师教学和学生自主学习。

第九轮教材共有53种，均为**国家卫生健康委员会"十三五"规划教材**。全套教材将于2018年6月出版发行，数字内容也将同步上线。教育部副部长林蕙青同志亲自为本套教材撰写序言，并对通过修订教材启发和指导高校不断深化医学教育改革、进一步推进医教协同，为培养高质量医学人才、服务人民群众健康乃至推动健康中国建设寄予厚望。希望全国广大院校在使用过程中能够多提供宝贵意见，反馈使用信息，以逐步修改和完善教材内容，提高教材质量，为第十轮教材的修订工作建言献策。

全国高等学校五年制本科临床医学专业第九轮规划教材
教材目录

序号	书名	版次	主编	副主编
1.	医用高等数学	第7版	秦 侠 吕 丹	李 林 王桂杰 刘春扬
2.	医学物理学	第9版	王 磊 冀 敏	李晓春 吴 杰
3.	基础化学	第9版	李雪华 陈朝军	尚京川 刘 君 籍雪平
4.	有机化学	第9版	陆 阳	罗美明 李柱来 李发胜
5.	医学生物学	第9版	傅松滨	杨保胜 邱广蓉
6.	系统解剖学	第9版	丁文龙 刘学政	孙晋浩 李洪鹏 欧阳宏伟 阿地力江·伊明
7.	局部解剖学	第9版	崔慧先 李瑞锡	张绍祥 钱亦华 张雅芳 张卫光
8.	组织学与胚胎学	第9版	李继承 曾园山	周 莉 周国民 邵淑娟
9.	生物化学与分子生物学	第9版	周春燕 药立波	方定志 汤其群 高国全 吕社民
10.	生理学	第9版	王庭槐	罗自强 沈霖霖 管又飞 武宇明
11.	医学微生物学	第9版	李 凡 徐志凯	黄 敏 郭晓奎 彭宜红
12.	人体寄生虫学	第9版	诸欣平 苏 川	吴忠道 李朝品 刘文琪 程彦斌
13.	医学免疫学	第7版	曹雪涛	姚 智 熊思东 司传平 于益芝
14.	病理学	第9版	步 宏 李一雷	来茂德 王娅兰 王国平 陶仪声
15.	病理生理学	第9版	王建枝 钱睿哲	吴立玲 孙连坤 李文斌 姜志胜
16.	药理学	第9版	杨宝峰 陈建国	臧伟进 魏敏杰
17.	医学心理学	第7版	姚树桥 杨艳杰	潘 芳 汤艳清 张 宁
18.	法医学	第7版	王保捷 侯一平	丛 斌 沈忆文 陈 腾
19.	诊断学	第9版	万学红 卢雪峰	刘成玉 胡申江 杨 炯 周汉建
20.	医学影像学	第8版	徐 克 龚启勇 韩 萍	于春水 王 滨 文 戈 高剑波 王绍武
21.	内科学	第9版	葛均波 徐永健 王 辰	唐承薇 肖海鹏 王建安 曾小峰
22.	外科学	第9版	陈孝平 汪建平 赵继宗	秦新裕 刘玉村 张英泽 李宗芳
23.	妇产科学	第9版	谢 幸 孔北华 段 涛	林仲秋 狄 文 马 丁 曹云霞 漆洪波
24.	儿科学	第9版	王卫平 孙 锟 常立文	申昆玲 李 秋 杜立中 母得志
25.	神经病学	第8版	贾建平 陈生弟	崔丽英 王 伟 谢 鹏 罗本燕 楚 兰
26.	精神病学	第8版	郝 伟 陆 林	李 涛 刘金同 赵旭东 王高华
27.	传染病学	第9版	李兰娟 任 红	高志良 宁 琴 李用国

序号	书名	版次	主编		副主编			
28.	眼科学	第9版	杨培增 范先群		孙兴怀	刘奕志	赵桂秋	原慧萍
29.	耳鼻咽喉头颈外科学	第9版	孙 虹 张 罗		迟放鲁	刘 争	刘世喜	文卫平
30.	口腔科学	第9版	张志愿		周学东	郭传瑸	程 斌	
31.	皮肤性病学	第9版	张学军 郑 捷		陆洪光	高兴华	何 黎	崔 勇
32.	核医学	第9版	王荣福 安 锐		李亚明	李 林	田 梅	石洪成
33.	流行病学	第9版	沈洪兵 齐秀英		叶冬青	许能锋	赵亚双	
34.	卫生学	第9版	朱启星		牛 侨	吴小南	张正东	姚应水
35.	预防医学	第7版	傅 华		段广才	黄国伟	王培玉	洪 峰
36.	中医学	第9版	陈金水		范 恒	徐 巍	金 红	李 锋
37.	医学计算机应用	第6版	袁同山 阳小华		卜宪庚	张筠莉	时松和	娄 岩
38.	体育	第6版	裴海泓		程 鹏	孙 晓		
39.	医学细胞生物学	第6版	陈誉华 陈志南		刘 佳	范礼斌	朱海英	
40.	医学遗传学	第7版	左 伋		顾鸣敏	张咸宁	韩 骅	
41.	临床药理学	第6版	李 俊		刘克辛	袁 洪	杜智敏	闫素英
42.	医学统计学	第7版	李 康 贺 佳		杨土保	马 骏	王 彤	
43.	医学伦理学	第5版	王明旭 赵明杰		边 林	曹永福		
44.	临床流行病学与循证医学	第5版	刘续宝 孙业桓		时景璞	王小钦	徐佩茹	
45.	康复医学	第6版	黄晓琳 燕铁斌		王宁华	岳寿伟	吴 毅	敖丽娟
46.	医学文献检索与论文写作	第5版	郭继军		马 路	张 帆	胡德华	韩玲革
47.	卫生法	第5版	汪建荣		田 侃	王安富		
48.	医学导论	第5版	马建辉 闻德亮		曹德品	董 健	郭永松	
49.	全科医学概论	第5版	于晓松 路孝琴		胡传来	江孙芳	王永晨	王 敏
50.	麻醉学	第4版	李文志 姚尚龙		郭曲练	邓小明	喻 田	
51.	急诊与灾难医学	第3版	沈 洪 刘中民		周荣斌	于凯江	何 庆	
52.	医患沟通	第2版	王锦帆 尹 梅		唐宏宇	陈卫昌	康德智	张瑞宏
53.	肿瘤学概论	第2版	赫 捷		张清媛 李 薇 周云峰 王伟林 刘云鹏 赵新汉			

第七届全国高等学校五年制本科临床医学专业
教材评审委员会名单

顾　　问

　　　吴孟超　王德炳　刘德培　刘允怡

主 任 委 员

　　　陈灏珠　钟南山　杨宝峰

副主任委员（以姓氏笔画为序）

　　　王　辰　王卫平　丛　斌　冯友梅　李兰娟　步　宏
　　　汪建平　张志愿　陈孝平　陈志南　陈国强　郑树森
　　　郎景和　赵玉沛　赵继宗　柯　杨　桂永浩　曹雪涛
　　　葛均波　赫　捷

委　　　员（以姓氏笔画为序）

　　　马存根　王　滨　王省良　文历阳　孔北华　邓小明
　　　白　波　吕　帆　刘吉成　刘学政　李　凡　李玉林
　　　吴在德　吴肇汉　何延政　余艳红　沈洪兵　陆再英
　　　赵　杰　赵劲民　胡翊群　南登崑　药立波　柏树令
　　　闻德亮　姜志胜　姚　智　曹云霞　崔慧先　曾因明
　　　颜　虹

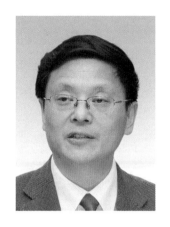

万学红

男，1964年2月出生于四川乐山。 内科学教授，四川大学华西临床医学院/华西医院常务副院长。 中华医学会医学教育分会常委、中国医师协会整合医学分会副主任委员、全国医学专业学位研究生教育指导委员会委员、教育部临床医学专业认证工作委员会委员、全国高等院校诊断学教学指导委员会主任委员。 受聘《中国毕业后医学教育》杂志副总编辑，*Journal of Evidence-based Medicine*、《中华医学教育》、《医学与哲学》、《中华医学教育探索》等杂志编委。

从事医疗工作32年，高校教学工作29年。 国家级精品课程"诊断学"的课程负责人，国家级来华留学英文授课 *Diagnostics* 品牌课程负责人。 发表论文50余篇。 主编全国规划教材 *Clinical Diagnostics*、《诊断学》（第8版）、《临床诊断学》（第3版），主编《医学教学方法》《现代医学模拟教学》《中英对照内科查房》《英汉常用临床医学词汇》等；主译《医师职业素养测评》《乡村医学》《欧洲医学教育指南》等。 2005年获国家级教学成果一等奖，2009年获美国中华医学基金会（CMB）杰出教授奖，2014年获国家级教学成果二等奖，2016年获宝钢优秀教师奖。

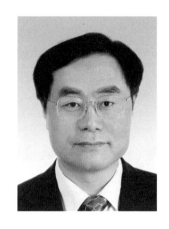

卢雪峰

男，1963年出生于山东济南历城。 山东大学齐鲁医学院、齐鲁医院教授、主任医师。 现任山东大学齐鲁医院消化一病区主任、消化内镜中心副主任、山东大学诊断学教研室副主任。 中国医师协会消化内镜介入分会常委、中华医学会消化学会 IBD 学组委员、中华医学会消化学会内外科对话学组委员、中华医学会内镜学会外科学组委员、山东省医学会消化分会副主任委员、山东省消化内镜学分会副主任委员。 全国高等学校本科临床医学专业规划教材《诊断学》（第8版）共同主编。

毕业于山东医科大学医学系，留校在诊断学教研室、齐鲁医院工作。 先后赴德国科隆 Evangelisches Krankenhaus、日本山口大学附属病院、美国康涅狄格州 Hartford 医院研修学习。 擅长内科消化病诊治及内镜微创治疗。 近几年发表相关 SCI 收录论文10余篇。 曾任全国高等医药院校诊断学教学咨询委员会秘书，影像教材《体格检查》的操作演示者。 参加全国首届体格检查比赛并获优秀奖。 被评为山东大学教学能手、山东大学医学院优秀教师。 主持教育部新世纪网络课程建设工程"体检诊断学"，创建首批"诊断学"网络课程并获评国家级精品课程。 主持教育部"诊断学"国家资源共享课。 出版《腹部体格检查》《实用诊断学》《国家执业医师考试辅导》等专著多部。

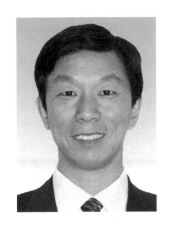

刘成玉

男，1963年2月生于山东省威海市。 内科学教授，现任青岛大学医学部副主任，山东省医学会诊断学分会、山东省医学会医学教育分会副主任委员，青岛市医学会医学教育分会主任委员、青岛市医学会全科医学分会副主任委员。

从事临床教学工作33年，主要承担诊断学、临床检验基础、临床技能学的教学工作。 现为教育部卫生部卓越医生教育培养计划试点项目、省级特色专业"医学检验专业"、省级教学团队"医学检验专业教学团队"、省级精品课程"临床检验基础"负责人。 先后完成省部级教学研究课题12项，获得省部级教学成果奖和教材奖12项，主编和参编国家级和省部级规划教材18部，发表教学研究论文46篇。

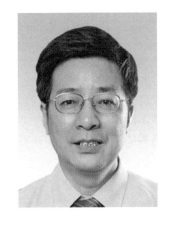

胡申江

男，1954年11月出生于上海市。 教授、主任医师、博士生导师，任浙江大学医学部内科学教学委员会主任、医学部诊断教研室主任、浙江大学医学院医学一系内科教研室主任等；系中华医学会心电生理与起搏分会委员、浙江省医学会心电生理与起搏学会前任主任委员、浙江省预防医学会高血压病预防与控制专业委员会主任委员等。

从事教学工作30余年。 承担国家自然科学基金项目5项，教育部高校博士学科点专项基金、浙江省科技厅重点科研项目等20余项；获得国家发明专利5项；在 *Cardiovascular Research*、*Chest* 等SCI收录杂志发表学术论文50余篇；主编和参编教材和学术专著20余本；获得浙江省科技进步奖等科研奖项10余项。

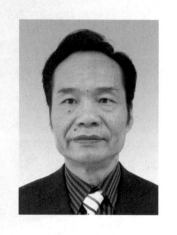

杨 炯

　　男，1957 年 3 月出生于湖北省云梦县。 医学博士，教授、主任医师、博士生导师、博士后流动站合作导师。 现任武汉大学中南医院首席专家，呼吸与危重症医学科科主任，中国医师协会呼吸医师分会常务委员，湖北省医学会呼吸病学分会副主任委员，武汉市医学会呼吸病学分会主任委员等。

　　从事医学教育工作 30 余年。 2001—2012 年出任武汉大学医学部副部长，主持临床医学和护理专业教育改革工作。 主持国家自然科学基金面上项目 4 项，发表论文近 300 篇，其中 SCI 收录论文 40 余篇。 主编或参编全国医学统编教材 4 部，出版《肺脏疾病鉴别诊断学》等专著 6 部，获省部级科技进步奖 3 项。

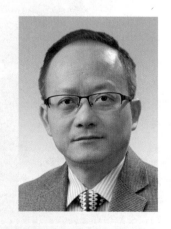

周汉建

　　男，1963 年 12 月出生于广东汕头。 心血管内科学主任医师，硕士生导师。 现任中山大学临床技能中心副主任，附属第三医院诊断教研室主任，全国高等教育诊断学指导委员会常委，国家医师资格考试广东考区首席主考官，国家医学考试中心试题开发专家，中国模拟医学教育联盟常务理事，中国医药协会毕业后与继续医学教育指导委员会常委，广东省高等医学院校临床教学指导委员会委员等。

　　从事教学工作 30 余年，主编和参编教材或学术专著 20 余部，发表论文 50 余篇，中山大学"诊断学"精品课程负责人，获中山大学教改成果一等奖 2 项，二等奖 2 项；参与获得教育部教改成果二等奖 1 项，广东省教改成果一等奖 1 项、科学进步二等奖 1 项，广州市科学进步三等奖 1 项。

"诊断学"为我国高等医学院校本科生的必修课之一，是由基础医学过渡到临床医学的桥梁课，是学习临床基本技能最重要的一门课程。为适应我国高等医学教育的改革与发展，全国高等学校五年制本科临床医学专业教材评审委员会和人民卫生出版社决定对《诊断学》进行第九轮修订。

前八版《诊断学》教材在多年教与学的使用过程中，受到广大教师和学生的好评，因此本次修订将传承前八版的传统优势和基本框架。随着社会和医疗卫生事业的发展，"大健康"理念的凝练，国家和社会对医生的培养提出了更高的期望和能力要求，国家相关医改政策不断出台，高等教育领域也在不断总结和反思，包括教材建设。我们的教学，必须反映当前和未来医学发展的趋势及其对医生能力的要求，从"知识传授为主"转变为"促进学生知识、能力、素质的全面发展"，紧紧围绕培养从事临床医疗工作的医生这一目标来编写教材，这是教材修订中必须遵从的原则。

全国高等学校五年制本科临床医学专业教材评审委员会和人民卫生出版社对新版教材修订的总体思路，是要配合以"5+3"为主体的临床医学教育综合改革，按照"医师能力要求"来进行教学。在内容的修订方面，参考了新版《国家医师资格考试大纲》《本科医学教育标准——临床医学专业（试行）》等资料，调整了教材的相关内容。教材修订还考虑到学生在校学习与毕业后教育相衔接的教育教学体系。

第8版《诊断学》发行使用后，广大教师和学生给予了充分肯定，也提出了许多建设性的意见。本次修订，除按照国家卫生健康委员会"十三五"规划教材临床医学专业教材评审委员会的统一要求和上述原则外，还采纳了院校师生的意见，进行全面修订，主要修订内容如下。

一、检体诊断部分

加强了问诊与体格检查中的医德要求和对病人的人文关怀。删减了一些不必要的重复，例如，胆红素代谢、叩诊音的特点，并统一了术语。还修订了一些与目前临床应用脱节的检查方法。更换了部分体格检查的图片，提升了质量，也更正了一些图片与文字表述不一致的情况。更加关注大健康理念，例如在血压监测部分增加了"家庭自测血压"等内容。

二、实验诊断部分

实验诊断部分明确了实验诊断的概念及任务。强调实验诊断是将临床检验所提供的检验信息通过医生的综合分析，科学地应用于临床与预防；强调检验项目的选择、结果分析与应用，要遵循临床思维要求，以客观数据为参考、临床应用为根本。针对五年制本科生学习特点，精选具有特征性临床意义及临床应用范围较广的项目，清理了一些临床意义模糊、技术过时的内容。在医学生基础课程中已经学习过的一些基本原理、内容，在本书中做了删除或简化。删除了某些重复性内容，例如出凝血检查内容中出现的抗心磷脂抗体的意义、免疫学检查中出现的与病原学检查重叠的内容等。规范了常用疾病名称和标准定义，如恶性淋巴瘤、异常淋巴细胞等。低蛋白血症等生化指标的定义均根据临床常用规范做了修改。丰富了骨髓细胞学检查、血液流变学检查等内容。增加了对血液检查、尿液检查临床意义的描述。病原学检查选择了临床常用指标及临床应用。 增列常用血液标本添加剂相关用途与特点的表格，对细菌、病毒的标本采集也做了较为详尽的描述。 由于某些检测项目的参考值根据不同实验室条件变化较大，书中提供的参考范围需要根据所在实验室标准化后的数据来参考应用。

三、辅助检查部分

辅助检查部分主要有两方面的调整。 一方面，是根据心脏电生理诊断及心电图学的最新进展，对某些心电图基本概念及诊断标准进行了适当的修订和更新，以适应当代心电学技术的发展，同时也对心电图教学中存在的教学难点进行了梳理，增加了更多的示例图，以便于教师讲授与医学生更加直观地学习心电图；此外，替换或增加了大部分心电图图片，进一步提升了心电图阅读的质量。 另一方面，对血气分析的相关内容进行了简化编写，删除了较多冗长且难以理解的内容，保留了临床血气分析的基本内容，更加贴近临床教学及实践。

四、临床常用诊断技术

临床常用诊断技术既是诊断学教学的重要内容，也是执业医师考试的重点内容。 随着现代教育技术的提升，模拟教学的广泛开展，使这些操作技术的实践教学成为可能。 本次修订把"临床常用诊断技术"单独列为一篇，不仅让医学院校管理者、教师与学生更加重视临床基本操作技能培训，也更加符合诊断学教学强调实践性的特点。 内容上，增加了部分诊断技术的适应证和禁忌证，并规范了相关诊断技术的"注意事项"。

五、病历书写部分

根据原卫生部颁发的《病历书写基本规范》和《电子病历系统功能规范（试行）》的要求，修订了相关内容。 为适应未来临床工作的需要，新增对"病历首页"和 ICD-10 疾病分类的介绍。

六、诊断疾病的步骤和临床思维方法部分

阐述了诊断疾病的步骤，临床思维的基本方法、基本原则和特点，对假设演绎推理、模式识别的概念作了重点阐述。 介绍了常见诊断失误的原因，临床诊断的内容、格式与书写要求等。强调了临床思维的两大要素、循证医学在临床诊断思维中的应用。 增加了主要诊断的概念，规范了临床综合诊断的内容和格式。

七、出版形式的创新

本次修订，在教材出版形式上有突破和创新。 该教材整合了 2015 年人民卫生出版社出版的《诊断学》（数字教材）的相关资料，成为新型的融合教材。 在纸质教材中，根据篇章内容将出现二维码，用手机对二维码进行扫描，即可获得拓展的数字教学内容，包括心肺听诊的增强现实（AR）训练模型、英文术语单词发音、图片、表格、音频、视频、动画、教学课件 PPT、两套自测试卷和参考文献等。 希望本次融合现代数字网络教学技术的新型教材编写模式，能够更方便地为读者提供生动、及时、丰富的相关信息。

本次修订得到了第 8 版《诊断学》编写组全体成员及全国兄弟院校同道们的热情关心与大力支持。 本书全体编委与参加新型融合教材制作的技术人员，秉承认真负责的写作精神，使本教材的修订工作能如期完成，在此表示诚挚的感谢。 因为时间紧、任务重，特别是新型融合教材的出版模式还是一种创新和探索，第 9 版《诊断学》如有不当之处，敬请广大师生和读者不吝赐教，惠予指正。

万学红　卢雪峰

2018 年 5 月

绪论 ● ○ **1**

第一篇　常见症状

第二篇　问　诊

第三篇　体格检查

第五篇　辅 助 检 查

第六篇　病 历 书 写

本书测试卷

绪　　论

　　诊断学（diagnostics）是研究如何运用诊断疾病的基础理论、基本知识、基本技能和诊断思维对病人提出诊断的一门学科；是为医学生在学习了基础医学，包括解剖学、生理学、生物化学、微生物学、组织学与胚胎学、病理学及病理生理学等课程之后，过渡到临床各学科的学习而开设的一门必修课。诊断学的主要内容包括病史采集、交流与沟通基本技能、常见症状、体格检查和常见体征、实验室检查和辅助检查，以及病历书写、临床常用诊疗操作和临床诊断思维等。"临床医学首重诊断"，虽然目前已知并能命名的疾病有数万种，其诊断依据可谓千差万别，但如果对其进行归类，主要就是病史、体格检查、实验室检查和各种辅助检查的结果。本门课程学习的内容即以这些最基本的诊断依据为框架。因此，诊断学是一座连接基础医学与临床医学的桥梁，是学习掌握临床医学各学科的基础，也是打开临床医疗工作大门的一把钥匙。

一、诊断学的学习内容

　　1. **病史采集（history taking）**　即问诊，是通过医生与病人进行提问与回答，收集病人相关资料的过程，目的是了解疾病发生与发展过程，为诊断提供依据。这是医生最基本的一项临床技能。只要病人神志清晰，无论在门诊或住院的环境均可进行。许多疾病经过详细的病史采集，加上全面系统的体格检查，即可提出初步诊断（initial diagnosis）。医生与病人之间的问与答，涉及医生很多交流沟通的基本技能，这是医生在医疗工作中最基本的技能之一，也是医生需要终身学习和不断提升的技能。医学生必须从诊断学课程开始，就关注这些学习内容，并体现出对病人的人文关怀。

　　2. **常见症状**　症状是病人患病后对机体生理功能异常的自身体验和感觉，如瘙痒、疼痛、心悸、气短、恶心、呕吐或眩晕等。在这些异常感觉出现的早期，临床上的其他检查方法往往还不能检查出异常，因此对早期发现疾病、诊断疾病具有重要意义。了解病人各种症状的发生和演变，始终是临床工作中非常重要的内容，因为病人的感受是在其病理生理基础上发生的，对疾病的反映是其他检查不能替代的。当然，也有些疾病，例如恶性肿瘤，在疾病的早期可以没有任何症状，一旦出现症状已经是中期甚至晚期。各个系统的疾病都有许多各种各样的症状，但在诊断学课程中，只介绍一些比较常见的症状。其他症状在以后各个临床学科的学习中会逐步了解和掌握。

　　3. **体格检查（physical examination）**　是医生用自己的感官或传统的辅助器具（如听诊器、叩诊锤、血压计、体温计）对病人进行系统的观察和检查，揭示机体正常和异常征象的临床诊断方法。主要是通过视诊、触诊、叩诊和听诊，了解病人所存在的体征，来发现病人的临床表现。体格检查应该做到全面、系统、准确，不遗漏重要征象，尽量做到既能获得准确结果，又不使病人感到难受。

　　4. **体征（sign）**　是病人患病时，医生通过体格检查发现的异常征象，如皮肤黄染、肝脾肿大、心脏杂音或肺部啰音等。症状和体征可单独出现或同时存在。有些异常既是症状，也是体征，如皮肤黄染。任何体征都有其病理生理学基础，医生不仅要正确判断体征，还要分析这些体征所揭示的病理生理改变，为诊断提供依据。

　　5. **实验室检查（laboratory tests）**　是通过物理、化学和生物学等实验室方法对病人的血液、体液、分泌物、排泄物、细胞取样和组织标本等进行的检查，目的是获得病原学、病理形态学或器官功能状态等相关资料。当实验室检查结果与临床表现不符时，应结合临床慎重解释结果或进行必要的复查。实验室检查偶尔阳性或数次阴性的结果,均不能作为肯定或否定临床诊断的依据。

6. 辅助检查　是应用各种器械,对病人进行的相关检查,如心电图、肺功能和各种内镜检查,以及临床上常用的各种诊断操作技术等。这些辅助检查只能在问诊、体格检查、必要的实验室检查基础上,有针对性地选用,为诊断疾病提供依据。随着科学技术水平的不断发展,越来越多的辅助检查能越来越早期、准确地提供诊断依据,但仍然不能忽视首先对病人进行问诊与体格检查。

7. 病历书写　是医疗工作的重要内容,也是诊断学课程中必须安排学习和初步掌握的基本技能。病历是医务人员在诊疗工作中形成的文本形式的各种资料,其书写有相关的学术要求、格式要求、内容要求和法律要求。因为病历是具有法律效力的医疗文件,因此病历书写中应特别重视相关的规章制度要求和法律要求。

8. 临床诊断思维　是与医生的各种操作技能同等重要的一种思维技能,通过科学的逻辑思维,结合掌握的疾病知识,对所获取的各种资料进行分析、评价、整理,以达到提出诊断的目的。在诊断学课程中,将主要学习疾病诊断的步骤、临床诊断思维的基本原则和方法,为今后的临床实践奠定基础。任何医生的临床诊断思维,都需要在终身学习和临床实践中积累经验、不断提高。

二、诊断学的学习方法

1. 正确理解诊断学课程学习的主要任务　一方面,医学生学习诊断学前,已经学习了基础医学的各门课程,例如在学习病理学与病理生理学时,已初步了解到某些疾病发生时生理功能和病理形态的改变,能应用一些已经学过的病理生理知识对临床上出现的症状和体征作出一定的解释。如听诊时在某肺野闻及湿性啰音,则可能是局部肺泡或支气管内有渗出液滞留,其病理生理学基础多为支气管-肺的炎症或有肺水肿存在等。另一方面,这时还没有学习临床各学科的课程,还没有全面学习各种疾病的相关知识,如果在诊断学课程学习期间,为了诊断疾病而增加过多的各种疾病的知识,那么势必会脱离实际,影响对症状学、各种基本技能和方法的掌握。因此,从这个意义上说,本课程实际上是"诊断学基础",其任务更主要是学习如何接触病人,如何与病人进行交流与沟通,如何通过问诊确切而客观地了解病情,如何正确地运用视诊、触诊、叩诊、听诊和嗅诊等体格检查的基本方法,如何对常见症状、体征进行识别,以及恰当选择实验室检查和器械检查的知识和技能等。病历书写和临床诊断思维的基本原则与方法,是医生的基本功,也是学习诊断学课程的主要任务。

2. 诊断学学习的基本方法　课堂讲授、案例讨论、小组探究式学习、影像资料的视听教学、实验课、基于各种模型的模拟教学、临床见习、网络学习等都是常用的教与学的方法。另外,还有角色扮演教学法,例如用学习者自己的身体供他人做体格检查,然后再交换角色,这样互相可以得到体格检查训练的机会,又能达到交流学习和共同提高的目的。标准化病人(SP)教学法,是20世纪90年代初在国内医学院校逐渐开展起来的一种教学法。标准化病人是经过培训后能够模拟一些临床案例的病史和(或)体征的教师或评估者,他们通过扮演病人来接受医学生的问诊和体格检查,目的是训练和(或)评估医学生的基本临床技能。还要特别强调自学和自学能力的培养。诊断疾病相关的知识浩瀚无边,医生是一种需要终身学习的职业,从学习诊断学开始,就要注意培养自学的能力和习惯。

一些基于网络的数据库或工具软件可以帮助医学生自学诊断思维和鉴别诊断,如从症状和(或)体征出发,以可视化决策树模型(decision tree model)呈现临床诊断推理和鉴别诊断,并列出每一步必须和可以考虑的诊断,以及要确诊或排除这些诊断可以采取的措施、依据和参考文献的"AgileDiagnosis"(www.agilediagnosis.com),以计算机模拟真实病人来训练和考核临床诊断思维的"DxR"(http://www.dxrgroup.com),以图表形式列出诊断和鉴别诊断要点、推荐采取的措施以及大量最新临床证据的"Best Practice"(http://bestpractice.bmj.com/best-practice/welcome.html)等。

3. 反复实践和不断总结提高的重要性　与学习医学基础课程不同,本课程的学习必须包括更多的临床实践。临床资料是诊断疾病的基础,病史、体征、实验室检查和辅助检查结果的收集与正确判断至关重要。要获得全面可靠的临床资料,关键是医生必须亲临"床旁"。只有在理论学习的基础上,不断实践,反复实践,才能掌握问诊、体格检查的方法,才能辨别各种症状和体征,才能把握各种实验室检查与器械检查的选择以及具有解读其检查结果的能力,才能掌握各种诊断操作技能,才能综合分析临床资料,提出诊断。诊断学课程的学习只是学习临床医学的一个开端,是学习临床各学科的起点或前奏。临床医学是实践性极强的一门科学,不可能通过一次学习立即掌握和应用。医学生从学习诊断学开始,直至担任见习医师、实习医师乃至住院医师的整个过程中,必须自始至终地反复实践、不断总结和深入学习。诊断学不仅是内科学的基础,也是学习其他各专业课程的基础,诊断学的知识和技能需要终身学习。

4. 与学习临床各学科的关系　诊断学课程与后续各临床课程的学习密切相关,但其重点和要求有一定的区别。例如,诊断学期间学习症状学,是学习症状产生的原因、临床表现、伴随症状以及见于何种疾病等,而临床各学科是从疾病的角度,学习各种疾病的临床表现中所包括的症状。诊断学学习期间,会接触到很多疾病的病名,这也是学习疾病的开始,以后会逐步深入学习和掌握。

临床医学专业的学生,其实验诊断的教学内容有别于医学检验技术专业,主要是实验室检查的临床应用,而不是检验技术方法的研究和掌握。实验诊断的教学原则,是让学生学习概念性、普遍性和实用性的内容;教学的重点,是使学生掌握如何选择实验项目,如何结合临床其他资料进行实验结果的分析,以提出疾病的诊断。特殊性、复杂性和高精尖的实验诊断内容可留待临床各科的教学、毕业后教育和继续教育的过程中逐步深入学习。

放射诊断学、核医学、超声检查等内容也是属于诊断学学科的内容,但由于其内容多、发展快,还增加了很多治疗的内容,已经从诊断学中分出去成为独立的课程。学习这些课程时,也要应用学习诊断学的基本原则和方法。这些器械检查,也必须在问诊、体格检查和必要的实验室检查基础上应用,才能做到科学、合理、有效。

5. 重视诊断学的基本知识、基本理论和基本技能　当前医学科学的飞速发展,突出表现在诊断领域高新技术的应用,如影像诊断方面有计算机体层扫描(CT)、仿真内镜、磁共振肠道造影、计算机 X 线摄影(computer radiography)、数字 X 线摄影(digital radiography)、三维彩色多普勒超声检查及正电子发射断层摄影术(positron emission tomography)等;分子生物学方面有 DNA 重组技术、荧光定量 PCR 技术、基因诊断及计算机生物芯片技术等。这些新技术无疑会给正确诊断带来巨大的帮助,能更及时、准确地诊断疾病,极大地提高临床诊疗水平。然而,这些检查手段虽能提供更微观、更细致的病理改变或图像,甚至可以作出病因学或病理学的决定性诊断,但基本的问诊、体格检查,并不能因为这些技术的发展而被削弱、被淡化、被忽略。在问诊、体格检查中,医生所能感受到的直观改变,触诊时医生经触觉所获得的病人状况的特殊信息,叩诊时所发现的叩诊音变化,以及听诊时所闻及的杂音、啰音等,尚难从上述高新技术的检查中如实地反映出来。又如前所述,一些疾病的早期,病人已出现一些症状,这时各种检查可能还无法获得阳性的检查结果。而且,各种高精尖检查不可能盲目进行,必须在问诊、体格检查和基本的实验室检查基础上,综合分析这些信息后才能做出选择。因此,高精尖检查技术的应用,并不能完全取代问诊、体格检查和常规的实验室检查,更不能取代临床医生的诊断思维。如果放弃了最基本的全面系统的问诊、体格检查、临床诊断思维与疾病诊断的基本步骤,去一味追求高精尖检查,不进行成本-效益(cost-benefit)分析,不仅会造成医疗资源的极大浪费,而且还可能使诊断陷入误区。

6. 综合分析能力和临床诊断思维的培养贯穿始终　某些局限于一个系统或一个器官的疾病,可有全身性的临床表现,而某些全身性的疾病也可表现为某局部器官的临床征象。各种疾病的表现错综复杂,同一疾病在不同的病人表现也可能有很大差异。在诊断学学习期间,尽管医学生还未开始学习临床各学科,但也应开始有意识地进行综合分析能力和临床诊断思维的培养。例如,问诊时病人诉头痛,那么必须注意区别该症状是由于工作紧张、睡眠不足所致的大脑生理功能紊乱,还是由于颅内炎症或肿瘤等病变所致的颅内压力升高或脑水肿。又如触诊时于右上腹触及包块,那么其病理生理基础可能是肿大的胆囊,也可能是来自肝脏的肿瘤。在问诊中发现的症状、体格检查中发现的体征,大多存在着正常生理性、功能性表现或异常病理生理改变的可能性,对这些临床表现必须进行综合分析,进行正常与异常的鉴别,最后才能提出诊断。

7. 诊断学课程是学习人文医学的重要时机　医学包括医学科学和医学人文两个部分。诊断学课程,开始让医学生学习如何接触病人,如何与病人进行交流与沟通,涉及大量人文医学的内容。始终贯穿以人为本的思想和关怀服务的意识,是学习诊断学知识和各项技能的基础与前提。例如,问诊时,要注意在语言包括身体语言中体现对病人的关怀;体格检查时,既要全面仔细检查,也要注意避免病人受凉和保护病人隐私等;在实验室检查和器械检查的选择中,既考虑检查项目的有效性,也必须结合病人的具体情况,选择最适合、最经济的诊断方法。从生物、心理和社会的角度,给病人以充分的人文关怀和尽可能好的诊疗服务,是构建良好医患关系的基础,是在诊断学和临床各学科的学习以及未来临床工作中,始终需要注意和保持的基本思路和工作模式。

三、建立和完善正确的诊断思维

1. 一个诊断的正确与否,关键还在于是否拥有正确的临床思维。面临大量的临床资料,如何去粗取精、去伪存真地分析、综合和提炼,是每位临床医生所必须应对的严峻挑战。症状、体征、实验室检查和辅助检查的结果,对一名病人而言,是一个不可分割的整体,不能只见树木不见森林,抓其一点不及其余,或只见现状不顾历史。临床医生之所以要以临床为主,主要在于其面对的是病人,是遗传、环境、社会等相互作用而又动态变化的有机整体。如仅依据某种局部征象,或某一检验或辅助检查的结果武断地作出诊断,可能会顾此失彼,造成误诊。因此,掌握正确的诊断思维,并将其运用于临床诊断中,是学习中必须关注的重要内容。

2. 临床思维的形成是通过理论学习和反复实践,逐步获得的。除上述各种教学方法外,讨论、临床会诊、咨询等均可让医生互相启发、学习和取长补短。各级医师在临床实践中所掌握资料的深度、知识面的广度、分析问题的角度及临床实践的经历均有所差异,某些情况下他人的意见可能正是自己的疏忽所在。临床医学领域很广,任何个人的毕生精力毕竟有限,"精通"只能是相对而言,临床诊断思维的完善是一个终身提高的过程。

3. 一个完整的诊断,除需要了解解剖学、功能学和影像学的诊断外,在条件许可的情况下要尽可能作出病理学、细胞学和病原学的诊断,这样更有助于临床治疗的选择。临床医生不能满足于或仅停留于临床诊断,亦不能用功能诊断和影像诊断取代病理学和病原学诊断。只有紧紧把握住病理学和病原学诊断,才能使临床诊断更完善、更准确、更可靠,才能使病人得到准确、及时而有效的治疗。

4. 诊断应基于最新证据。按照循证医学(evidence-based medicine)理念,应尽可能使用当前可得的最好证据,并结合医生临床经验和病人意愿作出诊断决策。设计良好的与诊断有关的横断面研究或队列研究以及这些研究的系统评价(systematic review)被认为是可供诊断性问题决策参考的最佳证据。但由于系统评价报告通常专业性很强,对经验不足的医学生或低年资医生而言,阅读经专家参考高质量证据(如系统评价)并结合临床经验撰写的证据摘要、推荐意见或临床指南等,更为妥当。

5. 临床思维的培养,需要把临床实践中的感性认识上升为理性认识,然后再指导临床实践,如此反复循环。正确的诊断思维,才能将诊断失误减至最小限度。总之,临床医生在日常医疗实践工作中需要不断总结经验和吸取教训,以促进正确临床思维的发展和形成。

四、学习诊断学的要求

在诊断学的教学活动中,学生经常要面对病人,因此,必须要求学生耐心倾听病人的陈述,细心观察病情的变化,关心体贴病人的疾苦,取得病人的信任和配合,一切从病人的利益出发,全心全意为病人服务,做一个具有高尚医德修养的医务工作者。只有尽量做好服务,才能获得病人的理解与配合。诊断学课程学习的基本要求如下。

1. 能独立进行全面系统的问诊,掌握基本的交流与沟通技能,掌握常见症状、体征及其临床意义。

2. 能以规范的手法进行系统、全面、重点、有序的体格检查。

3. 掌握常用实验室检查项目的选择依据,即适应证,掌握检查结果对疾病的诊断意义;熟悉血、尿、粪等常规项目实验室检查的操作技术;了解现代化自动生化分析仪器的操作程序及原理。

4. 掌握心电图机的操作程序,熟悉正常心电图及异常心电图图像分析的基本步骤;能辨认心肌供血不足、心肌梗死、房室肥大、期前收缩、心房及心室颤动和传导阻滞等常见的心电图改变。

5. 能将问诊和体格检查资料进行系统的整理,写出格式正确、文字通顺、表达清晰、字体规范、符合要求的病历。

6. 能根据病史、体格检查、实验室检查和辅助检查的资料,运用疾病诊断的基本步骤和临床诊断思维进行分析,提出初步诊断。

(万学红)

第一篇
常 见 症 状

症状(symptom)是指病人主观感受到不适或痛苦的异常感觉或某些客观病态改变。症状表现有多种形式,有些只有主观才能感觉到,如疼痛、眩晕等;有些不仅主观能感觉到,而且客观检查也能发现,如发热、黄疸、呼吸困难等;也有主观无异常感觉,是通过客观检查才发现的,如黏膜出血、腹部包块等;还有些生命现象发生了质量变化(不足或超过),如肥胖、消瘦、多尿、少尿等,需通过客观评定才能确定。凡此种种,广义上均可视为症状,即广义的症状,也包括了一些体征。体征(sign)是指医生客观检查到的病人身体方面的异常改变。

症状学(symptomatology)主要研究症状的病因、发生机制、临床表现及其在疾病诊断中的作用。了解症状是医生向病人进行疾病调查的第一步,是问诊的主要内容。症状是诊断、鉴别诊断的线索和依据,是反映病情的重要指标之一。症状各种各样,同一疾病可有不同的症状,不同的疾病又可有某些相同的症状,因此,在诊断疾病时必须结合临床所有资料,进行综合分析,切忌单凭某一个或几个症状就草率地作出诊断。

临床症状很多,本篇仅介绍一些常见的症状。

第一节　发　　热

发热(fever)是指机体在致热原(pyrogen)作用下或各种原因引起体温调节中枢的功能障碍时,体温升高超出正常范围。正常人的体温受体温调节中枢所调控,并通过神经、体液因素使产热和散热过程呈动态平衡,保持体温在相对恒定的范围内。

【正常体温与生理变异】

正常人体温一般为 36～37℃左右,可因测量方法不同而略有差异(见第三篇第二章第一节)。正常体温在不同个体之间略有差异,且常受机体内、外因素的影响稍有波动。在 24 小时内下午体温较早晨稍高,剧烈运动、劳动或进餐后体温也可略升高,但一般波动范围不超过 1℃。妇女月经前及妊娠期体温略高于正常。老年人因代谢率偏低,体温相对低于青壮年。另外,在高温环境下体温也可稍升高。

【发生机制】

在正常情况下,人体的产热和散热保持动态平衡。由于各种原因导致产热增加或散热减少,则出现发热。

1. **致热原性发热**　致热原包括外源性和内源性两大类。

(1) 外源性致热原(exogenous pyrogen):外源性致热原的种类甚多,包括:①各种微生物病原体及其产物,如细菌、病毒、真菌及细菌毒素等;②炎性渗出物及无菌性坏死组织;③抗原抗体复合物;④某些类固醇物质,特别是肾上腺皮质激素的代谢产物原胆烷醇酮(etiocholanolone);⑤多糖体成分及多核苷酸、淋巴细胞激活因子等。外源性致热原多为大分子物质,特别是细菌内毒素分子量非常大,不能通过血脑屏障直接作用于体温调节中枢,而是通过激活血液中的中性粒细胞、嗜酸性粒细胞和单核-巨噬细胞系统,使其产生并释放内源性致热原,通过下述机制引起发热。

(2) 内源性致热原(endogenous pyrogen):又称白细胞致热原(leukocytic pyrogen),如白介素(IL-1)、肿瘤坏死因子(TNF)和干扰素等。通过血-脑脊液屏障直接作用于体温调节中枢的体温调定点(setpoint),使调定点(温阈)上升,体温调节中枢必须对体温加以重新调节发出冲动,并通过垂体内分泌因素使代谢增加或通过运动神经使骨骼肌阵缩(临床表现为寒战),使产热增多;另一方面可通过交感神经使皮肤血管及竖毛肌收缩,停止排汗,散热减少。这一综合调节作用使产热大于散热,体温升高引起发热。

2. **非致热原性发热**　致常见于以下几种情况。

(1) 体温调节中枢直接受损:如颅脑外伤、出血、炎症等。

（2）引起产热过多的疾病：如癫痫持续状态、甲状腺功能亢进症等。

（3）引起散热减少的疾病：如广泛性皮肤病变、心力衰竭等。

【病因与分类】

发热的病因很多，临床上可分为感染性与非感染性两大类，而以前者多见。

1. 感染性发热（infective fever） 各种病原体如病毒、细菌、支原体、立克次体、螺旋体、真菌、寄生虫等引起的感染，不论是急性、亚急性或慢性，局部性或全身性，均可出现发热。

2. 非感染性发热（noninfective fever） 主要有下列几类病因：

（1）血液病：如白血病、淋巴瘤、恶性组织细胞病等。

（2）结缔组织疾病：如系统性红斑狼疮、皮肌炎、硬皮病、类风湿关节炎和结节性多动脉炎等。

（3）变态反应性疾病：如风湿热、药物热、血清病、溶血反应等。

（4）内分泌代谢疾病：如甲状腺功能亢进症、甲状腺炎、痛风和重度脱水等。

（5）血栓及栓塞疾病：如心肌梗死、肺梗死、脾梗死和肢体坏死等，通常称为吸收热。

（6）颅内疾病：如脑出血、脑震荡、脑挫伤等，为中枢性发热。癫痫持续状态可引起发热，为产热过多所致。

（7）皮肤病变：皮肤广泛病变致皮肤散热减少而发热，见于广泛性皮炎、鱼鳞癣等。慢性心力衰竭使皮肤散热减少也可引起发热。

（8）恶性肿瘤：各种恶性肿瘤均有可能出现发热。

（9）物理及化学性损害：如中暑、大手术后、内出血、骨折、大面积烧伤及重度安眠药中毒等。

（10）自主神经功能紊乱：由于自主神经功能紊乱，影响正常的体温调节过程，使产热大于散热，体温升高，多为低热，常伴有自主神经功能紊乱的其他表现，属功能性发热范畴。常见的功能性低热有：

1）原发性低热：由于自主神经功能紊乱所致的体温调节障碍或体质异常，低热可持续数月甚至数年之久，热型较规则，体温波动范围较小，多在0.5℃以内。

2）感染治愈后低热：由于病毒、细菌、原虫等感染致发热后，低热不退，而原有感染已治愈。此系体温调节功能仍未恢复正常所致，但必须与因机体抵抗力降低导致潜在的病灶（如结核）活动或其他新感染所致的发热相区别。

3）夏季低热：低热仅发生于夏季，秋凉后自行退热，每年如此反复出现，连续数年后多可自愈。多见于幼儿，因体温调节中枢功能不完善，夏季身体虚弱，且多发生于营养不良或脑发育不全者。

4）生理性低热：如精神紧张、剧烈运动后均可出现低热。月经前及妊娠初期也可有低热现象。

【临床表现】

1. 发热的分度 以口腔温度为标准，可将发热分为：

（1）低热：37.3～38℃。

（2）中等度热：38.1～39℃。

（3）高热：39.1～41℃。

（4）超高热：41℃以上。

2. 发热的临床过程及特点 发热的临床过程一般分为以下三个阶段。

（1）体温上升期：体温上升常有疲乏无力、肌肉酸痛、皮肤苍白、畏寒或寒战等现象。皮肤苍白是因体温调节中枢发出的冲动经交感神经而引起皮肤血管收缩，浅层血流减少所致，甚至伴有皮肤温度下降。由于皮肤散热减少刺激皮肤的冷觉感受器并传至中枢引起畏寒。中枢发出的冲动再经运动神经传至运动终板，引起骨骼肌不随意的周期性收缩，发生寒战及竖毛肌收缩，使产热增加。该期产热大于散热使体温上升。

体温上升有两种方式：

1）骤升型：体温在几小时内达39～40℃或以上，常伴有寒战。小儿易发生惊厥。见于疟疾、大叶性肺炎、败血症、流行性感冒、急性肾盂肾炎、输液或某些药物反应等。

2）缓升型：体温逐渐上升在数日内达高峰，多不伴寒战。如伤寒、结核病、布氏杆菌病（brucellosis）等所致的发热。

（2）高热期：是指体温上升达高峰之后保持一定时间，持续时间的长短可因病因不同而有差异。如疟疾可持续数小时，大叶性肺炎、流行性感冒可持续数天，伤寒则可为数周。在此期中体温已达到或略高于上移的体温调定点水平，体温调节中枢不再发出寒战冲动，故寒战消失；皮肤血管由收缩转为舒张，使皮肤发红并有灼热感；呼吸加快变深；开始出汗并逐渐增多。使产热与散热过程在较高水平保持相对平衡。

（3）体温下降期：由于病因的消除，致热原的作用逐渐减弱或消失，体温中枢的体温调定点逐渐降至正常水平，产热相对减少，散热大于产热，使体温降至正常水平。此期表现为出汗多，皮肤潮湿。

体温下降有两种方式：

1）骤降（crisis）：指体温于数小时内迅速下降至正常，有时可略低于正常，常伴有大汗淋漓。常见于疟疾、急性肾盂肾炎、大叶性肺炎及输液反应等。

2）渐降（lysis）：指体温在数天内逐渐降至正常，如伤寒、风湿热等。

【热型及临床意义】

发热病人在不同时间测得的体温数值分别记录在体温单上，将各体温数值点连接起来成体温曲线，该曲线的不同形态（形状）称为热型（fever type）。不同的病因所致发热的热型常不相同。临床上常见的热型有以下几种。

1. 稽留热（continued fever）　是指体温恒定地维持在39～40℃以上的高水平，达数天或数周，24小时内体温波动范围不超过1℃。常见于大叶性肺炎、斑疹伤寒及伤寒高热期（图1-1）。

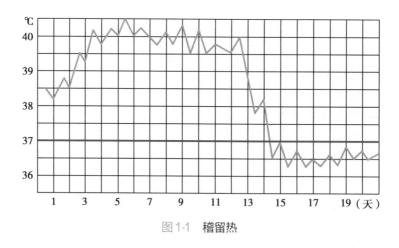

图1-1　稽留热

2. 弛张热（remittent fever）　又称败血症热型。体温常在39℃以上，波动幅度大，24小时内波动范围超过2℃，但都在正常水平以上。常见于败血症、风湿热、重症肺结核及化脓性炎症等（图1-2）。

3. 间歇热（intermittent fever）　体温骤升达高峰后持续数小时，又迅速降至正常水平，无热期（间歇期）可持续1天至数天，如此高热期与无热期反复交替出现。常见于疟疾、急性肾盂肾炎等（图1-3）。

4. 波状热（undulant fever）　体温逐渐上升达39℃或以上，数天后又逐渐下降至正常水平，持续数天后又逐渐升高，如此反复多次。常见于布氏杆菌病（图1-4）。

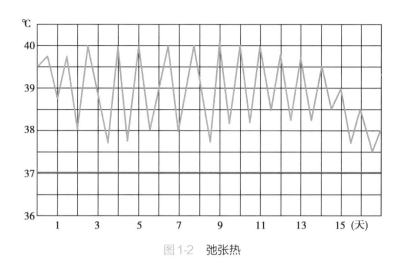

图1-2 弛张热

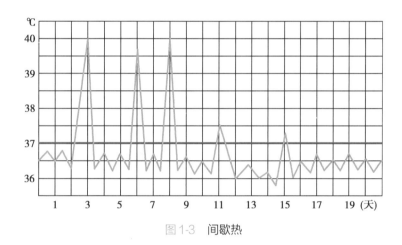

图1-3 间歇热

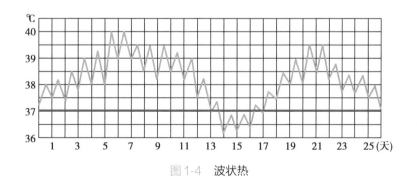

图1-4 波状热

5. 回归热（recurrent fever） 体温急剧上升至39℃或以上，持续数天后又骤然下降至正常水平。高热期与无热期各持续若干天后规律性交替一次。可见于回归热、霍奇金（Hodgkin）淋巴瘤等（图1-5）。

6. 不规则热（irregular fever） 发热的体温曲线无一定规律，可见于结核病、风湿热、支气管肺炎、渗出性胸膜炎等（图1-6）。

不同的发热性疾病各具有相应的热型，根据热型的不同有助于发热病因的诊断和鉴别诊断。但必须注意：①由于抗生素的广泛应用，及时控制了感染，或因解热药或糖皮质激素的应用，可使某些疾病的特征性热型变得不典型或呈不规则热型；②热型也与个体反应的强弱有关，如老年人休克型肺炎时可仅有低热或无发热，而不具备肺炎的典型热型。

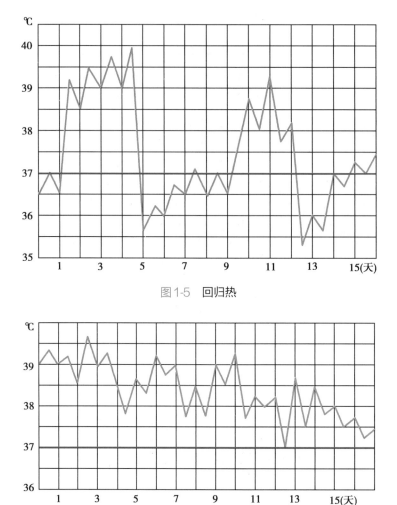

图1-5　回归热

图1-6　不规则热

【伴随症状】

1. **伴寒战**　见于大叶性肺炎、败血症、急性胆囊炎、急性肾盂肾炎、流行性脑脊髓膜炎、疟疾、钩端螺旋体病、药物热、急性溶血或输血反应等。

2. **伴结膜充血**　见于麻疹、流行性出血热、斑疹伤寒、钩端螺旋体病等。

3. **伴单纯疱疹**　口唇单纯疱疹多出现于急性发热性疾病，见于大叶性肺炎、流行性脑脊髓膜炎、间日疟、流行性感冒等。

4. **伴淋巴结肿大**　见于传染性单核细胞增多症、风疹、淋巴结结核、局灶性化脓性感染、丝虫病、白血病、淋巴瘤、转移癌等。

5. **伴肝脾肿大**　见于传染性单核细胞增多症、病毒性肝炎、肝及胆道感染、布氏杆菌病、疟疾、结缔组织病、白血病、淋巴瘤、黑热病、急性血吸虫病等。

6. **伴出血**　发热伴皮肤黏膜出血可见于重症感染及某些急性传染病，如流行性出血热、病毒性肝炎、斑疹伤寒、败血症等。也可见于某些血液病，如急性白血病、再生障碍性贫血、恶性组织细胞病等。

7. **伴关节肿痛**　见于败血症、猩红热、布氏杆菌病、风湿热、结缔组织病、痛风等。

8. **伴皮疹**　见于麻疹、猩红热、风疹、水痘、斑疹伤寒、风湿热、结缔组织病、药物热等。

9. **伴昏迷**　先发热后昏迷者见于流行性乙型脑炎、斑疹伤寒、流行性脑脊髓膜炎、中毒性菌痢、中暑等；先昏迷后发热者见于脑出血、巴比妥类药物中毒等。

第二节 皮肤黏膜出血

皮肤黏膜出血(mucocutaneous hemorrhage)是由于机体止血或凝血功能障碍所引起,通常以全身性或局限性皮肤黏膜自发性出血或损伤后难以止血为临床特征。

【病因与发生机制】

皮肤黏膜出血的基本病因有三个因素,即血管壁功能异常、血小板数量或功能异常及凝血功能障碍。

1. **血管壁功能异常** 正常在血管破损时,局部小血管即发生反射性收缩,使血流变慢,以利于初期止血,继之,在血小板释放的血管收缩素等血清素作用下,使毛细血管较持久收缩,发挥止血作用。当毛细血管壁存在先天性缺陷或受损伤时则不能正常地收缩发挥止血作用,而致皮肤黏膜出血。常见于:

(1) 遗传性出血性毛细血管扩张症、血管性假性血友病等。

(2) 过敏性紫癜、单纯性紫癜、老年性紫癜及机械性紫癜等。

(3) 严重感染、化学物质或药物中毒及代谢障碍,维生素 C 或维生素 B_3(烟酸)缺乏、尿毒症、动脉硬化等。

2. **血小板异常** 血小板在止血过程中起重要作用,在血管损伤处血小板相互黏附、聚集成白色血栓阻塞伤口。血小板膜磷脂在磷脂酶作用下释放花生四烯酸,随后转化为血栓烷(TXA_2),进一步促进血小板聚集,并有强烈的血管收缩作用,促进局部止血。当血小板数量或功能异常时,均可引起皮肤黏膜出血。

(1) 血小板减少

1) 血小板生成减少:见于再生障碍性贫血、白血病、感染、药物性抑制等。

2) 血小板破坏过多:见于特发性血小板减少性紫癜、药物免疫性血小板减少性紫癜等。

3) 血小板消耗过多:见于血栓性血小板减少性紫癜、弥散性血管内凝血等。

(2) 血小板增多

1) 原发性:见于原发性血小板增多症。

2) 继发性:继发于慢性粒细胞白血病、脾切除后、感染、创伤等。此类疾病血小板数虽然增多,仍可引起出血现象,是由于活动性凝血活酶生成迟缓或伴有血小板功能异常所致。

(3) 血小板功能异常

1) 遗传性:见于血小板无力症(thrombasthenia)(主要为聚集功能异常)、血小板病(thrombocytopathy)(主要为血小板第 3 因子异常)等。

2) 继发性:继发于药物、尿毒症、肝病、异常球蛋白血症等。

3. **凝血功能障碍** 凝血过程较复杂,有许多凝血因子参与,任何一个凝血因子缺乏或功能不足均可引起凝血障碍,导致皮肤黏膜出血。

(1) 遗传性:见于血友病、低纤维蛋白原血症、凝血酶原缺乏症、低凝血酶原血症、凝血因子缺乏症等。

(2) 继发性:见于重症肝病、尿毒症、维生素 K 缺乏等。

(3) 循环血液中抗凝物质增多或纤溶亢进:见于异常蛋白血症类肝素抗凝物质增多、抗凝药物治疗过量、原发性纤溶或弥散性血管内凝血所致的继发性纤溶等。

【临床表现】

皮肤黏膜出血表现为血液淤积于皮肤或黏膜下,形成红色或暗红色斑,压之不退色,视出血面积大小可分为瘀点(亦称出血点,直径不超过 2mm)、紫癜(直径 3～5mm)和瘀斑(直径大于 5mm)。血小板减少出血的特点为同时有瘀点、紫癜和瘀斑、鼻出血、齿龈出血、月经过多、血尿及黑便等,严重者可导致脑出血。血小板病病人血小板计数正常,出血轻微,以皮下、鼻出血及月经过多为主,但手术时可出现出血不止。

因血管壁功能异常引起的出血特点为皮肤黏膜的瘀点、瘀斑,如过敏性紫癜表现为四肢或臀部有对称性、高出皮肤(荨麻疹或丘疹样)紫癜,可伴有痒感、关节痛及腹痛,累及肾脏时可有血尿。老年性紫癜常为手、足的伸侧瘀斑;单纯性紫癜为四肢慢性偶发瘀斑,常见于女性病人月经期等。因凝血功能障碍引起的出血常表现有内脏、肌肉出血或软组织血肿,亦常有关节腔出血,且常有家族史或肝脏病史。

【伴随症状】

1. **四肢对称性紫癜伴有关节痛及腹痛、血尿** 见于过敏性紫癜。

2. **紫癜伴有广泛性出血** 如鼻出血、牙龈出血、血尿、黑便等,见于血小板减少性紫癜、弥散性血管内凝血等。

3. **紫癜伴有黄疸** 见于肝脏疾病。

4. **皮肤黏膜出血伴贫血和(或)发热** 常见于白血病、再生障碍性贫血等。

5. **自幼有轻伤后出血不止,且有关节肿痛或畸形** 见于血友病。

01篇03节

第三节 水 肿

水肿(edema)是指人体组织间隙有过多的液体积聚使组织肿胀。水肿可分为全身性与局部性。当液体在体内组织间隙呈弥漫性分布时呈全身性水肿(常为凹陷性);液体积聚在局部组织间隙时呈局部水肿;发生于体腔内称积液,如胸腔积液、腹腔积液、心包积液。一般情况下,水肿这一术语,不包括内脏器官局部的水肿,如脑水肿、肺水肿等。

【发生机制】

在正常人体中,血管内液体不断地从毛细血管小动脉端滤出至组织间隙成为组织液,另外,组织液又不断从毛细血管小静脉端回吸收入血管内,两者经常保持动态平衡,因而组织间隙无过多液体积聚。保持这种平衡的主要因素有:①毛细血管内静水压;②血浆胶体渗透压;③组织间隙机械压力(组织压);④组织液胶体渗透压。当维持体液平衡的因素发生障碍出现组织间液的生成大于回吸收时,则可产生水肿。产生水肿机制为:

1. **毛细血管血流动力学改变**

(1)毛细血管内静水压增加。

(2)血浆胶体渗透压降低。

(3)组织液胶体渗透压增高。

(4)组织间隙机械压力降低。

(5)毛细血管通透性增强。

2. **钠水潴留**

(1)肾小球滤过功能降低:①肾小球滤膜通透性降低;②球-管平衡失调;③肾小球滤过面积减少;④肾小球有效滤过压下降。

(2)肾小管对钠水的重吸收增加:①肾小球滤过分数(filtration fraction,FF)增加;②醛固酮分泌增加;③抗利尿激素分泌增加。

3. **静脉、淋巴回流障碍** 多产生局部性水肿。

【病因与临床表现】

1. **全身性水肿**

(1)心源性水肿(cardiac edema):主要是右心衰竭。发生机制主要是有效循环血量减少,肾血流量减少,继发性醛固酮增多引起钠水潴留以及静脉淤血,毛细血管内静水压增高,组织液回吸收减少所致。水肿程度可由于心力衰竭程度而有所不同,可自轻度的踝部水肿直至严重的全身性水肿。水肿特点是首先出现于身体低垂部位(低垂部流体静水压较高)。能起床活动者,最早出现于踝内侧,行走活动后明显,休息后减轻或消失;经常卧床者以腰骶部较为明显。颜面一般不出现水肿。水肿为对称性、凹陷性。此外,通常有颈静脉怒张、肝肿大、静脉压升高,严重时还出现胸腔积液、腹腔积液等右心衰竭的其他表现。

心源性水肿还可见于某些缩窄性心脏疾病,如缩窄性心包炎、心包积液或积血、心肌或心内膜纤维组织增生及心肌硬化等。这些疾病多由于心包、心肌或心内膜的广泛病变,导致心肌顺应性降低、心脏舒张受限、静脉回流受阻、静脉淤血、静脉压增高,从而出现腹腔积液、胸腔积液及肢体水肿。

(2)肾源性水肿(renal edema):可见于各型肾炎和肾病。发生机制主要是由多种因素引起肾排泄钠、水减少,导致钠水潴留,细胞外液增多,引起水肿。钠水潴留是肾源性水肿的基本机制。导致肾源性水肿主要因素有:①肾小球滤过功能降低;②肾小管对钠水重吸收增加;③血浆胶体渗透压降低(蛋白尿所致)。水肿特点是疾病早期晨间起床时有眼睑与颜面水肿,以后很快发展为全身水肿。常有尿常规改变、高血压及肾功能损害的表现。肾源性水肿需与心源性水肿相鉴别,鉴别要点见表1-1所示。

表1-1　肾源性水肿与心源性水肿的鉴别

鉴别点	肾源性水肿	心源性水肿
开始部位	从眼睑、颜面开始而延及全身	从足部开始,向上延及全身
发展快慢	迅速	缓慢
水肿性质	软而移动性大	比较坚实,移动性较小
伴随改变	高血压、尿检改变、肾功能异常	心脏增大、心脏杂音、肝大、静脉压升高

(3)肝源性水肿(hepatic edema):肝硬化是肝源性水肿最常见的原因,主要表现为腹腔积液,也可首先出现踝部水肿,逐渐向上蔓延,而头、面部及上肢常无水肿。门静脉高压症、低蛋白血症、肝淋巴液回流障碍、继发醛固酮增多等因素是水肿与腹腔积液形成的主要机制。肝硬化在临床上主要有肝功能减退和门静脉高压两方面表现。

(4)内分泌代谢疾病所致水肿

1)甲状腺功能减退症:由于组织间隙亲水物质增加而引起的一种特殊类型水肿,称为黏液性水肿。该水肿特点为非凹陷性,水肿不受体位影响,水肿部位皮肤增厚、粗糙、苍白、温度减低。

2)甲状腺功能亢进症:部分病人可出现凹陷性水肿及局限性黏液性水肿,其原因可能与蛋白质分解加速而致低蛋白症及组织间隙黏多糖、黏蛋白等胶体物质沉积有关。

3)原发性醛固酮增多症:可出现下肢及面部轻度水肿,其主要原因为醛固酮及去氧皮质酮分泌过多致钠水潴留。

4)库欣综合征:出现面部及下肢轻度水肿,其原因是肾上腺皮质激素分泌过多,引起钠水潴留。

5)腺垂体功能减退症:多出现面部黏液性水肿,伴上肢水肿。

6)糖尿病:部分病人在发生心肾并发症前即可出现水肿。

(5)营养不良性水肿(nutritional edema):由于慢性消耗性疾病长期营养缺乏、蛋白丢失性胃肠病、重度烧伤等所致低蛋白血症或维生素 B_1 缺乏症,可产生水肿。其特点是水肿发生前常有体重减轻表现。皮下脂肪减少所致组织松弛,组织压降低,加重了水肿液的潴留。水肿常从足部开始逐渐蔓延至全身。

(6)妊娠性水肿:大多数妇女在妊娠的后期出现不同程度的水肿,其中多数属于生理性水肿,待分娩后水肿可自行消退,部分妊娠妇女的水肿为病理性的。妊娠性水肿主要原因为钠水潴留,血浆胶体渗透压降低,静脉和淋巴回流障碍。

（7）结缔组织疾病所致水肿:可见于系统性红斑狼疮、硬皮病、皮肌炎等。

（8）变态反应性水肿:常见致敏原有致病微生物、异种血清、动植物毒素、某些食物及动物皮毛等。

（9）药物所致水肿:①药物过敏反应:常见于解热镇痛药、磺胺类、某些抗生素等;②药物性肾脏损害:见于某些抗生素、磺胺类、别嘌醇、木通、雷公藤等;③药物致内分泌紊乱:见于肾上腺皮质激素、性激素、胰岛素、萝芙木制剂、甘草制剂及钙拮抗剂等,引起水肿原因为钠水潴留。

（10）经前期紧张综合征:育龄妇女在月经来潮前 7～14 天出现眼睑、下肢水肿,其原因可能与内分泌激素改变有关。

（11）特发性水肿:水肿原因不明,可能与内分泌功能失调有关,绝大多数见于女性,水肿多发生在身体低垂部位。

（12）功能性水肿:病人无引起水肿的器质性疾病,而是在环境、体质、体位等因素的影响下,使体液循环功能发生改变而产生的水肿,称为功能性水肿。功能性水肿包括:①高温环境引起的水肿;②肥胖性水肿;③老年性水肿;④旅行者水肿;⑤久坐椅者水肿。

2. **局部性水肿**   局部性水肿常见的有:①炎症性水肿:见于蜂窝织炎、疖肿、痈、丹毒、高温及化学灼伤等;②淋巴回流障碍性水肿:见于非特异性淋巴管炎、淋巴结切除后、丝虫病等;③静脉回流障碍性水肿:见于静脉曲张、静脉血栓和血栓性静脉炎、上腔静脉阻塞综合征、下腔静脉阻塞综合征等;④血管神经性水肿;⑤神经源性水肿;⑥局部黏液性水肿。

【伴随症状】

1. **伴肝肿大**   可为心源性、肝源性与营养不良性,而同时有颈静脉怒张者则为心源性。
2. **伴重度蛋白尿**   常为肾源性,而轻度蛋白尿也可见于心源性。
3. **伴呼吸困难与发绀**   常提示由于心脏病、上腔静脉阻塞综合征等所致。
4. **伴心跳缓慢、血压偏低**   可见于甲状腺功能减退症。
5. **伴消瘦、体重减轻**   可见于营养不良。
6. **水肿与月经周期有明显关系**   可见于经前期紧张综合征。

（高凤敏）

第四节 咳嗽与咳痰

01篇04节

咳嗽(cough)与咳痰(expectoration)是临床最常见的症状之一。咳嗽是一种反射性防御动作,通过咳嗽可以清除呼吸道内分泌物或异物。但是咳嗽也有不利的一面,如咳嗽可使呼吸道感染扩散,剧烈咳嗽可诱发咯血及自发性气胸等。因此,如果频繁的咳嗽影响工作与休息,则为病理状态。痰液是气管、支气管的分泌物或肺泡内的渗出液,借助咳嗽将其排出称为咳痰。

【病因】

咳嗽与咳痰的病因很多,除呼吸系统疾病外,心血管疾病、神经因素及某些药物及心理因素等也可引起咳嗽和(或)咳痰。

1. **呼吸道疾病**   鼻咽部至小支气管整个呼吸道黏膜受到刺激时,均可引起咳嗽。肺泡内有分泌物、渗出物或漏出物等进入小支气管即可引起咳嗽和咳痰。化学刺激物刺激分布于肺的 C 纤维末梢亦可引起咳嗽。如咽喉炎、喉结核、喉癌等可引起干咳。气管支气管炎、支气管扩张、支气管哮喘、支气管结核及各种物理(包括异物)、化学、过敏因素刺激气管、支气管可引起咳嗽和(或)咳痰。肺部细菌、结核菌、真菌、病毒、支原体或寄生虫感染以及肺部肿瘤均可引起咳嗽和(或)咳痰。而呼吸道感染是引起咳嗽、咳痰最常见的原因。

2. **胸膜疾病**   各种原因所致的胸膜炎、胸膜间皮瘤、自发性气胸或胸腔穿刺等均可引起咳嗽。

3. **心血管疾病**　二尖瓣狭窄或其他原因所致左心衰竭引起肺淤血或肺水肿时,因肺泡及支气管内有浆液性或血性渗出物,可引起咳嗽和咳痰。右心或体循环静脉栓子脱落造成肺栓塞时也可引起咳嗽。

4. **中枢神经因素**　从大脑皮质发出冲动传至延髓咳嗽中枢后可发生咳嗽。如皮肤受冷刺激或三叉神经支配的鼻黏膜及舌咽神经支配的咽峡部黏膜受刺激时,可反射性引起咳嗽。脑炎、脑膜炎时也可出现咳嗽。人们还可以自主地咳嗽或抑制咳嗽。

5. **其他因素所致慢性咳嗽**　如服用血管紧张素转化酶抑制剂后咳嗽、胃食管反流病所致咳嗽、习惯性及心理性咳嗽等。

【发生机制】

咳嗽是由于延髓咳嗽中枢受刺激引起。来自耳、鼻、咽、喉、支气管、胸膜等感受区的刺激传入延髓咳嗽中枢,该中枢再将冲动传向运动神经,即喉下神经、膈神经和脊髓神经,分别引起咽肌、膈肌和其他呼吸肌的运动来完成咳嗽动作,表现为深吸气后,声门关闭,继以突然剧烈的呼气,冲出狭窄的声门裂隙产生咳嗽动作和发出声音。

咳痰是一种病态现象。正常支气管黏膜腺体和杯状细胞只分泌少量黏液,以保持呼吸道黏膜的湿润。当呼吸道发生炎症时,黏膜充血、水肿,黏液分泌增多,毛细血管壁通透性增加,浆液渗出。渗出物与黏液、吸入的尘埃和某些组织破坏物等混合而成痰,随咳嗽动作排出。在肺淤血和肺水肿时,肺泡和小支气管内有不同程度的浆液漏出,也可引起咳痰。

【临床表现】

1. **咳嗽的性质**　咳嗽无痰或痰量极少,称为干性咳嗽。干咳或刺激性咳嗽常见于急性或慢性咽喉炎、喉癌、急性支气管炎初期、气管受压、支气管异物、支气管肿瘤、胸膜疾病、原发性肺动脉高压以及二尖瓣狭窄等。咳嗽有痰称为湿性咳嗽,常见于慢性支气管炎、支气管扩张、肺炎、肺脓肿和空洞型肺结核等。

2. **咳嗽的时间与规律**　突发性咳嗽常由于吸入刺激性气体或异物、淋巴结或肿瘤压迫气管或支气管分叉处引起。发作性咳嗽见于百日咳、咳嗽变异性哮喘等。长期慢性咳嗽多见于慢性支气管炎、支气管扩张、肺脓肿及肺结核等。夜间咳嗽常见于左心衰竭、咳嗽变异性哮喘。

3. **咳嗽的音色**　指咳嗽声音的特点。

(1) 咳嗽声音嘶哑:多为声带的炎症或肿瘤压迫喉返神经所致。

(2) 鸡鸣样咳嗽:表现为连续阵发性剧咳伴有高调吸气回声,多见于百日咳、会厌、喉部疾病或气管受压。

(3) 金属音咳嗽:常因纵隔肿瘤、主动脉瘤或支气管癌直接压迫气管所致。

(4) 咳嗽声音低微或无力:见于严重肺气肿、声带麻痹及极度衰弱者。

4. **痰的性状和痰量**　应关注痰的以下三方面特点:

(1) 痰的性质:可分为黏液性、浆液性、脓性和血性等。黏液性痰多见于急性支气管炎、支气管哮喘及大叶性肺炎的初期,也可见于慢性支气管炎、肺结核等。浆液性痰见于肺水肿、肺泡细胞癌等。脓性痰常见于化脓性细菌性下呼吸道感染,如肺炎、支气管扩张、肺脓肿等。血性痰是由于呼吸道黏膜受侵害、损害毛细血管或血液渗入肺泡所致。上述各种痰液均可带血。

(2) 痰量:健康人很少有痰,急性呼吸道炎症时痰量较少,痰量多常见于支气管扩张、肺脓肿和支气管胸膜瘘等,且排痰与体位有关,痰量多时静置后可出现分层现象,即上层为泡沫,中层为浆液或浆液脓性,下层为坏死物质。日咳数百至上千毫升浆液泡沫痰应考虑肺泡细胞癌的可能。

(3) 痰的颜色与气味:铁锈色痰为典型肺炎球菌肺炎的特征;黄绿色或翠绿色痰提示铜绿假单胞菌感染;金黄色痰提示金黄色葡萄球菌感染;痰白黏稠且呈拉丝状提示有真菌感染;大量稀薄浆液性痰中含粉皮样物提示棘球蚴病(包虫病);粉红色泡沫痰是肺水肿的特征。恶臭痰提示有厌氧菌感染。

【伴随症状】

1. **伴发热**　常见于急性上、下呼吸道感染、肺结核、胸膜炎等。

2. **伴胸痛**　常见于肺炎、胸膜炎、支气管肺癌、肺栓塞、自发性气胸等。

3. **伴呼吸困难**　见于喉水肿、喉肿瘤、支气管哮喘、慢性阻塞性肺疾病、重症肺炎、肺结核、大量胸腔积液、气胸、肺淤血、肺水肿、气管或支气管异物等。

4. **伴咯血**　见于支气管扩张、肺结核、肺脓肿、支气管肺癌、二尖瓣狭窄、支气管结石、肺含铁血黄素沉着症、肺出血肾炎综合征等。

5. **伴脓痰**　见于支气管扩张、肺脓肿、肺囊肿合并感染、支气管胸膜瘘等。

6. **伴哮鸣音**　多见于支气管哮喘、心源性哮喘、慢性阻塞性肺疾病、弥漫性泛细支气管炎、气管与支气管异物等。局限性哮鸣音可见于支气管肺癌。

7. **伴杵状指（趾）**　常见于支气管扩张、慢性肺脓肿、支气管肺癌、脓胸等。

第五节　咯　血

咯血(hemoptysis)是指喉及喉以下的呼吸道及肺任何部位的出血,经口腔咯出。少量咯血有时仅表现为痰中带血,大咯血时血液从口鼻涌出,严重者可阻塞呼吸道,导致窒息死亡。咯血需与口腔、鼻腔等上呼吸道出血及呕血进行鉴别。应首先仔细检查口腔与鼻咽部局部有无出血灶。鼻出血多自前鼻孔流出,常在鼻中隔前下方发现出血灶;鼻腔后部出血,尤其是出血量较多时,血液经后鼻孔沿软腭与咽后壁下流,使病人咽部有异物感,引起咳嗽,将血液咳出,易与咯血混淆。鼻咽镜检查即可确诊。咯血还需与呕血进行鉴别。呕血(hematemesis)是指上消化道出血经口腔呕出。出血部位多见于食管、胃及十二指肠。咯血与呕血可通过病史、体征及其他检查方法等进行鉴别(表1-2)。

表 1-2　咯血与呕血的鉴别

	咯血	呕血
病因	肺结核、支气管扩张、支气管肺癌、肺炎、肺脓肿、心脏病等	消化性溃疡、肝硬化、急性胃黏膜病变、胆道出血、胃癌等
出血前症状	喉部痒感、胸闷、咳嗽等	上腹部不适、恶心、呕吐等
出血方式	咯出	呕出,可为喷射状
出血的颜色	鲜红色	暗红色、棕色、有时为鲜红色
血中混有物	痰、泡沫	食物残渣、胃液
酸碱反应	碱性	酸性
黑便	无,若咽下血液量较多时可有	有,可为柏油样便,呕血停止后仍可持续数日
出血后痰的性状	常有血痰数日	无痰

【病因与发生机制】

咯血的原因很多,主要见于呼吸系统疾病和心血管疾病。

1. **支气管疾病**　常见的有支气管扩张、支气管肺癌、支气管结核和慢性支气管炎等;少见的有支气管结石、支气管腺瘤、支气管黏膜非特异性溃疡等。其发生机制主要是炎症、肿瘤、结石致支气管黏膜或毛细血管通透性增加,或黏膜下血管破裂所致。

2. **肺部疾病**　常见于肺结核、肺炎、肺脓肿等;较少见于肺栓塞、肺淤血、肺寄生虫病、肺真菌病、肺泡炎、肺含铁血黄素沉着症和肺出血肾炎综合征等。在我国引起咯血的首要原因仍为肺结核。引起咯血的肺结核多为浸润型、空洞型肺结核和干酪样肺炎,急性血行播散型肺结核较少出现咯血。肺结核咯血的机制为结核病变使毛细血管通透性增高,血液渗出,导致痰中带血或小血块;如病变累及小血管使管壁破溃,则造成中等量咯血;如空洞壁肺动脉分支形成的小动脉瘤破裂,或继发的支气管扩张形成的动静脉瘘破裂,则造成大量咯血,甚至危及生命。肺炎咯血的机制为炎症致肺泡毛细血管通透性增加或黏膜下小血管壁破溃而出现痰中带血或咯血。

3. **心血管疾病** 较常见于二尖瓣狭窄,其次为先天性心脏病所致的肺动脉高压或原发性肺动脉高压,另有肺栓塞、肺血管炎等。心血管疾病引起的咯血可表现为小量咯血或痰中带血、大量咯血、粉红色泡沫样痰和黏稠暗红色血痰。其发生机制多因肺淤血造成肺泡壁或支气管内膜毛细血管破裂和支气管黏膜下层支气管静脉曲张破裂所致。

4. **其他** 血液病(如白血病、血小板减少性紫癜、血友病、再生障碍性贫血等)、某些急性传染病(如流行性出血热、肺出血型钩端螺旋体病等)、风湿性疾病(如结节性多动脉炎、系统性红斑狼疮、Wegener 肉芽肿、白塞病等)或气管、支气管子宫内膜异位症等均可引起咯血。

【临床表现】

1. **年龄** 青壮年咯血常见于肺结核、支气管扩张、二尖瓣狭窄等。40 岁以上有长期吸烟史(纸烟 20 支/日×20 年)者,应高度警惕支气管肺癌的可能。儿童慢性咳嗽伴少量咯血与小细胞低色素性贫血,须注意特发性含铁血黄素沉着症的可能。

2. **咯血量** 咯血量大小的标准尚无明确的界定,一般认为每日咯血量在 100ml 以内为小量咯血,100~500ml 为中等量咯血,500ml 以上或一次咯血 100~500ml 为大量咯血。大咯血主要见于空洞型肺结核、支气管扩张和慢性肺脓肿。支气管肺癌少有大咯血,主要表现为痰中带血。慢性支气管炎和支原体肺炎也可出现痰中带血或血性痰,但常伴有剧烈咳嗽。

3. **颜色和性状** 因肺结核、支气管扩张、肺脓肿和出血性疾病所致的咯血为鲜红色;铁锈色血痰见于肺炎链球菌性肺炎,也可见于肺吸虫病和肺泡出血;砖红色胶冻样痰见于肺炎克雷伯杆菌肺炎。二尖瓣狭窄所致咯血多为暗红色;左心衰竭所致咯血为浆液性粉红色泡沫痰;肺栓塞所致咯血为黏稠暗红色血痰。

【伴随症状】

1. **伴发热** 多见于肺结核、肺炎、肺脓肿、流行性出血热、肺出血型钩端螺旋体病、支气管肺癌等。

2. **伴胸痛** 多见于肺炎链球菌性肺炎、肺结核、肺栓塞(梗死)、支气管肺癌等。

3. **伴呛咳** 多见于支气管肺癌、支原体肺炎等。

4. **伴脓痰** 多见于支气管扩张、肺脓肿、空洞型肺结核继发细菌感染等。

5. **伴皮肤黏膜出血** 可见于血液病、风湿病、肺出血型钩端螺旋体病、流行性出血热等。

6. **伴杵状指(趾)** 多见于支气管扩张、肺脓肿、支气管肺癌等。

7. **伴黄疸** 须注意钩端螺旋体病、肺炎链球菌性肺炎、肺栓塞等。

第六节 发 绀

发绀(cyanosis)是指血液中还原血红蛋白增多或存在异常血红蛋白衍生物,使皮肤和黏膜呈青紫色改变的一种表现,也称紫绀。常发生在皮肤较薄、色素较少和毛细血管较丰富的部位,如口唇、指(趾)、甲床等。

【病因】

引起发绀的原因很多,可分为以下几类:

1. **血液中还原血红蛋白增加(真性发绀)**

(1)中心性发绀:其特点是发绀为全身性,除颜面及四肢外,也累及躯干,但受累部位的皮肤是温暖的。发绀的原因多由心、肺疾病引起呼吸功能衰竭、通气与换气功能障碍、肺氧合作用不足导致血氧饱和度(SaO_2)降低所致。

1)肺性发绀:由于呼吸功能不全,肺氧合作用不足所致。常见于各种严重的呼吸系统疾病,如喉、气管、支气管的阻塞、肺炎、慢性阻塞性肺疾病、弥漫性肺间质纤维化、肺淤血、肺水肿、急性呼吸窘迫综合征、肺栓塞、原发性肺动脉高压等。

2）心性混合性发绀：由于异常通道分流，使部分静脉血未通过肺的氧合作用而进入体循环动脉，如分流量超过心输出量的1/3，即可出现发绀。常见于发绀型先天性心脏病，如 Fallot 四联症、Eisenmenger 综合征等。

（2）周围性发绀：其特点是发绀常出现于肢体末端与下垂部位。受累部位的皮肤是冷的，但若给予按摩或加温，使皮肤转暖，发绀可消退。发绀的原因是由于周围循环血流障碍所致。

1）淤血性周围性发绀：常见于引起体循环淤血、周围血流缓慢的疾病，如右心衰竭、渗出性心包炎心脏压塞、缩窄性心包炎、血栓性静脉炎、上腔静脉阻塞综合征、下肢静脉曲张等。

2）缺血性周围性发绀：常见于引起心排血量减少和局部血流障碍性疾病，如严重休克、暴露于寒冷中和血栓闭塞性脉管炎、雷诺（Raynaud）病、肢端发绀症、冷球蛋白血症等。

（3）混合性发绀：中心性发绀与周围性发绀同时存在。可见于心力衰竭等。

2. 血液中存在异常血红蛋白衍生物

（1）高铁血红蛋白血症：包括先天性和后天获得性。先天性高铁血红蛋白血症是指自幼即有发绀，而无心、肺疾病及引起异常血红蛋白的其他原因。通常有家族史，身体一般状况较好。后天获得性高铁血红蛋白血症最常见于各种化学物质或药物中毒引起血红蛋白分子中二价铁被三价铁所取代，使其失去与氧结合的能力。当血中高铁血红蛋白量达到30g/L时可出现发绀。常见于苯胺、硝基苯、伯氨喹、亚硝酸盐、磺胺类等中毒所致。发绀的特点是急剧出现，抽出的静脉血呈深棕色，虽给予氧疗但发绀不能改善，只有给予静脉注射亚甲蓝或大量维生素C，发绀方可消退，用分光镜检查可证实血中高铁血红蛋白存在。由于大量进食含亚硝酸盐的变质蔬菜引起的中毒性高铁血红蛋白血症，也可出现发绀，称"肠源性青紫症"。

（2）硫化血红蛋白血症：为后天获得性。服用某些含硫药物或化学品后，使血液中硫化血红蛋白达到5g/L即可出现发绀。但一般认为本病病人须同时有便秘或服用含硫药物在肠内形成大量硫化氢为先决条件。发绀的特点是持续时间长，可达数月以上，血液呈蓝褐色，分光镜检查可证明有硫化血红蛋白的存在。

【发生机制】

发绀是由于血液中还原血红蛋白的绝对量增加所致。还原血红蛋白浓度可用血氧的未饱和度来表示。正常血液中含血红蛋白150g/L，能携带20vol/dl 的氧，此种情况称为100%氧饱和度。正常情况下，从肺毛细血管流经左心至体动脉的血液，其氧饱和度为96%（19vol/dl），而静脉血的氧饱和度为72% ~75%（14 ~15vol/dl），氧未饱和度为5 ~6vol/dl，在周围循环毛细血管血液中，氧的未饱和度平均约为3.5vol/dl。当毛细血管内的还原血红蛋白超过50g/L时（即血氧未饱和度超过6.5vol/dl）皮肤黏膜可出现发绀。但临床实践资料表明，此说法并非完全可靠，因为以正常血红蛋白浓度150g/L 计，50g/L 为还原血红蛋白时，提示已有1/3 血红蛋白不饱和。当SaO_2为66%时，相应动脉血氧分压（PaO_2）已降至34mmHg（4.5kPa）的危险水平。事实上，在血红蛋白浓度正常的病人，如 SaO_2<85%时，发绀已明确可见。但近年来有些临床观察资料显示在轻度发绀病人中，SaO_2>85%占60%左右。此外，若病人吸入氧能满足120g/L 血红蛋白氧合时，病理生理上并不缺氧。而若病人血红蛋白增多达180g/L 时，虽然 SaO_2>85%，亦可出现发绀。而严重贫血（Hb<60g/L）时，虽然 SaO_2明显降低，但常不能显示发绀。因此，在临床上所见发绀，并不能全部确切反映动脉血氧下降的情况。

【伴随症状】

1. 伴呼吸困难　常见于重症肺、心疾病及急性呼吸道梗阻、大量气胸等。

2. 伴杵状指（趾）　常见于发绀型先天性心脏病及某些慢性肺部疾病。

3. 伴意识障碍　常见于肺性脑病、某些药物或化学物质中毒、休克、急性肺部感染或急性心功能衰竭等。

第七节 呼 吸 困 难

呼吸困难(dyspnea)是指病人主观感到空气不足、呼吸费力,客观上表现为呼吸运动用力,严重时可出现张口呼吸、鼻翼扇动、端坐呼吸,甚至发绀、呼吸辅助肌参与呼吸运动,并且可有呼吸频率、深度、节律的改变。

【病因】

引起呼吸困难的原因繁多,主要为呼吸系统和循环系统疾病。

1. **呼吸系统疾病** 常见于:

(1)气道阻塞:如喉、气管、支气管的炎症、水肿、肿瘤或异物所致的狭窄或阻塞及支气管哮喘、慢性阻塞性肺疾病等。

(2)肺部疾病:如肺炎、肺脓肿、肺结核、肺不张、肺淤血、肺水肿、弥漫性肺间质疾病、细支气管肺泡癌等。

(3)胸壁、胸廓、胸膜腔疾病:如胸壁炎症、严重胸廓畸形、胸腔积液、气胸、广泛胸膜粘连、结核、外伤等。

(4)神经肌肉疾病:如脊髓灰质炎病变累及颈髓、急性多发性神经根神经炎和重症肌无力累及呼吸肌、药物导致呼吸肌麻痹等。

(5)膈肌运动障碍:如膈肌麻痹、大量腹腔积液、腹腔巨大肿瘤、胃扩张和妊娠末期等。

2. **循环系统疾病** 常见于各种原因所致的左心和(或)右心衰竭、心脏压塞、肺栓塞和原发性肺动脉高压等。

3. **中毒** 如糖尿病酮症酸中毒、吗啡类药物中毒、有机磷杀虫药中毒、氰化物中毒、亚硝酸盐中毒和急性一氧化碳中毒等。

4. **神经精神性疾病** 如脑出血、脑外伤、脑肿瘤、脑炎、脑膜炎、脑脓肿等颅脑疾病引起呼吸中枢功能障碍和精神因素所致的呼吸困难,如焦虑症、癔症等。

5. **血液病** 常见于重度贫血、高铁血红蛋白血症、硫化血红蛋白血症等。

【发生机制及临床表现】

根据发生机制及临床表现特点,将呼吸困难归纳分为以下五种类型:

1. **肺源性呼吸困难** 主要是呼吸系统疾病引起的通气、换气功能障碍导致缺氧和(或)二氧化碳潴留引起。临床上常分为三种类型:

(1)吸气性呼吸困难:表现为吸气显著费力,严重者吸气时可见"三凹征"(three depression sign),表现为胸骨上窝、锁骨上窝和肋间隙明显凹陷,此时亦可伴有干咳及高调吸气性喉鸣。三凹征的出现主要是由于呼吸肌极度用力,胸腔负压增加所致。常见于喉部、气管、大支气管的狭窄与阻塞。

(2)呼气性呼吸困难:表现为呼气费力、呼气缓慢、呼吸时间明显延长,常伴有呼气期哮鸣音。主要是由于肺泡弹性减弱和(或)小支气管的痉挛或炎症所致。常见于慢性支气管炎(喘息型)、慢性阻塞性肺疾病、支气管哮喘、弥漫性泛细支气管炎等。

(3)混合性呼吸困难:表现为吸气期及呼气期均感呼吸费力、呼吸频率增快、深度变浅,可伴有呼吸音异常或病理性呼吸音。主要是由于肺或胸膜腔病变使呼吸面积减少导致换气功能障碍所致。常见于重症肺炎、重症肺结核、大面积肺栓塞(梗死)、弥漫性肺间质疾病、大量胸腔积液、气胸、广泛性胸膜增厚等。

2. **心源性呼吸困难** 主要是由于左心和(或)右心衰竭引起,尤其是左心衰竭时呼吸困难更为严重。

左心衰竭引起的呼吸困难特点为:①有引起左心衰竭的基础病因,如风湿性心瓣膜病、高血压性心脏病、冠状动脉粥样硬化性心脏病等;②呈混合性呼吸困难,活动时呼吸困难出现或加重,休息时减轻或消失,卧位明显,坐位或立位时减轻,故而当病人病情较重时,往往被迫采取半坐位或端坐呼吸(orthopnea);③两肺底部或全肺出现湿啰音;④应用强心剂、利尿剂和血管扩张剂改善左心功能后呼吸困难症状随之好转。急性左心衰竭时,常可出现夜间阵发性呼吸困难,表现为夜间睡眠中突感胸闷气急,被迫坐起,惊恐不安。轻者数分钟至数十分钟后症状逐渐减轻、消失;重者可见端坐呼吸、面色发绀、大汗、咳浆液性粉红色泡沫痰,有哮鸣音,两肺底有较多湿性啰音,心率加快,可有奔马律。左心衰竭引起呼吸困难的机制为:①肺淤血,使气体弥散功能降低;②肺泡张力增高,刺激牵张感受器,通过迷走神经反射兴奋呼吸中枢;③肺泡弹性减退,使肺活量减少;④肺循环压力升高对呼吸中枢的反射性刺激。

右心衰竭严重时也可引起呼吸困难,但程度较左心衰竭轻,其主要原因为体循环淤血所致。发生机制为:①右心房和上腔静脉压升高,刺激压力感受器反射性地兴奋呼吸中枢;②血氧含量减少,乳酸、丙酮酸等代谢产物增加,刺激呼吸中枢;③淤血性肝肿大、腹腔积液和胸腔积液,使呼吸运动受限,肺气体交换面积减少。临床上主要见于慢性肺源性心脏病、某些先天性心脏病或由左心衰竭发展而来。另外,也可见于各种原因所致的急性或慢性心包积液。其发生呼吸困难的主要机制是大量心包渗液致心脏压塞或心包纤维性增厚、钙化、缩窄,使心脏舒张受限,引起体循环静脉淤血所致。

3. 中毒性呼吸困难　主要是由于代谢性酸中毒、药物、化学毒物中毒等引起。

(1)代谢性酸中毒:此时血中酸性代谢产物增多,刺激颈动脉窦、主动脉体化学感受器或直接刺激呼吸中枢引起呼吸困难。其特点为:①有引起代谢性酸中毒的基础病因,如尿毒症、糖尿病酮症等;②出现深长而规则的呼吸,可伴有鼾音,称为酸中毒深大呼吸(Kussmaul 呼吸)。

(2)药物中毒:某些药物如吗啡类、巴比妥类等中枢抑制药物和有机磷杀虫药中毒时,可抑制呼吸中枢引起呼吸困难。其特点为:①有药物中毒史;②呼吸缓慢、变浅伴有呼吸节律异常的改变,如潮式呼吸(Cheyne-Stokes 呼吸)或间停呼吸(Biot 呼吸)。

(3)化学毒物中毒:常见于一氧化碳中毒、亚硝酸盐和苯胺类中毒、氰化物中毒,使机体缺氧引起呼吸困难。其发生机制分别为:一氧化碳中毒时,吸入的一氧化碳与血红蛋白结合形成碳氧血红蛋白,失去携带氧的能力导致缺氧而产生呼吸困难;亚硝酸盐和苯胺类中毒时,使血红蛋白变为高铁血红蛋白失去携带氧的能力导致缺氧;氰化物中毒时,氰离子抑制细胞色素氧化酶的活性,影响细胞呼吸作用,导致组织缺氧引起呼吸困难,严重时引起脑水肿抑制呼吸中枢。

4. 神经精神性呼吸困难　主要由于神经系统疾病和精神因素引起。

(1)神经性呼吸困难主要是由于呼吸中枢受增高的颅内压和供血减少的刺激,使呼吸变为慢而深,并常伴有呼吸节律的改变,如双吸气(抽泣样呼吸)、呼吸遏制(吸气突然停止)等。临床上常见于重症颅脑疾病,如脑出血、脑炎、脑膜炎、脑脓肿、脑外伤及脑肿瘤等。

(2)精神性呼吸困难主要表现为呼吸快而浅,伴有叹息样呼吸或出现手足搐搦。临床上常见于焦虑症、癔症病人,病人可突然发生呼吸困难。其发生机制多为过度通气而发生呼吸性碱中毒所致,严重时也可出现意识障碍。

5. 血源性呼吸困难　多由红细胞携氧量减少,血氧含量降低所致。表现为呼吸浅,心率快。临床常见于重度贫血、高铁血红蛋白血症、硫化血红蛋白血症等。以外,大出血或休克时,因缺氧和血压下降,刺激呼吸中枢,也可使呼吸加快。

【伴随症状】

1. 发作性呼吸困难伴哮鸣音　多见于支气管哮喘、心源性哮喘;突发性重度呼吸困难见于急性喉水肿、气管异物、大面积肺栓塞、自发性气胸等。

2. 伴发热　多见于肺炎、肺脓肿、肺结核、胸膜炎、急性心包炎等。

3. **伴一侧胸痛**　见于大叶性肺炎、急性渗出性胸膜炎、肺栓塞、自发性气胸、急性心肌梗死、支气管肺癌等。

4. **伴咳嗽、咳痰**　见于慢性阻塞性肺疾病、肺炎、支气管扩张、肺脓肿等;伴大量泡沫痰可见于有机磷中毒;伴粉红色泡沫痰见于急性左心衰竭。

5. **伴意识障碍**　见于脑出血、脑膜炎、糖尿病酮症酸中毒、尿毒症、肺性脑病、急性中毒、休克型肺炎等。

（刘晓菊）

第八节　胸　　痛

01篇08节

胸痛(chest pain)是临床上常见的症状,主要由胸部疾病所致,少数由其他疾病引起。胸痛的程度因个体痛阈的差异而不同,与疾病病情轻重程度不完全一致。

【病因与发生机制】

引起胸痛的原因主要为胸部疾病。常见的有:

1. **胸壁疾病**　急性皮炎、皮下蜂窝织炎、带状疱疹、肋间神经炎、肋软骨炎、流行性肌炎、肋骨骨折、多发性骨髓瘤、急性白血病等。

2. **心血管疾病**　冠状动脉粥样硬化性心脏病(心绞痛、心肌梗死)、肥厚型心肌病、主动脉狭窄、急性心包炎、胸主动脉夹层动脉瘤、肺梗死、肺动脉高压等。

3. **呼吸系统疾病**　胸膜炎、胸膜肿瘤、自发性气胸、血胸、支气管炎、支气管肺癌等。

4. **纵隔疾病**　纵隔炎、纵隔气肿、纵隔肿瘤等。

5. **其他**　过度通气综合征、痛风、食管炎、食管癌、食管裂孔疝、膈下脓肿、肝脓肿、脾梗死以及神经症等。

各种化学、物理因素及刺激因子均可刺激胸部的感觉神经纤维产生痛觉冲动,并传至大脑皮层的痛觉中枢引起胸痛。胸部感觉神经纤维有:①肋间神经感觉纤维;②支配主动脉的交感神经纤维;③支配气管与支气管的迷走神经纤维;④膈神经的感觉纤维。另外,除患病器官的局部疼痛外,还可见远离该器官某部体表或深部组织疼痛,称放射痛(radiating pain)或牵涉痛。其原因是内脏病变与相应区域体表的传入神经进入脊髓同一节段并在后角发生联系,故来自内脏的感觉冲动可直接激发脊髓体表感觉神经元,引起相应体表区域的痛感。如心绞痛时除了出现心前区、胸骨后疼痛外,也可放射至左肩、左臂内侧或左颈、左侧面颊部。

【临床表现】

1. **发病年龄**　青壮年胸痛多考虑结核性胸膜炎、自发性气胸、心肌炎、心肌病、风湿性心瓣膜病,40岁以上则须注意心绞痛、心肌梗死和支气管肺癌。

2. **胸痛部位**　大部分疾病引起的胸痛常有一定部位。例如胸壁疾病所致的胸痛常固定在病变部位,且局部有压痛,若为胸壁皮肤的炎症性病变,局部可有红、肿、热、痛表现;带状疱疹所致胸痛,可见成簇的水疱沿一侧肋间神经分布伴剧痛,且疱疹不超过体表中线;肋软骨炎引起胸痛,常在第一、二肋软骨处见单个或多个隆起,局部有压痛、但无红肿表现;心绞痛及心肌梗死的疼痛多在胸骨后方和心前区或剑突下,可向左肩和左臂内侧放射,甚至达无名指与小指,也可放射于左颈或面颊部,误认为牙痛;夹层动脉瘤引起疼痛多位于胸背部,向下放射至下腹、腰部与两侧腹股沟和下肢;胸膜炎引起的疼痛多在胸侧部;食管及纵隔病变引起的胸痛多在胸骨后;肝胆疾病及膈下脓肿引起的胸痛多在右下胸,侵犯膈肌中心部时疼痛放射至右肩部;肺尖部肺癌(肺上沟癌、Pancoast癌)引起疼痛多以肩部、腋下为主,向上肢内侧放射。

3. **胸痛性质**　胸痛的程度可呈剧烈、轻微和隐痛。胸痛的性质可有多种多样。例如带状疱疹呈刀割样或灼热样剧痛;食管炎多呈烧灼痛。肋间神经痛为阵发性灼痛或刺痛;心绞痛呈绞榨样痛并有重压窒息感,心肌梗死则疼痛更为剧烈并有恐惧、濒死感;气胸在发病初期有撕裂样疼痛;胸膜炎常呈隐痛、钝痛和刺痛;夹层动脉瘤常呈突然发生胸背部撕裂样剧痛或锥痛;肺梗死亦可突然发生胸部剧痛或绞痛,常伴呼吸困难与发绀。

4. **疼痛持续时间**   平滑肌痉挛或血管狭窄缺血所致的疼痛为阵发性,炎症、肿瘤、栓塞或梗死所致疼痛呈持续性。如心绞痛发作时间短暂(持续数分钟),而心肌梗死疼痛持续时间很长(数小时或更长)且不易缓解。

5. **影响疼痛因素**   主要为疼痛发生的诱因、加重与缓解的因素。例如心绞痛发作可在劳力或精神紧张时诱发,休息后或含服硝酸甘油或硝酸异山梨酯后于数分钟内缓解,而对心肌梗死所致疼痛则服上药效果较差。食管疾病多在进食时发作或加剧,服用抗酸剂和促动力药物可减轻或消失。胸膜炎及心包炎的胸痛可因咳嗽或用力呼吸而加剧。

综合上述胸痛的临床特点,对不同疾病有各自的胸痛特点,见表1-3。

表1-3   不同疾病的胸痛特征

疾病	年龄	疼痛部位	疼痛性质	影响疼痛因素
自发性气胸	青壮年	病侧胸部	呈撕裂样疼痛	因咳嗽或呼吸而加剧
结核性胸膜炎、心包炎	青壮年	病侧胸部、腋下	呈隐痛、钝痛、刺痛	因咳嗽或呼吸而加剧
心绞痛	40岁以上	胸骨后或心前区	呈绞榨样痛、濒死感	时间短暂,休息或含服硝酸酯类药后缓解
心肌梗死	40岁以上	胸骨后或心前区	呈绞榨样痛、濒死感	持续时间长,休息或含服硝酸酯类药后不易缓解
肋间神经痛	不定	沿肋间神经呈带状分布	刀割样、触电样灼痛	服用止痛药可短暂缓解
支气管肺癌	40岁以上	受累胸膜或胸壁	持续、固定、剧烈	因咳嗽或呼吸而加剧
食管疾病	不定	食管或胸骨后	呈隐痛	进食时发作或加剧,服用抗酸剂和促动力药物可减轻或消失

【伴随症状】

1. **伴有咳嗽、咳痰和(或)发热**   常见于气管、支气管和肺部疾病。

2. **伴呼吸困难**   常提示病变累及范围较大,如大叶性肺炎、自发性气胸、渗出性胸膜炎和肺栓塞等。

3. **伴咯血**   主要见于肺栓塞、支气管肺癌。

4. **伴苍白、大汗、血压下降或休克**   多见于心肌梗死、夹层动脉瘤、主动脉窦瘤破裂和大块肺栓塞。

5. **伴吞咽困难**   多提示食管疾病,如反流性食管炎等。

第九节   心   悸

心悸(palpitation)是一种自觉心脏跳动的不适感或心慌感。当心率加快时感到心脏跳动不适,心率缓慢时则感到搏动有力。心悸时,心率可快、可慢,也可有心律失常,心率和心律正常者亦可有心悸。

【病因】

心悸的病因很多,除心脏本身病变外,某些全身性疾病也可引起心悸,还有生理性和功能性心悸。

1. **心脏搏动增强** 心脏搏动增强引起的心悸,可为生理性或病理性。

(1)生理性

1)健康人在剧烈运动或精神过度紧张时。

2)饮酒、喝浓茶或咖啡后。

3)应用某些药物,如肾上腺素、麻黄碱、咖啡因、阿托品、甲状腺片等。

4)妊娠。

(2)病理性

1)心室肥大:高血压性心脏病、主动脉瓣关闭不全、二尖瓣关闭不全等引起的左心室肥大,心脏收缩力增强。动脉导管未闭、室间隔缺损回流量增多,增加心脏的负荷量,导致心室肥大,也可引起心悸。此外脚气性心脏病,因维生素 B_1 缺乏,周围小动脉扩张,阻力降低,回心血流增多,心脏工作量增加,也可出现心悸。

2)其他疾病:①甲状腺功能亢进症:由于基础代谢与交感神经兴奋性增高,导致心率加快、搏动增强。②贫血:贫血时血液携氧量减少,器官及组织缺氧,机体为保证氧的供应,通过增加心率,提高心排血量来代偿,心率加快导致心悸。以急性失血时心悸为明显。③发热:此时基础代谢率增高,心率加快、心排血量增加,也可引起心悸。④低血糖症、嗜铬细胞瘤:肾上腺素释放增多,心率加快、搏动增强,也可发生心悸。

2. **心律失常** 心动过速、过缓或其他心律失常,均可出现心悸。

(1)心动过速:各种原因引起的窦性心动过速、阵发性室上性或室性心动过速等,均可发生心悸。

(2)心动过缓:高度房室传导阻滞(二、三度房室传导阻滞)、窦性心动过缓或病态窦房结综合征等,由于心率缓慢,舒张期延长,心室充盈度增加,心搏强而有力,引起心悸。

(3)其他心律失常:期前收缩、心房扑动或颤动等,由于心脏跳动不规则或有一段间歇,使病人感到心悸,甚至有停跳感觉。

3. **心力衰竭** 各种原因引起的心力衰竭均可以出现心悸。

4. **心脏神经官能症** 由自主神经功能紊乱所引起,心脏本身并无器质性病变。多见于青年女性。临床表现除心悸外尚常有心率加快、心前区或心尖部隐痛,以及疲乏、失眠、头晕、头痛、耳鸣、记忆力减退等神经衰弱表现,且在焦虑、情绪激动等情况下更易发生。

5. **β-受体亢进综合征** 也与自主神经功能紊乱有关,易在紧张时发生,其表现除心悸、心动过速、胸闷、头晕外还可有心电图的一些改变,出现窦性心动过速,轻度 ST 段下移及 T 波平坦或倒置,易与心脏器质性病变相混淆。采用普萘洛尔(心得安)试验可以鉴别。β-受体亢进综合征,在应用普萘洛尔后心电图改变可恢复正常,显示其改变为功能性。

6. **更年期综合征** 在绝经期前后,出现一系列内分泌与自主神经功能紊乱症状,心悸也是其中一个症状。

7. **其他** 胸腔大量积液、高原病、胆心综合征等,也可出现心悸。

【发生机制】

心悸发生机制尚未完全清楚,一般认为心脏活动过度是心悸发生的基础,常与心率、心律、心肌收缩力及心搏出量改变有关。

1. **血流动力学改变** 器质性心脏病出现心室肥大,心肌收缩力增强,心搏出量增加,心脏搏动增强产生心悸。某些疾病因代谢增强或交感神经兴奋性增高,致心率加快,心脏搏动增强而引起心悸。

2. **心律失常** 心动过速时,由于舒张期缩短,心室充盈量减少,收缩期心室内压力上升速率增快,使心室肌与心瓣膜的紧张度突然增加而产生心悸。心动过缓时,舒张期延长,心室充盈量增加,心肌收缩力代偿性增强而导致心悸。期前收缩时,于一个较长的间歇之后的心室收缩,强而有力,引起心悸,加之提前的心脏搏动距前一次心脏搏动间歇较短,似连续心跳,也会感到心悸。

3. 神经体液调节 心力衰竭时,交感神经兴奋性增强,去甲肾上腺素分泌增多,心肌收缩力增强,心率增快,引起心悸;再者,心力衰竭病人由于心排血量降低,肾血流减少,肾素-血管紧张素-醛固酮系统被激活,心肌收缩力增强引起心悸。

4. 神经精神因素 心脏本身无器质性病变,心悸是由于自主神经功能紊乱而引起,在焦虑、紧张、情绪激动及注意力集中时更易出现。

【伴随症状】

1. 伴心前区疼痛 见于冠状动脉粥样硬化性心脏病(如心绞痛、心肌梗死)、心肌炎、心包炎,亦可见于心脏神经官能症等。

2. 伴发热 见于急性传染病、风湿热、心肌炎、心包炎、感染性心内膜炎等。

3. 伴晕厥或抽搐 见于窦性停搏、高度房室传导阻滞、室性心动过速、病态窦房结综合征等。

4. 伴贫血 见于各种原因引起的急性失血,此时常有虚汗、脉搏微弱、血压下降或休克。慢性贫血,心悸多在劳累后较明显。

5. 伴呼吸困难 见于急性心肌梗死、心肌炎、心包炎、心力衰竭、重症贫血等。

6. 伴消瘦及出汗 见于甲状腺功能亢进症。

7. 伴发绀 见于先天性心脏病、右心功能不全和休克。

(曾 锐)

第十节 恶心与呕吐

恶心(nausea)、呕吐(vomiting)是临床常见症状。恶心为上腹部不适和紧迫欲吐的感觉。可伴有迷走神经兴奋的症状,如皮肤苍白、出汗、流涎、血压降低及心动过缓等,常为呕吐的前奏。一般恶心后随之呕吐,但也可仅有恶心而无呕吐,或仅有呕吐而无恶心。呕吐是通过胃的强烈收缩迫使胃或部分小肠内容物经食管、口腔而排出体外的现象。二者均为复杂的反射动作,可由多种原因引起。

【病因】

引起恶心与呕吐的病因很多,按发病机制可归纳为下列几类:

1. 反射性呕吐

(1)咽部受到刺激:如吸烟、剧咳、鼻咽部炎症或溢脓等。

(2)胃、十二指肠疾病:急、慢性胃炎、消化性溃疡、功能性消化不良、急性胃扩张、幽门梗阻及十二指肠壅滞症等。

(3)肠道疾病:急性阑尾炎、各型肠梗阻、急性出血坏死性肠炎、腹型过敏性紫癜等。

(4)肝胆胰疾病:急性肝炎、肝硬化、肝淤血、急慢性胆囊炎或胰腺炎等。

(5)腹膜及肠系膜疾病:如急性腹膜炎。

(6)其他疾病:肾输尿管结石、急性肾盂肾炎、急性盆腔炎、异位妊娠破裂等。急性心肌梗死早期、心力衰竭、青光眼、屈光不正等亦可出现恶心、呕吐。

2. 中枢性呕吐

(1)神经系统疾病

1)颅内感染:各种脑炎、脑膜炎、脑脓肿。

2)脑血管疾病:脑出血、脑栓塞、脑血栓形成、高血压脑病及偏头痛等。

3)颅脑损伤:脑挫裂伤、颅内血肿、蛛网膜下腔出血等。

4)癫痫,特别是持续状态。

(2)全身性疾病:尿毒症、糖尿病酮症酸中毒、甲状腺危象、甲状旁腺危象、肾上腺皮质功能不全、低血糖、低钠血症及早孕均可引起呕吐。

（3）药物：某些抗生素、抗癌药、洋地黄、吗啡等可因兴奋呕吐中枢而致呕吐。

（4）中毒：乙醇、重金属、一氧化碳、有机磷农药、鼠药等中毒均可引起呕吐。

（5）精神因素：胃神经官能症、癔症、神经性厌食等。

3. 前庭障碍性呕吐 凡呕吐伴有听力障碍、眩晕等症状者，需考虑前庭障碍性呕吐。常见疾病有迷路炎，是化脓性中耳炎的常见并发症；梅尼埃病，为突发性的旋转性眩晕伴恶心呕吐；晕动病，一般在航空、乘船和乘车时发生。

【发生机制】

呕吐是一个复杂的反射动作，其过程可分三个阶段，即恶心、干呕（vomiturition）与呕吐。恶心时胃张力和蠕动减弱，十二指肠张力增强，可伴或不伴有十二指肠液反流；干呕时胃上部放松而胃窦部短暂收缩；呕吐时胃窦部持续收缩，贲门开放，腹肌收缩，腹压增加，迫使胃内容物急速而猛烈地向上反流，经食管、口腔而排出体外。呕吐与反食不同，后者是指无恶心呕吐动作而胃内容物经食管、口腔溢出体外。

呕吐中枢位于延髓，它有两个功能不同的机构，一是神经反射中枢，即呕吐中枢（vomiting center），位于延髓外侧网状结构的背部，接受来自消化道、大脑皮质、内耳前庭、冠状动脉以及化学感受器触发带的传入冲动，直接支配呕吐动作；二是化学感受器触发带（chemoreceptor trigger zone），位于延髓第四脑室的底面，接受各种外来的化学物质或药物（如阿扑吗啡、洋地黄、依米丁等）及内生代谢产物（如感染、酮中毒、尿毒症等）的刺激，并由此引发出神经冲动，传至呕吐中枢引起呕吐。

【临床表现】

1. 呕吐的时间 育龄妇女晨起呕吐见于早期妊娠，亦可见于尿毒症、慢性酒精中毒或功能性消化不良；鼻窦炎病人因起床后脓液经鼻后孔流出刺激咽部，亦可致晨起恶心、干呕。晚上或夜间呕吐见于幽门梗阻。

2. 呕吐与进食的关系 进食过程中或餐后即刻呕吐，可能为幽门管溃疡或精神性呕吐；餐后1小时以上呕吐称延迟性呕吐，提示胃张力下降或胃排空延迟；餐后较久或数餐后呕吐，见于幽门梗阻，呕吐物可有隔夜宿食；餐后近期呕吐，特别是集体发病者，多由食物中毒所致。

3. 呕吐的特点 进食后立刻呕吐，恶心很轻或缺如，吐后又可进食，长期反复发作而营养状态不受影响，多为神经官能性呕吐。喷射状呕吐多为颅内高压性疾病。

4. 呕吐物的性质 带发酵、腐败气味提示胃潴留；带粪臭味提示低位小肠梗阻；不含胆汁说明梗阻平面多在十二指肠乳头以上，含多量胆汁提示在此平面以下；含有大量酸性液体者多有胃泌素瘤或十二指肠溃疡，无酸味者可能为贲门狭窄或贲门失弛缓症。上消化道出血常呈咖啡色样呕吐物。

【伴随症状】

1. 伴腹痛、腹泻 多见于急性胃肠炎、霍乱、副霍乱、细菌性食物中毒及其他原因引起的急性食物中毒。

2. 伴右上腹痛及发热、寒战或有黄疸 应考虑急性胆囊炎或胆石症。

3. 伴头痛及喷射性呕吐 常见于颅内高压症或青光眼。

4. 伴眩晕、眼球震颤 见于前庭器官疾病。

5. 应用阿司匹林、某些抗生素及抗癌药物 呕吐可能与药物副作用有关。

6. 已婚育龄妇女早晨呕吐 应注意早孕。

第十一节 吞 咽 困 难

吞咽困难（dysphagia）是指食物从口腔至胃、贲门运送过程中受阻而产生咽部、胸骨后或剑突部位的梗阻停滞感觉。可伴有胸骨后疼痛。吞咽困难可由中枢神经系统疾病、食管、口咽部疾病引起，亦可由吞咽肌肉的运动障碍所致。假性吞咽困难并无食管梗阻的基础，而仅为一种咽喉部阻塞感、不适感,不影响进食。

【病因与分类】

1. 机械性吞咽困难

(1) 腔内因素:食团过大或食管异物。

(2) 管腔狭窄

1) 口咽部炎症:咽炎、扁桃体炎、口咽损伤(机械性、化学性)、咽白喉、咽喉结核、咽肿瘤、咽后壁脓肿等。

2) 食管良性狭窄:良性肿瘤如平滑肌瘤、脂肪瘤、血管瘤、息肉;食管炎症如反流性食管炎、放射性食管炎、腐蚀性食管炎、食管结核及真菌性感染等。

3) 恶性肿瘤:舌癌、咽部肿瘤、食管癌等。

4) 食管蹼:缺铁性吞咽困难(Plummer-Vinson 综合征)。

5) 黏膜环:食管下端黏膜环(Schatzki ring)。

(3) 外压性狭窄:咽后壁肿块或脓肿;甲状腺极度肿大;纵隔占位病变,如纵隔肿瘤及脓肿、左心房肥大、主动脉瘤等。

2. 动力性吞咽困难

(1) 吞咽启动困难:口咽肌麻痹;口腔咽部炎症、脓肿;唾液缺乏,如干燥综合征。

(2) 咽、食管横纹肌功能障碍:延髓麻痹、运动神经元疾病、重症肌无力、肉毒杆菌食物中毒、有机磷农药中毒、多发性肌炎、皮肌炎、甲亢性肌病等。

(3) 食管平滑肌功能障碍:系统性硬化症、糖尿病或酒精中毒性肌病、食管痉挛、贲门失弛缓症(achalasia)等。

(4) 其他:狂犬病、破伤风、肉毒杆菌食物中毒、缺铁性吞咽困难等。某些精神心理疾病如癔症、抑郁症、焦虑症等,都可有吞咽困难的表现。

【发生机制】

按照发病机制吞咽困难可分为机械性与运动性两类。

1. 机械性吞咽困难　是指吞咽食物的管腔发生狭窄引起的吞咽困难。正常食管壁具有弹性,管腔直径可扩张至 4cm 以上。各种原因使管腔扩张受限,如小于 1.3cm 时,必然存在吞咽困难。临床常见原因有食管壁病变引起整个管腔狭窄及外压性病变导致的偏心性狭窄。

2. 运动性吞咽困难　是指随意的吞咽动作发生困难,伴随一系列吞咽反射性运动障碍,使食物从口腔不能顺利运递至胃。最常的原因是各种延髓麻痹,也可由肌痉挛(如狂犬病)、肠肌丛内神经节细胞减弱(如贲门失弛缓症)引起。此外,系统性硬化症等全身疾病可引起食管平滑肌收缩无力,弥漫性食管痉挛可导致食管异常收缩,均属运动性吞咽困难。

以上两种吞咽困难有时可存在于同一疾病当中,但以其中某一机制为突出。如食管癌,主要是管腔狭窄所致机械性吞咽困难,但可因癌肿浸润管壁致该处食管蠕动减弱或消失。反流性食管炎主要是动力性吞咽困难,但长期的食管下段炎症可致弥漫性食管痉挛和狭窄,加重吞咽困难症状。

【临床表现】

口咽性吞咽困难主要由吞咽中枢至控制口咽部横纹肌的运动神经节病变引起,其特点为食物由口腔进入食管过程受阻,食物阻滞于口腔及咽喉部。常见疾病如脑血管病变、帕金森病、脑干肿瘤、脊髓灰质炎等;食管性吞咽困难主要由食管肿瘤、狭窄或痉挛等引起,表现为吞咽时食物阻滞于食管某一段,进食过程受阻。食管癌的吞咽困难病程较短,呈进行性,一般在半年内从进干食发噎到半流质、流质亦难以下咽;食管良性肿瘤的吞咽困难症状较轻,或仅为一种阻挡感;反流性食管炎的吞咽困难症状不重,多伴有反食、胃灼热、胸痛等反流症状;贲门失弛缓症的吞咽困难病程偏长,反复发作,发病多与精神因素有关,进食时需大量饮水以助干食下咽,后期有反食症状。动力性吞咽困难无液体、固体之分;吞咽反射性动力障碍者吞咽液体比固体食物更加困难;延髓麻痹者饮水由鼻孔反流伴以呛咳、呼吸困难等症状。病人陈述的梗阻部位一般与食管病变的解剖部位基本吻合,有定位诊断的参考意义。食管上段吞咽困难除癌肿外,可由胸骨后甲状腺肿、食管结核或恶性肉芽肿、缺铁性吞咽困难、颈段食管蹼(先天性异常)等疾病引起;中段梗阻常为食管癌、纵隔占位性病变压迫食管、食管良性狭窄、食管息肉、食管黏膜下肿瘤等疾病引起;食管下段的吞咽困难主要由癌肿、贲门失弛缓症等疾病所致。

【伴随症状】

1. **伴声嘶**　多见于食管癌纵隔浸润、主动脉瘤、淋巴结肿大及肿瘤压迫喉返神经。

2. **伴呛咳**　见于脑神经疾病、食管憩室和贲门失弛缓症致潴留食物反流。此外,也可因食管癌致食管支气管瘘及重症肌无力致咀嚼肌、咽喉肌和舌肌无力,继而出现咀嚼及吞咽困难及饮水呛咳。

3. **伴呃逆**　病变多位于食管下端,见于贲门失弛缓症、膈疝等。

4. **伴吞咽疼痛**　见于口咽炎或溃疡,如急性扁桃体炎、咽后壁脓肿、急性咽炎、白喉及口腔溃疡等。

5. **伴胸骨后疼痛**　见于食管炎、食管溃疡、食管异物、晚期食管癌、纵隔炎等。如进食过冷、过热食物诱发疼痛,则常为弥漫性食管痉挛。

6. **伴反酸、烧心**　提示胃食管反流病。

7. **伴哮喘和呼吸困难**　见于纵隔肿物、大量心包积液压迫食管及大气管。

此外,自觉有咽部有阻塞感,在不进食时也感到在咽部或胸骨上凹部位有上下移动的物体堵塞,常提示癔球症,多见于年轻女性。

第十二节　呕　　血

呕血(hematemesis)是上消化道疾病(指屈氏韧带以上的消化道,包括食管、胃、十二指肠、肝、胆、胰及胃空肠吻合术后的空肠上段疾病)或全身性疾病所致的上消化道出血,血液经口腔呕出。常伴有黑便,严重时可有急性周围循环衰竭的表现。

【病因】

1. **消化系统疾病**

(1)食管疾病:反流性食管炎、食管憩室炎、食管癌、食管异物、食管贲门黏膜撕裂综合征(Mallory-Weiss综合征)、食管损伤等。门静脉高压所致的食管静脉曲张破裂及食管异物戳穿主动脉均可造成大量呕血,并危及生命。

(2)胃及十二指肠疾病:最常见消化性溃疡,其次有急性糜烂出血性胃炎、胃癌、胃泌素瘤(Zollinger-Ellison综合征)、恒径动脉综合征(Dieulafoy病)等。其他少见疾病有平滑肌瘤、平滑肌肉瘤、淋巴瘤、息肉、胃黏膜脱垂、急性胃扩张、胃扭转、憩室炎、结核、克罗恩病等。

(3)门静脉高压引起的食管胃底静脉曲张破裂或门静脉高压性胃病出血。

2. **上消化道邻近器官或组织的疾病**　胆道结石、胆道蛔虫、胆囊癌、胆管癌及壶腹癌出血均可引起大量血液流入十二指肠导致呕血。此外,还有急、慢性胰腺炎;胰腺癌合并脓肿破溃;主动脉瘤破入食管、胃或十二指肠、纵隔肿瘤破入食管等。

3. **全身性疾病**

(1)血液系统疾病:血小板减少性紫癜、过敏性紫癜、白血病、血友病、霍奇金淋巴瘤、遗传性毛细血管扩张症、弥散性血管内凝血及其他凝血机制障碍(如应用抗凝药过量)等。

(2)感染性疾病:流行性出血热、钩端螺旋体病、登革热、暴发型肝炎、败血症等。

(3)结缔组织病:系统性红斑狼疮、皮肌炎、结节性多动脉炎累及上消化道。

（4）其他：尿毒症、肺源性心脏病、呼吸功能衰竭等。

如上所述，呕血的原因甚多，但以消化性溃疡最为常见，其次为食管或胃底静脉曲张破裂，再次为急性糜烂性出血性胃炎和胃癌。因此考虑呕血的病因时，应首先考虑上述四种疾病。当病因未明时，也应考虑一些少见疾病，如平滑肌瘤、血管畸形、血友病、原发性血小板减少性紫癜等。

【临床表现】

1. **呕血与黑便**　呕血前常有上腹部不适和恶心，随后呕吐血性胃内容物。其颜色视出血量的多少、血液在胃内停留时间的长短以及出血部位不同而异。出血量多、在胃内停留时间短、出血位于食管则血色鲜红或为暗红色，常混有凝血块；当出血量较少或在胃内停留时间长，则因血红蛋白与胃酸作用形成酸化正铁血红蛋白（hematin），呕吐物可呈棕褐色或咖啡渣样。呕血的同时因部分血液经肠道排出体外，可形成黑便（melena）。

2. **失血性周围循环衰竭**　出血量占循环血容量10%以下时，病人一般无明显临床表现；出血量占循环血容量10%~20%时，可有头晕、无力等症状，多无血压、脉搏等变化；出血量达循环血容量的20%以上时，则有冷汗、四肢厥冷、心慌、脉搏增快等急性失血症状；若出血量在循环血容量的30%以上，则有神志不清、面色苍白、心率加快、脉搏细弱、血压下降、呼吸急促等急性周围循环衰竭的表现。

3. **血液学改变**　出血早期可无明显血液学改变，出血3~4小时以后由于组织液的渗出及输液等情况，血液被稀释，血红蛋白及血细胞比容逐渐降低。

4. **其他**　大量呕血可出现氮质血症、发热等表现。

【伴随症状】

了解伴随症状对估计失血量及确定病因很有帮助。

1. **伴上腹痛**　慢性反复发作的上腹痛，有一定周期性与节律性，多为消化性溃疡；中老年人，慢性上腹痛，疼痛无明显规律性并伴有厌食、消瘦或贫血者，应警惕胃癌。

2. **伴肝脾肿大**　脾肿大、有腹壁静脉曲张或有腹腔积液者，提示肝硬化；肝区疼痛、肝大、质地坚硬、表面凹凸不平或有结节者多为肝癌。

3. **伴黄疸**　黄疸、寒战、发热伴右上腹绞痛并呕血者，可能由胆道疾病引起；黄疸、发热及全身皮肤黏膜有出血者，见于某些感染性疾病，如败血症或钩端螺旋体病等。

4. **伴皮肤黏膜出血**　常与血液疾病及凝血功能障碍性疾病有关。

5. **伴头晕、黑矇、口渴、冷汗**　提示血容量不足。上述症状于出血早期可随体位变动（如由卧位变坐、立位时）而发生。伴有肠鸣、黑便者，提示有活动性出血。

6. **其他**　近期有服用非甾体类抗炎药物史、酗酒史、大面积烧伤、颅脑手术、脑血管疾病和严重外伤伴呕血者，应考虑急性胃黏膜病变；剧烈呕吐后继而呕血，应考虑食管贲门黏膜撕裂综合征。

第十三节　便　　血

便血（hematochezia）是指消化道出血，血液由肛门排出。便血颜色可呈鲜红、暗红或黑色。少量出血不造成粪便颜色改变，需经隐血试验才能确定者，称为隐血（occult blood）。

【病因】

引起便血的原因很多，常见的有下列疾病。

1. **下消化道疾病**

（1）小肠疾病：肠结核、肠伤寒、急性出血性坏死性肠炎、钩虫病、Crohn病、小肠肿瘤、小肠血管瘤、空肠憩室炎或溃疡、Meckel憩室炎或溃疡、肠套叠等。

（2）结肠疾病：急性细菌性痢疾、阿米巴痢疾、血吸虫病、溃疡性结肠炎、结肠憩室炎、结肠癌、结肠息肉等。

（3）直肠肛管疾病：直肠肛管损伤、非特异性直肠炎、放射性直肠炎、直肠息肉、直肠癌、痔、肛裂、肛瘘等。

（4）血管病变：血管瘤、毛细血管扩张症、血管畸形、血管退行性变、缺血性肠炎、痔等。

2. 上消化道疾病 见本篇第十二节，视出血量与速度的不同，可表现为便血或黑便。

3. 全身性疾病 白血病、血小板减少性紫癜、血友病、遗传性毛细血管扩张症、维生素 C 及维生素 K 缺乏症、严重的肝脏疾病、尿毒症、流行性出血热、败血症等。

【临床表现】

便血多为下消化道出血，可表现为急性大出血、慢性少量出血及间歇性出血。便血颜色可因出血部位不同、出血量的多少以及血液在肠腔内停留时间的长短而异。如出血量多、速度快则呈鲜红色；若出血量小、速度慢，血液在肠道内停留时间较长，可为暗红色。粪便可全为血液或混合有粪便，也可仅黏附于粪便表面或于排便后肛门滴血。消化道出血每日在 5~10ml 以内者，无肉眼可见的粪便颜色改变，需用隐血试验才能确定，称为隐血便。一般的隐血试验虽敏感性高，但有一定假阳性，使用抗人血红蛋白单克隆抗体的免疫学检测，可以避免其假阳性。

【伴随症状】

1. 伴腹痛 慢性反复上腹痛，呈周期性和节律性，出血后疼痛减轻，见于消化性溃疡；上腹绞痛或伴有黄疸者，应考虑胆道出血；腹痛时排便血或脓血便，便后腹痛减轻，见于细菌性痢疾、阿米巴痢疾或溃疡性结肠炎；腹痛伴便血还见于急性出血性坏死性肠炎、肠套叠、肠系膜血栓形成或栓塞、膈疝等。

2. 伴里急后重（tenesmus） 即肛门坠胀感。感觉排便未净，排便频繁，但每次排便量甚少，且排便后未感轻松，提示肛门、直肠疾病，见于痢疾、直肠炎及直肠癌。

3. 伴发热 便血伴发热常见于传染性疾病，如败血症、流行性出血热、钩端螺旋体病。也见于部分恶性肿瘤，如肠道淋巴瘤、白血病等。

4. 伴全身出血倾向 便血伴皮肤黏膜出血者，见于急性传染性疾病及血液疾病，如重症肝炎、流行性出血热、白血病、过敏性紫癜、血友病等。

5. 伴皮肤改变 皮肤有蜘蛛痣及肝掌者，便血可能与肝硬化门静脉高压有关。皮肤黏膜有毛细血管扩张，提示便血可能由遗传性毛细血管扩张症所致。

6. 伴腹部肿块 便血伴腹部肿块者，应考虑结肠癌、肠结核、肠道恶性淋巴瘤、肠套叠及 Crohn 病等。

（万学红）

第十四节　腹　痛

腹痛（abdominal pain）是临床常见的症状，多数由腹部脏器疾病引起，但腹腔外疾病及全身性疾病也可引起。腹痛的性质和程度，既受病变性质和病变严重程度影响，也受神经和心理因素影响。由于腹痛的病因较多，病理机制复杂，因此，必须认真了解病史，进行全面体格检查和必要的辅助检查，并结合病理生理改变进行综合分析。临床上一般将腹痛按起病缓急、病程长短分为急性腹痛和慢性腹痛。

【病因】

1. 急性腹痛

（1）腹腔器官急性炎症：急性胃炎、急性肠炎、急性胰腺炎、急性出血坏死性肠炎、急性胆囊炎、急性阑尾炎等。

（2）空腔脏器阻塞或扩张：肠梗阻、肠套叠、胆道结石、胆道蛔虫症、泌尿系统结石等。

（3）脏器扭转或破裂：肠扭转、绞窄性肠梗阻、胃肠穿孔、肠系膜或大网膜扭转、卵巢囊肿蒂扭转、肝破裂、脾破裂、异位妊娠破裂等。

（4）腹膜炎症：多由胃肠穿孔引起，少部分为自发性腹膜炎。

（5）腹腔内血管阻塞：缺血性肠病、腹主动脉瘤及门静脉血栓形成等。

（6）腹壁疾病：腹壁挫伤、脓肿及腹壁皮肤带状疱疹。

（7）胸腔疾病所致的腹部牵涉痛：大叶性肺炎、肺梗死、心绞痛、心肌梗死、急性心包炎、胸膜炎、食管裂孔疝、胸椎结核。

（8）全身性疾病所致的腹痛：腹型过敏性紫癜、糖尿病酮症酸中毒、尿毒症、铅中毒、血卟啉病等。

2. 慢性腹痛

（1）腹腔脏器慢性炎症：慢性胃炎、十二指肠炎、慢性胆囊炎及胆道感染、慢性胰腺炎、结核性腹膜炎、溃疡性结肠炎、Crohn 病等。

（2）消化道运动障碍：功能性消化不良、肠易激综合征及胆道运动功能障碍等。

（3）胃、十二指肠溃疡。

（4）腹腔脏器扭转或梗阻：慢性胃扭转、肠扭转、十二指肠壅滞症、慢性肠梗阻。

（5）脏器包膜的牵张：实质性器官因病变肿胀，导致包膜张力增加而发生的腹痛，如肝淤血、肝炎、肝脓肿、肝癌等。

（6）中毒与代谢障碍：铅中毒、尿毒症等。

（7）肿瘤压迫及浸润：以恶性肿瘤居多，与肿瘤不断生长、压迫和侵犯感觉神经有关。

【发生机制】

腹痛的机制可分为三种，即内脏性腹痛、躯体性腹痛和牵涉痛。

1. 内脏性腹痛　是腹内某一器官的痛觉信号由交感神经传入脊髓引起。其疼痛特点为：①疼痛部位不确切，接近腹中线；②疼痛感觉模糊，多为痉挛、不适、钝痛、灼痛；③常伴恶心、呕吐、出汗等其他自主神经兴奋症状。

2. 躯体性腹痛　是由来自腹膜壁层及腹壁的痛觉信号，经体神经传至脊神经根，反映到相应脊髓节段所支配的皮肤所引起。其特点是：①定位准确，可在腹部一侧；②程度剧烈而持续；③可有局部腹肌强直；④腹痛可因咳嗽、体位变化而加重。

3. 牵涉痛　指内脏性疼痛牵涉到身体体表部位，即内脏痛觉信号传至相应脊髓节段，引起该节段支配的体表部位疼痛。特点是：①定位明确；②疼痛剧烈；③有压痛、肌紧张及感觉过敏等。对牵涉痛的理解有助于判断疾病的部位和性质。熟悉神经分布与腹部脏器的关系（表 1-4）对疾病的定位诊断有利。

表 1-4　神经分布与内脏

内脏	传入神经	相应的脊髓节段	体表感应部位
胃	内脏大神经	胸髓节 6 ~ 10	上腹部
小肠	内脏大神经	胸髓节 7 ~ 10	脐部
升结肠	腰交感神经链与主动脉前神经丛	胸髓节 12 与腰髓节 1	下腹部与耻骨上区
乙状结肠与直肠	骨盆神经及其神经丛	骶髓节 1 ~ 4	会阴部与肛门区
肝与胆囊	内脏大神经	胸髓节 7 ~ 10	右上腹及右肩胛
肾与输尿管	内脏最下神经及肾神经丛	胸髓节 12，腰髓节 1、2	腰部与腹股沟部
膀胱底	上腹下神经丛	胸髓节 11、12，腰髓节 1	耻骨上区及下背部
膀胱颈	骨盆神经及其神经丛	骶髓节 2 ~ 4	会阴部及阴茎
子宫底	上腹下神经丛	胸髓节 11、12，腰髓节 1	耻骨上区与下背部
子宫颈	骨盆神经及其神经丛	骶髓节 2 ~ 4	会阴部

临床上不少疾病的腹痛涉及多种机制,如急性阑尾炎早期疼痛在脐周或上腹部,常有恶心、呕吐,为内脏性疼痛。随着疾病的进展,持续而强烈的炎症刺激影响相应脊髓节段的躯体传入纤维,出现牵涉痛,疼痛转移至右下腹麦氏(McBurney)点。当炎症进一步发展波及腹膜壁层,则出现躯体性疼痛,程度剧烈,伴压痛、肌紧张及反跳痛。

【临床表现】

1. **腹痛部位**　一般腹痛部位多为病变所在部位。如胃、十二指肠和胰腺疾病,疼痛多在中上腹部;胆囊炎、胆石症、肝脓肿等疼痛多在右上腹部;急性阑尾炎疼痛在右下腹 McBurney 点;小肠疾病疼痛多在脐部或脐周;结肠疾病疼痛多在下腹或左下腹部;膀胱炎、盆腔炎及异位妊娠破裂,疼痛亦在下腹部。弥漫性或部位不定的疼痛见于急性弥漫性腹膜炎、机械性肠梗阻、急性出血坏死性肠炎、血卟啉病、铅中毒、腹型过敏性紫癜等。

2. **诱发因素**　胆囊炎或胆石症发作前常有进油腻食物史,急性胰腺炎发作前常有酗酒和(或)暴饮暴食史,部分机械性肠梗阻多与腹部手术有关,腹部受暴力作用引起的剧痛并有休克者,可能是肝、脾破裂所致。

3. **腹痛性质和程度**　突发的中上腹剧烈刀割样痛或烧灼样痛,多为胃、十二指肠溃疡穿孔;中上腹持续性隐痛多为慢性胃炎或胃、十二指肠溃疡;上腹部持续性钝痛或刀割样疼痛呈阵发性加剧多为急性胰腺炎;持续性、广泛性剧烈腹痛伴腹壁肌紧张或板样强直,提示急性弥漫性腹膜炎。其中隐痛或钝痛多为内脏性疼痛,多由胃肠张力变化或轻度炎症引起,胀痛可能为实质脏器包膜牵张所致。胆石症或泌尿系统结石常为阵发性绞痛,疼痛剧烈,致使病人辗转不安;阵发性剑突下钻顶样疼痛是胆道蛔虫症的典型表现;绞痛多为空腔脏器痉挛、扩张或梗阻引起。临床常见者有肠绞痛、胆绞痛、肾绞痛,三者鉴别要点如表 1-5。

表 1-5　**三种绞痛鉴别表**

疼痛类别	疼痛部位	其他特点
肠绞痛	多位于脐周围、下腹部	常伴有恶心、呕吐、腹泻、便秘、肠鸣音增强等
胆绞痛	位于右上腹,放射至右背与右肩胛	常有黄疸、发热,肝可触及或 Murphy 征阳性
肾绞痛	位于腰部并向下放射至腹股沟、外生殖器及大腿内侧	常有尿频、尿急,尿含蛋白质、红细胞等

4. **发作时间**　餐后疼痛可能由于胆胰疾病、胃部肿瘤或消化不良所致;周期性、节律性上腹痛见于胃、十二指肠溃疡;子宫内膜异位者腹痛与月经来潮相关;卵泡破裂者腹痛发生在月经间期。

5. **与体位的关系**　某些体位可使腹痛加剧或减轻。如胃黏膜脱垂病人左侧卧位疼痛可减轻;十二指肠壅滞症病人膝胸位或俯卧位可使腹痛及呕吐等症状缓解;胰腺癌病人仰卧位时疼痛明显,前倾位或俯卧位时减轻;反流性食管炎病人烧灼痛在躯体前屈时明显,直立位时减轻。

【伴随症状】

1. **伴发热、寒战**　提示有炎症存在,见于急性胆道感染、胆囊炎、肝脓肿、腹腔脓肿,也可见于腹腔外感染性疾病。

2. **伴黄疸**　可能与肝胆胰疾病有关。急性溶血性贫血也可出现腹痛与黄疸。

3. **伴休克同时有贫血**　可能是腹腔脏器破裂(如肝、脾或异位妊娠破裂);无贫血者则见于胃肠穿孔、绞窄性肠梗阻、肠扭转、急性出血坏死性胰腺炎等。腹腔外疾病如心肌梗死、大叶性肺炎也可有腹痛与休克,应特别警惕。

4. **伴呕吐、反酸**　提示食管、胃肠病变,呕吐量大提示胃肠道梗阻;伴反酸、嗳气则提示胃、十二指肠溃疡或胃炎。

5. **伴腹泻**　提示消化吸收障碍或肠道炎症、溃疡或肿瘤。

6. **伴血尿**　可能为泌尿系疾病,如泌尿系结石。

第十五节 腹 泻

腹泻(diarrhea)指排便次数增多,粪质稀薄,或带有黏液、脓血或未消化的食物。如解液状便,每日 3 次以上,或每天粪便总量大于 200g,其中粪便含水量大于 80%,则可认为是腹泻。腹泻可分为急性与慢性两种,超过两个月者属慢性腹泻。

【病因】

1. 急性腹泻

(1) 肠道疾病:常见的是由病毒、细菌、真菌、原虫、蠕虫等感染所引起的肠炎及急性出血性坏死性肠炎。此外,还有 Crohn 病或溃疡性结肠炎急性发作、急性缺血性肠病等。亦可因抗生素使用不当而发生的抗生素相关性小肠、结肠炎。

(2) 急性中毒:食用毒蕈、桐油、河豚、鱼胆及化学药物如砷、磷、铅、汞等引起的腹泻。

(3) 全身性感染:败血症、伤寒或副伤寒、钩端螺旋体病等。

(4) 其他:变态反应性肠炎、过敏性紫癜;服用某些药物如氟尿嘧啶、利血平及新斯的明等;某些内分泌疾病,如肾上腺皮质功能减退危象、甲状腺危象。

2. 慢性腹泻

(1) 消化系统疾病

1) 胃部疾病:慢性萎缩性胃炎、胃大部切除术后胃酸缺乏。

2) 肠道感染:肠结核、慢性细菌性痢疾、慢性阿米巴痢疾、血吸虫病、肠鞭毛原虫病、钩虫病、绦虫病等。

3) 肠道非感染性疾病:Crohn 病、溃疡性结肠炎、结肠多发性息肉、吸收不良综合征等。

4) 肠道肿瘤:结肠绒毛状腺瘤、肠道恶性肿瘤。

5) 胰腺疾病:慢性胰腺炎、胰腺癌、胰腺切除术后。

6) 肝胆疾病:肝硬化、胆汁淤积性黄疸、慢性胆囊炎与胆石症。

(2) 全身性疾病

1) 内分泌及代谢障碍疾病:甲状腺功能亢进、肾上腺皮质功能减退、胃泌素瘤、血管活性肠肽(VIP)瘤、类癌综合征及糖尿病性肠病。

2) 其他系统疾病:系统性红斑狼疮、硬皮病、尿毒症、放射性肠炎等。

3) 药物副作用:利血平、甲状腺素、洋地黄类、考来烯胺、某些抗肿瘤药物和抗生素等。

4) 神经功能紊乱:如肠易激综合征。

【发生机制】

腹泻的发病机制相当复杂,有些因素又互为因果,从病理生理角度可归纳为下列几个方面。

1. 分泌性腹泻 系肠道分泌大量液体超过肠黏膜吸收能力所致。霍乱弧菌外毒素引起的大量水样腹泻即属于典型的分泌性腹泻。肠道非感染或感染性炎症,如阿米巴痢疾、细菌性痢疾、溃疡性结肠炎、Crohn 病、肠结核、放射性肠炎以及肿瘤溃烂等均可使炎性渗出物增多而致腹泻。某些胃肠道内分泌肿瘤如胃泌素瘤、VIP 瘤所致的腹泻也属于分泌性腹泻。

2. 渗出性腹泻 肠黏膜炎症渗出大量黏液、脓血而致腹泻,如炎症性肠病、感染性肠炎、缺血性肠炎、放射性肠炎等。

3. 渗透性腹泻 是由肠内容物渗透压增高,阻碍肠内水分与电解质的吸收而引起,如乳糖酶缺乏,乳糖不能水解即形成肠内高渗。服用盐类泻剂或甘露醇等引起的腹泻亦属此型。

4. 动力性腹泻 由肠蠕动亢进致肠内食糜停留时间缩短,未被充分吸收所致的腹泻,如肠炎、甲状腺功能亢进、糖尿病、胃肠功能紊乱等。

5. 吸收不良性腹泻 由肠黏膜吸收面积减少或吸收障碍所引起,如小肠大部分切除术后、吸收不良综合征、小儿乳糜泻、热带口炎性腹泻、成人乳糜泻及消化酶分泌减少如慢性胰腺炎引起腹泻等。

腹泻病例往往不是单一的机制致病,可涉及多种原因,仅以其中之一机制占优势。

【临床表现】

了解临床表现,对明确病因和确定诊断有重要意义。

1. **起病及病程**　急性腹泻起病急骤,病程较短,多为感染或食物中毒所致。慢性腹泻起病缓慢,病程较长,多见于慢性感染、非特异性炎症、吸收不良、消化功能障碍、肠道肿瘤或神经功能紊乱等。

2. **腹泻次数及粪便性质**　急性感染性腹泻常有不洁饮食史,于进食后 24 小时内发病,每天排便数次甚至数十次,多呈糊状或水样便,少数为脓血便。慢性腹泻表现为每天排便次数增多,可为稀便,亦可带黏液、脓血,见于慢性细菌性痢疾、炎症性肠病及结肠、直肠癌等。阿米巴痢疾的粪便呈暗红色或果酱样。粪便中带黏液而无异常发现者常见于肠易激综合征。

3. **腹泻与腹痛的关系**　急性腹泻常有腹痛,尤以感染性腹泻较为明显。小肠疾病的腹泻,疼痛常在脐周,便后腹痛缓解不明显。结肠病变疼痛多在下腹,便后疼痛常可缓解。分泌性腹泻往往无明显腹痛。

【伴随症状和体征】

了解腹泻的伴随症状,对了解腹泻的病因和发病机制、腹泻引起的病理生理改变,乃至作出临床诊断都有重要价值。

1. **伴发热**　可见于急性细菌性痢疾、伤寒或副伤寒、肠结核、肠道恶性淋巴瘤、Crohn 病、溃疡性结肠炎急性发作期、败血症等。

2. **伴里急后重**　提示病变以直肠乙状结肠为主,如细菌性痢疾、直肠炎、直肠肿瘤等。

3. **伴明显消瘦**　提示病变位于小肠,如胃肠道恶性肿瘤、肠结核及吸收不良综合征。

4. **伴皮疹或皮下出血**　见于败血症、伤寒或副伤寒、麻疹、过敏性紫癜、糙皮病等。

5. **伴腹部包块**　见于胃肠道恶性肿瘤、肠结核、Crohn 病及血吸虫病性肉芽肿。

6. **伴重度失水**　常见于分泌性腹泻,如霍乱、细菌性食物中毒或尿毒症。

7. **伴关节痛或关节肿胀**　见于 Crohn 病、溃疡性结肠炎、系统性红斑狼疮、肠结核、Whipple 病等。

第十六节　便　　秘

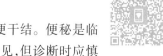

便秘(constipation)是指大便次数减少,一般每周少于 3 次,伴排便困难、粪便干结。便秘是临床上常见的症状,多长期持续存在,影响生活质量,病因多样,以肠道疾病最为常见,但诊断时应慎重排除其他病因。

【病因】

1. **功能性便秘**　常见原因如下:

(1)进食量少、食物缺乏纤维素或水分不足,对结肠运动的刺激减少。

(2)因工作紧张、生活节奏过快、工作性质和时间变化、精神因素等干扰了正常的排便习惯。

(3)结肠运动功能紊乱:常见于肠易激综合征,系由结肠及乙状结肠痉挛引起,部分病人可表现为便秘与腹泻交替。

(4)腹肌及盆腔肌张力差,排便推动力不足,难以将粪便排出体外。

(5)滥用泻药,形成药物依赖,造成便秘;老年体弱,活动过少,肠痉挛致排便困难;结肠冗长。

2. **器质性便秘**　常见原因如下:

(1)直肠与肛门病变引起肛门括约肌痉挛、排便疼痛,造成惧怕排便,如痔疮、肛裂、肛周脓肿和溃疡、直肠炎等。

（2）局部病变导致排便无力：如大量腹腔积液、膈肌麻痹、系统性硬化症、肌营养不良等。

（3）结肠完全或不完全性梗阻：结肠良、恶性肿瘤，Crohn 病，先天性巨结肠，各种原因引起的肠粘连、肠扭转、肠套叠等。

（4）腹腔或盆腔内肿瘤压迫：如子宫肌瘤。

（5）全身性疾病使肠肌松弛、排便无力：尿毒症、糖尿病、甲状腺功能减退症、脑血管意外、截瘫、多发性硬化、皮肌炎等。此外，血卟啉病及铅中毒引起肠肌痉挛，亦可导致便秘。

（6）药物副作用：应用吗啡类药、抗胆碱能药、钙通道阻滞剂、神经阻滞剂、镇静剂、抗抑郁药以及含钙、铝的制酸剂等使肠肌松弛引起便秘。

【发生机制】

食物在消化道经消化吸收后，剩余的食糜残渣从小肠输送至结肠，在结肠内再将大部分水分和电解质吸收，形成粪团，最后输送至乙状结肠及直肠，通过一系列的排便活动将粪便排出体外。从形成粪团到产生便意和排便动作的各个环节，均可因神经系统活动异常、肠平滑肌病变及肛门括约肌功能异常或病变而发生便秘。就排便过程而言，其生理活动包括：①粪团在直肠内膨胀所致的机械性刺激，引起便意及排便反射和随后一系列肌肉活动；②直肠平滑肌的推动性收缩；③肛门内、外括约肌的松弛；④腹肌与膈肌收缩使腹压增高，最后将粪便排出体外。若上述任何一环节存在缺陷即可导致便秘。便秘发生机制中，常见的因素有：①摄入食物过少特别是纤维素和水分摄入不足，致肠内食糜和粪团的量不足以刺激肠道的正常蠕动；②各种原因引起的肠肌张力减低和蠕动减弱；③肠蠕动受阻致肠内容物滞留而不能下排，如肠梗阻；④排便过程的神经及肌肉活动障碍，如排便反射减弱或消失、肛门括约肌痉挛、腹肌及膈肌收缩力减弱等。

【临床表现】

急性便秘者多有腹痛、腹胀，甚至恶心、呕吐，多见于各种原因的肠梗阻；慢性便秘多无特殊表现，部分病人诉口苦、食欲减退、腹胀、下腹不适或有头晕、头痛、疲乏等神经紊乱症状，但一般不重。严重者排出粪便坚硬如羊粪，排便时可有左腹部或下腹痉挛性疼痛及下坠感，可在左下腹触及痉挛的乙状结肠。长期便秘者可因痔加重及肛裂而有大便带血或便血，病人亦可因此而紧张、焦虑。慢性习惯性便秘多发生于中老年人，尤其是经产妇女，可能与肠肌、腹肌与盆底肌的张力降低有关。

【伴随症状】

1. **伴呕吐、腹胀、肠绞痛**　可能为各种原因引起的肠梗阻。

2. **伴腹部包块**　应注意结肠肿瘤、肠结核及 Crohn 病（需注意勿将左下腹痉挛的乙状结肠或粪块误为肿瘤）。

3. **便秘与腹泻交替**　应注意肠结核、溃疡性结肠炎、肠易激综合征。

4. **随生活环境改变、精神紧张出现**　多为功能性便秘。

第十七节　黄　疸

黄疸（jaundice）是由于血清中胆红素升高致使皮肤、黏膜和巩膜发黄的症状和体征。正常血清总胆红素为 $1.7 \sim 17.1\mu mol/L(0.1 \sim 1mg/dl)$。胆红素在 $17.1 \sim 34.2\mu mol/L(1 \sim 2mg/dl)$，临床不易察觉，称为隐性黄疸，超过 $34.2\mu mol/L(2mg/dl)$ 时出现临床可见黄疸。

【胆红素的正常代谢】

正常血液循环中衰老的红细胞经单核-巨噬细胞破坏，降解为血红蛋白，血红蛋白在组织蛋白酶的作用下形成血红素和珠蛋白，血红素在催化酶的作用下转变为胆绿素，后者再经还原酶还原为胆红素，占总胆红素来源的 $80\% \sim 85\%$。另外还有少量胆红素来源于骨髓幼稚红细胞的血红蛋白和肝内含有亚铁血红素的蛋白质，约占总胆红素的 $15\% \sim 20\%$。

上述形成的胆红素称为游离胆红素或非结合胆红素(unconjugated bilirubin, UCB),与血清白蛋白结合而输送,不溶于水,不能从肾小球滤出,故尿液中不出现非结合胆红素。非结合胆红素通过血液循环运输至肝脏,与白蛋白分离后被肝细胞摄取,在肝细胞内与Y、Z两种载体蛋白结合,并被运输至肝细胞光面内质网的微粒体部分,经葡萄糖醛酸转移酶的催化作用与葡萄糖醛酸结合,形成胆红素葡萄糖醛酸酯或称结合胆红素(conjugated bilirubin, CB)。结合胆红素为水溶性,可通过肾小球滤过从尿中排出。

结合胆红素从肝细胞经胆管排入肠道后,在回肠末端及结肠经细菌酶的分解与还原作用,形成尿胆原(urobilinogen)。尿胆原大部分从粪便排出,称为粪胆原。小部分(约10%~20%)经肠道吸收,通过门静脉血回到肝内,其中大部分再转变为结合胆红素,又随胆汁排入肠内,形成所谓"胆红素的肠肝循环"。被吸收回肝的小部分尿胆原经体循环由肾排出体外(图1-7)。

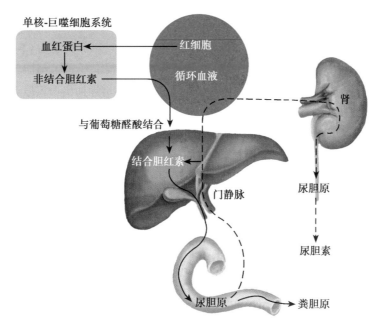

图1-7 正常胆红素代谢过程图

正常情况下,血中胆红素浓度保持相对恒定,总胆红素(TB)1.7~17.1μmol/L(0.1~1.0mg/dl),其中CB 0~6.8μmol/L,UCB 1.7~10.2μmol/L。

【分类】

1. 按病因学分类

(1)溶血性黄疸

(2)肝细胞性黄疸

(3)胆汁淤积性黄疸

(4)先天性非溶血性黄疸

2. 按胆红素性质分类

(1)以UCB增高为主的黄疸

(2)以CB增高为主的黄疸

【病因、发生机制和临床表现】

1. 溶血性黄疸 凡能引起溶血的疾病都可引发溶血性黄疸。常见病因有:①先天性溶血性贫血,如海洋性贫血、遗传性球形红细胞增多症;②后天性获得性溶血性贫血,如自身免疫性溶血性贫血、新生儿溶血、不同血型输血后的溶血以及蚕豆病、伯氨喹、蛇毒、毒蕈、阵发性睡眠性血红蛋白尿等引起的溶血。由于大量红细胞的破坏,形成大量的非结合胆红素,超过肝细胞的摄取、结合与排泌能力。另一方面,由于溶血造成的贫血、缺氧和红细胞破坏产物的毒性作用,削弱了肝细胞对胆红素的代谢功能,使非结合胆红素在血中潴留,超过正常水平而出现黄疸。

溶血性黄疸一般皮肤黏膜呈浅柠檬色,不伴皮肤瘙痒。急性溶血时可有发热、寒战、头痛、呕吐、腰痛,并有不同程度的贫血和血红蛋白尿(尿呈酱油色或茶色),严重者可有急性肾衰竭;慢性溶血多为先天性,除伴贫血外尚有脾肿大。

实验室检查血清 UCB 增加为主,CB 基本正常。由于血中 UCB 增加,故 CB 形成也代偿性增加,从胆道排至肠道也增加,致尿胆原增加,粪胆原随之增加,粪色加深。肠内的尿胆原增加,重吸收至肝内者也增加。由于缺氧及毒素作用,肝脏处理增多尿胆原的能力降低,致血中尿胆原增加,并从肾排出,故尿中尿胆原增加,但无胆红素。急性溶血性黄疸尿中有血红蛋白排出,隐血试验阳性。血液检查除贫血外尚有网织红细胞增加、骨髓红细胞系列增生旺盛等。

2. 肝细胞性黄疸　肝细胞性黄疸多由各种致肝细胞严重损害的疾病引起,如病毒性肝炎、肝硬化、中毒性肝炎、钩端螺旋体病、败血症等。由于肝细胞严重损伤致肝细胞对胆红素的摄取、结合功能降低,因而血中的 UCB 增加。而未受损的肝细胞仍能将部分 UCB 转变为 CB。CB 部分仍经毛细胆管从胆道排泄,另一部分则由于肿胀的肝细胞及炎性细胞浸润压迫毛细胆管和胆小管,或因胆栓的阻塞使胆汁排泄受阻而反流入血液循环中,致血中 CB 亦增加而出现黄疸。

肝细胞性黄疸皮肤、黏膜浅黄至深黄色,可伴有轻度皮肤瘙痒,其他为肝脏原发病的表现,如疲乏、食欲减退,严重者可有出血倾向、腹腔积液、昏迷等。实验室检查血清中 CB 与 UCB 均增加,黄疸型肝炎时,CB 增加幅度多高于 UCB。尿中胆红素定性试验阳性,而尿胆原可因肝功能障碍而增高。此外,血液生化检查有不同程度的肝功能损害。

3. 胆汁淤积性黄疸　胆汁淤积可分为肝内性和肝外性。肝内性又可分为肝内阻塞性胆汁淤积和肝内胆汁淤积,前者见于肝内泥沙样结石、癌栓、寄生虫病(如华支睾吸虫病)。后者见于病毒性肝炎、药物性胆汁淤积(如氯丙嗪、甲睾酮、避孕药等)、原发性胆汁性肝硬化、妊娠期肝内胆汁淤积症等。肝外性胆汁淤积可由胆总管结石、狭窄、炎性水肿、肿瘤及蛔虫等阻塞所引起。由于胆道阻塞,阻塞上方胆管内压力升高,胆管扩张,致小胆管与毛细胆管破裂,胆汁中的胆红素反流入血。此外,肝内胆汁淤积有些并非由机械因素引起,而是由于胆汁分泌功能障碍、毛细胆管通透性增加,胆汁浓缩而流量减少,导致胆道内胆盐沉淀与胆栓形成。

胆汁淤积性黄疸一般皮肤黏膜呈暗黄色,胆道完全阻塞者颜色呈深黄色,甚至呈黄绿色,并有皮肤瘙痒及心动过缓,尿色深,粪便颜色变浅或呈白陶土色。实验室检查血清 CB 增加为主,尿胆红素(urine bilirubin)试验阳性。因肠肝循环途径被阻断,故尿胆原及粪胆原减少或缺如。血清碱性磷酸酶及总胆固醇增高。

4. 先天性非溶血性黄疸　系由肝细胞对胆红素的摄取、结合和排泄有缺陷所致的黄疸,临床较少见,有以下四种类型。

(1) Gilbert 综合征:系由肝细胞摄取 UCB 功能障碍及微粒体内葡萄糖醛酸转移酶不足,致血中 UCB 增高而出现黄疸。一般黄疸较轻,呈波动性,肝功能检查正常。

(2) Dubin-Johnson 综合征:系由肝细胞对 CB 及某些阴离子(如靛氰绿、X 线造影剂)向毛细胆管排泄发生障碍,致血清 CB 增加而发生的黄疸。

(3) Crigler-Najjar 综合征:系由肝细胞缺乏葡萄糖醛酸转移酶,致 UCB 不能形成 CB,导致血中 UCB 增多而出现黄疸。本病由于血中 UCB 甚高,故可产生核黄疸(nuclear jaundice),见于新生儿,预后极差。

(4) Rotor 综合征:系由肝细胞摄取 UCB 和排泄 CB 存在先天性缺陷致血中胆红素增高而出现黄疸。

综上所述,黄疸可根据血生化及尿常规检查作出初步分类,再根据临床表现及辅助检查确定病因和性质。三种黄疸实验室检查的鉴别见表 1-6。

表 1-6　三种黄疸的胆色素代谢检查结果

	血清胆红素			尿胆色素	
	CB	UCB	CB/STB	尿胆红素	尿胆原
正常人	0~6.8μmol/L	1.7~10.2μmol/L	0.2~0.4	阴性	0.84~4.2μmol/L
胆汁淤积性黄疸	明显增加	轻度增加	>0.5	强阳性	减少或缺如
溶血性黄疸	轻度增加	明显增加	<0.2	阴性	明显增加
肝细胞性黄疸	中度增加	中度增加	0.2~0.5	阳性	正常或轻度增加

溶血性黄疸一般黄疸程度较轻,慢性溶血者黄疸呈波动性,临床症状较轻。肝细胞性与胆汁淤积性黄疸鉴别常有一定困难,胆红素升高的类型与血清酶学改变的分析最为关键。应特别注意直接胆红素与总胆红素的比值,胆汁淤积性黄疸比值多在 50% 以上,甚至高达 80% 以上。肝细胞性黄疸则偏低,但二者多有重叠。血清酶学检查项目繁多,ALT 和 AST 反映肝细胞损害的严重程度,ALP 和 GGT 反映胆管阻塞,但二者亦有重叠或缺乏明确界线。因此,需要在此基础上选择适当的影像学检查、其他血清学试验甚至肝穿刺活组织检查等。

【辅助检查】

下列各项检查,对黄疸的病因诊断有较大帮助。

1. B 型超声波检查　对了解肝脏的大小、形态、肝内有无占位性病变、胆囊大小及胆道系统有无结石及扩张、脾脏有无肿大、胰腺有无病变等有较大帮助。

2. X 线腹部平片及胆道造影　X 线检查腹部平片可发现胆道结石、胰腺钙化等病变。X 线胆道造影可发现胆管结石、狭窄、肿瘤等异常,并可判断胆囊收缩功能及胆管有无扩张。

3. 逆行胰胆管造影(ERCP)　可通过内镜直接观察壶腹区与乳头部有无病变,可经造影区别肝外或肝内胆管阻塞的部位,也可间接了解胰腺有无病变。

4. 经皮肝穿刺胆道造影(PTC)　能清楚显示整个胆道系统,可区分肝外阻塞性黄疸与肝内胆汁淤积性黄疸,并对胆道阻塞的部位、程度及范围进行了解。

5. 上腹部 CT 扫描　对显示肝、胆、胰等病变,特别对发现肝外梗阻有较大帮助。

6. 放射性核素检查　应用[198]金或[99]锝肝扫描可了解肝内有无占位性病变。用[131]碘玫瑰红扫描对鉴别肝外阻塞性黄疸与肝细胞性黄疸有一定帮助。

7. 磁共振胰胆管成像(MRCP)　是利用水成像原理进行的一种非介入性胰胆管成像技术,可清晰显示胆管系统的形态结构。对各种原因引起的梗阻性黄疸胆道扩张情况可以作出比较客观的诊断。特别适用于 B 超或 CT 有阳性发现,但又不能明确诊断的病人。

8. 肝穿刺活检及腹腔镜检查　对疑难黄疸病例的诊断有重要帮助。但肝穿刺活检用于胆汁淤积性黄疸时可发生胆汁外溢造成胆汁性腹膜炎,伴肝功能不良者亦可因凝血机制障碍而致内出血,故应慎重考虑指征。

【伴随症状】

伴随症状对黄疸的鉴别诊断有重要意义。

1. 伴发热　见于急性胆管炎、肝脓肿、钩端螺旋体病、败血症、大叶性肺炎及病毒性肝炎。急性溶血可先有发热而后出现黄疸。

2. 伴上腹剧烈疼痛　见于胆道结石、肝脓肿或胆道蛔虫病;右上腹剧痛、寒战高热和黄疸为夏科(Charcot)三联征,提示急性化脓性胆管炎;持续性右上腹钝痛或胀痛见于病毒性肝炎、肝脓肿或原发性肝癌。

3. 伴肝肿大　若轻度至中度肝肿大,质地软或中等硬度且表面光滑,见于病毒性肝炎、急性胆道感染或胆道阻塞;明显肝肿大,质地坚硬,表面凹凸不平有结节者见于原发或继发性肝癌;肝大不明显,质地较硬边缘不整齐,表面有小结节者见于肝硬化。

4. 伴胆囊肿大　提示胆总管有梗阻,常见于胰头癌、壶腹癌、胆总管癌、胆总管结石等。

5. 伴脾肿大　见于病毒性肝炎、钩端螺旋体病、败血症、疟疾、肝硬化、各种原因引起的溶血性贫血及淋巴瘤。

6. 伴腹腔积液　见于重症肝炎、失代偿期肝硬化、肝癌等。

（张海蓉）

第十八节　腰　背　痛

腰背痛(lumbodorsalgia)是临床常见的症状之一。许多疾病可引起腰背痛,局部病变引起者占多数,可能与腰背部长期负重,其结构易于损伤有关。邻近器官病变波及或放射性腰背痛也很常见。

【病因与发生机制】

腰背痛的病因与发生机制复杂多样,腰背部的组织自外向内包括皮肤、皮下组织、肌肉、韧带、脊椎、肋骨和脊髓,上述任何组织的病变均可引起腰背痛。此外,腰背部的邻近器官病变也可引起腰背痛。

【分类】

（一）按引起腰背痛的病因可分为五大类

1. 外伤性

（1）急性损伤:因各种直接或间接暴力、肌肉拉力所致的腰椎骨折、脱位或腰肌软组织损伤。

（2）慢性损伤:工作时的不良体位、劳动姿势、搬运重物等引起的慢性累积性损伤,遇到潮湿寒冷等物理性刺激后极易发生腰背痛。

2. 炎症性

（1）感染性:可见于结核菌、化脓菌或伤寒菌对腰部及软组织的侵犯形成感染性炎症。

（2）无菌性炎症:寒冷、潮湿、变态反应和重手法推拿可引起骨及软组织炎症,病理表现为骨膜、韧带、筋膜和肌纤维的渗出、肿胀和变性。

3. 退行性变　近年来因胸腰椎的退行性改变引起的腰背痛呈上升趋势。人体发育一旦停止,其退行性改变则随之而来,一般认为人从 20～25 岁脊柱开始退变,包括纤维环及髓核组织退变。如过度活动、经常处于负重状态,则髓核易于脱出。前后纵韧带、小关节随椎体松动移位,引起韧带骨膜下出血,微血肿机化,骨化形成骨刺。髓核突出和骨刺可压迫或刺激神经引起疼痛。

4. 先天性疾病　最常见于腰骶部,是引起下腰痛的常见病因。常见的有隐性脊柱裂、腰椎骶化或骶椎腰化、漂浮棘突、发育性椎管狭窄和椎体畸形等。此类疾病在年轻时常无症状。但以上骨性结构所形成的薄弱环节,为累积性损伤时出现腰背痛提供了基础。

5. 肿瘤性疾病　原发性或转移性肿瘤对胸腰椎及软组织的侵犯。

（二）按引起腰背痛的原发病部位可分为四大类

1. 脊椎疾病　如脊椎骨折、椎间盘突出、增生性脊柱炎、感染性脊柱炎、脊椎肿瘤、先天性畸形等。

2. 脊柱旁软组织疾病　如腰肌劳损、腰肌纤维组织炎、风湿性多肌炎。

3. 脊神经根病变　如脊髓压迫症、急性脊髓炎、腰骶神经炎、颈椎炎。

4. 内脏疾病　呼吸系统疾病如肺胸膜病变引起上背部疼痛;泌尿系统疾病如肾输尿管结石、炎症;盆腔、直肠、前列腺及子宫附件炎症均可引起放射性腰背部疼痛。

【临床表现】

1. 脊椎病变

（1）脊椎骨折:有明显的外伤史,且多由高空坠下,足或臀部先着地所致,骨折部有压痛和叩痛,脊椎可能有后突或侧突畸形,并有活动障碍。

(2)椎间盘突出:青壮年多见,以腰4~骶1易发。常有搬重物或扭伤史,可突然或缓慢发病。主要表现为腰痛和坐骨神经痛,二者可同时或单独存在。咳嗽、喷嚏时疼痛加重,卧床休息时缓解。可有下肢麻木、冷感或间歇性跛行。

(3)增生性脊柱炎:又称退行性脊柱炎,多见于50岁以上病人,晨起时感腰痛、酸胀、僵直而活动不便,活动腰部后疼痛好转,但过多活动后腰痛又加重。疼痛以傍晚时明显,平卧可缓解。疼痛不剧烈,叩击腰部有舒适感。腰椎无明显压痛。

(4)结核性脊柱炎:是感染性脊柱炎中最常见的疾病,腰椎最易受累,其次为胸椎。背痛常为结核性脊柱炎的首发症状。疼痛局限于病变部位,呈隐痛、钝痛或酸痛,夜间明显,活动后加剧,伴有低热、盗汗、乏力、食欲下降等。晚期可有脊柱畸形、冷脓肿及脊髓压迫症状。

(5)化脓性脊柱炎:本病不多见,常因败血症、外伤、腰椎手术、腰穿和椎间盘造影感染所致。病人感剧烈腰背痛,有明显压痛及叩痛,伴畏寒、高热等全身中毒症状。

(6)脊椎肿瘤:以转移性恶性肿瘤多见,如前列腺癌、甲状腺癌和乳腺癌等转移或多发性骨髓瘤累及脊椎。其表现为顽固性腰背痛,剧烈而持续,休息和药物均难缓解,并有放射性神经根痛。

2. 脊柱旁组织病变

(1)腰肌劳损:表现为腰骶酸痛、钝痛,休息时缓解,劳累后加重。特别是弯腰工作时疼痛明显,而伸腰或叩击腰部时疼痛可缓解。

(2)腰肌纤维炎:表现为腰背部弥漫性疼痛,以腰椎两旁肌肉及髂嵴上方为主,晨起时加重,活动数分钟后好转,但活动过多疼痛又加重。轻叩腰部疼痛可缓解。

3. 脊神经根病变

(1)脊髓压迫症:见于椎管内原发性或转移性肿瘤、硬膜外脓肿或椎间盘突出等。主要表现为神经根激惹征,病人常感觉颈背痛或腰痛,并沿一根或多根脊神经后根分布区放射,疼痛剧烈,呈烧灼样或绞窄样痛,脊柱活动、咳嗽、喷嚏时加重。有一定定位性疼痛,并可有感觉障碍。

(2)蛛网膜下腔出血:蛛网膜下腔所出的血液刺激脊膜和脊神经后根时可引起剧烈的腰背痛。

(3)腰骶神经根炎:主要为下背部和腰骶部疼痛,并有僵直感,疼痛向臀部及下肢放射,腰骶部有明显压痛,严重时有节段性感觉障碍,下肢无力,肌萎缩,腱反射减退。

4. 内脏疾病引起的腰背痛

(1)泌尿系统疾病:肾炎、肾盂肾炎、泌尿道结石、结核、肿瘤、肾下垂和肾积水等多种疾病可引起腰背痛。不同疾病有其不同特点,肾炎呈深部胀痛,位于腰肋三角区,并有轻微叩痛;肾盂肾炎腰痛较鲜明,叩痛较明显;肾脓肿多为单侧腰痛,常伴有局部肌紧张和压痛;肾结石多为绞痛,叩痛剧烈;肾肿瘤引起的腰痛多为钝痛或胀痛,有时呈绞痛。

(2)盆腔器官疾病:前列腺炎和前列腺癌常引起下腰骶部疼痛,伴有尿频、尿急、排尿困难;女性慢性附件炎、宫颈炎、子宫脱垂和盆腔炎等可引起腰骶部疼痛,且伴有下腹坠胀感和盆腔压痛。

(3)消化系统疾病:消化道及脏器的传入纤维的传入与一定皮肤区的传入纤维进入相同的脊髓段,故内脏传入疼痛感觉刺激兴奋了皮肤区的传入纤维,引起感应性疼痛。胃、十二指肠溃疡,后壁慢性穿孔时直接累及脊柱周围组织,引起腰背肌肉痉挛出现疼痛。上腹部疼痛的同时,可出现下胸上腰椎区域疼痛;急性胰腺炎常有左侧腰背部放射痛;四分之一的胰腺癌可出现腰背痛,取前倾坐位时疼痛缓解,仰卧位时加重。溃疡性结肠炎和克罗恩病,消化道功能紊乱时,常伴有下腰痛。

(4)呼吸系统疾病:胸膜炎、肺结核和支气管肺癌等可引起后胸和侧胸肩胛部疼痛。背痛的同时常伴有呼吸系统症状及体征,胸膜病变时常在深呼吸时加重,而脊柱本身无病变、无压痛、运动不受限。

【伴随症状】

1. **伴脊柱畸形** 外伤后畸形多因脊柱骨折、错位所致;自幼畸形多为先天性脊柱疾病所致;缓慢起病者见于脊柱结核和强直性脊柱炎。

2. **伴活动受限** 见于脊柱外伤、强直性脊柱炎、腰背部软组织急性扭挫伤。

3. **伴发热** 伴长期低热者见于脊柱结核和类风湿关节炎;伴高热者见于化脓性脊柱炎和椎旁脓肿。

4. **伴尿频、尿急及排尿不尽** 见于尿路感染、前列腺炎或前列腺肥大;腰背剧痛伴血尿,见于肾或输尿管结石。

5. **伴嗳气、反酸和上腹胀痛** 见于胃、十二指肠溃疡或胰腺病变。

6. **伴腹泻或便秘** 见于溃疡性结肠炎或克罗恩病。

7. **下腰痛伴月经异常、痛经、白带过多** 见于宫颈炎、盆腔炎、卵巢及附件炎症或肿瘤。

第十九节 关 节 痛

关节痛(arthralgia)是关节疾病最常见的症状,可因单纯的关节病变或全身性疾病所致。关节痛分为急性和慢性两类。急性关节痛以关节及其周围组织的炎性反应为主,慢性关节痛则以关节囊肥厚及骨质增生为主。

【病因与发生机制】

引起关节痛的疾病种类繁多,病因复杂,常见的有如下几类:

1. **外伤性**

(1)急性损伤:因外力碰撞关节或使关节过度伸展扭曲,关节骨质、肌肉、韧带等结构损伤,造成关节脱位或骨折,血管破裂出血,组织液渗出,关节肿胀而引起疼痛。

(2)慢性损伤:持续的慢性机械损伤,或急性外伤后关节面破损留下粗糙瘢痕,使关节润滑作用消失,长期摩擦关节面,产生慢性损伤。长期负重,使关节软骨及关节面破坏;关节活动过度,可造成关节软骨的累积性损伤;关节扭伤处理不当或骨折愈合不良,畸形愈合所致负重不平衡,造成关节慢性损伤。

2. **感染性** 细菌直接侵入关节内,如外伤后细菌侵入关节;败血症时细菌经血液到达关节内;关节邻近骨髓炎、软组织炎症、脓肿蔓延至关节内;关节穿刺时消毒不严或将关节外细菌带入关节内。常见的病原菌有葡萄球菌、肺炎链球菌、脑膜炎球菌、结核杆菌和梅毒螺旋体等。

3. **变态反应和自身免疫性**

(1)变态反应性关节炎:因病原微生物及其产物、药物、异种血清与血液中的抗体形成免疫复合物,流经关节沉积在关节腔,引起组织损伤和关节病变。如类风湿关节炎、细菌性痢疾、过敏性紫癜和结核菌感染所致的反应性关节炎。

(2)自身免疫性关节炎:外来抗原或理化因素使宿主组织成分改变,形成自身抗原刺激机体产生自身抗体,引起器官和非器官特异性自身免疫病。关节病变是全身性损害之一,表现为滑膜充血水肿,软骨进行性破坏,导致关节畸形。如类风湿关节炎,系统性红斑狼疮引起的关节病变。

4. **退行性关节病** 又称增生性关节炎或肥大性关节炎。分原发性和继发性两种。原发性无明显局部病因。多见于肥胖老人,女性多见,有家族史,常有多关节受累。继发性骨关节病变多有创伤、感染或先天性畸形等基础病变,并与吸烟、肥胖和重体力劳动有关。多由于关节的炎症或慢性劳损、局部损伤等引起关节面发生退行性改变,软骨下骨板反应性增生,形成骨刺,导致关节肿胀、疼痛及功能受限。

5. **代谢性骨病** 维生素D代谢障碍所致的骨质软化性骨关节病,如阳光照射不足、消化不良、维生素 D 缺乏和磷摄入不足等。各种病因所致的骨质疏松性关节病,如老年性、失用性骨质疏松;脂质代谢障碍所致的高脂血症性关节病,骨膜和关节腔组织脂蛋白转运代谢障碍性关节炎;嘌呤代谢障碍所致的痛风;某些代谢内分泌疾病如糖尿病性骨病、皮质醇增多症性骨病、甲状腺或甲状旁腺疾病引起的骨关节病等均可出现关节疼痛。

6. **骨关节肿瘤** 良性肿瘤如骨样骨瘤、骨软骨瘤、骨巨细胞瘤和骨纤维异常增殖症。恶性骨肿瘤如骨肉瘤、软骨肉瘤、骨纤维肉瘤、滑膜肉瘤和转移性骨肿瘤。

【临床表现】

1. **外伤性关节痛** 急性外伤性关节痛常在外伤后即出现受损关节疼痛、肿胀和功能障碍。慢性外伤性关节炎有明确的外伤史,反复出现关节痛,常于过度活动和负重及气候寒冷等刺激时诱发,药物及物理治疗后缓解。

2. **化脓性关节炎** 起病急,全身中毒症状明显,早期则有畏寒、寒战和高热,体温高达 39℃ 以上。病变关节红、肿、热、痛。位置较深的肩关节和髋关节则红肿不明显。病人常感病变关节持续疼痛,功能严重障碍,各个方向的被动活动均引起剧烈疼痛,病人常不愿活动患肢。

3. **结核性关节炎** 儿童和青壮年多见。负重大、活动多、肌肉不发达的关节易患。脊柱最常见,其次为髋关节和膝关节。早期症状和体征不明显。活动期常有乏力、低热、盗汗及食欲下降。病变关节肿胀疼痛,但疼痛程度较化脓性关节炎轻。活动后疼痛加重。晚期有关节畸形和功能障碍。如关节旁有窦道形成,常可见有干酪样物质流出。

4. **风湿性关节炎** 起病急剧。常为链球菌感染后出现,以膝、踝、肩和髋关节多见。病变关节出现红、肿、热、痛,呈游走性,肿胀时间短,消失快,常在 1～6 周内自然消肿,不留下关节僵直和畸形改变。

5. **类风湿关节炎** 多由一个关节起病,以手中指指间关节首发疼痛。继而出现其他指间关节和腕关节的肿胀疼痛。也可累及踝、膝和髋关节,常对称。病变关节活动受限,晨僵。可伴有全身发热。晚期常因关节附近肌肉萎缩、关节软骨增生而出现畸形。

6. **退行性关节炎** 早期表现为步行、久站和天气变化时病变关节疼痛,休息后缓解。如受累关节为掌指及指间关节,除关节疼痛外,病人常感觉手指僵硬肿胀,活动不便。如病变在膝关节则常伴有关节腔积液,皮温升高,关节边缘有压痛。晚期病变关节疼痛加重,持续并向他处放射,关节有摩擦感,活动时有响声。关节周围肌肉挛缩常呈屈曲畸形,病人常有跛行。

7. **痛风关节炎** 常在饮酒、劳累或高嘌呤饮食后急起关节剧痛,局部皮肤红肿灼热。病人常于夜间痛醒。以第 1 跖趾关节、拇指关节多见。踝、手、膝、腕和肘关节也可受累。病变呈自限性,有时在 1～2 周内自行消退,但经常复发。晚期可出现关节畸形,皮肤破溃,经久不愈,常有白色乳酪状分泌物流出。

【伴随症状】

1. **伴高热、畏寒、局部红肿灼热** 见于化脓性关节炎。

2. **伴低热、乏力、盗汗、消瘦、食欲下降** 见于结核性关节炎。

3. **全身小关节对称性疼痛伴晨僵和关节畸形** 见于类风湿关节炎。

4. **关节疼痛呈游走性伴心肌炎、舞蹈病** 见于风湿热。

5. **伴血尿酸升高、局部红肿灼热** 见于痛风。

6. **伴皮肤红斑、光过敏、低热和多器官损害** 见于系统性红斑狼疮。

7. **伴皮肤紫癜、腹痛、腹泻** 见于关节受累型过敏性紫癜。

(刘晓菊)

第二十节 血 尿

血尿(hematuria)包括镜下血尿和肉眼血尿,前者是指尿色正常,须经显微镜检查方能确定,通常离心沉淀后的尿液镜检每高倍视野有红细胞3个以上。后者是指尿呈洗肉水色或血色,肉眼即可见的血尿。

【病因】

血尿是泌尿系统疾病最常见的症状之一。故98%的血尿是由泌尿系统疾病引起,2%的血尿由全身性疾病或泌尿系统邻近器官病变所致。

1. **泌尿系统疾病**   肾小球疾病如急、慢性肾小球肾炎、IgA肾病、遗传性肾炎和薄基底膜肾病;各种间质性肾炎、尿路感染、泌尿系统结石、结核、肿瘤、多囊肾、血管异常包括肾静脉受到挤压如胡桃夹现象(nutcracker phenomenon)、尿路憩室、息肉和先天性畸形等。

2. **全身性疾病**

(1)感染性疾病:败血症、流行性出血热、猩红热、钩端螺旋体病和丝虫病等。

(2)血液病:白血病、再生障碍性贫血、血小板减少性紫癜、过敏性紫癜和血友病等。

(3)免疫和自身免疫性疾病:系统性红斑狼疮、结节性多动脉炎、皮肌炎、类风湿关节炎、系统性硬化症等引起肾损害时。

(4)心血管疾病:亚急性感染性心内膜炎、急进性高血压、慢性心力衰竭、肾动脉栓塞和肾静脉血栓形成等。

3. **尿路邻近器官疾病**   急、慢性前列腺炎,精囊炎,急性盆腔炎或脓肿,宫颈癌,输卵管炎,阴道炎,急性阑尾炎,直肠和结肠癌等。

4. **化学物品或药品对尿路的损害**   如磺胺药、吲哚美辛、甘露醇、汞、铅、镉等重金属对肾小管的损害;环磷酰胺引起的出血性膀胱炎;抗凝剂如肝素过量也可出现血尿。

5. **功能性血尿**   平时运动量小的健康人,突然加大运动量可出现运动性血尿。

【临床表现】

1. **尿颜色的改变**   血尿的主要表现是尿颜色的改变,除镜下血尿颜色正常外,肉眼血尿根据出血量多少而尿呈不同颜色。尿呈淡红色像洗肉水样,提示每升尿含血量超过1ml。出血严重时尿可呈血液状。肾脏出血时,尿与血混合均匀,尿呈暗红色;膀胱或前列腺出血尿色鲜红,有时有血凝块。但红色尿不一定是血尿,需仔细辨别。如尿呈暗红色或酱油色,不混浊无沉淀,镜检无或仅有少量红细胞,见于血红蛋白尿;棕红色或葡萄酒色,不混浊,镜检无红细胞见于卟啉尿;服用某些药物如大黄、利福平、氨基比林或进食某些红色蔬菜也可排红色尿,但镜检无红细胞。

2. **分段尿异常**   将全程尿分段观察颜色如尿三杯试验,用三个清洁玻璃杯分别留起始段、中段和终末段尿观察,如起始段血尿提示病变在尿道;终末段血尿提示出血部位在膀胱颈部,三角区或后尿道的前列腺和精囊腺;三段尿均呈红色即全程血尿,提示血尿来自肾脏或输尿管。

3. **镜下血尿**   尿颜色正常,但显微镜检查可确定血尿,并可判断是肾性或肾后性血尿。镜下红细胞大小不一、形态多样为肾小球性血尿,见于肾小球肾炎。因红细胞从肾小球基底膜漏出,通过具有不同渗透梯度的肾小管时,化学和物理作用使红细胞膜受损,血红蛋白溢出而变形。如镜下红细胞形态单一,与外周血近似,为均一型血尿,提示血尿来源于肾后,见于肾盂肾盏、输尿管、膀胱和前列腺病变。

4. **症状性血尿**   血尿病人伴有全身或局部症状,而以泌尿系统症状为主。如伴有肾区钝痛或绞痛提示病变在肾脏。膀胱和尿道病变则常有尿频、尿急和排尿困难。

5. **无症状性血尿**   部分血尿病人既无泌尿道症状也无全身症状,见于某些疾病的早期,如肾结核、肾癌或膀胱癌早期。隐匿性肾炎也常表现为无症状性血尿。

【伴随症状】

1. **伴肾绞痛**　肾或输尿管结石的特征。
2. **伴尿流中断**　见于膀胱和尿道结石。
3. **伴尿流细和排尿困难**　见于前列腺炎、前列腺癌。
4. **伴尿频、尿急、尿痛**　见于膀胱炎和尿道炎,同时伴有腰痛、高热、畏寒常为肾盂肾炎。
5. **伴有水肿、高血压、蛋白尿**　见于肾小球肾炎。
6. **伴肾肿块**　单侧可见于肿瘤、肾积水和肾囊肿;双侧肿大见于先天性多囊肾,触及移动性肾脏见于肾下垂或游走肾。
7. **伴有皮肤黏膜及其他部位出血**　见于血液病和某些感染性疾病。
8. **合并乳糜尿**　见于丝虫病、慢性肾盂肾炎。

第二十一节　尿频、尿急与尿痛

尿频(frequent micturition)是指单位时间内排尿次数增多。正常成人白天排尿 4 ~ 6 次,夜间 0 ~ 2 次。尿急(urgent micturition)是指病人一有尿意即迫不及待需要排尿,难以控制。尿痛(odynuria)是指病人排尿时感觉耻骨上区、会阴部和尿道内疼痛或烧灼感。尿频、尿急和尿痛合称为膀胱刺激征。

【病因与临床表现】

1. **尿频**

(1)生理性尿频:因饮水过多、精神紧张或气候寒冷时排尿次数增多,属正常现象。特点是每次尿量不少,也不伴随尿痛、尿急等其他症状。

(2)病理性尿频:常见有以下几种情况。

1)多尿性尿频:排尿次数增多而每次尿量不少,全日总尿量增多。见于糖尿病、尿崩症、精神性多饮和急性肾衰竭的多尿期。

2)炎症性尿频:尿频而每次尿量少,多伴有尿急和尿痛,尿液镜检可见炎性细胞。见于膀胱炎、尿道炎、前列腺炎和尿道旁腺炎等。

3)神经性尿频:尿频而每次尿量少,不伴尿急、尿痛,尿液镜检无炎性细胞。见于中枢及周围神经病变如癔症、神经源性膀胱。

4)膀胱容量减少性尿频:表现为持续性尿频,药物治疗难以缓解,每次尿量少。见于膀胱占位性病变;妊娠子宫增大或卵巢囊肿等压迫膀胱;膀胱结核引起膀胱纤维性缩窄。

5)尿道口周围病变:尿道口息肉,处女膜伞和尿道旁腺囊肿等刺激尿道口引起尿频。

2. **尿急**　常见于下列情况。

(1)炎症:急性膀胱炎、尿道炎、特别是膀胱三角区和后尿道炎症,尿急症状特别明显;急性前列腺炎常有尿急,慢性前列腺炎因伴有腺体增生肥大,故有排尿困难、尿线细和尿流中断。

(2)结石和异物:膀胱和尿道结石或异物刺激黏膜产生尿频。

(3)肿瘤:膀胱癌和前列腺癌。

(4)神经源性:精神因素和神经源性膀胱(neurogenic bladder)。

(5)高温环境下尿液高度浓缩,酸性高的尿可刺激膀胱或尿道黏膜产生尿急。

3. **尿痛**　引起尿急的病因几乎都可以引起尿痛。疼痛部位多在耻骨上区、会阴部和尿道内,尿痛性质可为灼痛或刺痛。尿道炎多在排尿开始时出现疼痛;后尿道炎、膀胱炎和前列腺炎常出现终末性尿痛。

【伴随症状】

1. **尿频伴有尿急和尿痛**　见于膀胱炎和尿道炎,膀胱刺激征存在但不剧烈而伴有双侧腰痛见于肾盂肾炎;伴有会阴部、腹股沟和睾丸胀痛见于急性前列腺炎。

2. **尿频、尿急伴有血尿,午后低热,乏力,盗汗**   见于膀胱结核。

3. **尿频伴有多饮、多尿和口渴但不伴尿急和尿痛**   见于精神性多饮、糖尿病和尿崩症。

4. **尿频、尿急伴无痛性血尿**   见于膀胱癌。

5. **老年男性尿频伴有尿线细,进行性排尿困难**   见于前列腺增生。

6. **尿频、尿急、尿痛伴有尿流突然中断**   见于膀胱结石堵住出口或后尿道结石嵌顿。

第二十二节   少尿、无尿与多尿

正常成人 24 小时尿量约为 1000～2000ml。如 24 小时尿量少于 400ml,或每小时尿量少于 17ml 称为少尿(oliguria);如 24 小时尿量少于 100ml,12 小时完全无尿称为无尿;如 24 小时尿量超过 2500ml 称为多尿(polyuria)。

【病因与发生机制】

1. 少尿和无尿的基本病因   有如下三类:

(1) 肾前性

1) 有效血容量减少:多种原因引起的休克、重度失水、大出血、肾病综合征和肝肾综合征,大量水分渗入组织间隙和浆膜腔,血容量减少,肾血流减少。

2) 心脏排血功能下降:各种原因所致的心功能不全,严重的心律失常,心肺复苏后体循环功能不稳定。血压下降所致肾血流减少。

3) 肾血管病变:肾血管狭窄或炎症,肾病综合征,狼疮性肾炎,长期卧床不起所致的肾动脉栓塞或血栓形成;高血压危象,妊娠高血压综合征等引起肾动脉持续痉挛,肾缺血导致急性肾衰竭。

(2) 肾性

1) 肾小球病变:重症急性肾炎,急进性肾炎和慢性肾炎因严重感染,血压持续增高或肾毒性药物作用引起肾功能急剧恶化。

2) 肾小管病变:急性间质性肾炎包括药物性和感染性间质性肾炎;生物毒或重金属及化学毒所致的急性肾小管坏死;严重的肾盂肾炎并发肾乳头坏死。

(3) 肾后性

1) 各种原因引起的机械性尿路梗阻:如结石、血凝块、坏死组织阻塞输尿管、膀胱进出口或后尿道。

2) 尿路的外压:如肿瘤、腹膜后淋巴瘤、特发性腹膜后纤维化、前列腺肥大。

3) 其他:输尿管手术后,泌尿系结核或溃疡愈合后瘢痕挛缩,肾严重下垂或游走肾所致的肾扭转,神经源性膀胱等。

2. 多尿

(1) 暂时性多尿:短时间内摄入过多水、饮料和含水分过多的食物;使用利尿剂后,可出现短时间多尿。

(2) 持续性多尿

1) 内分泌代谢障碍:①垂体性尿崩症,因下丘脑、垂体病变使抗利尿激素(anti-diuretic hormone,ADH)分泌减少或缺乏,肾远曲小管重吸收水分下降,排出低比重尿,量可达到 5000ml/d 以上。②糖尿病,尿内含糖多引起溶质性利尿,尿量增多。③原发性甲状旁腺功能亢进,血液中过多的钙和尿中高浓度磷需要大量水分将其排出而形成多尿。④原发性醛固酮增多症,引起血中钠浓度升高,刺激渗透压感受器,摄入水分增多,排尿增多。

2) 肾脏疾病:①肾性尿崩症,肾远曲小管和集合管存在先天或获得性缺陷,对抗利尿激素反应性降低,水分重吸收减少而出现多尿。②肾小管浓缩功能不全,见于慢性肾炎,慢性肾盂肾炎,肾小球硬化,肾小管酸中毒,药物、化学物品或重金属对肾小管的损害,也可见于急性肾衰竭多尿期等。

　　3）精神因素:精神性多饮病人常自觉烦渴而大量饮水引起多尿。

【伴随症状】

少尿常见的伴随症状如下。

1. **伴肾绞痛**　见于肾动脉血栓形成或栓塞、肾结石。

2. **伴心悸、气促、胸闷、不能平卧**　见于心功能不全。

3. **伴大量蛋白尿、水肿、高脂血症和低蛋白血症**　见于肾病综合征。

4. **伴有乏力、食欲减退、腹腔积液和皮肤黄染**　见于肝肾综合征。

5. **伴血尿、蛋白尿、高血压和水肿**　见于急性肾炎、急进性肾炎。

6. **伴有发热、腰痛、尿频、尿急、尿痛**　见于急性肾盂肾炎。

7. **伴有排尿困难**　见于前列腺肥大。

多尿常见的伴随症状如下。

1. **伴有烦渴、多饮、排低比重尿**　见于尿崩症。

2. **伴有多饮、多食和消瘦**　见于糖尿病。

3. **伴有高血压、低血钾和周期性瘫痪**　见于原发性醛固酮增多症。

4. **伴有酸中毒、骨痛和肌麻痹**　见于肾小管性酸中毒。

5. **少尿数天后出现多尿**　可见于急性肾小管坏死恢复期。

6. **伴神经症状**　可能为精神性多饮。

第二十三节　尿　失　禁

　　尿失禁(incontinence of urine)是由于膀胱括约肌损伤或神经功能障碍导致排尿自控能力下降或丧失,使尿液不自主地流出。尿失禁可以发生在任何年龄及性别,以女性及老年人多见。

【病因及分类】

　　尿失禁的病因可分为下列几项:①先天性疾病,如尿道上裂。②创伤,如妇女生产时的创伤,骨盆骨折等。③手术,成人为前列腺手术、尿道狭窄修补术等;儿童为后尿道瓣膜手术等。④各种原因引起的神经源性膀胱。

　　按病程可分为:①暂时性尿失禁:见于尿路感染、急性精神错乱性疾病、药物反应和心理性忧郁症。②长期性尿失禁:见于脑卒中、痴呆、骨盆外伤损伤尿道括约肌、骨髓炎和慢性前列腺增生。

【发生机制】

　　1. **尿道括约肌受损**　正常男性的尿液控制依靠:①近端尿道括约肌,包括膀胱颈部及精阜以上的前列腺部尿道括约肌;②远端尿道括约肌,包括精阜以下的后尿道括约肌和尿道外括约肌。对于男性,近端尿道括约肌功能完全丧失(如前列腺增生手术后)而远端尿道括约肌完好者,仍能控制排尿。如远端尿道括约肌功能同时受到损害,则依损害的轻重可引起不同程度的尿失禁。不论男性或女性,膀胱颈部(交感神经所控制的尿道平滑肌)是制止尿液外流的主要力量。对于女性,当膀胱颈部功能完全丧失时会引起压力性尿失禁。糖尿病性膀胱也常伴有括约肌受损。

　　2. **逼尿肌无反射**　该类病人的逼尿肌收缩力及尿道闭合压力(即尿道阻力)都有不同程度的降低,逼尿肌不能完全主动地将尿液排出,排尿须依靠增加腹压。当残余尿量过多尿道阻力很低时可有压力性尿失禁;尿潴留时可发生充溢性尿失禁。

　　3. **逼尿肌反射亢进**　脑桥上中枢神经对排尿反射主要起抑制作用,此处病变常导致抑制不足,逼尿肌反射亢进的发生率为75%~100%,一般不伴有逼尿肌外括约肌协同失调;糖尿病等引起骶髓周围神经病变,也有出现逼尿肌反射亢进的现象,这可能与其病变的多灶性有关。此外,膀胱出口梗阻引起不稳定膀胱的发生率高达50%~80%,病人在膀胱贮尿期,出现膀胱逼尿肌不自主收缩,引起膀胱内压升高,称为逼尿肌过度活动(detrusor overactivity)或膀胱过度活动(overactive bladder,OAB)。膀胱壁的神经、肌肉改变,最终也可引起逼尿肌兴奋性增加,出现 OAB 症状。

4. 逼尿肌和括约肌功能协同失调　一类是在逼尿肌收缩过程中外括约肌出现持续性痉挛而导致尿潴留,随后引起充溢性尿失禁。另一类是由上运动神经元病变引起的尿道外括约肌突然发生无抑制性松弛(伴或不伴逼尿肌的收缩)而引起尿失禁。该类尿失禁病人常无残余尿。脑桥-骶髓间病变,多表现为逼尿肌反射亢进和逼尿肌外括约肌协同失调。其特点是尿急,有或无急迫性尿失禁,常伴有尿频和夜尿。也见于糖尿病性膀胱。

5. 膀胱膨出　女性生殖系统损伤的一种,膀胱向阴道前壁膨出。最常见的原因是产伤造成维持膀胱正常位置的骨盆底筋膜及肌肉的损伤而又未及时修复。严重时尿道也膨出。轻者无症状,严重时常感腰酸下坠,自觉有物自阴道脱出,排尿后肿物会缩小。常伴有排尿困难及尿不干净的感觉。多伴有张力性尿失禁,即在腹压增加时如咳嗽、用力时可有尿液溢出,绝经后症状加重。

【临床表现】

尿液不受主观控制而自尿道口处点滴溢出或流出。尿失禁根据程度可分为:轻度:仅在咳嗽、打喷嚏、抬重物时出现尿溢出;中度:在走路、站立、轻度用力时出现尿失禁;重度:无论直立或卧位时都可发生尿失禁。根据症状表现形式和持续时间可分为。

1. 持续性溢尿　见于完全性尿失禁,尿道阻力完全丧失,膀胱内不能储存尿液而连续从膀胱中流出,膀胱呈空虚状态。常见于外伤、手术或先天性疾病引起的膀胱颈和尿道括约肌的损伤。还可见于尿道口异位和女性膀胱阴道瘘等。

2. 间歇性溢尿　膀胱过度充盈而造成尿不断溢出,是由于下尿路有较严重的机械性(如前列腺增生)或功能性梗阻引起慢性尿潴留,当膀胱内压上升到一定程度并超过尿道阻力时,尿液不断地自尿道中滴出。该类病人的膀胱呈膨胀状态。因排尿依靠脊髓反射,上运动神经元发生病变时,病人也会出现不自地间歇溢尿,病人排尿时无感觉。

3. 急迫性溢尿　病人尿意感强烈,有迫不及待排尿感,尿液自动流出。流出的尿量较多。有的可完全排空;多伴有尿频、尿急等膀胱刺激症状和下腹部胀痛;见于由部分性上运动神经元病变或急性膀胱炎等因强烈的局部刺激引起,由于逼尿肌强烈的收缩而发生尿失禁。

4. 压力性溢尿　是当腹压增加时(如咳嗽、打喷嚏、上楼梯或跑步时)即有尿液自尿道流出。主要见于女性,特别是多次分娩或产伤者,偶见于尚未生育的女性。

【伴随症状】

1. **伴膀胱刺激征及脓尿**　见于急性膀胱炎。
2. **伴排便功能紊乱(如便秘、大便失禁等)**　见于神经源性膀胱。
3. **50 岁以上男性,伴进行性排尿困难**　见于前列腺增生症、前列腺癌等。
4. **伴有肢体瘫痪(单瘫、偏瘫、截瘫)、肌张力增高、腱反射亢进、有病理反射**　见于上运动神经元病变。
5. **伴有慢性咳嗽、气促**　多为慢性阻塞性肺部疾病所致腹内压过高。
6. **伴有多饮、多尿和消瘦**　见于糖尿病性膀胱。因膀胱括约肌失控引起尿失禁,和膀胱逼尿肌与括约肌不协调引起的排尿障碍。

第二十四节　排尿困难

排尿困难是指排尿时须增加腹压才能排出,病情严重时增加腹压也不能将膀胱内的尿排出体外,而形成尿潴留(urine retention)的状态。根据起病急缓可分为急性尿潴留和慢性尿潴留。急性尿潴留是指既往无排尿困难的病史,突然短时间内发生膀胱充盈,膀胱迅速膨胀,病人常感下腹胀痛并膨隆,尿意急迫,而不能自行排尿。慢性尿潴留是由膀胱颈以下梗阻性病变引起的排尿困难发展而来。由于持久而严重的梗阻,膀胱逼尿肌初期可增厚,后期可变薄。

【病因及发生机制】

排尿困难可分为阻塞性和功能性两大类。

1. 阻塞性排尿困难

（1）膀胱颈部病变

1）膀胱颈部阻塞:被结石、肿瘤、血块、异物阻塞。

2）膀胱颈部受压:因子宫肌瘤、卵巢囊肿、晚期妊娠压迫。

3）膀胱颈部器质性狭窄:炎症、先天或后天获得性狭窄等使尿液排出受阻。

（2）后尿道疾病:因前列腺肥大、前列腺癌、前列腺急性炎症、出血、积脓、化学性压迫尿道;后尿道本身炎症、水肿、结石、肿瘤、异物等。

（3）前尿道疾病:见于前尿道狭窄、结石、肿瘤、异物或先天性畸形如尿道外翻、阴茎包皮嵌顿、阴茎异常勃起等。

2. 功能性排尿困难

（1）神经受损:中枢神经受损,膀胱的压力感受不能上传,而致尿潴留。外周神经受损,如支配膀胱逼尿肌的腹下神经、支配内括约肌的盆神经和支配外括约肌的阴部神经,可因下腹部手术,特别是肛门、直肠、子宫等盆腔手术或麻醉而造成暂时或永久性排尿障碍。

（2）膀胱平滑肌和括约肌病变:糖尿病时因能量代谢障碍使膀胱肌球蛋白降低,肌膜表面 $cAMP$ 含量下降,肌球蛋白轻链激酶磷酸化和脱磷酸障碍,使平滑肌收缩乏力。使用某些促使平滑肌松弛的药物,如阿托品、654-2、硝酸甘油后可使膀胱收缩无力,而诱发尿潴留。膀胱逼尿肌和尿道括约肌协同失调症是膀胱收缩时,膀胱内括约肌和尿道外括约肌不开放,甚至反射性收缩,使排尿困难。

（3）精神因素:排尿反射直接受意识支配。精神因素导致尿潴留大多受精神意识过度控制所致,主要在排尿环境不良的情况下引起,如病房男女同室,排尿怕暴露隐私。产后外阴侧切,剖宫产后有男性陪伴者在场时排尿受精神因素控制。需绝对卧床的疾病如急性心肌梗死、心脏手术等因不习惯床上排尿而控制尿的排出时间。下腹部手术如肛门直肠手术的病人,排尿时有可能产生疼痛而拒绝排尿,时间过久则排尿困难而出现尿潴留。

【临床表现及特点】

不同病因所致排尿困难,其原发病的表现及临床特点有所不同。

1. 膀胱颈部结石 在排尿困难出现前下腹部有绞痛史,疼痛向大腿会阴方向放射,疼痛的当时或疼痛后出现肉眼血尿或镜下血尿,膀胱内有尿潴留,膀胱镜可发现结石的存在,B 超和 CT 检查在膀胱颈部可发现结石阴影。

2. 膀胱内血块 不是独立疾病,常继发于血液病如血友病、白血病、再生障碍性贫血等,此时依靠血液实验室的检查,一般不难确诊。外伤引起的膀胱内血块,往往有明确的外伤史,外伤后出现肉眼血尿,逐渐出现排尿困难,B 超检查在尿道内口处可发现阴影,膀胱镜检查可确诊,同时亦是最有效的治疗手段。

3. 膀胱肿瘤 排尿困难逐渐加重,病程一般较长,晚期可发现远处转移肿瘤病灶,无痛性肉眼或镜下血尿是其特点,膀胱镜下取活检可确定肿瘤的性质。

4. 前列腺良性肥大和前列腺炎 尿频、尿急常为首发症状,早期多因前列腺充血刺激所致,以夜尿增多为主。之后随着膀胱残余尿增加而症状逐渐加重。以后出现进行性排尿困难、排尿踌躇、射尿无力、尿流变细、排尿间断、尿末滴沥和尿失禁。肛门指诊可确定前列腺大小、质地、表面光滑度,对区分良性肿大和前列腺癌十分重要。前列腺按摩取前列腺液行常规检查和细菌培养,对诊断前列腺炎十分重要。

5. 后尿道损伤 会阴区有外伤史,外伤后排尿困难或无尿液排出,膀胱内有尿液潴留,尿道造影检查可确定损伤的部位和程度,是术前必要的手段。

6. **前尿道狭窄**　见于前尿道瘢痕、结石、异物等。瘢痕引起排尿困难者常有外伤史。前尿道本身结石少见,往往是肾盂输尿管膀胱结石随尿流移至尿道,依据泌尿道结石病史一般诊断不困难,必要时行尿道造影可确诊。

7. **脊髓损害**　见于各种原因导致截瘫的病人,除排尿困难、尿潴留外,尚有运动和感觉障碍。

8. **隐性脊柱裂**　发病年龄早,夜间遗尿,幼年床时间长是其特点,腰骶椎 X 线片可确诊。

9. **糖尿病神经源性膀胱**　有糖尿病史,实验室检查血糖、尿糖升高可确诊。

10. **药物**　见于阿托品中毒、麻醉药物等。有明确的用药史,一般诊断不困难。

11. **低血钾**　临床上有引起低血钾原因,如大量利尿、洗胃、呕吐、禁食等病史,心率快、心电图病理性 u 波出现、血生化检查表现血钾低。值得注意的是肾小管性酸中毒、棉酚中毒、甲状腺功能亢进、结缔组织病等亦可引起顽固性低血钾。应根据其特有的临床表现和相应的实验室检查进行诊断。低血钾引起的排尿困难,随着补钾排尿困难应随即消失。

【伴随症状】

1. **伴有尿频、尿急、排尿踌躇、射尿无力、尿流变细、排尿间断甚至尿失禁**　见于良性前列腺增生(hyperplasia of prostate)。

2. **伴下腹部绞痛并向大腿、会阴方向放射**　见于膀胱颈部结石。

3. **伴血尿**　见于后尿道损伤、膀胱颈部结石、血液病(如血友病)等。

4. **脊髓损伤**　如脊柱骨折、肿瘤压迫、结核、脊髓炎等引起排尿困难,常伴运动和感觉障碍甚至截瘫和尿潴留。

5. **糖尿病神经源性膀胱所致排尿困难**　常伴血糖、尿糖升高。

(张海蓉)

第二十五节　肥　　胖

肥胖(obesity)是体内脂肪积聚过多而呈现的一种状态。肥胖按病因分为:①原发性肥胖:又称单纯性肥胖;②继发性肥胖。按脂肪在身体分布分为:①普遍型肥胖:又称均匀性肥胖;②腹型肥胖:又称向心性肥胖、内脏型肥胖、男性型肥胖;③臀型肥胖:又称非向心性肥胖、女性型肥胖。

【肥胖的测量】

1. **按身高体重计算**　通常认为超过标准体重的10%为超重,超过标准体重的20%为肥胖,必须排除由于肌肉发达或水分潴留的因素。标准体重要根据身高计算,世界卫生组织标准:男性,体重(kg)=〔身高(cm)−80〕×0.7;女性,体重(kg)=〔身高(cm)−70〕×0.6。简单粗略计算标准体重,体重(kg)=身高(cm)−105。

2. **体重指数**　目前多数采用体重指数判定肥胖与否,且比较准确。体重指数(BMI)=体重(kg)/身高的平方(m²),世界卫生组织标准:BMI 18.5~24.9kg/m² 为正常,BMI 25~29.9kg/m² 为超重,BMI≥30kg/m² 为肥胖。我国标准:BMI 18.5~23.9kg/m² 为正常,BMI 24~27.9kg/m² 为超重,BMI≥28kg/m² 为肥胖。

世界卫生组织根据 BMI 将肥胖分为 3 级:1 级,BMI 30~34.9kg/m²;2 级,BMI 35~39.9kg/m²;3 级,BMI≥40kg/m²。

3. **其他**　①测量肱三头肌皮褶厚度:男>2.5cm、女>3.0cm 为肥胖。②腰围:男≥90cm、女≥85cm 为肥胖。

【病因与发生机制】

单纯性肥胖多与遗传、生活方式等因素有关;继发性肥胖与多种内分泌代谢性疾病有关,对肥胖有影响的内分泌素有肾上腺糖皮质激素、甲状腺素、性激素、胰岛素等。

1. **遗传因素**　遗传因素对肥胖的影响主要通过增加机体对肥胖的易感性起作用,肥胖者往往有较明确的家族史。

2. **内分泌因素**　包括下丘脑、垂体疾病、库欣综合征、甲状腺功能减退症、性腺功能减退症及多囊卵巢综合征等。

3. **生活方式**　不良生活方式可引起肥胖,包括:①饮食过量;②进食行为(食物种类、进食次数、时间等)异常;③运动过少;④饮酒。

4. **药物因素**　长期使用糖皮质激素、氯丙嗪、胰岛素等可引起肥胖,为医源性肥胖。

5. **脂肪细胞因子**　脂肪细胞内分泌功能的发现是近年来内分泌学领域的重大进展之一。目前研究较多的脂肪细胞因子有脂联素、抵抗素、瘦素及肿瘤坏死因子 α 等,它们均参与了胰岛素抵抗、脂代谢紊乱、糖代谢异常的发生机制,同样也是肥胖的发病机制。

【临床表现】

肥胖以体重增加为最主要的临床表现,不同的病因有其不同的肥胖类型及表现。

1. **单纯性肥胖**　是最常见的一种肥胖,单纯性肥胖有下列特点:

(1)可有家族史或营养过度史。

(2)多为均匀性肥胖。

(3)无内分泌代谢等疾病。

2. **继发性肥胖**　较为少见,常继发于以下几种疾病:

(1)下丘脑性肥胖:在表现下丘脑功能障碍(饮水、进食、体温、睡眠及智力精神异常)的同时出现不同程度的肥胖,多为均匀性中度肥胖。

(2)间脑性肥胖:间脑损害引起自主神经-内分泌功能障碍,出现食欲波动、睡眠节律反常、血压易变、性功能减退、尿崩症等,表现为间脑综合征,呈现均匀性肥胖。

(3)垂体性肥胖:垂体病变导致皮质醇分泌增多而引起肥胖,多为向心性肥胖。垂体瘤所致溢乳-闭经综合征亦可出现肥胖,但以泌乳、闭经、不孕为主要表现。

(4)库欣综合征:肾上腺皮质功能亢进,分泌皮质醇过多,产生向心性肥胖,且伴有满月脸、多血质外貌、皮肤紫纹、痤疮、高血压和骨质疏松等表现。

(5)甲状腺功能减退症:甲状腺功能减退症病人实际上并不完全由体脂过多引起肥胖,而常因皮下蛋白质和水的潴留而产生黏液性水肿和体重增加,如有肥胖,脂肪沉积以颈部明显,面容呈满月形,皮肤黄白粗厚,出现非凹陷性水肿。常伴有表情呆滞、动作缓慢、畏寒少汗、便秘等表现。

(6)肥胖型生殖无能症:亦称 Frohlich 综合征,它是视丘下-垂体邻近组织损害而导致食欲、脂肪代谢及性功能异常为主要表现的疾病。此病发生于少年阶段,脂肪多积聚于躯干,常有肘外翻及膝内翻畸形,生殖器官不发育。成年后发病,除出现肥胖外,有性功能丧失、闭经和不育等。

(7)性幼稚-色素性视网膜炎-多指(趾)畸形综合征:亦称 Laurence-Moon-Biedl 综合征,主要表现为肥胖、多指(趾)、色素性视网膜退行性变三联症,此外可伴有智力障碍、生殖器发育不良、卷发、长眉毛、长睫毛和侏儒症等。病人男性居多。

(8)双侧多囊卵巢综合征:亦称 Stein-Leventhal 综合征,除肥胖外,还有长期渐进性月经稀少、闭经,长期无排卵,多年不育。双侧卵巢对称性增大。

(9)性腺性肥胖:多在切除性腺或放射线照射损毁性腺以后出现肥胖,脂肪分布主要在腰部以下、臀部及大腿等处。

(10)痛性肥胖综合征:亦称 Dercum 综合征,在肥胖的基础上形成多个疼痛性皮下结节,病人常有停经过早或性功能减退等表现。

(11)颅骨内板增生症:亦称 Morgagni-Stewart-Morel 综合征,病人几乎全部为女性,发生于绝经后,表现为肥胖,头痛,颅骨板增生,常伴有精神症状,肥胖以躯干及四肢近端明显,呈向心性肥胖。

(12)肥胖-通气不良综合征:亦称 Pickwickian 综合征,表现为肥胖、矮小、通气功能减低、嗜睡、发绀、杵状指等。

【伴随症状】

1. **伴有家族史或营养过度** 常为单纯性肥胖。
2. **伴有饮水、进食、睡眠及智力精神异常** 可见于下丘脑性肥胖。
3. **伴有食欲波动、血压易变、性功能减退及尿崩症** 可见于间脑性肥胖。
4. **伴有溢乳、闭经** 可见于垂体性肥胖。
5. **伴有满月脸、多血质外貌的向心性肥胖** 可见于库欣综合征。
6. **伴有颜面、下肢黏液性水肿** 可见于甲状腺功能减退症。
7. **伴有性功能丧失、闭经不育** 可见于肥胖型生殖无能症、双侧多囊卵巢综合征。

第二十六节 消 瘦

消瘦(emaciation)是指由于各种原因造成体重低于正常低限的一种状态。通常认为,体重低于标准体重的10%就可诊为消瘦,也有人主张体重低于标准体重的10%为低体重,低于标准体重的20%为消瘦。目前国内外多采用体重指数(BMI)判定消瘦,BMI<18.5kg/m^{2}为消瘦。

【病因与发生机制】

多种原因使机体摄入营养物质减少或机体对营养物质消耗增加,形成负氮平衡而引起消瘦,引起消瘦的病因有下列几种:

1. **营养物质摄入不足** 营养物质是指糖类、蛋白质和脂肪,各种原因引起摄入不足均可导致消瘦。

(1)吞咽困难:①口腔疾病:如口腔炎、咽后壁脓肿、急性扁桃体炎、舌癌等;②食管、贲门疾病:如食管癌、贲门癌及食管损伤等;③神经肌肉疾病:如延髓性麻痹、重症肌无力等。

(2)进食减少:①神经精神疾病:如神经性厌食,抑郁症,反应性精神病等;②消化系统疾病:如慢性萎缩性胃炎、胃淀粉样变、胰腺炎、胆囊炎、肝硬化及糖尿病引起的胃轻瘫等;③呼吸系统疾病:见于各种原因引起的肺功能不全;④循环系统疾病:见于各种原因引起的心功能不全;⑤肾脏疾病:见于慢性肾衰竭;⑥慢性感染性疾病:见于慢性重症感染。

2. **营养物质消化、吸收障碍** 虽然营养物质摄入体内,由于消化、吸收功能障碍,同样可引起消瘦。消化、吸收障碍可分为以下几种:

(1)胃源性:指由于胃部疾病所引起。见于重症胃炎、溃疡、胃切除术后、倾倒综合征、胃泌素瘤和皮革胃等。

(2)肠源性:见于各种肠道疾病及先天性乳糖酶缺乏症、蔗糖酶缺乏症、短肠综合征等。

(3)肝源性:见于重症肝炎、肝硬化、肝癌等。

(4)胰源性:见于慢性胰腺炎、胰腺癌、胰腺大部切除术后及胰瘘等。

(5)胆源性:见于慢性胆囊炎、胆囊癌、胆囊切除术后、胆道功能障碍综合征、原发性胆汁性肝硬化、原发性硬化性胆管炎、肝胆管癌等。

3. **营养物质利用障碍** 糖尿病病人,糖被机体吸收后,因胰岛素缺乏,不能被体内细胞利用,糖从尿中排出而引起消瘦。

4. **营养物质消耗增加**

(1)内分泌代谢性疾病:见于甲状腺功能亢进症、1型糖尿病等。

(2)慢性消耗性疾病:如重症结核病、肿瘤及某些慢性感染等。

(3)大面积烧伤:因有大量血浆从创面渗出,发生负氮平衡而致消瘦。

(4)高热:体温每升高1℃,营养物质的代谢率提高13%,加之病人食欲不佳,持久高热,可使体重显著下降。

5. **减肥** 主动限制饮食,加大运动量,服用减肥药物抑制食欲、减少吸收、促进排泄,使体重减轻而消瘦。

6. **体质性消瘦** 有个别人生来即消瘦,无任何疾病征象,可有家族史。

【临床表现】

消瘦以体重减轻为最主要的临床表现。根据病因的不同而出现不同的临床表现。按系统分类可有下列几方面表现:

1. **消化系统疾病** 包括口腔、食管、胃肠及肝、胆、胰等各种疾病,除每种疾病特异性表现之外,一般均有食欲不振、恶心呕吐、腹胀、腹痛、腹泻等症状。

2. **神经系统疾病** 包括神经性厌食、延髓性麻痹和重症肌无力等,可表现为厌食、吞咽困难、恶心呕吐等症状。

3. **内分泌代谢疾病** ①甲状腺功能亢进症:可伴有畏热多汗、性情急躁、震颤多动、心悸、突眼和甲状腺肿大。②肾上腺皮质功能减退症(艾迪生病):可伴皮肤黏膜色素沉着、乏力、低血压及厌食、腹泻等。③希恩综合征(Sheehan syndrome):见于生育期妇女,因产后大出血致腺垂体缺血坏死而引起腺垂体功能减退。可有消瘦、性功能减退、闭经、厌食、恶心呕吐和毛发脱落等表现。④1 型糖尿病:可有多尿、多饮、多食和消瘦。

4. **慢性消耗性疾病** 结核病可伴有低热、盗汗、乏力、咯血等。肿瘤可有各种肿瘤特有的症状和体征。慢性感染可因不同的感染疾病而出现相应的症状和体征。

5. **神经精神疾病** 如抑郁症病人可有情绪低落、自卑、无自信心、思维缓慢、睡眠障碍、食欲不振等症状。

【伴随症状】

1. 伴有吞咽困难 见于口、咽及食管疾病。

2. 伴有上腹部不适、疼痛 见于慢性胃炎、溃疡病、胃癌及胆囊、胰腺等疾病。

3. 伴有下腹部不适、疼痛 见于慢性肠炎、慢性痢疾、肠结核及肿瘤等。

4. 伴有上腹痛、呕血 见于溃疡病、胃癌等。

5. 伴有黄疸 见于肝、胆、胰等疾病。

6. 伴有腹泻 见于慢性肠炎、慢性痢疾、肠结核、短肠综合征、倾倒综合征及乳糖酶缺乏症等。

7. 伴有便血 见于炎症性肠病、肝硬化、胃癌等。

8. 伴有咯血 见于肺结核、肺癌等。

9. 伴有发热 见于慢性感染、肺结核及肿瘤等。

10. 伴有多尿、多饮、多食 见于糖尿病。

11. 伴有畏热多汗、心悸、震颤多动 见于甲状腺功能亢进症。

12. 伴有皮肤黏膜色素沉着、低血压 见于肾上腺皮质功能减退症。

13. 伴有情绪低落、自卑、食欲不振 见于抑郁症。

第二十七节 头 痛

头痛(headache)指眉弓、耳廓上部、枕外隆突连线以上部位的疼痛。国际头痛疾病分类第 3 版(beta 版)将头痛分为三部分:①原发性头痛;②继发性头痛;③痛性脑神经病、其他面痛和头痛。原发性头痛可视为一种独立的疾病,而继发性头痛则是继发于其他疾病的一种症状。

【病因】

原发性头痛的病因较为复杂,常常涉及遗传、饮食、内分泌以及精神因素等,其发病机制尚不清楚。继发性头痛则往往存在明确的病因,其分类也以病因为主要依据。

1. **颅脑病变**

(1)感染:如脑膜炎、脑膜脑炎、脑炎、脑脓肿等。

（2）血管病变：如蛛网膜下腔出血、脑出血、脑血栓形成、脑栓塞、高血压脑病、脑供血不足,脑血管畸形、风湿性脑脉管炎和血栓闭塞性脑脉管炎等。

（3）占位性病变：如脑肿瘤、颅内转移瘤、颅内囊虫病或棘球蚴病等。

（4）颅脑外伤：如脑震荡、脑挫伤、硬膜下血肿、颅内血肿、脑外伤后遗症等。

（5）其他：如腰椎穿刺后及腰椎麻醉后头痛等。

2. 颅外病变

（1）颅骨疾病：如颅底凹陷症、颅骨肿瘤等。

（2）颈部疾病：如颈椎病及其他颈部疾病。

（3）神经痛：如三叉神经、舌咽神经及枕神经痛等。

（4）其他：如眼、耳、鼻和齿等疾病所致的头痛。

3. 全身性疾病

（1）急性感染：如流感、伤寒、肺炎等发热性疾病。

（2）心血管疾病：如高血压、心力衰竭等。

（3）中毒：如铅、酒精、一氧化碳、有机磷、药物等中毒。

（4）其他：尿毒症、低血糖、贫血、肺性脑病、系统性红斑狼疮、中暑等。

4. 精神心理因素　如抑郁、焦虑等精神障碍。

【发生机制】

颅外各层组织及毗邻组织对痛觉均敏感,颅内组织对痛觉敏感只限于一部分血管及软、硬脑膜,传导颅内外痛觉的神经主要是三叉神经、面神经、舌咽神经、迷走神经以及颈1～3神经,颅内外的痛敏结构受到各种病变损害时,可引起多种性质的头痛。头痛发生机制有下列几种情况：

1. 血管因素　各种原因引起的颅内外血管的收缩、扩张以及血管受牵引或伸展均可导致头痛。

2. 脑膜受刺激或牵拉　颅内炎症或出血刺激脑膜,或因脑水肿而牵拉脑膜引起头痛。

3. 神经因素　传导痛觉的脑神经和颈神经被刺激、挤压或牵拉均可引起头痛。

4. 肌肉因素　头、颈部肌肉的收缩也可引起头痛。

5. 牵涉性因素　眼、耳、鼻、鼻窦及牙齿等病变的疼痛,可扩散或反射到头部而引起疼痛。

6. 神经功能因素　见于神经症和精神疾病。

【临床表现】

头痛的表现,往往根据病因不同而有其不同的特点。

1. 发病情况　急性起病并有发热者常为感染性疾病所致。急剧的头痛,持续不减,并有不同程度的意识障碍而无发热者,提示颅内血管性疾病(如蛛网膜下腔出血)。长期的反复发作性头痛多见于偏头痛、紧张型头痛、丛集性头痛等。慢性进行性头痛并有颅内压增高的症状(如呕吐、缓脉、视乳头水肿)应注意颅内占位性病变。

2. 头痛部位　了解头痛部位是单侧、双侧、前额或枕部、局部或弥散、颅内或颅外对病因的诊断有重要价值。如偏头痛及丛集性头痛多在一侧。颅内病变的头痛常为深在性且较弥散,颅内深部病变的头痛部位不一定与病变部位相一致,但疼痛多向病灶同侧放射。高血压引起的头痛多在额部或整个头部。全身性或颅内感染性疾病的头痛,多为全头部痛。眼源性头痛为浅在性且局限于眼眶、前额或颞部。鼻源性或牙源性也多为浅表性疼痛。

3. 头痛的程度与性质　头痛的程度一般分轻、中、重三种,但与病情的轻重并无平行关系。三叉神经痛、偏头痛及脑膜刺激的疼痛最为剧烈。脑肿瘤的痛多为中度或轻度。高血压性、血管源性及发热性疾病的头痛,经常表现为搏动性。神经痛多表现为持续数秒至数十秒的刺痛或电击样痛。紧张型头痛多为重压感、紧箍感或戴帽感等非搏动性疼痛。

4. 头痛出现的时间与持续时间　某些头痛可发生在特定时间,如颅内占位性病变往往清晨加剧,鼻窦炎的头痛也常发生于清晨或上午,丛集性头痛常在晚间发生,女性偏头痛常与月经期有关。脑肿瘤的头痛多为持续性可有长短不等的缓解期。

5. 加重、减轻头痛的因素　咳嗽、打喷嚏、摇头、俯身可使颅内高压性头痛、颅内感染性头痛及脑肿瘤性头痛加剧。低颅压性头痛可在坐位或立位时出现,卧位时减轻或缓解。颈肌急性炎症所致的头痛可因颈部运动而加剧。慢性或职业性的颈肌痉挛所致的头痛,可因活动按摩颈肌而逐渐缓解。

【伴随症状】

1. **伴剧烈呕吐**　多见于颅内压增高,头痛在呕吐后减轻者见于偏头痛。
2. **伴眩晕**　见于小脑肿瘤、椎-基底动脉供血不足等。
3. **伴发热**　常见于感染性疾病,包括颅内或全身性感染。
4. **慢性进行性头痛出现精神症状**　应注意颅内肿瘤。
5. **慢性头痛突然加剧并有意识障碍**　提示可能发生脑疝。
6. **伴视力障碍**　可见于青光眼或脑肿瘤。
7. **伴脑膜刺激征**　提示有脑膜炎或蛛网膜下腔出血。
8. **伴癫痫发作**　可见于脑血管畸形、脑内寄生虫病或脑肿瘤等。

(张　捷)

第二十八节　眩　　晕

眩晕(vertigo)是病人感到自身或周围环境物体旋转或摇动的一种主观感觉障碍,常伴有客观的平衡障碍,一般无意识障碍。临床上将眩晕分为:①前庭系统性眩晕:亦称真性眩晕,由前庭神经系统功能障碍引起,表现有旋转感、摇晃感、移动感等;②非前庭系统性眩晕:亦称一般性眩晕,多由全身性疾病引起,表现为头晕、头胀、头重脚轻、眼花等,有时似觉颅内在转动但并无外境或自身旋转的感觉。

【病因与发生机制】

人体通过视觉、本体觉和前庭器官分别将躯体位置的信息经感觉神经传入中枢神经系统,整合后做出位置的判断,并通过运动神经传出,调整位置,维持平衡。其中任何传入环节功能异常都会出现判断错误,产生眩晕。眩晕发生有多种因素,可因病因不同而异。根据病因,眩晕可分为周围性眩晕(耳性眩晕)、中枢性眩晕(脑性眩晕)和其他原因的眩晕。

1. 周围性眩晕（耳性眩晕）　是指内耳前庭至前庭神经颅外段之间的病变所引起的眩晕。

(1)梅尼埃(Ménière)病:是由于内耳的淋巴代谢失调、淋巴分泌过多或吸收障碍,引起内耳膜迷路积水所致,亦有人认为是变态反应,维生素 B 族缺乏等因素所致。

(2)迷路炎:常由于中耳病变(胆脂瘤、炎症性肉芽组织等)直接破坏迷路的骨壁引起,少数是炎症经血行或淋巴扩散所致。

(3)前庭神经元炎:前庭神经元发生炎性病变所致。

(4)药物中毒:由于对药物敏感,内耳前庭或耳蜗受损所致。

(5)位置性眩晕:由于头部所处某一位置所致。

(6)晕动病:是由于乘坐车、船或飞机时,内耳迷路受到机械性刺激,引起前庭功能紊乱所致。

2. 中枢性眩晕（脑性眩晕）　是指前庭神经颅内段、前庭神经核及其纤维联系、小脑、大脑等病变所引起的眩晕。

(1)颅内血管性疾病:见于脑动脉粥样硬化、椎-基底动脉供血不足、锁骨下动脉偷漏综合征、延髓外侧综合征、高血压脑病和小脑或脑干出血等。

(2)颅内占位性病变:见于听神经瘤、小脑肿瘤、第四脑室肿瘤和其他部位肿瘤。

（3）颅内感染性疾病:见于颅后凹蛛网膜炎、小脑脓肿等。

（4）颅内脱髓鞘疾病及变性疾病:见于多发性硬化和延髓空洞症。

（5）癫痫。

（6）其他:如脑震荡、脑挫伤及脑寄生虫病等。

3. 全身疾病性眩晕

（1）心血管疾病:见于高血压、低血压、心律失常(阵发性心动过速、房室传导阻滞等)、病态窦房结综合征、心脏瓣膜病、心肌缺血、颈动脉窦综合征、主动脉弓综合征等。

（2）血液病:见于各种原因所致贫血、出血等。

（3）中毒性疾病:见于急性发热性感染、尿毒症、重症肝炎、重症糖尿病等。

4. 眼源性眩晕

（1）眼病:见于先天性视力减退、屈光不正、眼肌麻痹、青光眼、视网膜色素变性等。

（2）屏幕性眩晕:看电影、看电视、用电脑时间过长和(或)距屏幕距离过近均可引起眩晕。

5. 神经精神性眩晕　　见于神经官能症、更年期综合征、抑郁症等。

【临床表现】

根据病因的不同,一些病人表现为真性眩晕,一些病人为一般性眩晕。

1. 周围性眩晕

（1）梅尼埃病:以发作性眩晕伴耳鸣、听力减退及眼球震颤为主要特点,严重时可伴有恶心、呕吐、面色苍白和出汗,发作多短暂,很少超过两周。具有复发性特点。

（2）迷路炎:多由于中耳炎并发,症状同上,检查发现鼓膜穿孔,有助于诊断。

（3）内耳药物中毒:常由链霉素、庆大霉素及其同类药物中毒性损害所致。多为渐进性眩晕伴耳鸣、听力减退,常先有口周及四肢发麻等。水杨酸制剂、喹宁、某些镇静安眠药(氯丙嗪、哌替啶等)亦可引起眩晕。

（4）前庭神经元炎:多在发热或上呼吸道感染后突然出现眩晕,伴恶心、呕吐,一般无耳鸣及听力减退。持续时间较长,可达六周,痊愈后很少复发。

（5）位置性眩晕:病人头部处在一定位置时出现眩晕和眼球震颤,多数不伴耳鸣及听力减退。可见于迷路和中枢病变。

（6）晕动病:见于晕船、晕车等,常伴恶心、呕吐、面色苍白、出冷汗等症状。

2. 中枢性眩晕

（1）颅内血管性疾病:多有眩晕、头痛、耳鸣等症状,高血压脑病可有恶心呕吐,重者抽搐或昏迷。小脑或脑干出血常以眩晕、头痛、呕吐起病,重者很快昏迷。

（2）颅内占位性病变:听神经瘤、小脑肿瘤除有眩晕外,常有进行性耳鸣和听力下降,还有头痛、复视、构音不清等。其他肿瘤因部位不同表现也各不相同。

（3）颅内感染性疾病:除神经系统临床表现外,尚有感染症状。

（4）颅内脱髓鞘疾病及变性疾病:多发性硬化是以中枢神经系统多发病变为特点的脱髓鞘疾病,常以肢体疼痛、感觉异常及无力为首发症状,可有眩晕、视力障碍及相关的神经系统症状和体征。延髓空洞症是进行性变性疾病,可出现软腭瘫痪、吞咽困难、发音障碍等表现,部分病人伴有眩晕。

（5）癫痫:有些病人出现眩晕性发作,多见于颞叶癫痫和前庭癫痫。

3. 全身疾病性眩晕

（1）心血管疾病:出现血压、心率、心律变化的同时伴有眩晕,不同疾病有其相应的临床表现。

（2）血液病:眩晕是其中一个症状,还有贫血、出血其他的一些表现。

（3）中毒性疾病:每种疾病均有其特征性的临床表现,眩晕只是一个伴随症状。

4. 眼源性眩晕　　表现为视力减退、屈光不正、眼肌麻痹等,眩晕是其症状之一。

5. **神经精神性眩晕**　可出现头晕、头痛、失眠多梦、胸闷、心悸、气短、食欲不振、乏力、情绪低落、自卑、无自信心、思维缓慢等临床表现。

【伴随症状】

1. **伴耳鸣、听力下降**　见于前庭器官疾病、第八对脑神经损害及肿瘤等。

2. **伴恶心、呕吐**　见于梅尼埃病、晕动病等。

3. **伴共济失调**　见于小脑、颅后凹或脑干病变等。

4. **伴眼球震颤**　见于脑干病变、梅尼埃病等。

5. **伴听力下降**　见于药物中毒。

（高凤敏）

第二十九节　晕　　厥

晕厥(syncope)是指一过性广泛脑供血不足所致短暂的意识丧失状态。发作时病人因肌张力消失不能保持正常姿势而倒地，一般为突然发作，迅速恢复，很少有后遗症。

【病因】

晕厥病因大致分四类。

1. **血管舒缩障碍**　见于单纯性晕厥、体位性低血压、颈动脉窦综合征、排尿性晕厥、咳嗽性晕厥及疼痛性晕厥等。

2. **心源性晕厥**　见于严重心律失常、心脏排血受阻、心肌缺血及心力衰竭等，如阵发性心动过速、阵发性心房颤动、Q-T间期延长综合征、病态窦房结综合征、高度房室传导阻滞、主动脉瓣狭窄、部分先天性心脏病、原发性肥厚型心肌病、左房黏液瘤、心绞痛与急性心肌梗死等，最严重的为阿-斯(Adams-Stokes)综合征。

3. **脑源性晕厥**　见于脑动脉粥样硬化、短暂性脑缺血发作、偏头痛、无脉症、慢性铅中毒性脑病等。

4. **血液成分异常**　见于低血糖、通气过度综合征、哭泣性晕厥、重症贫血及高原晕厥等。

【发生机制和临床表现】

最主要的临床表现是短暂的意识丧失，意识丧失的时间一般为数秒，个别可超过一分钟。

1. **血管舒缩障碍**

（1）血管抑制性晕厥：又称血管迷走性晕厥，还称单纯性晕厥，约占晕厥的70%。多见于年青体弱女性，发作常有明显诱因（如疼痛、情绪紧张、恐惧、轻微出血等），在天气闷热、空气污浊、疲劳、空腹、失眠及妊娠等情况下更易发生。晕厥前可有头晕、眩晕、恶心、上腹不适、面色苍白、肢体发软、坐立不安和焦虑等，持续数分钟继而突然意识丧失，常伴有血压下降、脉搏微弱，持续数秒或数分钟后可自然苏醒，无后遗症。发生机制是由于各种刺激通过迷走神经反射，引起短暂的血管床扩张，回心血量减少、心输出血量减少、血压下降导致脑供血不足所致。

（2）体位性低血压（直立性低血压）：表现为体位骤变，主要由卧位或蹲位突然站起时发生晕厥。可见于：①某些长期站立于固定位置及长期卧床者；②服用某些药物，如氯丙嗪、胍乙啶、亚硝酸盐类等或交感神经切除术后病人；③某些全身性疾病，如脊髓空洞症、多发性神经根炎、脑动脉粥样硬化、急性传染病恢复期、慢性营养不良等。发生机制可能是由于下肢静脉张力低，血液蓄积于下肢（体位性）、周围血管扩张淤血（服用亚硝酸盐药物）或血液循环反射调节障碍等因素，使回心血量减少、心输出量减少、血压下降导致脑供血不足所致。

（3）颈动脉窦综合征：由于颈动脉窦附近病变，如局部动脉硬化、动脉炎、颈动脉窦周围淋巴结炎或淋巴结肿大、肿瘤以及瘢痕压迫或颈动脉窦受刺激，致迷走神经兴奋、心率减慢、心输出量减少、血压下降致脑供血不足。可表现为发作性晕厥或伴有抽搐。常见的诱因有用手压迫颈动脉窦、突然转头、衣领过紧等。

（4）排尿性晕厥：多见于青年男性，在排尿中或排尿结束时发作，持续约1～2分钟，自行苏醒，无后遗症。机制可能为综合性的，包括自身自主神经不稳定，体位骤变（夜间起床），排尿时屏气动作或通过迷走神经反射致心输出量减少、血压下降、脑缺血。

（5）咳嗽性晕厥：见于患慢性肺部疾病者，剧烈咳嗽后发生。机制可能是剧烈咳嗽时胸腔内压力增加，静脉血回流受阻，心输出量降低、血压下降、脑缺血所致，亦有认为剧烈咳嗽时脑脊液压力迅速升高，对大脑产生震荡作用所致。

（6）舌咽神经痛性晕厥：疼痛刺激迷走神经而引起心率减低和血压下降而导致晕厥。

（7）其他因素：如剧烈疼痛、锁骨下动脉窃血综合征、下腔静脉综合征（晚期妊娠和腹腔巨大肿物压迫）、食管或纵隔疾病、胸腔疾病、胆绞痛及支气管镜检等引起血管舒缩功能障碍或迷走神经兴奋，而发生晕厥。

2. 心源性晕厥　由于心脏结构、节律及收缩力改变使心排血量突然减少或心脏停搏，导致脑组织缺氧而发生晕厥。最严重的为Adams-Stokes综合征，在心搏停止5～10秒则可出现晕厥。

3. 脑源性晕厥　由于脑部血管或主要供应脑部血液的血管发生循环障碍，导致一时性广泛性脑供血不足所致。如脑动脉硬化引起血管腔变窄，高血压引起脑动脉痉挛，偏头痛及颈椎病时基底动脉舒缩障碍，无脉症、慢性铅中毒性脑病等均可出现晕厥。短暂性脑缺血发作可表现为多种神经功能障碍症状。由于病变的血管不同而表现多样化，如偏瘫、肢体麻木、语言障碍等。

4. 血液成分异常

（1）低血糖综合征：是由于血糖低而影响大脑的能量供应所致，表现为头晕、乏力、饥饿感、心悸、出汗、震颤、神志恍惚、晕厥甚至昏迷。

（2）通气过度综合征：是由于情绪紧张或癔症发作时，呼吸急促、通气过度，二氧化碳排出增加，导致呼吸性碱中毒、脑部毛细血管收缩，引起脑缺血缺氧而发生晕厥。

（3）哭泣性晕厥：好发于幼童，先有哭泣，继而屏住呼吸，导致脑缺氧而发生晕厥。

（4）重症贫血：是由于血氧低下而在用力时发生晕厥。

（5）高原晕厥：是由于短暂缺氧所引起。

【伴随症状】

1. 伴有明显的自主神经功能障碍（如面色苍白、出冷汗、恶心、乏力等）　多见于血管抑制性晕厥。

2. 伴有面色苍白、发绀、呼吸困难　见于急性左心衰竭。

3. 伴有心率和心律明显改变　见于心源性晕厥。

4. 伴有抽搐　见于中枢神经系统疾病和心源性晕厥。

5. 伴有头痛、呕吐、视听障碍　提示中枢神经系统疾病。

6. 伴有发热、水肿、杵状指　提示心肺疾病。

7. 伴有呼吸深而快、手足发麻、抽搐　见于通气过度综合征、癔症等。

8. 伴有心悸、乏力、出汗、饥饿感　见于低血糖性晕厥。

（曾　锐）

第三十节　抽搐与惊厥

抽搐（tic）与惊厥（convulsion）均属于不随意运动。抽搐是指全身或局部成群骨骼肌非自主的抽动或强烈收缩，常可引起关节运动和强直。当肌群收缩表现为强直性和阵挛性时，称为惊厥。惊厥表现的抽搐一般为全身性、对称性、伴有或不伴有意识丧失。

惊厥的概念与癫痫有相同也有不相同点。癫痫大发作与惊厥的概念相同，而癫痫小发作则不应称为惊厥。

【病因】

抽搐与惊厥的病因可分为特发性与症状性。特发性常由于先天性脑部不稳定状态所致。症状性病因有：

1. 脑部疾病

（1）感染：如脑炎、脑膜炎、脑脓肿、脑结核瘤、脑灰质炎等。

（2）外伤：如产伤、颅脑外伤等。

（3）肿瘤：包括原发性肿瘤、脑转移瘤。

（4）血管疾病：如脑出血、蛛网膜下腔出血、高血压脑病、脑栓塞、脑血栓形成、脑缺氧等。

（5）寄生虫病：如脑型疟疾、脑血吸虫病、脑棘球蚴病、脑囊虫病等。

（6）其他：①先天性脑发育障碍；②原因未明的大脑变性，如结节性硬化、播散性硬化、核黄疸（nuclear icterus）等。

2. 全身性疾病

（1）感染：如急性胃肠炎、中毒型菌痢、链球菌败血症、中耳炎、百日咳、狂犬病、破伤风等。小儿高热惊厥主要由急性感染所致。

（2）中毒：①内源性：如尿毒症、肝性脑病等；②外源性：如酒精、苯、铅、砷、汞、氯喹、阿托品、樟脑、白果、有机磷等中毒。

（3）心血管疾病：高血压脑病或 Adams-Stokes 综合征等。

（4）代谢障碍：如低血糖、低钙及低镁血症、急性间歇性血卟啉病、子痫、维生素 B_6 缺乏等。其中低血钙可表现为典型的手足搐搦症。

（5）风湿病：如系统性红斑狼疮、脑血管炎等。

（6）其他：如突然撤停安眠药、抗癫痫药，还可见于热射病、溺水、窒息、触电等。

3. 神经官能症　如癔症性抽搐和惊厥。

此外，尚有一重要类型，即小儿惊厥（部分为特发性，部分由于脑损害引起），高热惊厥多见于小儿。

【发生机制】

抽搐与惊厥发生机制尚未完全明了，认为可能是由于运动神经元的异常放电所致。这种病理性放电主要是神经元膜电位的不稳定引起，并与多种因素相关，可由代谢、营养、脑皮质肿物或瘢痕等激发，与遗传、免疫、内分泌、微量元素、精神因素等有关。

根据引起肌肉异常收缩的兴奋信号的来源不同，基本上可分为两种情况：①大脑功能障碍：如癫痫大发作等；②非大脑功能障碍：如破伤风、士的宁中毒、低钙血症性抽搐等。

【临床表现】

由于病因不同，抽搐和惊厥的临床表现形式也不一样，通常可分为全身性和局限性两种。

1. 全身性抽搐　以全身骨骼肌痉挛为主要表现，多伴有意识丧失。

（1）癫痫大发作：表现为病人突然意识模糊或丧失，全身强直、呼吸暂停，继而四肢发生阵挛性抽搐，呼吸不规则，大小便失禁、发绀，发作约半分钟自行停止，也可反复发作或呈持续状态。发作时可有瞳孔散大，对光反射消失或迟钝、病理反射阳性等。发作停止后不久意识恢复。如为肌阵挛性，一般只是意识障碍。由破伤风引起者为持续性强直性痉挛，伴肌肉剧烈的疼痛。

（2）癔症性发作：发作前常有一定的诱因，如生气、情绪激动或各种不良刺激，发作样式不固定，时间较长，没有舌咬伤和大小便失控。

2. 局限性抽搐　以身体某一局部连续性肌肉收缩为主要表现，大多见于口角、眼睑、手足等。而手足搐搦症则表现间歇性双侧强直性肌痉挛，以上肢手部最典型，呈"助产士手"表现。

【伴随症状】

1. 伴发热　多见于小儿的急性感染，也可见于胃肠功能紊乱、重度失水等。但须注意，惊厥也可引起发热。

2. **伴血压增高**　见于高血压、肾炎、子痫、铅中毒等。

3. **伴脑膜刺激征**　见于脑膜炎、脑膜脑炎、假性脑膜炎、蛛网膜下腔出血等。

4. **伴瞳孔扩大与舌咬伤**　见于癫痫大发作。

5. **伴剧烈头痛**　见于高血压、急性感染、蛛网膜下腔出血、颅脑外伤、颅内占位性病变等。

6. **伴意识丧失**　见于癫痫大发作、重症颅脑疾病等。

第三十一节　意 识 障 碍

意识障碍(disturbance of consciousness)是指人对周围环境及自身状态的识别和觉察能力出现障碍。多由于高级神经中枢功能活动(意识、感觉和运动)受损所引起,可表现为嗜睡、意识模糊、昏睡和谵妄,严重的意识障碍为昏迷。

【病因】

各种感染、中毒和机械压迫等因素引起神经细胞或轴索损害,均可产生不同程度的意识障碍。

1. **重症急性感染**　如败血症、肺炎、中毒型菌痢、伤寒、斑疹伤寒、恙虫病和颅脑感染(脑炎、脑膜脑炎、脑型疟疾)等。

2. **颅脑非感染性疾病**　①脑血管疾病:脑缺血、脑出血、蛛网膜下腔出血、脑栓塞、脑血栓形成、高血压脑病等;②脑占位性疾病:如脑肿瘤、脑脓肿等;③颅脑损伤:脑震荡、脑挫裂伤、外伤性颅内血肿、颅骨骨折等;④癫痫。

3. **内分泌与代谢障碍**　如甲状腺危象、甲状腺功能减退症、尿毒症、肝性脑病、肺性脑病、糖尿病、低血糖、妊娠中毒症等。

4. **心血管疾病**　如重度休克、心律失常引起 Adams-Stokes 综合征等。

5. **水、电解质平衡紊乱**　如低钠血症、低氯性碱中毒、高氯性酸中毒等。

6. **外源性中毒**　如安眠药、有机磷杀虫药、氰化物、一氧化碳、酒精和吗啡等中毒,还有毒蛇咬伤。

7. **物理性及缺氧性损害**　如高温中暑、日射病、触电、高山病等。

【发生机制】

由于脑缺血、缺氧、葡萄糖供给不足、酶代谢异常等因素可引起脑细胞代谢紊乱,从而导致网状结构功能损害和脑活动功能减退,均可产生意识障碍。意识有两个组成部分,即意识内容及其"开关"系统。意识内容即大脑皮质功能活动,包括记忆、思维、定向力和情感,还有通过视、听、语言和复杂运动等与外界保持紧密联系的能力。意识状态的正常取决于大脑半球功能的完整性,急性广泛性大脑半球损害或半球向下移位压迫丘脑或中脑时,则可引起不同程度的意识障碍。意识的"开关"系统包括经典的感觉传导径路(特异性上行投射系统)及脑干网状结构(非特异性上行投射系统)。意识"开关"系统可激活大脑皮质并使之维持一定水平的兴奋性,使机体处于觉醒状态,从而在此基础上产生意识内容。"开关"系统不同部位与不同程度的损害,可发生不同程度的意识障碍。

【临床表现】

意识障碍可有下列不同程度的表现。

1. **嗜睡(somnolence)**　是最轻的意识障碍,是一种病理性倦睡,病人陷入持续的睡眠状态,可被唤醒,并能正确回答和做出各种反应,但当刺激去除后很快又再入睡。

2. **意识模糊(confusion)**　是意识水平轻度下降,较嗜睡为深的一种意识障碍。病人能保持简单的精神活动,但对时间、地点、人物的定向能力发生障碍。

3. **昏睡(stupor)**　是接近于人事不省的意识状态。病人处于熟睡状态,不易唤醒。虽在强烈刺激下(如压迫眶上神经,摇动病人身体等)可被唤醒,但很快又再入睡。醒时答话含糊或答非所问。

4. **谵妄**（delirium）　是一种以兴奋性增高为主的高级神经中枢急性活动失调状态,临床上表现为意识模糊、定向力丧失、感觉错乱(幻觉、错觉)、躁动不安、言语杂乱。谵妄可发生于急性感染的发热期间,也可见于某些药物中毒(如颠茄类药物中毒、急性酒精中毒)、代谢障碍(如肝性脑病)、循环障碍或中枢神经疾病等。由于病因不同,有些病人可以康复,有些病人可发展为昏迷状态。

5. **昏迷**（coma）　是严重的意识障碍,表现为意识持续的中断或完全丧失。按其程度可分为三阶段。

（1）轻度昏迷:意识大部分丧失,无自主运动,对声、光刺激无反应,对疼痛刺激尚可出现痛苦的表情或肢体退缩等防御反应。角膜反射、瞳孔对光反射、眼球运动、吞咽反射等可存在。

（2）中度昏迷:对周围事物及各种刺激均无反应,对于剧烈刺激可出现防御反射。角膜反射减弱,瞳孔对光反射迟钝,眼球无转动。

（3）深度昏迷:全身肌肉松弛,对各种刺激全无反应。深、浅反射均消失。

【伴随症状】

1. **伴发热**　先发热然后有意识障碍见于重症感染性疾病;先有意识障碍然后有发热,见于脑出血、蛛网膜下腔出血、巴比妥类药物中毒等。

2. **伴呼吸缓慢**　是呼吸中枢受抑制的表现,见于吗啡、巴比妥类、有机磷杀虫药等中毒、银环蛇咬伤等。

3. **伴瞳孔散大**　见于颠茄类、酒精、氰化物等中毒以及癫痫、低血糖状态等。

4. **伴瞳孔缩小**　见于吗啡类、巴比妥类、有机磷杀虫药等中毒。

5. **伴心动过缓**　见于颅内高压症、房室传导阻滞以及吗啡类、毒蕈等中毒。

6. **伴高血压**　见于高血压脑病、脑血管意外、肾炎、尿毒症等。

7. **伴低血压**　见于各种原因的休克。

8. **伴皮肤黏膜改变**　出血点、瘀斑和紫癜等见于严重感染和出血性疾病;口唇呈樱红色提示一氧化碳中毒。

9. **伴脑膜刺激征**　见于脑膜炎、蛛网膜下腔出血等。

10. **伴瘫痪**　见于脑出血、脑梗死等。

（高凤敏）

第三十二节　情　感　症　状

人类的精神活动是极其复杂、相互联系又相互制约的过程,是人的大脑功能的体现。正常的大脑功能能够产生正常的精神活动,异常的大脑结构和功能可能引起异常的精神活动与行为表现。引起大脑结构和功能异常的原因包括多个方面:①器质性因素,包括脑部疾病和脑以外的躯体疾病,前者如脑部的占位性病变、炎症、外伤、大脑退行性病变、脑血管疾病等,后者如躯体感染性疾病、内脏器官疾病、内分泌障碍、营养代谢性疾病等;②其他生物学因素,如遗传与环境因素、毒物或精神活性物质的使用等;③社会心理因素,如个性、应激性生活事件、父母的养育方式、社会经济状况、人际关系等。这些致病因素在今后的《精神病学》中会进一步详述。需要指出的是,目前临床上多数精神活动异常的确切病因和病理机制尚不清楚,难以用现有的实验室检查、器械检查发现其特异性的异常指标。

异常的精神活动通过人的外显行为如言语、书写、表情、动作行为等表现出来,被称为精神症状。判断某种精神活动属于正常范围还是病态,主要从以下三个方面对比分析:①纵向比较,即与其过去的一贯表现相比是否有明显的精神状态改变;②横向比较,即与大多数正常人的精神状态比较,差别是否明显、持续时间是否超出了一般限度;③结合当事人的心理背景、当时的处境进行具体的分析和判断。在观察精神症状时,不仅观察精神症状的存在与否,还要观察其严重程度、持续时间和发生频率。精神症状一般不是随时随地地表现出来,因此需要多种途径仔细了解、仔细观察、反复检查。

精神检查的方法主要是面谈和观察。通过面谈全面了解病人、了解病人所处的环境、了解病人病态的内心体验;同时观察病人的言谈、表情、动作行为等。精神检查是一门实践技能,需要在有经验的临床医生的指导下反复练习提高。精神检查的有关原则和技巧详见《精神病学》的相关章节。精神症状有多种,本节主要介绍临床上常见的几种精神症状,主要是情感或情绪方面的症状。

一、抑郁

抑郁(depression)是以显著而持久的情绪低落为主要特征的综合征,其核心症状包括情绪低落、兴趣缺乏、快感缺失,可伴有躯体症状、自杀观念或行为等。抑郁可见于多种精神疾病,如心境障碍的抑郁发作、环性心境障碍、恶劣心境等,也可继发于躯体疾病、脑器质性疾病、使用某些药物或精神活性物质,以及某些社会心理因素如失恋、亲人离世等。

抑郁和焦虑好比孪生兄弟。美国对抑郁和焦虑的共病调查研究结果显示,51.2% 的抑郁障碍病人合并焦虑障碍。抑郁和焦虑被认为是情绪障碍的两个不同方面的症状,不同阶段的症状比例不同。抑郁和焦虑的相关性研究发现,内科病人焦虑与抑郁的出现有明显的相关性,焦虑者中84% 伴有抑郁,抑郁者中79% 伴有焦虑。

【病因与发生机制】

1. 生物因素　抑郁的病因与发生机制尚不清楚。家系、双生子、寄养子的研究均提示其发生与遗传因素有关,但尚不能确定具体什么基因的异常与抑郁有关。

比较公认的关于抑郁的神经生化假说是单胺类神经递质假说,即脑内 5-羟色胺(5-HT)、去甲肾上腺素(NE)功能活动降低导致抑郁。研究发现抑郁病人脑脊液中 5-HT、NE 浓度降低。利血平可以耗竭突触间隙中的 5-HT、NE,导致抑郁。临床上使用的抗抑郁剂大多为 5-HT 或 NE 的再摄取抑制剂,能够增加 5-HT、NE 系统的功能活动。有些药物如安非他酮阻滞多巴胺(DA)的回收,也具有抗抑郁作用,因而 DA 的功能活动降低也可能与抑郁有关。其他被认为与抑郁有关的神经递质还有谷氨酸、P 物质等。

长期以来人们认为内分泌与抑郁有关。神经内分泌系统调节与睡眠、食欲、性欲、快感体验有关的重要激素,并影响机体对外界紧张性刺激做出反应。研究发现,抑郁者的下丘脑-垂体-肾上腺轴(HPA 轴)多处于持续兴奋状态,分泌的过量激素对单胺类递质受体起抑制作用,引发抑郁。另外,有证据显示女性在月经前、月经期间、产后、更年期发生抑郁的概率增加,但雌激素、黄体酮等激素与抑郁的关系尚不清楚。

2. 心理因素　行为理论认为抑郁是对有压力的负性生活事件的反应,这些事件包括人际关系破裂、失业、患重病等;然而大多数承受压力的人不会发生抑郁。认知理论认为人解释生活事件的方式影响其抑郁的发生,抑郁者的思维方式悲观、扭曲,面对负性生活事件时,常作出消极的结论,只注意并夸大消极的部分,而忽视积极的一面,没有意识到自己的观点和想法是消极和错误的。心理动力学理论认为由于童年的遭遇,病人没有形成有力、积极、理性的自我意识,成年后不断在与他人的关系中寻求认同、安全感和自尊,担心分离和被抛弃,当亲密关系出现问题或没有达到完美时就会陷入抑郁。

【临床表现】

1. 情绪低落　病人感到一种深切的悲伤,痛苦难熬,愁眉苦脸,唉声叹气,自称"高兴不起来""活着没意思"等,有度日如年、生不如死之感。

2. **兴趣缺乏**　病人对以前喜欢的活动兴趣明显减退甚至丧失。如以前喜欢读书,现在对书提不起兴趣;以前喜欢逛街,现在不愿出门、对购物不感兴趣。

3. **快感缺失**　体会不到生活的快乐,不能从平日的活动中获得乐趣。即使是参与看书、看电视等活动,也心不在焉,只是为了消磨时间,或希望从悲伤失望中解脱出来,毫无乐趣可言。

4. **思维迟缓**　表现为思维联想速度缓慢,反应迟钝,思路闭塞,思考问题困难,自感脑子变笨了,主动言语减少,语速慢,语声低,交流困难。

5. **运动性迟滞或激越**　运动性迟滞,即活动减少,动作缓慢,无精打采,严重者呈木僵或亚木僵状态。木僵状态时动作行为和言语活动抑制,不言、不动、不食,面部表情固定,大小便潴留,对刺激缺乏反应;亚木僵状态的表现类似木僵状态,但程度稍轻,可以进食,能解大小便。表现为木僵的病人,其意识是清楚的。激越者表现为烦躁不安、紧张、难以控制自己,甚至出现攻击行为。

6. **自责自罪**　病人对自己以前的轻微过失或错误感到自责,认为自己犯了严重的过错,甚至认为是罪孽深重。

7. **自杀观念或行为**　病人感到生活没有意思,而死是一种解脱,即自杀观念。有的病人有自杀计划和行动。有的病人会出现扩大性自杀,认为活着的亲人(如子女)也非常痛苦,因而在杀亲人后再自杀。

8. **躯体症状**　包括睡眠障碍、食欲减退、体重下降、性欲减退、便秘、躯体疼痛、疲惫乏力、自主神经功能失调症状等。睡眠障碍可表现为入睡困难,睡眠不深;早醒(比平时早醒2～3小时),醒后难以再入睡;或成天昏昏沉沉,睡眠过多。体重减轻,也有少数病人表现为食欲增强、暴饮暴食、体重增加。病人可以表现为身体各部位的疼痛不适,如头痛、胃肠道不适、腹痛、胸痛、背部疼痛等,但相应的实验室检查或辅助检查没有发现可以解释上述躯体不适的器官或组织的病变。

9. **其他**　部分病人在抑郁一段时间后出现幻觉、妄想等精神病性症状,如听到别人嘲弄或谴责的声音,坚信自己犯有某种罪行(罪恶妄想),怀疑别人议论他,等等。

【问诊要点】

1. 起病年龄、病前性格、有无诱因、起病形式、周期性和季节性、精神障碍家族史。有研究显示15～24岁是最可能发生抑郁的年龄段。儿童、老年抑郁症状常不典型,儿童抑郁较为少见,多表现为兴趣减退、活动减少、学习成绩下降;老年病人常伴焦虑、敌意、易激惹、躯体不适,容易慢性化。女性月经前或月经期、产后、更年期易发生抑郁。遭遇负性生活事件、身患重病,尤其是个性悲观者易发生抑郁。有些病人的情绪变化表现为一定的周期性或季节性,如常在春季发病。

2. 病前有无感染、发热、颅脑外伤、躯体疾病病史,有无酒精或精神活性物质使用史。须详细询问上述病史,了解情绪变化与上述疾病或药物使用的关系。

3. 具体临床症状,以及有无自杀观念和自伤、自杀行为。

4. 伴随症状,如认知功能(反应速度、注意力、记忆力、抽象思维能力等),精神病性症状,躯体症状等。

二、焦虑

焦虑(anxiety)是一种常见的情绪体验,目前尚难给它一个非常确切、能够被普遍接受的定义。

当人们预感到可能出现不利情景时,如重要的考试(如果失败会有严重的后果)、难以完成的工作任务、患有某种疾病等,会产生担忧、紧张、不安、恐惧、不愉快的综合性情绪体验,即为焦虑。它是一种令人讨厌的、消极的甚至是危险的情绪,常伴有明显的生理变化,尤其是自主神经活动的变化,如心悸、血压升高、呼吸加深加快、皮肤苍白、失眠、尿频、腹泻等。

精神病学中将焦虑定义为在缺乏相应的客观因素的情况下,病人表现顾虑重重、紧张恐惧,以致搓手顿足,似有大祸临头,惶惶不可终日,伴有心悸、出汗、手抖、尿频等自主神经功能紊乱症状。严重的急性焦虑发作,被称为惊恐障碍,病人体验到濒死感、失控感,伴有呼吸困难、心跳加快等自主神经功能紊乱症状,一般发作持续几分钟至十几分钟。

几乎每个人一生中都有过焦虑的情绪体验,它是进化过程中形成的一种适应性反应。这种适应性反应,即正常的焦虑反应,和病理性的焦虑之间存在以下差异:①正常的焦虑中,人们所担心的问题是真实存在的,病理性焦虑者的担忧是不真实的,其所担心的事物不会构成伤害甚至不太可能发生;②正常的焦虑中,人们所体验的紧张和恐惧感,与他们面临的真实的威胁一致,而病理性焦虑者所体验的紧张和恐惧感,与可能发生的危害不成比例,如病人认为自己可能患有胃癌,反复检查,虽然医生多次告知其没有患癌症,但仍紧张和担心;③正常的焦虑中,当威胁消失之后人们的恐惧反应会减弱或消失,但病理性焦虑中即使威胁消失,病人的担忧仍然会继续存在,且可能会对未来产生预期性的焦虑,如病人的消化性溃疡已经愈合,身体恢复健康,但病人仍继续为他的健康担心。

焦虑可见于很多心理或精神障碍,如焦虑症、抑郁症、睡眠障碍、精神分裂症、应激相关障碍、酒精或药物滥用者以及躯体疾病伴发的心理障碍等。

【病因与发生机制】

1. **遗传因素**　不少研究显示遗传因素在焦虑症的发生中起一定的作用。回顾性的家系研究发现惊恐障碍者的一级亲属中约10%患有惊恐障碍,而无惊恐障碍者的亲属中仅约2%患有该障碍。

2. **神经生物学因素**　20世纪50~60年代人们发现抗抑郁药、苯二氮䓬类药物等可以缓解焦虑症状或减少惊恐发作,为焦虑的现代生物学研究奠定了基础。与焦虑有关的中枢神经递质包括去甲肾上腺素(NE)、5-羟色胺(5-HT)、γ-氨基丁酸(GABA)等。

很多研究发现惊恐障碍病人存在脑内蓝斑区域的去甲肾上腺素功能失调。对灵长类动物蓝斑区域进行电刺激可以引起类似惊恐的反应,而当其蓝斑区域被损毁后,即使动物处于危险之中也没有任何恐惧感。育亨宾(yohimbine)为α_2受体拮抗剂,可使蓝斑的去甲肾上腺素增加,人服用该药物后会出现焦虑、惊恐发作;而抑制中枢去甲肾上腺素作用的药物可以治疗焦虑。

主要影响中枢5-HT的药物对焦虑症状有效,提示它与抑郁症的发生有关,尤其是中脑导水管周围灰质、杏仁核等区域的5-HT系统功能活动的改变会增强焦虑。

苯二氮䓬类药物能够增加GABA的活性,后者为抑制性神经递质,为神经元传递抑制信息。有理论认为,焦虑障碍病人可能存在GABA或GABA受体不足,以致脑部多个区域的过度活跃,尤其是涉及对危险和威胁作出情绪、生理、行为反应的边缘系统;过度、持续的神经元活动使人处于慢性、弥散的焦虑状态。

3. **心理学因素**　行为主义理论认为焦虑是对某些环境刺激的恐惧而形成的一种条件反射。认知理论认为焦虑病人的思维在有意识和无意识的水平上都关注威胁,以负性自动思维的方式对环境作出反应,导致焦虑;如病人面临考试时想,"我觉得我考不出好成绩","如果考试失败,我会崩溃的","如果考试成绩不好,别人会笑话我"。心理动力学理论认为焦虑源于内在的心理冲突,个体无法找到表达本我冲动的健康途径,并且害怕表露这些冲动,导致焦虑。

【临床表现】

1. **精神方面**　焦虑的核心特点是过度担心,表现为对未来可能发生、难以预料的某种危险或不幸事件的担心,其担心和烦恼的程度与现实不相称,即预期性焦虑;或病人不能明确意识到他担心的对象或内容,只是提心吊胆、惶恐不安,即浮动性焦虑。病人对外界刺激敏感,警觉性增高,易激动,注意力难于集中,难以入睡,睡眠中易惊醒。惊恐障碍病人表现为突然的强烈的恐惧,害怕失去控制或觉得死亡将至。

2. **行为方面**　表现为肌肉紧张、运动不安、搓手顿足、不能静坐、来回走动。肌肉紧张表现为感到一组或多组肌肉不舒服的紧张感,严重时感到肌肉酸痛,如紧张性头痛、肩背部疼痛等,有的病人出现肢体震颤。惊恐障碍病人常因为担心再次发作而产生回避行为,如不敢单独出门,害怕人多热闹的场所等。

3. 自主神经功能紊乱 表现为心悸、胸闷气短、皮肤潮红或苍白、口干、便秘或腹泻、出汗、尿意频繁等。有的病人出现阳痿、早泄或月经紊乱等。惊恐发作时还可表现呼吸困难或窒息感、堵塞感、濒死感等。

【问诊要点】

1. 焦虑与性别、个性、生活压力的关系 女性患焦虑的概率高于男性。绝对主义、完美主义倾向的人，或敏感脆弱者易产生焦虑。另外，生活压力大，遭遇创伤性的生活事件者易出现焦虑。

2. 焦虑的起病情况 甲状腺疾病、心脏病、系统性红斑狼疮、某些脑炎、脑血管疾病、脑变性病等易出现焦虑症状。对于初诊、无心理应激因素、病前个性良好者，应警惕焦虑是否继发于上述躯体疾病。许多药物，如苯丙胺、可卡因、咖啡因、阿片类物质、激素、镇静催眠药以及酒精等，长期使用或戒断、或量大而中毒后可引起焦虑症状，应注意询问用药史。

（杨　炯）

第二篇
问　诊

第一章　问诊的重要性与医德要求

第一节　问诊的重要性

　　问诊是医生通过对病人或相关人员的系统询问获取病史资料,经过综合分析而作出临床判断的一种诊法。问诊是病史采集(history taking)的主要手段。病史的完整性和准确性对疾病的诊断和处理有很大的影响,因此问诊是每个临床医生必须掌握的基本技能。解决病人诊断问题的大多数线索和依据即来源于病史采集所获取的资料。

　　通过问诊所获取的资料对了解疾病的发生、发展,诊治经过,既往健康状况和曾患疾病的情况,对诊断具有极其重要的意义,也为随后对病人进行的体格检查和各种诊断性检查的安排提供了最重要的基本资料。一个具有深厚医学知识和丰富临床经验的医生,常常通过问诊就可能对某些病人提出准确的诊断。特别在某些疾病,或是在疾病的早期,机体只是处于功能或病理生理改变的阶段,还缺乏器质性或组织、器官形态学方面的改变,而病人却可以更早地陈述某些特殊的感受,如头晕、乏力、食欲改变、疼痛、失眠、焦虑等症状。在此阶段,体格检查、实验室检查甚至特殊检查均无阳性发现,问诊所得的资料却能更早地作为诊断的依据。实际上,在临床工作中有些疾病的诊断仅通过问诊即可基本确定,如感冒、支气管炎、心绞痛、癫痫、疟疾、胆道蛔虫症等。相反,忽视问诊,必然使病史资料残缺不全,病情了解不够详细准确,往往造成临床工作中的漏诊或误诊。对病情复杂而又缺乏典型症状和体征的病例,深入、细致的问诊就更为重要。

　　采集病史是医生诊治病人的第一步,其重要性还在于它是医患沟通、建立良好医患关系的最重要时机,正确的方法和良好的问诊技巧,使病人感到医生的亲切和可信,有信心与医生合作,这对诊治疾病也十分重要。问诊的同时,还可以教育病人,向病人提供信息,有时候甚至交流本身也具有治疗作用。医学生从接触病人开始,就必须认真学习和领会医学与病人交流的内容和技巧。1977 年由美国精神病学家和内科学教授 Engel 提出的生物-心理-社会医学模式对医生提出更高的要求。它要求医生不仅具有医学的自然科学方面的知识,还要有较高的人文科学、社会科学方面的修养,能够从生物、心理和社会等多种角度去了解和处理病人。这也要求医生必须具有良好的交流与沟通技能,以及教育病人的技能。

　　根据问诊时的临床情景和目的的不同,大致可分为全面系统的问诊和重点问诊。前者即对住院病人的全面系统的问诊,后者则主要应用于急诊和门诊。前者的学习和掌握是后者的基础,初学者自然是从学习全面系统的问诊开始。

第二节　问诊的医德要求

　　医德是一种职业道德,涵盖的内容很多。本节介绍问诊中的医德要求。问诊是医患沟通的第一步,在双方的交流中会涉及很多方面的问题,例如医生会接触到病人疾病、生活、工作等方面的大量资料,包括一些他/她对任何人都不愿意讲的隐私。在问诊中必须注意以下医德要求。

　　1. **严肃认真**　认真才能给病人以信心,才能保证病人的合作,才能以科学的方式收集到完整、准确的病史资料。听病人诉说病情时,必须集中注意力,耐心倾听,显示出认真的态度和行为。

2. **尊重隐私**　问诊是一个非常严肃的医疗行为,对病人提供的任何情况只能作为解决病人疾苦的科学依据,而绝不作他用。对病人本人或其他人的任何隐私,不能传播给无关的任何人,绝不能嘲弄和讥笑。

3. **对任何病人一视同仁**　不能因为病人的经济状况、社会地位、文化程度、家庭背景、性别、年龄、种族等不同而采用不同的态度和言行。对经济困难的病人,还应给予更多的关怀,对其处境给予更多的理解。对残疾病人,绝不能有歧视的言行。老年人和儿童有时不能像普通成人一样流畅地提供病史,也不能很好地理解医生的提问,医生应给予特别的关心。

4. **对同道不随意评价**　不在病人面前诋毁别的医生。病史采集过程中,病人会诉说其过去的诊疗经过,有时会对过去医生的诊断和(或)治疗提出质疑,甚至表达其不满和愤怒。医生不能随意对此作评价,不能指责其他医生。

5. **病人教育和健康指导**　利用与病人交流的机会对病人及其家属进行教育和指导,包括有关疾病的知识,以及如何多方共同承担起维护健康、促进康复的责任。医生重诊疗,也重预防。对病人进行健康教育是医生对社会对大众的义务和责任,也是问诊的医德要求之一。

（万学红　曾锐）

第二章　问诊的内容

（一）一般项目

一般项目（general data）包括：姓名、性别、年龄、籍贯、出生地、民族、婚姻、通信地址、电话号码、工作单位、职业、入院日期、记录日期、病史陈述者及可靠程度等。若病史陈述者不是本人，则应注明与病人的关系。记录年龄时应填写具体年龄，不能用"儿童"或"成人"代替，因年龄本身也具有诊断参考意义。为避免问诊初始过于生硬，可将某些一般项目的内容如职业、婚姻等放在个人史中穿插询问。

（二）主诉

主诉（chief complaint）为病人感受最主要的痛苦或最明显的症状或（和）体征及其持续时间，也就是本次就诊最主要的原因。确切的主诉可初步反映病情轻重与缓急，并提供对某系统疾病的诊断线索。主诉应用一两句话加以概括，并同时注明主诉自发生到就诊的时间，如"咽痛、高热 2 天""畏寒、发热、咳嗽 3 天，加重伴右胸痛 2 天""活动后心悸、气短 2 年，加重伴双下肢水肿 2 周"。记录主诉要简明，应尽可能用病人自己描述的症状，如"多饮、多食、多尿、消瘦 1 年"或"心悸、气短 2 年"等，而不是医生对病人的诊断用语，如"患糖尿病 1 年"或"心脏病 2 年"。然而，病程较长、病情比较复杂的病例，由于症状、体征较多，或由于病人诉说太多，不容易简单地将病人所述的主要不适作为主诉，而应该结合整个病史，综合分析以归纳出更能反映其患病特征的主诉。有时对病情没有连续性的情况，可以灵活掌握，如"20 年前发现心脏杂音，1 个月来心悸、气短"。对当前无症状，诊断资料和入院目的又十分明确的病人，也可以用以下方式记录主诉，如"患白血病 3 年，经检验复发 10 天""2 周前超声检查发现胆囊结石"。

（三）现病史

现病史（history of present illness）是病史中的主体部分，它记述病人患病后的全过程，即发生、发展、演变和诊治经过。可按以下的内容和程序询问。

1. **起病情况与患病的时间**　每种疾病的起病或发作都有各自的特点，详细询问起病的情况对诊断疾病具有重要的鉴别作用。有的疾病起病急骤，如脑栓塞、心绞痛、动脉瘤破裂和急性胃肠穿孔等；有的疾病则起病缓慢，如肺结核、肿瘤、风湿性心瓣膜病等。疾病的起病常与某些因素有关，如脑血栓形成常发生于睡眠时；脑出血、高血压危象常发生于激动或紧张状态时。患病时间是指从起病到就诊或入院的时间。如先后出现几个症状则需追溯到首发症状的时间，并按时间顺序询问整个病史后分别记录，如心悸 3 个月，反复夜间呼吸困难 2 周，双下肢水肿 4 天。从以上症状及其发生的时间顺序可以看出是心脏病病人逐渐出现心力衰竭的发展过程。时间长短可按数年、数月、数日计算，发病急骤者可按小时、分钟为计时单位。

2. **主要症状的特点**　包括主要症状出现的部位、性质、持续时间和程度，缓解或加剧的因素，了解这些特点对判断疾病所在的系统或器官以及病变的部位、范围和性质很有帮助。如上腹部痛多为胃、十二指肠或胰腺的疾病；右下腹急性腹痛则多为阑尾炎症，若为妇女还应考虑到卵巢或输卵管疾病；全腹痛则提示病变广泛或腹膜受累。对症状的性质也应作有鉴别意义的询问，如灼痛、绞痛、胀痛、隐痛以及症状为持续性或阵发性，发作及缓解的时间等。以消化性溃疡为例，其主要症状的特点为上腹部疼痛，可持续数日或数周，在几年之中可以表现为时而发作时而缓解，呈周期性发作或有一定季节性发病等特点。

3. **病因与诱因**　尽可能了解与本次发病有关的病因(如外伤、中毒、感染等)和诱因(如气候变化、环境改变、情绪、起居饮食失调等),有助于明确诊断与拟定治疗措施。病人对直接或近期的病因容易提出,当病因比较复杂或病程较长时,病人往往记不清说不明,也可能提出一些似是而非或自以为是的因素,这时医生应进行科学的归纳和分析,不可不假思索地记入病历。

4. **病情的发展与演变**　包括患病过程中主要症状的变化或新症状的出现。如肺结核合并肺气肿的病人,在衰弱、乏力、轻度呼吸困难的基础上,突然感到剧烈的胸痛和严重的呼吸困难,应考虑自发性气胸的可能。如有心绞痛史的病人本次发作疼痛加重而且持续时间较长时,则应考虑到急性心肌梗死的可能。如肝硬化病人出现表情、情绪和行为异常等新症状,可能是早期肝性脑病的表现。

5. **伴随病状**　在主要症状的基础上又同时出现一系列的其他症状。这些伴随症状常常是鉴别诊断的依据,或提示出现了并发症。如腹泻可能为多种病因的共同症状,单凭这一症状还不能诊断某病,如问明伴随的症状则诊断的方向会比较明朗。如腹泻伴呕吐,则可能为饮食不洁或误食毒物引起的急性胃肠炎;腹泻伴里急后重,结合季节和进餐情况更容易考虑到痢疾。又如急性上腹痛,原因可以很多,若病人同时伴有恶心、呕吐、发热,特别是又出现了黄疸和休克,就应该考虑到急性胰腺炎或急性胆道感染的可能。反之,按一般规律在某一疾病应该出现的伴随症状而实际上没有出现时,也应将其记述于现病史中以备进一步观察,或作为诊断和鉴别诊断的重要参考资料,这种阴性表现有时称为阴性症状。一份好的病史不应放过任何一个主要症状之外的细小伴随迹象,因为它们在明确诊断方面有时会起到很重要的作用。

6. **诊治经过**　病人于本次就诊前已经接受过其他医疗单位诊治时,则应询问已经接受过什么诊断和治疗措施及其结果;若已进行治疗则应问明使用过的药物名称、剂量、时间和疗效,为本次诊治疾病提供参考。但不可以用既往的诊断代替自己的诊断。

7. **病程中的一般情况**　在现病史的最后应记述病人患病后的精神、体力状态,食欲及食量的改变,睡眠与大小便的情况等。这部分内容对全面评估病人病情的轻重和预后以及采取什么辅助治疗措施十分有用,有时对鉴别诊断也能够提供重要的参考资料。

（四）既往史

既往史(history of past illness)包括病人既往的健康状况和过去曾经患过的疾病(包括各种传染病)、外伤手术、预防注射、过敏等,特别是与目前所患疾病有密切关系的情况。例如风湿性心瓣膜病病人应询问过去是否反复发生过咽痛、游走性关节痛等;对肝大的病人,应了解过去是否有过黄疸;对慢性冠状动脉粥样硬化性心脏病和脑血管意外的病人应询问过去是否有过高血压。在记述既往史时应注意不要和现病史发生混淆,如目前所患肺炎则不应把数年前也患过肺炎的情况写入现病史。而对消化性溃疡病人,则可把历年发作情况记述于现病史中。此外,对居住或生活地区的主要传染病和地方病史,外伤、手术史,预防接种史,以及对药物、食物和其他接触物的过敏史等,也应记录于既往史中。记录顺序一般按年月的先后排列。

（五）系统回顾

系统回顾(review of systems)由很长的一系列直接提问组成,用以作为最后一遍搜集病史资料,避免问诊过程中病人或医生所忽略或遗漏的内容。它可以帮助医生在短时间内扼要地了解病人除现在所患疾病以外的其他各系统是否发生目前尚存在或已痊愈的疾病,以及这些疾病与本次疾病之间是否存在着因果关系。主要情况应分别记录在现病史或既往史中。系统回顾涉及的临床疾病很多,医学生在学习采集病史之前,必须对各系统可能出现的症状和体征的病理生理意义有比较清晰的理解。实际应用时,可在每个系统询问 2~4 个症状,如有阳性结果,再全面深入地询问该系统的症状;如为阴性,一般说来可以过渡到下一个系统。在针对具体病人时,可以根据情况变通调整一些内容。

1. **呼吸系统**　咳嗽的性质、程度、频率、与气候变化及体位改变的关系。咳痰的颜色、黏稠度和气味等。咯血的性状、颜色和量。呼吸困难的性质、程度和出现的时间。胸痛的部位、性质以及与呼吸、咳嗽、体位的关系,有无发冷、发热、盗汗、食欲不振等。

2. 循环系统　心悸发生的时间与诱因,心前区疼痛的性质、程度以及出现和持续的时间,有无放射、放射的部位,引起疼痛发作的诱因和缓解方法。呼吸困难出现的诱因和程度,发作时与体力活动和体位的关系。有无咳嗽、咯血等。水肿出现的部位和时间;尿量多少,昼夜间的改变;有无腹腔积液、肝区疼痛、头痛、头晕、晕厥等。有无风湿热、心脏疾病、高血压、动脉硬化等病史。女性病人应询问妊娠、分娩时有无高血压和心功能不全的情况。

3. 消化系统　有无腹痛、腹泻、食欲改变、嗳气、反酸、腹胀、口腔疾病,及其出现的缓急、程度、持续的时间及进展的情况。上述症状与食物种类、性质的关系及有无精神因素的影响。呕吐的诱因、次数;呕吐物的内容、量、颜色及气味。呕血的量及颜色。腹痛的部位、程度、性质和持续时间,有无规律性,是否向其他部位放射,与饮食、气候及精神因素的关系,按压时疼痛减轻或加重。排便次数,粪便颜色、性状、量和气味。排便时有无腹痛和里急后重,有无发热与皮肤巩膜黄染。体力、体重的改变。

4. 泌尿系统　有无尿痛、尿急、尿频和排尿困难;尿量和夜尿量多少,尿的颜色(洗肉水样或酱油色)、清浊度,有无尿潴留及尿失禁等。有无腹痛,疼痛的部位,有无放射痛。有无咽炎、高血压、水肿、出血等。

5. 血液系统　皮肤黏膜有无苍白、黄染、出血点、瘀斑、血肿及淋巴结、肝、脾肿大,骨骼痛等。有无乏力、头晕、眼花、耳鸣、烦躁、记忆力减退、心悸、舌痛、吞咽困难、恶心。营养、消化和吸收情况。

6. 内分泌及代谢系统　有无怕热、多汗、乏力、畏寒、头痛、视力障碍、心悸、食欲异常、烦渴、多尿、水肿等;有无肌肉震颤及痉挛。性格、智力、体格、性器官的发育,骨骼、甲状腺、体重、皮肤、毛发的改变。有无产后大出血。

7. 神经精神系统　有无头痛、失眠、嗜睡、记忆力减退、意识障碍、晕厥、痉挛、瘫痪、视力障碍、感觉及运动异常、性格改变、感觉与定向障碍。如疑有精神状态改变,还应了解情绪状态、思维过程、智能、能力、自知力等。

8. 肌肉骨骼系统　有无肢体肌肉麻木、疼痛、痉挛、萎缩、瘫痪等。有无关节肿痛、运动障碍、外伤、骨折、关节脱位、先天畸形等。

（六）个人史

个人史(personal history)是指与疾病有关个人历史。具体包含以下内容。

1. 社会经历　包括出生地、居住地区和居留时间(尤其是疫源地和地方病流行区)、受教育程度、经济生活和业余爱好等。不同传染病有不同潜伏期,应根据考虑的疾病,询问过去某段时间是否去过疫源地。

2. 职业及工作条件　包括工种、劳动环境、对工业毒物的接触情况及时间。

3. 习惯与嗜好　起居与卫生习惯、饮食的规律与质量。烟酒嗜好时间与摄入量,以及其他异嗜物和麻醉药品、毒品等。

4. 有无冶游史,是否患过淋病性尿道炎、尖锐湿疣、下疳等。

（七）婚姻史

婚姻史(marital history)包括未婚或已婚,结婚年龄,配偶健康状况、性生活情况、夫妻关系等。

（八）月经史与生育史

月经史(menstrual history)与生育史(childbearing history)包括月经初潮的年龄、月经周期和经期天数,经血的量和颜色,经期症状,有无痛经与白带,末次月经日期(last menstrual period,LMP),闭经日期,绝经年龄。记录格式如下:

$$初潮年龄\frac{行经期(天)}{月经周期(天)}末次月经时间(LMP)或绝经年龄$$

例：

$$14\frac{3\sim5\text{ 天}}{28\sim30\text{ 天}}2018\text{ 年 }1\text{ 月 }8\text{ 日}(或50岁)$$

妊娠与生育次数,人工或自然流产的次数,有无死产、手术产、围生期感染、计划生育、避孕措施(安全期、避孕药、避孕环、子宫帽、阴茎套等)等。对男性病人应询问是否患过影响生育的疾病。

（九）家族史

家族史(family history)包括询问双亲与兄弟、姐妹及子女的健康与疾病情况,特别应询问是否有与病人同样的疾病,有无与遗传有关的疾病,如血友病、白化病、遗传性球形红细胞增多症、遗传性出血性毛细血管扩张症、家族性甲状腺功能减退症、糖尿病、精神病等。对已死亡的直系亲属要问明死因与年龄。某些遗传性疾病还涉及父母双方亲属,也应了解。若在几个成员或几代人中皆有同样疾病发生,可绘出家系图显示详细情况。

（万学红　曾锐）

第三章　问诊的方法与技巧

问诊的方法和技巧与获取病史资料的数量和质量有密切的关系,涉及一般交流技能、资料收集、医患关系、医学知识、仪表礼节,以及提供咨询和教育病人等多个方面。在不同的临床情景,也要根据情况采用相应的方法和某些技巧。

第一节　问诊的基本方法与技巧

1. 问诊开始,由于对医疗环境的生疏和对疾病的恐惧等,病人就诊前常有紧张情绪。医生应主动创造一种宽松和谐的环境以解除病人的不安心情。注意保护病人隐私,最好不要当着陌生人开始问诊。如果病人要求家属在场,医生可以同意。一般从礼节性的交谈开始,可先作自我介绍(佩戴胸牌是很好的自我介绍的一种方式),讲明自己的职责。使用恰当的言语或体语表示愿意为解除病人的病痛和满足他的要求尽自己所能,这样的举措会有助于建立良好的医患关系,很快缩短医患之间的距离,改善互不了解的生疏局面,使病史采集能顺利地进行下去。

2. 尽可能让病人充分地陈述和强调他认为重要的情况和感受,只有在病人的陈述离病情太远时,才需要根据陈述的主要线索灵活地把话题转回,切不可生硬地打断病人的叙述,甚至用医生自己主观的推测去取代病人的亲身感受。只有病人的亲身感受和病情变化的实际过程才能为诊断提供客观的依据。

3. 追溯首发症状开始的确切时间,直至目前的演变过程。如有几个症状同时出现,必须确定其先后顺序。虽然收集资料时,不必严格地按症状出现先后提问,但所获得的资料应足以按时间顺序口述或写出主诉和现病史。例如:一名56岁男性病人,间断性胸骨后疼痛2年,复发并加重2小时就诊。2年前,病人首次活动后发生胸痛,于几分钟后消失。1年前,胸痛发作频繁,诊断为心绞痛,口服尼群地平每次10mg,每日3次,治疗后疼痛消失。病人继续服药至今。2小时前病人胸骨后疼痛再发,1小时前伴出汗、头晕和心悸,胸痛放射至左肩部。如此收集的资料能准确反映疾病的时间发展过程。

4. 在问诊的两个项目之间使用过渡语言,即向病人说明将要讨论的新话题及其理由,使病人不会困惑你为什么要改变话题以及为什么要询问这些情况。如过渡到家族史之前可说明有些疾病有遗传倾向或在一个家庭中更容易患病,因此需要了解这些情况。过渡到系统回顾前,说明除已经谈到的内容外,还需了解全身各系统情况,然后开始系统回顾。

5. 根据具体情况采用不同类型的提问。一般性提问(或称开放式提问),常用于问诊开始,可获得某一方面的大量资料,让病人像讲故事一样叙述他的病情。这种提问应该在现病史、过去史、个人史等每一部分开始时使用,例如:"你今天来,有哪里不舒服?"待获得一些信息后,再着重追问一些重点问题。

直接提问,用于收集一些特定的有关细节,例如"扁桃体切除时你多少岁?""您何时开始腹痛的呢?"获得的信息更有针对性。另一种直接选择提问,要求病人回答"是"或"不是",或者对提供的选择作出回答,例如"你曾有过严重的头痛吗?""你的疼痛是锐痛还是钝痛?"为了系统有效地获得准确的资料,询问者应遵循从一般提问到直接提问的原则。

不正确的提问可能得到错误的信息或遗漏有关的资料。以下各种提问应予避免。诱导性提问或暗示性提问,在措辞上已暗示了期望的答案,使病人易于默认或附和医生的诱问,例如:"你的胸痛放射至左手,对吗?""用这种药物后病情好多了,对吧?"

责难性提问,常使病人产生防御心理,例如:"你为什么吃那样脏的食物呢?"如医生确实要求病人回答此为什么,则应先说明提出该问题的原因,否则在病人看来很可能是一种责难。另一种不恰当的是连续提问,即连续提出一系列问题,可能造成病人对要回答的问题混淆不清,例如:"饭后痛得怎么样? 和饭前不同吗? 是锐痛,还是钝痛?"

6. 提问时要注意系统性和目的性。杂乱无章的重复提问会降低病人对医生的信心和期望。例如:在收集现病史时已获悉病人的一个姐姐和一个弟弟也有类似的头痛,如再问病人有无兄弟姐妹,则表明询问者未注意倾听。有时为了核实资料,同样的问题需多问几次,但应说明,例如:"你已告诉我,你大便有血,这是很重要的资料,请再给我详细讲一下你大便的情况。"有时用反问及解释等技巧,可以避免不必要的重复提问。

7. 询问病史的每一部分结束时进行归纳小结,可达到以下目的:①唤起医生自己的记忆和理顺思路,以免忘记要问的问题;②让病人知道医生如何理解他的病史;③提供机会核实病人所述病情。对现病史进行小结常常显得特别重要。小结家族史时,只需要简短的概括,特别是阴性或不复杂的阳性家族史。小结系统回顾时,最好只小结阳性发现。

8. 避免医学术语。在选择问诊的用语和判断病人的叙述时应注意,不同文化背景的病人对各种医学词汇的理解有较大的差异。与病人交谈,必须用常人易懂的词语代替难懂的医学术语。不要因为病人有时用了一两个医学术语,就以为他有较高的医学知识水平。例如:有的病人曾因耳疾而听说并使用"中耳炎"这个词,但实际上病人很可能并不清楚"中耳炎"的含义,甚至连中耳在哪里可能都不知道。由于病人一般不愿承认他不懂医生的提问,使用术语就可能引起误解。有时,询问者应对难懂的术语作适当的解释后再使用,例如:"你是否有过血尿,换句话说有没有尿色变红的情况?"

9. 为了收集到尽可能准确的病史,有时医生要引证核实病人提供的信息。如病人用了诊断术语,医生应通过询问当时的症状和检查等以核实资料是否可靠。例如,病人:"5 年前我患了肺结核。"医生:"当时做过胸部 X 线检查吗?"病人:"做过。";医生:"经过抗结核治疗吗?"病人:"是,服药治疗。"医生:"知道药名吗?"又如,病人说"我对青霉素过敏",则应追问"你怎么知道你过敏?"或问"是青霉素皮试阳性或你用青霉素时有什么反应?"经常需要核实的资料还有呕血量、体重变化情况、大便和小便量,重要药物如糖皮质激素、抗结核药物和精神药物的使用,饮酒史、吸烟史,以及过敏史等。

10. 仪表、礼节和友善的举止,有助于发展与病人的和谐关系,使病人感到温暖亲切,获得病人的信任,甚至能使病人讲出原想隐瞒的敏感事情。适当的时候应微笑或赞许地点头示意。问诊时记录要尽量简单、快速,不要只埋头记录,不顾与病人必要的视线接触。交谈时采取前倾姿势以表示正在注意倾听。另外,当病人谈及他的性生活等敏感问题时,询问者可用两臂交叉等姿势,显示出能接受和理解他问题的身体语言。其他友好的举止还包括语音、语调、面部表情和不偏不倚的言语,以及一些鼓励病人继续谈话的短语,如"我明白""接着讲""说得更详细些"。

11. 恰当地运用一些评价、赞扬与鼓励语言,可促使病人与医生的合作,使病人受到鼓舞而积极提供信息,例如"可以理解""那你一定很不容易"。一些通俗的赞扬语,例如"你已经戒烟了? 有毅力。"或"你能每月做一次乳房的自我检查,这很好。"但对有精神障碍的病人,不可随便用赞扬或鼓励的语言。

12. 询问病人的经济情况,关心病人有无来自家庭和工作单位经济和精神上的支持。医生针对不同情况作恰当的解释可使病人增加对医生的信任。有时应鼓励病人设法寻找经济和精神上的支持和帮助,以及介绍一些能帮助病人的个人或团体。

13. 医生应明白病人的期望,了解病人就诊的确切目的和要求。有时病人被询问病情时一直处于被动的局面,实际上他可能还有其他目的,如咨询某些医学问题、因长期用药需要与医生建立长期关系等。在某些情况下,咨询和教育病人是治疗成功的关键,甚至本身就是治疗的目标。医生应判断病人最感兴趣的、想要知道的及每一次可理解的信息量,从而为他提供适当的信息或指导。

14. 许多情况下,病人答非所问或依从性差其实是因为病人没有理解医生的意思。可用巧妙而仔细的各种方法检查病人的理解程度。询问者可要求病人重复所讲的内容,或提出一种假设的情况,看病人能否作出适当的反应。如病人没有完全理解或理解有误,应予及时纠正。

15. 如病人问到一些问题,医生不清楚或不懂时,不能随便应付、不懂装懂,甚至乱解释,也不要简单回答三个字"不知道"。如知道部分答案或相关信息,医生可以说明,并提供自己知道的情况供病人参考。对不懂的问题,可以回答自己以后去查书、请教他人后再回答,或请病人向某人咨询,或建议去何处能解决这一问题。

16. 问诊结束时,应谢谢病人的合作、告知病人或体语暗示医患合作的重要性,说明下一步对病人的要求、接下来做什么、下次就诊时间或随访计划等。

必须指出,只有理论学习结合实际反复训练,才能较好地掌握问诊的方法与技巧。如像人类交往与交流的其他形式一样,不可能有机械的、一成不变的问诊模式和方法,应机敏地关注具体情况灵活把握。初学者有时思维紊乱、语涩词穷,难以提出恰当的问题,问诊进展不够顺利,应不断总结经验,吸取教训。必要时可以反问自己:是否病人此时特别难受? 是否病人不能表达? 有无语言障碍? 是否病人被疾病吓倒? 医生自己是否太紧张? 是否自己的言行影响了医患关系? 是否病人对自己的信任度不够? 努力去发现影响问诊的原因,予以解决,才能不断提高问诊水平。

第二节   重点问诊的方法

重点病史采集(focused history taking)是指针对就诊的最主要或"单个"问题(现病史)来问诊,并收集除现病史外的其他病史部分中与该问题密切相关的资料。要采集重点病史,要求医生已经深入学习和掌握前章所述的全面问诊的内容和方法,并具有丰富的病理生理学和疾病的知识,具有病史资料分类和提出诊断假设的能力。需要做这种重点病史采集的临床情况主要是急诊和门诊。重点的病史采集不同于全面的病史采集过程,基于病人表现的问题及其紧急程度,医生应选择那些对解决该问题所必需的内容进行问诊,所以病史采集是以一种较为简洁的形式和调整过的顺序进行的。但问诊仍必须获得主要症状的以下资料:全面的时间演变和发生发展情况,即发生、发展、性质、强度、频度、加重和缓解因素及相关症状等。通常病人的主要症状或主诉提示了需要做重点问诊的内容。因此,随着问诊的进行,医生逐渐形成诊断假设,判断该病人可能是哪些器官系统患病,从而考虑下一步在过去史、个人史、家族史和系统回顾中选择相关内容进行问诊,而医生可以有选择性地省掉那些对解决本次就诊问题无关的病史内容。

一旦明确现病史的主要问题,指向了某(或某些)器官系统,医生经过临床诊断思维的加工就会形成诊断假设,就应重点对该系统的内容进行全面问诊,通过直接提问(常常用这种提问方式)收集有关本系统中疑有异常的更进一步的资料,对阳性的回答就应如上一章所述的方法去问诊,而阴性症状也应记录下来。阴性症状是指缺少能提示该器官系统受累的症状或其他病史资料。例如一个主要症状是呼吸困难的病史,心血管和呼吸系统疾病是其主要的原因,因此,与这些系统和器官相关的其他症状就应包括在问诊之中,如询问有无劳力性呼吸困难、端坐呼吸、夜间阵发性呼吸困难、胸痛、心悸、踝部水肿或有无咳嗽、喘息、咯血、咳痰和发热。还应询问有无哮喘或其他肺部疾病的历史,阳性回答应分类并按恰当的发生时间顺序记录,阴性的回答也应加以分类并记录。这对明确该诊断或做进一步的鉴别诊断很有意义。

采集过去史资料是为了能进一步解释目前的问题或进一步证实诊断假设,如针对目前考虑的受累器官系统询问是否患过疾病或是否作过手术,病人过去是否有过该病的症状或类似的症状。

如果是,应该询问:当时的病情怎么样? 诊断是什么(不是用来作为现在的诊断,而仅作为一种资料)? 结果怎么样? 不必询问全面系统的常规的过去史问诊的全部内容,除非询问者认为这样对解决目前问题很有帮助。但一般说来,药物(包括处方和非处方药)和过敏史对每位病人都应询问。对育龄期妇女,应询问有无妊娠的可能性。

是否询问家族史或询问家族史中的哪些内容,决定于医生的诊断假设。个人史的情况也相同,如一个气短的病人,应询问有无吸烟史或接触毒物的历史,不管阴性、阳性回答都能提供有用的资料。

当然,对每位病人几乎都应询问更普通的个人史资料,包括年龄、职业、生活状况、近来的精神状态和体力情况。系统回顾所收集的资料会对先前提出的诊断假设进行支持或修改。

建立诊断假设并不是要在问诊中先入为主,而是从实际过程来看,可以说问诊本身就是收集客观资料与医生的主观分析不断相互作用的过程。建立假设、检验假设和修正假设都需要询问者高度的脑力活动,绝不仅仅是问话和收集资料的简单行为。这一过程是对医生的挑战,也会带给医生成就感。医生的认知能力和整合资料的能力将决定他病史采集的实践过程。

较好地完成重点的病史采集以后,医生就有条件选择重点的体格检查内容和项目,体格检查结果将支持、修正或否定病史中建立的诊断假设。

第三节 特殊情况的问诊技巧

(一) 缄默与忧伤

有时病人缄默不语,甚至不主动叙述其病史,并不意味着病人没有求医动机和内心体验,它可能是由于疾病使病人对治疗丧失信心或感到绝望所致。对此,一方面,医生应注意观察病人的表情、目光和躯体姿势,为可能的诊断提供线索;另一方面,也要以尊重的态度,耐心地向病人表明医生理解其痛苦并通过言语和恰当的躯体语言给病人以信任感,鼓励其客观地叙述其病史。有时医生所提的问题触及到病人的敏感方面而使其伤心;也可能由于问题未切中要害或批评性的提问使病人沉默或不悦;或因医生用过多、过快的直接提问,使病人惶惑而被动,对这些都应及时察觉,予以避免。如病人因生病而伤心或哭泣,情绪低落,医生应予安抚、理解并适当等待、减慢问诊速度,使病人镇定后继续叙述病史。

(二) 焦虑与抑郁

应鼓励焦虑病人讲出其感受,注意其语言的和非语言的各种异常的线索,确定问题性质。给予宽慰和保证应注意分寸,如说"不用担心,一切都会好起来的"这一类话时,首先应了解病人的主要问题,确定表述的方式,以免适得其反,使病人产生抵触情绪,交流更加困难。抑郁是最常见的临床问题之一,且容易被忽略,应予特别重视。如询问病人通常的情绪如何,对未来、对生活的看法,如疑及抑郁症,应按精神科要求采集病史和作精神检查。

(三) 多话与唠叨

病人不停地讲,医生不易插话及提问,一个问题引出一长串答案。由于时间的限制及病人的回答未得要领,常使采集病史不顺利。对此,应注意采用以下技巧:一是提问应限定在主要问题上;二是根据初步判断,在病人提供不相关的内容时,巧妙地打断;三是让病人稍休息,同时仔细观察病人有无思维奔逸或混乱的情况,如有,应按精神科要求采集病史和作精神检查;四是分次进行问诊、告诉病人问诊的内容及时间限制等,但均应有礼貌、诚恳表述,切勿表现得不耐心而失去病人的信任。

(四) 愤怒与敌意

患病和缺乏安全感的人可能表现出愤怒和不满,而且有时病人也难说他们为什么愤怒和愤怒的具体对象,可能指向医生,仅就因为医生在他面前或提醒他想到了自己的不适感觉,或者他们向医生,尤其是向年轻医生比向更年老的医生表示愤怒更感到安全。如果病人认为医务人员举止粗鲁、态度生硬或语言冲撞,更可能使病人愤怒或怀有敌意。无论对以上哪种情况,医生一定不能发怒,也勿认为自己受到侮辱而耿耿于怀,应采取坦然、理解、不卑不亢的态度,尽量发现病人发怒的原因并予以说明,注意切勿使其迁怒他人或医院其他部门。提问应该缓慢而清晰,内容主要限于现病史为好,对个人史及家族史或其他可能比较敏感的问题,询问要十分谨慎,或分次进行,以免触怒病人。

（五）多种症状并存

有的病人多种症状并存,似乎医生问及的所有症状都有,尤其是慢性过程又无侧重时,应注意在其描述的大量症状中抓住关键、把握实质;另外,在注意排除器质性疾病的同时,亦考虑其可能由精神因素引起,一经核实,不必深究,必要时可建议其作精神检查。但初学者在判断功能性问题时应特别谨慎。

（六）说谎和对医生不信任

病人有意说谎是少见的,但病人对所患疾病的看法和他的医学知识会影响他对病史的叙述,如病人的叔父死于胃癌,那他可能将各种胃病都视为一种致命性疾病,而把病情叙述得很重。有的病人求医心切可能夸大某些症状,或害怕面对可能的疾病而淡化甚至隐瞒某些病史。医生应判断和理解这些情况,给予恰当的解释,避免记录下不可靠不准确的病史资料。

对某些症状和诊断,病人常感到恐惧,恐惧各种有创性检查、恐惧疾病的后果或将来许多难以预料的情况。恐惧会改变人的行为,一些病人对过去信任的环境也变得不信任。有时医生能感觉到病人对医生的不信任和说谎,医生不必强行纠正,但若根据观察、询问了解有说谎可能时,应认识到它,待病人情绪稳定后再询问病史资料。若有人没病装病或怀有其他非医学上的目的有意说谎时,医生应根据医学知识综合判断,予以鉴别。

（七）文化程度低下和语言障碍

文化程度低下一般不妨碍其提供适当的病史,但病人理解力及医学知识贫乏可能影响回答问题及遵从医嘱。问诊时,语言应通俗易懂,减慢提问的速度,注意必要的重复及核实。病人通常对症状耐受力较强,不易主动陈述;对医生的尊重及环境生疏,使病人通常表现得过分顺从,有时对问题回答"是"不过是一种礼貌和理解的表示,实际上,可能并不理解,也不一定是同意或肯定的回答,对此应特别注意。

语言不通者,最好是找到翻译,并请如实翻译,勿带倾向性,更不应只是解释或总结。有时通过体语、手势,加上不熟练的语言交流也可抓住主要问题。反复的核实很重要。

（八）重危和晚期病人

重危病人需要高度浓缩的病史及体格检查,并可将其同时进行。病情重危者反应变慢,甚至迟钝,不应催促病人,应予理解。经初步处理,病情稳定后,可赢得时间,详细询问病史。重症晚期病人可能因治疗无望有拒绝、孤独、违拗、懊丧、抑郁等情绪,应特别关心,引导其作出反应。对诊断、预后等回答应恰当和力求中肯,避免造成伤害,更不要与其他医生的回答发生矛盾。如不清楚、不理解,应妥善交代或作出适当许诺,待以后详细说明。亲切的语言,真诚的关心,表示愿在床旁多待些时间,对病人都是极大的安慰和鼓励,而有利于获取准确而全面的信息。

（九）残疾病人

残疾病人在接触和提供病史上较其他人更为困难;除了需要更多的同情、关心和耐心之外,需要花更多时间收集病史。以下技巧有助于采集病史。对听力损害或聋哑人,相互理解常有困难,可用简单明了的手势或其他体语;谈话清楚、大声、态度和蔼、友善;请病人亲属、朋友解释或代述,同时注意病人表情。必要时作书面提问,书面交流。对盲人,应更多安慰,先向病人自我介绍及介绍现场情况,搀扶病人就座,尽量保证病人舒适,这有利于减轻病人的恐惧,获得病人的信任。告诉病人其他现场人员和室内家具或装置,仔细聆听病史叙述并及时作出语言的应答,更能使病人放心与配合。

（十）老年人

年龄一般不妨碍提供足够的病史，但因体力、视力、听力的减退，部分病人还有反应缓慢或思维障碍，可能对问诊有一定的影响。应注意采用以下技巧：先用简单清楚、通俗易懂的一般性问题提问；减慢问诊进度，使之有足够时间思索、回忆，必要时作适当的重复；注意病人的反应，判断其是否听懂，有无思维障碍、精神失常，必要时向家属和朋友收集补充病史；耐心仔细进行系统回顾，以便发现重要线索；仔细询问过去史及用药史，个人史中重点询问个人嗜好、生活习惯改变；注意精神状态、外貌言行、与家庭及子女的关系等。

（十一）儿童

小儿多不能自述病史，须由家长或保育人员代述。所提供的病史材料是否可靠，与他们观察小儿的能力、接触小儿的密切程度有关，对此应予注意并在病历记录中说明。问病史时应注意态度和蔼，体谅家长因子女患病而引起的焦急心情，认真地对待家长所提供的每个症状，因家长最了解情况，最能早期发现小儿病情的变化。5~6岁以上的小儿，可让他补充叙述一些有关病情的细节，但应注意其记忆及表达的准确性。有些患儿由于惧怕住院、打针等而不肯实说病情，在与他们交谈时仔细观察并全面分析，有助于判断其可靠性。

（十二）精神疾病病人

自知力属于自我意识的范畴，是人们对自我心理、生理状态的认识能力，在医学上表示病人对自身疾病的认识能力。对有自知力的精神疾病病人，问诊对象是病人本人。对缺乏自知力的病人，其病史是从病人的家属或相关人员中获得。由于不是本人的患病经历和感受，且家属对病情的了解程度不同，有时家属会提供大量而又杂乱无章的资料，医生应结合医学知识综合分析，归纳整理后记录。对缺乏自知力病人的交谈、询问与观察属于精神检查的内容，但有时所获得的一些资料可以作为其病史的补充。

（万学红　曾锐）

第三篇
体格检查

体格检查(physical examination)是指医生运用自己的感官和借助于简便的检查工具,如体温表、血压计、叩诊锤、听诊器、检眼镜等(表3-1,图3-1),客观地了解和评估人体状况的一系列最基本的检查方法。许多疾病通过体格检查再结合病史就可以作出临床诊断。医生进行全面体格检查后对病人健康状况和疾病状态提出的临床判断称为检体诊断(physical diagnosis)。

表3-1   体格检查常用的器具和物品

必要的		备选的	
体温计	叩诊锤	检耳镜	胶布
听诊器	检眼镜	检鼻镜	纱布垫
血压计	大头针或别针	鹅颈灯	手套
压舌板	卷尺、直尺	音叉128Hz、512Hz	润滑油
电筒	棉签	近视力表	便携血氧脉搏仪

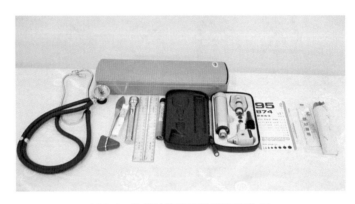

图3-1   体格检查常用的器具和物品

体格检查的方法有五种:视诊、触诊、叩诊、听诊和嗅诊。要想熟练地进行全面、有序、重点、规范和正确的体格检查,既需要扎实的医学知识,更需要反复的临床实践和丰富的临床经验。体格检查既是诊断疾病的必要步骤,也是积累临床经验的过程,也是与病人交流、沟通、建立良好医患关系的过程。

体格检查时应注意:

1. 应以病人为中心,要关心、体贴、理解病人,要有高度的责任感和良好的医德修养。

2. 检查室环境温度要适宜,检查病人时光线应适当,室内温度应适宜,环境应安静。

3. 医生应仪表端庄,着装整洁,指甲修短,举止大方,态度诚恳和蔼。

4. 检查病人前,应有礼貌地对病人做自我介绍,并说明体格检查的原因、目的和要求,便于更好地取得病人密切配合。检查结束应对病人的配合与协作表示感谢。

5. 应注意避免交叉感染,检查前医生应洗手或用消毒液擦手,必要时可穿隔离衣,戴口罩和手套,并做好隔离消毒工作。

6. 医生一般站在病人右侧,检查手法应规范轻柔。

7. 全身体格检查时应全面、有序、重点、规范和正确。体格检查要按一定顺序进行,并养成按顺序检查的习惯。避免重复和遗漏,避免反复翻动病人,力求建立规范的检查顺序。通常首先进行生命征和一般检查,然后按头、颈、胸、腹、脊柱、四肢和神经系统的顺序进行检查,必要时进行生殖器、肛门和直肠检查。根据病情轻重、避免影响检查结果等因素,可调整检查顺序,利于及时抢救和处理病人。

8. 在体格检查过程中,应注意左、右及相邻部位等的对照检查。

9. 注意保护病人隐私,依次充分暴露各被检查部位,该部位检查完毕即行遮蔽。

10. 应根据病情变化及时进行复查,有助于了解病情、补充和修正诊断。

第一章 基本方法

第一节 视 诊

视诊(inspection)是医生用眼睛观察病人全身或局部表现的诊断方法。视诊可用于全身一般状态和许多体征的检查,如年龄、发育、营养、意识状态、面容、表情、体位、姿势、步态等。局部视诊可了解病人身体各部分的改变,如皮肤、黏膜、眼、耳、鼻、口、舌、头颈、胸廓、腹形、肌肉、骨骼、关节外形等。特殊部位的视诊需借助于某些仪器如耳镜、鼻镜、检眼镜及内镜等进行检查。

不同部位的视诊内容和方法不同,但它简便易行,适用范围广,常能提供重要的诊断资料和线索,有时仅用视诊就可明确一些疾病的诊断。但视诊又是一种常被忽略的诊断和检查方法。只有在丰富医学知识和临床经验的基础上才能减少和避免视而不见的现象;只有反复临床实践,才能深入、细致、敏锐地观察;只有将视诊与其他检查方法紧密结合起来,将局部征象与全身表现结合起来,才能发现并确定具有重要诊断意义的临床征象。

第二节 触 诊

触诊(palpation)是医生通过手接触被检查部位时的感觉来进行判断的一种方法。它可以进一步检查视诊发现的异常征象,也可以明确视诊所不能明确的体征,如体温、湿度、震颤、波动、压痛、摩擦感以及包块的位置、大小、轮廓、表面性质、硬度、移动度等。触诊的适用范围很广,尤以腹部检查更为重要。由于手指指腹对触觉较为敏感,掌指关节部掌面皮肤对震动较为敏感,手背皮肤对温度较为敏感,因此触诊时多用这些部位。

一、触诊方法

触诊时,由于目的不同而施加的压力有轻有重,因而可分为浅部触诊法和深部触诊法。

1. **浅部触诊法(light palpation)** 适用于体表浅在病变(关节、软组织、浅部动脉、静脉、神经、阴囊、精索等)的检查和评估。

腹部浅部触诊可触及的深度约为1cm。触诊时,将一手放在被检查部位,用掌指关节和腕关节的协同动作以旋转或滑动方式轻压触摸。浅部触诊一般不引起病人痛苦或痛苦较轻,也多不引起肌肉紧张,因此有利于检查腹部有无压痛、抵抗感、搏动、包块和某些肿大脏器等。浅部触诊也常在深部触诊前进行,有利于病人做好接受深部触诊检查的心理准备(图3-1-1)。

2. **深部触诊法(deep palpation)** 检查时可用单手或两手重叠由浅入深,逐渐加压以达到深部触诊的目的(图3-1-2)。腹部深部触诊法触及的深度常常在2cm以上,有时可达4~5cm,主要用于检查和评估腹腔病变和脏器情况。根据检查目的和手法不同可分为以下几种。

(1)深部滑行触诊法(deep slipping palpation):检查时嘱病人张口平静呼吸,或与病人谈话以转移其注意力,尽量使腹肌松弛。医生用右手并拢的二、三、四指平放在腹壁上,以手指末端逐渐触向腹腔的脏器或包块,在被触及的包块上作上下左右滑动触摸,如为肠管或索条状包块,应向与包块长轴相垂直的方向进行滑动触诊。这种触诊方法常用于腹腔深部包块和胃肠病变的检查。

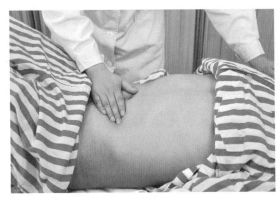

图 3-1-1　浅部触诊法

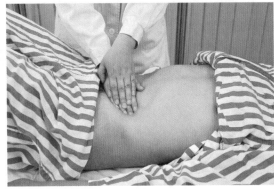

图 3-1-2　深部触诊法

（2）双手触诊法（bimanual palpation）：将左手掌置于被检查脏器或包块的背后部，右手中间三指并拢平置于腹壁被检查部位，左手掌向右手方向托起，使被检查的脏器或包块位于双手之间，并更接近体表，有利于右手触诊检查。检查时配合好病人的腹式呼吸。双手触诊法用于肝、脾、肾和腹腔肿物的检查。

（3）深压触诊法（deep press palpation）：用一个或两个并拢的手指逐渐深压腹壁被检查部位，用于探测腹腔深在病变的部位或确定腹腔压痛点，如阑尾压痛点、胆囊压痛点、输尿管压痛点等。检查反跳痛时，在手指深压的基础上稍停片刻，约 2～3 秒，迅速将手抬起，并询问病人是否感觉疼痛加重或察看面部是否出现痛苦表情。

（4）冲击触诊法（ballottement）：又称为浮沉触诊法。检查时，右手并拢的示、中、环三个手指取 70°～90°角，放置于腹壁拟检查的相应部位，作数次急速而较有力的冲击动作，在冲击腹壁时指端会有腹腔脏器或包块浮沉的感觉。这种方法一般只用于大量腹腔积液时肝、脾及腹腔包块难以触及者。手指急速冲击时，腹腔积液在脏器或包块表面暂时移去，故指端易于触及肿大的肝脾或腹腔包块。冲击触诊会使病人感到不适，操作时应避免用力过猛（图 3-1-3）。

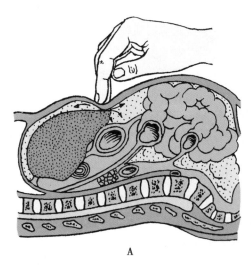

A

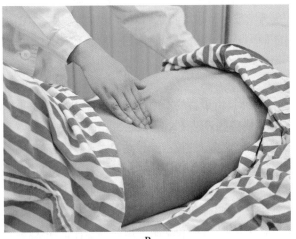

B

图 3-1-3　冲击触诊法

二、触诊注意事项

1. 检查前医生要向病人讲清触诊的目的，消除病人的紧张情绪，取得病人的密切配合。

2. 医生手应温暖，手法应轻柔，以免引起肌肉紧张，影响检查效果。在检查过程中，应随时观察病人表情。

3. 病人应采取恰当的体位。通常取仰卧位,双手置于体侧,双腿稍弯曲,腹肌尽可能放松。检查肝、脾、肾时也可嘱病人取侧卧位。

4. 腹部检查前,应嘱病人排尿,以免将充盈的膀胱误认为腹腔包块,有时也须排便后检查。

5. 触诊时医生应手脑并用,边检查边思索。应注意病变的部位、特点、毗邻关系,以明确病变的性质和来源。

第三节　叩　　诊

叩诊(percussion)是用手指叩击身体表面某一部位,使之震动而产生音响,根据震动和声响的特点来判断被检查部位的脏器状态有无异常的一种方法。

叩诊多用于确定肺尖宽度、肺下缘位置、胸膜病变、胸膜腔中液体多少或气体有无、肺部病变大小与性质、纵隔宽度、心界大小与形状、肝脾的边界、腹腔积液有无与多少,以及子宫、卵巢、膀胱有无胀大等情况。另外用手或叩诊锤直接叩击被检查部位,诊察反射情况和有无疼痛反应也属叩诊。

一、叩诊方法

根据叩诊的目的和叩诊的手法不同又分为直接叩诊法和间接叩诊法两种。

1. **直接叩诊法(direct percussion)** 医生右手中间三手指并拢,用其掌面直接拍击被检查部位,借助于拍击的反响和指下的震动感来判断病变情况的方法称为直接叩诊法(图3-1-4)。适用于胸部和腹部范围较广泛的病变,如胸膜粘连或增厚、大量胸腔积液或腹腔积液及气胸等。

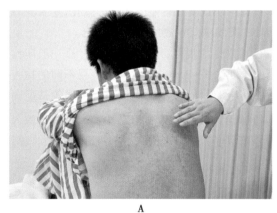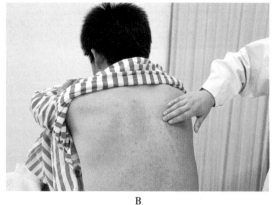

A　　　　　　　　　　　　　　　　B

图 3-1-4　直接叩诊法

2. **间接叩诊法(indirect percussion)** 为应用最多的叩诊方法。医生将左手中指第二指节紧贴于叩诊部位,其他手指稍微抬起,勿与体表接触;右手指自然弯曲,用中指端叩击左手中指末端指关节处或第二节指骨的远端,因为该处易与被检查部位紧密接触,而且对于被检查部位的震动较敏感。叩击方向应与叩诊部位的体表垂直(图3-1-5、图3-1-6)。

叩诊时应以腕关节与掌指关节的活动为主,避免肘关节和肩关节参与运动。叩击动作要灵活、短促、富有弹性。叩击后右手中指应立即抬起,以免影响对叩诊音的判断。在同一部位叩诊可连续叩击2~3下,若未获得明确印象,可再连续叩击2~3下。应避免不间断地连续地快速叩击,因为这不利于叩诊音地分辨与震动地感知。

为了检查病人肝区或肾区有无叩击痛,医生可将左手手掌平置于被检查部位,右手握成拳状,

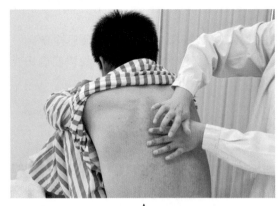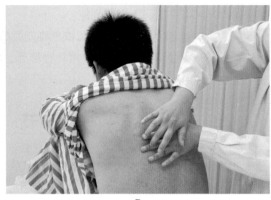

图 3-1-5 间接叩诊法

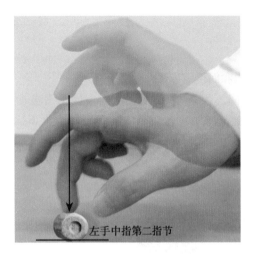

图 3-1-6 间接叩诊法示意图

并用其尺侧叩击左手手背,询问或观察病人有无疼痛感。

二、叩诊注意事项

1. 环境应安静,以免影响叩诊音的判断。

2. 根据叩诊部位不同,病人应采取适当体位,如叩诊胸部时,可取坐位或卧位;叩诊腹部时常取仰卧位;确定有无少量腹腔积液时,可嘱病人取肘膝位。

3. 叩诊时应注意对称部位的比较与鉴别。

4. 叩诊时不仅要注意叩诊音响的变化,还要注意不同病灶的震动感差异,两者应相互配合。

5. 叩诊操作应规范,用力要均匀适当,一般叩诊可达到的深度约 5 ~ 7cm。叩诊力量应视不同的检查部位、病变组织性质、范围大小或位置深浅等情况而定。病灶或检查部位范围小或位置浅,宜采取轻(弱)叩诊,如确定心、肝相对浊音界及叩诊脾界时;当被检查部位范围比较大或位置比较深时,则需要用中度力量叩诊,如确定心、肝绝对浊音界;若病灶位置距体表约达 7cm 左右时则需用重(强)叩诊。

三、叩诊音

叩诊时被叩击部位产生的反响称为叩诊音(percussion sound)。叩诊音的不同取决于被叩击部位组织或器官的致密度、弹性、含气量及与体表的间距。叩诊音根据音响的频率(高音者调高,低音者调低)、振幅(大者音响强,小者音响弱)和是否乐音(音律和谐)的不同,在临床上分为清音、浊音、鼓音、实音、过清音五种。

1. 清音(resonance) 是正常肺部的叩诊音。它是一种频率约为 100 ~ 128 次/秒,振动持续时间较长,音响不甚一致的非乐性音。提示肺组织的弹性、含气量、致密度正常。

2. 浊音(dullness) 是一种音调较高,音响较弱,振动持续时间较短的非乐性叩诊音。除音响外,板指所感到的振动也较弱。当叩击被少量含气组织覆盖的实质脏器时产生,如叩击心或肝被肺边缘所覆盖的部分,或在病理状态下如肺炎(肺组织含气量减少)的叩诊音。

3. 鼓音(tympany) 如同击鼓声,是一种和谐的乐音,音响比清音更强,振动持续时间也较长,在叩击含有大量气体的空腔脏器时出现。正常情况下可见于胃泡区和腹部,病理情况下可见于肺内空洞、气胸、气腹等。

4. 实音（flatness）　是一种音调较浊音更高，音响更弱，振动持续时间更短的一种非乐性音，如叩击心和肝等实质脏器所产生的音响。在病理状态下可见于大量胸腔积液或肺实变等。

5. 过清音（hyperresonance）　介于鼓音与清音之间，是属于鼓音范畴的一种变音，音调较清音低，音响较清音强，为一种类乐性音，正常成人是不会出现的一种病态叩击音。临床上常见于肺组织含气量增多、弹性减弱时，如肺气肿。正常儿童可叩出相对过清音。几种叩诊音及其特点见表 3-1-1。

表 3-1-1　叩诊音及其特点

叩诊音	相对强度	相对音调	相对时限	性质	出现部位	病理情况
鼓音	响亮	高	较长	鼓响样	胃泡区和腹部	大量气胸、肺空洞、气腹
过清音	更响亮	更低	更长	回响	正常不出现	肺气肿、肺含气量增加
清音	响亮	低	长	空响	正常肺	支气管炎
浊音	中等	中等	中等	重击声样	心、肝被肺覆盖的部分	大叶性肺炎
实音	弱	高	短	极钝	实质脏器部分	大量胸腔积液、肺实变

第四节　听　　诊

听诊（auscultation）是医生根据病人身体各部分活动时发出的声音判断正常与否的一种诊断方法。

广义的听诊包括听身体各部分所发出的任何声音，如语声、呼吸声、咳嗽声和呃逆、嗳气、呻吟、啼哭、呼叫发出的声音以及肠鸣音、关节活动音及骨擦音，这些声音有时可对临床诊断提供有用的线索。

一、听诊方法

听诊可分为直接听诊和间接听诊两种方法。

1. 直接听诊法（direct auscultation）　医生将耳直接贴附于被检查者的体壁上进行听诊，这种方法所能听到的体内声音很弱。这是听诊器出现之前所采用的听诊方法，目前也只有在某些特殊和紧急情况下才会采用。

2. 间接听诊法（indirect auscultation）　这是用听诊器（stethoscope）进行听诊的一种检查方法。此法方便，可以在任何体位听诊时应用，听诊效果好，因听诊器对器官活动的声音有一定的放大作用，且能阻断环境中的噪声。应用范围广，除用于心、肺、腹的听诊外，还可以听取身体其他部位发出的声音，如血管音、皮下气肿音、肌束颤动音、关节活动音、骨折面摩擦音等。

二、听诊注意事项

1. 听诊环境要安静，避免干扰；要温暖、避风以免病人由于肌束颤动而出现的附加音。

2. 切忌隔着衣服听诊，听诊器体件应直接接触皮肤以获取确切的听诊结果。为防止听诊器体件过凉，接触皮肤前应用手测试其温度，过凉时可用手摩擦捂热体件。

3. 应根据病情和听诊的需要，嘱病人采取适当的体位。

4. 要正确使用听诊器。听诊器通常由耳件、体件和软管三部分组成，其长度应与医生手臂长度相适应（图 3-1-7）。听诊前注意检查耳件方向应向前，佩戴后并适当调整其角度，检查硬管和软管管腔是否通畅。体件有钟型和膜型两种类型，钟型体件适用于听取低调声音，如二尖瓣狭窄的

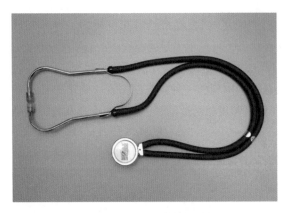

图 3-1-7　听诊器

隆隆样舒张期杂音,使用时应轻触体表被检查部位,但应注意避免体件与皮肤摩擦而产生的附加音;膜型体件适用于听取高调声音,如主动脉瓣关闭不全的杂音及呼吸音、肠鸣音等,使用时应紧触体表被检查部位。

5. 听诊时注意力要集中,听肺部时要摒除心音的干扰,听心音时要摒除呼吸音的干扰,必要时嘱病人控制呼吸配合听诊。

用听诊器进行听诊是临床医生的一项基本功,是许多疾病,尤其是心肺疾病诊断的重要手段。听诊是体格检查基本方法中的重点和难点,尤其对肺部和心脏的听诊,必须要勤学苦练、仔细体会、反复实践、善于比较,才能达到切实掌握和熟练应用的目的。

第五节　嗅　　诊

嗅诊(olfactory examination)是通过嗅觉来判断发自病人的异常气味与疾病之间关系的一种方法。来自病人皮肤、黏膜、呼吸道、胃肠道、呕吐物、排泄物、分泌物、脓液和血液等的气味,根据疾病的不同,其特点和性质也不一样。

正常汗液无特殊强烈刺激气味。酸性汗液见于风湿热和长期服用水杨酸、阿司匹林等解热镇痛药物的病人;特殊的狐臭味见于腋臭等病人,由于腋窝的皮脂腺分泌的皮脂经细菌的作用,散发出特殊的狐臭味。

正常痰液无特殊气味,若呈恶臭味,提示厌氧菌感染,见于支气管扩张症或肺脓肿;恶臭的脓液可见于气性坏疽。痰液呈现血腥味多见于大量咯血的病人。

呼吸呈刺激性蒜味见有机磷杀虫药中毒;烂苹果味见于糖尿病酮症酸中毒者,糖尿病病人病情严重时,大量脂肪在肝脏里氧化而产生酮体,并扩散到血液中,致使呼出的气息中带有丙酮,病人呼出的气体就会带有烂苹果味。氨味见于尿毒症;肝腥味见于肝性脑病者,由于甲基硫醇和二甲基二硫化物不能被肝脏代谢,在体内潴留散发出的一种特殊气味。

口臭为口腔发出难闻气味,一般见于口腔炎症、胃炎等消化道疾病。

呕吐物呈酸味提示食物在胃内滞留时间长而发酵,常见于幽门梗阻或者贲门失弛缓症的病人;呕吐物出现粪便味可见于长期剧烈呕吐或肠梗阻病人;呕吐物杂有脓液并有令人恶心的烂苹果味,可见于胃坏疽。

粪便具有腐败性臭味见于消化不良或胰腺功能不良者;腥臭味粪便见于细菌性痢疾;肝腥味粪便见于阿米巴性痢疾。

尿呈浓烈氨味见于膀胱炎,由于尿液在膀胱内被细菌发酵所致。

临床工作中,嗅诊可迅速提供具有重要意义的诊断线索,但必须要结合其他检查才能做出正确的诊断。

（卢雪峰）

第二章 一般检查

一般检查为整个体格检查过程中的第一步,是对病人全身状态的概括性观察,以视诊为主,配合触诊、听诊和嗅诊进行检查。

一般检查的内容包括:性别、年龄、体温、呼吸、脉搏、血压、发育与体型、营养状态、意识状态、面容表情、体位姿势、步态等,还有皮肤和淋巴结。

第一节　全身状态检查

一、性别

性别(sex)不难判断,因为正常人的性征很明显,性征的正常发育,在女性与雌激素和雄激素有关,在男性仅与雄激素有关。女性受雄激素的影响出现大阴唇与阴蒂的发育,腋毛阴毛生长,可出现痤疮;受雌激素的影响出现乳房、女阴、子宫及卵巢的发育。男性受雄激素的影响出现睾丸、阴茎的发育,腋毛多,阴毛呈菱形分布,声音低而洪亮,皮脂腺分泌多,可出现痤疮。疾病的发生与性别有一定的关系,某些疾病可引起性征发生改变。

二、年龄

年龄(age)的增长会使机体出现生长发育、成熟、衰老等一系列改变。年龄与疾病的发生及预后有密切的关系,如佝偻病、麻疹、白喉等多发生于幼儿及儿童;结核病、风湿热多发生于少年与青年;动脉硬化性疾病、某些癌肿多发生于老年。年龄大小一般通过问诊即可得知,但在某些情况下,如昏迷、死亡或隐瞒年龄时则需通过观察进行判断,其方法是通过观察皮肤的弹性与光泽、肌肉的状态、毛发的颜色和分布、面与颈部皮肤的皱纹、牙齿的状态等进行大体上的判断。

三、生命体征

生命体征(vital sign)是评价生命活动存在与否及其质量的指标,包括体温、脉搏、呼吸和血压,为体格检查时必须检查的项目之一。

（一）体温

生理情况下,体温会有一定的波动。清晨体温略低,下午略高,24小时内波动幅度一般不超过1℃;运动或进食后体温略高;老年人体温略低;月经期前或妊娠期妇女体温略高。体温高于正常称为发热。体温低于正常称为体温过低,见于休克、严重营养不良、甲状腺功能减退、低血糖昏迷等情况。

1. 体温测量及正常范围　测量体温方法要规范,保证结果准确。国内一般按摄氏法进行记录。测量体温的常规方法有腋测法、口测法和肛测法,近年来还出现了耳测法和额测法。所用体温计有水银体温计、电子体温计和红外线体温计。

（1）腋测法:将体温计头端置于病人腋窝深处,嘱病人用上臂将体温计夹紧,10分钟后读数。正常值36~37℃。使用该法时,注意腋窝处应无致热或降温物品,并应将腋窝汗液擦干,以免影响测定结果。该法简便、安全、且不易发生交叉感染,为最常用的体温测定方法。

（2）口测法：将消毒后的体温计头端置于病人舌下，让其紧闭口唇，5 分钟后读数。正常值为 36.3～37.2℃。使用该法时应嘱病人不用口腔呼吸，测量前 10 分钟内禁饮热水和冰水，以免影响测量结果。该法结果较为准确，但不能用于婴幼儿及神志不清者。

（3）肛测法：让病人取侧卧位，将肛门体温计头端涂以润滑剂后，徐徐插入肛门内达体温计长度的一半为止，5 分钟后读数。正常值为 36.5～37.7℃。肛测法一般较口测法读数高 0.2～0.5℃。该法测值稳定，多用于婴幼儿及神志不清者。

耳测法是应用红外线耳式体温计，测量鼓膜的温度，此法多用于婴幼儿。额测法是应用红外线测温计，测量额头皮肤温度，此法仅用于体温筛查。

2. 体温的记录方法　体温测定的结果，应按时记录于体温记录单上，描绘出体温曲线。多数发热性疾病，其体温曲线的变化具有一定的规律性，称为热型，见第一篇第一节。

3. 体温测量误差的常见原因　临床上有时出现体温测量结果与病人的全身状态不一致，应对其原因进行分析，以免导致诊断和处理上的错误。体温测量误差的常见原因有以下几个方面：

（1）测量前未将体温计的汞柱甩到 35℃以下，致使测量结果高于实际体温。

（2）采用腋测法时，由于病人明显消瘦、病情危重或神志不清而不能将体温计夹紧，致使测量结果低于实际体温。

（3）检测局部存在冷热物品或刺激时，可对测定结果造成影响，如用温水漱口、局部放置冰袋或热水袋等。

（二）呼吸

观察记录病人呼吸的节律性及每分钟次数，检测方法见第三篇第五章第三节。

（三）脉搏

观察记录病人脉搏的节律性及每分钟次数，检测方法见第三篇第五章第六节。

（四）血压

观察动脉血压的高低，检测方法见第三篇第五章第六节。

四、发育与体型

（一）发育

发育（development）应通过病人年龄、智力和体格成长状态（包括身高、体重及第二性征）之间的关系进行综合评价。发育正常者，其年龄、智力与体格的成长状态处于均衡一致。成年以前，随年龄的增长，体格不断成长，在青春期，尚可出现一段生长速度加快的青春期急速成长期，属于正常发育状态。

成人发育正常的指标包括：①头部的长度为身高的 1/7～1/8；②胸围为身高的 1/2；③双上肢展开后，左右指端的距离与身高基本一致；④坐高等于下肢的长度。正常人各年龄组的身高与体重之间存在一定的对应关系。

机体的发育受种族遗传、内分泌、营养代谢、生活条件及体育锻炼等多种因素的影响。

临床上的病态发育与内分泌的改变密切相关。在青春期前，如出现腺垂体功能亢进，可致体格异常高大称为巨人症（gigantism）；如发生垂体功能减退，可致体格异常矮小称为垂体性侏儒症（pituitary dwarfism）。甲状腺对体格发育也有很大影响，在新生儿期，如发生甲状腺功能减退，可导致体格矮小和智力低下，称为呆小病（cretinism）。

性激素决定第二性征的发育，当性激素分泌受损，可导致第二性征的改变。男性病人表现为上、下肢过长，骨盆宽大，无胡须、毛发稀少，皮下脂肪丰满，外生殖器发育不良，发音女声；女性病人出现乳房发育不良、闭经、体格男性化、多毛、皮下脂肪减少、发音男声。性激素对体格亦具有一定的影响，性早熟儿童，患病初期可较同龄儿童体格发育快，但常因骨骺过早闭合限制其后期的体格发育。

（二）体型

体型（habitus）是身体各部发育的外观表现，包括骨骼、肌肉的生长与脂肪分布的状态等。成年人的体型可分为以下 3 种：

1. **无力型**　亦称瘦长型，表现为体高肌瘦、颈细长、肩窄下垂、胸廓扁平、腹上角小于 90°。

2. **正力型**　亦称匀称型，表现为身体各个部分结构匀称适中，腹上角 90° 左右，见于多数正常成人。

3. **超力型**　亦称矮胖型，表现为体格粗壮、颈粗短、面红、肩宽平、胸围大、腹上角大于 90°。

病态异常体型常见的有：①矮小型：见于垂体性侏儒症、呆小病、性早熟等；②高大型：见于巨人症、肢端肥大症等。

五、营养状态

营养状态（state of nutrition）与食物的摄入、消化、吸收和代谢等因素密切相关，其好坏可作为鉴定健康和疾病程度的标准之一。尽管营养状态与多种因素有关，但对营养状态异常通常采用肥胖和消瘦进行描述。

营养状态一般较易评价，通常根据皮肤、毛发、皮下脂肪、肌肉的发育情况进行综合判断。最简便而迅速的方法是观察皮下脂肪充实的程度，尽管脂肪的分布存在个体差异，男女亦各有不同，但前臂屈侧或上臂背侧下 1/3 处脂肪分布的个体差异最小，为判断脂肪充实程度最方便和最适宜的部位。此外，在一定时间内监测体重的变化亦可反映机体的营养状态。

临床上通常用良好、中等、不良三个等级对营养状态进行描述。①良好：黏膜红润、皮肤光泽、弹性良好，皮下脂肪丰满而有弹性，肌肉结实，指甲、毛发润泽，肋间隙及锁骨上窝深浅适中，肩胛部和股部肌肉丰满。②不良：皮肤黏膜干燥、弹性降低，皮下脂肪菲薄，肌肉松弛无力，指甲粗糙无光泽、毛发稀疏，肋间隙、锁骨上窝凹陷，肩胛骨和髂骨嶙峋突出。③中等：介于两者之间。

临床上常见的营养状态异常包括营养不良和营养过度两个方面。

1. **营养不良**　由于摄食不足或（和）消耗增多引起。一般轻微或短期的疾病不易导致营养状态的异常，故营养不良多见于长期或严重的疾病。当体重减轻低于标准体重的 10% 时称为消瘦，标准体重计算见第一篇第二十五节。根据体重指数（BMI）判定，世界卫生组织标准，$BMI < 18.5 kg/m^2$ 为消瘦，我国标准与此相同。极度消瘦者称为恶病质（cachexia）。引起营养不良的常见原因有以下几个方面：

（1）摄食障碍：多见于食管、胃肠道疾病，神经系统及肝、肾等疾病引起的严重恶心、呕吐等。

（2）消化吸收障碍：见于胃、肠、胰腺、肝脏及胆道疾病引起消化液或酶的合成和分泌减少，影响消化和吸收。

（3）消耗增多：见于慢性消耗性疾病，如长期活动性肺结核、恶性肿瘤、代谢性疾病、内分泌疾病等，出现糖、脂肪和蛋白质的消耗过多。

2. **营养过度**　体内脂肪积聚过多，主要表现为体重增加，超过标准体重的 20% 为肥胖，根据体重指数（BMI）判定，世界卫生组织标准，$BMI \geq 30 kg/m^2$ 为肥胖，我国标准，$BMI \geq 28 kg/m^2$ 为肥胖。按其病因可将肥胖分为原发性和继发性两种。

（1）原发性肥胖：亦称单纯性肥胖，为摄入热量过多所致，表现为全身脂肪分布均匀，身体各个部位无异常改变，常有一定的遗传倾向。

（2）继发性肥胖：主要为某些内分泌疾病所致。如下丘脑、垂体疾病、库欣综合征、甲状腺功能减退症、性腺功能减退症等。

六、意识状态

意识(consciousness)是指人对环境和自身状态的认知与觉察能力,是大脑高级神经中枢功能活动的综合表现。正常人意识清晰,定向力正常,反应敏锐精确,思维和情感活动正常,语言流畅、准确,表达能力良好。凡能影响大脑功能活动的疾病均可引起程度不等的意识改变,称为意识障碍。病人可出现兴奋不安、思维紊乱、语言表达能力减退或失常、情感活动异常、无意识动作增加等。根据意识障碍的程度可将其分为嗜睡、意识模糊、昏睡、谵妄以及昏迷,详见第一篇第三十一节。

判断病人意识状态多采用问诊,通过交谈了解病人的思维、反应、情感、计算及定向力等方面的情况。对较为严重者,尚应进行痛觉试验、瞳孔反射等检查,以确定病人意识障碍的程度。

七、语调与语态

语调(tone)指言语过程中的音调。神经和发音器官的病变可使音调发生改变,如喉部炎症、结核和肿瘤可引起声音嘶哑,脑血管意外可引起音调变浊和发音困难,喉返神经麻痹可引起音调降低和语言共鸣消失。

语态(voice)指言语过程中的节奏。语态异常指语言节奏紊乱,出现语言不畅,快慢不均,音节不清,见于帕金森病、舞蹈症、手足徐动症及口吃等。

某些口腔或鼻腔病变(如扁桃体周围脓肿、舌部溃疡、舌体肥大、肿瘤等),均可引起语调、语态改变。

八、面容与表情

面容(facial features)是指面部呈现的状态;表情(expression)是在面部或姿态上思想感情的表现。健康人表情自然,神态安怡。患病后因病痛困扰,常出现痛苦、忧虑或疲惫的面容与表情。某些疾病发展到一定程度时,尚可出现特征性的面容与表情,对疾病的诊断具有重要价值。

通过视诊即可确定病人的面容和表情,临床上常见的典型面容改变有以下几种:

1. **急性病容**　面色潮红,兴奋不安,鼻翼扇动,口唇疱疹,表情痛苦。多见于急性感染性疾病,如肺炎球菌肺炎、疟疾、流行性脑脊髓膜炎等。

2. **慢性病容**　面容憔悴,面色晦暗或苍白无华,目光暗淡,表情忧虑。见于慢性消耗性疾病,如恶性肿瘤、肝硬化、严重结核病等。

3. **贫血面容**　面色苍白,唇舌色淡,表情疲惫。见于各种原因所致的贫血。

4. **肝病面容**　面色晦暗,额部、鼻背、双颊有褐色色素沉着。见于慢性肝脏疾病。

5. **肾病面容**　面色苍白,眼睑、颜面水肿,舌色淡、舌缘有齿痕。见于慢性肾脏疾病。

6. **甲状腺功能亢进面容**　面容惊愕,睑裂增宽,眼球凸出,目光炯炯,兴奋不安,烦躁易怒。见于甲状腺功能亢进症(图3-2-1)。

7. **黏液性水肿面容**　面色苍黄,颜面水肿,睑厚面宽,目光呆滞,反应迟钝,眉毛、头发稀疏,舌色淡、肥大。见于甲状腺功能减退症。

8. **二尖瓣面容**　面色晦暗、双颊紫红、口唇轻度发绀。见于风湿性心瓣膜病二尖瓣狭窄(图3-2-2)。

9. **肢端肥大症面容**　头颅增大,面部变长,下颌增大、向前突出,眉弓及两颧隆起,唇舌肥厚,耳鼻增大。见于肢端肥大症(图3-2-3)。

10. **伤寒面容**　表情淡漠,反应迟钝呈无欲状态。见于肠伤寒、脑脊髓膜炎、脑炎等高热衰竭病人。

11. **苦笑面容**　牙关紧闭,面肌痉挛,呈苦笑状。见于破伤风。

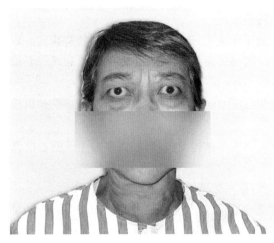

图 3-2-1　甲状腺功能亢进面容

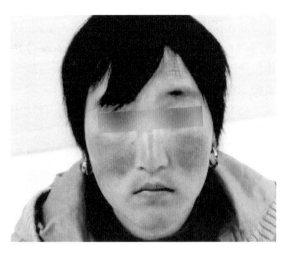

图 3-2-2　二尖瓣面容

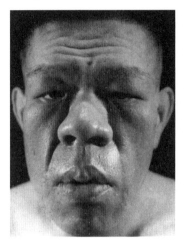

图 3-2-3　肢端肥大症面容

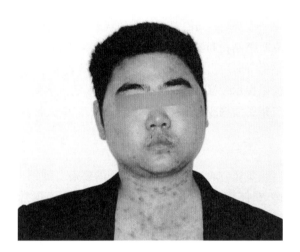

图 3-2-4　满月面容

12. **满月面容**　面圆如满月,皮肤发红,常伴痤疮和胡须生长。见于库欣综合征及长期应用糖皮质激素者(图 3-2-4)。

13. **面具面容**　面部呆板、无表情,似面具样。见于帕金森病、脑炎等。

九、体位

体位(position)是指病人身体所处的状态。体位的改变对某些疾病的诊断具有一定的意义。常见的体位有以下几种。

1. **自主体位(active position)**　身体活动自如,不受限制。见于正常人、轻症和疾病早期病人。

2. **被动体位(passive position)**　病人不能自己调整或变换身体的位置。见于极度衰竭或意识丧失者。

3. **强迫体位(compulsive position)**　病人为减轻痛苦,被迫采取某种特殊的体位。临床上常见的强迫体位可分为以下几种:

(1)强迫仰卧位:病人仰卧,双腿蜷曲,借以减轻腹部肌肉的紧张程度。见于急性腹膜炎等。

(2)强迫俯卧位:俯卧位可减轻脊背肌肉的紧张程度。见于脊柱疾病。

（3）强迫侧卧位：有胸膜疾病的病人多采取患侧卧位，可限制患侧胸廓活动而减轻疼痛和有利于健侧代偿呼吸。见于一侧胸膜炎和大量胸腔积液的病人。

（4）强迫坐位：亦称端坐呼吸（orthopnea），病人坐于床沿上，以两手置于膝盖或扶持床边。该体位便于辅助呼吸肌参与呼吸运动，加大膈肌活动度，增加肺通气量，并减少回心血量和减轻心脏负担。见于心、肺功能不全病人。

（5）强迫蹲位：病人在活动过程中，因呼吸困难和心悸而停止活动并采用蹲踞位或膝胸位以缓解症状。见于先天性发绀型心脏病。

（6）强迫停立位：在步行时心前区疼痛突然发作，病人常被迫立刻站住，并以右手按抚心前部位，待症状稍缓解后才继续行走。见于心绞痛。

（7）辗转体位：病人辗转反侧，坐卧不安。见于胆石症、胆道蛔虫症、肾绞痛等。

（8）角弓反张位：病人颈及脊背肌肉强直，出现头向后仰，胸腹前凸，背过伸，躯干呈弓形。见于破伤风及小儿脑膜炎。

十、姿势

姿势（posture）是指举止的状态。健康成人躯干端正，肢体活动灵活适度。正常的姿势主要依靠骨骼结构和各部分肌肉的紧张度来保持，但亦受机体健康状况及精神状态的影响，如疲劳和情绪低沉时可出现肩垂、弯背、拖拉蹒跚的步态。病人因疾病的影响，可出现姿势的改变。颈部活动受限提示颈椎疾病；充血性心力衰竭病人多愿采取坐位；腹部疼痛时可有躯干制动或弯曲，胃、十二指肠溃疡或胃肠痉挛性疼痛发作时，病人常捧腹而行。

十一、步态

步态（gait）指走动时所表现的姿态。健康人的步态因年龄、机体状态和所受训练的影响而有不同表现，如小儿喜急行或小跑，青壮年矫健快速，老年人则常为小步慢行。当患某些疾病时可导致步态发生显著改变，并具有一定的特征性，有助于疾病的诊断。常见的典型异常步态有以下几种：

1. **蹒跚步态（waddling gait）** 走路时身体左右摇摆似鸭行。见于佝偻病、大骨节病、进行性肌营养不良或先天性双侧髋关节脱位等。

2. **醉酒步态（drunken man gait）** 行走时躯干重心不稳，步态紊乱不准确如醉酒状。见于小脑疾病、酒精及巴比妥中毒。

3. **共济失调步态（ataxic gait）** 起步时一脚高抬，骤然垂落，且双目向下注视，两脚间距很宽，以防身体倾斜，闭目时则不能保持平衡。见于脊髓病变病人。

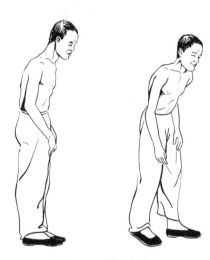

图 3-2-5 慌张步态

4. **慌张步态（festinating gait）** 起步后小步急速趋行，双脚擦地，身体前倾，有难以止步之势。见于帕金森病病人（图 3-2-5）。

5. **跨阈步态（steppage gait）** 由于踝部肌腱、肌肉弛缓，患足下垂，行走时必须抬高下肢才能起步。见于腓总神经麻痹（图 3-2-6）。

6. **剪刀步态（scissors gait）** 由于双下肢肌张力增高，尤以伸肌和内收肌张力增高明显，移步时下肢内收过度，两腿交叉呈剪刀状。见于脑性瘫痪与截瘫病人（图 3-2-7）。

7. **间歇性跛行（intermittent claudication）** 步行中，因下肢突发性酸痛乏力，病人被迫停止行进，需稍休息后方能继续行进。见于高血压、动脉硬化病人。

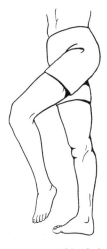

图 3-2-6 跨阈步态

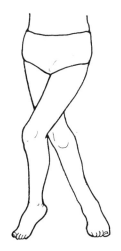

图 3-2-7 剪刀步态

第二节 皮 肤

皮肤本身的疾病很多,许多疾病在病程中可伴随着多种皮肤病变和反应。皮肤的病变和反应有的是局部的,有的是全身的。皮肤病变除颜色改变外,亦可为湿度、弹性的改变,以及出现皮疹、出血点、紫癜、水肿及瘢痕等。皮肤病变的检查一般通过视诊观察,有时尚需配合触诊。

(一) 颜色

皮肤的颜色(skin color)与种族遗传有关,同一种族可因毛细血管的分布、血液的充盈度、色素量的多少、皮下脂肪的厚薄不同而异,同一个人不同部位、不同生理及疾病状态、不同环境下也不相同。

1. 苍白(pallor) 皮肤苍白可由贫血、末梢毛细血管痉挛或充盈不足所致,如寒冷、惊恐、休克、虚脱以及主动脉瓣关闭不全等。仅见肢端苍白,可能与肢体动脉痉挛或阻塞有关,如雷诺病、血栓闭塞性脉管炎等。

2. 发红(redness) 皮肤发红是由于毛细血管扩张充血、血流加速、血量增加以及红细胞量增多所致,在生理情况下见于运动、饮酒后;病理情况下见于发热性疾病,如肺炎球菌肺炎、肺结核、猩红热、阿托品及一氧化碳中毒等。皮肤持久性发红见于库欣综合征及真性红细胞增多症。

3. 发绀(cyanosis) 皮肤呈青紫色,常出现于口唇、耳廓、面颊及肢端。见于还原血红蛋白增多或异常血红蛋白血症,详见第一篇第六节。

4. 黄染(stained yellow) 皮肤黏膜发黄称为黄染,常见的原因有:

(1) 黄疸:由于血清内胆红素浓度增高使皮肤黏膜发黄称为黄疸。血清总胆红素浓度超过34.2μmol/L 时,可出现黄疸。黄疸引起皮肤黏膜黄染的特点是:①黄疸首先出现于巩膜、硬腭后部及软腭黏膜上,随着血中胆红素浓度的继续增高,黏膜黄染更明显时,才会出现皮肤黄染;②巩膜黄染是连续的,近角巩膜缘处黄染轻、黄色淡,远角巩膜缘处黄染重、黄色深。

(2) 胡萝卜素增高:过多食用胡萝卜、南瓜、橘子、橘子汁等可引起血中胡萝卜素增高,当超过2.5g/L 时,也可使皮肤黄染。其特点是:①黄染首先出现于手掌、足底、前额及鼻部皮肤;②一般不出现巩膜和口腔黏膜黄染;③血中胆红素不高;④停止食用富含胡萝卜素的蔬菜或果汁后,皮肤黄染逐渐消退。

(3) 长期服用含有黄色素的药物:如米帕林、呋喃类等药物也可引起皮肤黄染。其特点是:①黄染首先出现于皮肤,严重者也可出现于巩膜;②巩膜黄染的特点是角巩膜缘处黄染重,黄色深;离角巩膜缘越远,黄染越轻,黄色越淡,这一点是与黄疸的重要区别。

5. 色素沉着（pigmentation）　是由于表皮基底层的黑色素增多所致的部分或全身皮肤色泽加深。生理情况下，身体的外露部分以及乳头、腋窝、生殖器官、关节、肛门周围等处皮肤色素较深。如果这些部位的色素明显加深或其他部位出现色素沉着，则提示为病理征象。常见于慢性肾上腺皮质功能减退，其他如肝硬化、晚期肝癌、肢端肥大症、黑热病、疟疾以及使用某些药物如砷剂和抗肿瘤药物等，亦可引起不同程度的皮肤色素沉着。

妇女妊娠期间，面部、额部可出现棕褐色对称性色素斑，称为妊娠斑；老年人也可出现全身或面部的散在色素斑，称为老年斑。

6. 色素脱失　正常皮肤均含有一定量的色素，当缺乏酪氨酸酶致体内酪氨酸不能转化为多巴而形成黑色素时，即可发生色素脱失。临床上常见的色素脱失，有白癜、白斑及白化症。

（1）白癜风（vitiligo）：为多形性大小不等的色素脱失斑片，发生后可逐渐扩大，但进展缓慢，无自觉症状亦不引起生理功能改变。见于白癜风病人，有时偶见于甲状腺功能亢进症、肾上腺皮质功能减退症及恶性贫血病人。

（2）白斑（leukoplakia）：多为圆形或椭圆形色素脱失斑片，面积一般不大，常发生于口腔黏膜及女性外阴部，部分白斑可发生癌变。

（3）白化病（albinismus）：为全身皮肤和毛发色素脱失，头发可呈浅黄色或金黄色。属于遗传性疾病，为先天性酪氨酸酶合成障碍所致。

（二）湿度

皮肤湿度（moisture）与皮肤的排泌功能有关，排泌功能是由汗腺和皮脂腺完成的，但汗腺起主要作用。出汗多者皮肤比较湿润，出汗少者比较干燥。在气温高、湿度大的环境中出汗增多是生理的调节功能。在病理情况下，可发生出汗增多或无汗，具有一定的诊断价值。如风湿病、结核病和布氏杆菌病出汗较多；甲状腺功能亢进症、佝偻病、脑炎后遗症亦经常伴有多汗。夜间睡后出汗称为盗汗，多见于结核病。手足皮肤发凉而大汗淋漓称为冷汗，见于休克和虚脱病人。

（三）弹性

皮肤弹性（elasticity）与年龄、营养状态、皮下脂肪及组织间隙所含液体量有关。儿童及青年皮肤紧张富有弹性；中年以后皮肤组织逐渐松弛，弹性减弱；老年皮肤组织萎缩，皮下脂肪减少，弹性减退。检查皮肤弹性时，常选择手背或上臂内侧部位，以拇指和示指将皮肤提起，松手后如皮肤皱褶迅速平复为弹性正常，如皱褶平复缓慢为弹性减弱，后者见于长期消耗性疾病或严重脱水者。发热时血液循环加速，周围血管充盈，可使皮肤弹性增加。

（四）皮疹

皮疹（skin eruption）多为全身性疾病的表现之一，是临床上诊断某些疾病的重要依据。皮疹的种类很多，常见于传染病、皮肤病、药物及其他物质所致的过敏反应等。其出现的规律和形态有一定的特异性，发现皮疹时应仔细观察和记录其出现与消失的时间、发展顺序、分布部位、形态大小、颜色及压之是否退色、平坦或隆起、有无瘙痒及脱屑等。临床上常见的皮疹有以下几种：

1. 斑疹（maculae）　表现为局部皮肤发红，一般不凸出皮肤表面。见于斑疹伤寒、丹毒、风湿性多形性红斑等。

2. 玫瑰疹（roseola）　为一种鲜红色圆形斑疹，直径 2～3mm，为病灶周围血管扩张所致。检查时拉紧附近皮肤或以手指按压可使皮疹消退，松开时又复出现，多出现于胸腹部。为伤寒和副伤寒的特征性皮疹。

3. 丘疹（papules）　除局部颜色改变外，病灶凸出皮肤表面。见于药物疹、麻疹及湿疹等。

4. 斑丘疹（maculopapule）　在丘疹周围有皮肤发红的底盘称为斑丘疹。见于风疹、猩红热和药物疹等。

5. 荨麻疹（urticaria）　为稍隆起皮肤表面的苍白色或红色的局限性水肿，为速发性皮肤变态反应所致，见于各种过敏反应。

6. 疱疹（bleb） 为局限性高出皮面的腔性皮损，颜色可因腔内所含液体不同而异。腔内液体为血清、淋巴液，直径小于1cm者为小水疱，可见于单纯疱疹、水痘等。直径大于1cm为大水疱。腔内含脓者为脓疱，脓疱可以原发也可以由水疱感染而来，可见于糖尿病足和烫伤病人。

（五）脱屑

皮肤脱屑（desquamation）常见于正常皮肤表层不断角化和更新，但由于数量很少，一般不易察觉。病理状态下可见大量皮肤脱屑。米糠样脱屑常见于麻疹；片状脱屑常见于猩红热；银白色鳞状脱屑见于银屑病。

（六）皮下出血

皮下出血（subcutaneous hemorrhage）根据其直径大小及伴随情况分为以下几种：①小于2mm称为瘀点（petechia）；②3～5mm称为紫癜（purpura）；③大于5mm称为瘀斑（ecchymosis）；④片状出血并伴有皮肤显著隆起称为血肿（hematoma）。检查时，较大面积的皮下出血易于诊断，对于较小的瘀点应注意与红色的皮疹或小红痣进行鉴别，皮疹受压时，一般可退色或消失，瘀点和小红痣受压后不退色，但小红痣于触诊时可感到稍高于皮肤表面，且表面光亮。皮下出血常见于造血系统疾病、重症感染、某些血管损害性疾病以及毒物或药物中毒等。

（七）蜘蛛痣与肝掌

皮肤小动脉末端分支性扩张所形成的血管痣，形似蜘蛛，称为蜘蛛痣（spider angioma）（图3-2-8）。多出现于上腔静脉分布的区域内，如面、颈、手背、上臂、前胸和肩部等处，其大小不等。检查时用棉签等物品压迫蜘蛛痣的中心，其辐射状小血管网立即消失，去除压力后又复出现。一般认为蜘蛛痣的出现与肝脏对雌激素的灭活作用减弱有关，常见于急、慢性肝炎或肝硬化。

慢性肝病病人手掌大、小鱼际处常发红，加压后退色，称为肝掌（liver palm）（图3-2-9），发生机制与蜘蛛痣相同。

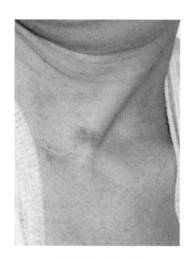

图3-2-8 蜘蛛痣

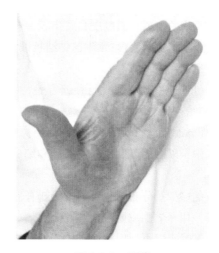

图3-2-9 肝掌

（八）水肿

水肿（edema）是指皮下组织的细胞内及组织间隙内液体积聚过多。水肿的检查应以视诊和触诊相结合，仅凭视诊虽可诊断明显水肿，但不易发现轻度水肿。凹陷性水肿局部受压后可出现凹陷，而黏液性水肿及象皮肿（丝虫病）尽管组织肿胀明显，但受压后并无组织凹陷。根据水肿的轻重，可分为轻、中、重三度。

轻度：仅见于眼睑、眶下软组织、胫骨前、踝部皮下组织，指压后可见组织轻度下陷，平复较快。

中度：全身组织均见明显水肿，指压后可出现明显的或较深的组织下陷，平复缓慢。

重度：全身组织严重水肿，身体低位皮肤紧张发亮，甚至有液体渗出。此外，胸腔、腹腔等浆膜腔内可见积液,外阴部亦可见严重水肿。

(九) 皮下结节

皮下结节(subcutaneous nodules)较大的通过视诊即可发现,对较小的结节则必须触诊方能查及。无论大小结节均应触诊检查,注意其大小、硬度、部位、活动度及有无压痛等。常见的皮下结节有下列几种:

1. **风湿结节** 位于关节、骨隆突附近,圆形质硬无压痛的皮下结节,其数目不多,且大小不等(直径为0.5~2.0cm)。见于风湿热和类风湿等疾病。

2. **囊蚴结节** 于躯干、四肢皮下出现黄豆或略大的结节,其特点为圆形或椭圆形,表面平滑,无压痛,与皮肤无粘连,可推动,质地硬韧,数目多少不一。见于囊尾蚴病,也称囊虫病。

3. **痛风结节** 也称痛风石,是血液尿酸浓度增高,尿酸盐结晶在皮下结缔组织沉积所致。一般以外耳的耳廓、跖趾、指(趾)关节及掌指关节等部位多见。为大小不一(直径为0.2~2.0cm)黄白色结节,为痛风特征性病变。

4. **结节性红斑** 多见于青壮年女性,好发于小腿伸侧,常为对称性,大小不一(直径为1~5cm)、数目不等的疼痛性结节。皮损由鲜红色变为紫红色,最后可为黄色。常持续数天或数周而逐渐消退,不留瘢痕。见于溶血性链球菌感染、自身免疫性疾病等。

5. **其他**

(1) 脂膜炎结节:见于脂膜炎。

(2) 动脉炎结节:见于结节性多发动脉炎。

(3) Osler 小结:见于感染性心内膜炎。

(十) 瘢痕

瘢痕(scar)指皮肤外伤或病变愈合后结缔组织增生形成的斑块。表面低于周围正常皮肤者为萎缩性瘢痕;高于周围正常皮肤者为增生性瘢痕。外伤、感染及手术等均可在皮肤上遗留瘢痕,为曾患某些疾病的证据。患过皮肤疮疖者在相应部位可遗留瘢痕;患过天花者,在其面部或其他部位有多数大小类似的瘢痕;颈淋巴结结核破溃愈合后的病人常遗留颈部皮肤瘢痕。

(十一) 毛发

毛发(hair)的颜色、曲直与种族有关,其分布、多少和颜色可因性别与年龄而有不同,亦受遗传、营养和精神状态的影响。正常人毛发的多少存在一定差异,一般男性体毛较多,阴毛呈菱形分布,以耻骨部最宽,上方尖端可达脐部,下方尖端可延至肛门前方;女性体毛较少,阴毛多呈倒三角形分布。中年以后因毛发根部的血运和细胞代谢减退,头发可逐渐减少或色素脱失,形成秃顶或白发。

毛发的多少及分布变化对临床诊断有辅助意义。毛发增多见于一些内分泌疾病,如库欣综合征及长期使用肾上腺皮质激素及性激素者,女性病人除一般体毛增多外,尚可生长胡须。病理性毛发脱落常见于以下原因:

(1) 头部皮肤疾病:如脂溢性皮炎、螨寄生等可呈不规则脱发,以顶部为著。

(2) 神经营养障碍:如斑秃,脱发多为圆形,范围大小不等,发生突然,可以再生。

(3) 发热性疾病:如伤寒等。

(4) 内分泌疾病:如甲状腺功能减退症、垂体功能减退症及性腺功能减退症等。

(5) 理化因素:如过量的放射线影响,某些抗癌药物如环磷酰胺、顺铂等。

第三节 淋 巴 结

淋巴结分布于全身,一般体格检查仅能检查身体各部表浅的淋巴结。正常情况下,淋巴结较小,直径多在0.2~0.5cm之间,质地柔软,表面光滑,与毗邻组织无粘连,不易触及,亦无压痛。

一、表浅淋巴结分布

（一）头颈部

颈部淋巴结群见图 3-2-10。

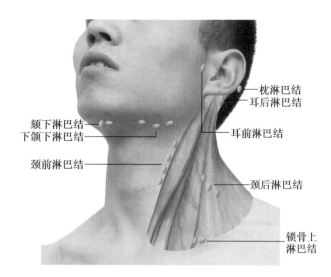

图 3-2-10 颈部淋巴结群

1. **耳前淋巴结** 位于耳屏前方。
2. **耳后淋巴结** 位于耳后乳突表面、胸锁乳突肌止点处,亦称为乳突淋巴结。
3. **枕淋巴结** 位于枕部皮下,斜方肌起点与胸锁乳突肌止点之间。
4. **下颌下淋巴结** 位于下颌下腺附近,在下颌角与颏部之中间部位。
5. **颏下淋巴结** 位于颏下三角内,下颌舌骨肌表面,两侧下颌骨前端中点后方。
6. **颈前淋巴结** 位于胸锁乳突肌表面及下颌角处。
7. **颈后淋巴结** 位于斜方肌前缘。
8. **锁骨上淋巴结** 位于锁骨与胸锁乳突肌所形成的夹角处。

（二）上肢

1. **腋窝淋巴结** 是上肢最大的淋巴结组群,可分为五群(图 3-2-11):
（1）外侧淋巴结群:位于腋窝外侧壁。

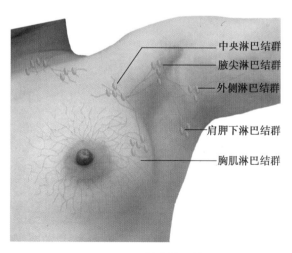

图 3-2-11 腋窝淋巴结

（2）胸肌淋巴结群：位于胸大肌下缘深部。

（3）肩胛下淋巴结群：位于腋窝后皱襞深部。

（4）中央淋巴结群：位于腋窝内侧壁近肋骨及前锯肌处。

（5）腋尖淋巴结群：位于腋窝顶部。

2. **滑车上淋巴结**　位于上臂内侧，内上髁上方3～4cm处，肱二头肌与肱三头肌之间的间沟内。

（三）下肢

1. **腹股沟淋巴结**　位于腹股沟韧带下方股三角内，它又分为上、下两群（图3-2-12）：

（1）上群：位于腹股沟韧带下方，与韧带平行排列，故又称为腹股沟韧带横组或水平组。

（2）下群：位于大隐静脉上端，沿静脉走向排列，故又称为腹股沟淋巴结纵组或垂直组。

2. **腘窝淋巴结**　位于小隐静脉和腘静脉的汇合处。

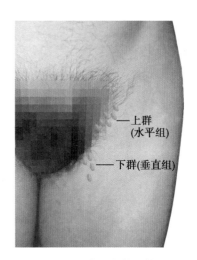

图3-2-12　腹股沟淋巴结

二、检查方法及顺序

（一）检查方法

检查淋巴结的方法是视诊和触诊。视诊时不仅要注意局部征象（包括皮肤是否隆起，颜色有无变化，有无皮疹、瘢痕、瘘管等）也要注意全身状态。

触诊是检查淋巴结的主要方法。检查者将示、中、环三指并拢，其指腹平放于被检查部位的皮肤上进行滑动触诊，这里所说的滑动是指腹按压的皮肤与皮下组织之间的滑动；滑动的方式应取相互垂直的多个方向或转动式滑动，这有助于淋巴结与肌肉和血管结节的区别。

检查颈部淋巴结时可站在被检查前面或背后，手指紧贴检查部位，由浅及深进行滑动触诊，嘱被检查者头稍低，或偏向检查侧，以使皮肤或肌肉松弛，有利于触诊。被检查者卧位时，检查颈部淋巴结见图3-2-13。检查锁骨上淋巴结时，让被检查者取坐位或卧位，头部稍向前屈，用双手进行触诊，左手触诊右侧，右手触诊左侧，由浅部逐渐触摸至锁骨后深部。检查腋窝淋巴结时，被检查者前臂稍外展，检查者以右手检查左侧，以左手检查右侧，触诊时由浅及深至腋窝各部。检查滑车上淋巴结时，以左（右）手扶托被检查者左（右）前臂，以右（左）手向滑车上由浅及深进行触摸（图3-2-14）。

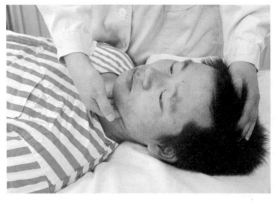

图3-2-13　颈部淋巴结触诊

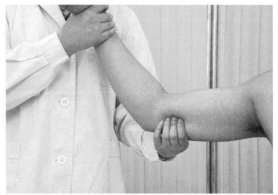

图3-2-14　滑车上淋巴结触诊

发现淋巴结肿大时，应注意其部位、大小、数目、硬度、压痛、活动度、有无粘连，局部皮肤有无红肿、瘢痕、瘘管等。同时注意寻找引起淋巴结肿大的原发病灶。

（二）检查顺序

全身体格检查时,淋巴结的检查应在相应身体部位检查过程中进行。为了避免遗漏应特别注意淋巴结的检查顺序。头颈部淋巴结的检查顺序是:耳前、耳后、枕部、下颌下、颏下、颈前、颈后、锁骨上淋巴结。上肢淋巴结的检查顺序是:腋窝淋巴结、滑车上淋巴结。腋窝淋巴结应按腋尖群、中央群、胸肌群、肩胛下群和外侧群的顺序进行。下肢淋巴结的检查顺序是:腹股沟淋巴结(先查上群、后查下群)、腘窝淋巴结。

三、淋巴结肿大病因及表现

淋巴结肿大按其分布可分为局限性和全身性淋巴结肿大。

（一）局限性淋巴结肿大

1. **非特异性淋巴结炎**　由引流区域的急、慢性炎症所引起,如急性化脓性扁桃体炎、齿龈炎可引起颈部淋巴结肿大。急性炎症初始,肿大的淋巴结柔软、有压痛,表面光滑、无粘连,肿大至一定程度即停止。慢性炎症时,淋巴结较硬,最终淋巴结可缩小或消退。

2. **单纯性淋巴结炎**　为淋巴结本身的急性炎症。肿大的淋巴结有疼痛,呈中等硬度,有触痛,多发生于颈部淋巴结。

3. **淋巴结结核**　肿大的淋巴结常发生于颈部血管周围,多发性,质地稍硬,大小不等,可相互粘连,或与周围组织粘连,如发生干酪性坏死,则可触及波动感。晚期破溃后形成瘘管,愈合后可形成瘢痕。

4. **恶性肿瘤淋巴结转移**　恶性肿瘤转移所致肿大的淋巴结,质地坚硬,或有橡皮样感,表面可光滑或突起,与周围组织粘连,不易推动,一般无压痛。胸部肿瘤如肺癌可向右侧锁骨上或腋窝淋巴结转移;胃癌多向左侧锁骨上淋巴结转移,因此处是胸导管进颈静脉的入口,这种肿大的淋巴结称为 Virchow 淋巴结,常为胃癌、食管癌转移的标志。

（二）全身性淋巴结肿大

1. **感染性疾病**　病毒感染见于传染性单核细胞增多症、艾滋病等;细菌感染见于结核、布氏杆菌病、麻风等;螺旋体感染见于梅毒、鼠咬热、钩端螺旋体病等;原虫与寄生虫感染见于黑热病、丝虫病等。

2. **非感染性疾病**

（1）结缔组织疾病:如系统性红斑狼疮、干燥综合征、结节病等。

（2）血液系统疾病:如急、慢性白血病,淋巴瘤,恶性组织细胞病等。

（徐新娟）

第三章 头部检查

头部及其器官是人体最重要的外形特征之一,是检查者最先和最容易见到的部分,仔细检查常常能提供很多有价值的诊断资料,应进行全面的视诊、触诊。因头部器官的功能和解剖特点,在检查中常常还需要一些特殊检查方法。

第一节 头发和头皮

检查头发(hair)要注意颜色、疏密度、脱发的类型与特点。头发的颜色、曲直和疏密度可因种族遗传因素和年龄而不同。儿童和老年人头发较稀疏,头发逐渐变白是老年性改变。脱发可由疾病引起,如伤寒、甲状腺功能低下、斑秃等,也可由物理与化学因素引起,如放射治疗和抗癌药物治疗后,检查时要注意其发生部位、形状以及头发改变的特点。

头皮(scalp)的检查需分开头发观察头皮颜色、头皮屑,有无头癣、疖痈、外伤、血肿及瘢痕等。

第二节 头 颅

检查头颅(skull)主要是视诊和触诊。视诊时应注意头颅大小、外形变化和有无异常活动。触诊是用双手仔细触摸头颅的每一个部位,了解其外形,有无压痛和异常隆起。头颅的大小以头围来衡量,测量时以软尺自眉间绕到颅后通过枕骨粗隆。头围在发育阶段的变化为:新生儿约34cm,出生后的前半年增加8cm,后半年增加3cm,第二年增加2cm,第三、四年内约增加1.5cm,4~10岁共增加约1.5cm,到18岁可达53cm或以上,以后几乎不再变化。矢状缝和其他颅缝大多在出生后6个月骨化,骨化过早会影响颅脑的发育。

头颅的大小异常或畸形可成为一些疾病的典型体征,临床常见者如下:

1. 小颅(microcephalia) 小儿囟门多在12~18个月内闭合,如过早闭合可形成小头畸形,这种畸形同时伴有智力发育障碍。

2. 尖颅(oxycephaly) 亦称塔颅(tower skull),头顶部尖突高起,造成与颜面的比例异常,这是由于矢状缝与冠状缝过早闭合所致。见于先天性疾病尖颅并指(趾)畸形(acrocephalosyndactylia),即Apert综合征(图3-3-1)。

3. 方颅(squared skull) 前额左右突出,头顶平坦呈方形,见于小儿佝偻病或先天性梅毒。

4. 巨颅(large skull) 额、顶、颞及枕部突出膨大呈圆形,颈部静脉充盈,对比之下颜面很小。由于颅内压增高,压迫眼球,形成双目下视,巩膜外露的特殊表情,称落日现象(setting sun phenomenon),见于脑积水(图3-3-2)。

5. 长颅(dolichocephalia) 自颅顶至下颌部的长度明显增大,见于Marfan综合征及肢端肥大症。

6. 变形颅(deforming skull) 发生于中年人,以颅骨增大变形为特征,同时伴有长骨的骨质增厚与弯曲,见于变形性骨炎(Paget病)。

头部的运动异常,一般视诊即可发现。头部活动受限,见于颈椎疾病;头部不随意地颤动,见于帕金森病(Parkinson病);与颈动脉搏动一致的点头运动,称de Musset征,见于严重主动脉瓣关闭不全。

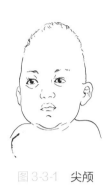

图 3-3-1 尖颅

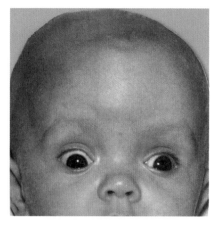

图 3-3-2 脑积水

第三节 颜面及其器官

颜面(face)为头部前面不被头发遮盖的部分。面部肌群很多,有丰富的血管和神经分布,是构成面容和表情的基础。各种面容和表情的临床意义已如前述。除面部器官本身的疾病外,许多全身性疾病在面部及其器官上有特征性改变,检查面部及其器官对某些疾病的诊断具有重要意义。

一、眼

眼的检查包括4个部分:视功能、外眼、眼前节和内眼的检查。视功能检查包括视力、视野、色觉和立体视等检查;外眼检查包括:眼睑、泪器、结膜、眼球位置和眼压检查;眼前节检查包括:角膜、巩膜、前房、虹膜、瞳孔和晶状体检查;内眼检查包括:玻璃体和眼底检查,内眼是眼球的后部,需用检眼镜在暗室内进行。

(一)眼的功能检查

1. 视力(visual acuity) 视力分为远视力和近视力,后者通常指阅读视力。其检测是采用通用国际标准视力表进行:

远距离视力表检测:病人距视力表5m远,两眼分别检查。一般先检查右眼,用干净的卡片或遮眼板盖于左眼前,但勿使眼球受压。嘱受检者从上至下指出"E"字形视标开口的方向,记录所能看清的最小一行视力读数,即为该眼的远视力。能看清"1.0"行视标者为正常视力。如远视力未达到正常,可用针孔镜放在被检眼前,测其针孔视力,如能改善,则说明视力较差多系屈光不正所致,通常需戴镜矫正。戴眼镜者必须测裸眼视力和戴眼镜的矫正视力。如在5m处不能辨认"0.1"行视标者,应让病人逐步走近视力表,直至认出"0.1"行视标为止,并以实测距离(m)除以正常人能看清该行视标的距离(50m)记录其视力。如在3m处看清,则记录视力为0.06。在1m处不能辨认"0.1"行视标者,则改为"数手指"。让病人背光而立,检查者任意伸出几个手指,嘱其说出手指的数目,记录为数指/距离(CF/cm)。手指移近眼前到5cm仍数不清,则改为用手指在病人眼前左右摆动,如能看到,记录为手动/距离(HM/cm)。不能看到眼前手动者,到暗室中用手电筒照被检眼,如能准确地看到光亮,记录为光感(LP),不能者,记录为无光感。确定有光感后,还需分别检查视网膜各个部位的"光定位"。良好的光定位通常提示视网膜和视神经的功能是正常的,反之,则多提示视网膜和视神经的病变。

近距离视力表检测:在距视力表33cm处,能看清"1.0"行视标者为正常视力。尚可让病人改变检查距离,即将视力表拿近或远离至清晰辨认,以便测得其最佳视力和估计其屈光性质与度数。因此,近视力检查能了解眼的调节能力,与远视力检查配合则可初步诊断是否有屈光不正(包括散光、近视、远视）和老视,或是否有器质性病变,如白内障、眼底病变等。

2. **视野（visual fields）**　是当眼球向正前方固视不动时所见的空间范围,与中央视力相对而言,它是周围视力,是检查黄斑中心凹以外的视网膜功能。采用手试对比检查法可粗略地测定视野。检查方法为:病人与检查者相对而坐,距离约 1m,两眼分别检查。如检查右眼,则嘱其用手遮住左眼,右眼注视检查者的左眼,此时,检查者亦应将自己的右眼遮盖;然后,检查者将其手指置于自己与病人中间等距离处,分别自上、下、左、右等不同的方位从外周逐渐向眼的中央部移动,嘱病人在发现手指时,立即示意。如病人能在各方向与检查者同时看到手指,则大致属正常视野。若对比检查法结果异常或疑有视野缺失,可利用视野计作精确的视野测定。

视野计的主要构造为一可自由转动的半圆弓,正中有一白色（或镜面）视标,供被检查眼注视之用。眼与视标的距离为 30cm。当病人用一眼（另一眼用眼罩盖住）注视视标时,检查者从边缘周围各部位,将视标向中央移动,直至病人察觉为止。

视野在各方向均缩小者,称为向心性视野狭小。在视野内的视力缺失地区称为暗点。视野的左或右一半缺失,称为偏盲。双眼视野颞侧偏盲或象限偏盲,见于视交叉以后的中枢病变,单侧不规则的视野缺损见于视神经和视网膜病变。

3. **色觉（color sensation）**　色觉的异常可分为色弱和色盲两种。色弱是对某种颜色的识别能力减低;色盲是对某种颜色的识别能力丧失。色盲又分先天性与后天性两种,先天性色盲是遗传性疾病,以红绿色盲最常见,遗传方式为伴性遗传,男性发病率为 4.7% ,女性为 0.7% ;后天性者多由视网膜病变、视神经萎缩和球后视神经炎引起。蓝黄色盲极为少见,全色盲更罕见。

色觉障碍的病人不适合从事交通运输、服兵役、警察、美术、印染、医疗、化验等工作,因而色觉检查已被列为体格检查的常规项目之一。色觉检查要在适宜的光线下进行,让受检者在 50cm 距离处读出色盲表上的数字或图像,如 5~10 秒内不能读出表上的彩色数字或图像,则可按色盲表的说明判断为某种色盲或色弱。

4. **立体视的检查**　参见眼科学教材。

（二）外眼检查

眼的外部结构见图 3-3-3。

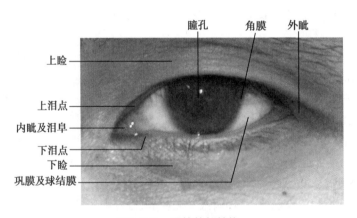

图 3-3-3　眼的外部结构

1. **眼睑（eyelids）**

（1）睑内翻（entropion）:由于瘢痕形成使睑缘向内翻转,见于沙眼。

（2）上睑下垂（ptosis）:双侧上睑下垂见于先天性上睑下垂、重症肌无力;单侧上睑下垂见于蛛网膜下腔出血、白喉、脑脓肿、脑炎、外伤等引起的动眼神经麻痹。

（3）眼睑闭合障碍:双侧眼睑闭合障碍可见于甲状腺功能亢进症;单侧闭合障碍见于面神经麻痹。

（4）眼睑水肿：眼睑皮下组织疏松，轻度或初发水肿常在眼睑表现出来。常见原因为肾炎、慢性肝病、营养不良、贫血、血管神经性水肿等。此外，还应注意眼睑有无包块、压痛、倒睫等。

2. **泪囊**　请病人向上看，检查者用双手拇指轻压病人双眼内眦下方，即骨性眶缘下内侧，挤压泪囊，同时观察有无分泌物或泪液自上、下泪点溢出。若有黏液脓性分泌物流出，应考虑慢性泪囊炎。有急性炎症时应避免作此检查。

3. **结膜（conjunctiva）**　分睑结膜、穹窿部结膜与球结膜三部分。检查上睑结膜时需翻转眼睑。检查者用右手检查受检者左眼，用左手检查右眼。翻转要领为：用示指和拇指捏住上睑中外1/3交界处的边缘，嘱被检查者向下看，此时轻轻向前下方牵拉，然后示指向下压迫睑板上缘，并与拇指配合将睑缘向上捻转即可将眼睑翻开。翻眼睑时动作要轻巧、柔和，以免引起被检查者的痛苦和流泪。检查后，轻轻向前下牵拉上睑，同时嘱病人往上看，即可使眼睑恢复正常位置，见图3-3-4。

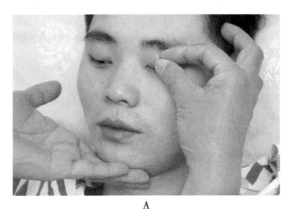
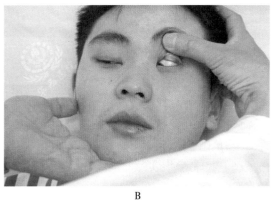

A　　　　　　　　　　　　　　　B

图3-3-4　翻转眼睑检查上睑结膜

结膜常见的改变为：充血时黏膜发红可见血管充盈，见于结膜炎、角膜炎；颗粒与滤泡见于沙眼；结膜苍白见于贫血；结膜发黄见于黄疸；若有多少不等散在的出血点时，可见于感染性心内膜炎；如伴充血、分泌物，见于急性结膜炎；若有大片的结膜下出血，可见于高血压、动脉硬化。除沙眼、春季卡他性结膜炎外，几乎所有的结膜炎症在下睑结膜的表现都比上睑结膜更明显。

4. **眼球（eyeball）**　检查时注意眼球的外形与运动（图3-3-5）。

（1）眼球突出（exophthalmos）：双侧眼球突出见于甲状腺功能亢进症。病人除突眼外还有以下眼征：①Stellwag征：瞬目（即眨眼）减少；②Graefe征：眼球下转时上睑不能相应下垂；③Mobius征：

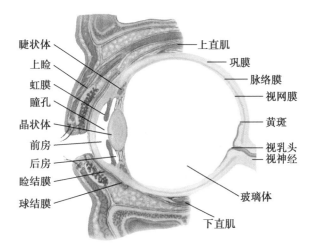

睫状体
上睑
虹膜
瞳孔
晶状体
前房
后房
睑结膜
球结膜

上直肌
巩膜
脉络膜
视网膜
黄斑
视乳头
视神经
玻璃体
下直肌

图3-3-5　眼球矢状切面图

表现为集合运动减弱,即目标由远处逐渐移近眼球时,两侧眼球不能适度内聚;④Joffroy 征:上视时无额纹出现(图 3-3-6)。单侧眼球突出,多由于局部炎症或眶内占位性病变所致,偶见于颅内病变。

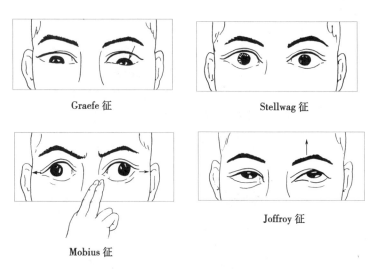

图 3-3-6　甲状腺功能亢进症的眼部特征

(2) 眼球下陷(enophthalmos):双侧下陷见于严重脱水,老年人由于眶内脂肪萎缩亦有双眼眼球后退;单侧下陷,见于 Horner 综合征和眶尖骨折。

(3) 眼球运动:实际上是检查六条眼外肌的运动功能。医生将目标物(棉签或手指尖)置于受检者眼前 30～40cm 处,嘱病人固定头位,眼球随目标方向移动,一般按左→左上→左下,右→右上→右下 6 个方向的顺序进行,每一方向代表双眼的一对配偶肌的功能(图 3-3-7),若有某一方向运动受限提示该对配偶肌功能障碍,并伴有复视(diplopia)。由支配眼肌运动的神经核、神经或眼外肌本身器质性病变所产生的斜视,称为麻痹性斜视(paralytic squint),多由颅脑外伤、鼻咽癌、脑炎、脑膜炎、脑脓肿、脑血管病变所引起。

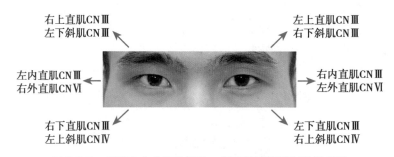

图 3-3-7　眼球六个方向的运动、相应的配偶肌和神经支配

双侧眼球发生一系列有规律的快速往返运动,称为眼球震颤(nystagmus)。运动的速度起始时缓慢,称为慢相;复原时迅速,称为快相,运动方向以水平方向为常见,垂直和旋转方向较少见。检查方法:嘱病人眼球随医生手指所示方向(水平和垂直)运动数次,观察是否出现震颤。自发的眼球震颤见于耳源性眩晕、小脑疾病和视力严重低下等。

(4) 眼压减低:双眼球凹陷,见于眼球萎缩或脱水。眼压可采用触诊法或眼压计来检查。前者是医生凭手指的感觉判断其眼球的硬度,该法虽不够准确,但简便易行,有临床应用的价值。检查时,让病人向下看(不能闭眼),检查者用双手示指放在上睑的眉弓和睑板上缘之间,其他手指放在额部和颊部,然后两手示指交替地轻压眼球的赤道部,便可借助指尖感觉眼球波动的抗力,判断其软硬度。

（5）眼压增高：见于眼压增高性疾病，如青光眼。

（三）眼前节检查

1. **角膜（cornea）**　角膜表面有丰富的感觉神经末梢，因此角膜的感觉十分灵敏。检查时用斜照光更易观察其透明度，注意有无云翳、白斑、软化、溃疡、新生血管等。

云翳与白斑如发生在角膜的瞳孔部位可以引起不同程度的视力障碍；角膜周边的血管增生可能为严重沙眼所造成。角膜软化见于婴幼儿营养不良、维生素 A 缺乏等。角膜边缘及周围出现灰白色混浊环，多见于老年人，故称为老年环（arcus senilis），是类脂质沉着的结果，无自觉症状，不妨碍视力。角膜边缘若出现黄色或棕褐色的色素环，环的外缘较清晰，内缘较模糊，称为 Kayser-Fleischer 环，是铜代谢障碍的结果，见于肝豆状核变性（Wilson 病）。

2. **巩膜（sclera）**　巩膜不透明，又因血管极少，故为瓷白色。在发生黄疸时，巩膜比其他黏膜更先出现黄染而容易被发现。这种黄染在巩膜是连续的，近角膜巩膜交界处较轻，越远离此越黄。检查时，可让病人向内下视，暴露其巩膜的外上部分更容易发现黄疸。中年以后在内眦部可出现黄色斑块，为脂肪沉着所形成，这种斑块呈不均匀性分布，应与黄疸鉴别。血液中其他黄色色素成分增多时（如胡萝卜素、阿的平等），也可引起皮肤黏膜黄染，但其表现与黄疸时的巩膜有区别，见本篇第二章第二节皮肤检查。

3. **虹膜（iris）**　虹膜是眼球葡萄膜的最前部分，中央有圆形孔洞即瞳孔，虹膜内有瞳孔括约肌与扩大肌，能调节瞳孔的大小。正常虹膜纹理近瞳孔部分呈放射状排列，周边呈环形排列。纹理模糊或消失见于虹膜炎症、水肿和萎缩。形态异常或有裂孔，见于虹膜后粘连、外伤、先天性虹膜缺损等。

4. **瞳孔（pupil）**　瞳孔是虹膜中央的孔洞，正常直径为 3～4mm。瞳孔缩小（瞳孔括约肌收缩），是由动眼神经的副交感神经纤维支配；瞳孔扩大（瞳孔扩大肌收缩），是由交感神经支配。对瞳孔的检查应注意瞳孔的形状、大小、位置、双侧是否等圆、等大，对光及集合反射等。

（1）瞳孔的形状与大小：正常为圆形，双侧等大。青光眼或眼内肿瘤时可呈椭圆形；虹膜粘连时形状可不规则。引起瞳孔大小改变的因素很多，生理情况下，婴幼儿和老年人瞳孔较小，青少年瞳孔较大，在光亮处瞳孔较小，兴奋或在暗处瞳孔扩大。病理情况下，瞳孔缩小见于虹膜炎症、中毒（有机磷类农药）、药物反应（毛果芸香碱、吗啡、氯丙嗪）等。瞳孔扩大见于外伤、颈交感神经刺激、青光眼绝对期、视神经萎缩、药物影响（阿托品、可卡因）等。双侧瞳孔散大并伴有对光反射消失为濒死状态的表现。一侧眼交感神经麻痹，产生 Horner 综合征，出现瞳孔缩小、眼睑下垂和眼球下陷，同侧结膜充血及面部无汗。

（2）双侧瞳孔大小不等：常提示有颅内病变，如脑外伤、脑肿瘤、中枢神经梅毒、脑疝等。双侧瞳孔不等，且变化不定，可能是中枢神经和虹膜的神经支配障碍；如双侧瞳孔不等且伴有对光反射减弱或消失以及神志不清，往往是中脑功能损害的表现。

（3）对光反射：是检查瞳孔功能活动的测验。直接对光反射，通常用手电筒直接照射瞳孔并观察其动态反应。正常人，当眼受到光线刺激后瞳孔立即缩小，移开光源后瞳孔迅速复原。间接对光反射是指光线照射一眼时，另一眼瞳孔立即缩小，移开光线，瞳孔扩大。检查间接对光反射时，应以一手挡住光线以免对检查眼受照射而形成直接对光反射。瞳孔对光反射迟钝或消失，见于昏迷病人。

（4）集合反射：嘱病人注视 1m 以外的目标（通常是检查者的示指尖），然后将目标逐渐移近眼球（距眼球约 5～10cm），正常人此时可见双眼内聚，瞳孔缩小，称为集合反射（convergence reflex）。由于视物由远至近，也同时伴有晶状体的调节（accommodation），因此，以上双眼内聚、瞳孔缩小和晶状体的调节三者又统称为近反射（near reflex）。动眼神经功能损害时，睫状肌和双眼内直肌麻痹，集合反射和调节反射均消失。

（四）眼底检查

需借助检眼镜才能检查眼底。检查方法见第八篇第十一章眼底检查法。眼底检查一般要求在不扩瞳情况下检查，病人不戴眼镜。

正常眼底的视乳头为卵圆形或圆形，边缘清楚，色淡红，颞侧较鼻侧稍淡，中央凹陷。动脉色鲜红，静脉色暗红，动静脉管径的正常比例为 2 : 3（图 3-3-8）。检查眼底主要观察的项目为：视乳头、视网膜血管、黄斑区、视网膜各象限，应注意视乳头的颜色、边缘、大小、形状、视网膜有无出血和渗出物、动脉有无硬化等。

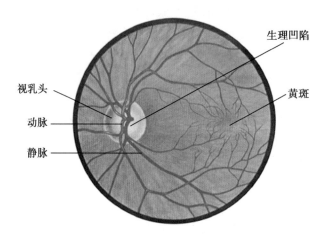

图 3-3-8　左眼眼底示意图

视乳头水肿常见于颅内肿瘤、脑脓肿、外伤性脑出血、脑膜炎、脑炎等引起颅内压增高时，其发生的原理是颅内压增高后影响视网膜中央静脉的回流。视乳头突出的高度可以屈光度（D）记录之，即视乳头突出的最高点的屈光度和周边视网膜的屈光度的差距，例如用检眼镜片黑字 2（+2）看清视乳头，而用镜片红字 1（-1）看清周边视网膜，则可得出差距为 3 个屈光度（3D），即视乳头水肿为 3D，相当于实际高度 1mm。

许多全身性疾病可以引起眼底的改变，几种常见疾病的眼底改变见表 3-3-1。

表 3-3-1　常见疾病的眼底改变

疾病	眼底改变
高血压动脉硬化	早期为视网膜动脉痉挛。硬化期为视网膜动脉变细，反光增强，有动静脉交叉压迫现象，动脉呈铜丝状甚至银丝状。晚期围绕视乳头可见火焰状出血，棉絮状渗出物，严重时有视乳头水肿
慢性肾炎	视乳头及周围视网膜水肿，火焰状出血，棉絮状渗出物
子痫前期-子痫	视网膜动脉痉挛、水肿，渗出物增多时可致视网膜脱离
糖尿病	视网膜静脉扩张迂曲，视网膜有点状和片状深层出血
白血病	视乳头边界不清，视网膜血管色淡，血管曲张或弯曲，视网膜上有带白色中心的出血斑及渗出物

二、耳

耳是听觉和平衡器官，分外耳、中耳和内耳三个部分。

1. 外耳

（1）耳廓（auricle）：注意耳廓的外形、大小、位置和对称性，是否有发育畸形、外伤瘢痕、红肿、瘘口、低垂耳等；观察是否有结节，痛风病人可在耳廓上触及痛性小结节，为尿酸钠沉着的结果。耳廓红肿并有局部发热和疼痛,见于感染。牵拉和触诊耳廓引起疼痛,常提示有炎症。

（2）外耳道（external auditory canal）:注意皮肤是否正常,有无溢液。如有黄色液体流出并有痒痛者为外耳道炎;外耳道内有局部红肿疼痛,并有耳廓牵拉痛则为疖肿。有脓液流出并有全身症状,则应考虑急性中耳炎。有血液或脑脊液流出则应考虑到颅底骨折。对耳鸣病人则应注意是否存在外耳道瘢痕狭窄、耵聍或异物堵塞。

2. **中耳**　观察鼓膜是否穿孔,注意穿孔位置,如有溢脓并有恶臭,可能为表皮样瘤。

3. **乳突（mastoid）**　外壳由骨密质组成,内腔为大小不等的骨松质小房,乳突内腔与中耳道相连。患化脓性中耳炎引流不畅时可蔓延为乳突炎,检查时可发现耳廓后方皮肤有红肿,乳突有明显压痛,有时可见瘘管。严重时,可继发耳源性脑脓肿或脑膜炎。

4. **听力（auditory acuity）**　体格检查时可先用粗略的方法了解被检查者的听力,检测方法为:在静室内嘱被检查者闭目坐于椅子上,并用手指堵塞一侧耳道,医生持手表或以拇指与示指互相摩擦,自1m以外逐渐移近被检查者耳部,直到被检查者听到声音为止,测量距离;同样方法检查另一耳。比较两耳的测试结果并与检查者(正常人)的听力进行对照。正常人一般在1m处可闻机械表声或捻指声。精测方法是使用规定频率的音叉或电测听设备所进行的一系列较精确的测试,对明确诊断更有价值。

听力减退见于耳道有耵聍或异物、听神经损害、局部或全身血管硬化、中耳炎、耳硬化等。粗测发现被检查者有听力减退,则应进行精确的听力测试和其他相应的专科检查。

三、鼻

1. **鼻的外形**　视诊时注意鼻部皮肤颜色和鼻外形的改变。如鼻梁皮肤出现黑褐色斑点或斑片为日晒后或其他原因所致的色素沉着,如黑热病、慢性肝脏疾病等。如鼻梁部皮肤出现红色斑块,病损处高起皮面并向两侧面颊部扩展,见于系统性红斑狼疮。如发红的皮肤损害主要在鼻尖和鼻翼,并有毛细血管扩张和组织肥厚,见于酒渣鼻（rosacea）。鼻腔完全堵塞、外界变形、鼻梁宽平如蛙状,称为蛙状鼻,见于肥大的鼻息肉病人。

鼻骨骨折是最常见的骨折之一,凡鼻外伤引起鼻出血病人都应仔细检查有无鼻骨或软骨的骨折或移位。鞍鼻（saddle nose）是由于鼻骨破坏、鼻梁塌陷所致,见于鼻骨折、鼻骨发育不良、先天性梅毒和麻风病。

2. **鼻翼扇动（flaring of alaenasi）**　吸气时鼻孔张大,呼气时鼻孔回缩,见于伴有呼吸困难的高热性疾病（如大叶性肺炎）、支气管哮喘和心源性哮喘发作时。

3. **鼻中隔**　正常成人的鼻中隔很少完全正中,多数稍有偏曲,如有明显的偏曲,并产生呼吸障碍,称为鼻中隔偏曲,严重的高位偏曲可压迫鼻甲,引起神经性头痛,也可因偏曲部骨质刺激黏膜而引起出血。鼻中隔出现孔洞称为鼻中隔穿孔,病人可听到鼻腔中有哨声,检查时用小型手电筒照射一侧鼻孔,可见对侧有亮光透入。穿孔多为鼻腔慢性炎症、外伤等引起。

4. **鼻出血（epistaxis）**　多为单侧,见于外伤、鼻腔感染、局部血管损伤、鼻咽癌、鼻中隔偏曲等。双侧出血则多由全身性疾病引起,如某些发热性传染病（流行性出血热、伤寒等）、血液系统疾病（血小板减少性紫癜、再生障碍性贫血、白血病、血友病）、高血压、肝脏疾病、维生素 C 或维生素 D 缺乏等。妇女如发生周期性鼻出血则应考虑到子宫内膜异位症。

5. **鼻腔黏膜**　急性鼻黏膜肿胀多为炎症充血所致,伴有鼻塞和流涕,见于急性鼻炎。慢性鼻黏膜肿胀多为黏膜组织肥厚,见于各种因素引起的慢性鼻炎。鼻黏膜萎缩、鼻腔分泌物减少、鼻甲缩小、鼻腔宽大、嗅觉减退或丧失,见于慢性萎缩性鼻炎。不用器械,只能视诊鼻前庭、鼻底和部分下鼻甲;使用鼻镜则可检查中鼻甲、中鼻道、嗅裂和鼻中隔上部。

6. **鼻腔分泌物**　鼻腔黏膜受到各种刺激时会产生过多的分泌物。清稀无色的分泌物为卡他性炎症,黏稠发黄或发绿的分泌物为鼻或鼻窦的化脓性炎症所引起。

7. 鼻窦（nasal sinus） 鼻窦为鼻腔周围含气的骨质空腔，共四对（图3-3-9），都有窦口与鼻腔相通，当引流不畅时容易发生炎症。鼻窦炎时出现鼻塞、流涕、头痛和鼻窦压痛。

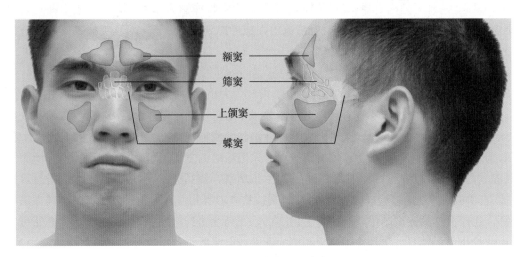

额窦
筛窦
上颌窦
蝶窦

图 3-3-9 鼻窦位置示意图

各鼻窦区压痛检查法如下：

（1）上颌窦：医生双手固定于病人的两侧耳后，将拇指分别置于左右颧部向后按压，询问有无压痛，并比较两侧压痛有无区别。也可用右手中指指腹叩击颧部，并询问有否叩击痛。

（2）额窦：一手扶持病人枕部，用另一手拇指或示指置于眼眶上缘内侧用力向后向上按压。或以两手固定头部，双手拇指置于眼眶上缘内侧向后、向上按压，询问有无压痛，两侧有无差异。也可用中指叩击该区，询问有无叩击痛。

（3）筛窦：双手固定病人两侧耳后，双侧拇指分别置于鼻根部与眼内眦之间向后方按压，询问有无压痛。

（4）蝶窦：因解剖位置较深，不能在体表进行检查。

四、口

口（mouth）的检查包括口唇、口腔内器官和组织以及口腔气味等。

1. 口唇 口唇的毛细血管十分丰富，因此健康人口唇红润光泽，当毛细血管充盈不足或血红蛋白含量降低，口唇即呈苍白，见于贫血、虚脱、主动脉瓣关闭不全等；口唇颜色深红为血液循环加速、毛细血管过度充盈所致，见于急性发热性疾病。口唇发绀为血液中还原血红蛋白增加所致，见于心力衰竭和呼吸衰竭等。口唇干燥并有皲裂，见于严重脱水病人。口唇疱疹为口唇黏膜与皮肤交界处发生的成簇的小水疱，半透明，初发时有痒或刺激感，随后出现疼痛，1周左右即结棕色痂，愈后不留瘢痕，多为单纯疱疹病毒感染所引起，常伴发于大叶性肺炎、感冒、流行性脑脊髓膜炎、疟疾等。口唇有红色斑片，加压即退色，见于遗传性毛细血管扩张症，除口唇外，在其他部位也可出现。口唇突然发生非炎症性、无痛性肿胀，见于血管神经性水肿。口唇肥厚增大见于黏液性水肿（myxedema）、肢端肥大症（acromegaly）以及呆小病（cretinism）等。口角糜烂见于核黄素缺乏症。唇裂则为先天性发育畸形。

2. 口腔黏膜 口腔黏膜的检查应在充分的自然光线下进行，也可用手电筒照明，正常口腔黏膜光洁呈粉红色。如出现蓝黑色色素沉着斑片多为肾上腺皮质功能减退症（Addison病）。如见大小不等的黏膜下出血点或瘀斑，则可能为各种出血性疾病或维生素C缺乏所引起。若在相当于第二磨牙的颊黏膜处出现帽针头大小白色斑点，称为麻疹黏膜斑（Koplik spot），为麻疹的早期特征。此外，黏膜充血、肿胀并伴有小出血点，称为黏膜疹（enanthema），多为对称性，见于猩红热、风疹和某些药物中毒。黏膜溃疡可见于慢性复发性口疮。雪口病(鹅口疮)为白色念珠菌感染,多见于衰弱的患儿或老年病人,也可出现于长期使用广谱抗生素和抗癌药之后。

检查口底黏膜和舌底部,让病人舌头上翘触及硬腭。由于口底组织比较松软,有时需要用触诊法才能触及口底新生物,下颌下腺导管结石最好也用触诊法检查。

3. 牙(teeth)　检查时应注意有无龋齿、残根、缺牙和义齿等。如发现牙疾病,应按下列格式标明所在部位。

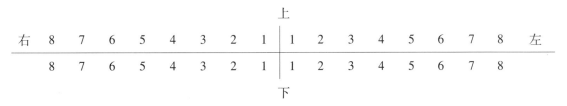

$$\begin{array}{c}\text{上}\\ \text{右} \quad 8 \; 7 \; 6 \; 5 \; 4 \; 3 \; 2 \; 1 \;|\; 1 \; 2 \; 3 \; 4 \; 5 \; 6 \; 7 \; 8 \quad \text{左}\\ 8 \; 7 \; 6 \; 5 \; 4 \; 3 \; 2 \; 1 \;|\; 1 \; 2 \; 3 \; 4 \; 5 \; 6 \; 7 \; 8\\ \text{下}\end{array}$$

1. 中切牙 2. 侧切牙 3. 尖牙 4. 第一前磨牙 5. 第二前磨牙
6. 第一磨牙 7. 第二磨牙 8. 第三磨牙

如$\underline{1}$为右上中切牙;$\overline{4}$为右下第一前磨牙;$\dfrac{5}{7}$示右上第二前磨牙及左下第二磨牙为某种病变部位。

牙的色泽与形状也具有临床诊断意义,如牙齿呈黄褐色称斑釉牙,为长期饮用含氟量过高的水所引起;如发现中切牙切缘呈月牙形凹陷且牙间隙分离过宽,称为 Hutchinson 齿,为先天性梅毒的重要体征之一,单纯牙间隙过宽见于肢端肥大症。

4. 牙龈(gum)　正常牙龈呈粉红色,质地坚韧且与牙颈部紧密贴合,检查时经压迫无出血及溢脓。牙龈水肿见于慢性牙周炎,牙龈缘出血常为口腔内局部因素引起,如牙石等,也可由全身性疾病所致,如维生素 C 缺乏症、肝脏疾病或血液系统出血性疾病等。牙龈经挤压后有脓液溢出见于慢性牙周炎、牙龈瘘管等。牙龈的游离缘出现蓝灰色点线称为铅线,是铅中毒的特征。在铋、汞、砷等中毒时可出现类似的黑褐色点线状色素沉着,应结合病史注意鉴别。

5. 舌(tongue)　许多局部或全身疾病均可使舌的感觉、运动与形态发生变化,这些变化往往能为临床提供重要的诊断依据。

(1)干燥舌:轻度干燥不伴外形的改变;明显干燥见于鼻部疾病(可伴有张口呼吸、唾液缺乏)、大量吸烟、阿托品作用、放射治疗后等;严重的干燥舌可见舌体缩小,并有纵沟,见于严重脱水,可伴有皮肤弹性减退。

(2)舌体增大:暂时性肿大见于舌炎、口腔炎、舌的蜂窝织炎、脓肿、血肿、血管神经性水肿等。长时间的增大见于黏液性水肿、呆小病和先天愚型(Down syndrome)、舌肿瘤等。

(3)地图舌(geographic tongue):舌面上出现黄色上皮细胞堆积而成的隆起部分,状如地图。舌面的上皮隆起部分边缘不规则,存在时间不长,数日即可剥脱恢复正常,如再形成新的黄色隆起部分,称移行性舌炎(migratory glossitis),这种舌炎多不伴随其他病变,发生原因尚不明确,也可由核黄素缺乏引起。

(4)裂纹舌(fissured tongue):舌面上出现横向裂纹,见于先天愚型与核黄素缺乏,后者有舌痛,纵向裂纹见于梅毒性舌炎。

(5)草莓舌(strawberry tongue):舌乳头肿胀、发红类似草莓,见于猩红热或长期发热病人。

(6)牛肉舌(beefy tongue):舌面绛红如生牛肉状,见于糙皮病(烟酸缺乏)。

(7)镜面舌:亦称光滑舌(smooth tongue),舌头萎缩,舌体较小,舌面光滑呈粉红色或红色,见于缺铁性贫血、恶性贫血及慢性萎缩性胃炎。

(8)毛舌:也称黑舌,舌面敷有黑色或黄褐色毛,故称毛舌(hairy tongue),此为丝状乳头缠绕了真菌丝以及其上皮细胞角化所形成。见于久病衰弱或长期使用广谱抗生素(引起真菌生长)的病人。

(9)舌的运动异常:震颤见于甲状腺功能亢进症;偏斜见于舌下神经麻痹。

6. 咽部及扁桃体　咽部可分为以下三个部分(图3-3-10,图3-3-11):

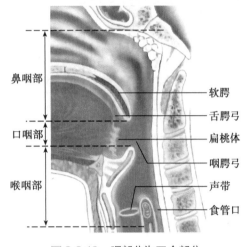
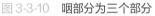
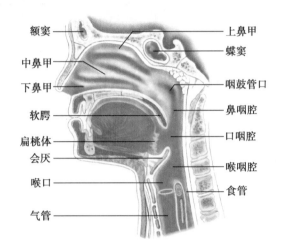

图3-3-10　咽部分为三个部分　　　　图3-3-11　鼻咽喉的矢状切面图

(1)鼻咽(nasal pharynx):位于软腭平面之上、鼻腔的后方,在儿童时期这个部位淋巴组织丰富,称为腺状体或增殖体,青春期前后逐渐萎缩,如果过度肥大,可发生鼻塞、张口呼吸和语音单调。如一侧有血性分泌物和耳鸣、耳聋,应考虑早期鼻咽癌。

(2)口咽(oral pharynx):位于软腭平面之下、会厌上缘的上方;前方直对口腔,软腭向下延续形成前后两层黏膜皱襞,前面的黏膜皱襞称为舌腭弓,后称为咽腭弓。扁桃体位于舌腭弓和咽腭弓之间的扁桃体窝中。咽腭弓的后方称咽后壁,一般咽部检查即指这个范围。

咽部的检查方法:被检查者取坐位,头略后仰,口张大并发"啊"音,此时医生用压舌板在舌的前2/3与后1/3交界处迅速下压,此时软腭上抬,在照明的配合下即可见软腭、腭垂、软腭弓、扁桃体、咽后壁等。

检查时若发现咽部黏膜充血、红肿、黏膜腺分泌增多,多见于急性咽炎。若咽部黏膜充血、表面粗糙,并可见淋巴滤泡呈簇状增殖,见于慢性咽炎。扁桃体发炎时,腺体红肿、增大,在扁桃体隐窝内有黄白色分泌物,或渗出物形成的苔片状假膜,很易剥离,这点与咽白喉在扁桃体上所形成的假膜不同,白喉假膜不易剥离,若强行剥离则易引起出血。扁桃体增大一般分为三度(图3-3-12):不超过咽腭弓者为Ⅰ度;超过咽腭弓者为Ⅱ度;达到或超过咽后壁中线者为Ⅲ度。一般检查未见扁桃体增大时可用压舌板刺激咽部,引起反射性恶心,如看到扁桃体突出为包埋式扁桃体,同时隐窝有脓栓时常构成反复发热的隐性病灶。

(3)喉咽(laryngeal pharynx):位于口咽之下,也称下咽部,其前方通喉腔,下端通食管,此部分的检查需用间接或直接喉镜才能进行。

7. 喉(larynx)　位于喉咽之下,向下连接气管。喉为软骨、肌肉韧带、纤维组织及黏膜所组成的一个管腔结构,是发音的主要器官。但声音的协调和语言的构成还需肺、气管、咽部、口腔、鼻腔、鼻窦等多方面的配合才能完成。以上任何部分发生病损时都会使声音发生变化。急性声音嘶哑或失音常见于急性炎症,慢性失音要考虑喉癌(检查方法见耳鼻咽喉科学)。喉的神经支配有喉上神经与喉返神经。上述神经受到损害,如纵隔或喉肿瘤时,可引起声带麻痹甚至失音。

8. 口腔的气味　健康人口腔无特殊气味,饮酒、吸烟的人可有烟酒味,如有特殊难闻的气味称为口臭,可由口腔局部、胃肠道或其他全身性疾病引起。

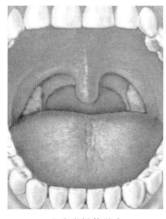 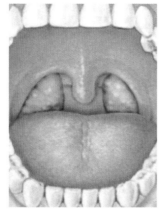 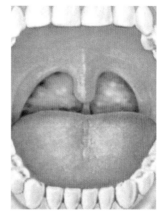

Ⅰ度扁桃体肿大　　　　　Ⅱ度扁桃体肿大　　　　　Ⅲ度扁桃体肿大

图 3-3-12　扁桃体位置及其大小分度示意图

　　局部原因:如牙龈炎、龋齿、牙周炎可产生臭味;牙槽脓肿为腥臭味;牙龈出血为血腥味。其他疾病引起具有特殊气味的口臭有:糖尿病酮症酸中毒病人可发出烂苹果味;尿毒症病人可发出尿味;肝坏死病人口腔中有肝臭味;肺脓肿病人呼吸时可发出组织坏死的臭味;有机磷农药中毒病人口腔中能闻到大蒜味。

　　9. 腮腺（parotid gland）　位于耳屏、下颌角、颧弓所构成的三角区内,正常腮腺体薄而软,触诊时摸不出腺体轮廓。腮腺肿大时可见到以耳垂为中心的隆起,并可触及边缘不明显的包块。腮腺导管位于颧骨下 1.5cm 处,横过咀嚼肌表面,开口相当于上颌第二磨牙对面的颊黏膜上（图 3-3-13）。检查时应注意导管口有无分泌物。

　　腮腺肿大见于:

　　(1)急性流行性腮腺炎:腮腺迅速胀大,先为单侧,继而可累及对侧,检查时有压痛,急性期可能累及胰腺、睾丸或卵巢。腮腺导管结石时,腮腺肿大,进食时肿胀和疼痛加重。Mikulicz 综合征除腮腺肿大外,还同时有泪腺、下颌下腺肿大,但皆为无痛性。

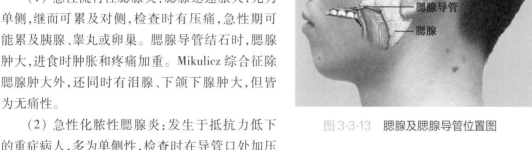

图 3-3-13　腮腺及腮腺导管位置图

　　(2)急性化脓性腮腺炎:发生于抵抗力低下的重症病人,多为单侧性,检查时在导管口处加压后有脓性分泌物流出,多见于胃肠道术后及口腔卫生不良者。

　　(3)腮腺肿瘤:多形性腺瘤质韧呈结节状,边界清楚,可有移动性;恶性肿瘤质硬、有痛感,发展迅速,与周围组织有粘连,可伴有面瘫。

（周汉建）

第四章 颈部检查

颈部的检查应在平静、自然的状态下进行,被检查者最好取舒适坐位,解开内衣,暴露颈部和肩部。如病人卧位,也应尽量充分暴露。检查时手法应轻柔,当怀疑颈椎有疾病时更应注意。

一、颈部外形与分区

正常人颈部直立,两侧对称,矮胖者较粗短,瘦长者较细长,男性甲状软骨比较突出,女性则平坦不显著,转头时可见胸锁乳突肌突起。头稍后仰,更易观察颈部有无包块、瘢痕和两侧是否对称。正常人在静坐时颈部血管不显露。

为描述和标记颈部病变的部位,根据解剖结构,颈部每侧又可分为两个大三角区域,即颈前三角和颈后三角。颈前三角为胸锁乳突肌内缘、下颌骨下缘与前正中线之间的区域。颈后三角为胸锁乳突肌的后缘、锁骨上缘与斜方肌前缘之间的区域。

二、颈部姿势与运动

正常人坐位时颈部直立,伸屈、转动自如,检查时应注意颈部静态与动态时的改变:如头不能抬起,见于严重消耗性疾病的晚期、重症肌无力、脊髓前角细胞炎、进行性肌萎缩等。头部向一侧偏斜称为斜颈(torticollis),见于颈肌外伤、瘢痕收缩、先天性颈肌挛缩和斜颈。先天性斜颈者的胸锁乳突肌粗短,如两侧胸锁乳突肌差别不明显时,可嘱病人把头位复正,此时患侧胸锁乳突肌的胸骨端会立即隆起,为诊断本病的特征性表现。颈部运动受限并伴有疼痛,可见于软组织炎症、颈肌扭伤、肥大性脊椎炎、颈椎结核或肿瘤等。颈部强直为脑膜受刺激的特征,见于各种脑膜炎、蛛网膜下腔出血等。

三、颈部皮肤与包块

1. **颈部皮肤** 检查时应注意有无蜘蛛痣、感染(疖、痈、结核)及其他局限性或广泛性病变,如瘢痕、瘘管、神经性皮炎、银屑病等。

2. **颈部包块** 检查时应注意其部位、数目、大小、质地、活动度、有无压痛、与邻近器官的关系等特点。如为淋巴结肿大,质地不硬,有轻度压痛时,可能为非特异性淋巴结炎;如质地较硬、且伴有纵隔、胸腔或腹腔病变的症状或体征,则应考虑到恶性肿瘤的淋巴结转移;如为全身性、无痛性淋巴结肿大,则多见于血液系统疾病。如包块圆形、表面光滑、有囊样感、压迫能使之缩小,则可能为囊状瘤。若颈部包块弹性大又无全身症状,则应考虑囊肿的可能。肿大的甲状腺和甲状腺来源的包块在做吞咽动作时可随吞咽向上移动,以此可与颈前其他包块鉴别。

四、颈部血管

正常人立位或坐位时颈外静脉常不显露,平卧时可稍见充盈,充盈的水平仅限于锁骨上缘至下颌角距离的下 2/3 以内。在坐位或半坐位(身体呈45°)时,如颈静脉明显充盈、怒张或搏动,为异常征象,提示颈静脉压升高,见于右心衰竭、缩窄性心包炎、心包积液、上腔静脉阻塞综合征,以及胸腔、腹腔压力增加等情况。若平卧位时看不到颈静脉充盈,提示低血容量状态。

颈静脉搏动可见于三尖瓣关闭不全等。颈静脉与右心房压力改变的关系,右侧颈部较左侧明显,可能是由于右无名静脉系上腔静脉的直接延续且较左无名静脉为短,故应观察右侧颈静脉。

　　正常人颈部动脉的搏动,只在剧烈活动后心搏出量增加时可见,且很微弱。如安静状态下出现颈动脉的明显搏动,多见于主动脉瓣关闭不全、高血压、甲状腺功能亢进及严重贫血病人。因颈动脉和颈静脉都可能发生搏动,而且部位相近,故应鉴别。一般静脉搏动柔和,范围弥散,触诊时无搏动感;动脉搏动比较强劲,为膨胀性,搏动感明显。

　　听诊颈部血管,一般让病人取坐位,用钟型听诊器听诊,如发现异常杂音,应注意其部位、强度、性质、音调、传播方向和出现时间,以及病人姿势改变和呼吸等对杂音的影响。如在颈部大血管区听到血管性杂音,应考虑颈动脉或椎动脉狭窄。颈动脉狭窄的典型杂音发自颈动脉分叉部,并向下颌部放射,出现于收缩中期,呈吹风样高音调性质。这种杂音往往提示强劲的颈动脉血流和颈动脉粥样硬化狭窄,但也可见于健侧颈动脉,可能是代偿性血流增快的关系。若在锁骨上窝处听到杂音,则可能为锁骨下动脉狭窄,见于颈肋压迫。颈静脉杂音最常出现于右侧颈下部,它随体位变动、转颈、呼吸等改变其性质,故与动脉杂音不同。如在右锁骨上窝听到低调、柔和、连续性杂音,则可能为颈静脉血流快速流入上腔静脉口径较宽的球部所产生,这种静脉音是生理性的,用手指压迫颈静脉后即可消失。

五、甲状腺

　　甲状腺(thyroid)位于甲状软骨下方和两侧(图 3-4-1),正常约 15 ~ 25g,表面光滑,柔软不易触及。

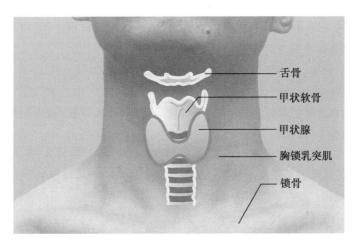

图 3-4-1　甲状腺位置图

　　甲状腺检查法:

　　1. **视诊**　观察甲状腺的大小和对称性。正常人甲状腺外观不突出,女性在青春发育期可略增大。检查时嘱被检查者做吞咽动作,可见甲状腺随吞咽动作而向上移动,如不易辨认时,再嘱被检查者两手放于枕后,头向后仰,再进行观察即较明显。

　　2. **触诊**　触诊比视诊更能明确甲状腺的轮廓及病变的性质。触诊包括甲状腺峡部和甲状腺侧叶的检查。

　　(1)甲状腺峡部:位于环状软骨下方第 2 ~ 4 气管环前面。站于受检者前面用拇指或站于受检者后面用示指从胸骨上切迹向上触摸,可感到气管前软组织,判断有无增厚,请受检者吞咽,可感到此软组织在手指下滑动,判断有无肿大或肿块。

　　(2)甲状腺侧叶

　　1)前面触诊:一手拇指施压于一侧甲状软骨,将气管推向对侧,另一手示、中指在对侧胸锁乳突肌后缘向前推挤甲状腺侧叶,拇指在胸锁乳突肌前缘触诊,配合吞咽动作,重复检查,可触及被推挤的甲状腺(图3-4-2)。用同样方法检查另一侧甲状腺。

2)后面触诊:类似前面触诊。一手示、中指施压于一侧甲状软骨,将气管推向对侧,另一手拇指在对侧胸锁乳突肌后缘向前推挤甲状腺,示、中指在其前缘触诊甲状腺。配合吞咽动作,重复检查(图3-4-3)。用同样方法检查另一侧甲状腺。

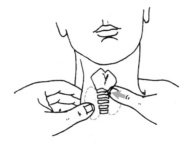
图3-4-2　从前面触诊甲状腺示意图

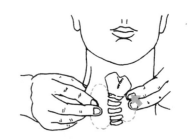
图3-4-3　从后面触诊甲状腺示意图

3. **听诊**　当触到甲状腺肿大时,用钟型听诊器直接放在肿大的甲状腺上,如听到低调的连续性静脉"嗡鸣"音,对诊断甲状腺功能亢进症很有帮助。另外,在弥漫性甲状腺肿伴功能亢进者还可听到收缩期动脉杂音。

甲状腺肿大可分三度:不能看出肿大但能触及者为Ⅰ度;能看到肿大又能触及,但在胸锁乳突肌以内者为Ⅱ度;超过胸锁乳突肌外缘者为Ⅲ度。

引起甲状腺肿大的常见疾病如下:

(1)甲状腺功能亢进:肿大的甲状腺质地柔软,触诊时可有震颤,可能听到"嗡鸣"样血管杂音,是血管增多、增粗、血流增速的结果。

(2)单纯性甲状腺肿:腺体肿大很突出,可为弥漫性,也可为结节性,不伴有甲状腺功能亢进体征。

(3)甲状腺癌:触诊时包块可有结节感,不规则、质硬。因发展较慢,体积有时不大,易与甲状腺腺瘤、颈前淋巴结肿大相混淆。

(4)慢性淋巴性甲状腺炎(桥本甲状腺炎):呈弥漫性或结节性肿大,易与甲状腺癌相混淆。由于肿大的炎性腺体可将颈总动脉向后方推移,因而在腺体后缘可以摸到颈总动脉搏动,而甲状腺癌则往往将颈总动脉包绕在癌组织内,触诊时摸不到颈总动脉搏动,可借此作鉴别。

(5)甲状旁腺腺瘤:甲状旁腺位于甲状腺之后,发生腺瘤时可使甲状腺突出,检查时也随吞咽移动,需结合甲状旁腺功能亢进的临床表现加以鉴别。

六、气管

正常人气管位于颈前正中部。检查时让病人取舒适坐位或仰卧位,使颈部处于自然直立状态,医生将示指与环指分别置于两侧胸锁关节上,然后将中指置于气管之上,观察中指是否在示指与环指中间,或以中指置于气管与两侧胸锁乳突肌之间的间隙,据两侧间隙是否等宽来判断气管有无偏移。根据气管的偏移方向可以判断病变的性质。如大量胸腔积液、积气、纵隔肿瘤以及单侧甲状腺肿大可将气管推向健侧,而肺不张、肺硬化、胸膜粘连可将气管拉向患侧。

此外,主动脉弓动脉瘤时,由于心脏收缩时瘤体膨大将气管压向后下,因而每随心脏搏动可以触到气管的向下拽动,称为Oliver征。

(周汉建)

第五章 胸部检查

胸部(chest)指颈部以下和腹部以上的区域。胸廓由12个胸椎和12对肋骨、锁骨及胸骨组成,其骨骼结构见图3-5-1。其前部较短,背部稍长。胸部检查的内容很多,包括胸廓外形、胸壁、乳房、胸壁血管、纵隔、支气管、肺、胸膜、心脏和淋巴结等。

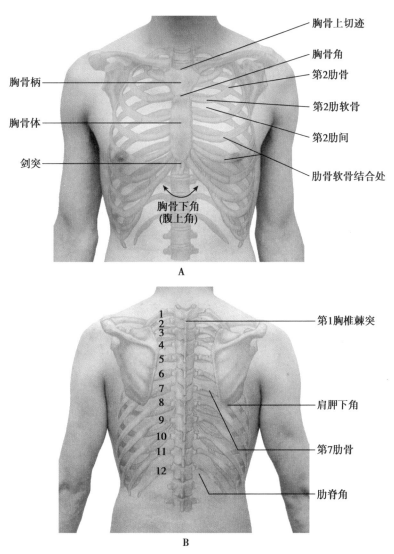

图 3-5-1 胸廓的骨骼结构
A. 正面观;B. 背面观

胸部检查除采用常规的一般物理检查外,目前已广泛应用于临床的检查方法有X线检查、肺功能检查、纤维支气管镜检查、胸腔镜检查、血气分析、病原学、细胞学和组织学检查,以及其他有关的生化检查等。这些检查虽能提供深入细致的早期病变和图像,甚至可以作出病因学和病理学的决定性诊断。然而,基本的胸部物理检查方法所能发现的触觉改变,叩诊音的变化以及听诊所闻及的各种异常呼吸音和啰音等等,却不能从上述检查中反映出来,因此,这些检查方法至今仍未能完全取代一般的物理检查。胸部基本的物理检查在临床上沿用已久,设备条件要求不高,使用方便,并能收集到许多具有重要价值的资料和征象,此对胸部疾病的诊断具有十分重要的意义。当然,一个正确的诊断除了基本的物理检查外,还必须强调结合病史和其他辅助检查进行综合判断予以实现。

传统的胸部物理检查包括视诊、触诊、叩诊和听诊四个部分。检查应在合适的温度和光线充足的环境中进行。尽可能暴露全部胸廓,病人视病情或检查需要采取坐位或卧位,全面系统地按视、触、叩、听的顺序进行检查。一般先检查前胸部及两侧胸部,然后再检查背部。这样既可克服只注意叩诊和听诊,而忽略视诊和触诊的倾向,亦可避免重要体征的遗漏。

第一节　胸部的体表标志

胸廓内含有心、肺等重要脏器,胸部检查的目的就是判断这些脏器的生理、病理状态。胸廓内各脏器的位置可通过体表检查并参照体表标志予以确定。体表标志包括胸廓上的骨骼标志、自然陷窝和一些人为划线及分区。为准确标记正常胸廓内部脏器的轮廓和位置,以及异常体征的部位和范围,熟识胸廓上的体表标志具有十分重要的意义。借此可明确地反映和记录脏器各部分的异常变化在体表上的投影(图3-5-2)。

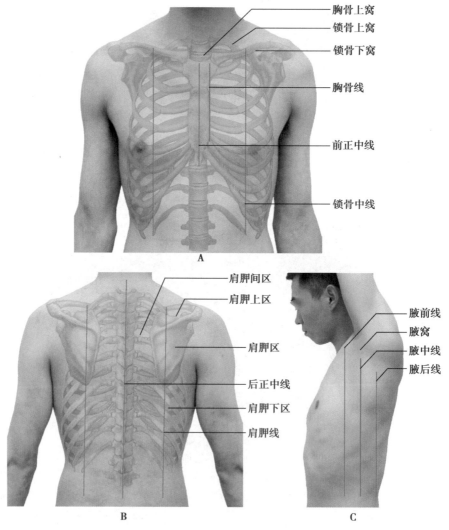

图3-5-2　胸部体表标线与分区
A. 正面观;B. 背面观;C. 侧面观

一、骨骼标志

1. **胸骨柄**（manubrium sterni）　为胸骨上端略呈六角形的骨块。其上部两侧与左右锁骨的胸骨端相连接，下方则与胸骨体相连。

2. **胸骨上切迹**（suprasternal notch）　位于胸骨柄的上方。正常情况下气管位于切迹正中。

3. **胸骨角**（sternal angle）　又称 Louis 角。位于胸骨上切迹下约 5cm 处，由胸骨柄与胸骨体的连接处向前突起而成。其两侧分别与左右第 2 肋软骨连接，为计数肋骨和肋间隙顺序的主要标志。胸骨角还标志支气管分叉、心房上缘和上下纵隔交界及相当于第 4 或 5 胸椎的水平。

4. **腹上角**（upper abdominal angle）　为左右肋弓（由两侧的第 7~10 肋软骨相互连接而成）在胸骨下端会合处所形成的夹角，又称胸骨下角（infrasternal angle），相当于横膈的穹窿部。正常约 70°~110°，体型瘦长者角度较小，矮胖者较大，深吸气时可稍增宽。其后为肝脏左叶、胃及胰腺的所在区域。

5. **剑突**（xiphoid process）　为胸骨体下端的突出部分，呈三角形，其底部与胸骨体相连。正常人剑突的长短存在很大的差异。

6. **肋骨**（rib）　共有 12 对。于背部与相应的胸椎相连，由后上方向前下方倾斜，其倾斜度上方略小，下方稍大。第 1~7 肋骨在前胸部与各自的肋软骨连接，第 8~10 肋骨与 3 个联合一起的肋软骨连接后，再与胸骨相连，构成胸廓的骨性支架。第 11~12 肋骨不与胸骨相连，其前端呈游离状，称为浮肋（free ribs）。

7. **肋间隙**（intercostal space）　为两个肋骨之间的空隙，用以标记病变的水平位置。第 1 肋骨下面的间隙为第 1 肋间隙，第 2 肋骨下面的间隙为第 2 肋间隙，其余以此类推。大多数肋骨可在胸壁上触及，唯第 1 对肋骨前部因与锁骨相重叠，常不易触到。

8. **肩胛骨**（scapula）　位于后胸壁第 2~8 肋骨之间。肩胛冈及其肩峰端均易触及。肩胛骨的最下端称肩胛下角（infrascapular angle）。被检查者取直立位、两上肢自然下垂时，肩胛下角可作为第 7 或第 8 肋骨水平的标志，或相当于第 8 胸椎的水平。此可作为后胸部计数肋骨的标志。

9. **脊柱棘突**（spinous process）　是后正中线的标志。位于颈根部的第 7 颈椎棘突最为突出，其下即为胸椎的起点，常以此处作为识别和计数胸椎的标志。

10. **肋脊角**（costal spinal angle）　为第 12 肋骨与脊柱构成的夹角。其前为肾脏和输尿管上端所在的区域。

二、垂直线标志

1. **前正中线**（anterior midline）　又称胸骨中线。为通过胸骨正中的垂直线，即其上端位于胸骨柄上缘的中点，向下通过剑突中央的垂直线。

2. **锁骨中线**（midclavicular line）（左、右）　为通过锁骨的肩峰端与胸骨端两者中点的垂直线，即通过锁骨中点向下的垂直线。

3. **胸骨线**（sternal line）（左、右）　为沿胸骨边缘与前正中线平行的垂直线。

4. **胸骨旁线**（parasternal line）（左、右）　为通过胸骨线和锁骨中线中间的垂直线。

5. **腋前线**（anterior axillary line）（左、右）　为通过腋窝前皱襞沿前侧胸壁向下的垂直线。

6. **腋后线**（posterior axillary line）（左、右）　为通过腋窝后皱襞沿后侧胸壁向下的垂直线。

7. **腋中线**（midaxillary line）（左、右）　为自腋窝顶端于腋前线和腋后线之间向下的垂直线。

8. **肩胛线**（scapular line）（左、右）　为双臂下垂时通过肩胛下角与后正中线平行的垂直线。

9. **后正中线**（posterior midline）　即脊柱中线。为通过椎骨棘突或沿脊柱正中下行的垂直线。

三、自然陷窝和解剖区域

1. **腋窝**（axillary fossa）（左、右）　为上肢内侧与胸壁相连的凹陷部。
2. **胸骨上窝**（suprasternal fossa）　为胸骨柄上方的凹陷部,正常气管位于其后。
3. **锁骨上窝**（supraclavicular fossa）（左、右）　为锁骨上方的凹陷部,相当于两肺上叶肺尖的上部。
4. **锁骨下窝**（infraclavicular fossa）（左、右）　为锁骨下方的凹陷部,下界为第3肋骨下缘。相当于两肺上叶肺尖的下部。
5. **肩胛上区**（suprascapular region）（左、右）　为肩胛冈以上的区域,其外上界为斜方肌的上缘。相当于两肺上叶肺尖的下部。
6. **肩胛下区**（infrascapular region）（左、右）　为两肩胛下角的连线与第12胸椎水平线之间的区域。后正中线将此区分为左右两部。
7. **肩胛间区**（interscapular region）（左、右）　为两肩胛骨内缘之间的区域。后正中线将此区分为左右两部。

四、肺和胸膜的界限

1. **气管**（trachea）　自颈前部正中沿食管前方下行进入胸廓内,在平胸骨角即第4或5胸椎水平处分为左、右主支气管,分别进入左、右肺内。右主支气管粗短而陡直,左主支气管细长而倾斜。右主支气管又分为3支,分别进入右肺的上、中、下3个肺叶;左主支气管又分为2支,分别进入左肺的上、下2个肺叶。以后各自再分支形成支气管、细支气管分别进入相应的肺段。每一呼吸性细支气管终末为一肺泡管,由此再分出许多肺泡囊（图3-5-3）。两侧肺部外形相似,仅左胸前内部由心脏占据。每个肺叶在胸壁上的投影有一定的位置,了解其投影的部位,对肺部疾病的定位诊断具有重要的意义（图3-5-4）。

2. **肺尖**　突出于锁骨之上,其最高点近锁骨的胸骨端,达第1胸椎的水平,距锁骨上缘约3cm。

3. **肺上界**　于前胸壁的投影呈一向上凸起的弧线。始于胸锁关节向上至第1胸椎水平,然后转折向下至锁骨中1/3与内1/3交界处。

4. **肺外侧界**　由肺上界向下延伸而成,几乎与侧胸壁的内部表面相接触。

5. **肺内侧界**　自胸锁关节处下行,于胸骨角水平处左右两肺的前内界几乎相遇。然后分别沿前正中线两旁下行,至第4肋软骨水平处分开,右侧几乎呈直线继续向下,至第6肋软骨水平处转折向右,下行与右肺下界连接。左侧于第4肋软骨水平处向左达第4肋骨前端,沿第4~6肋骨的前面向下,至第6肋软骨水平处再向左,下行与左肺下界连接。

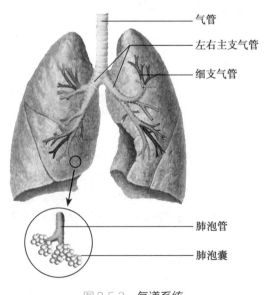

气管

左右主支气管

细支气管

肺泡管

肺泡囊

图 3-5-3　气道系统

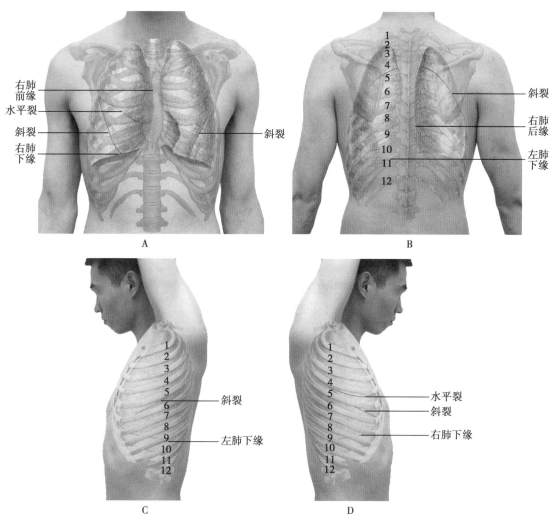

图 3-5-4　肺叶及叶间裂在胸壁上的投影位置
A. 正面观；B. 背面观；C. 左侧面观；D. 右侧面观

　　6. **肺下界**　左右两侧肺下界的位置基本相似。前胸部的肺下界始于第 6 肋骨，向两侧斜行向下，于锁骨中线处达第 6 肋间隙，至腋中线处达第 8 肋间隙。后胸壁的肺下界几乎呈一水平线，于肩胛线处位于第 10 肋骨水平。

　　7. **叶间肺界**　两肺的叶与叶之间由胸膜脏层分开，称为叶间隙（interlobar fissure）。右肺上叶和中叶与下叶之间的叶间隙和左肺上、下叶之间的叶间隙称为斜裂（oblique fissure）。两者均始于后正中线第 3 胸椎，向外下方斜行，在腋后线上与第 4 肋骨相交，然后向前下方延伸，止于第 6 肋骨与肋软骨的连接处。右肺下叶的前上面则与中叶的下面相接触。右肺上叶与中叶的分界呈水平位，称为水平裂（horizontal fissure）。始于腋后线第 4 肋骨，终于第 3 肋间隙的胸骨右缘（见图 3-5-4）。

　　8. **胸膜**　覆盖在肺表面的胸膜（pleura）称为脏层胸膜（visceral pleura），覆盖在胸廓内面、膈上面及纵隔的胸膜称为壁层胸膜（parietal pleura）。胸膜的脏、壁两层在肺根部互相反折延续，围成左右两个完全封闭的胸膜腔（pleural cavity）。腔内为负压，使两层胸膜紧密相贴，构成一个潜在的无气空腔。胸膜腔内有少量浆液，以减少呼吸时两层胸膜之间的摩擦。每侧的肋胸膜与膈胸膜于肺下界以下的转折处称为肋膈窦（sinus phrenicocostalis），约有 2～3 个肋间高度。由于其位置最低，当深吸气时也不能完全被扩张的肺所充满。

第二节　胸壁、胸廓与乳房

一、胸壁

检查胸壁（chest wall）时，除应注意营养状态、皮肤、淋巴结和骨骼肌发育的情况外，还应着重检查以下各项。

1. **静脉**　正常胸壁无明显静脉可见，当上腔静脉或下腔静脉血流受阻建立侧支循环时，胸壁静脉可充盈或曲张。上腔静脉阻塞时，静脉血流方向自上而下；下腔静脉阻塞时，血流方向则自下而上。

2. **皮下气肿**　胸部皮下组织有气体积存时谓之皮下气肿（subcutaneous emphysema）。以手按压存在皮下气肿部位的皮肤，引起气体在皮下组织内移动，可出现捻发感或握雪感。用听诊器按压皮下气肿部位时，可听到类似捻动头发的声音。胸部皮下气肿多由于肺、气管、支气管、食管或胸膜受损后，气体自病变部位逸出，积存于皮下所致。亦偶见于局部产气杆菌感染而发生。严重者气体可由胸壁皮下向头颈部、腹部或其他部位的皮下蔓延。

3. **胸壁压痛**　正常情况下胸壁无压痛。肋间神经炎、肋软骨炎、胸壁软组织炎及肋骨骨折的病人，胸壁受累的局部可有压痛。骨髓异常增生者，常有胸骨压痛和叩击痛，见于白血病病人。

4. **肋间隙**　必须注意肋间隙有无回缩或膨隆。吸气时肋间隙回缩提示呼吸道阻塞使吸气时气体不能自由地进入肺内。肋间隙膨隆见于大量胸腔积液、张力性气胸或严重慢性阻塞性肺疾病病人用力呼气时。此外，胸壁肿瘤、主动脉瘤或婴儿和儿童时期心脏明显肿大者，其相应局部的肋间隙亦常膨出。

二、胸廓

正常胸廓（thorax）的大小和外形，个体间具有一些差异。一般来说两侧大致对称，呈椭圆形。双肩基本在同一水平上。锁骨稍突出，锁骨上、下稍下陷。但惯用右手的人右侧胸大肌常较左侧发达，惯用左手者则相反。成年人胸廓的前后径较左右径为短，两者的比例约为 1：1.5，正常人的胸廓外形见图 3-5-5A。小儿和老年人胸廓的前后径略小于左右径或几乎相等，故呈圆柱形。常见的胸廓外形改变见图 3-5-5B ~ E。

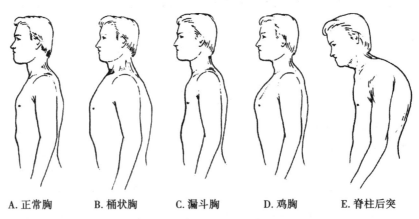

A. 正常胸　　B. 桶状胸　　C. 漏斗胸　　D. 鸡胸　　E. 脊柱后突

图 3-5-5　正常胸廓及常见胸廓外形的改变

1. **扁平胸（flat chest）**　为胸廓呈扁平状，其前后径不及左右径的一半。见于瘦长体型者，亦可见于慢性消耗性疾病，如肺结核等。

2. **桶状胸（barrel chest）**　为胸廓前后径增加，有时与左右径几乎相等，甚或超过左右径，故呈圆桶状。肋骨的斜度变小,其与脊柱的夹角常大于45°。肋间隙增宽且饱满。腹上角增大,且呼吸时改变不明显。见于严重慢性阻塞性肺疾病病人,亦可发生于老年或矮胖体型者(图3-5-5B)。

3. 佝偻病胸(rachitic chest) 为佝偻病所致的胸廓改变,多见于儿童。沿胸骨两侧各肋软骨与肋骨交界处常隆起,形成串珠状,谓之佝偻病串珠(rachitic rosary)。下胸部前面的肋骨常外翻,沿膈附着的部位其胸壁向内凹陷形成的沟状带,称为肋膈沟(Harrison groove)。若胸骨剑突处显著内陷,形似漏斗,谓之漏斗胸(funnel chest)(图3-5-5C)。胸廓的前后径略长于左右径,其上下距离较短,胸骨下端常前突,胸廓前侧壁肋骨凹陷,称为鸡胸(pigeon chest)(图3-5-5D)。

4. 胸廓一侧变形 胸廓一侧膨隆多见于大量胸腔积液、气胸、或一侧严重代偿性肺气肿。胸廓一侧平坦或下陷常见于肺不张、肺纤维化、广泛性胸膜增厚和粘连等。

5. 胸廓局部隆起 见于心脏明显肿大、大量心包积液、主动脉瘤及胸内或胸壁肿瘤等。此外,还见于肋软骨炎和肋骨骨折等,前者于肋软骨突起处常有压痛,后者于前后挤压胸廓时,局部常出现剧痛,还可于骨折断端处查到骨擦音。

6. 脊柱畸形引起的胸廓改变 严重者因脊柱前凸、后凸或侧凸,导致胸廓两侧不对称,肋间隙增宽或变窄。胸腔内器官与表面标志的关系发生改变。严重脊柱畸形所致的胸廓外形改变可引起呼吸、循环功能障碍。常见于脊柱结核等(图3-5-5E)。

三、乳房

正常儿童及男子乳房(breast)一般不明显,乳头位置大约位于锁骨中线第4肋间隙。正常女性乳房在青春期逐渐增大,呈半球形,乳头也逐渐长大呈圆柱形。

乳房的检查应依据正确的程序,先健侧后患侧,不能仅检查病人叙述不适的部位,以免发生漏诊,除检查乳房外,还应包括引流乳房部位的淋巴结。检查时病人胸部应充分暴露,并有良好的照明。病人采取坐位或仰卧位,丰满和下垂乳房仰卧位检查更佳。一般先作视诊,然后再作触诊。

(一)视诊

1. 对称性(symmetry) 正常女性坐位时两侧乳房基本对称,但亦有轻度不对称者,此系由于两侧乳房发育程度不完全相同的结果。一侧乳房明显增大见于先天畸形、囊肿形成、炎症或肿瘤等。一侧乳房明显缩小则多因发育不全之故。

2. 皮肤改变 乳房皮肤发红提示局部炎症或乳腺癌累及浅表淋巴管引起的癌性淋巴管炎。前者常伴局部肿、热、痛,后者局部皮肤呈深红色,不伴疼痛,发展快,面积多超过一个象限,可予鉴别。此外,还应注意乳房皮肤有无溃疡、色素沉着和瘢痕等。

乳房水肿使毛囊和毛囊开口变得明显可见,见于乳腺癌和炎症。癌肿引起的水肿为癌细胞浸润阻塞皮肤淋巴管所致,称之为淋巴水肿。此时,因毛囊及毛囊孔明显下陷,故局部皮肤外观呈"橘皮"或"猪皮"样。炎症水肿由于炎症刺激使毛细血管通透性增加,血浆渗出至血管外,并进入细胞间隙之故,常伴有皮肤发红。乳房皮肤水肿应注意其确切部位和范围。

孕妇及哺乳期妇女乳房明显增大,向前突出或下垂,乳晕(areola)扩大,色素加深,腋下丰满,乳房皮肤可见浅表静脉扩张。有时乳房组织可扩展至腋窝顶部,此系乳房组织肥大,以供哺乳之故。

乳房皮肤回缩(skin retraction)可由于外伤或炎症,使局部脂肪坏死,成纤维细胞增生,造成受累区域乳房表层和深层之间悬韧带纤维缩短之故。然而,必须注意,如无确切的外伤病史,皮肤回缩常提示恶性肿瘤的存在,特别是当尚未触及局部肿块、无皮肤固定和溃疡等晚期乳腺癌表现的病人,轻度的皮肤回缩,常为早期乳腺癌的征象。

为了能发现早期乳房皮肤回缩的现象,检查时应请病人接受各种能使前胸肌收缩、乳房悬韧带拉紧的上肢动作,如双手上举超过头部,或相互推压双手掌面或双手推压两侧髋部等,均有助于查见乳房皮肤或乳头回缩的征象。

3. **乳头**　必须注意乳头（nipple）的位置、大小、两侧是否对称，有无乳头内陷（nipple inversion）。乳头回缩，如系自幼发生，为发育异常；如为近期发生则可能为病理性改变如乳腺癌或炎性病变。乳头出现分泌物提示乳腺导管有病变，分泌物可呈浆液性，黄色、绿色或血性。出血最常见于导管内乳头状瘤所引起，但亦见于乳腺癌及乳管炎的病人。妊娠时乳头及其活动度均增大，肾上腺皮质功能减退时乳晕可出现明显色素沉着。

4. **腋窝和锁骨上窝**　完整的乳房视诊还应包括乳房淋巴引流最重要的区域。必须详细观察腋窝和锁骨上窝有无包块、红肿、溃疡、瘘管和瘢痕等。

（二）触诊

乳房的上界是第 2 或第 3 肋骨，下界是第 6 或第 7 肋骨，内界起自胸骨缘，外界止于腋前线。

触诊乳房时，被检查者采取坐位，先两臂下垂，然后双臂高举超过头部或双手叉腰再行检查。当仰卧位检查时，可垫以小枕头抬高肩部使乳房能较对称地位于胸壁上，以便进行详细的检查。以乳头为中心作一垂直线和水平线，可将乳房分为 4 个象限，便于记录病变部位（图 3-5-6）。

触诊先由健侧乳房开始，后检查患侧。检查者的手指和手掌应平置在乳房上，应用指腹，轻施压力，以旋转或来回滑动的方式进行触诊。检查左侧乳房时由外上象限开始，然后顺时针方向进行由浅入深触诊直至 4 个象限检查完毕为止，最后触诊乳头。以同样方式检查右侧乳房，但沿逆时针方向进行，触诊乳房时应着重注意有无红、肿、热、痛和包块。乳头有无硬结、弹性消失和分泌物。

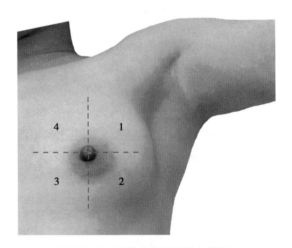

图 3-5-6　**乳房病变的定位与划区**

正常乳房呈模糊的颗粒感和柔韧感，皮下脂肪组织的多寡，可影响乳房触诊的感觉，青年人乳房柔韧，质地均匀一致，而老年人乳房则多松弛和呈结节感。月经期乳房小叶充血，乳房有紧绷感，月经后充血迅速消退，乳房复软。妊娠期乳房增大并有柔韧感，而哺乳期则呈结节感。触诊乳房时必须注意下列物理征象。

1. **硬度（consistency）和弹性（elasticity）**　硬度增加和弹性消失提示皮下组织存在病变如炎症或新生物浸润等。此外，还应注意乳头的硬度和弹性，当乳晕下有癌肿存在时，该区域皮肤的弹性常消失。

2. **压痛（tenderness）**　乳房的某一区域压痛可见于炎症性病变、乳腺增生。月经期乳房亦较敏感，而恶性病变则甚少出现压痛。

3. **包块（masses）**　如有包块存在应注意下列特征。

（1）部位（location）：必须指明包块的确切部位。一般包块的定位方法是以乳头为中心，按时钟钟点的方位和轴向予以描述（见图 3-5-6）。此外，还应作出包块与乳头间距离的记录，使包块的定位确切无误。

（2）大小（size）：必须描写其长度、宽度和厚度，以便为将来包块增大或缩小时进行比较。

（3）外形（contour）：包块的外形是否规则，边缘是否清楚或与周围组织粘连固定。大多数良性肿瘤表面多光滑规整，而恶性肿瘤则凹凸不平，边缘多固定。然而，必须注意炎性病变亦可出现不规则的外形。

（4）硬度（consistency）：包块的硬、软度必须明确叙述。一般可描写为柔软、质韧、中等硬度或坚硬等。良性肿瘤多呈质中等硬度，但表面光滑，形态较规则；坚硬伴表面不规则者多提示恶性病变。仅极少见的情况下,坚硬区域可由炎性病变所引起。

(5)压痛(tenderness):必须确定包块是否具有压痛及其程度。一般炎性病变常表现为中度至重度压痛,而大多数恶性病变压痛则不明显。

(6)活动度(mobility):检查者应确定病变是否可自由移动,如仅能向某一方向移动或固定不动,则应明确包块系固定于皮肤、乳腺周围组织抑或固定于深部结构。大多数良性病变的包块其活动度较大,炎性病变则较固定,而早期恶性包块虽可活动,但当病程发展至晚期,其他结构被癌肿侵犯时,其固定度则明显增加。

乳房触诊后,还应仔细触诊腋窝、锁骨上窝及颈部的淋巴结有否肿大或其他异常。因此处常为乳房炎症或恶性肿瘤扩展和转移的所在。

(三)乳房的常见病变

1. 急性乳腺炎　乳房红、肿、热、痛,常局限于一侧乳房的某一象限。触诊有硬结包块,伴寒战、发热及出汗等全身中毒症状,常发生于哺乳期妇女,但亦见于青年女性和男子。

2. 乳腺肿瘤　应区别良性或恶性,乳腺癌一般无炎症表现,多为单发并与皮下组织粘连,局部皮肤呈橘皮样,乳头常回缩。多见于中年以上的妇女,晚期每伴有腋窝淋巴结转移。良性肿瘤则质较柔韧或中硬,界限清楚并有一定活动度,常见者有乳腺纤维瘤等。

男性乳房增生常见于内分泌紊乱,如使用雌激素、肾上腺皮质功能亢进及肝硬化等。

第三节　肺 和 胸 膜

检查胸部时病人一般采取坐位或仰卧位,脱去上衣,使腰部以上的胸部得到充分暴露。室内环境要舒适温暖,因寒冷会诱发肌颤,往往造成视诊不满意或听诊音被干扰。良好的光线十分重要。当卧位检查前胸壁时,光线应从上方直接照射在病人前面,而检查后胸壁时,光线可自上方投射在病人的背面,检查两侧胸壁时,可用同样的光线,于检查者将病人由前面转向后面时进行检查。肺和胸膜的检查一般应包括视、触、叩、听四个部分。

一、视诊

(一)呼吸运动

健康人在静息状态下呼吸运动稳定而有节律,此系通过中枢神经和神经反射的调节予以实现。某些体液因素,如高碳酸血症可直接抑制呼吸中枢使呼吸变浅。低氧血症时可兴奋颈动脉体及主动脉体化学感受器使呼吸变快。代谢性酸中毒时,血 pH 降低,通过肺脏代偿性排出 CO_2,使呼吸变深变慢。此外,肺的牵张反射,亦可改变呼吸节律,如肺炎或心力衰竭时肺充血,呼吸可变得浅而快。另外,呼吸节律还可受意识的支配。

呼吸运动是借助膈和肋间肌的收缩和松弛来完成的,胸廓随呼吸运动而扩大和缩小,以带动肺的扩张和收缩。正常情况下吸气为主动运动,此时胸廓增大,胸膜腔内负压增高,肺扩张,空气经上呼吸道进入肺内。一般成人静息呼吸时,潮气量约为 500ml。呼气为被动运动,此时肺脏弹力回缩,胸廓缩小,胸膜腔内负压降低,肺内气体随之呼出。因此,吸气和呼气与胸膜腔内负压、进出肺的气流以及胸内压力的变化密切相关。吸气时可见胸廓前部肋骨向上外方移动,膈肌收缩使腹部向外隆起,而呼气时则前部肋骨向下内方移动,膈肌松弛,腹部回缩。

正常男性和儿童的呼吸以膈肌运动为主,胸廓下部及上腹部的动度较大,而形成腹式呼吸;女性的呼吸则以肋间肌的运动为主,故形成胸式呼吸。实际上该两种呼吸运动均不同程度地同时存在。某些疾病可使呼吸运动发生改变,肺或胸膜疾病如肺炎、重症肺结核和胸膜炎等,或胸壁疾病如肋间神经痛,肋骨骨折等,均可使胸式呼吸减弱而腹式呼吸增强。腹膜炎、大量腹腔积液,肝脾极度肿大,腹腔内巨大肿瘤及妊娠晚期时,膈肌向下运动受限,则腹式呼吸减弱,而代之以胸式呼吸。

上呼吸道部分阻塞病人,因气流不能顺利进入肺,故当吸气时呼吸肌收缩,造成胸内负压极度增高,从而引起胸骨上窝、锁骨上窝及肋间隙向内凹陷,称为"三凹征"(three depressions sign)。因吸气时间延长,又称之为吸气性呼吸困难,常见于气管阻塞,如气管肿瘤、异物等。反之,下呼吸道阻塞病人,因气流呼出不畅,呼气需要用力,从而引起肋间隙膨隆,因呼气时间延长,又称之为呼气性呼吸困难,常见于支气管哮喘和慢性阻塞性肺疾病。

呼吸困难(dyspnea)的体位可随引起呼吸困难的病因而不同。常见的有端坐呼吸(orthopnea)、转卧或折身呼吸(trepopnea)和平卧呼吸(platypnea)三种,其可能的病因见表3-5-1。

表 3-5-1　呼吸困难的体位

类型	可能病因
端坐呼吸	充血性心力衰竭 二尖瓣狭窄 重症哮喘(少见) 慢性阻塞性肺疾病(少见)
转卧或折身呼吸	神经性疾病(少见) 充血性心力衰竭
平卧呼吸	肺叶切除术后 神经性疾病 肝硬化(肺内分流) 低血容量

引起呼吸困难的疾病很多,了解各种疾病引起呼吸困难的特点及其伴随症状,有助于诊断和鉴别诊断。兹将引起呼吸困难的常见疾病及其呼吸困难的表现特点和伴随症状列于表3-5-2,以供参考。

表 3-5-2　呼吸困难的常见疾病、特点和伴随症状

疾病	呼吸困难	其他伴随症状
哮喘	发作性,两次发作期间无症状	喘息,胸闷,咳嗽,咳痰
肺炎	起病逐渐,劳力性	咳嗽,咳痰,胸膜炎性疼痛
肺水肿	突发	呼吸增快,咳嗽,端坐呼吸和阵发性夜间呼吸困难
肺纤维化	进行性	呼吸增快,干咳
气胸	突然发作,中至重度呼吸困难	突感胸痛
慢性阻塞性肺疾病	起病逐渐,重度呼吸困难	当疾病进展时可出现咳嗽
肺栓塞	突发或逐渐,中至重度呼吸困难	胸痛、咯血、静脉血栓征象
肥胖	劳力性	—

(二) 呼吸频率

正常成人静息状态下,呼吸为 12~20 次/分,呼吸与脉搏之比为 1:4。新生儿呼吸约 44 次/分,随着年龄的增长而逐渐减慢。常见的呼吸类型及特点见图3-5-7。

1. **呼吸过速(tachypnea)**　指呼吸频率超过 20 次/分而言。见于发热、疼痛、贫血、甲状腺功能亢进及心力衰竭等。一般体温升高 1℃,呼吸大约增加 4 次/分。

2. **呼吸过缓(bradypnea)**　指呼吸频率低于 12 次/分而言。呼吸浅慢见于麻醉剂或镇静剂过量和颅内压增高等。

3. **呼吸深度的变化**

(1) 呼吸浅快:见于呼吸肌麻痹、严重鼓肠、腹腔积液和肥胖等,以及肺部疾病,如肺炎、胸膜

炎、胸腔积液和气胸等。

（2）呼吸深快：见于剧烈运动时，因机体供氧量增加需要增加肺内气体交换之故。此外，当情绪激动或过度紧张时，亦常出现呼吸深快，并有过度通气的现象，此时动脉血二氧化碳分压降低，引起呼吸性碱中毒，病人常感口周及肢端发麻，严重者可发生手足搐搦及呼吸暂停。当严重代谢性酸中毒时，亦出现深而快的呼吸，此因细胞外液碳酸氢不足，pH 降低，通过肺脏排出 CO_2，进行代偿，以调节细胞外酸碱平衡之故，见于糖尿病酮中毒和尿毒症酸中毒等，此种深长的呼吸又称之为库斯莫尔（Kussmaul）呼吸（图 3-5-7）。

影响呼吸频率和深度的常见因素见表 3-5-3。

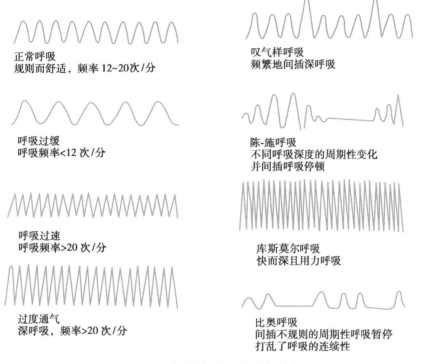

正常呼吸
规则而舒适，频率 12~20次/分

呼吸过缓
呼吸频率<12次/分

呼吸过速
呼吸频率>20次/分

过度通气
深呼吸，频率>20次/分

叹气样呼吸
频繁地间插深呼吸

陈-施呼吸
不同呼吸深度的周期性变化
并间插呼吸停顿

库斯莫尔呼吸
快而深且用力呼吸

比奥呼吸
间插不规则的周期性呼吸暂停
打乱了呼吸的连续性

图 3-5-7　常见的呼吸类型及其特点

表 3-5-3　影响呼吸频率和深度的常见因素

增加	减少
酸中毒（代谢性）	碱中毒（代谢性）
中枢神经系统病变（脑桥）	中枢神经系统病变（大脑）
焦虑	重症肌无力
阿司匹林中毒	麻醉药过量
低氧血症	重度肥胖
疼痛	—

（三）呼吸节律

正常成人静息状态下，呼吸的节律基本上是均匀而整齐的。在病理状态下，往往会出现各种呼吸节律的变化。常见的呼吸节律改变见图 3-5-7。

1. 潮式呼吸　又称陈-施（Cheyne-Stokes）呼吸。是一种由浅慢逐渐变为深快，然后再由深快转为浅慢，随之出现一段呼吸暂停后，又开始如上变化的周期性呼吸。潮式呼吸周期可长达 30 秒至 2 分钟，暂停期可持续 5～30 秒，所以要较长时间仔细观察才能了解周期性节律变化的全过程。

2. 间停呼吸　又称比奥（Biot）呼吸。表现为有规律呼吸几次后，突然停止一段时间，又开始呼吸,即周而复始的间停呼吸。

以上两种周期性呼吸节律变化的机制是由于呼吸中枢的兴奋性降低,使调节呼吸的反馈系统失常。只有缺氧严重,二氧化碳潴留至一定程度时,才能刺激呼吸中枢,促使呼吸恢复和加强;当积聚的二氧化碳呼出后,呼吸中枢又失去有效的兴奋性,使呼吸又再次减弱进而暂停。这种呼吸节律的变化多发生于中枢神经系统疾病,如脑炎、脑膜炎、颅内压增高及某些中毒,如糖尿病酮中毒、巴比妥中毒等。间停呼吸较潮式呼吸更为严重,预后多不良,常在临终前发生。然而,必须注意有些老年人深睡时亦可出现潮式呼吸,此为脑动脉硬化,中枢神经供血不足的表现。

3. 抑制性呼吸　此为胸部发生剧烈疼痛所致的吸气相突然中断,呼吸运动短暂地突然受到抑制,病人表情痛苦,呼吸较正常浅而快。常见于急性胸膜炎、胸膜恶性肿瘤、肋骨骨折及胸部严重外伤等。

4. 叹气样呼吸　表现在一段正常呼吸节律中插入一次深大呼吸,并常伴有叹息声。此多为功能性改变,见于神经衰弱、精神紧张或抑郁症。

常见异常呼吸类型的病因和特点见表 3-5-4、图 3-5-7。

表 3-5-4　常见异常呼吸类型的病因和特点

类　型	特　点	病　因
呼吸停止	呼吸消失	心脏停搏
比奥呼吸	规则呼吸后出现长周期呼吸停止又开始呼吸	颅内压增高,药物引起呼吸抑制,大脑损害(通常于延髓水平)
陈-施呼吸	不规则呼吸呈周期性,呼吸频率和深度逐渐增加和逐渐减少导致呼吸暂停相交替出现	药物引起的呼吸抑制,充血性心力衰竭,大脑损伤(通常于脑皮质水平)
库斯莫尔呼吸	呼吸深快	代谢性酸中毒

二、触诊

(一) 胸廓扩张度

胸廓扩张度(thoracic expansion)即呼吸时的胸廓动度,于胸廓前下部检查较易获得,因该处胸廓呼吸时动度较大。前胸廓扩张度的测定,检查者两手置于胸廓下面的前侧部,左右拇指分别沿两侧肋缘指向剑突,拇指尖在前正中线两侧对称部位,而手掌和伸展的手指置于前侧胸壁;后胸廓扩张度的测定,则将两手平置于病人背部,约于第 10 肋骨水平,拇指与中线平行,并将两侧皮肤向中线轻推。嘱病人做深呼吸运动,观察比较两手的动度是否一致。若一侧胸廓扩张受限,见于大量胸腔积液、气胸、胸膜增厚和肺不张等(图 3-5-8、图 3-5-9)。

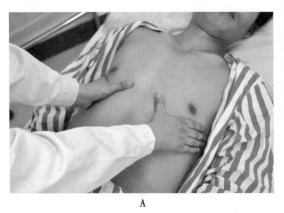
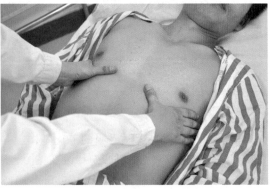

A   B

图 3-5-8　检查胸廓呼吸动度的方法
A. 前胸部呼气相;B. 前胸部吸气相

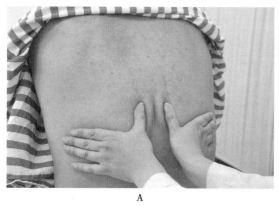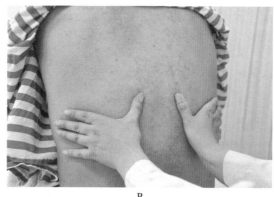

图 3-5-9　检查胸廓呼吸动度的方法
A. 后胸部呼气相；B. 后胸部吸气相

（二）语音震颤

语音震颤（vocal fremitus）为被检查者发出语音时，声波起源于喉部，沿气管、支气管及肺泡，传到胸壁所引起共鸣的振动，可由检查者的手触及，故又称触觉震颤（tactile fremitus）。根据其振动的增强或减弱，可判断胸内病变的性质。

检查者将左右手掌的尺侧缘或掌面轻放于两侧胸壁的对称部位，然后嘱被检查者用同等的强度重复发"yi"长音，自上至下，从内到外比较两侧相应部位语音震颤的异同，注意有无增强或减弱（图 3-5-10），语音震颤检查的部位及顺序见图 3-5-11。

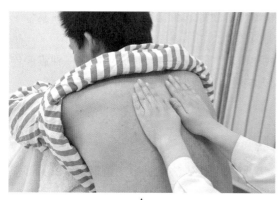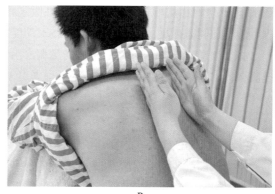

图 3-5-10　语音震颤检查手法

语音震颤的强弱主要取决于气管、支气管是否通畅，胸壁传导是否良好而定。正常人语音震颤的强度受发音的强弱，音调的高低，胸壁的厚薄以及支气管至胸壁距离的差异等因素的影响。一般来说，发音强、音调低、胸壁薄及支气管至胸壁的距离近者语音震颤强，反之则弱。此外，语音震颤在两侧前后的上胸部和沿着气管和支气管前后走向的区域，即肩胛间区及左右胸骨旁第 1、2肋间隙部位最强，于肺底最弱。因此，正常成人，男性和消瘦者较儿童、女性和肥胖者为强；前胸上部和右胸上部较前胸下部和左胸上部为强。

语音震颤减弱或消失，主要见于：①肺泡内含气量过多，如慢性阻塞性肺疾病；②支气管阻塞，如阻塞性肺不张；③大量胸腔积液或气胸；④胸膜显著增厚粘连；⑤胸壁皮下气肿。

语音震颤增强，主要见于：①肺泡内有炎症浸润，因肺组织实变使语颤传导良好，如大叶性肺炎实变期、大片肺梗死等；②接近胸膜的肺内巨大空腔，声波在空洞内产生共鸣，尤其是当空洞周围有炎性浸润并与胸壁粘连时，则更有利于声波传导，使语音震颤增强，如空洞型肺结核、肺脓

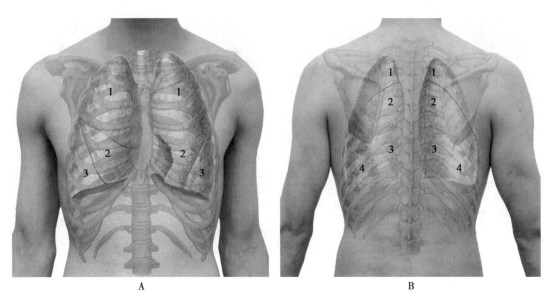

图 3-5-11 语音震颤检查的部位及顺序
A. 前胸部;B. 后胸部呼气相

肿等。

（三） 胸膜摩擦感

胸膜摩擦感(pleural friction fremitus)指当急性胸膜炎时,因纤维蛋白沉着于两层胸膜,使其表面变得粗糙,呼吸时脏层胸膜和壁层胸膜相互摩擦,可由检查者的手感觉到,故称为胸膜摩擦感。通常于呼、吸两相均可触及,但有时只能在吸气相末触到,有如皮革相互摩擦的感觉。该征象常于胸廓的下前侧部触及,因该处为呼吸时胸廓动度最大的区域。

必须注意,当空气通过呼吸道内的黏稠渗出物或狭窄的气管、支气管时,亦可产生一种震颤传至胸壁,应与胸膜摩擦感相互鉴别,一般前者可于病人咳嗽后而消失,而后者则否。

三、叩诊

（一） 叩诊的方法

用于胸廓或肺部的叩诊方法有间接和直接叩诊法两种,具体方法参见第三篇第一章。胸部叩诊时,被检查者取坐位或仰卧位,放松肌肉,两臂垂放,呼吸均匀。首先检查前胸,胸部稍向前挺,叩诊由锁骨上窝开始,然后沿锁骨中线、腋前线自第 1 肋间隙从上至下逐一肋间隙进行叩诊。其次检查侧胸壁,嘱被检查者举起上臂置于头部,自腋窝开始沿腋中线、腋后线叩诊,向下检查至肋缘。最后检查背部,被检查者向前稍低头,双手交叉抱肘,尽可能使肩胛骨移向外侧方,上半身略向前倾,叩诊自肺尖开始,沿肩胛线逐一肋间隙向下检查,直至肺底膈活动范围被确定为止。左右、上下、内外进行对比,并注意叩诊音的变化。

（二） 影响叩诊音的因素

胸壁组织增厚,如皮下脂肪较多,肌肉层较厚,乳房较大和水肿等,均可使叩诊音变浊。胸壁骨骼支架较大者,可加强共鸣作用。肋软骨钙化,胸廓变硬,可使叩诊的震动向四方散播的范围增大,因而定界叩诊较难得出准确的结果。胸腔内积液,可影响叩诊的震动及声音的传播。肺内含气量、肺泡的张力、弹性等,均可影响叩诊音。如深吸气时,肺泡张力增加,叩诊音调亦增高。

（三） 叩诊音的分类

胸部叩诊音可分为清音、过清音、鼓音、浊音和实音,在强度、音调、时限和性质方面具有各自的特点,参见表 3-1-1。

（四）正常叩诊音

1. **正常胸部叩诊音**　正常胸部叩诊为清音,其音响强弱和高低与肺脏含气量的多寡、胸壁的厚薄以及邻近器官的影响有关。由于肺上叶的体积较下叶为小,含气量较少,且上胸部的肌肉较厚,故前胸上部较下部叩诊音相对稍浊;因右肺上叶较左肺上叶为小,且惯用右手者右侧胸大肌较左侧为厚,故右肺上部叩诊音亦相对稍浊;由于背部的肌肉、骨骼层次较多,故背部的叩诊音较前胸部稍浊;右侧腋下部因受肝脏的影响叩诊音稍浊,而左侧腋前线下方有胃泡的存在,故叩诊呈鼓音(图3-5-12),又称 Traube 鼓音区。

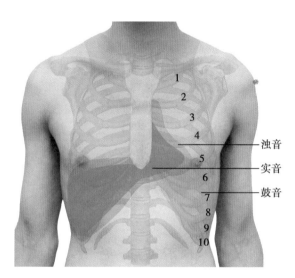

图3-5-12　正常胸部叩诊音

2. **肺界的叩诊**

（1）肺上界:即肺尖的上界,其内侧为颈肌,外侧为肩胛带。叩诊方法是:自斜方肌前缘中央部开始叩诊为清音,逐渐叩向外侧,当由清音变为浊音时,即为肺上界的外侧终点。然后再由上述中央部叩向内侧,直至清音变为浊音时,即为肺上界的内侧终点。该清音带的宽度即为肺尖的宽度,正常为 4～6cm,又称 Kronig 峡。因右肺尖位置较低,且右侧肩胛带的肌肉较发达,故右侧较左侧稍窄(图3-5-13)。肺上界变窄或叩诊浊音,常见于肺结核所致的肺尖浸润,纤维性变及萎缩。肺上界变宽,叩诊稍呈过清音,则常见于慢性阻塞性肺疾病。

（2）肺前界:正常的肺前界相当于心脏的绝对浊音界。右肺前界相当于胸骨线的位置。左肺

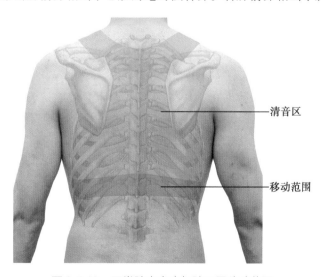

图3-5-13　正常肺尖宽度与肺下界移动范围

前界则相当于胸骨旁线自第4至第6肋间隙的位置。当出现心脏扩大、心肌肥厚、心包积液、主动脉瘤或肺门淋巴结明显肿大时,可使左、右两肺前界间的浊音区扩大,反之,慢性阻塞性肺疾病时则可使其缩小。

(3)肺下界:两侧肺下界大致相同,平静呼吸时位于锁骨中线第6肋间隙上,腋中线第8肋间隙上,肩胛线第10肋间隙上。正常肺下界的位置可因体型、发育情况的不同而有所差异,如矮胖者的肺下界可上升1肋间隙,瘦长者可下降1肋间隙。病理情况下,肺下界降低见于慢性阻塞性肺疾病、腹腔内脏下垂;肺下界上升见于肺不张、腹内压升高使膈上升,如鼓肠、腹腔积液、气腹、肝脾肿大、腹腔内巨大肿瘤及膈肌麻痹等。

3. **肺下界的移动范围**　即相当于呼吸时膈肌的移动范围。叩诊方法是:首先在平静呼吸时,于肩胛线上叩出肺下界的位置,嘱受检者作深吸气后在屏住呼吸的同时,沿该线继续向下叩诊,当由清音变为浊音时,即为肩胛线上肺下界的最低点。当受检者恢复平静呼吸后,同样先于肩胛线上叩出平静呼吸时的肺下界,再嘱作深呼气并屏住呼吸,然后再由下向上叩诊,直至浊音变为清音时,即为肩胛线上肺下界的最高点。最高至最低两点间的距离即为肺下界的移动范围(图3-5-14)。双侧锁骨中线和腋中线的肺下界可由同样的方法叩得。正常人肺下界的移动范围为6~8cm。移动范围的多寡与肋膈窦的大小有关,故不同部位肺下界移动范围亦稍有差异,一般腋中线及腋后线上的移动度最大。

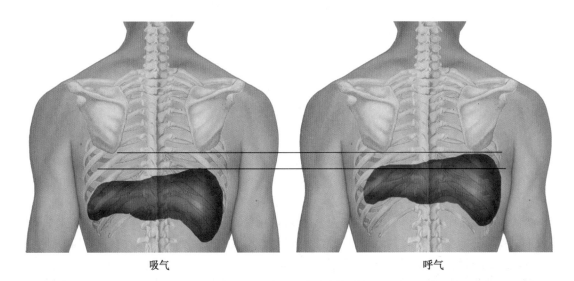

吸气　　　　　　　　　　　呼气

图3-5-14　肺下界移动度的测定

肺下界移动度减弱见于肺组织弹性消失,如慢性阻塞性肺疾病等;肺组织萎缩,如肺不张和肺纤维化等;及肺组织炎症和水肿。当胸腔大量积液、积气及广泛胸膜增厚粘连时肺下界及其移动度不能叩得。膈神经麻痹病人,肺下界移动度亦消失。

4. **侧卧位的胸部叩诊**　侧卧位时由于一侧胸部靠近床面对叩诊音产生影响,故近床面的胸部可叩得一条相对浊音或实音带。在该带的上方区域由于腹腔脏器的压力影响,使靠近床面一侧的膈肌升高,可叩出一粗略的浊音三角区,其底朝向床面,其尖指向脊柱;此外,因侧卧时脊柱弯曲,使靠近床面一侧的胸廓肋间隙增宽,而朝上一侧的胸廓肋骨靠拢肋间隙变窄。故于朝上的一侧的肩胛角尖端处可叩得一相对的浊音区,撤去枕头后由于脊柱伸直,此浊音区即行消失。可嘱被检查者作另侧侧卧后,再行检查以证实侧卧体位对叩诊音的影响(图3-5-15)。

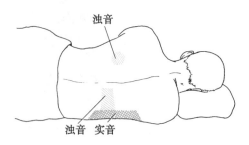

浊音

浊音　实音

图3-5-15　侧卧位的叩诊音

（五）胸部异常叩诊音

正常肺脏的清音区范围内,如出现浊音、实音、过清音或鼓音时则为异常叩诊音,提示肺、胸膜、膈或胸壁存在病理改变。异常叩诊音的类型取决于病变的性质、范围的大小及部位的深浅。一般距胸部表面5cm以上的深部病灶、直径小于3cm的小范围病灶或少量胸腔积液时,常不能发现叩诊音的改变。

肺部大面积含气量减少的病变,如肺炎、肺不张、肺结核、肺梗死、肺水肿及肺硬化等;和肺内不含气的占位病变,如肺肿瘤、肺棘球蚴病或囊虫病、未液化的肺脓肿等;以及胸腔积液,胸膜增厚等病变,叩诊均为浊音或实音。

肺张力减弱而含气量增多时,如慢性阻塞性肺疾病等,叩诊呈过清音(hyperresonance)。肺内空腔性病变如其腔径大于3~4cm,且靠近胸壁时,如空洞型肺结核、液化了的肺脓肿和肺囊肿等,叩诊可呈鼓音。胸膜腔积气,如气胸时,叩诊亦可为鼓音。若空洞巨大,位置表浅且腔壁光滑或张力性气胸的病人,叩诊时局部虽呈鼓音,但因具有金属性回响,故又称为空瓮音(amphorophony)。

当肺泡壁松弛,肺泡含气量减少的情况下,如肺不张,肺炎充血期或消散期和肺水肿等,局部叩诊时可呈现一种兼有浊音和鼓音特点的混合性叩诊音,称之为浊鼓音。

此外,胸腔积液时,积液区叩诊为浊音,积液区的下部浊音尤为明显,多呈实音。若积液为中等量,且无胸膜增厚、粘连者,病人取坐位时,积液的上界呈一弓形线,该线的最低点位于对侧的脊柱旁,最高点在腋后线上,由此向内下方下降,称为Damoiseau曲线。该线的形成,一般认为系由于胸腔外侧的腔隙较大,且该处的肺组织离肺门较远,液体所承受的阻力最小之故。在Damoiseau曲线与脊柱之间可叩得一轻度浊鼓音的倒置三角区,称为Garland三角区。同样,叩诊前胸部时,于积液区浊音界上方靠近肺门处,亦可叩得一浊鼓音区,称为Skoda叩响,该两个浊鼓音区的产生,认为是由于肺的下部被积液推向肺门,使肺组织弛缓所致。此外,在健侧的脊柱旁还可叩得一个三角形的浊音区,称为Grocco三角区。该区系由Damoiseau曲线与脊柱的交点向下延长至健侧的肺下界线,以及脊柱所组成,三角形的底边为健侧的肺下界,其大小视积液量的多寡而定。此三角形浊音区系因患侧积液将纵隔移向健侧移位所形成(图3-5-16)。

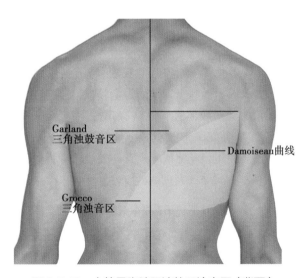

图3-5-16　中等量胸腔积液的叩诊音区(背面)

四、听诊

肺部听诊时,被检查者取坐位或卧位。听诊的顺序一般由肺尖开始,自上而下分别检查前胸部、侧胸部和背部,与叩诊相同,听诊前胸部应沿锁骨中线和腋前线;听诊侧胸部应沿腋中线和腋后线;听诊背部应沿肩胛线,自上至下逐一肋间进行,而且要在上下、左右对称的部位进行对比。被检查者微张口作均匀的呼吸,必要时可作较深的呼吸或咳嗽数声后立即听诊,这样更有利于察觉呼吸音及附加音的改变。

（一）正常呼吸音

正常呼吸音(normal breath sound)有以下几种。

1. 气管呼吸音(tracheal breath sound)　是空气进出气管所发出的声音,粗糙、响亮且高调,吸气与呼气相几乎相等,于胸外气管上面可听及。因不说明临床上任何问题,一般不予评价。

2. 支气管呼吸音(bronchial breath sound)　为吸入的空气在声门、气管或主支气管形成湍流所产生的声音,颇似抬舌后经口腔呼气时所发出"ha"的音响,该呼吸音强而高调。吸气相较呼气相短,因吸气为主动运动,吸气时声门增宽,进气较快;而呼气为被动运动,声门较窄,出气较慢之故。且呼气音较吸气音强而高调,吸气末与呼气始之间有极短暂的间隙。

正常人于喉部、胸骨上窝、背部第6、7颈椎及第1、2胸椎附近均可听到支气管呼吸音,且越靠近气管区,其音响越强,音调亦渐降低。

3. 支气管肺泡呼吸音(bronchovesicular breath sound)　为兼有支气管呼吸音和肺泡呼吸音特点的混合性呼吸音。其吸气音的性质与正常肺泡呼吸音相似,但音调较高且较响亮。其呼气音的性质则与支气管呼吸音相似,但强度稍弱,音调稍低,管样性质少些和呼气相短些,在吸气和呼气之间有极短暂的间隙。支气管肺泡呼吸音的吸气相与呼气相大致相同。

正常人于胸骨两侧第1、2肋间隙,肩胛间区第3、4胸椎水平以及肺尖前后部可听及支气管肺泡呼吸音。当其他部位听及支气管肺泡呼吸音时,均属异常情况,提示有病变存在。

4. 肺泡呼吸音(vesicular breath sound)　是由于空气在细支气管和肺泡内进出移动的结果。吸气时气流经支气管进入肺泡,冲击肺泡壁,使肺泡由松弛变为紧张,呼气时肺泡由紧张变为松弛,这种肺泡弹性的变化和气流的振动是肺泡呼吸音形成的主要因素。

肺泡呼吸音为一种叹息样的或柔和吹风样的"fu-fu"声,在大部分肺野内均可听及。其音调相对较低。吸气时音响较强,音调较高,时相较长,此系由于吸气为主动运动,单位时间内吸入肺泡的空气流量较大,气流速度较快,肺泡维持紧张的时间较长之故。反之,呼气时音响较弱,音调较低,时相较短,此系由于呼气为被动运动,呼出的气体流量逐渐减少,气流速度减慢,肺泡亦随之转为松弛状态所致。一般在呼气终止前呼气声即先消失,实际上此并非呼气动作比吸气短,而是呼气末气流量太小,未能听及其呼气声而已。

正常人肺泡呼吸音的强弱与性别、年龄、呼吸的深浅、肺组织弹性的大小及胸壁的厚薄等有关。男性肺泡呼吸音较女性为强,因男性呼吸运动的力量较强,且胸壁皮下脂肪较少之故。儿童的肺泡呼吸音较老年人强,因儿童的胸壁较薄且肺泡富有弹性,而老年人的肺泡弹性则较差。肺泡组织较多,胸壁肌肉较薄的部位,如乳房下部及肩胛下部肺泡呼吸音最强,其次为腋窝下部,而肺尖及肺下缘区域则较弱。此外,矮胖体型者肺泡呼吸音亦较瘦长者为弱。

四种正常呼吸音的特征比较见表3-5-5及图3-5-17 AR。

表3-5-5　四种正常呼吸音特征的比较

特征	气管呼吸音	支气管呼吸音	支气管肺泡呼吸音	肺泡呼吸音
强度	极响亮	响亮	中等	柔和
音调	极高	高	中等	低
吸:呼	1:1	1:3	1:1	3:1
性质	粗糙	管样	沙沙声,但管样	轻柔的沙沙声
正常听诊区域	胸外气管	胸骨柄	主支气管	大部分肺野

（二）异常呼吸音

异常呼吸音(abnormal breath sound)有以下几种。

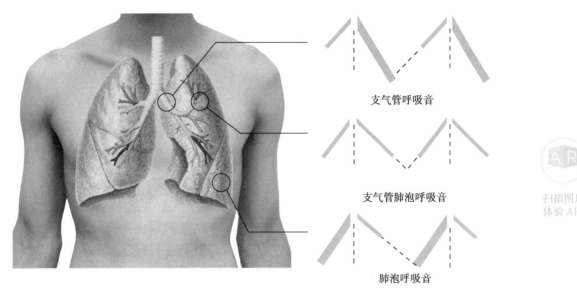

支气管呼吸音

支气管肺泡呼吸音

肺泡呼吸音

图 3-5-17　　正常情况下呼吸音的分布及特点

1. 异常肺泡呼吸音

（1）肺泡呼吸音减弱或消失：与肺泡内的空气流量减少或进入肺内的空气流速减慢及呼吸音传导障碍有关。可在局部、单侧或双肺出现。发生的原因有：①胸廓活动受限，如胸痛、肋软骨骨化和肋骨切除等；②呼吸肌疾病，如重症肌无力、膈肌瘫痪和膈肌升高等；③支气管阻塞，如慢性阻塞性肺疾病、支气管狭窄等；④压迫性肺膨胀不全，如胸腔积液或气胸等；⑤腹部疾病，如大量腹腔积液、腹部巨大肿瘤等。

（2）肺泡呼吸音增强：双侧肺泡呼吸音增强，与呼吸运动及通气功能增强，使进入肺泡的空气流量增多或进入肺内的空气流速加快有关。发生的原因有：①机体需氧量增加，引起呼吸深长和增快，如运动、发热或代谢亢进等；②缺氧兴奋呼吸中枢，导致呼吸运动增强，如贫血等；③血液酸度增高，刺激呼吸中枢，使呼吸深长，如酸中毒等。一侧肺泡呼吸音增强，见于一侧肺胸病变引起肺泡呼吸音减弱，此时健侧肺可发生代偿性肺泡呼吸音增强。

（3）呼气音延长：因下呼吸道部分阻塞、痉挛或狭窄，如支气管炎、支气管哮喘等，导致呼气的阻力增加，或由于肺组织弹性减退，使呼气的驱动力减弱，如慢性阻塞性肺疾病等，均可引起呼气音延长。

（4）断续性呼吸音：肺内局部性炎症或支气管狭窄，使空气不能均匀地进入肺泡，可引起断续性呼吸音，因伴短促的不规则间歇，故又称齿轮呼吸音（cogwheel breath sound），常见于肺结核和肺炎等。必须注意，当寒冷、疼痛和精神紧张时，亦可听及断续性肌肉收缩的附加音，但与呼吸运动无关，应予鉴别。

（5）粗糙性呼吸音：为支气管黏膜轻度水肿或炎症浸润造成不光滑或狭窄，使气流进出不畅所形成的粗糙呼吸音，见于支气管或肺部炎症的早期。

2. 异常支气管呼吸音　如在正常肺泡呼吸音部位听到支气管呼吸音，则为异常的支气管呼吸音，或称管样呼吸音（tubular breath sound），可由下列因素引起。

（1）肺组织实变：使支气管呼吸音通过较致密的肺实变部分，传至体表而易于听到。支气管呼吸音的部位、范围和强弱与病变的部位、大小和深浅有关。实变的范围越大、越浅，其声音越强，反之则较弱。常见于大叶性肺炎的实变期，其支气管呼吸音强而高调，而且近耳。

（2）肺内大空腔：当肺内大空腔与支气管相通，且其周围肺组织又有实变存在时，音响在空腔内共鸣，并通过实变组织的良好传导，故可听及清晰的支气管呼吸音，常见于肺脓肿或空洞型肺结核的病人。

（3）压迫性肺不张：胸腔积液时，压迫肺脏，发生压迫性肺不张，因肺组织较致密，有利于支气管音的传导，故于积液区上方有时可听到支气管呼吸音，但强度较弱而且遥远。

3. 异常支气管肺泡呼吸音 为在正常肺泡呼吸音的区域内听到的支气管肺泡呼吸音。其产生机制为肺部实变区域较小且与正常含气肺组织混合存在，或肺实变部位较深并被正常肺组织所覆盖之故。常见于支气管肺炎、肺结核、大叶性肺炎初期或在胸腔积液上方肺膨胀不全的区域听及。

（三）啰音

啰音（crackles，rales）是呼吸音以外的附加音（adventitious sound），该音正常情况下并不存在，故非呼吸音的改变，按性质的不同可分为下列几种。

1. 湿啰音（moist crackles） 系由于吸气时气体通过呼吸道内的分泌物如渗出液、痰液、血液、黏液和脓液等，形成的水泡破裂所产生的声音，故又称水泡音（bubble sound）。或认为由于小支气管壁因分泌物黏着而陷闭，当吸气时突然张开重新充气所产生的爆裂音。

（1）湿啰音的特点：湿啰音为呼吸音外的附加音，断续而短暂，一次常连续多个出现，于吸气时或吸气终末较为明显，有时也出现于呼气早期，部位较恒定，性质不易变，中、小湿啰音可同时存在，咳嗽后可减轻或消失。

（2）湿啰音的分类

1）按啰音的音响强度可分为响亮性和非响亮性两种。①响亮性湿啰音：啰音响亮，是由于周围具有良好的传导介质，如实变，或因空洞共鸣作用的结果，见于肺炎、肺脓肿或空洞型肺结核。如空洞内壁光滑，响亮性湿啰音还可带有金属调；②非响亮性湿啰音：声音较低，是由于病变周围有较多的正常肺泡组织，传导过程中声波逐渐减弱，听诊时感觉遥远。

2）按呼吸道腔径大小和腔内渗出物的多寡分粗、中、细湿啰音和捻发音（图3-5-18）。①粗湿啰音（coarse crackles）：又称大水泡音。发生于气管、主支气管或空洞部位，多出现在吸气早期（图3-5-19）。见于支气管扩张、肺水肿及肺结核或肺脓肿空洞。昏迷或濒死的病人因无力排出呼吸道分泌物，于气管处可听及粗湿啰音，有时不用听诊器亦可听到，谓之痰鸣。②中湿啰音（medium crackles）：又称中水泡音。发生于中等大小的支气管，多出现于吸气的中期（图3-5-19）。见于支气管炎，支气管肺炎等。③细湿啰音（fine crackles）：又称小水泡音。发生于小支气管，多在吸气后期出现（图3-5-19）。常见于细支气管炎、支气管肺炎、肺淤血和肺梗死等。弥漫性肺间质纤维化病人吸气后期出现的细湿啰音，其音调高，近耳颇似撕开尼龙扣带时发出的声音，谓之 Velcro 啰音。④捻发音（crepitus）：是一种极细而均匀一致的湿啰音。多在吸气的终末听及，颇似在耳边用手指

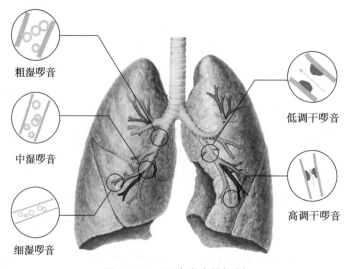

图3-5-18 **啰音发生的机制**

捻搓一束头发时所发出的声音。此系由于细支气管和肺泡壁因分泌物存在而互相黏着陷闭,当吸气时被气流冲开重新充气,所发出的高音调、高频率的细小爆裂音(图3-5-20)。常见于细支气管和肺泡炎症或充血,如肺淤血、肺炎早期和肺泡炎等。但正常老年人或长期卧床的病人,于肺底亦可听及捻发音,在数次深呼吸或咳嗽后可消失,一般无临床意义。

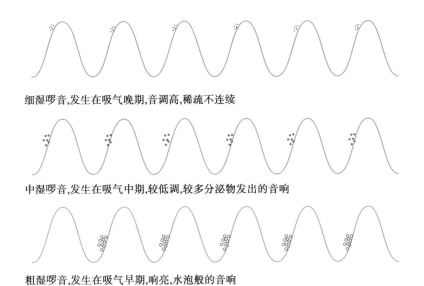

细湿啰音,发生在吸气晚期,音调高,稀疏不连续

中湿啰音,发生在吸气中期,较低调,较多分泌物发出的音响

粗湿啰音,发生在吸气早期,响亮,水泡般的音响

图 3-5-19　湿啰音示意图

肺部局限性湿啰音,仅提示该处的局部病变,如肺炎、肺结核或支气管扩张等。两侧肺底湿啰音,多见于心力衰竭所致的肺淤血和支气管肺炎等。如两肺野满布湿啰音,则多见于急性肺水肿和严重支气管肺炎。

2. **干啰音**(wheezes,rhonchi)　系由于气管、支气管或细支气管狭窄或部分阻塞,空气吸入或呼出时形成湍流所产生的声音。呼吸道狭窄或不完全阻塞的病理基础包括炎症引起的黏膜充血水肿和分泌物增加;支气管平滑肌痉挛;管腔内肿瘤或异物阻塞;以及管壁被管外肿大的淋巴结或纵隔肿瘤压迫引起的管腔狭窄等(图3-5-21)。

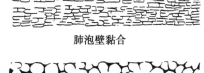

肺泡壁黏合

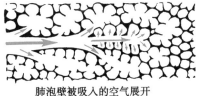

肺泡壁被吸入的空气展开

图 3-5-20　捻发音的发生机制

(1)干啰音的特点:干啰音为一种持续时间较长带乐性的呼吸附加音,音调较高,基音频率约300～500Hz。持续时间较长,吸气及呼气时均可听及,但以呼气时为明显,干啰音的强度和性质易改变,部位易变换,在瞬间内数量可明显增减。发生于主支气管以上大气道的干啰音,有时不用听诊器亦可听及,谓之喘鸣。

(2)干啰音的分类:根据音调的高低可分为高调和低调两种。①高调干啰音(sibilant wheezes):又称哨笛音。音调高,其基音频率可达500Hz以上,呈短促的"zhi-zhi"声或带音乐性。用力呼气时其音质常呈上升性,多起源于较小的支气管或细支气管(图3-5-22)。②低调干啰音

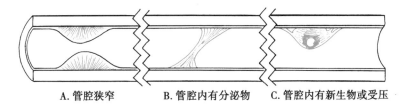

A.管腔狭窄　　　B.管腔内有分泌物　　C.管腔内有新生物或受压

图 3-5-21　干啰音的发生机制

（sonorous wheezes）：又称鼾音。音调低,其基音频率约为 100～200Hz,呈呻吟声或鼾声的性质,多发生于气管或主支气管(图 3-5-22)。

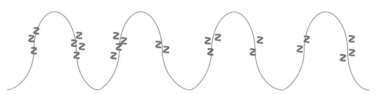

低调干啰音：响亮、低调,粗糙的响声,犹如鼾声,最常于吸气相或呼吸相连续听及;可因咳嗽后消失,常因黏液积聚于气管或大的支气管中所致

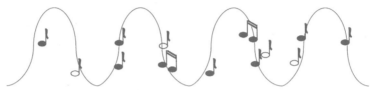

高调干啰音：乐性的响声,犹如短促的尖声,最常于吸气相或呼气相连续听及,通常于呼气时较响亮

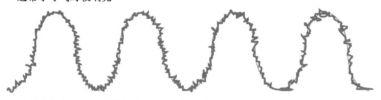

胸膜摩擦音：干性,摩擦性或刺耳的声音,常因胸膜面炎症引起;于吸气相或呼气相听及,在前侧胸膜面最响亮

图 3-5-22　干啰音与胸膜摩擦音示意图

发生于双侧肺部的干啰音,常见于支气管哮喘、慢性支气管炎、慢性阻塞性肺疾病和心源性哮喘等。局限性干啰音,是由于局部支气管狭窄所致,常见于支气管内膜结核或肿瘤等。

（四）语音共振

语音共振(vocal resonance)的产生方式与语音震颤基本相同。嘱被检查者用一般的声音强度重复发"yi"长音,喉部发音产生的振动经气管、支气管、肺泡传至胸壁,由听诊器听及。正常情况下,听到的语音共振言词并非响亮清晰,音节亦含糊难辨。语音共振一般在气管和大支气管附近听到的声音最强,在肺底则较弱。语音共振减弱见于支气管阻塞,胸腔积液,胸膜增厚,胸壁水肿,肥胖及慢性阻塞性肺疾病等疾病。在病理情况下,语音共振的性质发生变化,根据听诊音的差异可分为以下几种。

1. **支气管语音（bronchophony）**　为语音共振的强度和清晰度均增加,常同时伴有语音震颤增强,叩诊浊音和听及病理性支气管呼吸音,见于肺实变的病人。

2. **胸语音（pectoriloquy）**　是一种更强、更响亮和较近耳的支气管语音,言词清晰可辨,容易听及。见于大范围的肺实变区域。有时在支气管语音尚未出现之前,即可查出。

3. **羊鸣音（egophony）**　不仅语音的强度增加,而且其性质发生改变,带有鼻音性质,颇似"羊叫声"。嘱被检查者说"yi-yi-yi"音,往往听到的是"a-a-a",则提示有羊鸣音的存在。常在中等量胸腔积液的上方肺受压的区域听到,亦可在肺实变伴有少量胸腔积液的部位听及。

4. **耳语音（whispered）**　嘱被检查者用耳语声调发"yi、yi、yi"音,在胸壁上听诊时,正常人在能听到肺泡呼吸音的部位,仅能听及极微弱的音响,但当肺实变时,则可清楚地听到增强的音调较高的耳语音。故对诊断肺实变具有重要的价值。

（五）胸膜摩擦音

正常胸膜表面光滑,胸膜腔内并有微量液体存在,因此,呼吸时胸膜脏层和壁层之间相互滑动并无音响发生。然而,当胸膜面由于炎症、纤维素渗出而变得粗糙时,则随着呼吸便可出现胸膜摩擦音(pleural friction rub)。其特征颇似用一手掩耳,以另一手指在其手背上摩擦时所听到的声音。胸膜摩擦音通常于呼吸两相均可听到,而且十分近身,一般于吸气末或呼气初较为明显,屏气时即消失。深呼吸或在听诊器体件上加压时,摩擦音的强度可增加(见图3-5-22)。

胸膜摩擦音最常听到的部位是前下侧胸壁,因呼吸时该区域的呼吸动度最大。反之,肺尖部的呼吸动度较胸廓下部为小,故胸膜摩擦音很少在肺尖听及。胸膜摩擦音可随体位的变动而消失或复现。当胸腔积液较多时,因两层胸膜被分开,摩擦音可消失,在积液吸收过程中当两层胸膜又接触时,可再出现。当纵隔胸膜发炎时,于呼吸及心脏搏动时均可听到胸膜摩擦音。胸膜摩擦音常发生于纤维素性胸膜炎、肺梗死、胸膜肿瘤及尿毒症等病人。

五、胸部和肺体格检查的步骤和主要内容

为了能有系统、有次序地进行胸部检查,避免遗漏,兹将主要检查的步骤和项目,以及应重点掌握的内容列于表3-5-6,供临床体检时参考。

表3-5-6　**胸部检查的步骤和主要内容**

1. 胸部视诊 　从前至后,注意胸廓表面标志 　大小和形状(前后径和左右径比较) 　对称性 　皮肤颜色 　浅表静脉形态 　肋骨突出 2. 呼吸 　频率 　节律和形式 3. 胸部呼吸动度 　对称性 　膨隆 　辅助呼吸肌的动用 4. 注意呼吸时有无可闻及的声音(如喘鸣)	5. 胸部触诊 　对称性 　胸廓的扩张度 　搏动 　触觉如捻发感、摩擦感、振动感 　触觉震颤 6. 胸部叩诊 　直接或间接叩诊,两侧比较 　膈肌移动度 　叩诊音强度,音调,时限和性质 7. 胸部听诊 　用鼓形听诊器,从肺尖到肺底,两侧比较 　正常呼吸音的强度,音调,时限和性质 　异常呼吸音、啰音、语音共振、摩擦音

第四节　呼吸系统常见疾病的主要症状和体征

一、大叶性肺炎

大叶性肺炎(lobar pneumonia)是大叶性分布的肺脏炎性病变。其病原主要为肺炎链球菌。病理改变可分为三期,即充血期、实变期及消散期。按病期的不同,其临床表现各异,但有时分期并不明显。

1. **症状**　病人多为青壮年,受凉、疲劳、酗酒常为其诱因;起病多急骤,先有寒战,继之高热,体温可达39~40℃,常呈稽留热,病人诉头痛,全身肌肉酸痛,患侧胸痛,呼吸增快,咳嗽,咳铁锈色痰,数日后体温可急剧下降,大量出汗,随之症状明显好转。

2. **体征**　病人呈急性热病容,颜面潮红,鼻翼扇动,呼吸困难,发绀,脉率增速,常有口唇及口周疱疹。充血期病变局部呼吸动度减弱,语音震颤稍增强,叩诊浊音,并可听及捻发音。当发展为大叶实变时,语音震颤和语音共振明显增强,叩诊为浊音或实音,并可听到支气管呼吸音。如病变累及胸膜则可听及胸膜摩擦音。当病变进入消散期时,病变局部叩诊逐渐变为清音,支气管呼吸音亦逐渐减弱,代之以湿啰音,最后湿啰音亦逐渐消失,呼吸音恢复正常。

二、慢性阻塞性肺疾病

慢性阻塞性肺疾病(chronic obstructive pulmonary disease)是气道、肺实质及肺血管的慢性非特异性炎症。起病潜隐,发展缓慢,晚期可发展为肺动脉高压和慢性肺源性心脏病。其病因较为复杂,多与长期吸烟,反复呼吸道感染,长期接触有害烟雾粉尘,大气污染,恶劣气象因素,机体的过敏因素,以及呼吸道局部防御、免疫功能降低和自主神经功能失调等有关。

1. **症状** 主要表现为慢性咳嗽,咳痰以及呼吸困难。晨间咳嗽加重伴咳白色黏液或浆液泡沫痰,量不多,当合并感染时,量增多并呈脓性。病人常觉气短,胸闷,活动时明显,冬季加剧,并随病情进展而逐渐加重。

2. **体征** 早期可无明显体征。随病情加重出现明显体征,可见胸廓呈桶状,肋间隙增宽,呼吸动度减弱,语音共振减弱。双肺叩诊呈过清音,肺下界下降,并移动度变小。肺泡呼吸音普遍性减弱,呼气相延长,双肺底可听到湿啰音,咳嗽后可减少或消失,啰音的量与部位常不恒定。心浊音界缩小或消失,肝浊音界下移。

三、支气管哮喘

支气管哮喘(bronchial asthma)是以变态反应为主的气道慢性炎症,其气道对刺激性物质具有高反应性,此类炎症可引起不同程度的广泛的可逆性气道阻塞。发作时支气管平滑肌痉挛、黏膜充血水肿,腺体分泌增加。

1. **症状** 多数病人在幼年或青年期发病,多反复发作,发病常有季节性。发作前常有过敏原接触史,或过敏性鼻炎症状,如鼻痒、喷嚏、流涕或干咳等黏膜过敏先兆,继之出现胸闷,并迅速出现明显呼吸困难。历时数小时,甚至数日,发作将停时,常咳出较多稀薄痰液后,气促减轻,发作逐渐缓解。

2. **体征** 缓解期病人无明显体征。发作时出现严重呼气性呼吸困难,病人被迫端坐,呼吸辅助肌参与呼吸,严重者大汗淋漓并伴发绀,胸廓胀满,呈吸气位,呼吸动度变小,语音共振减弱,叩诊呈过清音。两肺满布干啰音。反复发作病程较长的病人,常可并发慢性阻塞性肺疾病,并出现相应的症状和体征。

四、胸腔积液

胸腔积液(pleural effusion)为胸膜毛细血管内静水压增高(如心力衰竭等),胶体渗透压降低(如肝硬化,肾病综合征等所致的低蛋白血症)或胸膜毛细血管壁通透性增加(如结核病、肺炎、肿瘤等)所致的胸膜液体产生增多或吸收减少,使胸膜腔内积聚的液体较正常为多。此外,胸膜淋巴引流障碍和外伤等亦可引起胸腔积液或积血。胸腔积液的性质按其病因的不同可分为渗出液和漏出液两种。

1. **症状** 胸腔积液少于300ml 时症状多不明显,但少量炎性积液以纤维素性渗出为主的病人常诉刺激性干咳,患侧胸痛,于吸气时加重,病人喜患侧卧位以减少呼吸动度,减轻疼痛。当积液增多时,胸膜脏层与壁层分开,胸痛可减轻或消失。胸腔积液大于500ml 的病人,常诉气短、胸闷,大量积液时因纵隔脏器受压而出现心悸,呼吸困难甚至端坐呼吸并出现发绀。此外,除胸腔积液本身所致的症状外,视病因的不同,病人常有其他基础疾病的表现,如炎症引起的渗出液者,可有发热等中毒症状,如为非炎症所致的漏出液者,则常伴有心力衰竭、腹腔积液或水肿等症状。

2. **体征** 少量积液者,常无明显体征,或仅见患侧胸廓呼吸动度减弱。中至大量积液时,可见呼吸浅快,患侧呼吸运动受限,肋间隙丰满,心尖搏动及气管移向健侧,语音震颤和语音共振减弱或消失,在积液区可叩得浊音。不伴有胸膜增厚粘连的中等量积液的病人可叩得积液区上界的Damoiseau 线,积液区后上方的 Garland 三角,积液区前上方的 Skoda 浊鼓音区以及健侧后下方脊柱旁的 Grocco 三角等体征(图 3-5-16)。大量胸腔积液或伴有胸膜增厚粘连的病人,则叩诊为实音。积液区呼吸音和语音共振减弱或消失。积液区上方有时可听到支气管呼吸音。纤维素性胸膜炎的病人常可听到胸膜摩擦音。

五、气胸

气胸(pneumothorax)是指空气进入胸膜腔内而言。常因慢性呼吸道疾病,如慢性阻塞性肺疾病、肺结核或肺表面胸膜下肺大疱导致胸膜脏层破裂,使肺和支气管内气体进入胸膜腔而形成气胸,谓之自发性气胸。用人工方法将过滤的空气注入胸膜腔,以诊治疾病者为人工气胸。此外,胸部外伤所引起者,称为外伤性气胸。

1. **症状** 持重物、屏气和剧烈运动或咳嗽常为其诱因。病人突感一侧胸痛,进行性呼吸困难,不能平卧或被迫健侧卧位,患侧朝上以减轻压迫症状。可有咳嗽,但无痰或少痰。小量闭合性气胸者仅有轻度气急,数小时后可逐渐平稳。大量张力性气胸者,除严重呼吸困难外,尚有表情紧张,烦躁不安,大汗淋漓,脉速,虚脱,发绀甚至呼吸衰竭。

2. **体征** 少量胸腔积气者,常无明显体征。积气量多时,患侧胸廓饱满,肋间隙变宽,呼吸动度减弱;语音震颤及语音共振减弱或消失。气管、心脏移向健侧。叩诊患侧呈鼓音。右侧气胸时肝浊音界下移。听诊患侧呼吸音减弱或消失。

兹将肺与胸膜常见疾病的体征归纳于表3-5-7,供临床体格检查时参考。

表 3-5-7 肺与胸膜常见疾病的体征

疾病	视诊		触诊		叩诊	听诊		
	胸廓	呼吸动度	气管位置	语音震颤	音响	呼吸音	啰音	语音共振
大叶性肺炎	对称	患侧减弱	正中	患侧增强	浊音	支气管呼吸音	湿啰音	患侧增强
慢性阻塞性肺疾病	桶状	双侧减弱	正中	双侧减弱	过清音	减弱	多无	减弱
哮喘	对称	双侧减弱	正中	双侧减弱	过清音	减弱	干啰音	减弱
肺水肿	对称	双侧减弱	正中	正常或减弱	正常或浊音	减弱	湿啰音	正常或减弱
肺不张	患侧平坦	患侧减弱	移向患侧	减弱或消失	浊音	减弱或消失	无	减弱或消失
胸腔积液	患侧饱满	患侧减弱	移向健侧	减弱或消失	实音	减弱或消失	无	减弱
气胸	患侧饱满	患侧减弱或消失	移向健侧	减弱或消失	鼓音	减弱或消失	无	减弱或消失

(程德云)

第五节 心脏检查

心脏检查是心血管疾病诊断的基本功,在详细询问病人病史的基础上,进一步仔细的心脏检查,许多情况下能够及早地作出准确的诊断,而给予病人及时的相应处理。即使在现代医学高度发展、许多新的诊断手段不断出现的今天,心脏检查结果也对进一步正确地选择仪器检查提供了有意义的参考;同时,仪器的检查结果往往需结合病史和体检,进行综合考虑,才能对疾病做出正确的诊断。另外,某些心脏物理检查所见,如心音的改变、心脏杂音、奔马律、交替脉等重要的体征,是目前常规仪器检查所不能发现的。

要做到正确地进行心脏检查,除需要从书本中认真学习前人从实践中总结出的经验外,更重要的是在带教老师的指导下通过自己反复地临床实践,逐步掌握这一临床技能。另外,在进行心血管检查时,必须注意全身性疾病对心血管系统的影响和心血管疾病的全身表现,以便做出正确的诊断。

在进行心脏检查时,需有一个安静、光线充足的环境,病人多取卧位,医生多位于病人右侧,门诊条件下也有取坐位,但必要时仍需取多个体位进行反复检查比较。心脏检查时,一方面注意采取视诊(inspection)、触诊(palpation)、叩诊(percussion)、听诊(auscultation)依次进行,以全面地了解心脏情况;另一方面在确定某一异常体征时,也可同时将这几种检查方法交替应用,以利于做出正确的判断。

一、视诊

病人尽可能取卧位,除一般观察胸廓轮廓外,必要时医生也可将视线与胸廓同高,以便更好地了解心前区有无隆起和异常搏动等(图 3-5-23)。

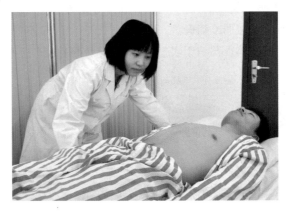

图 3-5-23　心脏视诊

(一) 胸廓畸形

正常人胸廓左右两侧的前后径、横径应基本对称。体检时,着重注意与心脏有关的胸廓畸形情况。

1. **心前区隆起**　多为先天性心脏病造成心脏肥大,后者在儿童生长发育完成前影响胸廓正常发育而形成。常见胸骨下段及胸骨左缘 3、4、5 肋间的局部隆起,如法洛四联症、肺动脉瓣狭窄等的右心室肥大;少数情况见于儿童期风湿性心瓣膜病的二尖瓣狭窄所致的右心室肥大或伴有大量渗出液的儿童期慢性心包炎。位于胸骨右缘第 2 肋间及其附近局部隆起,多为主动脉弓动脉瘤或升主动脉扩张所致,常伴有收缩期搏动。

2. **鸡胸、漏斗胸、脊柱畸形**　一方面这些严重的畸形可能使心脏位置产生偏移,另一方面发现这些畸形也提示存在某种心脏疾病的可能性。如脊柱后侧凸可引起肺源性心脏病,鸡胸可伴有马方综合征。参见本章第二节"胸壁、胸廓与乳房"检查。

(二) 心尖搏动

心尖搏动(apical impulse)主要由于心室收缩时心脏摆动,心尖向前冲击前胸壁相应部位而形成。正常成人心尖搏动位于第 5 肋间,左锁骨中线内侧 0.5 ~ 1.0cm,搏动范围以直径计算为 2.0 ~ 2.5cm。

1. **心尖搏动移位**　心尖搏动位置的改变可受多种生理性和病理性因素的影响。

(1)生理性因素:正常仰卧时心尖搏动略上移;左侧卧位,心尖搏动向左移 2.0 ~ 3.0cm;右侧卧位可向右移 1.0～2.5cm。肥胖体型者、小儿或妊娠时,横膈位置较高,使心脏呈横位,心尖搏动向上外移,可在第 4 肋间左锁骨中线外。若体型瘦长(特别是处于站立或坐位)使横膈下移,心脏呈垂位,心尖搏动移向内下,可达第 6 肋间。

　　(2)病理性因素:有心脏本身因素(如心脏增大)或心脏以外的因素(如纵隔、横膈位置改变)(表3-5-8)。

表 3-5-8　心尖搏动移位的常见病理因素

因素	心尖搏动移位	临床常见疾病
心脏因素		
左心室增大	向左下移位	主动脉瓣关闭不全等
右心室增大	向左侧移位	二尖瓣狭窄等
左、右心室增大	向左下移位,伴心浊音界两侧扩大	扩张型心肌病等
右位心	心尖搏动位于右侧胸壁	先天性右位心
心脏以外的因素		
纵隔移位	心尖搏动向患侧移位	一侧胸膜增厚或肺不张等
	心尖搏动移向病变对侧	一侧胸腔积液或气胸等
横膈移位	心尖搏动向左外侧移位	大量腹腔积液等,横膈抬高使心脏横位
	心尖搏动移向内下,可达第 6 肋间	严重肺气肿等,横膈下移使心脏垂位

　　2. 心尖搏动强度与范围的改变　也受生理和病理情况的影响。

　　生理情况下,胸壁肥厚、乳房悬垂或肋间隙狭窄时心尖搏动较弱,搏动范围也缩小。胸壁薄或肋间隙增宽时心尖搏动相应增强,范围也较大。另外,剧烈运动与情绪激动时,心尖搏动也随之增强。

　　病理情况下心肌收缩力增加也可使心尖搏动增强,可见于高热、严重贫血、甲状腺功能亢进或左心室肥厚心功能代偿期等。然而,心尖搏动减弱除考虑心肌收缩力下降外,尚应考虑其他因素影响。心肌收缩力下降可见于扩张型心肌病和急性心肌梗死等。其他造成心尖搏动减弱的心脏因素有:心包积液、缩窄性心包炎,由于心脏与前胸壁距离增加使心尖搏动减弱;心脏以外的病理性影响因素有:肺气肿、左侧大量胸腔积液或气胸等,也可造成心尖搏动的减弱。

　　3. 负性心尖搏动　心脏收缩时,心尖部胸壁搏动内陷,称负性心尖搏动(inward impulse)。见于粘连性心包炎或心包与周围组织广泛粘连。另外,由于重度右室肥厚所致心脏顺钟向转位,而使左心室向后移位也可引起负性心尖搏动。

　　(三)心前区搏动

　　1. 胸骨左缘第 3～4 肋间搏动　当心脏收缩时在此部位出现强有力而较持久的搏动,可持续至第二心音开始,为右心室持久的压力负荷增加所致的右心室肥厚征象,多见于先天性心脏病所致的右心室肥厚,如房间隔缺损等。

　　2. 剑突下搏动　该搏动可能是右心室收缩期搏动,也可由腹主动脉搏动产生。病理情况下,前者可见于肺源性心脏病右心室肥大者,后者常由腹主动脉瘤引起。鉴别搏动来自右心室或腹主动脉的方法有两种:其一是病人深吸气后,搏动增强则为右室搏动,减弱则为腹主动脉搏动。其二是手指平放从剑突下向上压入前胸壁后方,右心室搏动冲击手指末端而腹主动脉搏动则冲击手指掌面。另外,消瘦者的剑突下搏动可能来自正常的腹主动脉搏动或心脏垂位时的右心室搏动。

　　3. 心底部搏动　胸骨左缘第 2 肋间(肺动脉瓣区)收缩期搏动,多见于肺动脉扩张或肺动脉高压,也可见于少数正常青年人(特别是瘦长体形者)在体力活动或情绪激动时。胸骨右缘第 2 肋间(主动脉瓣区)收缩期搏动,多为主动脉弓动脉瘤或升主动脉扩张。

二、触诊

心脏触诊除可进一步确定视诊检查发现的心尖搏动位置和心前区异常搏动的结果外,尚可发现心脏病特有的震颤及心包摩擦感等异常体征。与视诊同时进行,能起互补效果。开始触诊时,检查者先用右手全手掌置于心前区,确定需触诊的部位和范围,然后逐渐缩小到用手掌尺侧(小鱼际)或示指、中指及环指指腹并拢同时触诊,必要时也可单指指腹触诊(图 3-5-24)。

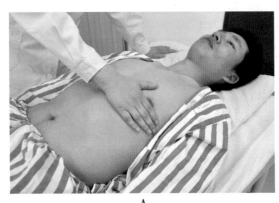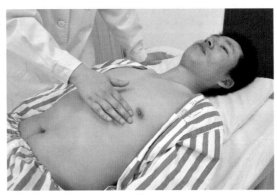

A   B

图 3-5-24   心脏触诊

(一) 心尖搏动及心前区搏动

触诊除可进一步确定心尖搏动的位置外,尚可判断心尖或心前区的抬举性搏动。心尖区抬举性搏动是指心尖区徐缓、有力的搏动,可使手指尖端抬起且持续至第二心音开始,与此同时心尖搏动范围也增大,为左心室肥厚的体征。而胸骨左下缘收缩期抬举性搏动是右心室肥厚的可靠指征。对视诊所发现的心前区其他异常搏动也可运用触诊进一步确定或鉴别。另外,心尖搏动的触诊对于复杂的心律失常病人结合听诊以确定第一、第二心音或收缩期、舒张期也有重要价值。

(二) 震颤

震颤(thrill)为触诊时手掌尺侧(小鱼际)或手指指腹感到的一种细小震动感,与在猫喉部摸到的呼吸震颤类似,又称猫喘。震颤的发生机制与心杂音相同,系血液经狭窄的口径或循异常的方向流动形成涡流造成瓣膜、血管壁或心腔壁震动传至胸壁所致。发现震颤后应首先确定部位及来源(瓣膜、大血管或间隔缺损),其次确定其处于心动周期中的时相(收缩期、舒张期或连续性),最后分析其临床意义。

在一般情况下,震颤见于某些先天性心血管病或狭窄性瓣膜病变,而瓣膜关闭不全时,则较少有震颤,仅在房室瓣重度关闭不全时可触及震颤。除右心(三尖瓣及肺动脉瓣)所产生的震颤外,震颤在深呼气后较易触及。

临床上凡触及震颤,均可认为心脏有器质性病变。触诊有震颤者,多数也可听到响亮的杂音。但是,由于触诊对低频振动较敏感,而听诊对高频振动较敏感,对于某些低音调的舒张期杂音(如二尖瓣狭窄),可能该杂音不响亮或几乎听不到,但触诊时仍可觉察到震颤,需引起注意。不同部位与时相震颤的常见相关病变见表 3-5-9。

(三) 心包摩擦感

可在心前区或胸骨左缘第 3、4 肋间触及,多呈收缩期和舒张期双相的粗糙摩擦感,以收缩期、前倾体位和呼气末(使心脏靠近胸壁)更为明显。心包摩擦感是由于急性心包炎时心包膜纤维素渗出致表面粗糙,心脏收缩时脏层与壁层心包摩擦产生的振动传至胸壁所致。随渗液的增多,使心包脏层与壁层分离,摩擦感则消失。

表 3-5-9 心前区震颤的临床意义

部 位	时 相	常见病变
胸骨右缘第 2 肋间	收缩期	主动脉瓣狭窄
胸骨左缘第 2 肋间	收缩期	肺动脉瓣狭窄
胸骨左缘 3~4 肋间	收缩期	室间隔缺损
胸骨左缘第 2 肋间	连续性	动脉导管未闭
心尖区	舒张期	二尖瓣狭窄
心尖区	收缩期	重度二尖瓣关闭不全

三、叩诊

用于确定心界大小及其形状。心浊音界包括相对及绝对浊音界两部分,心脏左右缘被肺遮盖的部分,叩诊呈相对浊音,而不被肺遮盖的部分则叩诊呈绝对浊音(图 3-5-25)。通常心脏相对浊音界反映心脏的实际大小。但是,在早期右心室肥大时,相对浊音界可能改变不多,而绝对浊音界则增大;心包积液量较多时,绝对与相对浊音界较为接近。因此,注意分辨这两种心浊音界有一定的临床意义。

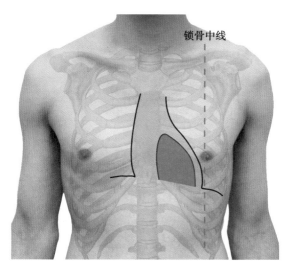

图 3-5-25 心绝对浊音界和相对浊音界

(一)叩诊方法

心脏叩诊通常采用间接叩诊法,受检者一般取平卧位,以左手中指作为叩诊板指,板指与肋间平行放置,如果某种原因受检者取坐位时,板指可与肋间垂直,必要时分别进行坐、卧位叩诊,并注意两种体位时心浊音界的不同改变。叩诊时,板指平置于心前区拟叩诊的部位,以右手中指借右腕关节活动均匀叩击板指,并且由外向内逐渐移动板指,以听到声音由清变浊来确定心浊音界。通常测定左侧的心浊音界用轻叩诊法较为准确,而右侧叩诊宜使用较重的叩诊法,叩诊时也要注意根据病人胖瘦程度等调整力度。另外,必须注意叩诊时板指每次移动距离不宜过大,并在发现声音由清变浊时,需进一步往返叩诊几次,以免测出的心界范围小于实际大小。

(二)叩诊顺序

通常的顺序是先叩左界,后叩右界。左侧在心尖搏动外 2~3cm 处开始,由外向内,逐个肋间向上,直至第 2 肋间;如果心尖搏动不清楚,需从腋前线开始,从外向内叩诊。右界叩诊时,先在右侧锁骨中线上叩出肝上界,然后于其上一肋间由外向内,逐一肋间向上叩诊,直至第 2 肋间。对各肋间叩得的浊音界逐一作出标记,并测量其与胸骨中线间的垂直距离。

(三) 正常心浊音界

正常心脏左界自第 2 肋间起向外逐渐形成一外凸弧形,直至第 5 肋间。右界各肋间几乎与胸骨右缘一致,仅第 4 肋间稍超过胸骨右缘。叩诊后,以胸骨中线至心脏相对浊音界线的垂直距离(cm)表示心界,并标出胸骨中线与左锁骨中线的间距。表 3-5-10 显示一般正常成人的心界。

表 3-5-10　正常成人心脏相对浊音界

右界 (cm)	肋间	左界 (cm)
2 ~ 3	II	2 ~ 3
2 ~ 3	III	3.5 ~ 4.5
3 ~ 4	IV	5 ~ 6
	V	7 ~ 9

注:左锁骨中线距胸骨中线为 8 ~ 10cm

(四) 心浊音界各部的组成

心脏左界第 2 肋间处相当于肺动脉段,第 3 肋间为左心耳,第 4、5 肋间为左心室,其中血管与心脏左心交接处向内凹陷,称心腰。右界第 2 肋间相当于升主动脉和上腔静脉,第 3 肋间以下为右心房(图 3-5-26)。

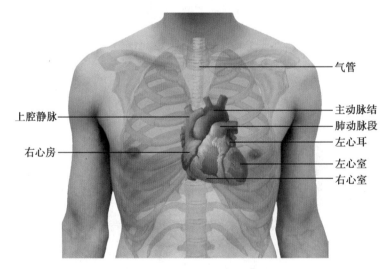

　　　　　　　　　　　　　　　　　　　　　　　气管
上腔静脉　　　　　　　　　　　　　　　　　主动脉结
　　　　　　　　　　　　　　　　　　　　　肺动脉段
右心房　　　　　　　　　　　　　　　　　　左心耳
　　　　　　　　　　　　　　　　　　　　　左心室
　　　　　　　　　　　　　　　　　　　　　右心室

图 3-5-26　心脏各个部位在胸壁的投影

(五) 心浊音界改变及其临床意义

心浊音界改变受心脏本身病变和(或)心脏以外因素的影响。

1. **心脏以外因素**　可以造成心脏移位或心浊音界改变。如一侧大量胸腔积液或气胸可使心界移向健侧,一侧胸膜粘连、增厚与肺不张则使心界移向病侧。大量腹腔积液或腹腔巨大肿瘤可使横膈抬高、心脏横位,以致心浊音界向左增大等。肺气肿时心浊音界变小。

2. **心脏本身病变**　包括心房、心室增大和心包积液等,导致心浊音界的改变情况和临床常见疾病见表 3-5-11。

表 3-5-11 心浊音界改变的心脏因素和临床常见疾病

因素	心浊音界	临床常见疾病
左心室增大	向左下增大,心腰加深,心界似靴形(图 3-5-27)	主动脉瓣关闭不全等
右心室增大	轻度增大:绝对浊音界增大,相对浊音界无明显改变 显著增大:心界向左右两侧增大	肺源性心脏病或房间隔缺损等
左、右心室增大	心浊音界向两侧增大,且左界向左下增大,称普大型	扩张型心肌病等
左心房增大或合并肺动脉段扩大	左房显著增大:胸骨左缘第 3 肋间心界增大,心腰消失 左房与肺动脉段均增大:胸骨左缘第 2、3 肋间心界增大,心腰更为丰满或膨出,心界如梨形(图 3-5-28)	二尖瓣狭窄等
主动脉扩张	胸骨右缘第 1、2 肋间浊音界增宽,常伴收缩期搏动	升主动脉瘤等
心包积液	两侧增大,相对、绝对浊音界几乎相同,并随体位而改变,坐位时心界呈三角形烧瓶样,卧位时心底部浊音增宽	心包积液

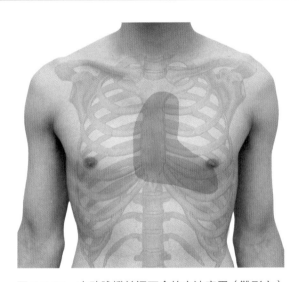

图 3-5-27 主动脉瓣关闭不全的心浊音界(靴形心)

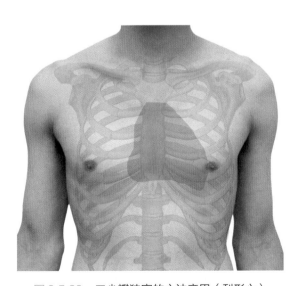

图 3-5-28 二尖瓣狭窄的心浊音界(梨形心)

四、听诊

心脏听诊是心脏物理诊断中最重要和较难掌握的方法。听诊需注意心率、心律、心音、心脏杂音和额外心音等特征,进而对心脏的病理生理状况进行分析。

听诊时,病人多取卧位或坐位。然而,对疑有二尖瓣狭窄者,宜嘱病人取左侧卧位;对疑有主动脉瓣关闭不全者宜取坐位且上半身前倾。另外,具备一副高质量的听诊器有利于获得更多和更可靠的信息,其中钟型体件轻放在胸前皮肤,适合于听低音调声音,如二尖瓣舒张期隆隆样杂音;膜型体件需紧贴皮肤,能滤过部分低音调声音而适用于听高音调声音,如主动脉瓣舒张期叹气样杂音。注意不能隔着衣服进行心脏听诊。

(一) 心脏瓣膜听诊区

心脏各瓣膜开放与关闭时所产生的声音传导至体表最易听清的部位称心脏瓣膜听诊区,与其解剖部位不完全一致。通常有 5 个听诊区(图 3-5-29)。它们分别为:①二尖瓣区:位于心尖搏动最强点,又称心尖区;②肺动脉瓣区:在胸骨左缘第 2 肋间;③主动脉瓣区:位于胸骨右缘第 2 肋间;④主动脉瓣第二听诊区:在胸骨左缘第 3 肋间,又称 Erb 区;⑤三尖瓣区:在胸骨下端左缘,即胸骨左缘第 4、5 肋间。需要指出的是,这些通常的听诊区域是假定心脏结构和位置正常的情况下设定的,在心脏疾病的心脏结构和位置发生改变时,需根据心脏结构改变的特点和血流的方向,适当移动听诊部位和扩大听诊范围,对于某些心脏结构异常的心脏病尚可取特定的听诊区域。

扫描图片
体验 AR

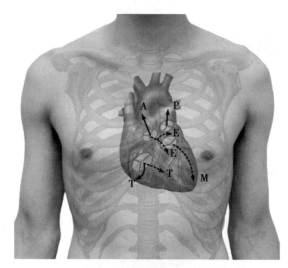

图 3-5-29　心脏瓣膜解剖部位及瓣膜听诊区
M:二尖瓣区;A:主动脉瓣区;E:主动脉瓣第二听诊区(Erb 区);
P:肺动脉瓣区;T:三尖瓣区

(二) 听诊顺序

对于初学者,设定一个听诊顺序,有助于防止遗漏和全面地了解心脏状况。通常的听诊顺序可以从心尖区开始,逆时针方向依次听诊:先听心尖区再听肺动脉瓣区,然后为主动脉瓣区、主动脉瓣第二听诊区,最后是三尖瓣区。一些临床医生也有从心底部开始依次进行各个瓣膜区的听诊。

(三) 听诊内容

包括心率、心律、心音、额外心音、杂音和心包摩擦音。

1. **心率(heart rate)**　指每分钟心搏次数。正常成人在安静、清醒的情况下心率范围为 60~100 次/分,老年人偏慢,女性稍快,儿童较快,<3 岁的儿童多在 100 次/分以上。凡成人心率超过 100 次/分,婴幼儿心率超过 150 次/分称为心动过速。心率低于 60 次/分称为心动过缓。心动过速与过缓可表现为短暂性或持续性,可由多种生理性、病理性或药物性因素引起。

2. **心律**（cardiac rhythm） 指心脏跳动的节律。正常人心律基本规则,部分青少年可出现随呼吸改变的心律,吸气时心率增快,呼气时减慢,称为窦性心律不齐(sinus arrhythmia),一般无临床意义。听诊所能发现的心律失常最常见的有期前收缩(premature beat)和心房颤动(atrial fibrillation)。

期前收缩是指在规则心律基础上,突然提前出现一次心跳,其后有一较长间歇。如果期前收缩规律出现,可形成联律,例如连续每一次窦性搏动后出现一次期前收缩,称二联律;每两次窦性搏动后出现一次期前收缩则称为三联律,以此类推。需注意的是,听诊发现的期前收缩不能判断期前收缩的来源(房性、交界性、室性),必须借助于心电图进行判断。

心房颤动的听诊特点是心律绝对不规则、第一心音强弱不等和脉率少于心率,后者称脉搏短绌(pulse deficit),产生的原因是过早的心室收缩(心室内仅有少量的血液充盈)不能将足够的血液输送到周围血管所致。心房颤动的常见原因有二尖瓣狭窄、高血压、冠状动脉粥样硬化性心脏病和甲状腺功能亢进症等。少数原因不明称特发性。

3. **心音**（heart sound） 按其在心动周期中出现的先后次序,可依次命名为第一心音(first heart sound, S_1)、第二心音(second heart sound, S_2)、第三心音(third heart sound, S_3)和第四心音(fourth heart sound, S_4)(图 3-5-30),其产生机制和听诊特点见表 3-5-12。通常情况下,只能听到第一、第二心音。第三心音可在部分青少年中闻及。第四心音一般听不到,如听到第四心音,属病理性。

表 3-5-12 心音产生机制和听诊特点

心音	产生机制	听诊特点
第一心音	S_1 由四种成分组成,第二、三成分为 S_1 的主要成分也是其可听到的成分。S_1 的产生机制多认为是由于瓣膜关闭,瓣叶突然紧张产生振动而发出声音。在心室开始收缩时,二尖瓣的关闭产生 S_1 的第二成分而三尖瓣的关闭产生 S_1 的第三成分。其他如半月瓣的开放等因素也参与 S_1 的形成。通常上述成分不能被人耳分辨,听诊仅为一个声音	音调较低钝,强度较响,历时较长(持续约 0.1 秒),与心尖搏动同时出现,在心尖部最响
第二心音	S_2 也由四个成分组成,其中第二成分是 S_2 可听到的成分,S_2 的产生机制多认为是半月瓣突然关闭和血流在主动脉与肺动脉内突然减速引起瓣膜振动所致。其他如房室瓣的开放等因素也参与 S_2 音的形成。S_2 第二成分还可分为两个部分,主动脉瓣关闭在前,形成该音的主动脉瓣部分,肺动脉瓣关闭在后,形成该音的肺动脉瓣部分。同样,这些成分不能被人耳所分辨,听诊仅为一个声音	音调较高而脆,强度较 S_1 弱,历时较短(约 0.08 秒),不与心尖搏动同步,在心底部最响
第三心音	出现在心室舒张早期、快速充盈期之末,认为是由于心室快速充盈的血流自心房冲击室壁,使心室壁、腱索和乳头肌突然紧张、振动所致	音调轻而低,持续时间短(约 0.04 秒),局限于心尖部或其内上方,仰卧位、呼气时较清楚
第四心音	出现在心室舒张末期,收缩期前。一般认为 S_4 的产生与心房收缩使房室瓣及其相关结构(瓣膜、瓣环、腱索和乳头肌)突然紧张、振动有关	心尖部及其内侧较明显,低调、沉浊而弱。属病理性

心脏听诊最基本的技能是判定第一和第二心音,由此才能进一步确定杂音或额外心音所处的心动周期时相。通常情况下,第一心音与第二心音的判断并无困难:①S_1 音调较 S_2 低,时限较长,在心尖区最响;S_2 时限较短,在心底部较响;②S_1 至 S_2 的距离较 S_2 至下一心搏 S_1 的距离短。但是,在复杂的心律失常时,往往需借助于下列两点进行判别:①心尖或颈动脉的向外搏动与 S_1 同步或几乎同步,听诊的同时利用左手拇指触诊颈动脉搏动判别 S_1 更为方便;②当心尖部听诊难以区分 S_1 和 S_2 时,可先听心底部即肺动脉瓣区或主动脉瓣区,心底部的 S_1 与 S_2 易于区分,再将听诊器体件逐步

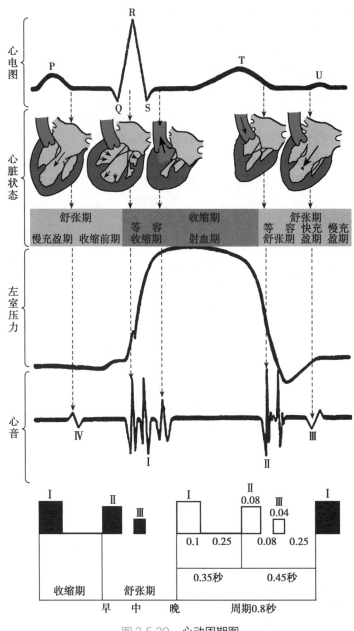

图 3-5-30　心动周期图

移向心尖部，边移边默诵 S_1、S_2 节律，进而确定心尖部的 S_1 和 S_2。

4. 心音的改变及其临床意义

（1）心音强度改变：除肺含气量多少、胸壁或胸腔病变等心外因素以及是否有心包积液外，影响心音强度的主要因素是心肌收缩力与心室充盈程度（影响心室内压增加的速率），以及瓣膜位置的高低、瓣膜的结构和活动性等。

1）第一心音强度的改变：主要决定因素是心室内压增加的速率，心室内压增加的速率越快，S_1 越强；其次受心室开始收缩时二尖瓣和三尖瓣的位置和上述其他因素影响。①S_1 增强：常见于二尖瓣狭窄。由于心室充盈减慢减少，以致在心室开始收缩时二尖瓣位置低垂，以及由于心室充盈量少，使心室收缩时左室内压上升加速和收缩时间缩短，造成瓣膜关闭振动幅度大，因而 S_1 亢进。但是，二尖瓣狭窄时如果伴有严重的瓣叶病变，瓣叶显著纤维化或钙化，使瓣叶增厚、僵硬，瓣膜活动明显受限，则 S_1 反而减弱。另外，在心肌收缩力增强和心动过速时，如高热、贫血、甲状腺功能亢进等均可使 S_1 增强。②S_1 减弱：常见于二尖瓣关闭不全。由于左心室舒张期过度充盈，左心室充盈的血液包括由肺静脉回流的血液以及收缩期反流入左房的血液,这使二尖瓣漂浮,以致在心室收缩前二尖瓣位置较高,关闭时振幅小,因而S_1减弱。其他原因如心电图 P-R 间期过度延长、主动脉瓣关闭不全等使心室充盈过度和二尖瓣位置较高;以及心肌炎、心肌病、心肌梗死或心力衰竭时,由于心肌收缩力减弱均可致S_1减弱。③S_1强弱不等:常见于心房颤动和完全性房室传导阻滞。前者当两次心搏相近时S_1增强,相距远时则S_1减弱;后者当心房心室几乎同时收缩时S_1增强,又称“大炮音”(cannon sound),其机制是当心室收缩正好即刻出现在心房收缩之后(心电图上表现为 QRS 波接近 P 波出现),心室在相对未完全舒张和未被血液充分充盈的情况下,二尖瓣位置较低,急速的心室收缩使二尖瓣迅速和有力地关闭使S_1增强。

2)第二心音强度的改变:体或肺循环阻力的大小和半月瓣的病理改变是影响S_2的主要因素。S_2有两个主要部分即主动脉瓣部分(A_2)和肺动脉瓣部分(P_2),通常A_2在主动脉瓣区最清楚,P_2在肺动脉瓣区最清晰。一般情况下,青少年$P_2>A_2$,成年人$P_2=A_2$,而老年人$P_2<A_2$。①S_2增强:体循环阻力增高或血流增多时,主动脉压增高,主动脉瓣关闭有力,振动大,以致S_2的主动脉瓣部分(A_2)增强或亢进,可呈高调金属撞击音;亢进的A_2可向心尖及肺动脉瓣区传导,如高血压、动脉粥样硬化。同样,肺循环阻力增高或血流量增多时,肺动脉压力增高,S_2的肺动脉瓣部分(P_2)亢进,可向胸骨左缘第 3 肋间传导,但不向心尖传导,如肺源性心脏病、左向右分流的先天性心脏病(如房间隔缺损、室间隔缺损、动脉导管未闭等)、二尖瓣狭窄伴肺动脉高压等。②S_2减弱:由于体循环或肺循环阻力降低、血流减少、半月瓣钙化或严重纤维化时均可分别导致第二心音的A_2或P_2减弱,如低血压、主动脉瓣或肺动脉瓣狭窄等。

(2)心音性质改变:心肌严重病变时,第一心音失去原有性质且明显减弱,第二心音也弱,S_1、S_2极相似,可形成“单音律”。当心率增快,收缩期与舒张期时限几乎相等时,听诊类似钟摆声,又称“钟摆律”或“胎心律”,提示病情严重,如大面积急性心肌梗死和重症心肌炎等。

(3)心音分裂(splitting of heart sounds):正常生理条件下,心室收缩或舒张时两个房室瓣或两个半月瓣的关闭并非绝对同步,三尖瓣较二尖瓣延迟关闭 0.02~0.03 秒,肺动脉瓣迟于主动脉瓣约 0.03 秒,上述时间差不能被人耳分辨,听诊仍为一个声音。当S_1或S_2的两个主要成分之间的间距延长,导致听诊闻及心音分裂为两个声音即称心音分裂。

1)S_1分裂:当左、右心室收缩明显不同步时,S_1的两个成分相距 0.03 秒以上时,可出现S_1分裂,在心尖或胸骨左下缘可闻及S_1分裂。S_1的分裂一般并不因呼吸而有变异,常见于心室电或机械活动延迟,使三尖瓣关闭明显迟于二尖瓣。电活动延迟见于完全性右束支传导阻滞,机械活动延迟见于肺动脉高压等,由于右心室开始收缩时间晚于左心室,三尖瓣延迟关闭,以致S_1分裂。

2)S_2分裂:临床上较常见,以肺动脉瓣区明显。见于下列情况:①生理性分裂(physiologic splitting):由于深吸气时因胸腔负压增加,右心回心血流增加,右室排血时间延长,使肺动脉瓣关闭延迟,如果肺动脉瓣关闭明显迟于主动脉瓣关闭,则可在深吸气末出现S_2分裂,无心脏疾病存在,尤其在青少年更常见。②通常分裂(general splitting):是临床上最为常见的S_2分裂,也受呼吸影响,见于某些使右室排血时间延长的情况,如二尖瓣狭窄伴肺动脉高压、肺动脉瓣狭窄等,也可见于左室射血时间缩短,使主动脉瓣关闭时间提前(如二尖瓣关闭不全、室间隔缺损等)。③固定分裂(fixed splitting):指S_2分裂不受吸气、呼气的影响,S_2分裂的两个成分时距较固定,可见于先天性心脏病房间隔缺损。房间隔缺损时,虽然呼气时右心房回心血量有所减少,但由于存在左房向右房的血液分流,右心血流仍然增加,排血时间延长,肺动脉瓣关闭明显延迟,致S_2分裂;当吸气时,回心血流增加,但右房压力暂时性增高同时造成左向右分流稍减,抵消了吸气导致的右心血流增加的改变,因此其S_2分裂的时距较固定。④反常分裂(paradoxical splitting):又称逆分裂(reversed splitting),指主动脉瓣关闭迟于肺动脉瓣,吸气时分裂变窄,呼气时变宽。S_2逆分裂是病理性体征,见于完全性左束支传导阻滞。另外主动脉瓣狭窄或重度高血压时,左心排血受阻,排血时间延长使主动脉瓣关闭明显延迟,也可出现S_2反常分裂(图 3-5-31)。

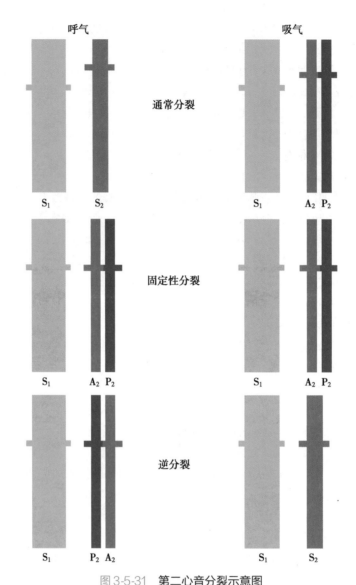

呼气 吸气

通常分裂

S_1 S_2 S_1 A_2 P_2

固定性分裂

S_1 A_2 P_2 S_1 A_2 P_2

逆分裂

S_1 P_2 A_2 S_1 S_2

图 3-5-31　第二心音分裂示意图

S_1:第一心音;S_2:第二心音;A_2:第二心音主动脉瓣部分;P_2:第二心音肺动脉瓣部分

5. **额外心音**(extra cardiac sound)　指在正常 S_1、S_2 之外听到的附加心音,与心脏杂音不同。多数为病理性,大部分出现在 S_2 之后即舒张期,与原有的心音 S_1、S_2 构成三音律(triple rhythm),如奔马律、开瓣音和心包叩击音等;也可出现在 S_1 之后即收缩期,如收缩期喷射音。少数可出现两个附加心音,则构成四音律(quadruple rhythm)。

(1)舒张期额外心音

1)奔马律(gallop rhythm):系一种额外心音发生在舒张期的三音心律,由于同时常存在的心率增快,额外心音与原有的 S_1、S_2 组成类似马奔跑时的蹄声,故称奔马律。奔马律是心肌严重损害的体征。按其出现时间的早晚可分三种:①舒张早期奔马律(protodiastolic gallop):最为常见,是病理性的 S_3。常伴有心率增快,使 S_2 和 S_3 的间距与 S_1 和 S_2 的间距相仿,听诊音调低、强度弱,又称第三心音奔马律。它与生理性 S_3 的主要区别是后者见于健康人,尤其是儿童和青少年,在心率不快时易发现,S_3 与 S_2 的间距短于 S_1 与 S_2 的间距,左侧卧位及呼气末明显,且在坐位或立位时 S_3 可消失。一般认为舒张早期奔马律是由于心室舒张期负荷过重,心肌张力减低与顺应性减退,以致心室舒张时,血液充盈引起室壁振动。舒张早期奔马律的出现,提示有严重器质性心脏病,常见于心力衰竭、急性心肌梗死、重症心肌炎与扩张性心肌病等。根据舒张早期奔马律不同来源又可分为左室奔马律与右室奔马律,以左室占多数。听诊部位为左室奔马律在心尖区稍内侧,呼气时较清楚;右室奔马律则在剑突下或胸骨左缘第 5 肋间,吸气时较清楚。②舒张晚期奔马律(late diastolic gallop):又称收缩期前奔马律或房性奔马律,发生于 S_4 出现的时间,为增强的 S_4。该奔马律的发生与心房收缩有关,是由于心室舒张末期压力增高或顺应性减退,以致心房为克服心室的充盈阻力而加强收缩所产生的异常心房音。多见于阻力负荷过重引起心室肥厚的心脏病,如高血压性心脏病、肥厚型心肌病、主动脉瓣狭窄等。听诊特点为音调较低,强度较弱,距 S_2 较远,较接近 S_1(在 S_1 前约 0.1 秒),在心尖部稍内侧听诊最清楚。③重叠型奔马律(summation gallop):为舒张早期和晚期奔马律在快速性心率或房室传导时间延长时在舒张中期重叠出现引起,使此额外音明显增强。当心率较慢时,两种奔马律可没有重叠,则听诊为 4 个心音,称舒张期四音律,常见于心肌病或心力衰竭。

2)开瓣音(opening snap):又称二尖瓣开放拍击声,常位于第二心音后 0.05~0.06 秒,见于二尖瓣狭窄而瓣膜尚柔软时。由于舒张早期血液自高压力的左房迅速流入左室,导致弹性尚好的瓣叶迅速开放后又突然停止,使瓣叶振动引起的拍击样声音。听诊特点为音调高、历时短促而响亮、清脆,呈拍击样,在心尖内侧较清楚。开瓣音的存在可作为二尖瓣瓣叶弹性及活动尚好的间接指标,是二尖瓣分离术适应证的重要参考条件。

3)心包叩击音(pericardial knock):见于缩窄性心包炎,在 S_2 后约 0.09~0.12 秒出现的中频、较响而短促的额外心音。在舒张早期心室快速充盈时,由于心包增厚,阻碍心室舒张以致心室在舒张过程中被迫骤然停止,导致室壁振动而产生的声音,在胸骨左缘最易闻及。

4)肿瘤扑落音(tumor plop):见于心房黏液瘤病人,位于心尖或其内侧胸骨左缘第 3、4 肋间,在 S_2 后约 0.08~0.12 秒,出现时间较开瓣音晚,声音类似,但音调较低,且随体位改变。为黏液瘤在舒张期随血流进入左室,撞碰室壁和瓣膜,以及瘤蒂柄突然紧张产生振动所致。

(2)收缩期额外心音:心脏在收缩期也可出现额外心音,可分别发生于收缩早期或中、晚期。

1)收缩早期喷射音(early systolic ejection sound):又称收缩早期喀喇音(click),为高频爆裂样声音,高调、短促而清脆,紧接于 S_1 后约 0.05~0.07 秒,在心底部听诊最清楚。其产生机制为扩大的肺动脉或主动脉在心室射血时动脉壁振动,以及在主、肺动脉阻力增高的情况下半月瓣瓣叶用力开启,或狭窄的瓣叶在开启时突然受限产生振动所致。根据发生部位可分为肺动脉收缩期喷射音和主动脉收缩期喷射音。①肺动脉收缩期喷射音:在肺动脉瓣区最响,吸气时减弱,呼气时增强。见于肺动脉高压、原发性肺动脉扩张、轻中度肺动脉瓣狭窄和房间隔缺损、室间隔缺损等疾病。②主动脉收缩期喷射音:在主动脉瓣区听诊最响,可向心尖传导,不受呼吸影响。见于高血压、主动脉瘤、主动脉瓣狭窄、主动脉瓣关闭不全与主动脉缩窄等。当瓣膜钙化和活动减弱时,此喷射音可消失。

2)收缩中、晚期喀喇音(mid and late systolic click):高调、短促、清脆,如关门落锁的 Ka-Ta 样声音,在心尖区及其稍内侧最清楚,改变体位从下蹲到直立可使喀喇音在收缩期的较早阶段发生,而下蹲位或持续紧紧握拳可使喀喇音发生时间延迟。喀喇音出现在 S_1 后 0.08 秒者称收缩中期喀喇音,0.08 秒以上者为收缩晚期喀喇音。喀喇音可由房室瓣(多数为二尖瓣)在收缩中、晚期脱入左房,瓣叶突然紧张或其腱索的突然拉紧产生震动所致,这种情况临床上称为二尖瓣脱垂。由于二尖瓣脱垂可造成二尖瓣关闭不全,血液由左室反流至左房,因而二尖瓣脱垂病人可同时伴有收缩晚期杂音。收缩中、晚期喀喇音合并收缩晚期杂音也称二尖瓣脱垂综合征。

(3)医源性额外音:由于心血管病治疗技术的发展,人工器材的置入心脏,也可导致额外心音。常见的主要有两种:人工瓣膜音和人工起搏音。

1)人工瓣膜音:置换人工金属瓣后可产生瓣膜开关时撞击金属支架所致的金属乐音,音调高、响亮、短促。人工二尖瓣关瓣音在心尖部最响而开瓣音在胸骨左下缘最明显。人工主动脉瓣开瓣音在心底及心尖部均可听到,而关瓣音则仅在心底部闻及。

2)人工起搏音:安置起搏器后有可能出现两种额外音:①起搏音:发生于 S_1 前约 0.08 ~ 0.12 秒处,高频、短促、带咯喇音性质。在心尖内侧或胸骨左下缘最清楚。为起搏电极发放的脉冲电流刺激心内膜或心外膜电极附近的神经组织,引起局部肌肉收缩,以及起搏电极导管在心腔内摆动引起的振动所致。②膈肌音:发生在 S_1 之前,伴上腹部肌肉收缩,为起搏电极发放的脉冲电流刺激膈肌或膈神经引起膈肌收缩所产生。

几种主要的三音律和心音分裂听诊特点的比较见表 3-5-13。

表 3-5-13   几种主要的三音律和心音分裂的听诊特点比较

	听诊部位	性质	时间	呼吸影响	临床意义
生理性 S_3	心尖部或其内上方	音较弱、音调低	舒张早期,S_2-S_3 < S_1-S_2	呼气末明显	健康青少年
S_2 分裂	肺动脉瓣区	音短促,两音相同	S_2 的两个成分间隔 > 0.03 秒	多为吸气末明显	健康青少年、肺动脉瓣狭窄等
S_1 分裂	心尖部	同上	S_1 的两个成分间隔 > 0.03 秒		肺动脉高压等
舒张早期奔马律	心尖部(左室)或剑突下(右室)	音调低、强度弱	舒张早期,心率快使 S_2-S_3 与 S_1-S_2 相仿	呼气末(左室)或吸气时较响(右室)	心肌损伤等
舒张晚期奔马律	心尖部稍内侧	音调较低、强度较弱,	舒张晚期,S_1 前约 0.1 秒	呼气末较响	心肌肥厚伴心肌损伤等
开瓣音	同上	音调高,响亮、清脆、短促呈拍击样	舒张早期,S_2 后 0.05 ~ 0.06 秒		二尖瓣狭窄
心包叩击音	胸骨左缘	中频,较响,短促	舒张早期,S_2 后 0.09 ~ 0.12 秒		缩窄性心包炎
肿瘤扑落音	心尖部内侧	音调较低,随体位改变	S_2 后约 0.08 ~ 0.12 秒		心房黏液瘤
收缩早期喀喇音	主动脉瓣区或肺动脉瓣区	音调高、清脆短促的高频爆裂样声音	紧跟 S_1 后约 0.05 ~ 0.07 秒		主动脉瓣狭窄或肺动脉高压等
收缩中晚期喀喇音	心尖部或其内侧	高调、短促、清脆,可伴收缩晚期杂音	S_1 后 0.08 秒或以上		二尖瓣脱垂

6. 心脏杂音(cardiac murmurs)   是指除心音与额外心音外,在心脏收缩或舒张期发现的异常声音,杂音性质的判断对于心脏病的诊断具有重要的参考价值。

(1)杂音产生的机制:正常血流呈层流状态。在血流加速、异常血流通道、血管管径异常改变等情况下,可使层流转变为湍流或旋涡而冲击心壁、大血管壁、瓣膜、腱索等使之振动而在相应部位产生杂音。具体机制如下(图 3-5-32)。

1)血流加速:血流速度越快,就越容易产生旋涡,杂音也越响。例如剧烈运动、严重贫血、高热、甲状腺功能亢进等,使血流速度明显增加时,即使没有瓣膜或血管病变也可产生杂音,或使原有杂音增强。

2)瓣膜口狭窄:血流通过狭窄处会产生湍流而形成杂音,是形成杂音的常见原因。如二尖瓣狭窄、主动脉瓣狭窄、肺动脉瓣狭窄、先天性主动脉缩窄等。此外,也可由于心腔或大血管扩张导致的瓣口相对狭窄,血流通过时也可产生旋涡,形成湍流而出现杂音。

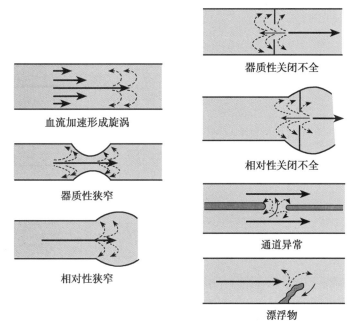

图 3-5-32　杂音的产生机制示意图

3）瓣膜关闭不全：心脏瓣膜由于器质性病变（畸形、粘连或穿孔等）形成的关闭不全或心腔扩大导致的相对性关闭不全，血液反流经过关闭不全的部位会产生旋涡而出现杂音，也是产生杂音的常见原因。如主动脉瓣关闭不全的主动脉瓣区舒张期杂音，扩张性心肌病左心室扩大导致的二尖瓣相对关闭不全的心尖区收缩期杂音。

4）异常血流通道：在心腔内或大血管间存在异常通道，如室间隔缺损、动脉导管未闭等，血流经过这些异常通道时会形成旋涡而产生杂音。

5）心腔异常结构：心室内乳头肌、腱索断裂的残端漂浮，均可能扰乱血液层流而出现杂音。

6）大血管瘤样扩张：血液在流经该血管瘤（主要是动脉瘤）时会形成涡流而产生杂音。

（2）杂音的特性与听诊要点：杂音的听诊有一定的难度，应根据以下要点进行仔细分辨并分析。

1）最响部位和传导方向：杂音最响部位常与病变部位有关，如杂音在心尖部最响，提示二尖瓣病变；杂音在主动脉瓣区或肺动脉瓣区最响，则分别提示为主动脉瓣或肺动脉瓣病变；如在胸骨左缘第3、4肋间闻及响亮而粗糙的收缩期杂音，应考虑室间隔缺损等。杂音的传导方向也有一定规律，如二尖瓣关闭不全的杂音多向左腋下传导，主动脉瓣狭窄的杂音向颈部传导，而二尖瓣狭窄的隆隆样杂音则局限于心尖区。由于许多杂音具有传导性，在心脏任何听诊区听到的杂音除考虑相应的瓣膜病变外，尚应考虑是否由其他部位传导所致。一般杂音传导得越远，则其声音将变得越弱，但性质仍保持不变。因此，可将听诊器自某一听诊区逐渐移向另一听诊区，若杂音逐渐减弱，只在某一听诊区杂音最响，则可能仅是这一听诊区相应的瓣膜或部位有病变，其他听诊区的杂音是传导而来的。若移动时，杂音先逐渐减弱，而移近另一听诊区时杂音有增强且性质不相同，应考虑两个瓣膜或部位均有病变。

2）心动周期中的时期：不同时期的杂音反映不同的病变。可分收缩期杂音（systolic murmurs）、舒张期杂音（diastolic murmurs）、连续性杂音（continuous murmurs）和双期杂音（收缩期与舒张期均出现但不连续的杂音）。还可根据杂音在收缩期或舒张期出现的早、晚而进一步分为早期、中期、晚期或全期杂音。一般认为，舒张期杂音和连续性杂音均为器质性杂音，而收缩期杂音则可能系器质性或功能性，应注意鉴别。

3）性质：指由于杂音的不同频率而表现出音调与音色的不同。临床上常用于形容杂音音调的词为柔和、粗糙。杂音的音色可形容为吹风样、隆隆样（雷鸣样）、机器样、喷射样、叹气样（哈气样）、乐音样和鸟鸣样等。不同音调与音色的杂音，反映不同的病理变化。临床上可根据杂音的性质，推断不同的病变。如心尖区舒张期隆隆样杂音是二尖瓣狭窄的特征；心尖区粗糙的吹风样全收缩期杂音，常提示二尖瓣关闭不全；心尖区柔和的吹风样杂音常为功能性杂音；主动脉瓣第二听诊区舒张期叹气样杂音为主动脉瓣关闭不全等。

4）强度与形态：即杂音的响度及其在心动周期中的变化。收缩期杂音的强度一般采用 Levine 6 级分级法（表 3-5-14），对舒张期杂音的分级也可参照此标准，但亦有只分为轻、中、重度三级。

表 3-5-14　杂音强度分级

级别	响度	听诊特点	震颤
1	很轻	很弱，易被初学者或缺少心脏听诊经验者所忽视	无
2	轻度	能被初学者或缺少心脏听诊经验者听到	无
3	中度	明显的杂音	无
4	中度	明显的杂音	有
5	响亮	响亮的杂音	明显
6	响亮	响亮的杂音，即使听诊器稍离开胸壁也能听到	明显

杂音分级的记录方法：杂音级别为分子，6 为分母；如响度为 2 级的杂音则记为 2/6 级杂音。

杂音形态是指在心动周期中杂音强度的变化规律，用心音图记录，构成一定的形态（图 3-5-33）。常见的杂音形态有 5 种：①递增型杂音（crescendo murmur）：杂音由弱逐渐增强，如二尖瓣狭窄的舒张期隆隆样杂音；②递减型杂音（decrescendo murmur）：杂音由较强逐渐减弱，如主动脉瓣关闭不全时的舒张期叹气样杂音；③递增递减型杂音（crescendo-decrescendo murmur）：又称菱形杂音，即杂音由弱转强，再由强转弱，如主动脉瓣狭窄的收缩期杂音；④连续型杂音（continuous murmur）：杂音由收缩期开始，逐渐增强，高峰在 S_2 处，舒张期开始渐减，直到下一心动的 S_1 前消失，如动脉导管未闭的连续性杂音；⑤一贯型杂音（plateau murmur）：强度大体保持一致，如二尖瓣关闭不全的全收缩期杂音。

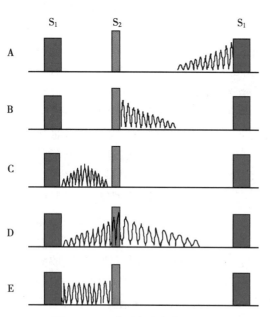

图 3-5-33　心脏各类杂音示意图
A. 递增型；B. 递减型；C. 递增递减型；D. 连续型；E. 一贯型

5）体位、呼吸和运动对杂音的影响：采取某一特定的体位或体位改变、运动后、深吸气或呼气、屏气等动作可使某些杂音增强或减弱，有助于杂音的判别。①体位：左侧卧位可使二尖瓣狭窄的舒张期隆隆样杂音更明显；前倾坐位时，易于闻及主动脉瓣关闭不全的叹气样杂音；仰卧位则二尖瓣、三尖瓣与肺动脉瓣关闭不全的杂音更明显。此外，迅速改变体位，由于血流分布和回心血量的改变也可影响杂音的强度，如从卧位或下蹲位迅速站立，使瞬间回心血量减少，从而使二尖瓣、三尖瓣、主动脉瓣关闭不全及肺动脉瓣狭窄与关闭不全的杂音均减轻，而肥厚型梗阻性心肌病的杂音则增强。②呼吸：深吸气时，胸腔负压增加，回心血量增多和右心室排血量增加，从而使与右心相关的杂音增强，如三尖瓣或肺动脉瓣狭窄与关闭不全。如深吸气后紧闭声门并用力作呼气动作（Valsalva 动作）时，胸腔压力增高，回心血量减少，经瓣膜产生的杂音一般都减轻，而肥厚型梗阻性心肌病的杂音则增强。③运动:使心率增快,心搏增强,在一定的心率范围内亦使杂音增强。

（3）杂音的临床意义:杂音的听取对心脏疾病的诊断与鉴别诊断有重要价值。但是,有杂音不一定有心脏病,有心脏病也可无杂音。根据产生杂音的心脏部位有无器质性病变可区分为器质性杂音与功能性杂音;根据杂音的临床意义又可以分为病理性杂音和生理性杂音(包括无害性杂音)。器质性杂音是指杂音产生部位有器质性病变存在,而功能性杂音包括:①生理性杂音;②全身性疾病造成的血流动力学改变产生的杂音(如甲状腺功能亢进使血流速度明显增加);③有心脏病理意义的相对性关闭不全或相对性狭窄引起的杂音(也可称相对性杂音)。后者心脏局部虽无器质性病变,但它与器质性杂音又可合称为病理性杂音。应该注意的是,生理性杂音必须符合以下条件:只限于收缩期、心脏无增大、杂音柔和、吹风样、无震颤。生理性与器质性收缩期杂音的鉴别如表3-5-15。

表3-5-15　生理性与器质性收缩期杂音的鉴别要点

鉴别点	生理性	器质性
年龄	儿童、青少年多见	不定
部位	肺动脉瓣区和(或)心尖区	不定
性质	柔和、吹风样	粗糙、吹风样、常呈高调
持续时间	短促	较长、常为全收缩期
强度	≤2/6 级	常 ≥3/6 级
震颤	无	3/6 级以上可伴有震颤
传导	局限	沿血流方向传导较远而广

根据杂音出现在心动周期中的时期与部位,将杂音的特点和临床意义分述如下:

1）收缩期杂音

二尖瓣区:①功能性:常见于运动、发热、贫血、妊娠与甲状腺功能亢进等。杂音性质柔和、吹风样、强度 1～2/6 级,时限短,较局限。具有心脏病理意义的功能性杂音有左心增大引起的二尖瓣相对性关闭不全,如高血压性心脏病、冠状动脉粥样硬化性心脏病、贫血性心脏病和扩张型心肌病等,杂音性质较粗糙、吹风样、强度 2～3/6 级,时限较长,可有一定的传导。②器质性:主要见于风湿性心瓣膜病二尖瓣关闭不全等,杂音性质粗糙、吹风样、高调,强度 ≥3/6 级,持续时间长,可占全收缩期,甚至遮盖 S_1,并向左腋下传导。

主动脉瓣区:①功能性:见于升主动脉扩张,如高血压和主动脉硬化。杂音柔和,常有 A_2 亢进。②器质性:多见于各种病因的主动脉瓣狭窄。杂音为典型的喷射性收缩中期杂音,响亮而粗糙,递增递减型,向颈部传导,常伴有震颤,且 A_2 减弱。

肺动脉瓣区:①功能性:其中生理性杂音在青少年及儿童中多见,呈柔和、吹风样,强度在 1～2/6 级,时限较短。心脏病理情况下的功能性杂音,为肺淤血及肺动脉高压导致肺动脉扩张产生的肺动脉瓣相对性狭窄的杂音,听诊特点与生理性类似,但杂音较响,P_2 亢进,见于二尖瓣狭窄、先天性心脏病的房间隔缺损等。②器质性:见于肺动脉瓣狭窄,杂音呈典型的收缩中期杂音,喷射性、粗糙、强度 ≥3/6 级,常伴有震颤且 P_2 减弱。

三尖瓣区:①功能性:多见于右心室扩大的病人,如二尖瓣狭窄、肺源性心脏病,因右心室扩大导致三尖瓣相对性关闭不全。杂音为吹风样、柔和,吸气时增强,一般在 3/6 级以下,可随病情好转,心腔缩小而减弱或消失。由于右心室增大,杂音部位可移向左侧近心尖处,需注意与二尖瓣关闭不全的杂音鉴别。②器质性:极少见,器质性三尖瓣关闭不全听诊特点与器质性二尖瓣关闭不全类似,但不传至腋下,可伴颈静脉和肝脏收缩期搏动。

其他部位:①功能性:在胸骨左缘第 2、3、4 肋间,部分青少年中可闻及生理性(无害性)杂音,可能系左或右心室将血液排入主或肺动脉时产生的紊乱血流所致。杂音 1 ~ 2/6 级、柔和、无传导，平卧位吸气时杂音易闻及，坐位时杂音减轻或消失。②器质性:常见的有胸骨左缘第 3、4 肋间响亮而粗糙的收缩期杂音伴震颤，有时呈喷射性，提示室间隔缺损等。

2）舒张期杂音

二尖瓣区:①功能性:主要见于中、重度主动脉瓣关闭不全，导致左室舒张期容量负荷过高，使二尖瓣基本处于半关闭状态，呈现相对狭窄而产生杂音，称 Austin Flint 杂音。应注意与器质性二尖瓣狭窄的杂音鉴别，见表 3-5-16。②器质性:主要见于风湿性心瓣膜病的二尖瓣狭窄。听诊特点为心尖 S_1 亢进，局限于心尖区的舒张中、晚期低调、隆隆样、递增型杂音，平卧或左侧卧位易闻及，常伴震颤。

表 3-5-16　二尖瓣区舒张期杂音的鉴别

	器质性二尖瓣狭窄	Austin Flint 杂音
杂音特点	粗糙,递增型舒张中、晚期杂音,常伴震颤	柔和,递减型舒张中、晚期杂音,无震颤
S_1 亢进	常有	无
开瓣音	可有	无
心房颤动	常有	常无
X 线心影	呈二尖瓣型,右室、左房增大	呈主动脉型、左室增大

主动脉瓣区:主要见于各种原因的主动脉瓣关闭不全所致的器质性杂音。杂音呈舒张早期开始的递减型柔和叹气样的特点，常向胸骨左缘及心尖传导，于主动脉瓣第二听诊区、前倾坐位、深呼气后暂停呼吸最清楚。常见原因为风湿性心瓣膜病或先天性心脏病的主动脉瓣关闭不全、特发性主动脉瓣脱垂、梅毒性升主动脉炎和马方综合征所致主动脉瓣关闭不全。

肺动脉瓣区:器质性病变引起者极少，多由于肺动脉扩张导致相对性关闭不全所致的功能性杂音。杂音柔和、较局限、呈舒张期递减型、吹风样，于吸气末增强，常合并 P_2 亢进，称 Graham Steell 杂音，常见于二尖瓣狭窄伴明显肺动脉高压。

三尖瓣区:局限于胸骨左缘第 4、5 肋间，低调隆隆样，深吸气末杂音增强，见于三尖瓣狭窄，极为少见。

3）连续性杂音:常见于先天性心脏病动脉导管未闭。在胸骨左缘第 2 肋间稍外侧闻及，杂音粗糙、响亮似机器转动样，持续于整个收缩与舒张期，其间不中断，掩盖 S_2，常伴有震颤。此外，先天性心脏病主肺动脉间隔缺损也可有类似杂音，但位置偏内而低，约在胸骨左缘第 3 肋间。冠状动静脉瘘、冠状动脉窦瘤破裂也在相应部位可出现连续性杂音，但前者杂音柔和;后者有冠状动脉窦瘤破裂的急性病史。

7. 心包摩擦音（pericardial friction sound）　指脏层与壁层心包由于生物性或理化因素致纤维蛋白沉积而粗糙，以致在心脏搏动时产生摩擦而出现的声音。音质粗糙、高音调、搔抓样、比较表浅，类似纸张摩擦的声音。在心前区或胸骨左缘第 3、4 肋间最响亮，坐位前倾及呼气末更明显。典型者摩擦音的声音呈三相:心房收缩-心室收缩-心室舒张期，但多为心室收缩-心室舒张的双期摩擦音，有时也可仅出现在收缩期。心包摩擦音与心搏一致，屏气时摩擦音仍存在，可据此与胸膜摩擦音相鉴别。见于各种感染性心包炎，也可见于急性心肌梗死、尿毒症、心脏损伤后综合征和系统性红斑狼疮等非感染性情况导致的心包炎。当心包腔有一定积液量后，摩擦音可消失。

第六节　血 管 检 查

血管检查是心血管检查的重要组成部分。本节重点阐述周围血管检查，包括脉搏、血压、血管杂音和周围血管征。

一、脉搏

检查脉搏主要用触诊,也可用脉搏计描记波形。检查时可选择桡动脉、肱动脉、股动脉、颈动脉及足背动脉等。检查时需两侧脉搏情况对比,正常人两侧脉搏差异很小,不易察觉。某些疾病时,两侧脉搏明显不同,如缩窄性大动脉炎或无脉症。在检查脉搏时应注意脉搏脉率、节律、紧张度和动脉壁弹性、强弱和波形变化。

(一) 脉率

脉率影响因素一般类似于心率。正常成人脉率在安静、清醒的情况下为 60 ~ 100 次/分,老年人偏慢,女性稍快,儿童较快,<3 岁的儿童多在 100 次/分以上。各种生理、病理情况或药物影响也可使脉率增快或减慢。此外,除脉率快慢外,还应观察脉率与心率是否一致。某些心律失常如心房颤动或较早出现的期前收缩时,由于部分心脏收缩的搏出量低,不足以引起周围动脉搏动,故脉率可少于心率。

(二) 脉律

脉搏的节律可反映心脏的节律。正常人脉律规则,有窦性心律不齐者的脉律可随呼吸改变,吸气时增快,呼气时减慢。各种心律失常病人均可影响脉律,如心房颤动者脉律绝对不规则、脉搏强弱不等以及脉率少于心率,后者称脉搏短绌;有期前收缩呈二联律或三联律者可形成二联脉、三联脉;二度房室传导阻滞者可有脉搏脱漏,称脱落脉(dropped pulse)等。

(三) 紧张度与动脉壁状态

脉搏的紧张度与动脉硬化的程度有关。检查时,可将两个手指指腹置于桡动脉上,近心端手指用力按压阻断血流,使远心端手指触不到脉搏,通过施加压力的大小及感觉的血管壁弹性状态判断脉搏紧张度。例如,将桡动脉压紧后,虽远端手指触不到动脉搏动,但可触及条状动脉的存在,并且硬而缺乏弹性似条索状、迂曲或结节状,提示动脉硬化。

(四) 强弱

脉搏的强弱与心搏出量、脉压和外周血管阻力相关。脉搏增强且振幅大,是由于心搏量大、脉压宽和外周阻力低所致,见于高热、甲状腺功能亢进、主动脉瓣关闭不全等。脉搏减弱而振幅低是由于心搏量少、脉压小和外周阻力增高所致,见于心力衰竭、主动脉瓣狭窄与休克等。

(五) 脉波

了解脉波变化有助于心血管疾病的诊断,通过仔细地触诊动脉(如桡动脉、肱动脉或股动脉)可发现各种脉波异常的脉搏(图 3-5-34)。

1. **正常脉波** 由升支(叩击波)、波峰(潮波)和降支(重搏波)三部分构成。升支发生在左室收缩早期,由左室射血冲击主动脉壁所致。波峰又称潮波,出现在收缩中、晚期,系血液向动脉远端

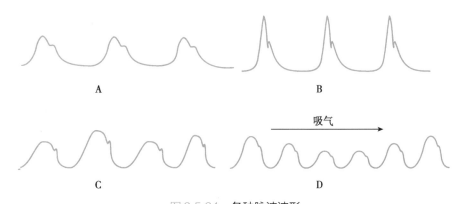

图 3-5-34　各种脉波波形
A. 正常脉波;B. 水冲脉;C. 交替脉;D. 奇脉

运行的同时,部分逆返,冲击动脉壁引起。降支发生于心室舒张期,在降支上有一切迹称重搏波,来源于主动脉瓣关闭,血液由外周向近端折回后又向前,以及主动脉壁弹性回缩,使血流持续流向外周动脉所致。在明显主动脉硬化者,重搏波趋于不明显。

2. **水冲脉(water hammer pulse)**   脉搏骤起骤落,犹如潮水涨落,故名水冲脉。是由于周围血管扩张、血流量增大,或存在血液分流、反流所致。前者常见于甲状腺功能亢进、严重贫血、脚气病等,后者常见于主动脉瓣关闭不全、先天性心脏病动脉导管未闭、动静脉瘘等。检查者握紧病人手腕掌面,将其前臂高举过头部,可明显感知桡动脉犹如水冲的急促而有力的脉搏冲击。

3. **交替脉(pulsus alternans)**   系节律规则而强弱交替的脉搏,必要时嘱病人在呼气中期屏住呼吸,以排除呼吸变化所影响的可能性。如测量血压可发现强弱脉搏间有 10～30mmHg 的压力差,当气袖慢慢放气至脉搏声刚出现时,即代表强搏的声音,此时的频率是心率的一半。一般认为系左室收缩力强弱交替所致,为左室心力衰竭的重要体征之一。常见于高血压性心脏病、急性心肌梗死和主动脉瓣关闭不全导致的心力衰竭等。

4. **奇脉(paradoxical pulse)**   是指吸气时脉搏明显减弱或消失,系左心室搏血量减少所致。正常人脉搏强弱不受呼吸周期影响。当有心脏压塞或心包缩窄时,吸气时一方面由于右心舒张受限,回心血量减少而影响右心排血量,右心室排入肺循环的血量相应减少;另一方面肺循环受吸气时胸腔负压的影响,肺血管扩张,致使肺静脉回流入左心房血量减少,因而左室排血也减少。这些因素形成吸气时脉搏减弱,甚至不能触及,故又称"吸停脉"。明显的奇脉触诊时即可按知,不明显的可用血压计检测,吸气时收缩压较呼气时低 10mmHg 以上。

5. **无脉(pulseless)**   即脉搏消失,可见于严重休克及多发性大动脉炎,后者系由于某一部位动脉闭塞而致相应部位脉搏消失。

二、血压

血压(blood pressure,BP)通常指体循环动脉血压,是重要的生命体征。

(一)测量方法

血压测定有两种方法:①直接测压法:即经皮穿刺将导管送至周围动脉(如桡动脉)内,导管末端接监护测压系统,自动显示血压值。本法虽然精确、实时,但为有创方式,仅适用于危重、疑难病例;②间接测量法:即袖带加压法,以血压计测量。血压计有汞柱式、弹簧式和电子血压计,诊所或医院常用汞柱式血压计或经过验证(BHS 和 AAMI、ESH)合格的电子血压计进行测量。间接测量法的优点为简便易行,但易受多种因素影响,尤其是周围动脉舒缩变化的影响。

操作规程:被检查者半小时内禁烟、禁咖啡、排空膀胱,安静环境下在有靠背的椅子安静休息至少 5 分钟。取坐位(特殊情况下可以取仰卧位或站立位)测血压,被检查者上肢裸露伸直并轻度外展,肘部置于心脏同一水平,将气袖均匀紧贴皮肤缠于上臂,使其下缘在肘窝以上约 2.5cm,气袖之中央位于肱动脉表面。检查者触及肱动脉搏动后,将听诊器体件置于搏动上准备听诊。然后,向袖带内充气,边充气边听诊,待肱动脉搏动声消失,再升高 30mmHg 后,缓慢放气(2～6mmHg/s),双眼随汞柱下降,平视汞柱表面,根据听诊结果读出血压值。根据 Korotkoff 5 期法,首先听到的响亮拍击声(第 1 期)代表收缩压,随后拍击声有所减弱和带有柔和吹风样杂音为第 2 期,在第 3 期当压力进一步降低而动脉血流量增加后,这些声音被比较响的杂音所代替,然后音调突然变得沉闷为第 4 期,最终声音消失即达第 5 期。第 5 期的血压值即舒张压。对于 12 岁以下儿童、妊娠妇女、严重贫血、甲状腺功能亢进、主动脉瓣关闭不全及 Korotkoff 音不消失者,可以第 4 期作为舒张压读数。血压至少应测量 2 次,间隔 1～2 分钟;如收缩压或舒张压 2 次读数相差 5mmHg 以上,应再次测量,以 3 次读数的平均值作为测量结果。收缩压与舒张压之差值为脉压,舒张压加 1/3 脉压为平均动脉压。需注意的是,部分被检查者偶尔可出现听诊间隙(在收缩压与舒张压之间出现的无声间隔),可能因未能识别而导致收缩压的低估,主要见于重度高血压或主动脉瓣狭窄等。因此,需注意向袖带内充气时肱动脉搏动声消失后,再升高30mmHg,一般能防止此误差。

气袖宽度:气袖大小应适合病人的上臂臂围,至少应包裹80%上臂。手臂过于粗大或测大腿血压时,用标准气袖测值会过高,反之,手臂太细或儿童测压时用标准气袖则结果会偏低。因此,针对这些特殊情况,为保证测量准确,须使用适当大小的袖带。

(二) 血压标准

正常成人血压标准的制定经历了多次改变,主要根据大规模流行病学资料分析获得。根据中国高血压防治指南(2010年修订版)的标准,规定如下(表3-5-17)。

表3-5-17　血压水平的定义和分类

类别	收缩压(mmHg)	舒张压(mmHg)
正常血压	<120	<80
正常高值	120~139	80~89
高血压:		
1级高血压(轻度)	140~159	90~99
2级高血压(中度)	160~179	100~109
3级高血压(重度)	≥180	≥110
单纯收缩期高血压	≥140	<90

注:若病人的收缩压与舒张压分属不同级别时,则以较高的分级为准;单纯收缩期高血压也可按照收缩压水平分为1、2、3级

(三) 血压变动的临床意义

1. 高血压　血压测量值受多种因素的影响,如情绪激动、紧张、运动等;若在安静、清醒和未使用降压药的条件下采用标准测量方法,至少3次非同日血压值达到或超过收缩压140mmHg和(或)舒张压90mmHg,即可认为有高血压,如果仅收缩压达到标准则称为单纯收缩期高血压。高血压绝大多数是原发性高血压,约5%继发于其他疾病,称为继发性高血压,如慢性肾炎、肾动脉狭窄等。高血压是动脉粥样硬化和冠状动脉粥样硬化性心脏病的重要危险因素,也是心力衰竭的重要原因。

2. 低血压　凡血压低于90/60mmHg时称低血压。急性的持续(>30分钟)低血压状态多见于严重病症,如休克、心肌梗死、急性心脏压塞等。慢性低血压也可有体质的原因,病人自诉一贯血压偏低,一般无症状。另外,如果病人平卧5分钟以上后站立1分钟和5分钟时测定血压,如果其收缩压下降20mmHg以上,并伴有头晕或晕厥,为体位性低血压。

3. 双侧上肢血压差别显著　正常双侧上肢血压差别达5~10mmHg,若超过此范围则属异常,见于多发性大动脉炎或先天性动脉畸形等。

4. 上下肢血压差异常　正常下肢血压高于上肢血压达20~40mmHg,如下肢血压低于上肢应考虑主动脉缩窄,或胸腹主动脉型大动脉炎等。

5. 脉压改变　脉压明显增大(≥60mmHg),结合病史,可考虑甲状腺功能亢进、主动脉瓣关闭不全和动脉硬化等。若脉压减小(<30mmHg),可见于主动脉瓣狭窄、心包积液及严重心力衰竭病人等。

(四) 动态血压监测

血压监测方法除了重危病人的床旁连续有创监测外,尚有动态血压监测(ambulatory blood pressure monitoring, ABPM),是高血压诊治的一个重要方面。测量应使用经BHS、AAMI和(或)ESH方案验证的动态血压检测仪,按设定的间隔时间,24小时连续地记录血压。一般设白昼时间(早6时至晚10时)每15或20分钟测血压一次;夜间时间(晚10时至次晨6时),每30分钟记录一次。动态血压的正常标准如下:24小时平均血压值<130/80mmHg;白昼平均血压值<135/85mmHg;夜间平均血压值<120/70mmHg。正常情况下,夜间血压值较白昼低10%~20%。凡是疑有单纯性诊所

高血压(白大衣高血压)、隐蔽性高血压、顽固难治性高血压、发作性高血压或低血压的病人,均应考虑作动态血压监测作为常规血压的补充手段。

(五)家庭自测血压

部分病人在诊所或医院内由医护人员测定血压时,由于情绪有所紧张等因素,血压值可能偏高,甚至超过正常范围称为诊所高血压(白大衣高血压)。对此,除考虑动态血压监测外,尚可观察家庭自测血压以进行鉴别。家庭自测血压由病人或其家属,采用上述的血压测量方法测定血压,并进行记录,就诊时供医生参考,必要时补充进行动态血压监测。家庭自测血压的正常血压值为<135/85mmHg,注意与诊所血压的标准有所不同。

三、血管杂音及周围血管征

(一)静脉杂音

由于静脉压力低,不易出现涡流,故杂音一般多不明显。临床较有意义的有颈静脉营营声,在颈根部近锁骨处,甚至在锁骨下,尤其是右侧可出现低调、柔和、连续性杂音,坐位及站立明显,系颈静脉血液快速回流入上腔静脉所致。以手指压迫颈静脉暂时中断血流,杂音可消失,属无害性杂音。应注意与甲状腺功能亢进之血管杂音和某些先天性心脏病的杂音鉴别。此外,肝硬化门静脉高压引起腹壁静脉曲张时,可在脐周或上腹部闻及连续性静脉营营声。

(二)动脉杂音

多见于周围动脉、肺动脉和冠状动脉。如甲状腺功能亢进症在甲状腺侧叶的连续性杂音临床上多见,提示局部血流丰富;多发性大动脉炎的狭窄病变部位可听到收缩期杂音;肾动脉狭窄时,在上腹部或腰背部闻及收缩期杂音;肺内动静脉瘘时,在胸部相应部位有连续性杂音;外周动静脉瘘时则在病变部位出现连续性杂音;冠状动静脉瘘时可在胸骨中下端出现较表浅而柔和的连续性杂音或双期杂音,部分以舒张期更为显著。还有在正常儿童及青年,锁骨上可有轻而短的呈递增递减型收缩期杂音,当双肩向后高度伸展可使杂音消失。该杂音发生原理尚不明确,可能来源于主动脉弓的头臂分支。

(三)周围血管征

脉压增大除可触及水冲脉外,还有以下体征:

1. **枪击音(pistol shot sound)** 在外周较大动脉表面,常选择股动脉,轻放听诊器膜型体件时可闻及与心跳一致短促如射枪的声音。

2. **Duroziez 双重杂音** 以听诊器钟型体件稍加压力于股动脉,并使体件开口方向稍偏向近心端,可闻及收缩期与舒张期双期吹风样杂音。

3. **毛细血管搏动征(capillary pulsation)** 用手指轻压病人指甲末端或以玻片轻压病人口唇黏膜,使局部发白,当心脏收缩和舒张时则发白的局部边缘发生有规律的红、白交替改变即为毛细血管搏动征。

凡体检时发现上述体征及水冲脉可统称周围血管征阳性,主要见于主动脉瓣重度关闭不全、甲状腺功能亢进和严重贫血等。

第七节　循环系统常见疾病的主要症状和体征

一、二尖瓣狭窄

【概述】

二尖瓣狭窄(mitral stenosis)是我国常见的心脏瓣膜病,主要病因为风湿热,是风湿性心脏炎反复发作后遗留的慢性心脏瓣膜损害,但近年来发病呈下降趋势,而老年人的瓣膜钙化所致的心脏瓣膜病变在我国日渐增多。少数病因为先天性等。

正常二尖瓣口径面积约为 4.0～6.0cm²,病变时二尖瓣口明显缩小,一般将瓣口缩小程度分为三度:①轻度狭窄:瓣口面积缩小至 1.5～2.0cm²;②中度狭窄:瓣口面积缩小至 1.0～1.5cm²;③重度狭窄:瓣口面积<1.0cm²。

主要病理解剖改变为瓣叶交界处发生炎症、水肿、相互粘连及融合,严重病变时瓣膜增厚、硬化和腱索缩短及相互粘连,造成瓣膜狭窄进一步加重。

根据狭窄程度和代偿状态,可分为三期:①代偿期:当瓣口面积减少至 2.0cm²,左房排血受阻,继而发生代偿性扩张和肥厚,以增强左房容量和收缩,增加瓣口血流量;②左房失代偿:瓣口面积减小到 1.5cm² 时,左房压进一步升高,当瓣口面积减小为 1.0cm² 时,左房压显著增高。左房失代偿时,由于左心房与肺静脉之间并无瓣膜,肺静脉和肺毛细血管压升高、血管扩张、淤血,进而间质性肺水肿和肺血管壁增厚,引起肺顺应性降低,出现呼吸困难,并逐步加重;③右心衰竭期:由于长期肺动脉高压,右心室负荷增加,出现右心室肥厚与扩张,最后导致右心衰竭。

【症状】

当失代偿期发生时,初为劳力性呼吸困难,随着病情发展,出现休息时呼吸困难、阵发性夜间呼吸困难、端坐呼吸,甚至发生急性肺水肿。另外,多于活动或夜间睡眠时发生咳嗽,劳累时加重,多为干咳。咳嗽致支气管内膜微血管或肺泡内毛细血管破裂时,有血丝痰;如咯出较大量鲜血,通常见于黏膜下支气管静脉破裂出血;急性肺水肿时多有大量粉红色泡沫状痰。如左心房明显扩张压迫食管,可引起吞咽困难;由于扩大的左房和肺动脉压迫左喉返神经致其麻痹引起声音嘶哑。

【体征】

1. 视诊 两颧绀红色呈二尖瓣面容,口唇轻度发绀,由于右心室增大,心尖搏动可向左移位。若儿童期即有二尖瓣狭窄,因右心室肥大,心前区可有隆起。

2. 触诊 心尖区常有舒张期震颤,病人左侧卧位时较明显。右心室肥大时,心尖搏动左移,并且胸骨左下缘或剑突下可触及右心室收缩期抬举样搏动。

3. 叩诊 轻度二尖瓣狭窄者的心浊音界无异常。中度以上狭窄造成肺动脉段、左房增大,胸骨左缘第 2、3 肋间心浊音界向左扩大,正常心腰消失,心浊音界可呈梨形。

4. 听诊 听诊可有下列特征。

(1)局限于心尖区的低调、隆隆样、舒张中晚期递增型杂音,左侧卧位时更明显,这是二尖瓣狭窄最重要而有特征性的体征。窦性心律时,由于舒张晚期心房收缩促使血流加速,杂音于此期加强;心房颤动时,舒张晚期杂音可不明显。

(2)心尖区 S_1 亢进,为本病听诊之第二个特征。

(3)部分病人于心尖区内侧可闻及一个紧跟 S_2 后的高调、短促、响亮的二尖瓣开放拍击音(开瓣音),提示瓣膜弹性及活动度尚好。开瓣音在 S_2 后发生越早,提示左房压高和狭窄严重。如瓣叶钙化僵硬,则 S_1 减弱和(或)开瓣音消失。

(4)由于肺动脉高压,同时主动脉压力低于正常,两瓣不能同步关闭,所致 P_2 亢进和分裂。

(5)如肺动脉扩张,肺动脉瓣区可有递减型高调叹气样舒张期早期 Graham Steell 杂音,于吸气末增强。

(6)右室扩大伴三尖瓣关闭不全时,胸骨左缘第 4、5 肋间有收缩期吹风性杂音,于吸气时增强。

(7)晚期病人可出现心房颤动,表现为心音强弱不等、心律绝对不规则和脉搏短绌。

二、二尖瓣关闭不全

【概述】

二尖瓣关闭不全(mitral regurgitation)可分急性与慢性两种类型。急性常由感染或缺血坏死引起腱索断裂或乳头肌坏死,也可为人工瓣膜置换术后并发急性瓣周漏,病情危急,预后严重。慢性二尖瓣关闭不全的病因可有风湿性、二尖瓣脱垂、冠状动脉粥样硬化性心脏病伴乳头肌功能失调、老年性二尖瓣退行性变等。

单纯慢性二尖瓣关闭不全的病程往往较长,由于二尖瓣关闭不全,收缩期左室射血时,一部分血流通过关闭不全的瓣口反流到左房,使左心房充盈度和压力均增加,导致左心房扩张,也因左心房流入左心室的血量较正常增多,亦致使左心室肥厚和扩大。持续的严重过度负荷,可导致左心室心肌功能衰竭,左心室舒张末压和左心房压明显上升,出现肺淤血,最终发生肺动脉高压和右心衰竭。慢性关闭不全的无症状期可达十几年,然而,一旦出现症状,则左心功能急转直下,发生明显的症状。

【症状】

慢性二尖瓣关闭不全早期,无明显自觉症状,一旦出现明显症状,多已有不可逆的心功能损害。表现为心悸、咳嗽、劳力性呼吸困难、疲乏无力等,但急性肺水肿、咯血或动脉栓塞较二尖瓣狭窄为少。

【体征】

1. 视诊　左心室增大时,心尖搏动向左下移位,心尖搏动强,发生心力衰竭后心尖搏动有所减弱。

2. 触诊　心尖搏动有力,可呈抬举样,在重度关闭不全病人可触及收缩期震颤。

3. 叩诊　心浊音界向左下扩大。晚期可向两侧扩大,提示左右心室均增大。

4. 听诊　心尖区可闻及响亮粗糙、音调较高的 3/6 级及以上全收缩期吹风样杂音,向左腋下和左肩胛下区传导。后叶损害为主时,杂音可传向胸骨左缘和心底部。S_1 常减弱,P_2 可亢进和分裂。严重反流时心尖区可闻及 S_3,以及紧随 S_3 后的短促舒张期隆隆样杂音。

三、主动脉瓣狭窄

【概述】

主动脉瓣狭窄(aortic stenosis)的主要病因有风湿性、先天性及老年退行性主动脉瓣钙化等。主动脉瓣狭窄使左心室排血明显受阻,产生左心室肥厚,使其顺应性降低,引起左心室舒张末压进行性升高,增加左心房后负荷。最终,由于室壁应力增高、心肌缺血和纤维化等导致左心室功能衰竭。同时,由于左心室射血负荷增加,以及前向性排血阻力增高,使心排血量减少,导致冠状动脉血流减少;并且由于左心室壁增厚,使心肌氧耗增加,两者引起心肌缺血而产生心绞痛和左心衰竭。另外,因心排血量减低和(或)心律失常导致大脑供血不足可出现眩晕、昏厥,甚至心脏性猝死。

【症状】

轻度狭窄病人可无症状。中、重度狭窄者,常见呼吸困难、心绞痛和晕厥,为典型主动脉瓣狭窄的三联征。

【体征】

1. 视诊　心尖搏动增强,位置可稍移向左下。

2. 触诊　心尖搏动有力,呈抬举样。胸骨右缘第 2 肋间可触及收缩期震颤。

3. 叩诊　心浊音界正常或可稍向左下增大。

4. 听诊　在胸骨右缘第 2 肋间可闻及 3/6 级及以上收缩期粗糙喷射性杂音,呈递增递减型,向颈部传导。主动脉瓣区 S_2 减弱,由于左室射血时间延长,可在呼气时闻及 S_2 逆分裂。因左心室显著肥厚致舒张功能减退,顺应性下降而使心房为增加排血而收缩加强,因此心尖区有时可闻及 S_4。

四、主动脉瓣关闭不全

【概述】

主动脉瓣关闭不全(aortic regurgitation)可由风湿性与非风湿性病因(先天性、瓣膜脱垂、感染性心内膜炎等)引起。主动脉瓣关闭不全,可分急性与慢性。慢性者也可有很长的无症状期。主动脉瓣关闭不全时左心室的舒张期不仅接受左心房流入的血液,而且接受从主动脉反流的血液,左心室舒张末期容量增加,左心室心搏血量增加,使左心室出现代偿性肥厚和扩张,进而引起左心衰竭。左心室心肌肥厚致心肌氧耗增多,并且由于存在的主动脉舒张压显著降低,引起冠状动脉供血不足和心肌缺血,可产生心绞痛。主动脉瓣关闭不全由于舒张压下降、脉压加大,出现周围血管体征。另外,由于左心室舒张期容量增加,使二尖瓣一直处于较高位置而可形成相对性二尖瓣狭窄。

【症状】

症状出现较晚。可因心搏量增多有心悸、心前区不适、头部搏动感、体位性头晕等症状。存在心肌缺血时可出现心绞痛,病变后期由于左心衰竭有劳力性呼吸困难。

【体征】

1. **视诊** 心尖搏动向左下移位。部分重度关闭不全者颈动脉搏动明显,并可有随心搏出现的点头运动(de Musset 征)。可见毛细血管搏动。

2. **触诊** 心尖搏动移向左下,呈抬举样搏动。有水冲脉。

3. **叩诊** 心界向左下增大而心腰不大,因而心浊音界轮廓似靴形。

4. **听诊** 主动脉瓣第二听诊区可闻及叹气样、递减型、舒张期杂音,向胸骨左下方和心尖区传导,以前倾坐位最易听清。重度反流者,有相对性二尖瓣狭窄,心尖区出现柔和、低调、递减型舒张中、晚期隆隆样杂音(Austin Flint 杂音),系主动脉瓣关闭不全时回流血液限制二尖瓣开放所致。周围大血管可听到枪击声和 Duroziez 双重杂音。

五、心包积液

【概述】

心包积液(pericardial effusion)指心包腔内积聚过多液体(正常心包液约 30～50ml),包括液性、浆液纤维蛋白性、脓性和血性等。病因可有感染性(如结核、病毒、化脓性等)与非感染性(如风湿性、肿瘤转移、出血、尿毒症性等)。病理生理改变取决于积液的量与积液速度。由于心包腔内压力增高致使心脏舒张受阻,影响静脉回流,心室充盈及排血均随之降低。大量心包积液或急性心包积液量较大时可以出现急性心脏压塞而危及生命。

【症状】

胸闷、心悸、呼吸困难、腹胀、水肿等,以及原发病的症状,如结核的低热、盗汗,化脓性感染的畏寒高热等。严重的心脏压塞可出现休克。

【体征】

1. **视诊** 心尖搏动明显减弱甚至消失。缩窄性心包炎可发现 Kussmaul 征,即因吸气时周围静脉回流增多而缩窄的心包使心室失去适应性扩张的能力,致静脉压增高,病人吸气时颈静脉扩张更明显。

2. **触诊** 心尖搏动弱而不易触到,如能明确触及则在心相对浊音界之内侧。

3. **叩诊** 心浊音界向两侧扩大,且随体位改变;卧位时心底部浊音界增宽,坐位则心尖部增宽。

4. **听诊** 早期由炎症引起的少量心包积液可在心前区闻及心包摩擦音,积液量增多后摩擦音消失。大量心包积液时,心率较快,心音弱而远。偶然可闻心包叩击音。

大量积液时,由于静脉回流障碍,可出现颈静脉怒张、肝肿大和肝颈静脉回流征阳性。还可由于左肺受压出现 Ewart 征,即左肩胛下区语颤增强、叩诊浊音并闻及支气管呼吸音。脉压减小,并可出现奇脉。

六、心力衰竭

【概述】

心力衰竭(heart failure)指在静脉回流无器质性障碍的情况下,通常是由于心肌收缩力下降引起心排血量减少,不能满足机体代谢需要的一种综合征。临床上以肺和(或)体循环淤血以及组织灌注不足为特征,又称充血性心力衰竭(congestive heart failure)。

心力衰竭的病因很多,可分为心肌本身病变和心室负荷过重两大类,前者如心肌缺血、心肌坏死或心肌炎症;后者又可分为阻力负荷过重(如高血压、主动脉瓣狭窄等)和容量负荷过重(如二尖瓣或主动脉瓣关闭不全等)。心力衰竭的发生除基本病因外,常有诱发因素促使其发病或使其在原有基础上病情加重,如感染、心律失常、钠盐摄入过多、输液过多和(或)过快、以及过度劳累等增加心脏负荷的多种因素。

【症状】

1. 左心衰竭(肺淤血)　乏力,进行性劳力性呼吸困难、夜间阵发性呼吸困难、端坐呼吸,咳嗽、泡沫痰,少数出现咯血。

2. 右心衰竭(体循环淤血)　腹胀、少尿及食欲不振,甚至恶心呕吐。

【体征】

1. 左心衰竭　主要为肺淤血的体征。

(1)视诊:有不同程度的呼吸急促、轻微发绀、高枕卧位或端坐体位。急性肺水肿时可出现自口、鼻涌出大量粉红色泡沫,呼吸窘迫,并大汗淋漓。

(2)触诊:严重者可出现交替脉。

(3)叩诊:除原发性心脏病体征外,通常无特殊发现。

(4)听诊:心率增快,心尖区及其内侧可闻及舒张期奔马律,P_2亢进。根据心力衰竭程度的轻重,单侧或双侧肺可闻及由肺底往上的不同程度的细小湿啰音,也可伴少量哮鸣音;急性肺水肿时,则双肺满布湿啰音和哮鸣音。

2. 右心衰竭　主要是体循环系统淤血的体征。

(1)视诊:颈静脉怒张,可有周围性发绀,水肿。

(2)触诊:可触及不同程度的肝肿大、压痛及肝颈静脉回流征阳性。下肢或腰骶部等下垂部位凹陷性水肿,严重者可全身水肿。

(3)叩诊:可有胸腔积液(右侧多见)与腹腔积液体征。

(4)听诊:由于右心室扩大可在三尖瓣区闻及三尖瓣相对关闭不全的收缩期吹风样杂音,以及右心室舒张期奔马律。

除以上所列体征外,尚有原发性心脏病变和心力衰竭诱因的症状与体征。

(胡申江)

第六章 腹部检查

腹部主要由腹壁、腹腔和腹腔内脏器组成。腹部范围上起横膈,下至骨盆。腹部体表上以两侧肋弓下缘和胸骨剑突与胸部为界,下至两侧腹股沟韧带和耻骨联合,前面和侧面由腹壁组成,后面为脊柱和腰肌。

腹腔内有很多重要脏器,主要有消化、泌尿、生殖、内分泌、血液及血管系统,故腹部检查是体格检查的重要组成部分,是诊断疾病十分重要的方法。腹部检查应用视诊、触诊、叩诊、听诊四种方法,尤以触诊最为重要。触诊中又以脏器触诊较难掌握,需要勤学苦练,多实践体会,才能不断提高触诊水平。为了避免触诊引起胃肠蠕动增加,使肠鸣音发生变化,腹部检查的顺序应为视、听、叩、触。

第一节 腹部的体表标志与分区

为了准确描写脏器病变和体征的部位及范围,常借助于腹部的天然体表标志,并可人为地将腹部划分为几个区,以便熟悉脏器的位置和其在体表的投影。

一、体表标志

常用腹部体表标志如下(图 3-6-1)。

1. **肋弓下缘（costal margin）** 由第 8～10 肋软骨连接形成的肋缘和第 11、12 浮肋构成。肋弓下缘是腹部体表的上界,常用于腹部分区,肝、脾的测量和胆囊的定位。

2. **剑突（xiphoid process）** 是胸骨下端的软骨。是腹部体表的上界,常作为肝脏测量的标志。

3. **腹上角（upper abdominal angle）** 是两侧肋弓至剑突根部的交角,常用于判断体型及肝脏的测量。

4. **脐（umbilicus）** 位于腹部中心,向后投影相当于第 3～4 腰椎之间,是腹部四区分法的标志。此处易有脐疝。

5. **髂前上棘（anterior superior iliac spine）** 是髂嵴前方凸出点,是腹部九区分法的标志和骨髓穿刺的部位。

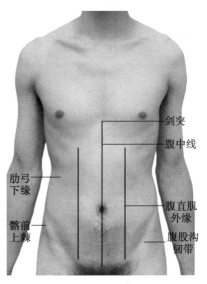

图 3-6-1 腹部体表标志示意图

6. **腹直肌外缘（lateral border of rectus muscles）** 相当于锁骨中线的延续,常为手术切口和胆囊点的定位。

7. **腹中线（midabdominal line）** 是胸骨中线(前正中线)的延续,是腹部四区分法的垂直线,此处易有白线疝。

8. **腹股沟韧带（inguinal ligament）** 是腹部体表的下界,也是寻找股动脉、股静脉的标志,常是腹股沟疝的通过部位和所在。

9. **耻骨联合**（pubic symphysis）　是两耻骨间的纤维软骨连接，与耻骨共同组成腹部体表下界。

10. **肋脊角**（costovertebral angle）　是背部两侧第12肋骨与脊柱的交角，为检查肾脏压、叩痛的位置。

二、腹部分区

目前常用的腹部分区有以下两种方法。

（一）四区分法

通过脐划一水平线与一垂直线，两线相交将腹部分为四区，即左、右上腹部和左、右下腹部（图3-6-2）。各区所包含主要脏器如下。

1. **右上腹部**（right upper quadrant）　肝、胆囊、幽门、十二指肠、小肠、胰头、右肾上腺、右肾、结肠肝曲、部分横结肠、腹主动脉、大网膜。

2. **右下腹部**（right lower quadrant）　盲肠、阑尾、部分升结肠、小肠、右输尿管、胀大的膀胱、淋巴结，女性右侧卵巢和输卵管、增大的子宫，男性右侧精索。

3. **左上腹部**（left upper quadrant）　肝左叶、脾、胃、小肠、胰体、胰尾、左肾上腺、左肾、结肠脾曲、部分横结肠、腹主动脉、大网膜。

4. **左下腹部**（left lower quadrant）　乙状结肠、部分降结肠、小肠、左输尿管、胀大的膀胱、淋巴结，女性左侧卵巢和输卵管、增大的子宫，男性左侧精索。

四区分法简单易行，但较粗略，难以准确定位为其不足之处。

（二）九区分法

两侧肋弓下缘连线和两侧髂前上棘连线为两条水平线，左、右髂前上棘至腹中线连线的中点为两条垂直线，四线相交将腹部划分为井字形九区。即左、右上腹部（季肋部），左、右侧腹部（腰部），左、右下腹部（髂部）及上腹部、中腹部（脐部）和下腹部（耻骨上部）（图3-6-3）。各区脏器分布情况如下。

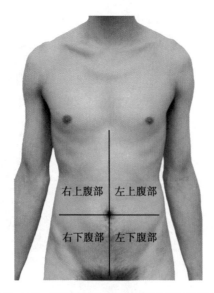

图3-6-2　腹部体表分区示意图（四区分法）

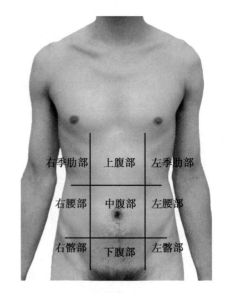

图3-6-3　腹部体表分区示意图（九区分法）

1. **右上腹部（右季肋部，right hypochondriac region）**　肝右叶、胆囊、结肠肝曲、右肾、右肾上腺。

2. **右侧腹部（右腰部，right lumbar region）** 升结肠、空肠、右肾。

3. **右下腹部（右髂部，right iliac region）** 盲肠、阑尾、回肠末端、淋巴结，女性右侧卵巢和输卵管，男性右侧精索。

4. **上腹部（epigastric region）** 胃、肝左叶、十二指肠、胰头、胰体、横结肠、腹主动脉、大网膜。

5. **中腹部（脐部，umbilical region）** 十二指肠、空肠、回肠、下垂的胃或横结肠、肠系膜及淋巴结、输尿管、腹主动脉、大网膜。

6. **下腹部（耻骨上部，hypogastric region）** 回肠、乙状结肠、输尿管、胀大的膀胱、女性增大的子宫。

7. **左上腹部（左季肋部，left hypochondriac region）** 脾、胃、结肠脾曲、胰尾、左肾、左肾上腺。

8. **左侧腹部（左腰部，left lumbar region）** 降结肠、空肠、回肠、左肾。

9. **左下腹部（左髂部，left iliac region）** 乙状结肠、淋巴结，女性左侧卵巢和输卵管，男性左侧精索。

九区分法较细，定位准确，但因各区较小，包含脏器常超过一个分区，加之体型不同，脏器位置可略有差异，特别是左、右上腹部和左、右下腹部范围很小，应用不便是其缺点。临床上常用四区分法，其不足之处，以九区分法补充，如在四区分法的基础上加用上腹、中腹、下腹和左、右侧腹部。

第二节 视 诊

进行腹部视诊前，嘱病人排空膀胱，取低枕仰卧位，两手自然置于身体两侧，充分暴露全腹，上自剑突，下至耻骨联合，躯体其他部分应遮盖，应注意保暖，暴露时间不宜过长，以免腹部受凉引起不适。光线宜充足而柔和，从前侧方射入视野，有利于观察腹部表面的器官轮廓、肿块、肠型和蠕动波等。医生应站立于病人右侧，按一定顺序自上而下地观察腹部，有时为了查出细小隆起或蠕动波，医生应将视线降低至腹平面，从侧面呈切线方向进行观察。

腹部视诊的主要内容有腹部外形、呼吸运动、腹壁静脉、胃肠型和蠕动波以及腹壁其他情况等。

一、腹部外形

应注意腹部外形是否对称，有无全腹或局部的膨隆或凹陷，有腹腔积液或腹部肿块时，还应测量腹围的大小。

健康正常成年人平卧时，前腹壁大致处于肋缘与耻骨联合同一平面或略为低凹，称为腹部平坦，坐起时脐以下部分稍前凸。肥胖者或小儿（尤其餐后）腹部外形较饱满，前腹壁稍高于肋缘与耻骨联合的平面，称为腹部饱满。消瘦者及老年人，因腹壁皮下脂肪较少，腹部下陷，前腹壁稍低于肋缘与耻骨联合的平面，称为腹部低平，这些都属于正常腹部外形。

（一）腹部膨隆

平卧时前腹壁明显高于肋缘与耻骨联合的平面，外观呈凸起状，称腹部膨隆（abdominal distension），可因生理状况如肥胖、妊娠或病理状况如腹腔积液、腹内积气、巨大肿瘤等引起。因情况不同又可表现为以下几种。

1. **全腹膨隆** 腹部弥漫性膨隆，可呈球形或椭圆形，除因肥胖、腹壁皮下脂肪明显增多，脐凹陷外，因腹腔内容物增多所致者腹壁无增厚，受腹压影响使脐凸出。常见于下列情况。

（1）腹腔积液：腹腔内有大量积液称腹腔积液，临床上也称为腹水（ascites）（图 3-6-4），平卧位时腹壁松弛，液体下沉于腹腔两侧致侧腹壁明显膨出，腹部外形呈扁而宽，称为蛙腹（frog belly）。侧卧或坐位时，因液体向下移动而使腹下部膨出。常见于肝硬化门静脉高压症，腹腔积液量多致腹压增高,此时可使脐部凸出,亦可见于心力衰竭、缩窄性心包炎、腹膜癌转移(肝癌、卵巢癌多见)、肾病综合征、胰源性腹腔积液或结核性腹膜炎等。腹膜有炎症或肿瘤浸润时,腹部常呈尖凸型,称为尖腹(apical belly)。

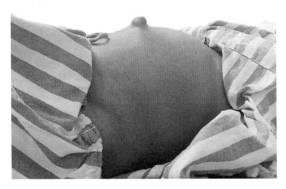

图 3-6-4　全腹膨隆与脐疝

(2)腹内积气:腹内积气多在胃肠道内,大量积气可引起全腹膨隆,使腹部呈球形,两侧腰部膨出不明显,移动体位时其形状无明显改变,见于各种原因引起的肠梗阻或肠麻痹。

积气在腹腔内,称为气腹(pneumoperitoneum),见于胃肠穿孔或治疗性人工气腹,前者常伴有不同程度的腹膜炎症。

(3)腹内巨大肿块:如足月妊娠、巨大卵巢囊肿、畸胎瘤等,亦可引起全腹膨隆。

当全腹膨隆时,为观察其程度和变化,常需测量腹围。方法为让病人排尿后平卧,用软尺经脐绕腹一周,测得的周长即为腹围(脐周腹围),通常以厘米为单位,还可以测其腹部最大周长(最大腹围),同时记录。定期在同样条件下测量比较,可以观察腹腔内容物(如腹腔积液)的变化。

2. 局部膨隆　腹部的局限性膨隆常因为脏器肿大、腹内肿瘤或炎性肿块、胃或肠胀气以及腹壁上的肿物和疝等。视诊时应注意膨隆的部位、外形,是否随呼吸而移位或随体位而改变,有无搏动等。脏器肿大一般都在该脏器所在部位,并保持该脏器的外形特征,如脾脏切迹等。

上腹中部膨隆常见于肝左叶肿大、胃癌、胃扩张(如幽门梗阻、胃扭转)、胰腺肿瘤或囊肿等。右上腹膨隆常见于肝肿大(肿瘤、脓肿、淤血等)、胆囊肿大及结肠肝曲肿瘤等。左上腹膨隆常见于脾肿大、结肠脾曲肿瘤或巨结肠。腰部膨隆见于多囊肾、巨大肾上腺肿瘤、肾盂大量积水或积脓。脐部膨隆常因脐疝、腹部炎症性肿块(如结核性腹膜炎致肠粘连)引起。下腹膨隆常见于子宫增大(妊娠、子宫肌瘤等)、膀胱胀大,后者在排尿后可以消失。右下腹膨隆常见于回盲部结核或肿瘤、Crohn病及阑尾周围脓肿等。左下腹膨隆见于降结肠及乙状结肠肿瘤,亦可因干结粪块所致。此外,还可因游走下垂的肾脏或女性病人的卵巢癌或囊肿而致下腹部膨隆。

有时局部膨隆是由于腹壁上的肿块(如皮下脂肪瘤、纤维瘤、结核性脓肿等)而非腹腔内病变。其鉴别方法是嘱病人仰卧位作屈颈抬肩动作,使腹壁肌肉紧张,如肿块更加明显,说明肿块位于腹壁上。反之如变得不明显或消失,说明肿块位于腹腔内,被收缩变硬的腹肌所掩盖。

局部膨隆近圆形者,多为囊肿、肿瘤或炎性肿块(后者有压痛亦可边缘不规则);呈长形者,多为肠管病变如肠梗阻、肠扭转、肠套叠或巨结肠症等。膨隆有搏动者可能是动脉瘤,亦可能是位于腹主动脉上面的脏器或肿块传导其搏动。膨隆随体位变更而明显移位者,可能为游走的脏器(肾、脾等)、带蒂肿物(卵巢囊肿等)或大网膜、肠系膜上的肿块。腹壁或腹膜后肿物(神经纤维瘤、纤维肉瘤等)一般不随体位变更而移位。随呼吸移动的局部膨隆多为膈下脏器或其肿块。在腹白线、脐、腹股沟或手术瘢痕部位于腹压增加时出现膨隆,而卧位或降低腹压后消失者,为各部位的可复性疝。

(二)腹部凹陷

仰卧时前腹壁明显低于肋缘与耻骨联合的平面,称腹部凹陷(abdominal concavity),凹陷亦分全腹和局部,但以前者意义更为重要。

1. 全腹凹陷　病人仰卧时前腹壁明显凹陷,见于消瘦和脱水者。严重时前腹壁凹陷几乎贴近脊柱,肋弓、髂嵴和耻骨联合显露,使腹外形如舟状,称舟状腹(scaphoid abdomen),见于恶病质,如结核病、恶性肿瘤等慢性消耗性疾病。吸气时出现腹凹陷见于膈肌麻痹和上呼吸道梗阻。早期急性弥漫性腹膜炎引起腹肌痉挛性收缩,膈疝时腹内脏器进入胸腔,都可导致全腹凹陷。

2. 局部凹陷　较少见,多由于手术后腹壁瘢痕收缩所致,病人立位或加大腹压时,凹陷可更明显。白线疝(腹直肌分裂)、切口疝于卧位时可见凹陷,但立位或加大腹压时,局部反而膨出。

二、呼吸运动

正常人可以见到呼吸时腹壁上下起伏,吸气时上抬,呼气时下陷,即为腹式呼吸运动,男性及小儿以腹式呼吸为主,而成年女性则以胸式呼吸为主,腹壁起伏不明显。

腹式呼吸减弱常因腹膜炎症、腹腔积液、急性腹痛、腹腔内巨大肿物或妊娠等。腹式呼吸消失常见于胃肠穿孔所致急性腹膜炎或膈肌麻痹等。腹式呼吸增强不多见,常为癔症性呼吸或胸腔疾病(如大量积液等)。

三、腹壁静脉

正常人腹壁皮下静脉一般不显露,在较瘦或皮肤白皙的人才隐约可见,皮肤较薄而松弛的老年人可见静脉显露于皮肤,但常为较直条纹,并不迂曲,属正常。其他使腹压增加的情况(如腹腔积液、腹腔巨大肿物、妊娠等)也可见静脉显露。

腹壁静脉曲张(或扩张)常见于门静脉高压(portal hypertension)致循环障碍或上、下腔静脉回流受阻而有侧支循环形成时,此时腹壁静脉可显而易见或迂曲变粗,称为腹壁静脉曲张。门静脉高压显著时,于脐部可见到一簇曲张静脉向四周放射,形如水母头(caput medusae),常在此处听到静脉血管杂音。

为辨别腹壁静脉曲张的来源,需要检查其血流方向。正常时脐水平线以上的腹壁静脉血流自下而上经胸壁静脉和腋静脉而进入上腔静脉,脐水平以下的腹壁静脉自上而下经大隐静脉而流入下腔静脉。门静脉高压时,腹壁曲张静脉常以脐为中心向四周伸展,血液经脐静脉(胚胎时的脐静脉于胎儿出生后闭塞而成圆韧带,此时再通)脐孔而入腹壁浅静脉流向四方(图3-6-5)。下腔静脉阻塞时,曲张的静脉大多分布在腹壁两侧,有时在臀部及股部外侧,脐以下的腹壁浅静脉血流方向也转流向上(图3-6-6)。上腔静脉阻塞时,上腹壁或胸壁的浅静脉曲张血流方向均转流向下,借简单的指压法即可鉴别。

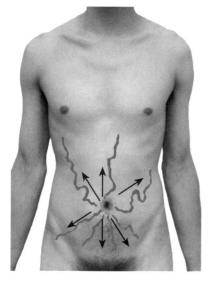

图3-6-5　门静脉高压时腹壁浅静脉血流分布和方向

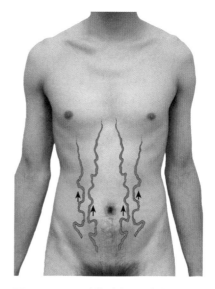

图3-6-6　下腔静脉梗阻时腹壁浅静脉血流分布和方向

检查血流方向可选择一段没有分支的腹壁静脉,医生将右手示指和中指并拢压在静脉上,然后一只手指紧压静脉向外滑动,挤出该段静脉内血液,至一定距离后(约 7.5 ~ 10cm)放松该手指,另一手指紧压不动,看静脉是否充盈,如迅速充盈,则血流方向是从放松的一端流向紧压手指的一端。再同法放松另一手指,观察静脉充盈速度,即可看出血流方向(图 3-6-7)。

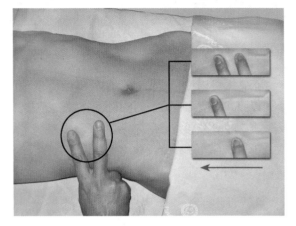

图 3-6-7　检查静脉血流方向手法示意图

四、胃肠型和蠕动波

正常人腹部一般看不到胃和肠的轮廓及蠕动波形,除非腹壁菲薄或松弛的老年人、经产妇或极度消瘦者可能见到。

胃肠道发生梗阻时,梗阻近端的胃或肠段饱满而隆起,可显出各自的轮廓,称为胃型(gastral pattern)或肠型(intestinal pattern),当伴有该部位的蠕动加强时,可以看到蠕动波(peristalsis)。胃蠕动波自左肋缘下开始,缓慢地向右推进,到达右腹直肌旁(幽门区)消失,此为正蠕动波。有时尚可见到自右向左的逆蠕动波。肠梗阻时亦可看到肠蠕动波,小肠梗阻所致的蠕动波多见于脐部,严重梗阻时,胀大的肠袢呈管状隆起,横行排列于腹中部,组成多层梯形肠型,并可看到明显的肠蠕动波,运行方向不一,此起彼伏,全腹膨胀,听诊时可闻高调肠鸣音或呈金属音调。结肠远端梗阻时,其宽大的肠型多位于腹部周边,同时盲肠多胀大成球形,随每次蠕动波的到来而更加隆起。如发生了肠麻痹,则蠕动波消失。在观察蠕动波时,从侧面观察更易察见,亦可用手轻拍腹壁而诱发之。

五、腹壁其他情况

1. **皮疹** 不同种类的皮疹提示不同的疾病,充血性或出血性皮疹常出现于发疹性高热疾病或某些传染病(如麻疹、猩红热、伤寒、斑疹伤寒)及药物过敏等。紫癜或荨麻疹可能是过敏性疾病全身表现的一部分。一侧腹部或腰部的疱疹(沿脊神经走行分布)提示带状疱疹的诊断。

2. **色素** 正常情况下,腹部皮肤颜色较暴露部位稍淡,散在点状深褐色色素沉着常为血色病。皮肤皱褶处(如腹股沟及系腰带部位)有褐色素沉着,可见于肾上腺皮质功能减退(Addison disease)。腰部、季肋部和下腹部皮肤呈蓝色,为血液自腹膜后间隙渗到侧腹壁的皮下所致格雷特纳征(Grey-Turner sign),可见于重症急性胰腺炎和肠绞窄。脐周围或下腹壁皮肤发蓝为腹腔内大出血的征象库伦征(Cullen sign),见于重症急性胰腺炎或宫外孕破裂等。腹部和腰部不规则的斑片状色素沉着,见于多发性神经纤维瘤。妇女妊娠时,在脐与耻骨之间的中线上有褐色素沉着,常持续至分娩后才逐渐消退。此外,长久的热敷腹部可留下红褐色环状或地图样痕迹,类似皮疹,需注意辨别。

3. **腹纹** 多分布于下腹部和左、右下腹部,白纹为腹壁真皮结缔组织因张力增高断裂所致,呈银白色条纹,可见于肥胖者或经产妇女。妊娠纹出现于下腹部和髂部,下腹部者以耻骨为中心略呈放射状,条纹处皮肤较薄,在妊娠期呈淡蓝色或粉红色,产后则转为银白色而长期存在。

紫纹是皮质醇增多症的常见征象,出现部位除下腹部和臀部外,还可见于股外侧和肩背部。由于糖皮质激素引起蛋白分解增强和被迅速沉积的皮下脂肪膨胀,真皮层中结缔组织胀裂,以致紫纹处的真皮萎缩变薄,上面覆盖一层薄薄表皮,而此时因皮下毛细血管网丰富,红细胞偏多,故条纹呈紫色。

4. **瘢痕** 腹部瘢痕多为外伤、手术或皮肤感染的遗迹,有时对诊断和鉴别很有帮助,特别是某些特定部位的手术瘢痕,常提示病人的手术史。如右下腹 McBurney 点处切口瘢痕标志曾行阑尾手术,右上腹直肌旁切口瘢痕标志曾行胆囊手术,左上腹弧形切口瘢痕标志曾行脾切除术等。

5. **疝** 腹部疝可分为腹内疝和腹外疝两大类,前者少见,后者较多见。为腹腔内容物经腹壁或骨盆壁的间隙或薄弱部分向体表凸出而形成。脐疝多见于婴幼儿,成人则可见于经产妇或有大量腹腔积液的病人(见图3-6-4);先天性腹直肌两侧闭合不良者可有白线疝;手术瘢痕愈合不良处可有切口疝;股疝位于腹股沟韧带中部,多见于女性;腹股沟疝则偏于内侧。男性腹股沟斜疝可下降至阴囊,该疝在直立位或咳嗽用力时明显,至卧位时可缩小或消失,亦可以手法还纳,如有嵌顿则可引起急性腹痛。

6. **脐部** 脐部凸出或凹陷的意义已如前述,脐部分泌物呈浆液性或脓性,有臭味,多为炎症所致。分泌物呈水样,有尿味,为脐尿管未闭的征象。脐部溃烂,可能为化脓性或结核性炎症;脐部溃疡如呈坚硬、固定而凸出,多为癌肿所致。

7. **腹部体毛** 男性胸骨前的体毛可向下延伸达脐部。男性阴毛的分布多呈三角形,尖端向上,可沿前正中线直达脐部;女性阴毛为倒三角形,上缘为一水平线,止于耻骨联合上缘处,界限清楚。腹部体毛增多或女性阴毛呈男性型分布见于皮质醇增多症和肾上腺性变态综合征。腹部体毛稀少见于腺垂体功能减退症、黏液性水肿和性腺功能减退症。

8. **上腹部搏动** 大多由腹主动脉搏动传导而来,可见于正常人较瘦者。腹主动脉瘤和肝血管瘤时,上腹部搏动明显。二尖瓣狭窄或三尖瓣关闭不全引起右心室增大,亦可见明显的上腹部搏动。腹主动脉和右心室搏动两者的鉴别方法见第五章第五节心脏触诊。

第三节 听 诊

腹部听诊时,将听诊器膜型体件置于腹壁上,全面听诊各区,尤其注意上腹部、中腹部、腹部两侧及肝、脾各区。听诊内容主要有:肠鸣音、血管杂音、摩擦音和搔刮试验等。妊娠5个月以上的妇女还可在脐下方听到胎心音(130~160次/分)。

一、肠鸣音

肠蠕动时,肠管内气体和液体随之流动,产生一种断断续续的咕噜声(或气过水声)称为肠鸣音(bowel sound)。

通常以右下腹部作为肠鸣音听诊点,在正常情况下,肠鸣音大约每分钟4~5次,其频率声响和音调变异较大,餐后频繁而明显,休息时稀疏而微弱,只有靠医生的经验来判断是否正常。肠蠕动增强时,肠鸣音每分钟可达10次以上,但音调不特别高亢,称肠鸣音活跃,见于急性胃肠炎、服泻药后或胃肠道大出血时;如次数多且肠鸣音响亮、高亢,甚至呈叮当声或金属音,称肠鸣音亢进,见于机械性肠梗阻。此类病人肠腔扩大,积气增多,肠壁胀大变薄,且极度紧张,与亢进的肠鸣音可产生共鸣,因而在腹部可听到高亢的金属性音调。如肠梗阻持续存在,肠壁肌肉劳损,肠壁蠕动减弱,肠鸣音亦减弱,或数分钟才听到一次,称为肠鸣音减弱,也可见于老年性便秘、腹膜炎、电解质紊乱(低血钾)及胃肠动力低下等。如持续听诊2分钟以上未听到肠鸣音,用手指轻叩或搔弹腹部仍未听到肠鸣音,称为肠鸣音消失,见于急性腹膜炎或麻痹性肠梗阻。

二、血管杂音

腹部血管杂音对诊断某些疾病有一定作用,因此听诊中不应忽视。血管杂音有动脉性和静脉性杂音。动脉性杂音常在腹中部或腹部两侧。腹中部的收缩期血管杂音(喷射性杂音)常提示腹主动脉瘤或腹主动脉狭窄。前者可触到该部搏动的肿块;后者则搏动减弱,下肢血压低于上肢,严重者触不到足背动脉搏动。如收缩期血管杂音在左、右上腹,常提示肾动脉狭窄,可见于年轻的高血压病人。如该杂音在下腹两侧,应考虑髂动脉狭窄(图 3-6-8)。当左叶肝癌压迫肝动脉或腹主动脉时,也可在肿块部位听到吹风样杂音或在肿瘤部位(较表浅时)听到轻微的连续性杂音。

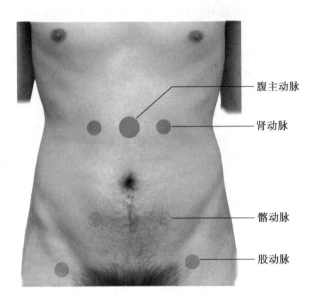

图 3-6-8　腹部动脉性杂音听诊部位

静脉性杂音为连续性潺潺声,无收缩期与舒张期性质。常出现于脐周或上腹部,尤其是腹壁静脉曲张严重处,此音提示门静脉高压(常为肝硬化引起)时的侧支循环形成,称克吕韦耶-鲍姆加滕综合征(Cruveilhier-Baumgarten syndrome)。

三、摩擦音

在脾梗死致脾周围炎、肝周围炎或胆囊炎累及局部腹膜等情况下,可于深呼吸时,于各相应部位听到摩擦音(friction sound),严重时可触及摩擦感。腹膜纤维渗出性炎症时,亦可在腹壁听到摩擦音。

四、搔刮试验

搔刮试验(scratch test)用于肝下缘触诊不清楚时,以协助测定肝下缘。病人取仰卧位,医生左手持听诊器膜型体件置于右肋缘肝脏表面上,右手示指在上腹部沿听诊器膜型体件半圆形等距离搔刮腹壁,当其未达肝缘时,只听到遥远而轻微的声音,当搔刮至肝脏表面时,声音明显增强而近耳。这是因为实质性脏器对声音的传导优于空腔脏器之故。此法常用于腹壁较厚或不能满意地配合触诊的病人,有时用于鉴别右上腹肿物是否为肿大的肝脏。

第四节　叩　　诊

腹部叩诊的主要作用在于叩知某些脏器的大小和叩痛,胃肠道充气情况,腹腔内有无积气、积液和肿块等。

直接叩诊法和间接叩诊法均可应用于腹部,但一般多采用间接叩诊法,因其较为准确、可靠。腹部叩诊内容如下。

一、腹部叩诊音

正常情况下,腹部叩诊大部分区域均为鼓音,只有肝、脾所在部位,增大的膀胱和子宫占据的部位,以及两侧腹部近腰肌处叩诊为浊音。当肝、脾或其他脏器极度肿大,腹腔内肿瘤或大量腹腔积液时,鼓音范围缩小,病变部位可出现浊音或实音。当胃肠高度胀气或胃肠穿孔致气腹时,则鼓音范围明显增大或出现于不应有鼓音的部位(如肝浊音界内)。叩诊可从左下腹开始逆时针方向至右下腹部,再至脐部,借此可获得腹部叩诊音的总体印象。

二、肝脏及胆囊叩诊

用叩诊法确定肝上界时,一般都是沿右锁骨中线、右腋中线和右肩胛线,由肺区向下叩向腹,叩指用力要适当,勿过轻或过重,当由清音转为浊音时,即为肝上界。此处相当于被肺遮盖的肝顶部,故又称肝相对浊音界。再向下叩1~2肋间,则浊音变为实音,此处的肝脏不再被肺所遮盖而直接贴近胸壁,称肝绝对浊音界(亦为肺下界)。确定肝下界时,最好由腹部鼓音区沿右锁骨中线或正中线向上叩,由鼓音转为浊音处即是。因肝下界与胃、结肠等重叠很难叩准,故多用触诊或搔刮试验听诊法确定。一般叩得的肝下界比触得的肝下缘高1~2cm,但若肝缘明显增厚,则两项结果较为接近。在确定肝的上下界时要注意体型,匀称体型者的正常肝脏在右锁骨中线上,其上界在第5肋间,下界位于右季肋下缘。两者之间的距离为肝上下径,约为9~11cm;在右腋中线上,其上界为第7肋间,下界相当于第10肋骨水平;在右肩胛线上,其上界为第10肋间。矮胖体型者肝上下界均可高一个肋间,瘦长体型者则可低一个肋间。

肝浊音界扩大见于肝癌、肝脓肿、病毒性肝炎、肝淤血和多囊肝等。肝浊音界缩小见于急性重型病毒性肝炎、肝硬化和胃肠胀气等。肝浊音界消失代之以鼓音者,多由于肝表面覆有气体所致,是急性胃肠穿孔的一个重要征象,但也可见于腹部大手术后数日内、间位结肠(结肠位于肝脏与横膈之间)、全内脏转位。肝浊音界向上移位见于右肺纤维化、右下肺不张、气腹、鼓肠等。肝浊音界向下移位见于肺气肿、右侧张力性气胸等。膈下脓肿时,由于肝下移和横膈升高,肝浊音区也扩大,但肝脏本身并未增大。

肝区叩击痛对于诊断病毒性肝炎、肝脓肿或肝癌有一定的意义。

胆囊位于深部,且被肝脏遮盖,临床上不能用叩诊检查其大小,仅能检查胆囊区有无叩击痛,胆囊区叩击痛为胆囊炎的重要体征。

三、胃泡鼓音区及脾脏叩诊

胃泡鼓音区(Traube space)位于左前胸下部肋缘以上,约呈半圆形,为胃底穹窿含气而形成。其上界为横膈及肺下缘,下界为肋弓,左界为脾脏,右界为肝左缘。正常情况下胃泡鼓音区应该存在(除非在饱餐后),大小则受胃内含气量的多少和周围器官组织病变的影响,有调查正常成人Traube区长径中位数为9.5cm(5.0~13.0cm),宽径为6.0cm(2.7~10.0cm),可作参考。此区明显缩小或消失可见于中、重度脾肿大,左侧胸腔积液、心包积液、肝左叶肿大(不会使鼓音区完全消失),也见于急性胃扩张或溺水病人。

当脾脏触诊不满意或在左肋下触到很小的脾缘时,宜用脾脏叩诊进一步检查脾脏大小。脾脏浊音区的叩诊宜采用轻叩法,在左腋中线上进行。正常时在左腋中线第9~11肋之间叩到脾脏浊音,其长度约为4~7cm,前方不超过腋前线。脾脏浊音区扩大见于各种原因所致脾肿大。脾脏浊音区缩小见于左侧气胸、胃扩张、肠胀气等。

四、移动性浊音

腹腔内有较多的液体存留时,因重力作用,液体多潴积于腹腔的低处,故在此处叩诊呈浊音。检查时先让病人仰卧,腹中部由于含气的肠管在液面浮起,叩诊呈鼓音,两侧腹部因腹腔积液积聚叩诊呈浊音。医生自腹中部脐水平面开始向病人左侧叩诊,发现浊音时,板指固定不动,嘱病人右侧卧,再度叩诊,如呈鼓音,表明浊音移动(图3-6-9)。同样方法向右侧叩诊,叩得浊音后嘱病人左侧卧,以核实浊音是否移动。这种因体位不同而出现浊音区变动的现象,称移动性浊音(shifting dullness)。这是发现有无腹腔积液的重要检查方法。当腹腔内游离腹腔积液在 1000ml 以上时,即可查出移动性浊音。

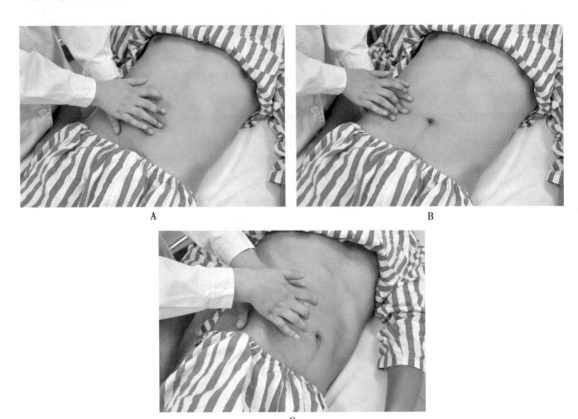

图 3-6-9　移动性浊音叩诊法

　　如果腹腔积液量少,用以上方法不能查出时,若病情许可可让病人取肘膝位,使脐部处于最低部位。由侧腹部向脐部叩诊,如由鼓音转为浊音,则提示有 120ml 以上腹腔积液的可能(即水坑征 puddle sign)(图 3-6-10)。也可让病人站立,如下腹部积有液体而呈浊音,液体的上界呈一水平线,在此水平线上为浮动的肠曲,叩诊呈鼓音。

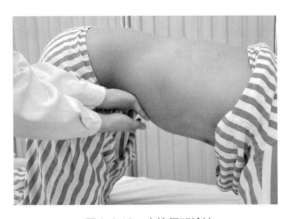

图 3-6-10　水坑征叩诊法

下列情况易误为腹腔积液,应注意鉴别。

　　1. 肠梗阻时肠管内有大量液体潴留,可因病人体位的变动,出现移动性浊音,但常伴有肠梗阻的征象。

　　2. 巨大的卵巢囊肿,亦可使腹部出现大面积浊音,其浊音非移动性,鉴别点如下:①卵巢囊肿所致浊音,于仰卧时常在腹中部,鼓音区则在腹部两侧,这是由于肠管被卵巢囊肿压挤至两侧腹部所致(图 3-6-11);②卵巢囊肿的浊音不呈移动性;③尺压试验(ruler pressing test)也可鉴别,即当病人仰卧时,用一硬尺横置于腹壁上,医生两手将尺下压,如为卵巢囊肿,则腹主动脉的搏动可经囊肿壁传到硬尺,使尺发生节奏性搏动;如为腹腔积液,则搏动不能被传导,硬尺无此种搏动。

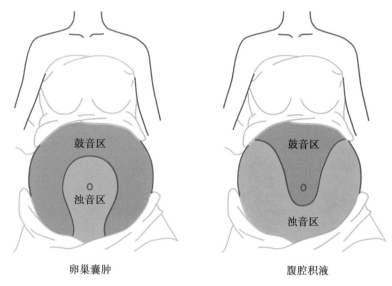

卵巢囊肿　　　　　　　　　　腹腔积液

图3-6-11　卵巢囊肿与腹腔积液叩诊鉴别示意图

五、肋脊角叩击痛

主要用于检查肾脏病变。检查时,病人采取坐位或侧卧位,医生用左手掌平放在其肋脊角处(肾区),右手握拳用由轻到中等的力量叩击左手背。正常时肋脊角处无叩击痛,当有肾小球肾炎、肾盂肾炎、肾结石、肾结核及肾周围炎时,肾区有不同程度的叩击痛。

六、膀胱叩诊

当膀胱触诊结果不满意时,可用叩诊来判断膀胱膨胀的程度。叩诊在耻骨联合上方进行,通常从上往下,由鼓音转成浊音。膀胱空虚时,因耻骨上方有肠管存在,叩诊呈鼓音,叩不出膀胱的轮廓。当膀胱内有尿液充盈时,耻骨上方叩诊呈圆形浊音区。女性在妊娠时子宫增大,子宫肌瘤或卵巢囊肿时,在该区叩诊也呈浊音,应予鉴别。排尿或导尿后复查,如浊音区转为鼓音,即为尿潴留所致膀胱胀大。腹腔积液时,耻骨上方叩诊也可有浊音区,但此区的弧形上缘凹向脐部,而膀胱胀大时浊音区的弧形上缘凸向脐部。

第五节　触　　诊

触诊是腹部检查的主要方法,对腹部体征的认知和疾病的诊断具有重要意义,可以进一步确定视诊所见,又可为叩诊、听诊提示重点。有些体征如腹膜刺激征、腹部肿块、脏器肿大等主要靠触诊发现。在腹部触诊时,各种触诊手法都能用到。

为使腹部触诊达到满意的效果,病人应排尿后取低枕仰卧位,两手自然置于身体两侧,两腿屈起并稍分开,以使腹肌尽量松弛,作张口缓慢腹式呼吸,吸气时横膈向下而腹部上抬隆起,呼气时腹部自然下陷,可使膈下脏器随呼吸上下移动。检查肝脏、脾脏时,可分别取左、右侧卧位。检查肾脏时可用坐位或立位。检查腹部肿瘤时还可用肘膝位。

医生应站立于病人右侧,面对病人,前臂应尽量与腹部表面处在同一水平,检查时手要温暖,指甲剪短,先以全手掌放于腹壁上部,使病人适应片刻,并感受腹肌紧张度。然后以轻柔动作按顺序触诊,一般自左下腹开始逆时针方向至右下腹,再至脐部,依次检查腹部各区。原则是先触诊健康部位,逐渐移向病变区域,以免造成病人感受的错觉。边触诊边观察病人的反应与表情,对精神紧张或有痛苦者给予安慰和解释。亦可边触诊边与病人交谈,可转移其注意力而减少腹肌紧张,以保证顺利完成检查。

腹部触诊应用到基本检查方法中所列各种触诊手法,浅部触诊使腹壁压陷约1cm,用于发现腹壁的紧张度、表浅的压痛、肿块、搏动和腹壁上的肿物等(如皮下脂肪瘤、结节等)。

深部触诊使腹壁压陷至少2cm以上,有时可达4~5cm,以了解腹腔内脏器情况,检查压痛、反跳痛和腹内肿物等。包括深压触诊,以探测腹腔深在病变的压痛点和反跳痛;滑动触诊在被触及脏器或肿块上作上下、左右的滑动触摸,以探知脏器或肿块的形态和大小;双手触诊常用于肝、脾、肾和腹腔内肿块的检查,检查盆腔的双合诊亦属此例。浮沉触诊又称冲击触诊法(ballottement),用于大量腹腔积液时检查深部的脏器或肿块;钩指触诊(hook technique)多用于肝、脾触诊。

一、腹壁紧张度

正常人腹壁有一定张力,但触之柔软,较易压陷,称腹壁柔软,有些人(尤其儿童)因不习惯触摸或怕痒而发笑致腹肌自主性痉挛,称肌卫增强,在适当诱导或将病人的手夹在医生两手间进行触诊,转移注意力后可消失,不属异常。某些病理情况可使全腹或局部腹肌紧张度增加或减弱。

(一)腹壁紧张度增加

全腹壁紧张可分为几种情况。由于腹腔内容物增加如肠胀气或气腹,腹腔内大量腹腔积液(多为漏出液或血性漏出液)者,触诊腹部张力可增加,但无肌痉挛,也无压痛。如因急性胃肠穿孔或脏器破裂所致急性弥漫性腹膜炎,腹膜受刺激而引起腹肌痉挛,腹壁常有明显紧张,甚至强直硬如木板,称板状腹(rigidity);结核性炎症或其他慢性病变由于发展较慢,对腹膜刺激缓和,且有腹膜增厚和肠管、肠系膜的粘连,故形成腹壁柔韧而具抵抗力,不易压陷,称柔韧感(dough kneading sensation),此征亦可见于腹膜转移癌。

局部腹壁紧张常见于腹内脏器炎症波及腹膜而引起,如上腹或左上腹肌紧张常见于急性胰腺炎,右上腹肌紧张常见于急性胆囊炎,右下腹肌紧张常见于急性阑尾炎,但也可见于胃穿孔,此系胃穿孔时胃内容物顺肠系膜右侧流至右下腹,引起该部的肌紧张和压痛。在年老体弱、腹肌发育不良、大量腹腔积液或过度肥胖的病人腹膜虽有炎症,但腹壁紧张可不明显,盆腔脏器炎症也不引起明显腹壁紧张。

(二)腹壁紧张度减低

多因腹肌张力降低或消失所致。检查时腹壁松软无力,失去弹性,全腹紧张度减低,见于慢性消耗性疾病或大量放腹腔积液后,亦见于经产妇或年老体弱、脱水病人。脊髓损伤所致腹肌瘫痪和重症肌无力可使腹壁张力消失。局部紧张度降低较少见,多由于局部的腹肌瘫痪或缺陷(如腹壁疝等)。

二、压痛及反跳痛

正常腹部触摸时不引起疼痛,重按时仅有一种压迫感。真正的压痛(tenderness)多来自腹壁或腹腔内的病变。腹壁病变比较表浅,可借抓捏腹壁或仰卧位作屈颈抬肩动作使腹壁肌肉紧张时触痛更明显,而有别于腹腔内病变引起者。腹腔内的病变,如脏器的炎症、淤血、肿瘤、破裂、扭转以及腹膜的刺激(炎症、出血等)等均可引起压痛,压痛的部位常提示存在相关脏器的病变。腹部常见疾病的压痛点位置见图3-6-12。阑尾炎早期局部可无压痛,以后才有右下腹压痛。胰体和胰尾的炎症和肿瘤,可有左腰部压痛。胆囊的病变常有右肩胛下区压痛。此外,胸部病变如下叶肺炎、胸膜炎、心肌梗死等也常在上腹部或季肋部出现压痛,盆腔疾病如膀胱、子宫及附件的疾病可在下腹部出现压痛。一些位置较固定的压痛点常反映特定的疾病,如位于右锁骨中线与肋缘交界处的胆囊点压痛标志胆囊的病变,位于脐与右髂前上棘连线中、外1/3交界处的麦氏点(McBurney point)压痛标志阑尾的病变等。当医生用右手压迫左下腹降结肠区,相当于麦氏点对称部位,再用左手按压其上端使结肠内气体传送至右下腹盲肠和阑尾部位,如引起右下腹疼痛,则为罗夫辛征

（Rovsing sign）阳性，提示右下腹部有炎症。当遇下腹痛腹部触诊无明显压痛时，嘱病人左侧卧位，两腿伸直，并使右下肢被动向后过伸，如发生右下腹痛，称为腰大肌征（iliopsoas sign）阳性，提示炎症阑尾位于盲肠后位。

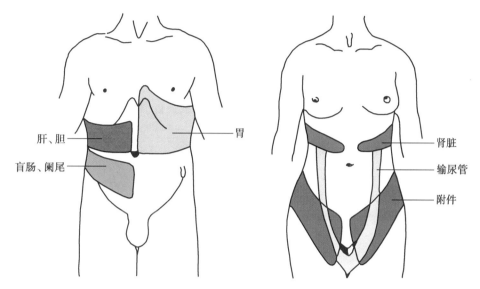

图 3-6-12　腹部常见疾病的压痛部位

当医生用手触诊腹部出现压痛后，用并拢的 2～3 个手指（示、中、环指）压于原处稍停片刻，使压痛感觉趋于稳定，然后迅速将手抬起，如此时病人感觉腹痛骤然加重，并常伴有痛苦表情或呻吟，称为反跳痛（rebound tenderness）。反跳痛是腹膜壁层已受炎症累及的征象，当突然抬手时腹膜被激惹所致，是腹内脏器病变累及邻近腹膜的标志。疼痛也可发生在远离受试的部位，提示局部或弥漫性腹膜炎。腹膜炎病人常有腹肌紧张、压痛与反跳痛，称腹膜刺激征（peritoneal irritation sign），亦称腹膜炎三联征。当腹内脏器炎症尚未累及壁层腹膜时，可仅有压痛而无反跳痛。

三、脏器触诊

腹腔内重要脏器较多，如肝、脾、胆囊、胰腺、肾、膀胱及胃肠等，在其发生病变时，常可触到脏器增大或局限性肿块，对诊断有重要意义。

（一）肝脏触诊

肝脏触诊主要用于了解肝脏下缘的位置和肝脏的质地、表面、边缘及搏动等。触诊时，病人处于仰卧位，两膝关节屈曲，使腹壁放松，并做较深腹式呼吸以使肝脏在膈下上下移动。医生立于病人右侧用单手或双手触诊。

1. 触诊方法

（1）单手触诊法：医生将右手四指并拢，掌指关节伸直，与肋缘大致平行地放在右上腹部（或脐右侧）估计肝下缘的下方，随病人呼气时，手指压向腹壁深部，吸气时，手指缓慢抬起朝肋缘向上迎触下移的肝缘，如此反复进行，手指逐渐向肋缘移动，直到触到肝缘或肋缘为止（图 3-6-13）。需在右锁骨中线及前正中线上分别触诊肝缘，并测量其与肋缘或剑突根部的距离，以厘米表示。触诊肝脏时需注意以下内容。

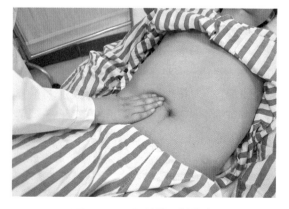

图 3-6-13　肝脏单手触诊法

1）最敏感的触诊部位是示指前端的桡侧，并非指尖端。故应以示指前外侧指腹接触肝脏。

2）检查腹肌发达者时，右手宜置于腹直肌外缘稍外处向上触诊，否则肝缘易被掩盖或将腹直肌腱划误认为肝缘。

3）触诊肝脏需密切配合呼吸动作，于吸气时手指上抬速度一定要落后于腹壁的抬起，而呼气时手指应在腹壁下陷前提前下压，这样就可能有两次机会触到肝缘。

4）当右手示指上移到肋缘仍未触到肝脏时，如右腹部较饱满，应考虑巨大肝脏，手指可能自始即在肝脏上面，故触不到肝缘，应下移初始触诊的部位自髂前上棘或更低的平面开始。

5）如遇腹腔积液病人，深部触诊法不能触及肝脏时，可应用浮沉触诊法，即用并拢三个手指垂直在肝缘附近冲击式连续按压数次，待排开腹腔积液后脏器浮起时常触及肝脏，此法在脾脏和腹部肿块触诊时亦可应用。

6）鉴别易误为肝下缘的其他腹腔器官：①横结肠：为横行索条状物，可用滑行触诊法于上腹部或脐水平触到上、下缘，与肝缘感觉不同。②腹直肌腱划：有时酷似肝缘，但左右两侧对称，不超过腹直肌外缘，且不随呼吸上下移动。③右肾下极：位置较深，边缘圆钝，不向两侧延展，触诊手指不能探入其后掀起下缘。

（2）双手触诊法：医生右手位置同单手法，而用左手放在病人右背部第 12 肋骨与髂嵴之间脊柱旁肌肉的外侧，触诊时左手向上推，使肝下缘紧贴前腹壁，并限制右下胸扩张，以增加膈下移的幅度，这样吸气时下移的肝脏就更易碰到右手指，可提高触诊的效果（图 3-6-14）。

（3）钩指触诊法（hook method）：适用于儿童和腹壁薄软者，触诊时，医生位于病人右肩旁，面向其足部，将右手掌搭在其右前胸下部，右手第 2～5 指并拢弯曲成钩状，嘱病人做较深腹式呼吸动作，医生随深吸气而更进一步屈曲指关节，这样指腹容易触到下移的肝下缘。此手法亦可用双手第 2～5 指并拢弯曲成钩状进行触诊。

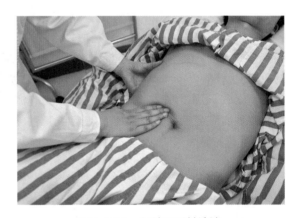

图 3-6-14　肝脏双手触诊法

2. 触诊内容　触及肝脏时，应详细体会并描述下列内容。

（1）大小：正常成人的肝脏，一般在肋缘下触不到，但腹壁松软的瘦长体型，于深吸气时可于肋弓下触及肝下缘，在 1cm 以内。在剑突下可触及肝下缘，多在 3cm 以内，在腹上角较锐的瘦高者剑突根部下可达 5cm，但是不会超过剑突根部至脐距离的中、上 1/3 交界处。如超出上述标准，肝脏质地柔软，表面光滑，且无压痛，则首先应考虑肝脏下移，此时可用叩诊法叩出肝上界，如肝上界也相应降低，肝上下径正常，则为肝脏下移，如肝上界正常或升高，则提示肝肿大。

肝脏下移常见于内脏下垂，肺气肿，右侧胸腔大量积液导致膈肌下降。

肝肿大可分为弥漫性及局限性，有时可作图表示肝脏大小。弥漫性肝肿大见于病毒性肝炎、肝淤血、脂肪肝、早期肝硬化、巴德-吉亚利综合征（Budd-Chiari syndrome）、白血病、血吸虫病，华支睾吸虫病等。局限性肝肿大见于肝脓肿、肝肿瘤及肝囊肿（包括肝棘球蚴病）等。

肝脏缩小见于急性和亚急性重型肝炎，门静脉性肝硬化晚期，病情极为严重。

（2）质地：一般将肝脏质地分为三级：质软、质韧（中等硬度）和质硬。正常肝脏质地柔软，如触撅起之口唇；急性病毒性肝炎及脂肪肝时肝质地稍韧，慢性病毒性肝炎及肝淤血质韧如触鼻尖；肝硬化质硬，肝癌质地最坚硬，如触前额。肝脓肿或囊肿有液体时呈囊性感，大而表浅者可能触到波动感（fluctuation）。

（3）边缘和表面状态：触及肝脏时应注意肝脏边缘的厚薄，是否整齐，表面是否光滑、有无结节。正常肝脏边缘整齐、且厚薄一致、表面光滑。肝边缘圆钝常见于脂肪肝或肝淤血。肝边缘锐利,表面扪及细小结节,多见于肝硬化。肝边缘不规则,表面不光滑,呈不均匀的结节状,见于肝癌、多囊肝和肝棘球蚴病。肝表面呈大块状隆起者,见于巨块型肝癌或肝脓肿。肝呈明显分叶状者,见于肝梅毒。

（4）压痛:正常肝脏无压痛,如果肝包膜有炎性反应或因肝肿大受到牵拉,则有压痛,轻度弥漫性压痛见于病毒性肝炎、肝淤血等,局限性剧烈压痛见于较表浅的肝脓肿(常在右侧肋间隙处)。叩击时可有叩击痛。

当右心衰竭引起肝淤血肿大时,用手压迫肿大肝脏可使颈静脉怒张更明显,称为肝颈静脉回流征(hepatojugular reflux sign)阳性。检查方法是嘱病人卧床,头垫一枕,张口平静呼吸,避免Valsalva憋气动作。如有颈静脉怒张者,应将床头抬高30°～45°,使颈静脉怒张水平位于颈根部。医生右手掌紧贴于右上腹肝区,逐渐加压持续10秒,同时观察颈静脉怒张程度。正常人颈静脉不扩张,或施压之初可有轻度扩张,但迅即下降到正常水平。右心衰竭病人颈静脉持续而明显怒张,但停止压迫肝脏后下降(至少4cmH$_2$O),称肝颈静脉回流征阳性。其发生机制是因压迫淤血的肝脏使回心血量增加,已充血右心房不能接受回心血液而使颈静脉压被迫上升所致。

（5）搏动:正常肝脏以及因炎症、肿瘤等原因引起的肝脏肿大并不伴有搏动。凡肝肿大未压迫到腹主动脉,或右心室未增大到向下推压肝脏时,均不出现肝脏搏动。如果触到肝脏搏动,应注意其为单向性抑或扩张性。单向性搏动常为传导性搏动,系因肝脏传导了其下面的腹主动脉的搏动所致,故两手掌置于肝脏表面有被推向上的感觉。扩张性搏动为肝脏本身的搏动,见于三尖瓣关闭不全,由于右心室的收缩搏动通过右心房、下腔静脉而传导至肝脏,使其呈扩张性,如置两手掌于肝脏左右叶或两手分放于肝脏前后两面,即可感到两手被推向两侧的感觉,称为扩张性搏动。

（6）肝区摩擦感:检查时将右手的掌面轻贴于肝区,让病人作腹式呼吸动作。正常时掌下无摩擦感。肝周围炎时,肝表面和邻近的腹膜可因有纤维素性渗出物而变得粗糙,两者的相互摩擦可用手触知,为肝区摩擦感,听诊时亦可听到肝区摩擦音。

（7）肝震颤:检查时需用浮沉触诊法。手指掌面稍用力按压肝囊肿表面片刻,如感到一种微细的震动感,称为肝震颤(liver thrill),也可用左手中间3指按压在肝囊肿表面,中指重压,示指和环指轻压,再用右手中指叩击左手中指第二指骨的远端,每叩一次,叩指应在被叩指上停留片刻,用左手的示指和环指感触震动感觉,肝震颤见于肝棘球蚴病。其发生机制为包囊中的多数子囊浮动,撞击囊壁而形成震颤。此征虽不常出现,但有其特殊意义。

由于肝脏病变的性质不同,物理性状也各异,故触诊时必须逐项仔细检查,认真体验,综合判断其临床意义,如急性病毒性肝炎时,肝脏可轻度肿大,表面光滑,边缘钝,质稍韧,但有充实感及压痛。肝淤血时,肝脏可明显肿大,且大小随淤血程度变化较大,表面光滑,边缘圆钝,质韧,也有压痛,肝颈静脉回流征阳性为其特征。脂肪肝所致肝肿大,表面光滑,质软或稍韧,但无压痛。肝硬化的早期肝脏常肿大,晚期则缩小,质较硬,边缘锐利,表面可能触到小结节,无压痛。肝癌时肝脏逐渐肿大,质地坚硬如石,边缘不整,表面高低不平,可有大小不等的结节或巨块,压痛和叩痛明显。

（二）脾脏触诊

正常情况下脾脏不能触及。内脏下垂或左侧胸腔积液、积气时膈下降,可使脾脏向下移位。除此以外,能触到脾脏则提示脾脏肿大至正常2倍以上。脾脏明显肿大而位置又较表浅时,用右手单手触诊稍用力即可查到。如果肿大的脾脏位置较深,应用双手触诊法进行检查,病人仰卧,两腿稍屈曲,医生左手绕过病人腹前方,手掌置于其左胸下部第9～11肋处,试将其脾脏从后向前托起,并限制了胸廓运动,右手掌平放于脐部,与左肋弓大致呈垂直方向,自脐平面开始配合呼吸,如同触诊肝脏一样,迎触脾尖,直至触到脾缘或左肋缘为止。在脾脏轻度肿大而仰卧位不易触到时,可嘱病人取右侧卧位,左下肢屈曲,此时用双手触诊则容易触到(图3-6-15)。

脾脏触诊比较困难,初学者常不能掌握要领以致漏诊。需注意按压不要太重,否则可能将脾

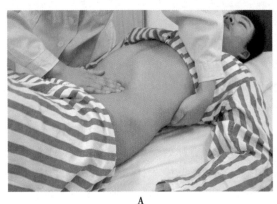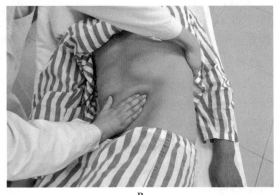

图 3-6-15　脾脏触诊法

脏挤开。脾脏肿大形态不一,有的很薄很软,触到后也常不易察觉。有的呈狭长形,紧贴腰肌前面,故需沿左肋缘仔细触诊,认真体会。亦可站于病人左肩旁,用钩指触诊法单手或双手在肋缘触诊脾脏边缘。

脾脏肿大的测量法如下(图 3-6-16)。

1. **第 Ⅰ 线测量**　指左锁骨中线与肋缘交点至脾下缘的距离,以厘米表示(下同)。脾脏轻度肿大时只作第 Ⅰ 线测量。

2. **第 Ⅱ 线测量和第 Ⅲ 线测量**　脾脏明显肿大时,应加测第 Ⅱ 线和第 Ⅲ 线,前者系指左锁骨中线与肋缘交点至脾脏最远点的距离(应大于第 Ⅰ 线测量),后者指脾右缘与前正中线的距离。如脾脏高度增大向右越过前正中线,则测量脾右缘至前正中线的最大距离,以"+"表示;未超过前正中线则测量脾右缘与前正中线的最短距离,以"−"表示。

临床记录中,常将脾肿大分为轻、中、高三度。脾缘不超过肋下 2cm 为轻度肿大;超过 2cm,在脐水平线以上为中度肿大;超过脐水平线或前正中线则为高度肿大,即巨脾。脾脏高度肿大时,应加测第 Ⅱ、第 Ⅲ 线,并作图表示。

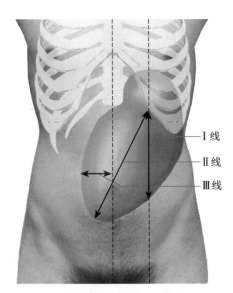

图 3-6-16　脾脏肿大测量法

在左肋缘下还可能触到其他肿块,需与脾脏鉴别:①增大的左肾,其位置较深,边缘圆钝,表面光滑且无切迹。即使高度肿大,也不会越过正中线。②肿大的肝左叶,可沿其边缘向右触诊,如发现其隐没于右肋缘后或与肝右叶相连,则为肝左叶。肝左叶肿大不会引起脾浊音区扩大。③结肠脾曲肿物,质硬、多近圆形或不规则形,与脾脏边缘不同。④胰尾部囊肿,无锐利的边缘和切迹,并且不随呼吸移动。

触到脾脏后除注意大小外,还要注意它的质地、边缘和表面情况、有无压痛及摩擦感等。这些常可提示引起脾脏肿大的某些病因。脾脏切迹为其形态特征,有助于鉴别诊断。

脾脏轻度肿大常见于急、慢性病毒性肝炎,伤寒,粟粒型结核,急性疟疾,感染性心内膜炎及败血症等,一般质地柔软。脾脏中度肿大常见于肝硬化、疟疾后遗症、慢性淋巴细胞白血病、慢性溶血性黄疸、淋巴瘤、系统性红斑狼疮等,质地一般较硬。脾脏高度肿大,表面光滑者见于慢性粒细胞白血病、黑热病、慢性疟疾和骨髓纤维化等。表面不平滑而有结节者见于淋巴瘤和恶性组织细胞病。脾脏表面有囊性肿物者见于脾囊肿。脾脏压痛见于脾脓肿、脾梗死等。脾周围炎或脾梗死时,由于脾包膜有纤维素性渗出,并累及壁层腹膜,故脾脏触诊时有摩擦感并有明显压痛,听诊时也可闻及摩擦音。

（三）胆囊触诊

胆囊触诊可用单手滑行触诊法或钩指触诊法进行。正常时胆囊隐存于肝脏之后,不能触及。胆囊肿大时方超过肝缘及肋缘,此时可在右肋缘下腹直肌外缘处触到。肿大的胆囊一般呈梨形或卵圆形,有时较长呈布袋形,表面光滑,张力较高,常有触痛,随呼吸上下移动。如肿大胆囊呈囊性感,并有明显压痛,常见于急性胆囊炎。胆囊肿大呈囊性感,无压痛者,见于壶腹周围癌。胆囊肿大,有实性感者,见于胆囊结石或胆囊癌。

胆囊疾病时,其肿大情况亦有不同,有时胆囊有炎症,但未肿大到肋缘以下,触诊不能查到胆囊,此时可探测胆囊触痛。检查时医生用左手掌平放于病人右胸下部,以拇指指腹勾压于右肋下胆囊点处(图3-6-17),然后嘱病人缓慢深吸气,在吸气过程中发炎的胆囊下移时碰到用力按压的拇指,即可引起疼痛,此为胆囊触痛,如因剧烈疼痛而致吸气中止称墨菲征(Murphy sign)阳性。在胆总管结石胆道阻塞时,可发生明显黄疸,但胆囊常不肿大,此因慢性炎症使囊壁纤维化而皱缩,且与周围组织粘连而失去移动性所致。由于胰头癌压迫胆总管导致胆道阻塞、黄疸进行性加深,胆囊也显著肿大,但无压痛,称为库瓦西耶征(Courvoisier sign)阳性。

（四）肾脏触诊

检查肾脏一般用双手触诊法。可采取仰卧位或立位。卧位触诊右肾时,嘱病人两腿屈曲并做较深腹式呼吸,医生立于病人右侧,以左手掌托起其右腰部,右手掌平放在右上腹部,手指方向大致平行于右肋缘进行深部触诊右肾,于病人吸气时双手夹触肾脏。如触到光滑钝圆的脏器,可能为肾下极,如能在双手间握住更大部分,则略能感知其蚕豆状外形,此时病人常有酸痛或类似恶心的不适感。触诊左肾时,左手越过病人腹前方从后面托起左腰部,右手掌横置于病人左上腹部,依前法双手

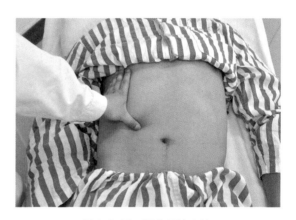

图3-6-17　墨菲征检查法

触诊左肾(图3-6-18)。如病人腹壁较厚或配合动作不协调,以致右手难以压向后腹壁时,可采用下法触诊:病人吸气时,用左手向前冲击后腰部,如肾下移至两手之间时,则右手有被顶推的感觉;与此相反,也可用右手指向左手方向做冲击动作,左手也可有同样的感觉而触及肾脏。如卧位未触及肾脏,还可让病人站立床旁,医生于病人侧面用两手前后联合触诊肾脏。当肾下垂或为游走肾时,立位较易触到肾脏。

正常人肾脏一般不易触及,有时可触到右肾下极。身材瘦长者、肾下垂、游走肾或肾脏代偿性增大时,肾脏较易触到。在深吸气时能触到1/2以上的肾脏即为肾下垂。有时右侧肾下垂易误认为肝肿大,左侧肾下垂易误认为脾肿大,应注意鉴别。如肾下垂明显并能在腹腔各个方向移动时称为游走肾。肾脏肿大见于肾盂积水或积脓、肾肿瘤、多囊肾等。当肾盂积水或积脓时,肾脏的质地柔软而富有弹性,有时有波动感。多囊肾时,一侧或两侧肾脏呈不规则形增大,有囊性感。肾肿瘤则表面不平,质地坚硬。

当肾脏和尿路有炎症或其他疾病时,可在相应部位出现压痛点,如图3-6-19所示:①肋脊点:背部第12肋骨与脊柱的交角(肋脊角)的顶点;②肋腰点:第12肋骨与腰肌外缘的交角(肋腰角)顶点;③季肋点(前肾点):第10肋骨前端,右侧位置稍低,相当于肾盂位置;④上输尿管点:在脐水平线腹直肌外缘;⑤中输尿管点:在髂前上棘水平腹直肌外缘,相当于输尿管第二狭窄处。

肋脊点和肋腰点是肾脏一些炎症性疾病,如肾盂肾炎、肾脓肿和肾结核等常出现的压痛部位。

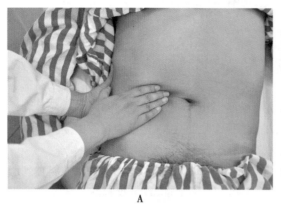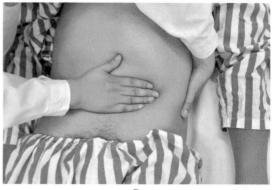

图 3-6-18　肾脏触诊法

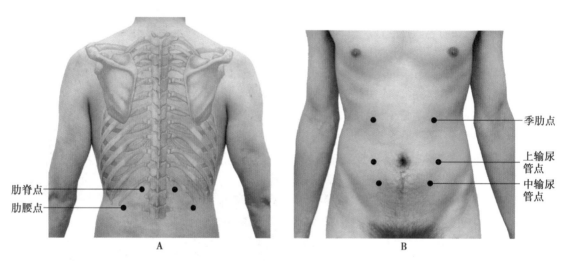

图 3-6-19　肾脏和尿路疾病压痛点

如炎症深隐于肾实质内,可无压痛而仅有叩击痛。季肋点压痛亦提示肾脏病变。上输尿管点或中输尿管点出现压痛,提示输尿管结石、结核或化脓性炎症。

（五）膀胱触诊

正常膀胱空虚时隐存于盆腔内,不易触到。只有当膀胱积尿,充盈胀大时,才越出耻骨上缘而在下腹中部触到。膀胱触诊一般采用单手滑行触诊法。在仰卧屈膝情况下医生以右手自脐开始向耻骨方向触摸,触及肿块后应详查其性质,以便鉴别其为膀胱、子宫或其他肿物。膀胱胀大多由积尿所致,呈扁圆形或圆形,触之囊性感,不能用手推移。按压时憋胀有尿意,排尿或导尿后缩小或消失。借此可与妊娠子宫、卵巢囊肿及直肠肿物等鉴别。

膀胱胀大最多见于尿道梗阻(如前列腺增生或癌)、脊髓病(如截瘫)所致的尿潴留。也见于昏迷、腰椎或骶椎麻醉后、手术后局部疼痛病人。如长期尿潴留致膀胱慢性炎症,导尿后膀胱常不能完全回缩。当膀胱有结石或肿瘤时,如果腹壁菲薄柔软,可用双手触诊法,右手示指戴手套插入直肠内向前方推压,左手四指在耻骨联合上施压,可在腹腔的深处耻骨联合的后方触到肿块。

（六）胰腺触诊

胰腺位于腹膜后,位置深而柔软,故不能触及。在上腹部相当于第 1、2 腰椎处,胰头及胰颈位于中线偏右,而胰体、胰尾在中线左侧。当胰腺有病变时,则可在上腹部出现体征。在上腹中部或左上腹有横行呈带状压痛及肌紧张,并涉及左腰部者,提示胰腺炎症;如起病急同时有腰部、季肋部和下腹部皮下淤血而发蓝,则提示重症急性胰腺炎。如在上腹部触及质硬而无移动性横行条索状的肿物时,应考虑为慢性胰腺炎。如呈坚硬块状,表面不光滑似有结节,则可能为胰腺癌。癌发生于胰头部者,可出现梗阻性黄疸及胆囊肿大而无压痛(即 Courvoisier 征阳性)。在上腹部肋缘下或左上腹部触到囊性肿物,多为胰腺假性囊肿。但要注意胃在胰腺前面,故此区肿物需与胃部肿瘤鉴别。

四、腹部肿块

除以上脏器外,腹部还可能触及一些肿块。包括肿大或易位的脏器,炎症性肿块,囊肿,肿大淋巴结以及良、恶性肿瘤,胃内结石,肠内粪块等,因此应注意鉴别。首先应将正常脏器与病理性肿块区别开来。

(一)正常腹部可触到的结构

1. **腹直肌肌腹及腱划** 在腹肌发达者或运动员的腹壁中上部可触到腹直肌肌腹,隆起略呈圆形或方块,较硬,其间有横行凹沟,为腱划,易误为腹壁肿物或肝缘。但其在中线两侧对称出现,较浅表,于屈颈抬肩腹肌紧张时更明显,可与肝脏及腹腔内肿物区别。

2. **腰椎椎体及骶骨岬** 形体消瘦及腹壁薄软者,在脐附近中线位常可触到骨样硬度的肿块,自腹后壁向前凸出,有时可触到其左前方有搏动,此即腰椎($L_4 \sim L_5$)椎体或骶骨岬(S_1向前凸出处)。初学者易将其误为后腹壁肿瘤。在其左前方常可查到腹主动脉搏动,宽度不超过 3.5cm。

3. **乙状结肠粪块** 正常乙状结肠用滑行触诊法常可触到,内存粪便时明显,为光滑索条状,无压痛,可被手指推动。当有干结粪块滞留于内时,可触到类圆形肿块或较粗索条,可有轻压痛,易误为肿瘤。为鉴别可于肿块部位皮肤上做标志,隔日复查,如于排便或洗肠后肿块移位或消失,即可明确。

4. **横结肠** 正常较瘦的人,于上腹部可触到一中间下垂的横行索条,腊肠样粗细,光滑柔软,滑行触诊时可推动,即为横结肠。有时横结肠可下垂达脐部或以下,呈"U"字形,因其上、下缘均可触知,故仔细检查不难与肝缘区别。

5. **盲肠** 除腹壁过厚者外,大多数人在右下腹 McBurney 点稍内上部位可触到盲肠。正常时触之如圆柱状,其下部为梨状扩大的盲端,稍能移动,表面光滑,无压痛。

(二)异常肿块

如在腹部触到上述内容以外的肿块,则应视为异常,多有病理意义。触到这些肿块时需注意下列各点。

1. **部位** 某些部位的肿块常来源于该部的脏器,如上腹中部触到肿块常为胃或胰腺的肿瘤、囊肿或胃内结石(可以移动)。右肋下肿块常与肝和胆有关。两侧腹部的肿块常为结肠和肾的肿瘤。脐周或右下腹不规则、有压痛的肿块常为结核性腹膜炎所致肠粘连。下腹两侧类圆形、可活动、具有压痛的肿块可能系腹腔淋巴结肿大。如位置较深、坚硬不规则的肿块则可能系腹膜后肿瘤。卵巢囊肿多有蒂,故可在腹腔内游走。腹股沟韧带上方的肿块可能来自卵巢及其他盆腔器官。

2. **大小** 凡触及的肿块均应测量其上下(纵长)、左右(横宽)和前后径(深厚)。前后径难以测出时,可大概估计,明确大小以便于动态观察。为了形象化,也可以用公认大小的实物作比喻,如拳头、鸡蛋、核桃等。巨大肿块多发生于卵巢、肾、肝、胰和子宫等实质性脏器,且以囊肿居多。腹膜后淋巴结结核和肿瘤也可达到很大的程度。胃、肠道肿物很少超过其内腔横径,因为未达横径长度就已出现梗阻。如肿块大小变异不定,甚至自行消失,则可能是痉挛、充气的肠袢所引起。

3. **形态** 触到肿块应注意其形状、轮廓、边缘和表面情况。圆形且表面光滑的肿块多为良性,以囊肿或淋巴结居多。形态不规则,表面凹凸不平且坚硬者,应多考虑恶性肿瘤、炎性肿物或结核性肿块。索条状或管状肿物,短时间内形态多变者,多为蛔虫团或肠套叠。如在右上腹触到边缘光滑的卵圆形肿物,应疑为胆囊积液。左上腹肿块有明显切迹多为脾脏。

4. **质地** 肿块若为实质性的,其质地可能柔韧、中等硬或坚硬,见于肿瘤、炎性或结核浸润块,如胃癌、肝癌、回盲部结核等。肿块若为囊性,质地柔软,见于囊肿、脓肿,如卵巢囊肿、多囊肾等。

5. 压痛   炎性肿块有明显压痛。如位于右下腹压痛明显的肿块,常为阑尾脓肿、肠结核或 Crohn 病等。与脏器有关的肿瘤压痛可轻重不等。

6. 搏动   消瘦者可以在腹部见到或触到动脉的搏动。如在腹中线附近触到明显的膨胀性搏动,则应考虑腹主动脉或其分支的动脉瘤。有时尚可触及震颤。

7. 移动度   如果肿块随呼吸而上下移动,多为肝、脾、胃、肾或其肿物,胆囊因附在肝下,横结肠因借胃结肠韧带与胃相连,故其肿物亦随呼吸而上下移动。肝脏和胆囊的移动度大,不易用手固定。如果肿块能用手推动者,可能来自胃、肠或肠系膜。移动度大的多为带蒂的肿物或游走的脏器。局部炎性肿块或脓肿及腹腔后壁的肿瘤,一般不能移动。

此外,还应注意所触及的肿块与腹壁和皮肤的关系,以区别腹腔内外的病变。

五、液波震颤

腹腔内有大量游离液体时,如用手指叩击腹部,可感到液波震颤(fluid thrill),或称波动感(fluctuation)。检查时病人平卧,医生以一手掌面贴于病人一侧腹壁,另一手四指并拢屈曲,用指端叩击对侧腹壁(或以指端冲击式触诊),如有大量液体存在,则贴于腹壁的手掌有被液体波动冲击的感觉,即波动感。为防止腹壁本身的震动传至对侧,可让另一人将手掌尺侧缘压于脐部腹中线上,即可阻止之(图 3-6-20)。此法检查腹腔积液,需有 3000～4000ml

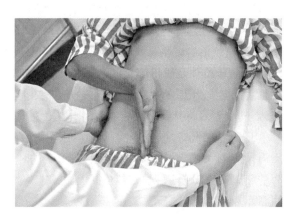

图 3-6-20   液波震颤检查法

以上液量才能查出,不如移动性浊音敏感。此外,肥胖者可出现假阳性,应注意鉴别。

六、振水音

在胃内有多量液体及气体存留时可出现振水音(succussion splash)。检查时病人仰卧,医生以一耳凑近上腹部,同时以冲击触诊法振动胃部,即可听到气、液撞击的声音,亦可将听诊器膜型体件置于上腹部进行听诊。正常人在餐后或饮进多量液体时可有上腹部振水音,但若在清晨空腹或餐后 6～8 小时以上仍有此音,则提示幽门梗阻或胃扩张。

第六节   腹部常见疾病的主要症状和体征

一、消化性溃疡

消化性溃疡(peptic ulcer)主要指发生在胃、十二指肠,深达黏膜肌层的慢性溃疡。溃疡的形成与胃肠道黏膜在某种情况下被胃酸和胃蛋白酶的消化作用有关,是一种常见病和多发病。

【症状】

上腹部疼痛是消化性溃疡的主要症状,其发生机制可能与以下原因有关:①胃酸对溃疡面的刺激。②胃酸作用于溃疡和周围组织引起化学性炎症,使溃疡壁和溃疡底部神经末梢的痛阈降低。③溃疡局部肌张力增高或痉挛。④溃疡穿透,使浆膜面受侵。

1. 疼痛的特点

(1)部位:胃溃疡的疼痛多位于中上腹部稍偏高处、剑突下或剑突下偏左处。十二指肠溃疡的疼痛多位于中上腹部、脐上方或脐上偏右处。胃或十二指肠后壁溃疡特别是穿透性溃疡的疼痛可放射至背部。疼痛范围多为数厘米直径大小。因空腔脏器疼痛属内脏神经痛,在体表上定位不十分确切,所以疼痛不一定能准确反映溃疡所在的解剖位置。

(2)性质:疼痛性质不一,常为持续性钝痛、隐痛、胀痛、烧灼样痛、饥饿痛等。急性发作时亦可有剧痛,如绞拧或刀割样痛。当溃疡穿透至浆膜层或穿孔,即可出现持续性剧痛。

(3)节律性:消化性溃疡的疼痛与进餐有一定关系。胃溃疡的疼痛多在餐后 1 小时内发生,经 1~2 小时后逐渐缓解,至下一次餐后再重复出现上述规律,呈进餐—疼痛—缓解的规律。十二指肠溃疡的疼痛则多发生在两餐之间,持续至下一次进餐后缓解,呈疼痛—进餐—缓解的规律,又称空腹痛,也可出现夜间痛,可午夜及清晨 1 时发生疼痛,口服制酸药物、抑酸药物或稍进食物后疼痛可缓解。

(4)周期性:上腹疼痛可持续数天、数周、数月,继以较长时间的缓解期,以后又复发,一年四季均可发病,但好发季节为秋末或春初,与寒冷有明显关系。

(5)长期性:溃疡愈合后常易复发,因此常表现为上腹部疼痛屡愈屡发,延续数年至数十年,每次发作持续数周至数月不等。

(6)影响因素:过度紧张、劳累、焦虑、忧郁、饮食不慎、气候变化、烟酒和药物影响等因素可使消化性溃疡的症状加剧。可用休息、进食和口服制酸药物或抑酸药物等方法使症状减轻或完全缓解。

2. **其他症状** 常有餐后腹胀、反酸、嗳气、胃灼热、流涎、恶心、呕吐、食欲不振、便秘,因食后疼痛发作以致惧怕进食而使体重减轻等症状。

【体征】

病人多数为瘦长体型,腹上角成锐角。消化性溃疡缺乏特异性体征,在溃疡活动期多数病人有上腹部局限性轻压痛,胃溃疡压痛点常偏左,十二指肠溃疡压痛点常偏右,少数病人可有贫血和营养不良的体征。后壁溃疡穿孔,可有背部皮肤感觉过敏区和明显压痛。出血时可见全身皮肤黏膜苍白。

【并发症】

1. **出血** 胃、十二指肠溃疡并发出血是上消化道出血的最常见病因,其发生率约占 20%~25%,表现为呕血和黑便。此乃溃疡侵蚀血管所致。出血量在 1500ml 以上可引起循环障碍,可出现心动过速、血压降低和贫血等休克症状。出血前因溃疡局部充血,疼痛常加重,出血后因充血减轻,碱性血液又可中和胃酸,则可使疼痛减轻。

2. **穿孔** 溃疡可发生穿孔。急性穿孔部位多为十二指肠前壁或胃前壁,腹痛往往突然变得非常剧烈,起始于上腹部,可蔓延至全腹,接着出现腹膜炎的症状和体征,病人可表现为恶心、呕吐、烦躁不安、面色苍白、四肢湿冷、心动过速,甚至有休克表现。全腹壁呈板样强直,有明显压痛和反跳痛,肝浊音界缩小或消失,肠鸣音减弱或消失。后壁溃疡穿孔或穿孔较小者,只引起局限性腹膜炎,称亚急性穿孔。后壁溃疡慢性穿孔常与邻近器官发生粘连,形成包裹性积液,称穿透性溃疡,可引起持续性、顽固的背部疼痛。

3. **幽门梗阻** 十二指肠溃疡和幽门管溃疡可引起幽门反射性痉挛、充血、水肿或瘢痕收缩,而产生幽门梗阻。幽门梗阻病人常表现为餐后上腹饱胀、食欲减退、嗳气、反酸、呕吐,反复发作性呕吐是幽门梗阻的主要症状,多发生于餐后 30~60 分钟,每隔 1~2 天发作 1 次,每次呕吐量可达 1L 以上,为大量酸酵宿食,吐后感觉舒服。全身有脱水和消瘦的表现。腹部检查可发现胃型和胃蠕动波,空腹时上腹部可查到振水音,是幽门梗阻的特征性体征。

4. **癌变** 胃溃疡可以癌变,估计癌变率在 1%~3% 以下,应提高警惕,及早诊断。但十二指肠溃疡不会引起癌变。如中年以上,有长期胃溃疡病史,顽固不愈,近来腹痛的节律性消失,食欲减退,营养状态明显下降,粪便隐血持续阳性,溃疡发生于胃大弯或胃窦部,经严格内科药物治疗 4~6 周症状无改善者,均提示有溃疡癌变可能。

二、急性腹膜炎

当腹膜受到细菌感染或化学物质如胃、肠、胰液及胆汁等的刺激时,即可引起腹膜急性炎症,称为急性腹膜炎(acute peritonitis)。临床上以细菌感染所致者最为严重。

【分类】

急性腹膜炎有多种分类方法。

1. 按炎症范围分为弥漫性和局限性　弥漫性急性腹膜炎病人炎症广泛,波及整个腹腔。局限性急性腹膜炎病人炎症被粘连分隔在腹腔的某一局部区域。

2. 按发病来源分为继发性和原发性　绝大多数腹膜炎为继发性,常继发于腹腔内脏器的穿孔、炎症、损伤破裂的直接蔓延,或继发于外伤及手术的感染。原发性腹膜炎系指腹腔内并无明显的原发感染病灶,病原菌从腹腔外病灶经血液或淋巴液播散而感染腹膜,常见于抵抗力低下的病人,如肾病综合征或肝硬化病人。

3. 按炎症开始时的性质分为无菌性或感染性　无菌性腹膜炎常见于消化性溃疡急性穿孔的初期,化学性炎症如胃液、胰液、胆汁、尿液或某些囊肿液漏入腹腔或腹腔内出血所致。感染性腹膜炎则由各种病原体直接侵袭腹膜所致。

【症状】

急性弥漫性腹膜炎常见于消化性溃疡急性穿孔和外伤性胃肠穿孔。主要表现为突然发生的上腹部持续性剧烈疼痛,一般以原发病灶处最显著,腹痛迅速扩展至全腹,于深呼吸、咳嗽和转动体位时疼痛加剧。开始是因腹膜受炎症刺激而致反射性恶心与呕吐,呕吐物为胃内容物,有时带有胆汁。以后则出现麻痹性肠梗阻,呕吐转为持续性,呕吐物可有肠内容物,伴有恶臭。全身表现可有发热及毒血症,严重者可出现血压下降、休克等征象。

急性局限性腹膜炎常常发生于病变脏器部位的附近,如急性阑尾炎时局限性腹膜炎可局限于右下腹,急性胆囊炎时,则局限性腹膜炎可局限于右上腹。此为脏器炎症扩散波及邻近腹膜壁层,而产生局部包裹所致,疼痛可局限于病变部位,多呈持续钝痛。

【体征】

急性弥漫性腹膜炎病人多呈急性危重病容,全身冷汗,表情痛苦,为减轻腹痛常被迫采取两下肢屈曲仰卧位,呼吸浅速。在病程后期因高热、不能进食、呕吐、失水、酸中毒等,使病人出现精神萎靡、面色灰白、皮肤和口舌干燥、眼球及两颊内陷、脉搏频速无力、血压下降等征象。腹部检查可发现典型的腹膜炎三联征——腹肌紧张、压痛和反跳痛。局限性腹膜炎时,腹肌紧张、压痛、反跳痛局限于腹部的病变局部。弥漫性腹膜炎病人,视诊时可见腹式呼吸明显减弱或消失,当腹腔内炎性渗出液增多或肠管发生麻痹明显扩张时,可见腹部膨隆。听诊时肠鸣音减弱或消失。叩诊时由于胃肠穿孔游离气体积聚于膈下,可出现肝浊音界缩小或消失,腹腔有多量渗液时,可叩出移动性浊音。触诊时全腹均可触及腹肌紧张、压痛和反跳痛,胃溃疡穿孔由于腹膜受胃酸强烈刺激,腹肌强烈收缩可呈现板状腹。如局限性腹膜炎局部形成脓肿,或炎症与周围大网膜和肠管粘连成团时,触诊时可在局部扪及有明显压痛的肿块。

三、肝硬化

肝硬化(liver cirrhosis)是一种肝细胞弥漫损害引起弥漫性纤维组织增生和结节形成,导致正常肝小叶结构破坏和肝内循环障碍为特点的常见慢性肝病。引起肝硬化的病因很多,主要有病毒性肝炎、慢性酒精中毒、血吸虫病、营养不良、代谢障碍、药物和工业毒物中毒及慢性右心衰竭等。据其病理特征分为小结节性、大结节性、大小结节混合性及再生结节不明显性等各类。

【症状】

肝硬化起病隐匿,进展缓慢,肝脏又有较强的代偿功能,所以在肝硬化发生后一段较长时间,甚至数年内并无明显症状及体征。

临床上将肝硬化分为代偿期(早期)和失代偿期(中、晚期),但两期间的分界并不明显或有重叠的现象,不应机械地套用。

代偿期肝硬化症状较轻微,常缺乏特征性,可有食欲减退、消化不良、腹胀、恶心、大便不规则等消化系统症状及乏力、头晕、消瘦等全身症状。

失代偿期肝硬化时上述症状加重,并可出现水肿、腹腔积液、黄疸、皮肤黏膜出血、发热、肝性脑病、少尿、无尿等症状。

【体征】

肝硬化病人面色灰暗,缺少光泽,皮肤、巩膜黄染,面、颈和上胸部可见毛细血管扩张或蜘蛛痣,手掌的大、小鱼际和指端有红斑称为肝掌,男性常有乳房发育并伴压痛。肝脏由肿大而变小,质地变硬,表面不光滑。脾脏轻至中度肿大,下肢常有水肿,皮肤可有瘀点、瘀斑、苍白等肝功能减退表现。

失代偿期肝硬化均可出现门静脉高压的表现。

1. 腹腔积液　是肝硬化晚期最突出的临床表现。腹腔积液出现以前,常发生肠内胀气,有腹腔积液后腹壁紧张度增加,病人直立时下腹部饱满,仰卧时则腹部两侧膨隆呈蛙腹状。大量腹腔积液使腹压增高时,脐受压而凸出形成脐疝。叩诊有移动性浊音,大量腹腔积液可有液波震颤。大量腹腔积液使横膈抬高和运动受限,可发生呼吸困难和心悸。腹腔积液压迫下腔静脉可引起肾淤血和下肢水肿。部分病人因大量腹腔积液使腹压增高,腹腔积液通过膈肌变薄的孔道和胸膜淋巴管漏入胸腔,可产生胸腔积液。

2. 侧支循环的建立与开放　门静脉高压时,静脉回流受阻,使门静脉与腔静脉之间形成侧支循环,临床上重要的侧支循环有下列三条(图3-6-21)。

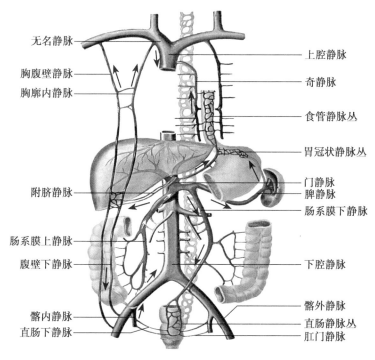

左侧标注(从上到下):
无名静脉
胸腹壁静脉
胸廓内静脉
附脐静脉
肠系膜上静脉
腹壁下静脉
髂内静脉
直肠下静脉

右侧标注(从上到下):
上腔静脉
奇静脉
食管静脉丛
胃冠状静脉丛
门静脉
脾静脉
肠系膜下静脉
下腔静脉
髂外静脉
直肠静脉丛
肛门静脉

图3-6-21　门静脉高压时侧支循环图

(1)食管和胃底静脉曲张:系门静脉系统的胃冠状静脉和腔静脉系统的食管静脉形成侧支,经奇静脉回流入上腔静脉产生食管下端和胃底黏膜下静脉曲张,如粗糙食物、胃酸侵蚀或腹内压突然升高,可致曲张静脉破裂出血,表现为呕血、黑粪、休克,甚至肝性脑病,严重时可危及生命。

（2）腹壁静脉曲张：门静脉高压使脐静脉重新开放与腹壁静脉形成侧支，使脐周腹壁静脉曲张，脐以上腹壁静脉血流经胸壁静脉和腋静脉回流入上腔静脉，脐以下腹壁静脉经大隐静脉、髂外静脉回流入下腔静脉，在剑突下，脐周腹壁静脉曲张处可听到静脉连续性营营声。腹壁静脉高度曲张外观可呈水母头状。

（3）痔静脉曲张：门静脉系统的直肠上静脉与腔静脉系统的直肠下静脉和肛门静脉吻合成侧支，明显扩张形成痔核，破裂时引起便血。

3. **脾肿大** 门静脉高压时，脾脏由于慢性淤血，脾索纤维增生而轻、中度肿大，脾肿大时可伴脾功能亢进，全血细胞减少。当发生上消化道出血时，脾脏可暂时缩小。当发生脾周围炎时，可出现左上腹隐痛，脾区摩擦感和摩擦音。

四、急性阑尾炎

急性阑尾炎（acute appendicitis）是指阑尾的急性炎症性病变，是外科最常见的急腹症。

【症状】

腹痛是主要症状，早期为中上腹或脐周范围较弥散疼痛（内脏神经痛），经数小时后炎症波及浆膜和腹膜壁层，出现定位清楚的右下腹疼痛（躯体神经痛）。据统计约70%～80%病人有典型转移性右下腹痛病史。少数病人病情发展快，疼痛一开始即局限于右下腹。病人常伴有恶心、呕吐、便秘、腹泻及轻度发热。

【体征】

病程的早期在上腹或脐周有模糊不清的轻压痛，数小时后右下腹 McBurney 点（阑尾点）有显著而固定的压痛和反跳痛，这是诊断阑尾炎的重要依据。若右手加压左下腹降结肠区，再用左手反复按压前上端，病人诉右下腹痛，称为罗夫辛征（Rovsing sign）阳性，这是由于结肠内气体倒流刺激发炎阑尾所致。左侧卧位，两腿伸直，当使右下肢被动向后过伸时发生右下腹痛，称为腰大肌征（iliopsoas sign）阳性，此征提示炎症阑尾位于盲肠后位。低位或盆腔内阑尾炎症时，可有直肠右前壁触痛或触及肿块。

病人可有低热，无寒战，体温常低于38℃，但可随病情发展而升高，当阑尾炎进展至坏死穿孔后，出现高热，右下腹压痛和反跳痛更明显，并伴局部腹肌紧张。形成阑尾周围脓肿时，可触及有明显压痛的肿块。

五、肠梗阻

肠梗阻（intestinal obstruction）是肠内容物在肠道通过受阻所产生的一种常见的急腹症。

【分类】

肠梗阻根据产生原因可分为以下几种。

1. **机械性肠梗阻** 临床上最常见，是由于各种原因引起肠腔狭小，影响肠内容物顺利通过，如肠粘连、肠扭转、肠套叠、绞窄性疝、蛔虫团或粪块堵塞肠腔等原因所致。

2. **动力性肠梗阻** 肠腔无狭窄，由于肠壁肌肉运动功能紊乱，使肠内容物不能通过，动力性肠梗阻又分为麻痹性肠梗阻和痉挛性肠梗阻。前者常见于腹部大手术后，急性弥漫性腹膜炎，腹膜后出血、感染和低钾血症等情况；后者较少见，于肠腔受外伤、异物、炎症或铅中毒等刺激所致。

3. **血运性肠梗阻** 由于肠系膜血管有栓塞或血栓形成而致肠管缺血，继而肠壁平滑肌发生麻痹，肠内容物运行停滞。较少见，但病情凶险。

此外，根据肠壁有无血液循环障碍，分为单纯性和绞窄性肠梗阻；根据肠腔梗阻的程度，分为完全性和不完全性肠梗阻；根据肠梗阻发展的快慢，分为急性和慢性肠梗阻。

临床上肠梗阻随着病理过程的演变和发展，可由单纯性发展成绞窄性，由不完全性转变成完全性，由慢性转变为急性，由机械性转变为麻痹性肠梗阻。

【症状】

临床表现为腹痛、呕吐、排便排气停止和腹胀。腹痛是最主要症状,机械性肠梗阻时,梗阻近端肠段平滑肌产生强烈收缩,而出现阵发性剧烈绞痛,约数分钟一次,小肠梗阻的腹痛较结肠梗阻严重。高位小肠梗阻时一般腹痛在上腹部,低位小肠梗阻腹痛常位于脐周,结肠梗阻腹痛常位于下腹部。早期即有反射性呕吐,吐出胃肠内容物,高位小肠梗阻呕吐发生早,可吐出胃肠液及胆汁,呕吐量大,低位小肠梗阻呕吐出现较晚,先吐胃液和胆汁,以后可吐出粪臭味小肠内容物,如有肠管血供障碍,可吐出咖啡色血性液体,麻痹性肠梗阻可有溢出性严重呕吐,结肠梗阻一般无呕吐,或到病程晚期才有呕吐。

肠道积气积液可产生腹胀,小肠梗阻时以上腹和中腹部腹胀明显,结肠梗阻以上腹和两侧腹部腹胀明显。病人常无排便和排气,但在完全性小肠梗阻的早期,可排出结肠内积存的少量气体和粪便。

【体征】

呈痛苦重病面容,眼球凹陷呈脱水貌,呼吸急促,脉搏细速,甚至血压下降、休克等征象。

腹部检查见腹部膨胀,小肠梗阻可见脐周不规则呈梯形多层排列的肠型和蠕动波,结肠梗阻可见腹部周边明显膨胀。机械性肠梗阻病人可听到肠鸣音明显亢进,呈金属音调。麻痹性肠梗阻病人肠鸣音减弱或消失。当腹腔有渗液时,出现移动性浊音。腹肌紧张且伴压痛,绞窄性肠梗阻病人可出现反跳痛。

六、腹部肿块

腹部肿块(abdominal mass)是一种常见的腹部体征。可由很多病因引起,如炎症、肿瘤、寄生虫、梗阻、先天发育异常引起脏器肿大和脏器移位等产生异常肿块。肿块可位于腹壁、腹腔内或腹膜后,诊断有时困难,必须认真检查,应结合各方面有关的临床资料进行分析,加以鉴别。

【病因】

1. **炎症性**　病毒性肝炎、胆囊积液、阑尾脓肿、回盲部结核、盆腔结核、肾结核等引起脏器肿大及形成异常肿块。

2. **肿瘤性**　肝癌、胆囊癌、胃癌、结肠癌、卵巢癌、子宫肌瘤、肾癌、卵巢囊肿、白血病浸润脾脏等。

3. **梗阻性**　幽门梗阻、肝淤血、肠套叠、尿潴留、肾盂积水等。

4. **先天性**　多囊肾、肝囊肿等。

5. **寄生虫性**　肝棘球蚴病、肠蛔虫症、晚期血吸虫病致脾肿大等。

6. **其他**　脂肪肝、肝糖原累积症、腹壁疝、腹壁纤维瘤、脂肪瘤、皮脂囊肿、游走脾、游走肾等。

【症状】

炎性肿块常伴有低热,肿块部位有疼痛。良性肿块病程较长,肿块生长速度缓慢,不伴全身其他症状。恶性肿块伴有食欲减退、消瘦、贫血,肿块生长速度较快等。肿块伴有黄疸多为肝、胆、胰病变。肿块伴消化道出血多考虑胃肠道病变。肿块伴呕吐和腹部绞痛多为胃肠道梗阻。肿块伴有尿路症状,常提示肾、膀胱病变。肿块伴月经周期紊乱,多提示卵巢、子宫病变。如黄疸进行性加深,且扪及无压痛性肿大的胆囊,常提示为胰头癌所致。慢性右心衰竭病人,肝肿大伴压痛,多为肝淤血。胆囊肿大有发热,间歇性黄疸,右上腹疼痛并向右肩背部放射者,多见于胆结石。

【体征】

1. **全身检查**　应注意一般情况,营养状况,有无贫血、黄疸等。还应注意身体其他部位有无相似的肿块,如有无锁骨上窝、腋窝、直肠膀胱窝的淋巴结肿大和恶性肿瘤转移征象等。

2. **腹部肿块的位置**　首先应区别肿块来自腹壁或腹腔内,可用屈颈抬肩动作,使腹肌收缩紧张,肿块更明显则位于腹壁上,如肿块变得不清楚,则位于腹腔内。其次应区别肿块来自腹腔内或腹膜后,可用肘膝位进行检查,如肿块更为清楚,且活动度增加有下垂感,则提示肿块位于腹腔内;如肿块不如仰卧位清楚,肿块位置深而固定,无下垂感觉,则提示肿块位于腹膜后,如胰腺等。腹部肿块的位置与腹部各区分布的相应脏器的病变有一定关系。

3. **肿块的大小、形态、质地、压痛、活动度、搏动、震颤和数目**　肿块边缘清楚、表面光滑、质地软或韧、无明显压痛、可活动的多为良性肿瘤、脏器肿大或囊肿。肿块外形不规则、表面呈结节状、质地坚硬、位置较固定者,多为恶性肿瘤。边缘不清的有轻度压痛的肿块,可能为炎性肿块。多个结节,互相粘连则多见于腹腔结核。

炎性肿块常有腹肌紧张、压痛、发热、外周血白细胞计数增高。肿块位于肝、脾、胆、肾、胃、横结肠、大网膜者可随呼吸运动而活动。小肠和肠系膜的肿块可随体位左右移动,活动度较大。血管瘤、三尖瓣关闭不全致肝淤血肿大时,可扪及扩张性搏动。慢性右心衰竭致肝淤血肿大时,肝质地稍韧,边缘圆钝,表面光滑,有压痛,肝颈静脉回流征阳性。肝棘球蚴病时,肝震颤试验阳性,即用右手手指的掌面按在肿大的肝脏囊肿表面,稍用力按压片刻可有一种特殊的震动感。

（段志军）

第七章　生殖器、肛门、直肠检查

生殖器、肛门、直肠检查是体格检查的组成部分,由于部位比较特殊,某些病人在接受检查时可能会紧张,不好意思,有的可能不配合,甚至拒绝检查,因此,医生在检查前要以病人为中心,给病人以人文关怀,向病人说明检查目的、方法和重要性,同时尊重病人权利,保护病人隐私,如果病人拒绝接受检查,要尊重他的意愿,特别提醒的是男医生检查女病人应有女医务人员在场。

第一节　男性生殖器检查

男性生殖器包括阴茎、阴囊、前列腺和精囊等。阴囊内有睾丸、附睾及精索等。检查时应让病人充分暴露下身,双下肢取外展位,视诊与触诊相结合。先检查外生殖器阴茎及阴囊,后检查内生殖器前列腺及精囊。

一、阴茎

阴茎(penis)为前端膨大的圆柱体,分头、体、根三部分。正常成年人阴茎长 7~10cm,由 3 个海绵体(两个阴茎海绵体,一个尿道海绵体)构成。其检查顺序如下:

1. **包皮**　阴茎的皮肤在阴茎颈前向内翻转覆盖于阴茎表面称为包皮(prepuce,foreskin)。成年人包皮不应掩盖尿道口。翻起包皮后应露出阴茎头,若翻起后仍不能露出尿道外口或阴茎头者称为包茎(phimosis)。见于先天性包皮口狭窄或炎症、外伤后粘连。若包皮长度超过阴茎头,但翻起后能露出尿道口或阴茎头,称包皮过长(redundant prepuce)。包皮过长或包茎易引起尿道外口或阴茎头感染、嵌顿;污垢在阴茎颈部易于残留,长期的污垢刺激常被认为是阴茎癌的重要致病因素之一。故提倡早期手术处理过长的包皮。

2. **阴茎头与阴茎颈**　阴茎前端膨大部分称为阴茎头(glans penis),俗称龟头。在阴茎头、颈交界部位有一环形浅沟,称为阴茎颈(neck of penis)或阴茎头冠(corona of glans penis)。检查时应将包皮上翻暴露全部阴茎头及阴茎颈,观察其表面的色泽、有无充血、水肿、分泌物及结节等(图 3-7-1)。正常阴茎头红润、光滑,如有硬结并伴有暗红色溃疡、易出血或融合成菜花状,应考虑阴茎癌的可能性。阴茎颈部发现单个椭圆形质硬溃疡称为下疳(chancre),愈后留有瘢痕,此征对诊断梅毒有重要价值。阴茎头部如出现淡红色小丘疹融合成蕈样,呈乳突状突起,应考虑为尖锐湿疣。

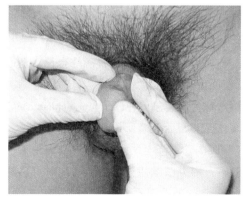

图 3-7-1　阴茎头颈部检查

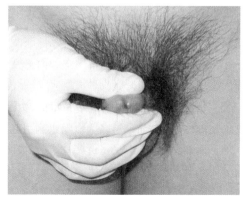

图 3-7-2　尿道口检查

3. **尿道口** 检查尿道口时医生用示指与拇指,轻轻挤压龟头使尿道张开,观察尿道口有无红肿、分泌物及溃疡(图3-7-2)。

淋球菌或其他病原体感染所致的尿道炎常可见以上改变。观察尿道口是否狭窄,先天性畸形或炎症粘连常可出现尿道口狭窄;并注意有无尿道口异位,尿道下裂时尿道口位于阴茎腹面,如嘱病人排尿,裂口处常有尿液溢出。

4. **阴茎大小与形态** 成年人阴茎过小呈婴儿型阴茎,见于垂体功能或性腺功能不全病人;在儿童期阴茎过大呈成人型阴茎,见于性早熟,如促性腺激素过早分泌。假性性早熟见于睾丸间质细胞瘤病人。

二、阴囊

阴囊(scrotum)为腹壁的延续部分,囊壁由多层组织构成。阴囊内中间有一隔膜将其分为左右两个囊腔,每囊内含有精索、睾丸及附睾。检查时病人取站立位或仰卧位,两腿稍分开。先观察阴囊皮肤及外形,后进行阴囊触诊,方法是医生将双手的拇指置于病人阴囊前面,其余手指放在阴囊后面,起托护作用,拇指做来回滑动触诊,可双手同时进行(图3-7-3)。也可用单手触诊。阴囊检查按以下顺序进行。

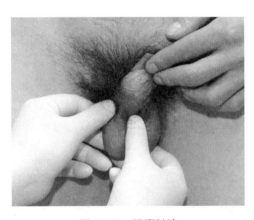

图3-7-3 阴囊触诊

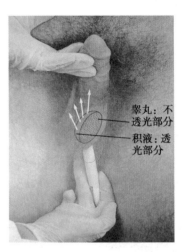

睾丸:不透光部分
积液:透光部分

图3-7-4 阴囊透光试验

1. **阴囊皮肤及外形** 正常阴囊皮肤呈深暗色,多皱褶。视诊时注意观察阴囊皮肤有无皮疹、脱屑溃烂等损害,观察阴囊外形有无肿胀肿块和静脉情况。正常情况下某些正常人可以有表皮样囊肿(epidermoid cysts),其特征是多形的白色或黄色小结节,由脱落的毛囊上皮细胞角蛋白碎片堵塞毛囊引起的多发良性结节。阴囊常见病变有:

(1)阴囊湿疹:阴囊皮肤增厚呈苔藓样,并有小片鳞屑;或皮肤呈暗红色、糜烂,有大量浆液渗出,有时形成软痂,伴有顽固性奇痒,此种改变为阴囊湿疹(scroti eczema)的特征。

(2)阴囊水肿:阴囊皮肤常因水肿而紧绷,可为全身性水肿的一部分,如肾病综合征。也可为局部因素所致,如局部炎症或过敏反应、静脉血或淋巴液回流受阻等。

(3)阴囊象皮肿:阴囊皮肤水肿粗糙、增厚如象皮样,称为阴囊象皮肿(scrotum elephantiasis)或阴囊象皮病(chyloderma)。多为血丝虫病引起的淋巴管炎或淋巴管阻塞所致。

(4)阴囊疝(scrotal hernia):是指肠管或肠系膜经腹股沟管下降至阴囊内所形成;表现为一侧或双侧阴囊肿大,触之有囊样感,有时可推回腹腔。但病人用力咳嗽使腹腔内压增高时可再降入阴囊。

(5)鞘膜积液:正常情况下鞘膜囊内有少量液体,当鞘膜本身或邻近器官出现病变时,鞘膜液体分泌增多,而形成积液,此时阴囊肿大触之有水囊样感。不同病因所致鞘膜积液有时难以鉴别,如阴囊疝与睾丸肿瘤,透光试验有助于二者的鉴别。透光试验方法简便易行,方法是用不透明的纸片卷成圆筒,一端置于肿大的阴囊部位,对侧阴囊以电筒照射,从纸筒另一端观察阴囊透光情况。也可把房间光线调暗,用电筒照射阴囊后观察。鞘膜积液时,阴囊呈橙红色均质的半透明状,而阴囊疝和睾丸肿瘤则不透光(图3-7-4)。

2. 精索(spermatic cord)　为柔软的条索状圆形结构,由腹股沟管外口延续至附睾上端,它由输精管、提睾肌、动脉、静脉、精索神经及淋巴管等组成。精索在左、右阴囊腔内各有一条,位于附睾上方,检查时医生用拇指和示指触诊精索,从附睾摸到腹股沟环。正常精索呈柔软的索条状,无压痛。若呈串珠样肿胀,见于输精管结核;若有挤压痛且局部皮肤红肿多为精索急性炎症;靠近附睾的精索触及硬结,常由丝虫病所致;精索有蚯蚓团样感多为精索静脉曲张所致。

3. 睾丸(testis)　左、右各一,椭圆形,表面光滑柔韧。检查时医生用拇指和示、中指触及睾丸,注意其大小、形状、硬度及有无触压痛等,并作两侧对比。睾丸急性肿痛,压痛明显者,见于急性睾丸炎,常继发于流行性腮腺炎、淋病等。睾丸慢性肿痛多由结核引起;一侧睾丸肿大、质硬并有结节,应考虑睾丸肿瘤或白血病细胞浸润。睾丸萎缩可因流行性腮腺炎或外伤后遗症及精索静脉曲张所引起;睾丸过小常为先天性或内分泌异常引起,如肥胖性生殖无能症等。

当阴囊触诊未触及睾丸时,应触诊腹股沟管内或阴茎根部、会阴部等处,或作超声检查腹腔。如睾丸隐藏在以上部位,称为隐睾症(cryptorchism)。隐睾以一侧多见,也可双侧,如双侧隐睾未在幼儿时发现并手术复位,常常影响生殖器官和第二性征发育,并可丧失生育能力。有时正常小儿因受冷或提睾肌强烈收缩,可使睾丸暂时隐匿于阴囊上部或腹股沟管内,检查时可由上方将睾丸推入阴囊,嘱小儿咳嗽也可使睾丸降入阴囊。无睾丸常见于性染色体数目异常所致的先天性无睾症。可为单侧或双侧。双侧无睾症病人生殖器官及第二性征均发育不良。

4. 附睾(epididymis)　是贮存精子和促进精子成熟的器官,位于睾丸后外侧,上端膨大为附睾头,下端细小如囊锥状为附睾尾。检查时医生用拇指和示、中指触诊。触诊时应注意附睾大小,有无结节和压痛;急性炎症时肿痛明显,且常伴有睾丸肿大,附睾与睾丸分界不清;慢性附睾炎则附睾肿大而压痛轻。若附睾肿胀而无压痛,质硬并有结节感,伴有输精管增粗且呈串珠状,可能为附睾结核。结核病灶可与阴囊皮肤粘连,破溃后易形成瘘管。

三、前列腺

前列腺(prostate)位于膀胱下方、耻骨联合后约2cm处,形状像前后稍扁的栗子,其上端宽大,下端窄小,后面较平坦。正中有纵行浅沟。将其分为左、右两叶,尿道从前列腺中纵行穿过,排泄管开口于尿道前列腺部。检查时病人取肘膝卧位,跪卧于检查台上,也可采用右侧卧位或站立弯腰位。医生示指戴指套(或手套),指端涂以润滑剂,徐徐插入肛门,向腹侧触诊(图3-7-5)。正常前列腺质韧而有弹性,左、右两叶之间可触及正中沟。良性前列腺肥大时正中沟消失,表面光滑有韧感,无压痛及粘连,多见于老年人。前列腺肿大且有明显压痛,多见于急性前列腺炎;前列腺肿大、质硬、无压痛,表面有硬结节者多为前列腺癌。前列腺触诊时可同时作前列腺按压留取前列腺液做化验检查。

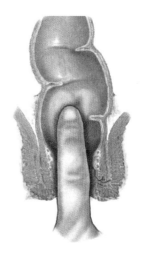

图3-7-5　前列腺触诊

四、精囊

精囊(seminal vesicle)又叫精囊腺,为长椭圆形的囊状器官,位于膀胱底的后方,输精管壶腹的外侧,左右各一,由过曲的管道组成,其排泄管与输精管壶腹的末端合成射精管。精囊分泌的液体组成精液的一部分。正常时,肛诊一般不易触及精囊。如可触及则视为病理状态。精囊呈索条状肿胀并有触压痛多为炎症所致;精囊表面呈结节状多因结核引起,质硬肿大应考虑癌变。精囊病变常继发于前列腺,如炎症波及,结核扩散和前列腺癌的侵犯。

第二节　女性生殖器检查

女性生殖器包括内外两部分,一般情况下女性病人的生殖器不作常规检查,如全身性疾病疑有局部表现时可作外生殖器检查,疑有妇产科疾病时应由妇产科医生进行检查。检查时病人应排空膀胱,暴露下身,仰卧于检查台上,两腿外展、屈膝,医生戴无菌手套进行检查。检查顺序与方法如下:

一、外生殖器

1. **阴阜(mons veneris)**　位于耻骨联合前面,为皮下脂肪丰富、柔软的脂肪垫。性成熟后皮肤有阴毛,呈倒三角形分布,为女性第二性征。若阴毛先浓密后脱落而明显稀少或缺如,见于性功能减退症或希恩综合征等;阴毛明显增多,呈男性分布,多见于肾上腺皮质功能亢进。

2. **大阴唇(labium majus pudendi)**　为一对纵行长圆形隆起的皮肤皱襞,皮下组织松软,富含脂肪及弹力纤维。性成熟后表面有阴毛,未生育妇女两侧大阴唇自然合拢遮盖外阴;经产妇两侧大阴唇常分开;老年人或绝经后则常萎缩。

3. **小阴唇(labium minus pudendi)**　位于大阴唇内侧,为一对较薄的皮肤皱襞,两侧小阴唇常合拢遮盖阴道外口。小阴唇表面光滑、呈浅红色或褐色,前端融合后包绕阴蒂,后端彼此会合形成阴唇系带。小阴唇炎症时常有红肿疼痛。局部色素脱失见于白斑症;若有结节、溃烂应考虑癌变可能。如有乳突状或蕈样突起见于尖锐湿疣。

4. **阴蒂(clitoris)**　为两侧小阴唇前端会合处与大阴唇前连合之间的隆起部分,外表为阴蒂包皮,其内具有男性阴茎海绵体样组织,性兴奋时能勃起。阴蒂过小见于性发育不全;过大应考虑两性畸形;红肿见于外阴炎症。

5. **阴道前庭(vestibulum vaginae)**　为两侧小阴唇之间的菱形裂隙,前部有尿道口,后部有阴道口(图3-7-6)。前庭大腺分居于阴道口两侧,如黄豆

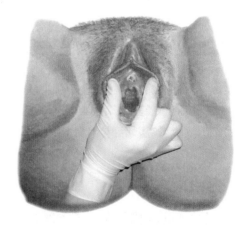

图3-7-6　阴道前庭检查

粒大,开口于小阴唇与处女膜的沟内。如有炎症则局部红肿、硬痛并有脓液溢出。肿大明显而压痛轻,可见于前庭大腺囊肿。

二、内生殖器

1. **阴道(vagina)**　为生殖通道,平常前后壁相互贴近,内腔狭窄,但富于收缩和伸展性。受性刺激时阴道前1/3产生收缩,分娩时可高度伸展。检查时,医生用拇、示指分开两侧小阴唇,在前庭后部可见阴道外口,其周围有处女膜(hymen)。处女膜外形有不同类型,未婚女性一般不做阴道检查,但已婚妇女有指征者不能省略该项检查。正常阴道黏膜呈浅红色,柔软、光滑。检查时应注意其紧张度,有无瘢痕、肿块、分泌物、出血等并观察宫颈有无溃烂及新生物形成。

2. **子宫(uterus)**　为中空的肌质器官,位于骨盆腔中央,呈倒梨形。触诊子宫应以双合诊法进行检查(图3-7-7)。正常宫颈表面光滑,妊娠时质软着紫色,检查时应注意宫颈有无充血、糜

　　1）中性粒细胞核左移:外周血的非分叶核中性粒细胞(包括中性杆状核粒细胞、晚幼粒、中幼粒,甚至早幼粒细胞等)的百分率增高(超过5%)时,称为核左移。常见于细菌性感染,特别是急性化脓性感染、急性失血、急性中毒及急性溶血反应等。粒细胞白血病可出现病理性中性粒细胞核左移现象,与细胞分化、成熟紊乱有关。细菌性感染相关的粒细胞类白血病反应,可出现极度核左移现象,与机体大量需求中性粒细胞及粒细胞释放有关。

　　2）中性粒细胞核右移:外周血中性粒细胞的细胞核出现5叶或更多分叶,且其百分率超过3%时,称为核右移。主要见于巨幼细胞贫血及造血功能衰退,也可见于应用抗代谢药物,如阿糖胞苷或6-巯基嘌呤等。在炎症的恢复期,可出现一过性中性粒细胞核右移。如在疾病进展期突然出现中性粒细胞核右移的现象,则提示预后不良。

　　(4)中性粒细胞形态异常

　　1)中性粒细胞的中毒性改变:在严重传染性疾病(如猩红热)、各种化脓性感染、败血症、恶性肿瘤、中毒及大面积烧伤等病理情况下,中性粒细胞可发生中毒性和退行性变化。相关变化可单独出现,亦可同时出现,如:①细胞大小不均:表现为部分中性粒细胞胞体增大,大小相差悬殊,见于病程较长的化脓性炎症或慢性感染,可能是骨髓中性粒细胞发育过程中受内毒素等影响所致。②中毒颗粒:中性粒细胞胞质中出现粗大,大小不等、分布不均、染色呈深紫红或紫黑色中性颗粒,称中毒颗粒。此时会伴有中性粒细胞碱性磷酸酶(NAP)活性和积分显著增高。③空泡变性:中性粒细胞胞质或胞核中可见单个或多个,大小不等的空泡,可能是细胞质发生脂肪变性所致。④杜勒小体(Döhle body):是中性粒细胞胞质因毒性变化而出现局部发育不好而保留的嗜碱性区域。外形为圆形或梨形呈云雾状,Wright-Giemsa 染色呈天蓝色或蓝黑色,直径 1 ~ 2μm。Döhle 小体亦可在单核细胞胞质中出现。⑤核变性:是中性粒细胞胞核出现固缩,溶解及碎裂的现象。

　　2)巨多分叶核中性粒细胞:细胞胞体较大,直径达 16 ~ 25μm,核分叶过多,常超过 5 叶以上,甚至在 10 叶以上,核染色质疏松。多见于巨幼细胞贫血或应用抗代谢药物治疗后。

　　3)与遗传有关的中性粒细胞形态异常:①Pelger-Huet 畸形:为常染色体显性遗传性疾病,也称家族中性粒细胞异常,表现为先天性中性粒细胞核分叶障碍,出现核分叶异常和畸形,如肾形、哑铃形、夹鼻眼镜形、花生形等。类似的核形异常也可发生于某些感染、白血病和骨髓增生异常综合征,因为不是相关的遗传原因引起,称假性 Pelger-Huet 畸形。②Chediak-Higashi 畸形:是常染色体隐性遗传性疾病,各阶段的中性粒细胞中含有数个至数十个直径为 2 ~ 5μm 的包涵体,呈淡紫红色或蓝紫色颗粒。病人易感染,常伴白化病。③Alder-Reilly 畸形:其特点是在中性粒细胞内含有巨大深染嗜天青颗粒,病人常伴有脂肪软骨营养不良或遗传性黏多糖代谢障碍。④May-Hegglin 畸形:病人粒细胞终身含有淡蓝色包涵体,形态与 Döhle 小体相似,但常较大而圆;除中性粒细胞外,其他粒细胞,甚至巨核细胞中也能见到。

　　2. 嗜酸性粒细胞　嗜酸性粒细胞(eosinophil,E)胞体呈圆形,直径为 13 ~ 15μm。胞质内充满粗大、整齐、均匀、紧密排列的橘黄色或橙红色嗜酸性颗粒。胞核多为两叶,呈眼镜状,深紫色。

　　【参考值】

　　为 0.5% ~5% ;绝对值为(0.05 ~ 0.5)×10⁹/L。见表4-2-2。

　　【临床意义】

　　(1)嗜酸性粒细胞增多(eosinophilia)

　　1)过敏性疾病:支气管哮喘、药物过敏、荨麻疹、食物过敏、血管神经性水肿、血清病等可增多,外周血嗜酸性粒细胞可达 10% 以上。

　　2)寄生虫病:血吸虫病、蛔虫病、钩虫病等可增多,外周血嗜酸性粒细胞常达 10% 或更多。某些寄生虫感染病人嗜酸性粒细胞明显增多,导致白细胞总数高达数万,90% 以上为嗜酸性粒细胞,为嗜酸性粒细胞型类白血病反应。

3）皮肤病:如湿疹、剥脱性皮炎、天疱疮、银屑病等可见外周血嗜酸性粒细胞轻、中度增高。

4）血液病:如慢性髓系白血病、慢性嗜酸性粒细胞白血病-非特指型、高嗜酸性粒细胞综合征、嗜酸性粒细胞肉芽肿等,外周血嗜酸性粒细胞可有不同程度增高,有的可伴幼稚嗜酸性粒细胞增多。

5）某些恶性肿瘤:某些上皮系肿瘤如肺癌、部分淋巴瘤和多发性骨髓瘤病例可引起嗜酸性粒细胞增高。

6）某些传染病:急性传染病时,嗜酸性粒细胞大多减少,但猩红热时可引起嗜酸性粒细胞增多。

7）其他:风湿性疾病、脑腺垂体功能减低症、肾上腺皮质功能减低症、过敏性间质性肾炎等也常伴有嗜酸性粒细胞增多。

（2）嗜酸性粒细胞减少(eosinopenia):常见于伤寒、副伤寒初期,大手术、烧伤等应激状态,或长期应用肾上腺皮质激素后,其临床意义不大。

3. 嗜碱性粒细胞　嗜碱性粒细胞(basophil,B)胞体呈圆形,直径为 $10 \sim 12\mu m$。胞质内有少量粗大但大小不均、排列不规则的黑蓝色嗜碱性颗粒,常覆盖于核面上。胞核一般为 $2 \sim 3$ 叶,因被颗粒遮盖使分叶形状模糊不清。

【参考值】

为 $0 \sim 1\%$;绝对值为 $(0 \sim 0.1)\times 10^9/L$。见表4-2-2。

【临床意义】

（1）嗜碱性粒细胞增多(basophilia)

1）过敏性疾病:过敏性结肠炎、药物、食物、吸入物超敏反应、红斑及类风湿关节炎等嗜碱性粒细胞增多。

2）血液病:慢性髓系白血病、嗜碱性粒细胞白血病、骨髓纤维化等均可见嗜碱性粒细胞增多。

3）恶性肿瘤:特别是转移癌时嗜碱性粒细胞增多,其机制目前不清楚。

4）其他:如糖尿病、传染病如水痘、流感、天花、结核等,均可见嗜碱性粒细胞增多。

（2）嗜碱性粒细胞减少(basophilopenia):无临床意义。

淋 巴 细 胞

淋巴细胞(lymphocyte,L)根据大小可分为大淋巴细胞与小淋巴细胞,前者直径在 $10 \sim 15\mu m$,占10%;后者直径为 $6 \sim 10\mu m$,占90%。胞体呈圆形或椭圆形。大淋巴细胞的胞质丰富,呈蔚蓝色;小淋巴细胞胞质很少,甚至几乎不见,呈深蓝色。胞核均呈圆形或椭圆形,偶见凹陷,深紫色,染色质聚集成块状。个别淋巴细胞内含有少量紫红色颗粒,实为淋巴细胞中的NK细胞。

【参考值】

为 $20\% \sim 40\%$;绝对值为 $(0.8 \sim 4)\times 10^9/L$。见表4-2-2。

【临床意义】

1. 淋巴细胞增多(lymphocytosis)　儿童期淋巴细胞较高,婴儿出生时淋巴细胞约占35%,4~6天后淋巴细胞可达50%,与粒细胞比例大致相等,直至4~6岁,此为儿童期的淋巴细胞生理性增多。4~6岁后淋巴细胞比例逐渐减低,粒细胞比例增加,逐渐达正常成人水平。病理性淋巴细胞增多见于:

（1）感染性疾病:主要为病毒感染,如麻疹、风疹、水痘、流行性腮腺炎、传染性单核细胞增多症、传染性淋巴细胞增多症、病毒性肝炎、流行性出血热,以及柯萨奇(Coxsackie)病毒、腺病毒、巨细胞病毒等感染,也可见于百日咳杆菌、结核分枝杆菌、布鲁菌、梅毒螺旋体、弓形体等的感染。

（2）成熟淋巴细胞肿瘤:包括成熟淋巴细胞的白血病和部分淋巴瘤,后者在病程中会浸润骨髓和外周血。

（3）急性传染病的恢复期。

（4）移植排斥反应:见于移植物抗宿主反应(GVHR)或移植物抗宿主病(GVHD)。

（5）淋巴细胞比值相对增高的疾病:再生障碍性贫血、粒细胞减少症和粒细胞缺乏症时中性粒细胞减少,淋巴细胞比例相对增高,但淋巴细胞的绝对值并不增高。

2. 淋巴细胞减少　淋巴细胞减少(lymphocytopenia)主要见于应用肾上腺皮质激素、烷化剂、抗淋巴细胞球蛋白等的治疗以及放射线损伤、T淋巴细胞免疫缺陷病、丙种球蛋白缺乏症(B淋巴细胞免疫缺陷)等。

3. 反应性淋巴细胞（异型淋巴细胞）　一些病原体(主要是病毒)感染机体时,淋巴细胞参与抗病原体反应会激活变成活化的淋巴细胞,外周血可见到与常规形态相比有变异的不典型淋巴细胞(atypical lymphocyte),称为反应性淋巴细胞(reactive lymphocyte),国际血液学标准化委员会(IC-SH)建议名称,实际工作中也习惯称异型淋巴细胞,其中主要是$CD8^+$的T淋巴细胞。根据细胞形态学特点将其分为三型:

Ⅰ型(泡沫型):胞体较淋巴细胞稍大,呈圆形或椭圆形,部分为不规则形。核偏位,呈圆形、肾形或不规则形,核染色质呈粗网状或小块状、无核仁。胞质丰富,呈深蓝色,含有大小不等的空泡,使胞质呈泡沫状,无颗粒或有少数颗粒。

Ⅱ型(不规则型):胞体较Ⅰ型大,细胞外形常不规则,似单核细胞,故也称为单核细胞型。胞质丰富,呈淡蓝色或淡蓝灰色,可有少量嗜天青颗粒,一般无空泡。核形与Ⅰ型相似,但核染色质较Ⅰ型细致,亦呈网状,核仁不明显。

Ⅲ型(幼稚型):胞体大,直径15~18μm。呈圆形或椭圆形。胞质量多,蓝色或深蓝色,一般无颗粒,有时有少许小空泡。核圆形或椭圆形,核染色质呈纤细网状,可见1~2个核仁。

具体病例中反应性淋巴细胞常一起或交叉出现,呈现反应性淋巴细胞的异质性,除上述三型外,有时也可见到不好归类的其他形态。

反应性淋巴细胞增多可见于:①感染性疾病。引起淋巴细胞增多的病毒性疾病均可出现反应性淋巴细胞,尤其是EB病毒感染引起的传染性单核细胞增多症和流行性出血热等疾病,可高达10%以上。疾病恢复后反应性淋巴细胞仍可在外周血中持续数周、数月才逐渐消失。也可见于某些细菌性感染、螺旋体病、立克次体病或原虫感染(如疟疾)等疾病。②药物过敏。③输血、血液透析或体外循环术后,可能与巨细胞病毒感染有关。④其他疾病如免疫性疾病、粒细胞缺乏症、放射治疗等也可出现反应性淋巴细胞。

单　核　细　胞

单核细胞(monocyte,M)胞体大,直径为14~20μm,呈圆形或不规则形。胞质较多,染淡蓝或灰蓝色,内含较多的细小、灰尘样的紫红色颗粒。细胞核大,核形不规则,呈肾形、马蹄形等,常折叠扭曲,淡紫红色,染色质细致、疏松如网状。

【参考值】

为3%~8%;绝对值为(0.12~0.8)×10^9/L。见表4-2-2。

【临床意义】

1. 单核细胞增多（monocytosis）　婴幼儿及儿童单核细胞可略多,属生理性。病理性增多见于:

(1) 某些感染:如感染性心内膜炎、疟疾、黑热病、急性感染的恢复期、活动性肺结核等,单核细胞明显增多。

(2) 某些血液病:如单核细胞白血病、粒细胞缺乏症恢复期、骨髓增生异常综合征、慢性粒单细胞白血病等可见单核细胞增多。

2. 单核细胞减少（monocytopenia）　一般情况下无临床意义,毛发状细胞白血病时单核细胞减少。

附:类白血病反应

类白血病反应(leukemoid reaction)是指机体对某些刺激因素所产生的类似白血病表现的血象反应。外周血中白细胞数大多明显增高,并可有数量不等的幼稚细胞出现。当病因去除后,类白血病反应也逐渐消失。引起类白血病反应的病因很多,以感染及恶性肿瘤最多见,其次还有急性中毒、外伤、休克、急性溶血或出血、大面积烧伤、过敏及电离辐射等。不同原因可引起不同细胞类型的类白血病反应。

类白血病反应按外周血白细胞总数的多少可分为白细胞增多和白细胞不增多两型,以前者为多见;按增多的细胞类型则可分为以下几种类型:

1. **中性粒细胞型**　此型最常见。可见于细菌性感染、恶性肿瘤骨髓转移、有机磷农药或一氧化碳中毒、急性溶血或出血、严重外伤或大面积烧伤等,其中以急性化脓菌感染为最常见。血象中白细胞总数可达$(50 \sim 100) \times 10^9/L$或更高,分类计数中性粒细胞明显增多,并伴有中性粒细胞核左移现象,除杆状核增多外,还可出现中性晚幼粒或中性中幼粒细胞,甚至可有早幼粒和原始粒细胞出现,但一般不超过10%。中性粒细胞常有中毒性改变及碱性磷酸酶(NAP)积分显著增高。血象中红细胞、血红蛋白、血小板一般多无明显变化。骨髓象除粒细胞系增生明显、中性粒细胞核左移及中毒性改变外,其他各系细胞多无明显改变。

2. **嗜酸性粒细胞型**　常见于寄生虫病、过敏性疾病,其他如风湿性疾病、Hodgkin病、晚期癌肿等。白细胞总数达$20 \times 10^9/L$以上,嗜酸性粒细胞显著增多,超过20%,甚至达90%,但多系成熟型嗜酸性粒细胞。骨髓中嗜酸性粒细胞增多,也以成熟型为主。

3. **淋巴细胞型**　常见于某些病毒性感染相关疾病,如传染性单核细胞增多症、百日咳、水痘、风疹等,也可见于粟粒型结核、猩红热等。白细胞数常为$(20 \sim 30) \times 10^9/L$,也有超过$50 \times 10^9/L$者。血片中多数为成熟淋巴细胞,可见幼稚样淋巴细胞和反应性淋巴细胞,后两者细胞体积偏大、胞质量略多,形态和成熟淋巴细胞相比显得不典型。

4. **单核细胞型**　见于粟粒性结核、亚急性感染性心内膜炎、细菌性痢疾、斑疹伤寒、风湿病及血管内皮细胞增多症等。白细胞增多,但一般不超过$50 \times 10^9/L$,分类计数单核细胞常超过30%。

在中性粒细胞型、淋巴细胞型、单核细胞型等类白血病反应病例中,有白细胞总数不超过$10 \times 10^9/L$者,但外周血中出现较多该种类型的幼稚细胞,即为白细胞不增多型类白血病反应,曾有报道见于结核病、败血症、恶性肿瘤等。

类白血病反应需与白血病鉴别,尤其是中性粒细胞型类白血病反应与慢性髓系白血病的鉴别。一般而言,类白血病反应多能查到原发疾病,血象中除白细胞数量和形态改变外,红细胞和血红蛋白无明显变化,血小板正常或增多;骨髓象变化不大,除增生活跃及中性粒细胞核左移外,原始细胞及早期幼稚细胞增高不明显,无细胞畸形及核质发育失衡,红细胞及巨核细胞系无明显异常。类白血病反应在原发病好转或解除后也迅速恢复正常,预后一般良好(除原发疾病为恶性肿瘤者外)。

中性粒细胞型类白血病反应与慢性髓系白血病的鉴别诊断见表4-2-3。

表4-2-3　中性粒细胞型类白血病反应与慢性髓系白血病的鉴别诊断

	类白血病反应	慢性髓系白血病
明确的病因	有原发疾病	无
临床表现	原发病症状明显	消瘦、乏力、低热、盗汗、脾增大
白细胞数及分类计数	中度增高,大多数$<100 \times 10^9/L$,以中性分叶核及杆状核粒细胞为主,原始粒细胞少见	可显著增高,典型病例常$>100 \times 10^9/L$,可见各发育阶段粒细胞,与骨髓象相似
嗜酸性及嗜碱性粒细胞	不增多	常增多
中性粒细胞中毒性改变	常明显	不明显
红细胞及血小板	无明显变化	早期病例轻至中度贫血,血小板数可增高,晚期均减少
骨髓象	一般无明显改变	极度增生,粒系细胞常90%以上,以中性晚幼粒及中幼粒为主,早幼粒、原始粒细胞不超过10%
中性粒细胞碱性磷酸酶	积分显著增高	积分显著减低,甚至为0
Ph染色体	阴性	阳性

三、网织红细胞的检测

网织红细胞(reticulocyte)是晚幼红细胞脱核后的红细胞阶段,由于胞质内还残存核糖体(内含有mRNA)等嗜碱性物质,煌焦油蓝或新亚甲蓝染色后呈现浅蓝或深蓝色的网织状细胞而得名。网织红细胞较成熟红细胞稍大,直径为 $8 \sim 9.5 \mu m$,是 Wright-Giemsa 染色血涂片中的嗜多色性红细胞。

(一) 网织红细胞测定

【参考值】

成年人:$0.005 \sim 0.015$(百分数为 $0.5\% \sim 1.5\%$);绝对数 $(24 \sim 84) \times 10^9/L$。

儿童:$0.005 \sim 0.015$(百分数为 $0.5\% \sim 1.5\%$)

新生儿:$0.03 \sim 0.06$(百分数为 $3\% \sim 6\%$)

【临床意义】

1. 网织红细胞增多　表示骨髓红细胞系增生旺盛,常见于溶血性贫血、急性失血、缺铁性贫血、巨幼细胞贫血及某些贫血病人治疗后,如补充铁或维生素 B_{12} 及叶酸后。

2. 网织红细胞减少　表示骨髓造血功能减低,见于再生障碍性贫血、纯红细胞再生障碍性贫血等。

(二) 网织红细胞生成指数

由于网织红细胞百分数可受贫血程度(血细胞比容)及网织红细胞在外周血中变为成熟红细胞的时间长短等影响。Finch 提出贫血时用计算网织红细胞生成指数(reticulocyte production index,RPI)来纠正这些影响。RPI 代表网织红细胞的生成相当于常人的倍数。其计算方法为:

RPI=(病人网织红细胞%/网织红细胞成熟所需天数)×(病人血细胞比容/正常人血细胞比容)

注:正常人血细胞比容:男性为 0.45,女性为 0.40。HCT≥0.35,网织红细胞成熟需要 1.0 天;$0.25 \leqslant HCT < 0.35$,网织红细胞成熟需要 1.5 天;$0.15 < HCT < 0.25$,网织红细胞成熟需要 2.0 天;HCT≤0.15,网织红细胞成熟需要 2.5 天。

【参考值】

一般以 2 为界值。

【临床意义】

网织红细胞生成指数>2 提示骨髓造血正常,增生活跃;>3 提示为溶血性贫血或急性失血性贫血;<2 则提示为骨髓增生低下或红细胞系成熟障碍所致的贫血。

四、血小板的检测

(一) 血小板计数

【原理】

血小板计数(platelet count,PC 或 PLT)是计数单位容积(L)外周血液中血小板的数量,可以采用镜下目视法,目前多用自动化血细胞分析仪检测。

【参考值】

$(100 \sim 300) \times 10^9/L$。

【临床意义】

1. 血小板减少　PC 低于 $100 \times 10^9/L$ 称为血小板减少。可见于:①血小板的生成障碍:见于再生障碍性贫血、放射性损伤、急性白血病、巨幼细胞贫血、骨髓纤维化晚期等。②血小板破坏或消耗增多:见于免疫性血小板减少症(ITP)、系统性红斑狼疮(SLE)、淋巴瘤、上呼吸道感染、风疹、新生儿血小板减少症、输血后血小板减少症、弥散性血管内凝血(DIC)、血栓性血小板减少性紫癜(TTP)、先天性血小板减少症。③血小板分布异常:如脾肿大(肝硬化、Banti 综合征)、血液被稀释(输入大量库存血或大量血浆)等。

2. 血小板增多　血小板数超过 $400 \times 10^9/L$ 为血小板增多。原发性增多:见于骨髓增殖性肿瘤,如真性红细胞增多症、原发性血小板增多症、原发性骨髓纤维化早期及慢性髓系白血病等;反应性增多:见于急性感染、急性溶血、某些癌症病人,这种增多是轻度的,多在 $500 \times 10^9/L$ 以下。

（二） 血小板平均容积和血小板分布宽度测定

【参考值】

MPV 为 7～11fl;PDW 为 15%～17%。

【临床意义】

1. 血小板平均容积（mean platelet volume，MPV）　表示单个血小板的平均容积。增加见于:①血小板破坏增加而骨髓代偿功能良好者;②造血功能抑制解除后,MPV 增加是造血功能恢复的首先征兆。减低见于:①骨髓造血功能不良,血小板生成减少;②有半数白血病病人 MPV 减低;③MPV 随血小板数而持续下降,是骨髓造血功能衰竭的指标之一。

2. 血小板分布宽度（platelet distribution width，PDW）　反映血小板容积大小的离散度,用单个血小板容积大小的变易系数(CV%)表示。PDW 减少表明血小板的均一性高。PDW 增高表明血小板大小悬殊,见于急性髓系白血病、巨幼细胞贫血、慢性髓系白血病、脾切除、巨大血小板综合征、血栓性疾病等。

（三） 外周血血小板形态

正常血小板胞体为圆形,椭圆形或不规则形,直径 2～3μm。胞质淡蓝色或淡红色,中央含细小的嗜天青颗粒。中型血小板约占 44.3%～49%,小型占 33%～47%,大型占 8%～16%,巨型 0.7%～2%。血小板形态变化的意义:

1. 大小的变化　血小板明显的大小不均,巨大的血小板直径可以大至 20～50μm 以上,主要见于免疫性血小板减少症(ITP)、急性髓系白血病、慢性髓系白血病及某些反应性骨髓增生旺盛的疾病。

2. 形态的变化　正常人血小板为成熟型,也可看到少量形态不规则或畸形血小板,但所占比值一般少于 2%。颗粒过多、过少的血小板一般比值不超过 7%。异常血小板的比值超过 10% 才考虑临床意义。正常幼稚型增多见于急性失血后,病理性幼稚型增多见于原发性和反应性血小板疾病。当骨髓巨核细胞增生旺盛时,尤其是 ITP 出现血小板减少危象和粒细胞白血病时,可以见到大量蓝色的、巨大的血小板。

3. 血小板分布情况　功能正常的血小板在外周血涂片上常可聚集成团或成簇。原发性血小板增多症,血小板聚集成团、成片可以占满整个油镜视野。再生障碍性贫血时,血小板明显减少。血小板无力症则不出现聚集成堆的血小板。

五、红细胞沉降率测定

红细胞沉降率（erythrocyte sedimentation rate,ESR 或**血沉率**）是指红细胞在一定条件下沉降的速率,简称"血沉",是静止情况下,红细胞受地球引力、血浆浮力及血液组成相互作用的结果。病理情况下主要受血液组成的影响:①血浆中组分变化:球蛋白、纤维蛋白原增加会使血沉加快;②红细胞数量和形状:红细胞减少时血沉加快,球形红细胞增多血沉减慢。

【参考值】

男性 0～15mm/1h;女性 0～20mm/1h。

【临床意义】

1. **血沉增快**　临床常见于:

（1）生理性增快:12 岁以下的儿童、60 岁以上的高龄者、妇女月经期、妊娠 3 个月以上血沉可加快,其增快可能与生理性贫血或纤维蛋白原含量增加有关。

（2）病理性增快

1）各种炎症性疾病：急性细菌性炎症时，炎症发生后2～3天即可见血沉增快。风湿热、结核病时，因纤维蛋白原及免疫球蛋白增加，血沉明显加快。

2）组织损伤及坏死：如急性心肌梗死时血沉增快，而心绞痛时则无改变。

3）恶性肿瘤：增长迅速的恶性肿瘤血沉增快，可能与肿瘤细胞分泌糖蛋白类产物（属球蛋白）、肿瘤组织坏死、继发感染或贫血等因素有关。

4）各种原因导致血浆球蛋白相对或绝对增高时，血沉均可增快，如慢性肾炎、肝硬化、多发性骨髓瘤、巨球蛋白血症、一些B细胞淋巴瘤、系统性红斑狼疮、亚急性感染性心内膜炎、黑热病等。

5）其他：部分贫血病人，血沉可轻度增快。动脉粥样硬化、糖尿病、肾病综合征等病人，血中胆固醇高，血沉亦见增快。

2. 血沉减慢 一般临床意义较小，红细胞增多症、球形红细胞增多症和纤维蛋白原含量重度缺乏者，血沉可减慢。

六、血细胞比容测定和红细胞有关参数的应用

（一）血细胞比容测定

血细胞比容（hematocrit，HCT）又称**血细胞压积**（packed cell volume，PCV），是指红细胞在血液中所占容积的比值。用抗凝血在一定条件下离心沉淀即可测得。

【参考值】

微量法：男（0.467±0.039）L/L；女（0.421±0.054）L/L

温氏法：男0.40～0.50L/L（40～50vol%）；平均0.45L/L

女0.37～0.48L/L（37～48vol%）；平均0.40L/L

【临床意义】

血细胞比容测定可反映红细胞的增多或减少，但受血浆容量改变的影响，同时也受红细胞体积大小的影响。

1. 血细胞比容增高 各种原因所致的血液浓缩，血细胞比容常达0.50以上。临床上测定脱水病人的血细胞比容，作为计算补液量的参考。各种原因所致的红细胞绝对性增多时，血细胞比容均增加，如真性红细胞增多症时，可高达0.60以上，甚至达0.80。

2. 血细胞比容减低 见于各种贫血。由于贫血类型不同，红细胞体积大小也有不同，血细胞比容的减少与红细胞数减少并不一定呈正比。因此必须将红细胞数、血红蛋白量和血细胞比容三者结合起来，计算红细胞各项平均值才更有参考意义。

（二）红细胞平均值的计算

将同一份血液标本同时测得的红细胞数、血红蛋白量和血细胞比容3项数据，按以下公式可以计算出红细胞的3种平均值。

1. 平均红细胞容积（mean corpuscular volume，MCV） MCV系指每个红细胞的平均体积，以飞升（fl）为单位。计算公式如下：

$$MCV = \frac{每升血液中血细胞比容}{每升血液中红细胞数} = \frac{HCT \times 10^{15}}{RBC \times 10^{12}/L} fl$$

$$^* 1L = 10^{15} fl$$

【参考值】

手工法：82～92fl（82～92μm³）；血细胞分析仪法：80～100fl。

2. 平均红细胞血红蛋白量（mean corpuscular hemoglobin，MCH） MCH系指每个红细

胞内所含血红蛋白的平均量,以皮克(pg)为单位。计算公式如下:

$$MCH = \frac{每升血液中血红蛋白量}{每升血液中红细胞数} = \frac{Hgb(g/L) \times 10^{12}}{RBC \times 10^{12}} \, pg$$

$$^* 1g = 10^{12} pg$$

【参考值】

手工法:27~31pg;血细胞分析仪法:27~34pg。

3. 平均红细胞血红蛋白浓度(mean corpuscular hemoglobin concentration,MCHC)
MCHC 系指每升红细胞中平均所含血红蛋白浓度(克),以 g/L 表示。计算公式如下:

$$MCHC = \frac{每升血液中血红蛋白量}{每升血液中血细胞比容} = \frac{Hgb(g/L)}{HCT(L/L)} g/L$$

【参考值】

320~360g/L(32%~36%)。

【临床意义】

根据上述 3 项红细胞平均值可进行贫血的形态学分类,见表4-2-4。

表4-2-4   贫血的形态学分类

贫血的形态学分类	MCV (80~100fl)*	MCH (27~34pg)*	MCHC (320~360)*	病因
正常细胞性贫血	80~100	27~34	320~360	再生障碍性贫血、急性失血性贫血、多数溶血性贫血、骨髓病性贫血如白血病等
大细胞性贫血	>100	>34	320~360	巨幼细胞贫血及恶性贫血
单纯小细胞性贫血	<80	<27	320~360	慢性感染、炎症、肝病、尿毒症、恶性肿瘤、风湿性疾病等所致的贫血
小细胞低色素性贫血	<80	<27	<320	缺铁性贫血、珠蛋白生成障碍性贫血、铁粒幼细胞性贫血

* 括号内为正常参考值(血细胞分析仪法)

贫血的形态学分类取决于红细胞计数、血红蛋白量和血细胞比容测定的准确性。典型的形态学改变有助于贫血的诊断与鉴别诊断,但形态学分类也有一定的局限性。对贫血病人的血涂片进行红细胞形态的观察仍然是十分重要的。

(三) 红细胞体积分布宽度测定

红细胞体积分布宽度(red blood cell volume distribution width,RDW)是反映外周血红细胞体积异质性的参数,由血细胞分析仪测量而获得。其原理是红细胞通过仪器内计数小孔时,因细胞体积大小不同,得到一个相应大小脉冲,脉冲信号经计算机统计处理获得 RDW 值。RDW 对贫血的诊断有重要意义。多数仪器用所测红细胞体积大小的**变异系数**(coefficient of variability),即 RDW-CV 来表示,也有的仪器用 RDW-SD 的报告方式。

【参考值】

RDW-CV   11.5%~14.5%。

【临床意义】

1. 用于贫血的形态学分类   不同病因引起的贫血,红细胞形态学特点不同,Bassman 提出了按 MCV、RDW 两项参数对贫血的新的形态学分类法(见表4-2-5),对贫血的鉴别诊断有一定的参考价值。

表 4-2-5　根据 MCV、RDW 的贫血形态学分类

MCV	RDW	贫血类型	常见疾病
增高	正常	大细胞均一性贫血	部分再生障碍性贫血
	增高	大细胞非均一性贫血	巨幼细胞性贫血、MDS
正常	正常	正常细胞均一性贫血	急性失血性贫血
	增高	正常细胞非均一性贫血	再生障碍性贫血、PNH、G6PD 缺陷症等
减低	正常	小细胞均一性贫血	珠蛋白生成障碍性贫血、球形细胞增多症等
	增高	小细胞非均一性贫血	缺铁性贫血

2. 用于缺铁性贫血的诊断和鉴别诊断　缺铁性贫血和轻型 β 珠蛋白生成障碍性贫血均表现为小细胞低色素性贫血,缺铁性贫血病人 RDW 增高,而珠蛋白生成障碍性贫血病人 88% 为正常。缺铁性贫血病人在缺铁潜伏期时 RDW 即有增高,治疗后贫血已得到纠正,RDW 仍未降至正常水平,可能反映体内贮存铁尚未完全补足,故 RDW 对缺铁性贫血治疗中的动态监测可能有一定的价值。

七、血细胞直方图的临床应用

20 世纪 50 年代,Coulter 研制了电阻抗法血细胞分析仪。血细胞为不良导体,用等渗电解质溶液稀释的血细胞悬液通过两侧有稳定电流的小孔时,由于细胞导电性质较电解质溶液低,小孔感应区内电阻增加,瞬间引起电压变化而产生一个脉冲信号,称为通过脉冲。电压变化的程度取决于细胞体积,即细胞体积越大,产生的脉冲越大,脉冲振幅越高。脉冲信号经过放大、甄别、整形后,送入计数系统,而得到细胞计数结果,同时还提供细胞体积分布图形。这些显示细胞群分布情况的图形,称为细胞分布直方图(histogram)。直方图是由测量每个细胞通过小孔感应区的脉冲累积得到的,与细胞计数同时进行分析测量。直方图的横坐标表示细胞体积,纵坐标表示细胞的相对数量。体积数据以飞升(fl)为单位。

(一) 白细胞体积分布直方图

白细胞经过特殊的溶血剂处理后,细胞失水皱缩,各群细胞之间的体积差异增加。仪器计算机部分可将白细胞体积在 35 ~ 450fl 范围内分为若干通道,细胞根据其大小分别分配在不同的通道中,从而得到白细胞体积分布的直方图(图 4-2-4)。

白细胞可以根据体积大小区分为三个群,在直方图上表现为三个峰(区)。

1. 第一群是小细胞区（35 ~ 90fl）　主要为淋巴细胞,包括成熟淋巴细胞、反应性淋巴细胞(异型淋巴细胞)。

2. 第二群是中间细胞区（90 ~ 160fl）　包括单核细胞、原始细胞及幼稚细胞,以及嗜酸性粒细胞、嗜碱性粒细胞。

3. 第三群是大细胞区（160 ~ 450fl）　包括中性分叶核粒细胞以及杆状核和晚幼粒细胞。

根据各群占总体的比例可计算出各群细胞的百分率,如再与该标本的白细胞总数相乘,即可得到各类细胞的绝对值。

白细胞体积分布直方图的图形变化并无特异性,因图中细胞分群只是根据细胞体积大小来区分,在一个群体中,可能以某种细胞为主,如小细胞区主要是淋巴细胞,大细胞区以中性粒细胞为主。由于细胞体积之间有交叉,同一群中可以包括多种细胞存在,其中任何一种细胞增多,均可使直方图产生相似的变化。因此,白细胞直方图只是粗略判断细胞比例的变化或有无明显的异常细胞出现,需要进一步做血涂片显微镜检查,进行细胞分类计数及形态观察。

(二) 红细胞体积分布直方图

红细胞直方图体积分布曲线的显示范围从 24 ~ 360fl。仪器将大于 36fl 的颗粒计为红细胞,直方图上反映的是生理状态红细胞的大小。在典型的直方图上,可以看到两个细胞群体:①红细胞

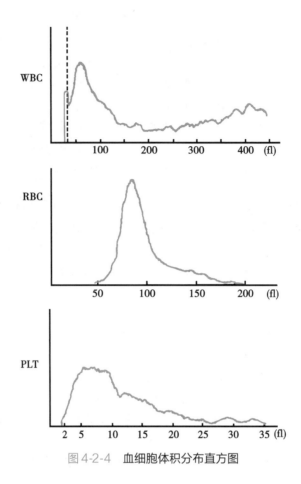

图 4-2-4　血细胞体积分布直方图

主群:从 50fl 偏上开始,有一个近似两侧对称,基底较为狭窄的正态分布曲线,又称"主峰"。②大细胞群:位于主峰右侧,约分布在 130～185fl 区域,又称"足趾部"。它是一些二聚体、三聚体、多聚体细胞,小孔残留物和白细胞的反映。

测量时,仪器首先将"足趾部"剪去,再对主峰的两侧边缘进行适当的整形,左侧除去细胞碎片、大血小板或血小板凝块等,右侧除去二聚体、三聚体、多聚体细胞、小孔残留物和白细胞等的干扰。

与红细胞直方图相关的有 2 个参数,即 MCV 和 RDW。MCV 代表红细胞平均体积,与红细胞峰处在 X 轴上的位置有关。MCV 增大,细胞峰右移,MCV 变小细胞峰左移。RDW 变异性大,波峰的基底增宽;反之,基底变窄。直方图有时会呈"双峰",则说明外周血中存在 2 个红细胞群体。故在分析直方图图形时,要注意主峰的位置、峰的基底宽度,以及峰顶的形状及有无双峰现象。红细胞直方图图形变化,再结合其他有关参数综合分析,对某些贫血的诊断和鉴别诊断具有一定的价值。几种贫血的细胞直方图图形变化如下:

1. **缺铁性贫血**　典型的缺铁性贫血呈小细胞性贫血,MCV 降低,主峰曲线的波峰左移;红细胞大小为非均一性,RDW 增高,则波峰基底增宽,显示为小细胞非均一性贫血特征。

2. **轻型 β 珠蛋白生成障碍性贫血**　呈小细胞均一性贫血,其图形表现为波峰左移,基底变窄。因此这一特征可作为与缺铁性贫血鉴别的指标。

3. **铁粒幼细胞性贫血**　红细胞呈典型的"双形"性改变(dimorphic change),即小细胞低色素性红细胞与正常红细胞同时存在,故出现波峰左移、峰底增宽的双峰。缺铁性贫血经治疗有效时,也可出现峰底更宽的类似的双峰图形。

4. **巨幼细胞贫血**　红细胞呈大细胞非均一性,直方图波峰右移,峰底增宽。经治疗有效时,正常红细胞逐渐增加,与病理性大细胞同时存在,也可出现双峰现象,故有助于判断疗效。

5. 混合性营养性贫血　营养性巨幼细胞贫血可同时合并缺铁性贫血,前者 MCV 增高,后者降低,故直方图图形取决于哪一类细胞占优势。如两者的严重程度相似,则反映 MCV 的波峰位置可显示正常,而 RDW 明显增高,则峰底增宽。

（三）血小板直方图

直方图体积分布范围为 2～20fl。血小板直方图可反映血小板数(PLT)、血小板平均容积(MPV)、血小板分布宽度(PDW)和血小板比容(PCV)等参数。

第二节　溶血性贫血的实验室检测

溶血性贫血(hemolytic anemia)是指各种原因导致红细胞生存时间缩短、破坏增多或加速,而骨髓造血功能不能相应代偿而发生的一类贫血。红细胞在血管内破坏者为血管内溶血,在血管外单核-巨噬细胞系统丰富的组织破坏者为血管外溶血。临床上按病因和发病机制可分为两大类,即红细胞内在缺陷所致的溶血性贫血和红细胞外因素所致的溶血性贫血。前者多为遗传病,如遗传性球形红细胞增多症等,但也有后天获得性疾病如阵发性睡眠性血红蛋白尿症。细胞外因素所致的溶血性贫血均为后天获得性疾病。

一、溶血性贫血的筛查检测

（一）血浆游离血红蛋白测定

【参考值】

<50mg/L(1～5mg/dl)

【临床意义】

发生血管内溶血时血浆游离血红蛋白明显增高。血管外溶血时血浆游离血红蛋白不增高。自身免疫性溶血性贫血、珠蛋白生成障碍性贫血可轻度增高。

（二）血清结合珠蛋白测定

【参考值】

0.7～1.5g/L(70～150mg/dl)

【临床意义】

各种溶血时血清结合珠蛋白均有减低,血管内溶血时减低显著。严重血管内溶血(血浆中游离血红蛋白超过 1.3g/L 时)可测不出血清结合珠蛋白。肝脏疾病、传染性单核细胞增多症、先天性无结合珠蛋白血症等也可减低或消失。感染、创伤、恶性肿瘤、系统性红斑狼疮、糖皮质激素治疗、口服避孕药、肝外阻塞性黄疸等可有结合珠蛋白增高。

（三）血浆高铁血红素清蛋白测定

有生化法和电泳法两种检测方法。生化法的原理为高铁血红素清蛋白能与硫化铵形成铵血色原,波长 558nm 有吸收峰,可用分光光度计检测。电泳法为醋酸纤维膜电泳,出现一条高铁血红素清蛋白区带。

【参考值】

阴性。

【临床意义】

阳性表示为严重血管内溶血。

（四）含铁血黄素尿试验（Rous 试验）

【原理】

铁离子在酸化的亚铁氰化钾溶液中生成蓝色的亚铁氰化铁,即普鲁士蓝反应。如尿液中脱落的肾小管上皮细胞有含铁血黄素,显微镜下观察尿沉渣肾小管上皮细胞中可有深蓝色物质出现,即为阳性。

【参考值】

阴性。

【临床意义】

慢性血管内溶血可呈现阳性,并持续数周。常见于阵发性睡眠性血红蛋白尿症,在溶血初期可阴性。

（五）红细胞寿命测定

用^{51}Cr 标记红细胞检测红细胞半衰期。正常红细胞半衰期为 25 ~ 32 天,溶血性贫血时常小于 15 天,这是确定溶血性贫血的可靠方法。

二、红细胞膜缺陷的检测

（一）红细胞渗透脆性试验

【原理】

红细胞在低渗氯化钠溶液中细胞逐渐膨胀甚至破裂而溶血。**红细胞渗透脆性试验**(erythrocyte osmotic fragility test)是测定红细胞对不同浓度低渗氯化钠溶血的抵抗力,即红细胞的渗透脆性。将病人的红细胞加至按比例配制的不同浓度低渗氯化钠溶液中观察其溶血的情况,结果以被检红细胞最小抵抗力(开始溶血时氯化钠溶液的浓度)和最大抵抗力(完全溶血时氯化钠溶液的浓度)来表示。

【参考值】

开始溶血:0.42% ~ 0.46%(4.2 ~ 4.6g/L)NaCl 溶液。

完全溶血:0.28% ~ 0.34%(2.8 ~ 3.4g/L)NaCl 溶液。

【临床意义】

1. 脆性增高　开始溶血及完全溶血时氯化钠溶液的浓度均较正常对照提前两管(0.04%)或更高,即开始溶血>0.50%、完全溶血>0.38% NaCl 溶液时为脆性增高。主要见于遗传性球形细胞增多症。温抗体型自身免疫性溶血性贫血、遗传性椭圆形细胞增多症也可增高。

2. 脆性减低　常见于海洋性贫血,也可见于缺铁性贫血、某些肝硬化及阻塞性黄疸等。

（二）红细胞孵育渗透脆性试验

【原理】

红细胞孵育过程中,葡萄糖的消耗增加,储备的 ATP 减少,导致红细胞膜对阳离子的主动传递受阻,钠离子在红细胞内集聚,细胞膨胀,渗透脆性增加。

【参考值】

未孵育:50% 溶血为 4.00 ~ 4.45g/L NaCl。

37℃孵育 24 小时:50% 溶血为 4.65 ~ 5.9g/L NaCl。

【临床意义】

常用于轻型遗传性球形细胞增多症、遗传性非球形细胞溶血性贫血的诊断和鉴别诊断。

1. 脆性增加　见于遗传性球形细胞增多症、遗传性椭圆形细胞增多症、遗传性非球形细胞溶血性贫血。

2. 脆性减低　见于珠蛋白生成障碍性贫血、缺铁性贫血、镰状细胞贫血、脾切除术后。

（三）自身溶血试验及纠正试验

【原理】

先天性非球形细胞性溶血性贫血病人,由于红细胞内酶缺陷,葡萄糖酵解障碍,不能提供足量 ATP,以维持红细胞内的钠泵作用。病人红细胞无菌条件下在自身血浆中温育 48 小时,使 ATP 储备减少,钠泵作用减弱,导致溶血增强。在孵育过程中,分别加入葡萄糖和 ATP 作为纠正物,并以氯化钠溶液为对照,观察溶血是否能被纠正。

【参考值】

正常人红细胞经孵育48小时后,仅轻微溶血、溶血度<3.5%;加葡萄糖和加ATP孵育,溶血明显纠正,溶血度均<1%。

【临床意义】

可用作遗传性球形细胞增多症和先天性非球形细胞性溶血性贫血的鉴别诊断。遗传性球形细胞增多症时,经孵育后溶血明显增强。加入葡萄糖及加入ATP后孵育,溶血均得到明显纠正;Ⅰ型先天性非球形细胞性溶血性贫血(葡萄糖6磷酸脱氢酶缺陷症)时自身溶血加重,加葡萄糖和ATP均可使溶血部分纠正;Ⅱ型先天性非球形细胞性溶血性贫血(丙酮酸激酶缺陷症)自身溶血明显增强,加入葡萄糖孵育,溶血不能纠正,只有加入ATP才能纠正。

三、红细胞酶缺陷的检测

红细胞酶缺陷所致溶血性贫血又称为**红细胞酶病**(erythrocyte enzymopathy),是指参与红细胞代谢(主要是糖代谢)的酶由于基因缺陷,导致活性改变而发生溶血的一组疾病。有关检查如下:

(一) 高铁血红蛋白还原试验

【原理】

在被检血液中加入亚硝酸钠使血红蛋白变成棕色的高铁血红蛋白,当血液中有足量还原型辅酶Ⅱ(NADPH)时,棕色的高铁血红蛋白又被高铁血红蛋白还原酶还原成亚铁型的血红蛋白。葡萄糖6磷酸脱氢酶(G6PD)含量与活性正常时,由磷酸戊糖代谢途径生成的NADPH的量足以完成上述还原反应。反之,则还原速度减慢,甚至不能还原。

【参考值】

高铁血红蛋白还原率>75%;高铁血红蛋白0.3~1.3g/L。

【临床意义】

减低:蚕豆病和伯氨喹型药物溶血性贫血病人由于G6PD缺陷,高铁血红蛋白还原率明显下降。

(二) 氰化物-抗坏血酸试验

【原理】

抗坏血酸钠与氧合血红蛋白(HbO_2)反应产生H_2O_2,氰化钠能抑制过氧化氢酶使H_2O_2不被分解,于是H_2O_2与还原型谷胱甘肽(GSH)发生反应,产生氧化型谷胱甘肽(GSSG),NADPH使GSSG再还原为GSH。如红细胞中催化NADPH形成的G6PD酶缺陷,则GSH产生减少,蓄积的H_2O_2会把亚铁型的HbO_2氧化成棕色的高铁血红蛋白。

【临床意义】

1. 正常人血液要在4小时以上才变成棕色。

2. 纯合子G6PD缺陷的血液变成棕色,在2小时内即变色,杂合子者要3~4小时变色。

(三) 变性珠蛋白小体生成试验

【原理】

G6PD缺陷可致红细胞内的还原型谷胱甘肽(GSH)含量减少,随之出现高铁血红蛋白增高,最后形成**变性珠蛋白小体**(Heinz bodies)。取G6PD缺陷者血液,然后加乙酰苯肼于被检血样及对照标本中,37℃温育2~4小时,推薄血片,用1%煌焦油蓝染色。计算含5个或更多珠蛋白小体的红细胞百分率。

【参考值】

<30%。

【临床意义】

G6PD缺陷病、不稳定Hb、HbH病等变性珠蛋白小体常高于45%。

（四）葡萄糖 6 磷酸脱氢酶荧光斑点试验和活性测定

【原理】

在 G6PD 和氧化型辅酶Ⅱ（NADP）存在下，G6PD 能使 NADP 还原成 NADPH，后者在紫外线照射下会发出荧光。NADPH 的吸收峰在波长 340nm 处，可通过单位时间生成 NADPH 的量来测定 G6PD 活性。

【参考值】

正常人有甚强荧光。

【临床意义】

G6PD 缺陷者荧光很弱或无荧光；杂合子或某些 G6PD 变异体者则可能有轻到中度荧光。正常人酶活性为（4.97±1.43）U/gHb。

（五）丙酮酸激酶荧光筛选试验和活性测定

【原理】

在二磷酸腺苷（ADP）存在条件下，丙酮酸激酶（PK）催化烯醇式磷酸丙酮酸变为丙酮酸，在还原型辅酶Ⅰ（NADH）存在情况下，丙酮酸被乳酸脱氢酶（LDH）作用转变成乳酸，此时有自发荧光能力的 NADH 变为 NAD，荧光消失。

【参考值】

PK 活性正常，荧光在 20 分钟内消失。酶活性（15.1±4.99）U/gHb。

【临床意义】

PK 严重缺陷（纯合子）荧光 60 分钟不消失；杂合子者荧光 25~60 分钟消失。

四、珠蛋白生成异常的检测

（一）血红蛋白电泳

【原理】

基本原理与血清蛋白电泳相同。

【参考值】

正常人的电泳图谱显示 4 条区带，最靠阳极端的为量多的 HbA，其后为量少的 HbA_2，再后为两条量更少的红细胞内的非血红蛋白成分（NH_1 和 NH_2）。

【临床意义】

1. HbA_2 增高　是诊断 β 轻型地中海贫血的重要依据。个别恶性贫血、叶酸缺乏所致巨幼细胞贫血、某些不稳定血红蛋白病也会增高。

2. HbA_2 减低　缺铁性贫血及铁粒幼细胞贫血 HbA_2 减低。

（二）胎儿血红蛋白酸洗脱试验

【原理】

HbF 抗酸能力较 HbA 强。把经固定后的血涂片置酸性缓冲液中保湿一定时间，只有含 HbF 的红细胞不被洗脱，再用伊红染色而呈鲜红色。

【临床意义】

脐带血、新生儿、婴儿阳性，成人小于 1%。地中海贫血病人轻型者（杂合子）仅少数红细胞呈阳性，重型者阳性红细胞明显增多。

（三）胎儿血红蛋白测定或 HbF 碱变性试验

【原理】

在碱性溶液中，HbF 不易变性沉淀，其他 Hb 在碱性溶液中可变性被沉淀。测定其滤液中 Hb 含量，即 HbF 含量。

【参考值】

成人<2%。新生儿55%~85%,1岁左右同成人。

【临床意义】

增高:β地中海贫血明显增高,重型者高达80%~90%。急性白血病、再生障碍性贫血、纯红白血病、淋巴瘤等也可轻度增高。

(四) HbA$_2$定量测定

【参考值】

1%~3.2%。

【临床意义】

同血红蛋白电泳。

(五) 限制性内切酶谱分析

从白细胞、胎儿的绒毛或羊水细胞提取高分子量DNA,用适当的限制性内切酶降解。经琼脂糖电泳分级,用Southern印迹法将DNA转移到硝酸纤维素膜上,再与放射性核素标记的基因探针杂交后放射自显影。根据病人DNA限制性内切酶图谱的变化或限制性内切酶降解DNA片段长度的多态性,来分析是否存在珠蛋白基因的突变、缺失等缺陷。

珠蛋白生成异常的实验室检测方法很多,各个实验室可根据具体情况和病人需要选用其他检测方法,如HbH包涵体试验、HbS胶溶试验、红细胞镰变试验、HbC检测、异丙醇试验、热不稳定试验等。

五、自身免疫性溶血性贫血检测

自身免疫性溶血性贫血(autoimmune hemolytic anemia,AIHA)系体内免疫发生异常,产生自身抗体或(和)补体,结合在红细胞膜上,红细胞破坏加速而引起的一组溶血性贫血。

(一) 抗球蛋白试验

【原理】

已结合在红细胞相应抗原上的不完全抗体无法连接或桥接2个邻近的红细胞而不表现出红细胞凝集,抗球蛋白抗体可与多个不完全抗体的Fc段相结合起链接或桥接作用,导致红细胞凝集可被观察到,称为抗球蛋白试验(Coombs test)阳性。直接Coombs试验阳性说明红细胞表面已结合有不完全抗体。间接Coombs试验阳性则说明病人血清中存在着不完全抗体。

【参考值】

直接、间接抗球蛋白均呈阴性反应。

【临床意义】

1. **阳性** 见于新生儿溶血病、自身免疫性溶血性贫血、系统性红斑狼疮(SLE)、类风湿关节炎、一些淋巴瘤、甲基多巴及青霉素型等药物性溶血反应。

2. **温抗体与冷抗体** AIHA大多属于温抗体型(即于37℃条件下作用最强,主要为IgG),也有少部分冷抗体型(主要为IgM),故必要时应用于4℃条件下进行试验,排除假阴性反应。

3. **抗体亚型** AIHA大多为IgG型抗体,还有IgG+C3型、C3型、IgA、IgM型、极少数IgG亚型,故应使用广谱的抗球蛋白血清进行试验,必要时须加用上述各种单价抗血清,以提高检出阳性率。

4. **间接Coombs试验** 主要用于Rh或ABO妊娠免疫性新生儿溶血病、母体血清中不完全抗体的检测。

(二) 冷凝集素试验

【原理】

冷凝集素是一种可逆性抗体,在低温时可与自身红细胞、"O"型红细胞或与病人同型红细胞发生凝集,当温度增高时,凝集现象又消失。

【参考值】

效价<1:40,反应最适温度为4℃。

【临床意义】

某些 AIHA 病人的冷凝集素效价很高,有的效价可达 64 000 或更高。

（三）冷热溶血试验

【原理】

阵发性寒冷性血红蛋白尿症(PCH)病人的血清中有特殊溶血素,在 0~4℃ 时,溶血素与红细胞结合并吸附补体,但不溶血,当升温至 30~37℃ 则发生溶血。

【参考值】

阴性。

【临床意义】

阳性见于 PCH。某些病毒感染如麻疹、流行性腮腺炎、水痘、传染性单核细胞增多症也可有阳性反应。

六、阵发性睡眠性血红蛋白尿症有关检测

阵发性睡眠性血红蛋白尿症(paroxysmal nocturnal hemoglobinuria,PNH)为获得性红细胞膜缺陷引起的慢性血管内溶血,常在睡眠时加重,可伴发作性血红蛋白尿和全血细胞减少。

（一）蔗糖溶血试验

【原理】

蔗糖溶液离子浓度低,经孵育可加强补体与红细胞膜的结合,使 PNH 病人的红细胞膜上形成小孔,遂使蔗糖进入红细胞而导致溶血。

【参考值】

阴性。

【临床意义】

PNH 常为阳性。轻度阳性亦可见于部分巨幼细胞贫血,再生障碍性贫血,AIHA 和遗传性球形细胞增多症。此试验可作为 PNH 的筛选试验,阴性可排除 PNH,阳性应再做 Ham 试验。

（二）酸化溶血试验

【原理】

酸化溶血试验(acid serum hemolysis test)又称 Ham 试验。PNH 病人的红细胞对补体敏感性增高,在酸化的血清中(pH 6.6~6.8),经 37℃ 孵育,会发生溶血。此法较敏感,假阳性较少。

【参考值】

阴性。

【临床意义】

阳性主要见于 PNH,某些 AIHA 发作严重时也可阳性。

（三）蛇毒因子溶血试验

蛇毒因子是以眼镜蛇毒中提取的一种分子量为 144 000 蛋白质,它能直接激活血清中的补体 C3,通过旁路途径激活补体系统,使 PNH 的红细胞溶血。本试验为特异性 PNH 试验。

第三节　骨髓细胞学检测

骨髓是人出生后的主要造血器官。骨髓检查的方法很多,主要包括:骨髓细胞形态学检查、骨髓细胞化学检查、骨髓病理学检查、细胞遗传学检查、细胞免疫学表型分析、造血细胞培养等。

一、骨髓细胞学检测的临床应用

骨髓细胞形态学检查是通过观察骨髓涂片中细胞的形态以及细胞间的比例关系来检查骨髓细胞量和质的变化,是诊断造血系统疾病最常用的基本方法。

1. 骨髓细胞学检测的临床应用

(1)诊断造血系统疾病:这类疾病多数具有特征性细胞形态学改变,骨髓检查对这些疾病有一定的决定性诊断意义。如各种类型白血病、多发性骨髓瘤、巨幼细胞贫血、戈谢病(Gaucher disease)、尼曼-皮克病(Niemann-Pick disease)、海蓝色组织细胞增生症等。这些疾病也常通过复查骨髓象来评价疗效或判断预后。

(2)辅助诊断某些疾病:如各种恶性肿瘤的骨髓转移、淋巴瘤的骨髓浸润、骨髓增生异常综合征、骨髓增殖性肿瘤、缺铁性贫血、溶血性贫血、脾功能亢进和免疫性血小板减少症。

(3)提高某些疾病的诊断率:利用骨髓液涂片检验疟原虫、黑热病原虫、红斑狼疮细胞及骨髓液细胞培养进行染色体核型分析皆可提高阳性率。

2. 检查的适应证与禁忌证

(1)适应证:①外周血细胞成分及形态异常,如一系、二系或三系细胞的增多和减少;外周血中出现原始、幼稚细胞等异常细胞。②不明原因发热,肝、脾、淋巴结肿大。③骨痛、骨质破坏、肾功能异常、黄疸、紫癜、血沉明显增加、血浆蛋白异常、免疫球蛋白定量及构成异常等。④化疗后的疗效观察。⑤需要骨髓做标本的检查,如骨髓活检、造血祖细胞培养、染色体核型分析、微生物及寄生虫学检查(如伤寒、疟疾)等。

(2)禁忌证:由于凝血因子缺陷引起的出血性疾病如血友病;晚期妊娠的孕妇做骨髓穿刺术应慎重。

二、骨髓细胞学检测的方法和内容

(一)肉眼观察

选择骨髓膜染色正常、厚薄适当、尽可能有骨髓小粒的涂片进行镜下观察。

(二)低倍镜下检查

1. 在进行骨髓细胞学检查之前先评价骨髓的取材、涂片、染色效果、细胞分布是否均匀,选择理想的染片进行检查。

(1)取材评价:良好的骨髓涂片可见骨髓小粒,镜下可见骨髓特有的细胞。

(2)涂片评价:涂片适当的骨髓片,镜下可见有细胞分散排列、不重叠的区域。

(3)染色评价:染色满意的骨髓涂片,镜下见细胞核、质颜色分明,颗粒清楚,整个涂片没有沉渣。

2. 估计骨髓有核细胞增生程度　在低倍视野(10×)下观察,骨髓中成熟红细胞与有核细胞的大致比例判断骨髓增生程度;也可采用高倍视野(40×)下观察几个视野,得出平均每个高倍视野的有核细胞数来判断。骨髓增生程度分五级,见表4-2-6。要观察多个、合适视野,并取其平均值。介于两者之间,增生程度往上提,因为骨髓穿刺抽吸的骨髓液有稀释的可能。

3. 计数巨核细胞数目　在低倍镜下计数全片巨核细胞数目,然后在油镜下(100×)确定其发育阶段。

4. 特殊细胞与其他　注意观察有无体积较大的特殊细胞,如转移到骨髓的癌细胞、大体积的淋巴瘤细胞、戈谢细胞、Niemann-Pick 细胞等。

5. 血液寄生虫　对于不明发热病人,注意观察成熟红细胞内的疟原虫病原体、巨噬细胞内的黑热病原虫。

表4-2-6   骨髓有核细胞增生程度分级

增生程度	成熟红细胞∶有核细胞	有核细胞均数/ 高倍镜视野	常见病例
增生极度活跃	1∶1	>100	急慢性白血病
增生明显活跃	10∶1	50~100	急慢性白血病、增生性贫血
增生活跃	20∶1	20~50	正常骨髓象、增生性贫血
增生减低	50∶1	5~10	再生障碍性贫血
增生极度减低	200∶1	<5	再生障碍性贫血

（三）油浸镜检查

选择染色良好、细胞分布均匀、形态展示清楚的髓膜体尾交界处观察200~500个细胞,按细胞的种类、发育阶段分别计算,并计算它们各自的百分率;同时仔细观察各系统的增生程度和各阶段细胞数量和质量的变化。

（四）骨髓象的分析与报告

包括骨髓有核细胞增生程度、粒细胞与有核红细胞比例、粒系统细胞改变、红系统细胞改变(包括成熟红细胞)、巨核系统细胞改变、淋巴系统细胞改变、单核系统细胞改变和其他血细胞改变。巨核细胞单独计数并描述血小板分布状态。

三、血细胞发育过程中形态演变的一般规律

血细胞从原始到成熟的发育过程中(图4-2-5),有一定的规律性,了解和熟悉这些规律对于辨认血细胞是十分必要的。

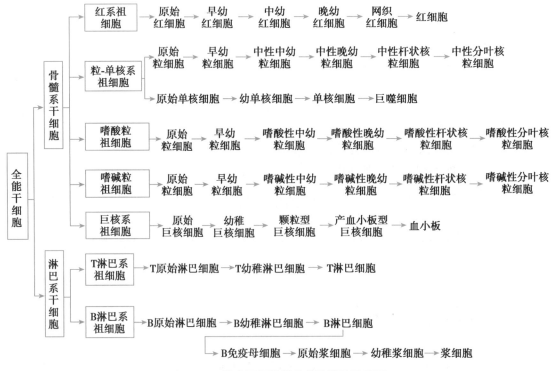

图4-2-5   造血干细胞的分化及增殖示意图

1. **细胞体积**   随着血细胞的发育成熟,胞体逐渐由大变小。但巨核细胞体积通常由小变大,早幼粒细胞较原始粒细胞稍大。胞体大小变化的同时常发生形态变化如巨核细胞、单核细胞,从

圆形或椭圆形变为不规则形。

2. 细胞质 ①量：由少逐渐增多，但淋巴细胞变化不大。②染色：由深蓝变浅染，甚至淡红，红细胞系最终变为橙红色。③颗粒：从无颗粒（原始细胞）→嗜天青颗粒（早幼粒细胞）→特异性颗粒（中性、嗜酸性和嗜碱性颗粒）；单核细胞类似。但幼红细胞胞质内无颗粒，淋巴细胞除 NK 细胞外也无颗粒。

3. 细胞核 ①大小：由大变小，由规则变为不规则，甚至分叶，但巨核细胞核由小变大；红细胞系核变小，核形规则，成熟以后脱核。②染色质：由细致疏松逐渐变为粗糙、致密或凝集成块，着色由浅变深。③核仁：由有到无，经清晰、模糊不清至消失。④核膜：由不明显变为明显。

4. 细胞核/细胞质比例 由大变小，即由核大质少到核小质多。巨核细胞则相反。

四、血细胞的正常形态学特征

在光学显微镜下经 Wright 或 Giemsa 染色的血细胞形态学特征如下（图 4-2-6）：

1. 粒细胞系统

（1）原始粒细胞（myeloblast）：细胞呈圆形或椭圆形，直径 11~18μm。胞核较大，占细胞的 2/3以上，圆形或椭圆形，居中或偏位。核染色质呈淡紫红色平坦的细沙粒状。核仁 2~5 个，清楚易见。胞质量少，呈天蓝色，绕于核周。正常发育的原始粒细胞胞质内无颗粒，称 I 型原始粒细胞。病理状态下部分急性髓系白血病病例的原始粒细胞可有少量细小紫红色颗粒，称 II 型原始粒细胞。

（2）早幼粒细胞（promyelocyte）：圆形或椭圆形，胞体较原始粒细胞大，直径 12~22μm。胞核大，圆形或椭圆形，居中或偏位。染色质开始聚集呈粗粒状，核仁可见或不清晰。胞质量增多，呈略深蓝色，核周的一侧可出现淡染区域。胞质内含有大小、形态和数目不一、分布不均的紫红色非特异性嗜天青颗粒。

（3）中幼粒细胞（myelocyte）

1）中性中幼粒细胞（neutrophilic myelocyte）：圆形或椭圆形，直径 10~18μm，胞体小于早幼粒细胞。胞核椭圆或一侧开始变扁平。染色质聚集成粗索状或小块状，紫红色，核仁消失。胞质量相对增多，淡橙红色，内含细小、分布均匀、淡紫红色的特异性中性颗粒，部分细胞会有残余的粗大早幼粒细胞颗粒。

2）嗜酸性中幼粒细胞（eosinophilic myelocyte）：胞体直径 15~20μm，胞体大于中性中幼粒细胞，胞核与中性中幼粒细胞相似。胞质内充满粗大、均匀、排列紧密橘黄色特异性嗜酸性颗粒，胞质颜色着色不清或淡紫色。

3）嗜碱性中幼粒细胞（basophilic myelocyte）：胞体直径 10~15μm，小于中性中幼粒细胞，胞核与上述细胞相似，但轮廓不清，染色质结构模糊。胞质内含数量不多、大小不一但较粗大、分布散乱的紫黑色特异性嗜碱性颗粒，比较特别的是其颗粒可覆盖在细胞核上，胞质着色不清或淡紫色。

（4）晚幼粒细胞（metamyelocyte）：细胞呈圆形或椭圆形，直径 10~16μm（嗜碱性晚幼粒细胞胞体稍小）。胞核明显凹陷呈肾形，但其凹陷程度一般不超过假设核直径的一半。核染色质粗糙呈粗块状，排列紧密，深紫红色。胞质量多。胞质内含中性、嗜酸性和嗜碱性特异性颗粒，分别为中性、嗜酸性和嗜碱性晚幼粒细胞，颗粒特征同前述。中性晚幼粒细胞胞质呈淡橙红色，另两种着色不清或淡紫色。

（5）杆状核粒细胞（stab granulocyte, band granulocyte）：细胞呈圆形，直径 10~15μm。胞核狭长，弯曲呈带状、条状、枝杆状，两端钝圆。核染色质粗糙呈块状，深紫红色。胞质中含特异性颗粒，分别为中性、嗜酸性、嗜碱性杆状核粒细胞三种，颗粒及胞质特征同前述。

（6）分叶核粒细胞（segmented granulocyte）

1）中性分叶核粒细胞：细胞呈圆形，直径 10~15μm。胞核分叶状，常分为 2~5 叶，以分 3 叶者多见，叶与叶之间有一细丝相连或完全断开（若为两丝相连界定为杆状核）。染色质浓集或呈小块状，深紫红色。胞质丰富，呈淡橙红色，布满细小紫红色的中性颗粒。

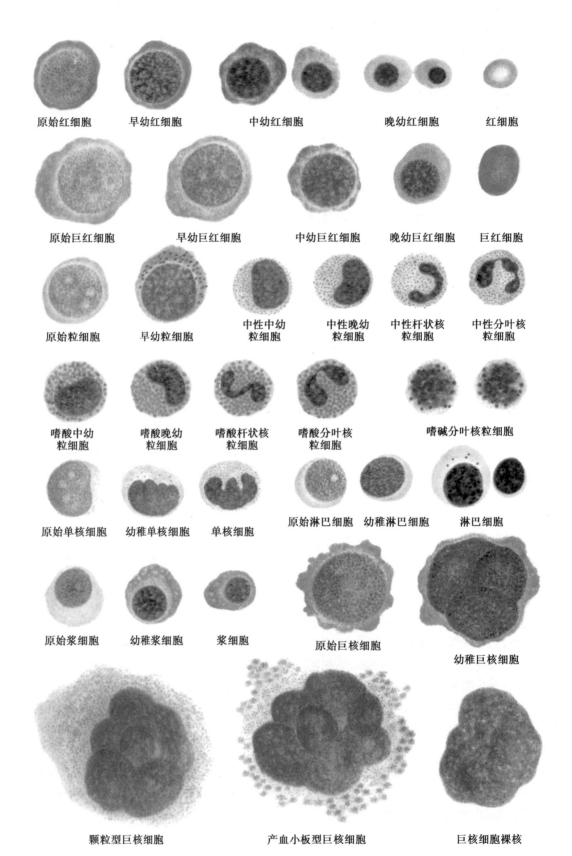

图 4-2-6   骨髓中各系列血细胞形态特征

2）嗜酸性分叶核粒细胞:胞体直径 11～16μm。胞核多分为近似对称的两叶,深紫红色。胞质中充满密集粗大、大小均匀的橘红色嗜酸性颗粒,胞质着色不清或淡紫色。

3）嗜碱性分叶核粒细胞:胞体直径 10～12μm。胞核的分叶由于嗜碱性颗粒的遮盖,轮廓和结构模糊,深紫红色。胞质中有稀疏的大小不一、分布不均、呈紫黑色的嗜碱性颗粒,颗粒可覆盖在核上,胞质着色不清或淡紫色。

2. 红细胞系统

（1）原始红细胞（normoblast）:细胞圆形或椭圆形,直径 15～22μm,细胞边缘有时可见伪足或突起。胞核正圆形,居中或稍偏位,约占细胞的 4/5。核染色质呈粗糙粒状,较原始粒细胞着色深且粗密,紫红色。核仁 1～5 个,呈暗紫色。胞质量较少,呈不透明的浓厚深蓝色,有时核周围着色浅形成淡染区,胞质内无颗粒。

（2）早幼红细胞（basophilic normoblast）:圆形或椭圆形,直径 11～20μm。胞核正圆形,占细胞的 2/3 以上,居中或稍偏位。染色质开始凝集成小块状,紫红色,核仁模糊或消失。胞质量稍多,呈不透明深蓝色,仍可见伪足或突起及核周淡染区,无颗粒。

（3）中幼红细胞（polychromatic normoblast）:细胞呈圆形,直径 8～18μm。胞核正圆形,约占细胞的 1/2。染色质凝集成团块状或粗索状,染深紫红色,似车轮状排列或边缘有裂缝感,其间有明显的淡染区域。胞质量较多,因逐渐有血红蛋白合成,蓝色变淡,部分可呈蓝中带红的蓝灰色。

（4）晚幼红细胞（orthochromatic normoblast）:圆形,直径 7～12μm。胞核正圆形,居中,占细胞的 1/2 以下。核染色质凝聚成大块状或固缩成团,呈紫褐色或紫黑色。胞质量多,呈均匀淡的灰蓝色、灰紫色、灰红色。

3. 淋巴细胞系统

（1）原始淋巴细胞（lymphoblast）:细胞呈圆形或椭圆形,直径 10～18μm。胞核大,圆形或椭圆形,稍偏位。核染色质细致,呈颗粒状,但较原始粒细胞稍粗,着色较深,染色质在核仁周围有浓集现象,核膜浓厚而清晰。核仁多为 1～2 个,小而清楚,呈淡蓝色或无色。胞质量少,呈透明、透亮的天蓝色,不含颗粒。

（2）幼稚淋巴细胞（prolymphocyte）:圆形或椭圆形,直径 10～16μm。胞核圆形或椭圆形,有时可有浅的切迹。核染色质较致密粗糙,核仁模糊或消失。胞质量较少,透明天蓝色。

（3）淋巴细胞（lymphocyte）

1）大淋巴细胞:呈圆形,直径 13～18μm。胞核圆形或椭圆形,偏于一侧或着边。染色质常致密呈块状,排列均匀,呈深紫红色。胞质丰富,呈透明天蓝色。个别细胞可有少量大而稀疏的嗜天青颗粒,为淋巴细胞中的 NK 细胞（自然杀伤细胞）。

2）小淋巴细胞:呈圆形或椭圆形,直径 6～10μm。胞核圆形或椭圆形,或有切迹,核着边,染色质粗糙致密呈大块状,紫红色。胞质量极少,仅在核的一侧见到少量淡蓝色胞质,有时几乎不见而似裸核。

4. 浆细胞系统

（1）原始浆细胞（plasmablast）:圆形或椭圆形,直径 15～20μm。胞核圆形,占细胞的 2/3 以上,核可偏位。核染色质呈粗颗粒网状,紫红色。核仁 2～5 个。胞质量多,呈深蓝色,不透明,核的一侧可有半圆形淡染区,不含颗粒。

（2）幼稚浆细胞（proplasmacyte）:细胞多呈椭圆形,直径 12～16μm。胞核圆形,占细胞的 1/2,核偏位明显。核染色质开始聚集,深紫红色,核仁模糊或消失。胞质量多,呈不透明蓝色,近核处淡染区较大。

（3）浆细胞（plasmacyte）:细胞呈圆形或卵圆形,直径 8～20μm。胞核圆形,核偏位明显。核染色质凝聚成块,呈条索状,深紫红色。胞质丰富,呈不透明深蓝色或蓝紫色,核的一侧有较大面积淡染区,可见小空泡。

5. 单核细胞系统

（1）原始单核细胞（monoblast）：圆形或椭圆形，直径15～25μm。胞核较大，圆形或椭圆形。核染色质纤细疏松呈网状，染淡紫红色。核仁1～3个，大而清楚。胞质丰富，呈浅灰蓝色，半透明如毛玻璃样，边缘常不整齐，有时可有伪足状突起，不含颗粒。

（2）幼稚单核细胞（promonocyte）：圆形或不规则形，直径15～25μm。胞核圆形或不规则形，可有凹陷、切迹、扭曲或折叠。染色质较原始单核细胞稍粗，但仍呈疏松丝网状，染淡紫红色。核仁模糊或消失。胞质量多，呈灰蓝色，边缘可有伪足突出，浆内可见许多细小、尘土样、分布均匀的淡紫红色嗜天青颗粒。

（3）单核细胞（macrophage）：圆形或不规则形，直径12～20μm，边缘常见伪足突出。胞核形状不规则，常呈肾形、马蹄形、笔架形、"S"形等，并有明显扭曲折叠。染色质疏松，有压缩感，呈淡紫红色丝网状。胞质丰富，呈淡灰蓝色或淡粉红色，可见多数细小、分布均匀的尘土样淡紫红色颗粒。

（4）巨噬细胞（macrophage）：单核细胞出血管壁进入组织后转变成巨噬细胞，根据所在组织不同分别有相应名称。胞体大小变异甚大。直径15～50μm，有时可至80μm。细胞外形呈圆形、椭圆形或不规则形。胞核呈圆形、椭圆形、肾形或不规则形，偏位。核染色质粗或疏松、淡染，呈紫红色网状结构，可见核仁或无核仁。胞质丰富，呈不透明灰蓝色或蓝色，不含颗粒或有少量嗜天青颗粒，常见空泡和已被分解或消化的吞噬物。

6. 巨核细胞系统

（1）原始巨核细胞（megakaryoblast）：细胞呈圆形或椭圆形，胞体较大，直径15～30μm。胞核大，呈圆形或椭圆形。染色质呈深紫红色，粗粒状，排列紧密。可见淡蓝色核仁2～3个，核仁大小不一，不清晰。胞质量较少，呈不透明深蓝色，边缘常有不规则突起。

（2）幼稚巨核细胞（promegakaryocyte）：细胞呈圆形或不规则形，胞体明显增大，直径30～50μm。胞核开始有分叶，核形不规则。染色质凝聚呈粗颗粒状或小块状，排列紧密，深紫红色，核仁模糊或消失。胞质量增多，呈蓝色或灰蓝色，近核处可出现淡蓝色淡染区，可有少量嗜天青颗粒。

（3）颗粒型巨核细胞（granular megakaryocyte）：胞体明显增大，直径50～70μm，甚至达100μm，外形不规则。胞核明显增大，分多叶，分叶不规则常层叠呈堆集状。染色质粗糙，排列致密呈团块状，深紫红色。胞质极丰富，呈淡紫红色，其内充满大量细小紫红色颗粒，有时可见边缘处颗粒聚集成簇，为血小板前体，但无血小板形成和脱落。

（4）产血小板型巨核细胞（thrombocytogenous megakaryocyte，成熟型巨核细胞）：胞质内颗粒明显聚集成簇，周缘部分裂解为血小板而脱落，使细胞边缘不完整。其余的细胞特征均与颗粒型巨核细胞相同。

（5）巨核细胞裸核（naked megakaryocyte nuclei）：产血小板型巨核细胞的胞质裂解成血小板，完全脱落后，余下的细胞核称为巨核细胞裸核。

7. 其他细胞

骨髓中还可以见到网状细胞、内皮细胞、纤维细胞、组织嗜碱细胞、组织嗜酸细胞、破骨细胞及一些退化细胞，如Ferrata细胞（退化的未成熟中性粒细胞）。

五、血细胞的细胞化学染色

细胞化学染色是以细胞形态学为基础，根据化学反应原理，应用骨髓涂片按一定程序染色，然后在显微镜下观察细胞化学成分及其变化的一项检查方法。各种类型血细胞中的化学成分、含量及其分布不尽相同，在病理情况下，也可发生改变。因此，细胞化学染色有助于了解各种血细胞的化学组成及病理生理改变，可用作血细胞类型的鉴别，以及对某些血液病的诊断和鉴别诊断、疗效观察、发病机制探讨等有一定价值。

细胞化学染色的方法较多，主要介绍常用的酶类、脂类、糖原、铁等细胞化学染色。

（一）髓过氧化物酶染色

【原理】

血细胞中的髓过氧化物酶（myeloperoxidase，MPO）催化试剂中的联苯胺脱氢氧化并使其化学结构发生变化，与试剂中亚硝基铁氰化钠结合形成稳定的蓝黑色的颗粒，沉着于细胞质中。反应中脱去的氢传递给 H_2O_2 形成水。

【结果】

胞质中无蓝黑色颗粒者为阴性反应，出现细小颗粒、分布稀疏者为弱阳性反应，颗粒大而密集者根据程度定为阳性、强阳性反应。

【临床意义】

主要用于急性白血病类型的鉴别。急性髓系白血病（AML）中急性粒细胞白血病时，白血病细胞多呈阳性、强阳性反应（个别病例粒细胞发育处于偏早期阶段也会有偏弱的阳性）；急性单核细胞白血病时，白血病细胞呈弱阳性或阴性反应；急性粒、单细胞白血病会出现阳性和弱阳性、阴性细胞并存的现象。急性淋巴细胞白血病（ALL）时，白血病细胞呈阴性反应。MPO 染色对急性粒细胞白血病、急性单核细胞白血病与急性淋巴细胞白血病之间的鉴别有价值。

（二）中性粒细胞碱性磷酸酶染色

【原理】

中性粒细胞碱性磷酸酶（neutrophil alkaline phosphatase，NAP）的显示方法有偶氮偶联法和钙钴法两种。前者的染色原理是血细胞内碱性磷酸酶在 pH 为 $9.4 \sim 9.6$ 的条件下，将基质液中的 α 磷酸萘酚钠水解，产生 α 萘酚与重氮盐偶联形成有色沉淀，定位于细胞质内酶活性所在之处。

【结果】

NAP 主要存在于成熟阶段的中性粒细胞（分叶核及杆状核）和巨噬细胞中，其他血细胞均呈阴性反应。阳性反应为胞质中出现浅到深的颜色沉淀物，反应强度分为 5 级，即"－"、"＋"、"＋＋"、"＋＋＋"、"＋＋＋＋"。反应结果以阳性反应细胞百分率和积分值来表示。血涂片染色后，在油浸镜下，观察 100 个成熟中性粒细胞，阳性反应细胞所占百分率即为阳性率；对所有阳性反应细胞逐个按反应强度分级，将各级所占的百分率乘以级数，然后相加即为积分值。

【参考值】

成人 NAP 阳性率 $10\% \sim 40\%$；积分值 $40 \sim 80$ 分。由于各实验室条件不同，参考值也有差异。应建立本实验室的参考值。

【临床意义】

NAP 活性可因年龄、性别、应激状态、月经周期、妊娠及分娩等因素有一定的生理性变化。在病理情况下，NAP 活性的变化常有助于某些疾病的诊断和鉴别诊断。

1. **感染性疾病**　细菌性感染时 NAP 活性明显增高，病毒性感染时其活性在正常范围或略减低。

2. 慢性髓系白血病的 NAP 活性明显减低，积分值常为 0。细菌感染引起的类白血病反应的 NAP 活性极度增高，故可作为与慢性髓系白血病鉴别的一个重要指标。

3. 急性粒细胞白血病时 NAP 积分值减低，急性淋巴细胞白血病的 NAP 积分值多增高，急性单核细胞白血病时一般正常或减低。

4. 再生障碍性贫血时 NAP 活性增高，阵发性睡眠性血红蛋白尿症时活性减低，因此也可作为两者鉴别的参考。

5. **其他血液病**　一些成熟淋巴细胞的肿瘤如慢性淋巴细胞白血病、骨髓增殖性肿瘤如真性红细胞增多症、原发性血小板增多症、骨髓纤维化症等 NAP 活性中度增高。

6. 腺垂体或肾上腺皮质功能亢进，应用肾上腺皮质激素、ACTH、雌激素等 NAP 积分值可增高。

（三）氯乙酸 AS-D 萘酚酯酶染色

【原理】

氯乙酸 AS-D 萘酚酯酶（naphthol AS-D chloroacetate esterase，AS-D NCE）又称特异性酯酶（specific esterase，SE）、粒细胞酯酶。血细胞中的氯乙酸 AS-D 萘酚酯酶能将基质液中的氯乙酸 AS-D 萘酚水解，产生萘酚 AS-D，后者与重氮盐 GBC 偶联，形成不溶性红色沉淀，定位于细胞质内。

【结果】

胞质中出现红色沉淀者为阳性反应。此酶主要存在于粒系细胞中，原始粒细胞为阴性反应或弱阳性反应，自早幼粒细胞至成熟中性粒细胞均呈阳性反应，早幼粒细胞呈强阳性反应，酶活性随细胞的成熟而逐渐减弱。嗜酸性粒细胞、淋巴细胞、单核细胞、浆细胞、幼红细胞均呈阴性反应，个别单核细胞可呈弱阳性反应。

【临床意义】

急性粒细胞白血病时原始粒细胞和早幼粒细胞酶活性明显增强，AS-D NCE 染色呈强阳性反应；急性单核细胞白血病及急性淋巴细胞白血病时均呈阴性反应；急性粒、单核细胞白血病时，部分白血病细胞（粒系）呈阳性反应，而有些白血病细胞（单核系）呈阴性反应。

（四）α-乙酸萘酚酯酶染色

【原理】

α-乙酸萘酚酯酶（alpha-naphthol acetate esterase，αNAE）又称非特异性酯酶（non-specific esterase，NSE）、单核细胞型酯酶。α-乙酸萘酚酯酶能将基质液中的 α-乙酸萘酚水解，产生 α 萘酚，再与重氮染料偶联，形成不溶性的有色沉淀，定位于胞质内。

【结果】

α-乙酸萘酚酯酶主要存在于单核系细胞中，胞质中出现有色沉淀者为阳性反应，因所用的重氮盐不同，阳性反应的沉淀可分灰黑色或棕黑色。原始单核细胞为阴性反应或弱阳性反应，幼稚单核细胞和单核细胞呈阳性反应。粒系细胞一般为阴性或弱阳性反应。淋巴细胞一般为阴性反应。

【临床意义】

急性单核细胞白血病细胞呈阳性或强阳性反应，但单核细胞中的酶活性可被氟化钠（NaF）抑制，故在进行染色时，常同时做氟化钠抑制试验。急性粒细胞白血病时，呈阴性反应或弱阳性反应，其阳性不被氟化钠抑制。本染色法主要用于急性单核细胞白血病与急性粒细胞白血病的鉴别。

（五）糖原染色

【原理】

糖原染色，又称过碘酸希夫反应（periodic acid-Schiff reaction，PAS 反应）。过碘酸能将血细胞内的糖原氧化生成醛基，醛基与 Schiff 液中的无色品红结合，形成紫红色化合物，定位于胞质内。

【结果】

胞质中出现红色者为阳性反应。阳性反应物可呈颗粒状、小块状或弥散均匀红色。PAS 反应的阳性程度通常以强阳性、阳性、弱阳性和阴性来表示。

正常血细胞的 PAS 染色反应：粒系细胞中原始粒细胞为阴性反应，自早幼粒细胞至中性分叶核粒细胞均呈阳性反应，并随细胞的成熟，阳性反应程度渐增强；单核细胞呈弱阳性反应；淋巴细胞大多呈阴性反应，少数可呈弱阳性反应；幼红细胞和红细胞均呈阴性反应；巨核细胞和血小板均呈阳性反应，巨核细胞的阳性反应程度随细胞的发育成熟而增强，成熟巨核细胞多呈强阳性反应。

【临床意义】

1. 纯红白血病时病理性幼红细胞呈强阳性反应，有助于与其他良性红细胞疾病的鉴别，严重缺铁性贫血、重型海洋性贫血及巨幼细胞贫血，部分病例的个别幼红细胞可呈阳性反应。

2. 急性粒细胞白血病，原始粒细胞呈阴性反应或弱阳性反应，阳性反应物质呈细颗粒状或均匀淡红色；急性淋巴细胞白血病原始和幼稚淋巴细胞常呈阳性反应，阳性反应物质呈粗颗粒状或块状；急性单核细胞白血病原始、幼稚单核细胞大多为阳性反应，呈弥散均匀红色或细颗粒状，有时在胞质边缘处颗粒较粗大。因此 PAS 反应对三种急性白血病类型的鉴别有一定参考价值。

3. **其他** 巨核细胞 PAS 染色呈阳性反应,有助于识别不典型巨核细胞,如急性巨核细胞白血病和 MDS 中的小巨核细胞;Gaucher 细胞 PAS 染色呈强阳性反应,有助于与 Niemann-Pick 细胞鉴别;骨髓转移的腺癌细胞 PAS 呈强阳性反应。

几种常见类型急性白血病的细胞化学染色结果见表4-2-7。

表 4-2-7　几种常见急性白血病的细胞化学染色结果

	急性淋巴细胞 白血病	急性粒细胞 白血病	急性单核细胞 白血病	纯红白血病
MPO	−	+ ~ +++	− ~ +	−
AS-D NCE	−	++ ~ +++	− ~ +	同上
αNAE		− ~ ++	++ ~ +++	同上
αNAE+NaF		不被 NaF 抑制	能被 NaF 抑制	同上
NAP	增加	减少	正常或增加	同上
PAS	+,粗颗粒状或块状	−或+,弥散性淡红色	−或+,弥散性淡红色或细颗粒状	+++

(六)铁染色

【原理】

人体内的铁有一定量以铁蛋白和含铁血黄素的形式贮存在骨髓中的单核-巨噬细胞胞质内,幼红细胞的线粒体中也含有亚铁血红素。这些含铁物质在酸性条件下与亚铁氰化钾反应,生成蓝绿色的亚铁氰化铁沉淀,定位于含铁的部位,此染色法又称为普鲁士蓝反应。

【结果】

1. **细胞外铁** 观察骨髓小粒中贮存在单核-巨噬细胞系统内的铁(在幼红细胞之外的铁)。阳性反应为骨髓小粒上见到的呈蓝绿色均匀的无形物质,或呈蓝绿色的小珠状、粗颗粒状或蓝黑色的小块物质,按阳性反应的强度分为 5 级:

"−"骨髓小粒无蓝绿色显现(提示骨髓贮存铁缺乏)。

"+"有少量铁颗粒,或偶见少量铁小珠。

"++"有较多的铁颗粒和铁小珠。

"+++"有很多铁颗粒、小珠和少数蓝绿色小块。

"++++"有极多的铁颗粒和小珠,并有很多密集成堆的小块。

2. **细胞内铁** 为幼红细胞内的铁,含有铁颗粒的幼红细胞称为铁粒幼红细胞。正常幼红细胞(主要是晚幼红细胞)的细胞核周围可见到 1~5 个呈蓝绿色的细小铁颗粒。在油浸镜下连续计数 100 个幼红细胞,记录铁粒阳性的幼红细胞数,即为铁粒幼红细胞所占的百分率。需同时注意细胞内的铁粒数目、大小、染色深浅和排列。如含蓝绿色铁粒≥5 个,并环绕细胞核排列≥1/3 周者,称为环形铁粒幼红细胞。

【参考值】

1. 细胞外铁+ ~ ++,大多为++。

2. 细胞内铁20% ~90%,平均值为 65%,无环形铁粒幼红细胞。由于各实验室的实验条件不同,此参考值也有差异。

【临床意义】

1. 缺铁性贫血时,早期骨髓中贮存铁就已耗尽,细胞外铁呈"−"。铁粒幼细胞百分率减低,常<15%,甚至为"0"。经铁剂治疗后,数天内铁小粒出现在幼红细胞中,但细胞外铁需补铁治疗一段时间后才会出现。因此铁染色是目前诊断缺铁性贫血及指导铁剂治疗的一项可靠和临床实用的检验方法。

2. 非缺铁性贫血,如慢性炎症性贫血、珠蛋白生成障碍性贫血、铁粒幼细胞性贫血、溶血性贫血、巨幼细胞贫血、再生障碍性贫血及骨髓病性贫血等,细胞外铁多增加,常>+++ ~ ++++。

3. 铁粒幼细胞性贫血时,因血红素(heme)合成障碍,铁利用不良,铁粒幼红细胞增多,可见到环形铁粒幼红细胞,占幼红细胞的 15% 以上。骨髓增生异常综合征(MDS)伴环形铁粒幼红细胞(MDS-RS),环形铁粒幼红细胞>15%。

六、细胞免疫分型

细胞免疫分型也称细胞免疫标记(表型)检测,即用单克隆抗体及免疫学技术对细胞膜表面和(或)细胞质存在的特异性抗原进行检测,借以分析细胞所属系列,分化程度和功能状态的一种方法。

(一) 检测方法

1. 免疫荧光法(immune of fluorescence technique)

【原理】

用荧光素标记的单克隆抗体,在一定条件下与细胞表面的分化抗原相结合,经激发光照射则发荧光,借助于荧光显微镜或流式细胞仪观察荧光显示抗原。荧光素直接标记在第一抗体上,为直接免疫荧光法;荧光素标记在第二抗体上为间接免疫荧光法。

【参考值】

有荧光者为阳性细胞,无荧光者为阴性细胞。

2. 免疫酶标染色法 常用的免疫酶标染色法有 APAAP(碱性磷酸酶-抗碱性磷酸酶)法和 ABC(亲和素-生物素酶复合物)法,以 APAAP 法为例。

【原理】

将能识别某抗原的鼠源性抗体(一抗)与检测细胞相结合,抗鼠 IgG 抗体(二抗)作为桥梁,连接鼠源性的抗碱性磷酸酶单克隆抗体-碱性磷酸酶复合物,形成 Ag-Ab1-Ab2-anti AP-AP 的复合物。该法的免疫桥联技术敏感性高,结果易于判断;减少了内源性酶的影响,特异性强。

【参考值】

显示颜色的细胞为阳性细胞,无色者为阴性细胞。

(二) 细胞免疫分型的临床应用

1. 有助于识别不同系列的细胞 当不能确定细胞所属系列时,可用单克隆抗体的不同组合识别细胞系列,如:

识别髓系细胞的抗体:CD11b、CD11c、CD13、CD14、CD15、CD33、CD64、CD117 等。

识别 T 细胞系列的抗体:CD1、CD2、CD3、CD4、CD5、CD7、CD8、CD57。

识别 B 细胞系列的抗体:CD10、CD19、CD20、CD22、CD23、FMC7、CD79a、IgM、Kappa 和 Lambda 轻链等。

识别 NK 细胞的抗体:CD16、CD56 等。

识别巨核细胞和血小板的抗体:CD41、CD42、CD61 等。

识别幼稚红细胞的抗体:血型糖蛋白 A(CD235a)、CD36、CD71。

2. 用于检测 T 淋巴细胞亚群 临床上常用 CD3、CD4 和 CD8 单抗检测全 T 细胞,并可将 T 细胞分为 Th 和 Ts 两个主要亚群,计算 Th/Ts 比值作为评价机体免疫状态的指标。

3. 用于识别不同分化阶段的细胞 如检测细胞表达 CD34、CD38、HLA-DR、TdT 可了解细胞的分化阶段。

4. 有助于识别不同功能态的细胞 如记忆 T 细胞高表达 CD45RO、不表达 CD45RA,活化 T 细胞不表达 CD45RA。

5. 可用于血液肿瘤的免疫表型分析 见"急性白血病细胞免疫表型特征"内容。

6. 可用于血液肿瘤微小残留病的监测 血液肿瘤微小残留病是疾病复发和耐药的根源,细胞免疫分型监测微小残留病的敏感性可达 $10^{-5} \sim 10^{-4}$ 水平。

（三）急性白血病细胞免疫表型特征

1. 急性 B 淋巴细胞白血病/淋巴母细胞淋巴瘤（B-ALL/B-LBL）免疫表型（表4-2-8）

表 4-2-8　急性 B 淋巴细胞白血病/淋巴母细胞淋巴瘤免疫表型

	CD10	CD34	CD19	CD22c/m	CD38	TdT	HLA-DR	CD20	cCD79	sIg	Cyμ
早前-B	–	+	+	+	+	+	+	–	+	–	–
前-B	+/–	–	+	+	+	+/–	+	+/–	+	–	+/–
普通-B	+	+	+	+	+	+	+	+/–	+	–	–
分化-B	+/–	–	+	+	+	–	+	+	+	+	+

2. 急性 T 淋巴细胞白血病/淋巴母细胞淋巴瘤（T-ALL/LBL）免疫表型（表4-2-9）

表 4-2-9　急性 T 淋巴细胞白血病/淋巴母细胞淋巴瘤免疫表型

	CD3c/m	CD4/CD8	CD7	TdT	CD1a	CD2	CD99	CD38	CD34
早前-T	+	–/–	+	+	–	–	+	+/–	+/–
前-T	+	–/–	+	+	–	+	+	+	+/–
皮质-T	+	+/+	+	+	+	+	+	+	–
髓质-T	+	+/–或–/+	+	+/–	–	+	+/–	+	–

3. 急性髓细胞白血病（AML）免疫表型（表4-2-10）

表 4-2-10　急性髓细胞白血病免疫表型

类型	CD34	CD13	CD33	CD15	HLA-DR	CD14	CD71/CD235a	CD41/42/CD61	CD117	MPO
AML-t（8；21）（q22；q22）/RUNX1-RUNX1T1	部分+	++	+/–	+	+	常–	–	–	–	++
APL-PML-RARα	–	++	++	+/–	–	–	–	–	+	++
AML-inv（16）（p13.1；q22）/CBFβ-MYH11	–	++	++	+	–	++	–	–	+	++
AML-微小分化型（相当于 M0）	++	至少有一种阳性			+	多数–	–	–	–	+
AML-不伴成熟型迹象（相当于 M1）	常+	常+	+	部分+	+	常–	–	–	–	++
AML-伴成熟型迹象（相当于 M2）	部分+	++	++	+	+	常–	–	–	部分+	++
AML-粒单细胞白血病（相当于 M4）	部分+	++	++	+	+	+	–	–	+/–	++
AML-原始/单核细胞白血病（相当于 M5）	多数–	+/–	+	+	+	+	–	–	+	+
AML-纯红白血病	+/–	–	–	–	+/–	–	++	–	–	–
AML-急性巨核细胞白血病（M7）	+/–	+	+	–	–	–	–	++	+	–

七、细胞遗传学及基因分析

细胞遗传学在血液肿瘤的研究中不但确定了某些染色体异常与疾病发生、发展、诊断、治疗及预后有密切关系,而且染色体的特定片段和易位也已成为血液病诊断的依据。

（一）血液肿瘤的染色体分析

许多血液肿瘤与染色体异常(如染色体易位、缺失、重排等)有关,血液肿瘤的染色体异常分为平衡畸变和不平衡畸变。AML平衡畸变主要是易位或倒位,其结果产生融合基因,约占60%。例如t(8;21)(q22;q22)见于一些AML,t(15;17)(q22;q12)见于急性早幼粒细胞白血病(APL)。AML的染色体非平衡畸变多表现为染色体数目异常、染色体整条或部分丢失或增加,最多见是+8、-5/5q-、-7/7q-、20q-、+21等。部分急性淋巴细胞白血病或母细胞淋巴瘤也存在染色体的异常。

一部分血液肿瘤与特异的染色体异常有关,因此特异性染色体标志的检测有助于血液肿瘤的诊断及分型。

（二）血液肿瘤基因分析

血液肿瘤的染色体易位在分子水平的改变,表现为与血液肿瘤发病机制有关的基因重排及各种融合基因的形成,也是诊断某些血液肿瘤的分子标志物。

急性早幼粒细胞白血病(APL)的t(15;17)(q22;q12)染色体异常,使17q上的维A酸α受体(RARA)和15q上的早幼粒细胞白血病(promyeloblastic leukemia,PML)基因互相易位,形成 *PML-RARA* 融合基因,是APL的特异性分子标志物。

慢性髓系白血病(CML)典型的特点是具有Ph染色体,即t(9;22)(q34;q11.2),是9号染色体长臂3区4带处的 *c-abl* 易位至22号染色体长臂1区 *c-bcr* 断裂点,易位后重组形成 *bcr-abl* 融合基因,其基因产物P210具有较高的蛋白酪氨酸激酶(PTK)活性,现被认为是引起血细胞癌变和髓系细胞无限增殖的主要原因。

（三）具有重现性遗传学异常的急性白血病和淋巴母细胞淋巴瘤（表4-2-11）

表4-2-11　具有重现性遗传学异常的急性白血病和淋巴母细胞淋巴瘤(WHO分型,2016年版)

伴重现性遗传学异常的 AML
AML 伴 t(8;21)(q22;q22);*RUNX1-RUNX1T1*
AML 伴 inv(16)(p13q22)或 t(16;16)(p13;q22);*CBFβ-MYH11*
APL 伴 t(15;17)(q22;q12);*PML-RARA*(染色体可能检测不到)
AML 伴 t(9;11)(p21.3;q23.3);*MLLT3-KMT2A*
AML 伴 t(6;9)(p23;q34.1);*DEK-NUP214*
AML 伴 inv(3)(q21.3;q26.2)或 t(3;3)(q21.3;q26.2);*GATA2,MECOM*
AML(原始巨核细胞)伴 t(1;22)(p13.3;q13.3);*RBM15-MKL1*
AML 伴 *NPM1* 突变
AML 伴 *CEBPA* 突变
暂定型:AML 伴 *BCR-ABL1*
暂定型:AML 伴 *RUNX1* 突变
伴重现性遗传学异常的 B-ALL /LBL
B-ALL/LBL 伴 t(9;22)(q34;q11.2);*BCR-ABL1*
B-ALL/LBL 伴 t(v;11q23);*KMT2A* 基因重排
B-ALL/LBL 伴 t(12;21)(p13.2;q22.1);*ETV6-RUNX1*
B-ALL/LBL 伴超二倍体核型
B-ALL/LBL 伴亚二倍体核型
B-ALL/LBL 伴 t(5;14)(q31.1;q32.3);*IL3-IGH*
B-ALL/LBL 伴 t(1;19)(q23;p13.3);*TCF3-PBX1*
B-ALL/LB 伴 *iAMP21*

第四节　血型鉴定与交叉配血试验

血型(blood group)是人体血液的一种遗传性状,各种血液成分包括红细胞、白细胞、血小板及某些血浆蛋白在个体之间均具有抗原成分的差异,受独立的遗传基因控制。由若干个相互关联的抗原抗体组成的血型体系,称为血型系统。20世纪初发现红细胞ABO血型系统以来,血型的概念仅指红细胞表面抗原的差异。随着对血型研究的进展,白细胞、血小板和血清中血型抗原的发现,血型已被认为是指各种血液成分的遗传多态性标记。血型血清学的研究已发展成为"免疫血液学"这一新的独立学科,在临床医学、人类学、遗传学、法医学、考古学等方面的应用日趋广泛,尤其是在输血、器官移植、造血干细胞移植等临床实践中发挥着重要作用。本节重点叙述与输血工作有密切联系的红细胞血型系统。

一、红细胞血型系统

红细胞血型是发现最早的人类血型。继1900年发现ABO血型之后,又发现不少红细胞血型,分为若干系统。主要的人类红细胞血型有20多个系统,每个血型系统中可含有1个或若干个不同的抗原。由于很多血型在人体内没有相应的天然抗体,多数血型抗原的抗原性较弱,不易刺激人体产生抗体,故在输血及器官移植等方面的意义不大。而其中最重要的是ABO血型系统,其次是Rh血型系统。

(一)ABO血型系统

1. ABO血型系统的抗原和抗体　　根据红细胞表面是否具有A或B抗原(又称A或B凝集原,两者均由H物质转变而来),血清中是否存在抗A或抗B抗体(又称抗A或抗B凝集素),ABO血型系统可分为四型。红细胞上具有A抗原,血清中有抗B抗体为A型;红细胞上有B抗原,血清中有抗A抗体为B型;红细胞上有A和B抗原,血清中不含抗A和抗B抗体者为AB型;红细胞上不具有A和B抗原,而血清中有抗A和抗B抗体者为O型(表4-2-12)。

表4-2-12　ABO血型系统分型

血型	红细胞表面的抗原	血清中的抗体
A	A	抗B
B	B	抗A
AB	AB	无
O	无	抗A及抗B

A或B抗原在第5~6周胚胎的红细胞上便能检出,出生时抗原的敏感性仍较低,估计仅为成人的20%~50%,以后逐渐增强,至20岁左右时达高峰。

ABO血型系统抗体有免疫抗体和天然抗体之分。抗体有抗A和抗B两种,人在出生前尚未产生抗体,出生后3~6个月才开始出现,至青春期达高峰。产生抗体的功能可延续终身,但其效价随着年龄增长而逐渐降低。所谓天然抗体可能是由一种无觉察的抗原刺激而产生。人红细胞膜上的A、B抗原决定簇,在自然界非血型抗原所特有,如有些细菌表面就具有类似的A或B抗原物质,它们可不断给人以类A、类B抗原的刺激而产生相应的抗体。血型抗体也是免疫球蛋白(IgG、IgM、IgA),免疫性抗体主要是IgG,天然抗体主要是IgM。

A和B血型物质除存在于红细胞和其他组织细胞表面外,还广泛存在于体液和分泌液中,以唾液中含量最丰富,其次如血清、胃液、精液、羊水中含量也丰富,汗液、泪液、胆汁及乳汁中也有少量存在,但脑脊液中则无。故通过检查各种组织和体液中的血型物质也可帮助确定血型。

2. ABO 血型的亚型

ABO 血型系统中重要的亚型是 A 抗原亚型。

（1）A 亚型：A 型中主要的亚型有 A_1 和 A_2。A_1 亚型的红细胞上具有 A_1 和 A 抗原，其血清中含有抗 B 抗体。A_2 亚型的红细胞上只有 A 抗原，其血清中除含抗 B 抗体外，尚可有少量的抗 A_1 抗体（约见于 1%～2% 的 A_2 型）。已知 A_1 抗原与抗 A_1 抗体之间呈特异性凝集反应，故 A_1 与 A_2 两亚型之间的输血可能引起输血反应。据国内资料，A_2 亚型只占 A 型的 0.77%～2.41%。ABO 系统中除 A_1、A_2 亚型之外，还有 A_3、Ax 及 Am 等亚型，但因抗原性均很弱，意义较小。其中 Ax 红细胞与 B 型血清（抗 A 抗体）不发生凝集或凝集反应甚弱，但却能与 O 型血清发生凝集。因此，在做 ABO 血型鉴定时，应加 O 型血清，以防将 Ax 型误定为 O 型。

由于 A 抗原中有 A_1、A_2 两种主要亚型，故 AB 型中也有 A_1B 和 A_2B 两种主要亚型。A_1B 的红细胞上具有 A_1、A 和 B 抗原，血清中无任何抗体；A_2B 的红细胞上具有 A 和 B 抗原，血清中虽多无任何抗体，但在约 25% 的 A_2B 型人中含有抗 A_1 抗体。据国内资料，A_2B 亚型占 AB 型的 0.87%～8.67%。

（2）B 亚型：B 亚型不多见，命名也不统一，一般称为 B 亚型或弱 B，因其抗原性很弱，故 B 亚型的临床意义不大。

3. ABO 血型鉴定和交叉配血试验

（1）ABO 血型鉴定：ABO 血型抗体能在生理盐水中与相应红细胞抗原结合而发生凝集反应。进行 ABO 血型鉴定时，采用标准的抗 A 及抗 B 血清以鉴定被检者红细胞上的抗原（Beth-Vincent 直接试验），同时用标准的 A 型及 B 型红细胞鉴定被检者血清中的抗体（Simonin 反转试验）。只有被检者红细胞上的抗原鉴定和血清中的抗体鉴定所得结果完全相符时才能肯定其血型类别（表 4-2-13）。

表 4-2-13　用标准血清及标准红细胞鉴定 ABO 血型结果

标准血清+被检者红细胞			标准红细胞+被检者血清			被鉴定血的血型
抗 A 血清	抗 B 血清	抗 AB 血清（O 型血清）	A 型红细胞	B 型红细胞	O 型红细胞	
+	−	+	−	+	−	A 型
−	+	+	+	−	−	B 型
+	+	+	−	−	−	AB 型
−	−	−	+	+	−	O 型

加用 O 型血清主要用以检出抗原性较弱的 Ax 亚型红细胞而避免误定为 O 型。加用 O 型标准红细胞的目的在于检出被检者血清中是否含有与 ABO 血型系统无关的红细胞异常抗体。如被检者的血清与 O 型红细胞凝集，表明其血清中可能存在着非典型的冷凝集素或自身抗体，需进一步作有关鉴定试验。

（2）交叉配血试验：输血前必须进行交叉配血试验，其目的主要是进一步验证供者与受者的 ABO 血型鉴定是否正确，以避免血型鉴定错误导致输血后严重溶血反应。为避免输血反应必须坚持同型输血，而交叉配血则是保证输血安全的关键措施。此外，也可检出 ABO 血型系统的不规则凝集素，以及发现 ABO 系统以外的其他血型抗体。

交叉配血试验常采用试管法进行。由于配血试验主要是检查受血者血清中有无破坏供血者红细胞的抗体，故受血者血清加供血者红细胞悬液相配的一管称为主侧；供血者血清加受血者红细胞相配的一管称为次侧，两者合称为交叉配血。

结果判断：同型血之间作交叉配血时，主侧管与次侧管均无凝集反应，表示配血完全相合，可以输血；无论何种原因导致主侧管有凝集时，则绝对不可输用。异型配血时（指供血者系 O 型，受血者为 A 型或 B 型），如主侧管无凝集及溶血，而次侧管出现凝集，但凝集较弱，效价<1:200，可以

试输少量(不超过 200ml)该型血液。

配血方法的选择：ABO 血型系统的配血,对无输血史及妊娠史者,可只作盐水介质凝集试验。对有反复输血史及妊娠史者,尤其是有输血反应史或曾生育过有新生儿溶血病婴儿的妇女,则应作间接抗球蛋白配血法,以防有不完全抗体而引起输血反应。在 48 小时内输入 5L 或更多量的大量输血时,因需同时输入多名供血者的血液,因此除了进行受血者与各供血者的交叉配血外,还应坚持做供血者之间的交叉配血试验,只有相互交叉配合完全相合时才能输用。

4. ABO 血型系统的临床意义

(1)在输血上的意义:输血在临床上的应用颇为广泛,如严重失血或某些手术时,输血常是治疗和抢救的重要措施。每个人都具有 ABO 血型系统中的某种抗原或某种"天然抗体",故输血前必须准确鉴定供血者与受血者的血型,选择同型人的血液,并经交叉配血试验,证明完全相配合时才能输血。如输入异型血,可迅速引起严重的溶血反应,甚至危及生命,为此必须坚持同型输血。有些 ABO 亚型的抗原性虽然较弱,但如不规则抗体的效价较高,也可能发生不良的输血反应,便需进一步鉴定亚型,选择同亚型者进行输血。O 型的红细胞一般不被其他 3 型的血清凝集,其血清中虽有抗 A 及抗 B 抗体,但于输入时被受血者血液所稀释和被血型物质所中和而不再凝集受血者红细胞,故不发生溶血反应。因此,O 型血的人曾被认为是"万能输血者"。但应注意,O 型供血者需经仔细检查确为 O 型,其血清中的天然抗 A 及抗 B 抗体的效价应低于 1:200,并且无免疫性抗 A、抗 B 抗体,才可在紧急情况下考虑输用。国内资料表明在 202 名 O 型血人中,有 30.2% 含有免疫性抗 A、抗 B 抗体,这种抗体不能被血型物质中和可导致溶血反应。AB 型人的血清中,无抗 A 及抗 B 抗体。曾被认为可输入任何血型的血液。但已知 A_1B 型人中有 3% 其血清中含抗"O"抗体,当输入 O 型红细胞时可引起溶血反应;A_2B 型人中有 25% 含有抗 A_1 抗体,如效价高者输入 A_1 型血液时也可引起溶血反应。因此,为防止输血反应必须坚持同型输血。

(2)新生儿同种免疫溶血病:是指母亲与胎儿血型不合引起血型抗原免疫所致的一种溶血疾病。在我国最多见的是 ABO 血型系统所引起的溶血病,其次为 Rh 系统所引起。

ABO 溶血病多发生于母亲为 O 型而孕育的胎儿为 A 型或 B 型者占 90% 以上。O 型的母亲发病率较高,可能与其在受到 A 或 B 型抗原物质免疫后产生的免疫性抗体效价较高有关。这种免疫抗体是 IgG,能通过胎盘进入胎儿体内,导致新生儿溶血病或流产。由于免疫性抗 A、抗 B 抗体可因输血、自然界中存在的类 A 或类 B 型抗原物质、注射疫苗或细菌感染等刺激而产生,故 ABO 系统血型不合的妊娠第一胎时就可发生新生儿溶血病。

(3)ABO 血型与器官移植:已知 ABO 抗原是一种强移植抗原,如供者与受者 ABO 血型不合可加速对移植物的排斥,特别是皮肤和肾移植。肾移植时,ABO 血型不合者失败率达 46%;而血型相合者,失败率仅 9%。因血管内皮可含有 A 和 B 抗原,供者与受者血型不合时可发生超急性排斥反应。

(4)其他:ABO 血型检查还可用于亲缘鉴定,可疑血迹、精斑、毛发等的鉴定,以及与某些疾病相关性的调查。

(二)Rh 血型系统

1940 年 Landsteiner 和 Wiener 用恒河猴(macacus rhesus)的红细胞作为抗原免疫豚鼠或家兔所得到的抗血清,能与 85% 白人的红细胞发生凝集现象,证明人的红细胞上有与恒河猴红细胞相同的抗原,于是将此抗原命名为 Rh 抗原。含有这种抗原者称为 Rh 阳性,不含这种抗原者称为 Rh 阴性。

1. Rh 血型系统的抗原和抗体 Rh 遗传基因位于第 1 号染色体短臂上,Fisher 认为 Rh 基因是连锁基因,即每条染色体上有 3 个相互连锁的基因座、顺序是 C、D、E,每一基因座有 2 个等位基因,即 C 与 c;D 与 d;E 与 e 为等位基因,每个基因决定一种抗原。从理论上认识人类红细胞上的 Rh 抗原应有 C、c、D、d、E、e 6 种。由于目前尚未发现抗 d,因此也未肯定 d 抗原,故 Rh 抗原主要有

5 种。这 5 种抗原的抗原性强弱依次为 D、E、C、c、e，以 D 抗原性最强，其临床意义更为重要。大多数 Rh 血型不合的输血反应和新生儿 Rh 溶血病都是由于抗 D 抗体引起。所以若仅有抗 D 抗体作 Rh 系统血型鉴定，则粗略地称含 D 抗原的红细胞为 Rh 阳性，不含 D 抗原的为 Rh 阴性。我国 Rh 阴性者甚为少见，据血型调查资料表明，汉族人中 Rh 阴性率<1%，维吾尔族 Rh 阴性率为 4.97%，乌孜别克族为 8.76%，塔塔尔族为 15.78%。Rh 血型是红细胞血型中最复杂的一个系统，亚型较多，其中有较大临床意义的是 D"。D" 是 D 抗原的一种变异型，它能被某些抗 D 血清凝集，而与另一些抗 D 血清却完全不凝集，但间接抗球蛋白试验常呈阳性。由于 D" 亚型有以上特点，易被误定为 Rh 阴性。为防止 D" 的漏检，于检测时应采用抗球蛋白试验，如出现凝集者，可定为 D" 型。

Rh 血型形成的天然抗体极少，主要是由 Rh 血型不合输血或通过妊娠所产生的免疫性抗体。已知有 5 种，即抗 D、抗 E、抗 C、抗 c 及抗 e 抗体，抗 D 抗体是 Rh 系统中最常见的抗体。Rh 抗体有完全抗体和不完全抗体两种。完全抗体在机体受抗原刺激初期出现，一般属 IgM 型。机体继续受抗原刺激，则出现不完全抗体，属 IgG 型，因其分子量小，可以通过胎盘而引起新生儿溶血病。

2. Rh 血型系统的鉴定

（1）Rh 抗体主要是不完全抗体，如用 5 种不完全抗体标准血清（抗 D、抗 E、抗 C、抗 c、抗 e）进行鉴定者，可将 Rh 血型系统分为 18 个型别。由于临床实验室不易得到 5 种 Rh 抗血清，且在 Rh 抗原中，抗原性最强、出现频率高、临床意义较大的是 D 抗原，故一般只作 D 抗原的鉴定。若仅用抗 D 血清进行鉴定，则可粗略地分为 Rh 阳性及阴性两类。

（2）鉴定所采用的方法，依抗体的性质而定。如系完全抗体可用生理盐水凝集试验；如系不完全抗体则应用胶体介质法、木瓜酶（或菠萝酶）法或抗球蛋白法等进行检查。

3. Rh 血型系统的临床意义

（1）Rh 血型系统所致的溶血性输血反应：Rh 系统一般不存在天然抗体，故在第一次输血时，往往不会发现 Rh 血型不合。Rh 阴性的受血者接受了 Rh 阳性血液输入后便可产生免疫性抗 Rh 抗体，如再次输入 Rh 阳性血液时，即出现溶血性输血反应。由于 Rh 抗体一般不结合补体，所以由 Rh 血型不合引起的溶血性输血反应，是一种血管外溶血反应，以高胆红素血症为其特征。如 Rh 阴性妇女曾孕育过 Rh 阳性的胎儿，当输入 Rh 阳性血液时也可发生溶血反应。

（2）新生儿 Rh 溶血病：母亲与胎儿的 Rh 血型不合，典型的病例为胎儿之父为 Rh 阳性（DD 或 Dd），母为 Rh 阴性（dd），胎儿为 Rh 阳性（Dd）。胎儿的红细胞如有一定数量经胎盘进入母体，即可刺激母体产生抗 Rh 抗体。此抗体可以通过胎盘进入胎儿体内，与胎儿红细胞表面的抗原结合，即可引起胎儿红细胞破坏而造成溶血。第 1 胎时因产生的抗 Rh 抗体很少，故极少发生溶血。但第 2 次妊娠后，再次受到抗原的刺激，产生的抗体增多而常引起新生儿溶血病。若孕妇曾有输 Rh 阳性血液史或第一胎妊娠前曾有流产史，则第 1 胎也可发病。Rh 溶血病发病率高低与群体中 Rh 阴性者的发生率多少有关。我国汉族中，Rh 阴性者仅占 0.4%，因此汉族人的 Rh 溶血病较为少见。但在有些少数民族中，Rh 阴性的发生率较高，应予重视。

二、其他血型系统

1. 白细胞抗原系统　白细胞抗原可分为白细胞本身特有的以及与其他血液成分共有的两大类，后者包括 HLA 抗原及某些红细胞血型抗原。

HLA 是 1954 年 Dausset 首先在人类白细胞上发现的，称为**人类白细胞抗原**（human leukocyte antigen，HLA）。HLA 系统是人类最主要的**组织相容性复合物**（major histocompatibility complex，MHC），又称组织相容性抗原。MHC 是一组膜抗原，除存在于淋巴细胞、单核细胞、粒细胞外，还存在于血小板、原纤维细胞，以及胎盘、肾、脾、肺、肝、心、精子、皮肤等组织细胞上。1987 年在第 10 届国际组织相容抗原会议上确定了 HLA 的命名标准，以控制 HLA 遗传基因座位的名称命名。HLA 系统的遗传受控于第 6 号染色体短臂上紧密连锁的基因座。HLA 遗传区域包含 3 类紧密相连的基因。Ⅱ类基因座在染色体的着丝点端,为 HLA-D/-DR、-DQ、-DP 抗原;Ⅰ类基因座在另一端,为 HLA-A、-C 和-B 抗原;中间为补体成分 C2、C4 及 21-羟化酶、肿瘤坏死因子(TNF)等的基因座。HLA 是共显性遗传,每个基因座上的等位基因紧密按顺序连锁,构成一个单倍型,来自父母各一方的一个单倍型组成一个人的基因型,故 HLA 系统是一个复杂的多态性遗传系统。目前已发现 HLA 系统有 140 多种特异性抗原,通过不同的组合,人类可有上亿种不同组合的白细胞抗原型。

HLA 配型在器官移植时对提高移植物存活率有非常密切的关系。供体和受体的 HLA-A、B、D、DR 完全相同者的存活率明显高于不同者,特别是 HLA-DR 的配合对提高移植物的存活率尤为重要。HLA 还可作为遗传标志,用来研究人类学以及与疾病的相关性,广泛应用于基础医学、临床医学、预防医学、社会医学、法医学等方面。

2. **血小板抗原及抗体**　人类血小板表面具有复杂的血小板血型抗原,通常分为血小板非特异性抗原和特异性抗原。非特异性抗原是与其他血液成分共有的抗原,如与红细胞共有的抗原有 ABO、Mn、P、Ii 等;与白细胞共有的抗原有 HLA。血小板特异性抗原为血小板本身特有的抗原。按 ICSH(国际血液学标准化委员会)和 ISBT(国际输血协会)的命名,血小板抗原系统主要有 HPA-1、HPA-2 系统。HPA-1 亦称 Zw 系统(或称 PIA 系统,两者为同一抗原);HPA-2 亦称 Ko 系统。此外,还有 HPA-3、HPA-4、HPA-5 系统,这些抗原系统均是由遗传决定的。

血小板抗体包括同种抗体和自身抗体。血小板同种抗体是由输血、输血小板或妊娠等同种免疫反应产生。当再次输入血小板时,可使输入的血小板迅速破坏,或缩短输入的血小板存续时间,形成输血后血小板减少症。也可见输血后 1 周左右发生紫癜,称输血后紫癜。HPA-1 系统的抗体多为 IgG,可通过胎盘引起新生儿血小板减少性紫癜。多数免疫性血小板减少症病人血清中可检出血小板自身抗体。这种抗体可通过胎盘使新生儿发生一过性免疫性血小板减少症。

3. **血清蛋白成分的抗原特异性**　由于遗传基因的不同,已发现血清蛋白中的许多成分,如免疫球蛋白、结合珠蛋白、清蛋白、铜蓝蛋白、运铁蛋白、血清酶型以及红细胞酶型等,均有型的差别,具有抗原特异性。

(岳保红)

第三章 血栓与止血检测

生理状态下,血液在血管内流动,它既不会溢出血管外引起出血,也不会在血管内凝固形成血栓,这主要是由于机体内存在着完善的止凝血与抗凝血机制,这种机制呈动态平衡状态。机体的止血机制包括:①血管壁和血小板的作用;②凝血因子和抗凝因子的作用;③纤维蛋白溶解(纤溶)因子和抗纤溶因子的作用等。病理状态下,止凝血和抗凝血机制的动态平衡失调则可表现为:①止凝血机制亢进(增强)或抗凝血机制减退(减弱)而形成血栓,临床上出现血栓性疾病;②止凝血机制减退(减弱)或抗凝血机制亢进(增强),而引起出血,临床上出现出血性疾病。本章重点介绍血栓与止血(thrombosis and hemostasis)相关的检测以及检测项目的选择和临床意义。

第一节 血管壁检测

血管在初期止血中起重要作用,它包括:血管损伤后的收缩、血小板的激活、凝血系统的激活和局部血黏度的提高。血管壁尤其是血管内皮细胞能合成或分泌多种促凝物质(如血管性血友病因子、内皮素等)和抗凝物质(如6-酮-$PGF_{1\alpha}$、凝血酶调节蛋白等),它们参与初期止血过程。

一、筛检试验

(一)出血时间

【原理】

将皮肤刺破后,让血液自然流出到血流自然停止所需的时间称为出血时间(bleeding time,BT)。BT的长短反映血小板的数量、功能以及血管壁脆性和通透性的变化;也反映血小板生成的血栓烷A_2(TXA_2)与血管壁生成的前列环素(PGI_2)的平衡关系;某些血液因子(血管性血友病因子和纤维蛋白原等)缺乏也会导致出血时间延长。

【参考值】

WHO推荐用模板法或出血时间测定器法(template bleeding time,TBT)测定。参考值为(6.9±2.1)分钟,超过9分钟为异常。

【临床意义】

1. BT延长

(1)血小板明显减少:如原发性和继发性血小板减少性紫癜。

(2)血小板功能异常:如血小板无力症(Glanzmann thrombasthenia,GT)和巨血小板综合征(Bernard-Soulier syndrome,BSS)。

(3)严重缺乏血浆某些凝血因子:如血管性血友病(von Willebrand disease,vWD)、弥散性血管内凝血(disseminated intravascular coagulation,DIC)。

(4)血管异常:如遗传性出血性毛细血管扩张症(hereditary hemorrhagic telangiectasia,HHT)。

(5)药物影响:如应用抗血小板药物(阿司匹林等)、抗凝药(肝素等)和溶栓药(rt-PA等)。

2. BT缩短 临床意义不大。

本试验敏感度和特异性均差,又受诸多因素干扰,故临床价值有限。

（二）束臂试验

【原理】

束臂试验(tourniquet test)又称毛细血管脆性试验(capillary fragility test,CFT)或毛细血管抵抗力试验(capillary resistance test,CRT)。通过给手臂局部加压(标准压力)使静脉血流受阻,给予毛细血管壁额外负荷,检查一定范围内皮肤出现出血点的数目来估计血管壁的通透性和脆性。毛细血管抵抗力试验与血管的结构和功能、血小板的数量和质量以及血管性血友病因子(vWF)等因素有关。如果上述因素有缺陷,血管壁的脆性和通透性增加,新的出血点便增多。

【参考值】

给予上臂袖带加压8分钟(压力维持在80～120mmHg),观察前臂屈侧皮肤在5cm直径的圆圈内新的出血点数目。成年男性低于5个,儿童和成年女性低于10个。

【临床意义】

新的出血点超过正常范围高限值为该试验阳性,见于以下几种情况:

1. **血管壁的结构和（或）功能缺陷**　如遗传性出血性毛细血管扩张症、过敏性紫癜、单纯性紫癜以及其他血管性紫癜。

2. **血小板数量和功能异常**　原发性和继发性血小板减少症、血小板增多症以及遗传性和获得性血小板功能缺陷症等。

3. **血管性血友病（von Willebrand disease，vWD）**

4. **其他**　如高血压、糖尿病、败血症、维生素C缺乏症、尿毒症、肝硬化和某些药物等。

由于本试验在某些正常儿童和成年人中也可阳性,且试验结果受多种因素干扰,故临床价值有限。

二、诊断试验

（一）血管性血友病因子抗原测定

【原理】

在含血管性血友病因子(von Willebrand factor,vWF)抗体的琼脂糖凝胶板中加入一定量受检血浆(含vWF抗原),在电场作用下,泳动一定时间,出现抗原-抗体反应形成的火箭样沉淀峰,其高度与受检血浆中vWF的浓度呈正相关。据此计算血浆中血管性血友病因子抗原(von Willebrand factor antigen,vWF:Ag)的含量。也可用酶联免疫吸附试验(ELISA)法测定。

【参考值】

Laurell免疫火箭电泳法:94.1%±32.5%;ELISA法:70%～150%。

【临床意义】

vWF:Ag是血管内皮细胞的促凝指标之一。它由血管内皮细胞合成和分泌,参与血小板的黏附和聚集反应,起促凝血作用。

1. **减低**　见于血管性血友病(vWD),是诊断vWD及其分型的指标之一。

2. **增高**　见于血栓前状态和血栓性疾病,如急性冠脉综合征(ACS)、心肌梗死、心绞痛、脑血管病变、糖尿病、妊娠高血压综合征、肾小球疾病、大手术后、恶性肿瘤、免疫性疾病、感染性疾病、骨髓增殖性疾病/肿瘤等。

（二）血管性血友病因子活性测定

【原理】

在待检枸橼酸钠抗凝血浆中,加入一种吸附于胶乳颗粒上的特异性单抗,该单抗直接针对vWF的血小板结合位点(GPⅠb受体)。正常情况下,胶乳颗粒在单抗作用下和待检血浆中的vWF发生聚集,受检血浆出现浊度变化。以此反映血管性血友病因子活性(von Willebrand factor activity,vWF:A)。

【参考值】

O 型血正常人为 38% ~ 125.2% ;其他血型正常人为 49.2% ~ 169.7% 。

【临床意义】

结合 vWF:Ag、FⅧ:C 检测,主要用于 vWD 的分型诊断。

1. 若 vWF:Ag、vWF:A 和 FⅧ:C 均正常,基本可以排除血友病 A 和 vWD。

2. 若 vWF:Ag、vWF:A 和 FⅧ:C 三项中有一项降低,则应该计算:(vWF:A)/(vWF:Ag)比值和(FⅧ:C)/(vWF:Ag)比值,两者比值均大于 0.7 可以诊断为 vWD 1 型。

3. 若(vWF:A)/(vWF:Ag)比值低于 0.7,(FⅧ:C)/(vWF:Ag)比值大于 0.7,可以诊断 vWD2A、2B、2M 三个亚型,此三个亚型可再用瑞斯托霉素诱导的血小板凝集试验(RIPA)、vWF 多聚体分析等试验加以区分。

4. 若(FⅧ:C)/(vWF:Ag)比值低于 0.7,(vWF:A)/(vWF:Ag)比值大于 0.7,可以诊断 vWF 2N 亚型和血友病 A,再用 FⅧ抗原(FⅧ:Ag)检测可将 vWD2N 亚型与血友病 A 相区别。

5. 血栓性疾病,vWF:Ag 与 vWF:A 均升高,(vWF:A)/(vWF:Ag)比值≥1.0。

(三) 6-酮-前列腺素 $F_{1\alpha}$ 测定

【原理】

将抗原包被酶标反应板,加入受检血浆或 6-酮-前列腺素 $F_{1\alpha}$(6-keto-PGF$_{1\alpha}$)标准品和一定量的抗 6-酮-PGF$_{1\alpha}$ 抗血清,作用一定时间后,再加入酶标记第二抗体,最后加底物显色。根据吸光度(A 值)从标准曲线上推算出受检血浆中 6-酮-PGF$_{1\alpha}$ 的含量。

【参考值】

酶联法:(22.9±6.3)mg/L。

【临床意义】

6-酮-PGF$_{1\alpha}$ 是血管内皮细胞的抗凝指标之一。它由血管内皮细胞合成和分泌,由抗血小板聚集和扩张血管的作用,起抗凝血作用。减低见于血栓性疾病,如急性心肌梗死、心绞痛、脑血管病变、糖尿病、动脉粥样硬化、肿瘤转移、肾小球病变、周围血管血栓形成及血栓性血小板减少性紫癜(thrombotic thrombocytopenic purpura,TTP)等。

(四) 血浆凝血酶调节蛋白抗原测定

【原理】

以血浆凝血酶调节蛋白(thrombomodulin,TM)单抗(或抗血清)包被聚乙烯放免小杯,受检血浆中的 TM 结合于包被的放免小杯上,加入^{125}I 抗人 TM 单抗,根据结合的^{125}I 放射性强度计算出受检血浆中 TM 含量。

【参考值】

放射免疫法(RIA):血浆 TM:Ag 为20 ~ 35μg/L。

【临床意义】

TM:Ag 参与血管内皮细胞的抗凝过程。它表达于血管内皮细胞表面,与循环血液中的凝血酶形成 1:1 TM-凝血酶复合物。该复合物激活蛋白 C(PC)为活化蛋白 C(APC),APC 有灭活 FⅧa、F V a 和激活纤溶活性的作用。TM:Ag 水平增高反映血管内皮细胞的抗凝作用增强,见于血栓性疾病,如糖尿病、心肌梗死、脑梗死、深静脉血栓形成、肺栓塞、弥散性血管内凝血(DIC)、血栓性血小板减少性紫癜(TTP)、系统性红斑狼疮(SLE)等。

第二节　血小板检测

初期止血过程中,血小板主要依靠其数量和功能发挥止血作用。血小板参数包括血小板计数、血小板平均容积和血小板分布宽度,血小板功能主要是黏附、聚集、释放、促凝和血块收缩等。

一、筛检试验

（一）血小板计数

血小板计数见本篇第二章。

（二）血块收缩试验

【原理】

血块收缩试验（clot retraction test，CRT）是在富含血小板的血浆中加入 Ca^{2+} 和凝血酶，使血浆凝固形成凝块。血小板收缩蛋白使血小板伸出伪足，伪足前端连接到纤维蛋白束上。当伪足向心性收缩，使纤维蛋白网眼缩小，检测析出血清的容积可反映血小板血块收缩能力。也可应用已凝固的新鲜血块，观察在血小板收缩蛋白的作用下血块收缩，血清析出的过程。

【参考值】

1. 凝块法 血块收缩率（%）=［血清（ml）/全血（ml）×（100%－Hct%）］×100%，参考值：65.8%±11.0%。

2. 血块收缩时间（小时） 2 小时开始收缩，18～24 小时完全收缩。

【临床意义】

1. 减低（<40%） 见于特发性血小板减少性紫癜（ITP）、血小板增多症、血小板无力症、红细胞增多症、低（无）纤维蛋白原血症［hypo（a）fibrinogenemia］、多发性骨髓瘤（multiple myeloma，MM）、原发性巨球蛋白血症（primary macroglobulinemia）等。

2. 增高 见于先天性和获得性因子ⅩⅢ缺陷症等。

二、诊断试验

（一）单克隆抗体血小板抗原固定试验

【原理】

单克隆抗体血小板抗原固定试验（monoclonal antibody immobilization of platelet antigens，MAIPA）是将待测血小板分别和不同抗血小板膜蛋白的小鼠单克隆抗体（McAb）（例如，抗 GPⅠb、GPⅡb、GPⅢa、GPⅨ、HLA 等 McAb）一起孵育，洗涤后裂解血小板，将血小板裂解液加入到包被有羊抗鼠免疫球蛋白抗体的微孔板中，结合有血小板 McAb 和膜蛋白及其对应的自身抗原抗体复合物被固定在微孔板上，然后与酶标羊抗人免疫球蛋白抗体反应，经酶底物显色，可检出血清中血小板膜蛋白特异的自身抗体。同时做健康人血小板对照。

【参考值】

ELISA 法：阴性。

【临床意义】

1. 自身免疫性疾病 病人机体可产生血小板自身抗体，这些自身抗体可导致血小板破坏增加或生成障碍，使循环血小板显著减少。文献报道的 ITP 血小板自身抗体的阳性率不同，抗 GPⅡb/Ⅲa、GPⅠb/Ⅸ自身抗体阳性率通常分别为 20%～40%、15%～30%，病人可以是一种或几种自身抗体同时阳性，阳性率可达 50%～70%。

2. ITP 对血小板减少病人进行血小板或血清自身抗体检测的主要目的是发现病人血液循环中存在的可以与血小板结合的血小板自身抗体，尤其是抗血小板膜蛋白的特异性自身抗体，可以作为判断有无血小板相关免疫异常的依据，该指标特异性较强，是诊断 ITP 的依据之一。

3. 治疗评估 在 ITP 治疗过程中，可以对血小板自身抗体，尤其是抗 GPⅡb/Ⅲa 特异性血小板自身抗体水平进行监测，了解疗效和复发情况。当治疗有效时，病人血小板自身抗体水平可下降，完全治愈的病人甚至可呈阴性；而复发时，血小板自身抗体水平常常回升。

（二）血小板黏附试验

常用玻珠柱法和玻璃滤器法等进行血小板黏附试验(platelet adhesion test,PAdT),现以前者为例说明。

【原理】

受检血液通过含一定量玻璃珠柱前、后血小板数的差,为黏附于玻璃珠和塑料管的血小板数,由此可计算出占血小板总数的百分比,即为血小板黏附率(%)。由于此过程包含血小板聚集因素,因此又称为血小板滞留试验。

【参考值】

玻珠柱法:62.5%±8.6%。

【临床意义】

PAdT是检测血小板体外黏附功能的方法,不能反映体内血小板的黏附功能,故其临床应用价值有限,逐被停用。血小板黏附是血小板膜糖蛋白(GP I b/V/IX)通过vWF与血管内皮下胶原黏附作用。

1. **PAdT增高**　见于血栓前状态和血栓性疾病,如心肌梗死、心绞痛、脑血管病变、糖尿病、深静脉血栓形成、妊娠高血压综合征、肾小球肾炎、动脉粥样硬化、肺栓塞、口服避孕药等。

2. **PAdT减低**　见于血管性血友病(vWD)、巨血小板综合征(BBS)、血小板无力症、尿毒症、肝硬化、骨髓增生异常综合征(myelodysplastic syndrome,MDS)、急性白血病、服用抗血小板药物、低(无)纤维蛋白原血症等。

（三）血小板聚集试验

【原理】

血小板聚集试验(platelet aggregation test,PAgT)是在富血小板血浆(PRP)中加入诱聚剂(ADP、肾上腺素、凝血酶、胶原、花生四烯酸、瑞斯托霉素等),血小板由于发生聚集反应其血浆的浊度减低,透光度增加。将此光浊度变化记录于图纸上,形成血小板聚集曲线。根据血小板聚集曲线中的透光度变化可了解血小板聚集功能。

【计算】

按 O'Brien 的计算法计算最大聚集率(MAR%)、坡度及5分钟有效解聚率。

1. **最大聚集率（MAR%）**　测量最大聚集时距PRP基线的高度(h_1),并测量PRP基线与PPP基线的高度(h_0),按下列公式可求得最大聚集率:$MAR(\%)=h_1/h_0\times100\%$。

2. **坡度**　是沿着聚集曲线下降的最陡峭部分作一切线,以2分钟走的距离作为底边,测定切线到底边的垂直高度,即为坡度(单位为"度",记录纸1小格的距离为1度)。

3. 5分钟有效聚集率$(\%)=[(h_1-h_2)\div h_1]\times100\%$,$h_2$为加入诱导剂(ADP)后5分钟时的透光度与PRP基线高度之间的距离(图4-3-1)。

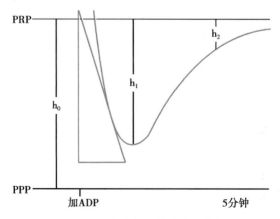

图4-3-1　血小板聚集功能示意图

【参考值】

各实验室应建立自己的参考值。

1. O'Brien 的参考值

（1）浓度 $6×10^{-6}$ mol/L 的 ADP 时 MAR 为（35.2±13.5）%，坡度为 63.9°±22.2°。

（2）浓度 $4.5×10^{-5}$ mol/L 的肾上腺素可引起双相聚集曲线，此时第一相 MAR 为（20.3±4.8）%；坡度为 61.9°±32.9°。

2. 中国医学科学院血液病研究所的参考值　以最大聚集率（MAR%）表示：

（1）11.2μmol/L ADP 为（70±17）%。

（2）5.4μmol/L 肾上腺素为（65±20）%。

（3）20mg/L 花生四烯酸为（69±13）%。

（4）20mg/L 胶原为（60±13）%。

（5）1.5mg/L 瑞斯托霉素为（69±9）%。

【临床意义】

PAgT 是反映血小板聚集的有用指标。它是反映血小板膜糖蛋白（GPⅡb/Ⅲa）通过纤维蛋白原（Fg）与另一血小板膜 GPⅡb/Ⅲa 结合的聚集能力。

1. PAgT 增高　反映血小板聚集功能增强。见于血栓前状态和血栓性疾病，如心肌梗死、心绞痛、糖尿病、脑血管病变、妊娠期高血压疾病、静脉血栓形成、肺栓塞、口服避孕药、晚期妊娠、高脂血症、抗原抗体反应、人工心脏和瓣膜移植术等。

2. PAgT 减低　反映血小板聚集功能减低。见于血小板无力症、贮藏池病、尿毒症、肝硬化、骨髓增生性疾病、原发性血小板减少性紫癜、急性白血病、服用抗血小板药物、低（无）纤维蛋白原血症等。

（四）血小板 P 选择素测定

【原理】

P-选择素（P-selectin）或称血小板 α-颗粒膜蛋白-140（granular membrane protein-140, GMP-140），是血小板在体内被激活后，进入血浆内或融合到血小板膜表面上。利用抗 P-选择素的单抗定量测定受检血浆中或血小板 P-选择素的含量可反映体内血小板的激活程度。

【参考值】

1. 酶标法　血小板膜表面 P-选择素含量为（780±490）分子数/血小板；血浆中 P 选择素为（1.61±0.72）×10¹⁰分子数/ml。

2. ELISA 法　血浆中 P 选择素含量为 9.4～20.8ng/ml。

【临床意义】

血小板表面和血浆中 P 选择素增高，为诊断或观察急性心肌梗死、心绞痛、糖尿病伴血管病变、脑血管病变、深静脉血栓形成、系统性红斑狼疮、原发性血小板增多症、肾病综合征等提供了较为特异的指标。

（五）血小板促凝活性测定

【原理】

血小板促凝活性（platelet procoagulant activity, PPA）是指血小板膜上的磷脂酰丝氨酸（phosphatidylserine），它为 FXa、FVa、Ca^{2+} 结合形成凝血酶原酶（prothrombinase）提供催化表面，后者使凝血酶原（prothrombin）转变为凝血酶（thrombin），从而使血浆发生凝固。

【参考值】

流式细胞术（FCM）测定血小板表面上的磷脂酰丝氨酸，正常人的阳性率为 30%。

【临床意义】

1. 减低　见于血小板第 3 因子缺陷症、血小板无力症、巨血小板综合征、肝硬化、尿毒症、骨髓增生异常综合征(MDS)、弥散性血管内凝血、服用抗血小板药物、系统性红斑狼疮、急性白血病等。

2. 增高   见于血栓性疾病和血栓前状态,胶原和凝血酶刺激后 Annexin V 的阳性率可高达89%。

(六) 血浆血栓烷 B_2 测定

【原理】

以血浆血栓烷 B_2(thromboxane B_2,TXB_2)牛血清清蛋白包被酶标反应板,加入受检血浆或 TXB_2 抗体。包被的 TXB_2 与受检血浆中的 TXB_2 或标准品中的 TXB_2 竞争性与 TXB_2 抗体结合,包被的 TXB_2 与抗体结合的量与受检血浆中 TXB_2 的含量呈负相关。加入过量酶标记第二抗体,再加底物显色,根据吸光度(A 值)即可从标准曲线上计算出 TXB_2 含量。

【参考值】

酶标法:$(76.3 \pm 48.1)ng/L$。

【临床意义】

TXB_2 是花生四烯酸代谢的较 TXA_2 更稳定的产物之一,有促血管收缩和促血小板聚集的作用。TXA_2 与 PGI_2 具有平衡作用。

1. 增高   见于血栓前状态和血栓性疾病,如心肌梗死、心绞痛、糖尿病、动脉粥样硬化、妊娠期高血压疾病、深静脉血栓形成、肺梗死、肾小球疾病、高脂血症、大手术后等。

2. 减低   见于环氧酶或 TXA_2 合成酶缺乏症,服用抑制环氧酶或 TXA_2 合成酶的药物,如阿司匹林等。

第三节   凝血因子检测

凝血因子是构成凝血机制的基础,它们参与二期止血过程,各种凝血因子促凝活性(F:C)和各种凝血因子抗原含量(F:Ag)的测定常用于凝血异常所致出血性疾病的诊断。目前,临床上更常用的是 F:C 水平的测定。

一、筛检试验

(一) 活化部分凝血活酶时间测定

【原理】

在受检血浆中加入活化部分凝血活酶时间(activated partial thromboplastin time,APTT)试剂(接触因子激活剂和部分磷脂)和 Ca^{2+} 后,观察血浆凝固所需要的时间。它是内源凝血系统较为灵敏和最为常用的筛选试验。

【参考值】

不同方法、不同的试剂检测的结果有较大差异。本试验需设正常对照值,测定值与正常对照值比较,延长超过 10 秒以上为异常。

【临床意义】

1. APTT 延长   见于因子Ⅻ、Ⅺ、Ⅸ、Ⅷ、Ⅹ、Ⅴ、Ⅱ、PK(激肽释放酶原)、HMWK(高分子量激肽原)和纤维蛋白原缺乏,尤其用于 FⅧ、Ⅸ、Ⅺ缺乏以及它们的抗凝物质(anti-coagulants)增多;此外,APTT 是监测普通肝素和诊断狼疮抗凝物质(lupus anti-coagulants,LA)的常用试验。

2. APTT 缩短   见于血栓性疾病(thrombotic disease)和血栓前状态(pre-thrombotic state,PTS),但灵敏度和特异度差。

(二) 凝血时间

【原理】

试管法:静脉血放入试管(玻璃试管、塑料试管)中,观察血液接触试管壁开始至凝固所需的时间,称为凝血时间(clotting time,CT)。本试验是反映出因子Ⅻ被负电荷表面(玻璃等)激活到纤维蛋白形成,即反映内源凝血系统的凝血过程。

【参考值】

试管法:4~12分钟;硅管法:15~32分钟;塑料管法:10~19分钟。

【临床意义】

1. CT延长　见于:①因子Ⅷ、Ⅸ、Ⅺ明显减少,即依次分别为血友病A、B和因子Ⅺ缺乏症;②凝血酶原、因子Ⅴ、Ⅹ等重度减少,如严重的肝损伤等;③纤维蛋白原严重减少,如纤维蛋白(原)减少症、DIC等;④应用肝素、口服抗凝药时;⑤纤溶亢进使纤维蛋白原降解增加时;⑥循环抗凝物质增加,如肝素和类肝素物质增多等;⑦DIC,尤其在失代偿期或显性DIC时CT延长。

2. CT缩短　见于高凝状态,但敏感度差。

(三) 血浆凝血酶原时间测定

【原理】

在被检血浆中加入Ca^{2+}和组织因子(tissue factor,TF)或组织凝血活酶(tissue thromboplastin),观测血浆的凝固时间,称为血浆凝血酶原时间(prothrombin time,PT)。它是外源凝血系统较为灵敏和最为常用的筛选试验。

【参考值】

1. 不同方法、不同的试剂检测的结果有较大差异　本试验需设正常对照值。测定值超过正常对照值3秒以上为异常。

2. 凝血酶原时间比值(prothrombin ratio,PTR)　受检血浆的凝血酶原时间(秒)/正常人血浆的凝血酶原时间(秒)的比值。参考值为(1.0±0.05)(0.82~1.15)秒。

3. 国际正常化比值(international normalized ratio,INR)　$INR=PTR^{ISI}$,其参考值依国际灵敏度指数(international sensitivity index,ISI)不同而异。ISI越小,组织凝血活酶的灵敏度越高。PT检测时必须使用标有ISI值的组织凝血活酶试剂。

【临床意义】

1. PT延长　见于先天性凝血因子Ⅰ(纤维蛋白原)、Ⅱ(凝血酶原)、Ⅴ、Ⅶ、Ⅹ缺乏;获得性凝血因子缺乏,如严重肝病、维生素K缺乏、纤溶亢进(hyperfibrinolysis)、DIC、使用抗凝药物(如口服抗凝剂)等。

2. PT缩短　血液高凝状态(hypercoagulable state,HCS)如DIC早期、心肌梗死、脑栓塞、深静脉血栓形成(deep venous thrombosis,DVT)、多发性骨髓瘤等,但敏感性和特异性差。

3. PTR及INR是监测口服抗凝剂的首选指标　WHO推荐用INR,国人的INR以2.0~2.5为宜,一般不要>3.0。

二、诊断试验

(一) 血浆凝血因子Ⅷ、Ⅸ、Ⅺ、Ⅻ促凝活性测定

【原理】

受检血浆中分别加入缺乏FⅧ、FⅨ、FⅪ和FⅫ的基质血浆、白陶土磷脂悬液和Ca^{2+}溶液,分别记录加入Ca^{2+}溶液开始出现纤维蛋白丝所需的时间。然后从各自的标准曲线中分别计算出受检血浆中FⅧ:C、FⅨ:C、FⅪ:C和FⅫ:C相当于正常人的百分率(%)。

【参考值】

一期法:FⅧ:C为103%±25.7%;FⅨ:C为98.1%±30.4%;FⅪ:C为100%±18.4%;FⅫ:C为92.4%±20.7%。

【临床意义】

1. 增高　见于血栓前状态和血栓性疾病,如静脉血栓形成、肺栓塞、妊娠高血压综合征、晚期

妊娠、口服避孕药、肾病综合征、恶性肿瘤等。

2. **减低**   FⅧ:C减低:见于血友病A、血管性血友病、血中存在因子Ⅷ抗体、DIC等;FⅨ:C减低:见于血友病B、肝脏疾病、维生素K缺乏症、DIC、口服抗凝药物等;FⅪ:C减低:见于因子Ⅺ缺乏症、肝脏疾病、DIC等;FⅫ:C减低:见于先天性因子Ⅻ缺乏症、肝脏疾病、DIC和某些血栓性疾病等。

(二) 血浆因子Ⅱ、Ⅴ、Ⅶ、Ⅹ促凝活性测定

【原理】

受检血浆中分别加入缺乏FⅡ、FⅤ、FⅦ和FⅩ的基质血浆、兔脑浸出液和Ca^{2+}溶液,分别记录加入兔脑浸出液和Ca^{2+}混合物到开始出现纤维蛋白丝所需的时间。然后从各自的标准曲线中分别计算出受检血浆中FⅡ:C、FⅤ:C、FⅦ:C和FⅩ:C相当于正常人的百分率(%)。

【参考值】

一期法:FⅡ:C为97.7%±16.7%;FⅤ:C为102.4%±30.9%;FⅦ:C为103.0%±17.3%;FⅩ:C为103.0%±19.0%。

【临床意义】

1. **增高**   见于血栓前状态和血栓性疾病,尤其见于静脉系统血栓形成。

2. **减低**   分别见于先天性因子Ⅱ、Ⅴ、Ⅶ和Ⅹ缺乏症,获得性因子缺乏见于肝病、DIC、口服抗凝剂、维生素K缺乏症、新生儿出血症、肠道灭菌和吸收不良综合征等。

(三) 血浆纤维蛋白原测定

【原理】

在受检血浆中加入一定量凝血酶,后者使血浆中的纤维蛋白原转变为纤维蛋白,通过比浊原理计算纤维蛋白原(fibrinogen,Fg)的含量。

【参考值】

WHO推荐用Clauss法(凝血酶比浊法):2~4g/L。

【临床意义】

1. **增高**   见于糖尿病(diabetes mellitus,DM)、急性心肌梗死(acute myocardial infarction,AMI)、风湿病(rheumatic disease)、急性肾小球肾炎(acute glomerulonephritis)、肾病综合征(nephrotic syndrome)、大面积灼伤、多发性骨髓瘤、休克、大手术后、妊娠高血压综合征、急性感染、恶性肿瘤以及血栓前状态、部分老年人等。

2. **减低**   见于DIC、原发性纤溶症、重症肝炎、肝硬化和低(无)纤维蛋白原血症。

(四) 血浆因子ⅩⅢ定性试验

【原理】

受检血浆中加入Ca^{2+}溶液,使纤维蛋白原变成纤维蛋白凝块,将此凝块置入5mol/L尿素溶液中。如果受检血浆缺乏因子ⅩⅢ,则形成的可溶性纤维蛋白凝块易溶于尿素溶液中。

【参考值】

凝块溶解法:24小时内纤维蛋白凝块不溶解。

【临床意义】

若纤维蛋白凝块在24小时内完全溶解,则表示因子ⅩⅢ缺乏。见于先天性因子ⅩⅢ缺乏症和获得性因子ⅩⅢ减低者,如肝病、系统性红斑狼疮、DIC、原发性纤溶症、淋巴瘤、严重吸收不良综合征、溶血性贫血以及抗FⅩⅢ抗体产生等。

(五) 可溶性纤维蛋白单体复合物测定

【原理】

在凝血酶作用下,纤维蛋白原先后丢失纤维蛋白肽A(fibrin peptide A,FPA)和肽B(FPB),剩余的纤维蛋白单体(FM)可自行聚合成复合物,可溶解于尿素溶液,即为可溶性纤维蛋白单体复合物(soluble fibrin monomer complex,sFMC),后者可用ELISA法或放射免疫法测定。

【参考值】

1. **放射免疫法**　（50.5±26.1）mg/L。
2. **ELISA 法**　（48.5±15.6）mg/L。

【临床意义】

sFMC 是凝血酶生成敏感和特异的分子标志物,增高见于 DIC、急性白血病、肝硬化失代偿期、恶性肿瘤、严重感染、严重创伤、外科大手术、产科意外等。减低无临床意义。

第四节　抗凝系统检测

抗凝系统检测包括临床上常用的病理性抗凝物质检测和生理性抗凝因子检测两部分,后者也是凝血系统的调节因子。

一、病理性抗凝物质的筛检试验

（一）血浆凝血酶时间

【原理】

凝血酶时间（thrombin time,TT）是测定在受检血浆中加入"标准化"凝血酶溶液,到开始出现纤维蛋白丝所需的时间。

【参考值】

手工法:16~18 秒;也可用血液凝固分析仪检测。本实验需设正常对照值。受检 TT 值延长超过正常对照值 3 秒以上为延长。

【临床意义】

TT 延长见于低（无）纤维蛋白原血症［hypo(a)fibrinogenemia］和异常纤维蛋白原血症（dysfibri-nogenemia）;血中纤维蛋白（原）降解产物（FDPs）增高;血中有肝素或类肝素物质存在（如肝素治疗中、系统性红斑狼疮和肝脏疾病等）。TT 缩短无临床意义。

（二）凝血酶时间的甲苯胺蓝纠正试验或血浆游离肝素时间

【原理】

甲苯胺蓝呈碱性,有中和肝素的作用。在 TT 延长的受检血浆中加入少量甲苯胺蓝,再测定 TT。若延长的 TT 恢复至正常或明显缩短,则表示受检血浆中有类肝素物质存在或肝素增多;若不缩短,则表示受检血浆中存在其他抗凝血酶类物质或缺乏纤维蛋白原。

【参考值】

TT 延长的受检血浆中加入甲苯胺蓝后,TT 缩短 5 秒以上,提示受检血浆中有类肝素或肝素物质增多;如果 TT 不缩短,提示延长的 TT 不是由肝素类物质所致。

【临床意义】

血中类肝素物质增多见于严重肝病、DIC、过敏性休克、使用氮芥类药物、放疗后、肝叶切除术后、肝移植术后等。临床应用肝素时,延长的 TT 也可被甲苯胺蓝纠正。

（三）APTT 交叉纠正试验

【原理】

本试验是用于鉴别是否凝血因子缺乏或有无抗凝物质存在。延长的 APTT,若能被 1/2 量的正常新鲜血浆所纠正,表示受检血浆中可能缺乏凝血因子;若不能纠正则表示受检血浆中可能存在抗凝物质（图 4-3-2）。

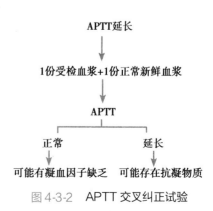

图 4-3-2　APTT 交叉纠正试验

二、病理性抗凝物质的诊断试验

（一）狼疮抗凝物质测定

【原理】

狼疮抗凝物质(lupus anti-coagulant,LA)可以使依赖磷脂的凝血时间(如 APTT)延长。在检测系统中加入磷脂,用对狼疮抗凝物质敏感的 APTT 试剂检测,可以发现若待测血浆中存在狼疮抗凝物质,可以使原先延长的 APTT 明显缩短或恢复正常。比较两者的差值,可以确定狼疮抗凝物质的存在。

【参考值】

阴性。

【临床意义】

本试验阳性见于有狼疮抗凝物质存在的病人,如系统性红斑狼疮、自发性流产、某些血栓性疾病以及抗磷脂抗体综合征等。

（二）抗心磷脂抗体测定

参见本篇第八章第四节。

三、生理性抗凝因子检测

（一）血浆抗凝血酶活性测定

【原理】

受检血浆中加入过量凝血酶,使抗凝血酶(antithrombin,AT)与凝血酶形成 1:1 复合物,剩余的凝血酶作用于发色底物 S-2238,释出显色基团对硝基苯胺(pNA)。显色的深浅与剩余凝血酶含量与活性呈正相关,而与 AT 呈负相关,根据受检者吸光度(A 值)从标准曲线中计算出 AT:A 的含量。

【参考值】

发色底物法:108.5%±5.3%。

【临床意义】

1. 增高   见于血友病、白血病和再生障碍性贫血等的急性出血期;也见于口服抗凝药治疗中。

2. 减低   见于先天性和获得性 AT 缺陷症,后者见于血栓前状态、血栓性疾病、DIC 和肝脏疾病等。

（二）血浆蛋白 C 活性测定

【原理】

从蛇毒液中提取的 protac 为蛋白 C(protein C,PC)特异性的激活剂,被激活后的 PC(即活化蛋白 C,APC)作用与特异的发色底物 Chromozym PCA,释放出对硝基苯胺(pNA)而显色,显色深浅与 PC:A 呈正相关关系。

【参考值】

100.24%±13.18%。

【临床意义】

PC:A 是检测 PC 活性的方法之一。PC 是一种依赖维生素 K 的天然抗凝因子。在凝血酶(T)与凝血酶调节蛋白(TM)复合物(T-TM)的作用下,PC 转变为活化蛋白 C(APC),后者灭活因子Ⅷa、Ⅴa 和促进纤溶活性,起到抗凝血作用。

血浆蛋白 C 活性减低见于遗传性和获得性的疾病。遗传性见于遗传性或先天性 PC 缺陷症;获得性见于 DIC、肝病、手术后、口服抗凝剂、急性呼吸窘迫综合征和 DIC 等。

（三）血浆游离蛋白 S 抗原和总蛋白 S 抗原测定

【原理】

总蛋白 S(total protein S,TPS)抗原包括游离蛋白 S(free protein S,FPS)抗原和与补体 C4 结合

的 PS（C4bp-PS）。火箭电泳法是在琼脂板上同时测定 TPS 和 FPS，即在待测血浆中加入一定量的聚乙二醇 6000，则 C4bp-PS 会沉淀下来，上清部分即为 FPS。

【参考值】

免疫火箭电泳法：FPS 为 100.9%±29.1%；TPS 为 96.6%±9.8%。

【临床意义】

FPS 减低见于先天性和获得性 PS 缺陷症，后者见于肝病、口服抗凝剂和 DIC 等。

（四）血浆凝血酶-抗凝血酶复合物测定

【原理】

用兔抗人凝血酶抗体包被酶标板，加入受检者血浆后再加入辣根过氧化酶标记的鼠抗人 AT 抗体，后者使 OPD 显色，显色的深浅与受检血浆中所含的凝血酶-抗凝血酶复合物（thrombin-antithrombin complex，TAT）呈正相关。

【参考值】

酶标法：（1.45±0.4）μg/L。

【临床意义】

本试验是反映凝血酶活性的试验。增高见于急性心肌梗死、不稳定型心绞痛、DIC、深静脉血栓形成、脑梗死、急性白血病等。

第五节　纤溶活性检测

纤溶酶（plasmin）是一种具有降解纤维蛋白（原）功能的蛋白水解酶，它可将已形成的血凝块加以溶解，产生纤维蛋白（原）的降解产物，从而反映纤溶活性。纤溶活性增强可致出血，纤溶活性减低可致血栓形成。

一、筛检试验

（一）血浆 D-二聚体测定

【原理】

将 D-二聚体（D-dimer）单抗包被于酶标反应板，加入受检血浆，血浆中的 D-二聚体（抗原）与包被在反应板的 D-二聚体单抗结合，然后再加酶标记的 D-二聚体抗体，最后加入底物显色，显色深浅与血浆中 D-二聚体含量呈正相关，所测得的 A 值可从标准曲线中计算出血浆中 D-二聚体的含量。

【参考值】

ELISA 法：0~0.256mg/L。

【临床意义】

1. **正常**　可排除深静脉血栓（DVT）和肺血栓栓塞（PE）。

2. **增高**　见于 DIC、恶性肿瘤、急性早幼粒细胞白血病、肺血栓栓塞、深静脉血栓形成等。临床上也利用其测定值的变化判断溶栓治疗的效果。

有血块形成的出血时 D-二聚体检测值也可增高，但在陈旧性血块存在时，本试验又可呈阴性，故其特异性低，敏感度高。

（二）血浆纤维蛋白（原）降解产物测定

【原理】

于受检血浆中加入血浆纤维蛋白（原）降解产物[fibrin（ogen）degradation product，FDPs]单克隆抗体包被的胶乳颗粒悬液，若血液中 FDPs 浓度超过或等于 5μg/ml，胶乳颗粒发生凝集。根据受检血浆的稀释度可以计算出血浆 FDPs 含量。

【参考值】

<5mg/L。

【临床意义】

FDPs 阳性或增高见于原发性纤溶(primary fibrinolysis)和继发性纤溶(secondary fibrinolysis)，后者如 DIC、恶性肿瘤、急性早幼粒细胞白血病、肺栓塞、深静脉血栓形成、肾脏疾病、肝脏疾病、器官移植术后的排异反应、溶栓治疗等。

（三）优球蛋白溶解时间

【原理】

血浆优球蛋白(euglobulin)组分中含有纤维蛋白原(Fg)、纤溶酶原(PLG)和组织型纤溶酶原激活剂(t-PA)等，但不含纤溶酶抑制物(plasmin inhibitor)。受检血浆置于醋酸溶液中，使优球蛋白沉淀，经离心除去纤溶抑制物，将沉淀的优球蛋白溶于缓冲液中，再加入适量钙溶液(加钙法)或凝血酶(加酶法)，使 Fg 转变为纤维蛋白凝块，观察凝块完全溶解所需时间。

【参考值】

加钙法:(129.8±41.1)分钟;加酶法:(157.0±59.1)分钟。一般认为<70 分钟为异常。

【临床意义】

本试验敏感性低,特异性高。

1. **纤维蛋白凝块在 70 分钟内完全溶解**　表明纤溶活性增强,见于原发性和继发性纤溶亢进,后者常见手术、应激状态、创伤、休克、变态反应、前置胎盘、胎盘早期剥离、羊水栓塞、恶性肿瘤广泛转移、急性白血病、晚期肝硬化、DIC 和应用溶血栓药(rt-PA、尿激酶)等。

2. **纤维蛋白凝块在超过 120 分钟仍不溶解**　表明纤溶活性减低,见于血栓前状态、血栓性疾病和应用抗纤溶药等。

二、诊断试验

（一）血浆组织型纤溶酶原激活物测定

【原理】

血浆优球蛋白含有吸附于纤维蛋白上的组织型纤溶酶原激活物(tissue type plasminogen activator,t-PA),它使 PLG 转变为纤溶酶(PL),PL 可使发色底物(S2251)释出对硝基苯胺(pNA)而显色,显色的深浅与受检血浆中 t-PA 含量与活性呈正相关。所测得的 A 值,可从标准曲线计算受检血浆中 t-PA 活性。

【参考值】

发色底物法:0.3～0.6 活化单位/ml。

【临床意义】

1. **增高**　表明纤溶活性亢进,见于原发性纤溶和继发性纤溶(如 DIC)等。

2. **减低**　表明纤溶活性减弱,见于血栓前状态和血栓性疾病,如动脉血栓形成、深静脉血栓形成、高脂血症、口服避孕药、缺血性脑卒中和糖尿病等。

（二）血浆纤溶酶原活性测定

【原理】

受检血浆中加链激酶(SK)和发色底物 S2251,受检血浆中的血浆纤溶酶原(plasminogen,PLG)在 SK 的作用下,转变成纤溶酶(PL),后者作用于发色底物 S2251,使之释出对硝基苯胺(pNA)而显色。显色的深浅与纤溶酶的水平呈正相关,通过计算求得血浆中 PLG∶A 的活性。

【参考值】

发色底物法:75%～140%。

【临床意义】

1. **PLG:A 增高**　表示纤溶活性减低,见于血栓前状态和血栓性疾病。

2. **PLG:A 减低**　表示纤溶活性增高,见于原发性纤溶、继发性纤溶和先天性 PLG 缺乏症。

（三）血浆纤溶酶原激活抑制物-1 活性测定

【原理】

受检血浆中加入纤溶酶原激活剂(PA)和 PLG,血浆中的 PAI-1 与 PA 形成复合物,剩余的 PA 使 PLG 转变成 PL,PL 作用于发色底物,释出 pNA 而显色,其颜色的深浅与 PL 的活性呈正相关;而血浆中 PL 与纤溶酶原激活抑制物-1(plasminogen activator inhibitor-1,PAI-1)活性呈负相关,从所测得的 A 值,可计算出血浆中 PAI-1:A 的水平。

【参考值】

发色底物法:0.1~1.0 抑制单位/ml。

【临床意义】

1. **PAI-1 增高**　表示纤溶活性减低,见于血栓前状态和血栓性疾病。

2. **PAI-1 减低**　表示纤溶活性增高,见于原发性和继发性纤溶。

（四）血浆鱼精蛋白副凝固试验（plasma protamine paracoagulation test,3P test）

【原理】

受检血浆加入鱼精蛋白溶液,如果血浆中存在可溶性纤维蛋白单体(soluble fibrin monomer, sFM)与纤维蛋白降解产物(fibrin degradation products,FDP)复合物,则鱼精蛋白使其解离析出纤维蛋白单体,纤维蛋白单体自行聚合成肉眼可见的纤维状物,此则为阳性反应结果。本试验常用于 DIC 的筛查,特异性强,敏感性差。

【参考值】

正常人为阴性。

【临床意义】

1. **阳性**　见于继发性纤溶症(如 DIC 的早、中期)。但在恶性肿瘤、上消化道出血、外科大手术后、败血症、肾小球疾病、人工流产、分娩等也可出现假阳性。

2. **阴性**　见于正常人、原发性纤溶症等。晚期 DIC 由于凝血相关因子耗竭也可出现阴性。

（五）血浆纤溶酶-抗纤溶酶复合物测定

【原理】

用兔抗人纤溶酶抗体包被酶标板,加入受检血浆后再加入酶标记的第二抗体,最后加入底物显色,显色的深浅与受检血浆中所含的纤溶酶-抗纤溶酶复合物含量呈正相关。

【参考值】

ELISA 法:0~150ng/ml。

【临床意义】

本试验是反映纤溶酶活性较好的试验。增高见于血栓前状态和血栓性疾病,如 DIC、急性心肌梗死、脑梗死、肺栓塞、深静脉血栓形成、肾病综合征等。

第六节　血液流变学检测

血液流变学是指机体内血液具有流动性,血浆及其有形成分在流动过程中产生流体力学特征和形变规律,分析全血和血浆在切变率下的表现,了解其生理病理意义。目前由于检测结果缺乏特异性临床意义,多作为临床血栓前状态的筛检。

【原理】

1. **全血黏度测定**　在 2 个共轴双圆筒、圆锥-平板或圆锥-圆锥等测量体的间隙中放入一定量的被检全血,其中一个测量体静悬,另一个则以某种速度旋转。由于血液摩擦力的作用,带动静悬测量体旋转一个角度,根据这一角度的变化可计算出全血黏度(blood viscosity)。

2. **血浆黏度测定**　根据哈根-伯肃叶定律,在一定体积、压差、毛细管管径条件下,液体的黏度与流过一定毛细管管长所需的时间呈正比。实际测量时,可分别测定纯水和血浆通过黏度计毛细管所用的时间 Tw 和 Tp,已知纯水的黏度为 μw,可按公式($\mu p = Tp \times \mu w / Tw$)计算出血浆黏度($\mu p$)。

【参考值】

不同的实验室和不同的仪器,参考值变化较大,因此必须建立自身实验室的参考值。

现以旋转式全自动血流变分析仪(旋转式黏度计法)为例,见表4-3-1。

表 4-3-1　血黏度主要指标及参考测定值

血黏度指标	参考值
全血低切[10]	6.50~9.25
全血中切[60]	4.35~5.45
全血高切[150]	3.65~4.40
血浆黏度值(mPa·s)	1.05~1.51
血沉(mm/1h)	0~18
血细胞比容(L/L)	35~45
全血还原黏度[低切]	11.34~22.78
全血还原黏度[中切]	6.45~12.22
全血还原黏度[高切]	4.86~9.31
血沉方程K值	0~120
红细胞聚集指数	1.48~2.53
红细胞刚性指数	3.22~8.86
红细胞变形指数	0.68~1.21
红细胞电泳指数	3.36~7.03
全血相对指数[低切]	4.30~8.81
全血相对指数[高切]	2.42~4.19

【临床意义】

1. **全血黏度增高或减低**　全血黏度主要影响因素包括血细胞比容、红细胞聚集性和变形性、血浆黏度等。低切变率下的全血黏度反映红细胞聚集性,高切变率下的全血黏度反映红细胞变形性。

全血黏度增高见于冠心病、心肌梗死、脑血管疾病、静脉血栓形成、糖尿病、高脂血症、恶性肿瘤、肺源性心脏病、真性红细胞增多症、多发性骨髓瘤、原发性巨球蛋白血症、休克、烧伤等。

全血黏度减低见于贫血、严重失血和重度纤维蛋白原等凝血因子缺乏症。

2. **血浆黏度增高**　血浆黏度的影响因素包括纤维蛋白(原)、血清球蛋白、血清清蛋白、脂类、血糖等。其增高常见于心脑血管疾病、糖尿病、高脂血症、多发性骨髓瘤、原发性巨球蛋白血症等。

3. **全血还原黏度**　其升高和降低的变化主要反映红细胞自身流变特性对血液黏度的影响。若全血黏度和全血还原黏度均增高,说明为红细胞相关的血黏度升高;若全血黏度高而全血还原黏度正常,说明血细胞比容高,但自身流变性无异常。若全血黏度正常而全血还原黏度升高,说明血细胞比容过少,自身流变性异常,仍导致血液黏度增加。

4. **血沉方程K值**　通过计算公式,将血沉转化为不依赖于血细胞比容的指标,它可以更准确地反映红细胞聚集性变化。

第七节　血栓弹力图检测

【原理】

血栓弹力图(thrombelastograph,TEG)系采用物理和化学的方法检测血液凝固状态。37℃条件下,抗凝全血在圆柱形的检测杯中,以4°45′角(频率0.1Hz),来回摆动。接触血液的悬垂丝穿过杯盖连接扭力传感器。血样呈液体状态时,杯子的摆动不影响杯盖。当血凝块一旦形成,可将杯和盖紧密相连,杯子摆动所产生的扭转力以及改变了的黏弹性传导至杯盖和悬垂丝。血块逐渐形成,使信号的振幅增加直到最大。当血凝块回缩或溶解时,杯盖与血凝块的联结解除,杯的运动不再传递给悬垂丝。扭力转换成电子信号,通过A/D转换盒从而在电脑上形成TEG图形(图4-3-3、图4-3-4)。

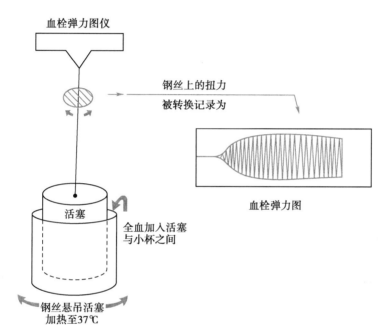

图4-3-3　血栓弹力图的检测原理

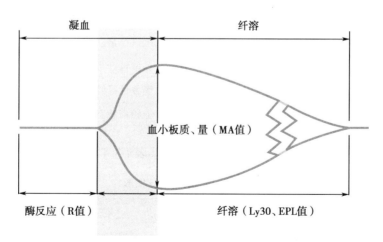

图4-3-4　血栓弹力图图形

R 值指血样置入 TEG 开始到描记图幅度达 2mm 所需的时间(分钟);K 值指从 R 时间终点至描记图幅度达 20mm 所需的时间(分钟);α 角指从血凝块形成点至描记图最大曲线弧度作切线与水平线的夹角;MA 值指 TEG 图上的最大振幅,即最大切应力系数(mm),反映正在形成的血凝块的最大强度及血凝块形成的稳定性;G 值:即最大切应力强度(kd/sc),反映血凝块强度;Ly30 值指 MA 值确定后 30 分钟内血凝块消融(或减少)的速率(%);CI 值即凝血综合指数,用来描述病人的总体凝血状况。EPL 值指预测在 MA 值确定后 30 分钟内血凝块将要溶解的百分比(%),作用同 Ly3。

【参考值】

在不同类型的血液标本,TEG 的参数名称相同,但正常值范围不同(表 4-3-2)。

表 4-3-2　枸橼酸抗凝全血以高岭土为激活剂的参考值

R(min)	K(min)	角度(°)	MA(mm)	G(kd/sc)	Ly30(%)	CI	EPL(%)
5~10	1~3	53~72	50~70	4.5~11.0	0~7.5	-3~+3	0~15

【临床意义】

1. 以枸橼酸盐抗凝及高龄土激活样本类型为例　TEG 的不同参数有助于分析其临床意义(表 4-3-3)。

表 4-3-3　TEG 的临床应用实例

TEG 数值	临床意义
R<4 分钟	高凝血因子活性
11<R<14 分钟	较低凝血因子活性
R>14 分钟	极低凝血因子活性
46<MA<54mm	低血小板功能
41<MA<45mm	较低血小板功能
MA≤40mm	极低血小板功能
MA≥73mm	血小板功能亢进
R<4 分钟和 MA>73mm	高凝血因子活性和血小板功能亢进
α 角	低纤维蛋白原水平
Ly30≥7.5%,CI<1.0	原发性纤维蛋白溶解亢进
Ly30≥7.5%,CI>3.0	继发性纤维蛋白溶解亢进
Ly30<7.5%,CI>3.0	血栓前状态

2. 典型的 TEG 图形　往往可以快速得出诊断结果(表 4-3-4)。

表 4-3-4　典型的 TEG 图形

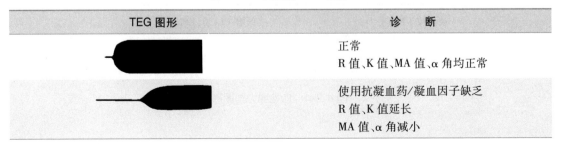

TEG 图形	诊　　断
	正常 R 值、K 值、MA 值、α 角均正常
	使用抗凝血药/凝血因子缺乏 R 值、K 值延长 MA 值、α 角减小

续表

TEG 图形	诊　断
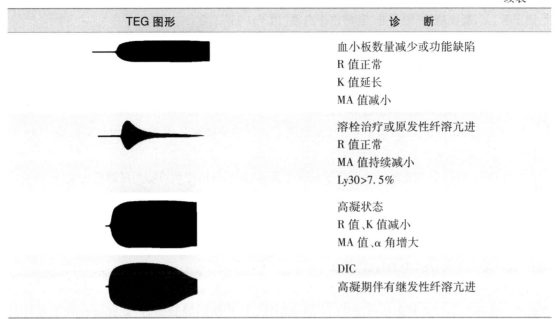	血小板数量减少或功能缺陷 R 值正常 K 值延长 MA 值减小
	溶栓治疗或原发性纤溶亢进 R 值正常 MA 值持续减小 Ly30>7.5%
	高凝状态 R 值、K 值减小 MA 值、α 角增大
	DIC 高凝期伴有继发性纤溶亢进

第八节　检测项目的选择和应用

出凝血功能的检测主要用于临床有出血倾向、出血性疾病以及血栓前状态、血栓性疾病病人的临床诊断、鉴别诊断、疗效观察和预后判断等,也用于抗血栓和溶血栓药物治疗的监测等。

一、筛检试验的选择与应用

(一) 一期止血缺陷筛检试验的选择与应用

一期止血缺陷是指血管壁和血小板缺陷所致出血性疾病。可选用血小板计数(PLT)和出血时间(BT)作为筛检试验,根据筛检试验的结果,病因和发病机制大致有以下四种情况:

1. BT 和 PLT 都正常　除正常人外,多数是由单纯血管壁通透性和(或)脆性增加所致的血管性紫癜所致。临床上多见于过敏性紫癜、单纯性紫癜和其他血管性紫癜等。

2. BT 延长,PLT 减少　多数是由血小板数量减少所致的血小板减少症。临床上多见于原发性和继发性血小板减少性紫癜。

3. BT 延长、PLT 增多　多数是由血小板数量增多所致的血小板增多症。临床上多见于原发性和反应性血小板增多。

4. BT 延长、PLT 正常　多数是由血小板功能异常或某些凝血因子严重缺乏所致的出血性疾病,如血小板无力症、低(无)纤维蛋白原血症、血管性血友病(vWD)等。

(二) 二期止血缺陷筛检试验的选择与应用

二期止血缺陷是指凝血因子缺陷或病理性抗凝物质存在所致的出血性疾病。选用 APTT 和 PT 作为筛检试验,大致有以下四种情况:

1. APTT 和 PT 都正常　除正常人外,仅见于遗传性和获得性因子ⅩⅢ缺陷症。

2. APTT 延长,PT 正常　多数是由内源凝血途径缺陷所引起的出血性疾病,如遗传性和获得性因子Ⅷ、Ⅸ、Ⅺ和Ⅻ缺陷症等。

3. APTT 正常,PT 延长　多数是由外源凝血途径缺陷所引起的出血性疾病,如遗传性和获得性因子Ⅶ缺陷症等。

4. APTT 和 PT 都延长   多数是由共同凝血途径缺陷所引起的出血性疾病,如遗传性和获得性因子 X、V、凝血酶原(因子 Ⅱ)和纤维蛋白原(因子 Ⅰ)缺陷症。

此外,临床应用肝素治疗可使 APTT 延长;应用口服抗凝剂(如华法林)治疗可使 PT 延长;同时应用肝素和华法林抗凝治疗时、纤溶综合征病人及抗磷脂抗体综合征病人,APTT 与 PT 均可同时延长。

(三)纤溶亢进筛检试验的选择与应用

纤溶亢进是指纤维蛋白(原)和某些凝血因子被纤溶酶降解从而引起出血。可选用 FDPs 和 D-D 作为筛检试验,大致有以下四种情况:

1. FDPs 和 D-D 均正常   表示纤溶活性正常,临床的出血症状可能与纤溶症无关,优球蛋白溶解时间(ELT)多正常。

2. FDPs 升高,D-D 正常   理论上只见于纤维蛋白原被降解,而纤维蛋白未被降解,即原发性纤溶。实际上这种情况多属于 FDPs 的假阳性,见于肝病、手术出血、重型 DIC、纤溶早期、剧烈运动后、类风湿关节炎、抗 Rh(D)抗体存在等。

3. FDPs 正常,D-D 升高   理论上只见于纤维蛋白被降解,而纤维蛋白原未被降解,即继发性纤溶。实际上这种情况多数属于 FDPs 的假阴性,见于 DIC、静脉血栓、动脉血栓和溶血栓治疗等。

4. FDPs 和 D-D 都升高   表示纤维蛋白原和纤维蛋白同时被降解,见于继发性纤溶,如 DIC 和溶血栓治疗后。这种情况临床最为多见,优球蛋白溶解时间多延长。

二、出血性疾病项目的选择与应用

(一)血小板量和质异常项目的选择与应用(图 4-3-5)

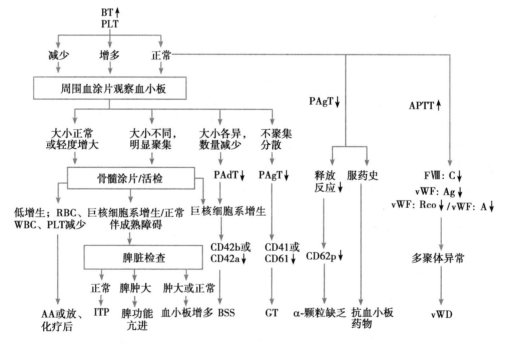

图 4-3-5　血小板数量和功能异常的项目选择和应用

AA:再生障碍性贫血;ITP:原发性血小板减少性紫癜;PAdT:血小板黏附试验;PAgT:血小板聚集试验;BSS:巨血小板综合征;GT:血小板无力症;(FⅧ:C):凝血因子 FⅧ 促凝活性;(vWF:Ag):血管性血友病因子抗原;(vWF:Rco):血管性血友病因子辅因子;vWD:血管性血友病;(vWF:A)血管性血友病因子活性

（二）遗传性凝血因子缺陷项目的选择与应用（图4-3-6）

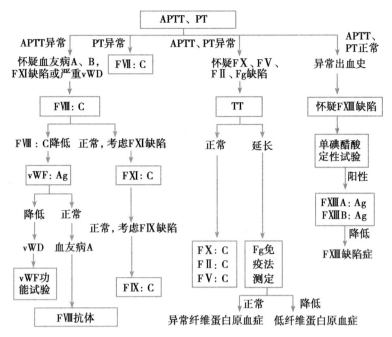

图4-3-6　遗传性凝血因子缺陷的项目选择与应用

APTT:活化部分凝血活酶时间;PT:凝血酶原时间;TT:凝血酶时间;Fg:纤维蛋白原含量;(FⅩⅢA:Ag)/(FⅩⅢB:Ag):凝血因子ⅩⅢA/ⅩⅢB亚基抗原

（三）获得性凝血障碍项目的选择和应用（表4-3-5）

表4-3-5　获得性凝血障碍项目的选择和应用

	严重肝病	维生素K缺乏症	循环抗凝物	原发性纤溶	继发性纤溶
PLT	↓	N	N	N/↓	↓
血小板功能	↓	N	N	N	↑/↓
APTT	↑	N/↑	N/↑	N	↑
PT	↑	↑	N/↑	N	↑
Fg	↓	N	N	↓↓	↓
TT	↑	N	N/↑	N	↑
F:C	除FⅧ外,余↓	FⅡ、Ⅶ、Ⅸ、Ⅹ均↓	N/↓	N	↓
AT	↓	N	N	N	N
PC	↓	↓	N	N	N
PS	↓	↓	N	N	N
APA	N	N	↑	N	N/↑
ELT	N/↓	N	N	↓↓	↓
D-D	↑	N	N	N	↑
FDP	↑	N	N	↑	↑

注:↓:减少;↑:增加或延长;N:正常;↓↓:明显减少;N/↓:正常或减少;N/↑:正常或增多

三、诊断血栓病项目的选择和应用

（一）血栓前状态

血栓前状态（prethrombotic state）或血栓前期（prethrombotic phase）是指血液有形成分和无形成分的生物化学和流变学发生某些病理变化。在这一状态下，血液有可能形成血栓或血栓栓塞性疾病。由于血栓前状态涉及的因素众多，动态变化性大，故目前尚缺乏公认的定义和诊断标准，建议从以下 3 个方面进行项目的选择和应用。

1. 筛选试验

（1）活化部分凝血活酶时间（APTT）和（或）血浆凝血酶原时间（PT）可能缩短。

（2）纤维蛋白原（Fg）含量可能增高。

（3）血小板聚集试验（PAgT）的聚集率可能增高。

（4）血液黏度测定一般增高。

但这些试验的灵敏度较差。

2. 常用试验

（1）血管性血友病因子抗原（vWF:Ag）增高：反映血管内皮细胞损伤。

（2）β血小板球蛋白（β-TG）增高：反映血小板被激活。

（3）可溶性纤维蛋白单体复合物（sFMC）增高：反映凝血酶生成增多。

（4）抗凝血酶活性（AT:A）减低：反映凝血酶的活性增强。

（5）纤维蛋白（原）降解产物（FDPs）和 D-二聚体（D-D）减少：反映纤溶酶活性减低。

3. 特殊试验

（1）凝血酶调节蛋白（TM）和（或）内皮素-1（ET-1）增高：反映血管内皮细胞受损。

（2）P-选择素（P-selectin）和（或）11-去氢血栓素 B_2（11-DH-TXB_2）增高：反映血小板被激活。

（3）凝血酶原片段 1+2（F1+2）和（或）纤维蛋白肽 A（FPA）增高：反映凝血酶的活性增强。

（4）凝血酶抗凝血酶复合物（TAT）增高：反映凝血酶的活性增强。

（5）组织因子（TF）活性增高：反映外源凝血系统的凝血活性增强。

（6）纤溶酶抗纤溶酶复合物（PAP）减少：反映纤溶酶活性减低。

（二）易栓症

易栓症（thrombophilia）包括易引起血栓栓塞的抗凝因子缺陷、凝血因子缺陷、纤溶因子缺陷以及代谢障碍等疾病。常见易栓症可应用蛋白 C 及抗凝血酶的相关检测联合基因分析确定其病因（图 4-3-7）。

（三）动/静脉血栓

与动脉血栓（急性冠脉综合征、脑梗死），静脉血栓（DVT、肺栓塞）等疾病相关的获得性血栓前状态的实验室特征有助于临床评估血栓的风险（表 4-3-6）。

四、DIC 项目的选择与应用

弥散性血管内凝血（disseminated intravascular coagulation，DIC）是由多种致病因素，导致全身血管内微血栓的形成和多脏器功能衰竭（multiple organ failure，MOF），消耗了大量的血小板和凝血因子，并引起继发性纤溶亢进，造成临床血栓出血综合征。

（一）临床诊断

存在易诱发 DIC 的基础疾病，如各种严重感染、恶性肿瘤、病理产科、大型手术、广泛创伤、严重肝病等。临床上表现为多发性出血，不能用原发病解释的微循环衰竭或休克，广泛性皮肤、黏膜栓塞或脑、肾、肺等脏器功能衰竭，对抗凝治疗有效。

（二）积分诊断

1. 显性（失代偿性）DIC 的诊断

（1）危险性评估：若存在易致 DIC 的原发疾病计 2 分，不存在计 0 分。

（2）积分标准：血小板计数（PLT）（×10⁹/L）：>100 为 0 分，<100 为 1 分，<50 为 2 分；纤维蛋白相关标志物（sFMC/FDP）：未增高为 0 分，中度增高为 2 分，重度增高为 3 分；凝血酶原时间（PT）：未延长或延长<3 秒为 0 分，延长 3~6 秒为 1 分，延长>6 秒为 2 分；纤维蛋白原（Fg）：≥1.0g/L 为 0 分，<1.0g/L 为 1 分。

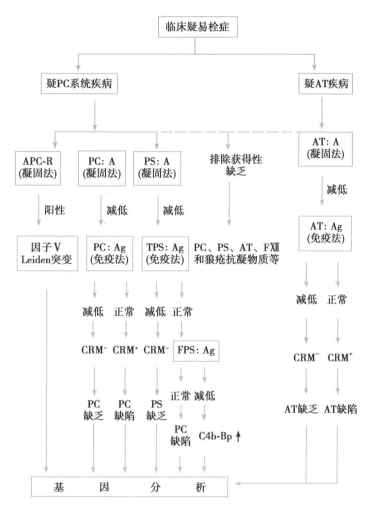

图 4-3-7　主要易栓症的项目选择和应用

APC-R:活化蛋白 C 抵抗;(PC:A):蛋白 C 活性;(PC:Ag):蛋白 C 抗原;
(PS:A):蛋白 S 活性;(TPS:Ag):总蛋白 S 抗原;(FPS:Ag):游离蛋白 S 抗
原;(AT:A):抗凝血酶活性;(AT:Ag):抗凝血酶抗原;CRM:交叉反应物质

表 4-3-6　获得性血栓前状态的实验室特征

分子标志物	化学性质	病理生理过程	急性冠脉综合征	脑梗死	深静脉血栓形成
vWF	蛋白质	在各种血栓病中均增高	↑	↑	↑
ET-1	蛋白肽	血管损伤时增高	↑	↑	
TM	蛋白质	血管损伤时增高	↑		
6-酮-PGF$_{1\alpha}$	蛋白质	血管损伤时降低	↓/N	↓/N	↓
β-TG	蛋白质	α 颗粒释放增多	↑	↑	↑/N
PF$_4$	碱性蛋白	α 颗粒释放增多	↑	↑	↑/N
5HT	吲哚胺	致密体释放增多	↑	↑	↑/N
TXB$_2$ 或 11-DH-TXB$_2$	花生四烯酸衍生物	血小板活化增多	↑	↑	↑/N

续表

分子标志物	化学性质	病理生理过程	急性冠脉综合征	脑梗死	深静脉血栓形成
P-选择素	蛋白肽	α 颗粒释放增多	↑	↑	
TF	脂蛋白	组织和血管损伤增高	↑	↑	
TFPI	蛋白质	由于内源消耗而减低	↓		
F1+2	蛋白肽	随凝血酶生成而增多	↑	↑/N	↑
FPA	蛋白肽	随纤维蛋白生成而增多	↑	↑/N	↑
TAT	蛋白质	随凝血酶生成而增高	↑	↑/N	
PCP	蛋白肽	随蛋白 C 活化而增高	↑	↑/N	
t-PA	蛋白质	血管受调节时增高或降低	↓	↓	↓/N
PAI	蛋白质	血管调节时增加	↑		↑/N
PAP	蛋白质	随纤溶酶增加而增多	↑	↑/N	↑
Bβ15-42	蛋白肽	随纤溶激活而增多	↑	↑/N	↑
FDP	蛋白肽	随纤溶激活而增多	↑	↑	↑
D-D	蛋白肽	随纤溶激活而增多	↑	↑	↑

注：↑,增高；↓,降低；N,正常。ET-1:内皮素-1；β-TG:β-血小板球蛋白；PF$_4$:血小板第 4 因子；5HT:5-羟色胺；TF:组织因子；TFPI:组织因子途径抑制物；F1+2:纤维蛋白凝血酶原片段 1+2；FPA:纤维蛋白肽 A；PCP:蛋白 C 肽；Bβ15-42:纤维蛋白 Bβ15-42 肽；11-DH-TXB$_2$:11-去氢-血栓烷 B$_2$

（3）累计积分诊断：≥5 分符合显性 DIC,每天重复检测记分,以观察动态变化;如果累计<5 分（一般应≥2 分）提示非显性 DIC,随后定期重复检测、记分,以了解病情的变化。

2. 非显性（代偿性）DIC 的诊断

（1）危险性评估：存在 DIC 的原发疾病计 2 分,不存在计 0 分。

（2）记分标准：PLT($\times10^9$/L):>100 为 0 分,<100 为 1 分,随后检测 PLT,上升为-1 分,稳定为 0 分,进行性下降为+1 分;PT:未延长或延长<3 秒为 0 分,延长>3 秒为 1 分,随后检测 PT,缩短为-1 分,稳定为 0 分,进行性延长为+1 分;纤维蛋白相关标志物(sFMC/FDP):正常为 0 分,增高为 1分,随后检测 sFMC/FDP,降低为-1 分,稳定为 0 分,进行性增高为+1。

（3）特殊检测标准：抗凝血酶(AT):正常为-1 分,降低为 1 分;蛋白 C(PC):正常为-1 分,降低为 1 分;凝血酶抗凝血酶复合物(TAT):正常为-1 分,升高为 1 分;其他(F1+2、PAP):正常为-1分,异常为 1 分。

（4）累计积分诊断：以判断病情进展情况。

五、抗血栓和溶血栓治疗监测项目的选择与应用

临床上常用抗血栓药以预防血栓形成,常用溶血栓药以溶解血栓。但是,这些药物应用过量会造成出血,用量不足则达不到预期疗效。因此在应用这些药物的过程中,必须选择相应的指标作实验室监测。

（一）普通肝素和低分子量肝素治疗的监测

应用普通肝素(uFH)的出血发生率为 7% ~ 10%,血小板减少发生率 0 ~ 5%。较大剂量的低分子量肝素(lower molecular weight heparin,LMWH)也存在着出血的可能性。

1. uFH　首选 APTT 作为监测指标,使 APTT 测定值维持在正常对照的 1.5 ~ 2.5 倍(国人以1.5 ~ 2.0 倍为宜);也可选用 uFH 血浆浓度测定,使其维持在 0.2 ~ 0.4IU/ml。但在体外循环和血液透析中应用 uFH 抗凝时,需选用活化凝血时间(activated clotting time,ACT),后者的参考值为

60～120秒,使其维持在250～360秒为宜。

2. **LMWH** 一般常规剂量勿需作实验室监测,但较大剂量的 LMWH,可选用因子 Xa 抑制试验(抗因子 Xa 活性测定)。预防性用药使其维持在 0.2～0.4 AF Xa IU/ml;治疗用药使其维持在0.5～0.7 AF Xa IU/ml(AF Xa IU/ml=抗活化因子 Xa 国际单位/ml)。

3. **血小板计数** 无论应用 uFH 或 LMWH,均需观察血小板计数,使其维持在参考值内,若低于 50×10^9/L 需暂停用药,并检查血小板减少的原因。

4. **血浆 AT 活性(AT：A)测定** 使其维持在正常范围 80%～120% 为宜。因为 AT:A 低于70% 肝素效果减低,低于 50% 肝素效果明显减低,低于 30% 肝素失效。

（二）抗凝药治疗的监测

由于剂量过大、食物、药物和个体差异等原因,应用抗凝剂(如华法林、阿加曲班、比伐卢定等)可能引起药物相关性出血,某些病人需要监测出凝血功能。例如长期口服华法林的病人临床出血发生率 7.1%～20.5%,需要监测的指标可选用血浆凝血酶原时间比率(PTR),使其维持在 1.5～2.0 为佳,若 PTR 超过 2.0 时其药物相关出血发生率增加 22%,PTR 低于 2.0 时发生率仅为 4%。另外,WHO 也推荐应用国际正常化比值(international normalized ratio,INR),作为首选口服抗凝剂的监测试验,建议 INR 维持在 2.0～2.5 之间,一般不超过 3.0,<1.5 提示抗凝无效。

（三）溶血栓治疗的监测

溶栓治疗的主要并发症是出血,轻度出血的发生率为 5%～30%,重度出血为 1%～2%。可选用纤维蛋白原(Fg)、凝血酶时间(TT)和纤维蛋白(原)降解产物(FDPs)作为出血监测的实验室指标。目前多数作者认为维持 Fg 在 1.2～1.5g/L,TT 测定值维持在正常对照值的 1.5～2.5 倍,FDPs在 300～400mg/L 最为适宜。

（四）抗血小板药治疗的监测

临床上常用阿司匹林(aspirin)、氯吡格雷(clopidogrel)、阿昔单抗(abciximab)、奥扎格雷等药物作为血小板功能的抑制剂。可选用:①出血时间(BT)使其结果维持在治疗前的 1～2 倍为宜;②血小板聚集试验(PAgT),阿司匹林须选用花生四烯酸或胶原为诱导剂,氯吡格雷须选用 ADP 为诱导剂,使 PAgT 的最大振幅降至病人基础对照值的 40%～50% 为宜。

（五）降纤药治疗的监测

临床上常用的降纤药有尿激酶、重组人纤溶酶原激活剂(rht-PA)、东菱克栓酶和蝮蛇抗栓酶等。它们可以激活或代替纤维蛋白溶酶原降解纤维蛋白,达到溶栓效果。可选用以下方法:①纤维蛋白原(Fg)测定:使其维持在 1.0～1.5g/L 为宜;②血小板计数:使其结果维持在(50～60)×10^9/L为宜。

（李芳邻）

第四章　排泄物、分泌物及体液检测

排泄物、分泌物与体液检测是临床常用的实验室检查之一,包括尿液、粪便、痰液、脑脊液、浆膜腔积液、精液、阴道分泌物、前列腺液等的检测等。尿液检测结果可为临床疾病诊断、药物治疗监测以及预后判断提供依据。粪便检测可用于判断胃肠道、胰腺和肝胆系统功能状态和疾病情况,也是消化道感染病原生物学、胃肠道肿瘤普查和寄生虫病防治工作中必不可少的检测项目。痰液一般性状检测和显微镜检查对某些呼吸系统疾病的诊断具有重要价值。脑脊液检测结果不仅对中枢神经系统感染性疾病、脑血管病有诊断价值,而且对脱髓鞘病和脑肿瘤的辅助诊断也有一定的价值。浆膜腔积液检测可为渗出液和漏出液的鉴别提供依据。精子功能检查、精浆化学和免疫学成分以及遗传基因的检查为男性不育症的诊断提供了新的方法。阴道分泌物检测是妇产科最基本的实验室检测项目,对诊断生殖系统感染、肿瘤等有一定应用价值。

第一节　尿液检测

尿液(urine)是血液经过肾小球滤过、肾小管和集合管重吸收和排泌所产生的终末代谢产物,是人体体液的重要组成成分。尿液检测主要用于:①协助泌尿系统疾病的诊断、病情和疗效观察。②协助其他系统疾病的诊断。③职业病防治。④用药的监护。⑤健康人群的普查。

尿液检测也有一定的局限性:①检测结果易受饮食影响。②尿液的各种成分变化和波动范围大。③尿液易被污染。④与其他成分相互干扰。

一、尿液标本采集

1. 尿液标本采集方法　尿液标本采集和处理是否正确可直接影响检测结果的准确性。根据检测目的的不同,尿液标本可分为晨尿、随机尿、计时尿和特殊尿等。临床常用尿液标本的种类、特点及用途见表4-4-1。

表4-4-1　临床常用尿液标本的种类、特点及用途

种类	特点	用途
晨尿	清晨起床后的第一次尿液,其浓缩、酸化,有形成分、化学成分浓度高	适用于有形成分、化学成分和早孕检查
随机尿	可随时采集的尿液标本。其采集方便,标本易得;但影响因素多	适合于门诊、急诊
3 小时尿	采集上午6~9时时段内的尿液标本	尿液有形成分排泄率检查,如白细胞排泄率等
12 小时尿	晚8时排空膀胱并弃去此次尿液,采集至次日晨8时最后一次排出的全部尿液	12小时尿有形成分计数,但其检查结果变化较大,已较少应用
24 小时尿	晨8时排空膀胱并弃去此次尿液,采集此后直至次日晨8时的全部尿液	化学成分定量检查
餐后尿	午餐后2小时的尿液标本	检查病理性尿蛋白、尿糖和尿胆原
清洁中段尿	清洗外阴后,不间断排尿,弃去前、后时段的尿液,无菌容器采集中间时段的尿液	微生物培养

2. 尿液标本保存 尿液标本采集后应及时送检,并在 1 小时内完成检查(最好在 30 分钟内)。如有特殊情况不能及时检查或需进行特殊检查时,可将尿液标本冷藏保存或在尿液标本中加入防腐剂。

(1)冷藏:如果尿液标本不能及时完成检查,则将其保存于 2~8℃ 条件下,但不能超过 6 小时(用于微生物学检查的标本在 24 小时内仍可进行培养)。但应注意有些尿液标本冷藏后有盐类析出,影响其显微镜检查。

(2)化学防腐:防腐剂可抑制细菌生长,维持尿液的弱酸性。可根据不同的检查目的选择适宜的防腐剂。当有多种防腐剂适用于尿液保存时,应选择危害性最小的防腐剂。常用尿液化学防腐剂、用量及用途见表 4-4-2。

表 4-4-2　常用尿液化学防腐剂、用量及用途

防腐剂	用 量	用 途
甲醛	100ml 尿液加入 400g/L 甲醛 0.5ml	用于管型、细胞检查。甲醛具有还原性,不适于尿糖等化学成分检查,过量可干扰显微镜检查
硼酸	1000ml 尿液加入约 10g 硼酸	在 24 小时内可抑制细菌生长,可有尿酸盐沉淀。用于蛋白质、尿酸、5-羟吲哚乙酸、羟脯氨酸、皮质醇、雌激素、类固醇等检查;不适于 pH 检查
甲苯	100ml 尿液加入 0.5ml 甲苯	用于尿糖、尿蛋白检查
盐酸	1000ml 尿液加入 10ml 浓盐酸	用于钙、磷酸盐、草酸盐、尿 17-OHS、17-KS、肾上腺素、儿茶酚胺等检查。因其可破坏有形成分、沉淀溶质及杀菌,故不能用于常规筛查
碳酸钠	24 小时尿液加入约 4g 碳酸钠	用于卟啉、尿胆原检查;不能用于常规筛查
麝香草酚	100ml 尿液加入 0.1g 麝香草酚	用于有形成分和结核分枝杆菌检查,过量可使尿蛋白呈假阳性,并干扰胆色素检查

3. 注意事项

(1)标本采集时间可以影响检查结果,晨尿标本的价值最大。

(2)采集尿液标本之前,医护人员必须对病人进行指导。病人务必用肥皂洗手、清洁尿道口及其周围皮肤。

(3)粪便、精液、阴道分泌物和月经血可污染标本。

(4)尿液标本放置时间过长,其盐类结晶析出、尿素分解产氨、细菌繁殖、尿胆原和尿胆红素转化等多种因素,均可影响检查结果;陈旧性标本可因尿液 CO_2 挥发或细菌生长而使 pH 增高;细菌可使尿液葡萄糖降解为酸和乙醇,使其 pH 降低。

(5)向病人解释采集计时尿标本(尤其是 24 小时尿液标本)的意义,确保病人理解,并指导病人尽可能在接近采集时间点的终点排尿。

(6)如果标本不能在 1 小时送达实验室或检查,应冷藏保存或加入适当的防腐剂。

二、尿液一般性状检查

尿液一般性状检查简便、安全、无创伤,对泌尿系统疾病、肝脏疾病、代谢性疾病(如糖尿病)的诊断及疗效观察有重要价值。

【参考值】

尿液一般性状检查的指标与参考值见表 4-4-3。

表 4-4-3 **尿液一般性状检查的指标与参考值**

指 标	参 考 值
尿量	成人:1000~2000ml/24h。儿童:按体重计算排尿量,约为成年人的3~4倍
颜色与透明度	新鲜尿液呈淡黄色、清晰透明
比重	成人:1.015~1.025,晨尿最高,一般大于1.020;婴幼儿尿液比重偏低
酸碱度	新鲜尿液多呈弱酸性,随机尿 pH 4.5~8.0,晨尿 pH 约6.5
气味	挥发性酸的气味

【临床意义】

1. **尿量** 尿量(urine volume)是指24小时内人体排出体外的尿液总量。尿量主要取决于肾脏功能,但也受精神、饮水量、活动量、年龄、药物应用和环境温度等因素的影响。

(1)多尿:成人24小时尿量大于2500ml,儿童24小时尿量大于3000ml称为多尿(polyuria)。①生理性多尿:当肾脏功能正常时,由于外源性或生理性因素所致的多尿,如饮水过多、食用含水量多的食物、静脉输液、精神紧张和癔症等,也可见于服用利尿剂、咖啡因、脱水剂等药物的病人。②病理性多尿:可见于内分泌疾病、肾脏疾病和代谢性疾病等病人(表 4-4-4)。

表 4-4-4 **病理性多尿的原因及发病机制**

分 类	原 因	发 病 机 制
内分泌疾病	中枢性尿崩症	ADH 缺乏或分泌减少
	原发性甲状旁腺功能亢进症	高血钙影响肾小管浓缩功能
	原发性醛固酮增多症	大量失钾,肾小管浓缩功能减退
肾脏疾病	肾源性尿崩症	肾小管上皮细胞对 ADH 灵敏度降低
	慢性肾盂肾炎	肾间质受损,影响肾小管重吸收
	慢性肾炎后期	肾小管浓缩功能障碍
	急性肾衰竭	肾小管重吸收及浓缩功能障碍
	高血压性肾损害	肾小管缺血导致其功能障碍
	失钾性肾病	肾小管空泡形成,浓缩功能减退
代谢性疾病	糖尿病	尿液葡萄糖增多导致溶质性利尿

(2)少尿与无尿:成人24小时尿量少于400ml或每小时少于17ml,学龄前儿童尿量少于300ml/24h,婴幼儿尿量少于200ml/24h,称为少尿(oliguria)。成人24小时尿量少于100ml,小儿少于30~50ml,称为无尿(anuria)。少尿与无尿主要由肾前性、肾性和肾后性等因素所致(表 4-4-5)。

表 4-4-5 **少尿与无尿常见的原因与发病机制**

分类	原 因	发 病 机 制
肾前性	休克、严重脱水、电解质紊乱、失血过多、大面积烧伤、高热、心力衰竭、肝硬化腹腔积液、严重创伤、感染、肾动脉栓塞及肿瘤压迫等	肾缺血、血液浓缩、血容量降低、ADH 分泌增多
肾性	急性肾小球肾炎、慢性肾炎急性发作、急性肾衰竭少尿期及各种慢性疾病所致的肾衰竭、急性间质性肾炎、急性肾小管坏死、肾移植术后排斥反应等	肾小球滤过率(GFR)降低
肾后性	输尿管结石、损伤、肿瘤、前列腺肥大、膀胱功能障碍等	尿路梗阻

2. **颜色与透明度** 因含有尿色素、尿胆素、尿胆原及卟啉等物质,健康人的尿液肉眼观察多呈淡黄色或橘黄色。在病理情况下尿液可呈不同的颜色。

（1）红色：最常见的尿液颜色变化是红色（表4-4-6），其中以血尿最常见。含有一定量红细胞的尿液称为血尿（hematuria）。1000ml尿液所含血量超过1ml，外观可出现红色的尿液称为肉眼血尿（macroscopic hematuria）。

表4-4-6　红色尿液的种类、颜色变化及临床意义

种类	尿液颜色	临床意义
血尿	淡红色云雾状、洗肉水样或混有血凝块	①泌尿生殖系统疾病：如炎症、损伤、结石、出血或肿瘤等 ②出血性疾病：如血小板减少症、血友病等 ③其他：如感染性疾病、结缔组织疾病、心血管系统疾病、内分泌与代谢系统疾病，某些健康人剧烈运动后的一过性血尿等
血红蛋白尿	暗红色、棕红色甚至酱油色	蚕豆病、PNH及血型不合的输血反应、阵发性寒冷性血红蛋白尿（PCH）、行军性血红蛋白尿、免疫性溶血性贫血等
肌红蛋白尿	粉红色或暗红色	肌肉组织广泛损伤、变性，如AMI、大面积烧伤、创伤等
卟啉尿	红葡萄酒色	常见于先天性卟啉代谢异常等

（2）深黄色：最常见的是胆红素尿。含有大量结合胆红素的尿液称为胆红素尿（bilirubinuria）。胆红素尿的外观呈深黄色豆油样，振荡尿液后其泡沫仍呈黄色，胆红素定性检查呈阳性。常见于胆汁淤积性黄疸及肝细胞性黄疸。但尿液放置过久，胆红素被氧化为胆绿素，可使尿液外观呈棕绿色。

另外，某些食物和药物也可使尿液外观呈黄色，如维生素 B_2、利福平、呋喃唑酮等。

（3）白色：白色尿液的种类、颜色变化及临床意义见表4-4-7。

表4-4-7　白色尿液的种类、颜色变化及临床意义

种类	尿液颜色	临床意义
乳糜尿和脂肪尿	乳白色、乳状浑浊或脂肪小滴	常见于丝虫病及肾周围淋巴管梗阻；脂肪挤压损伤、骨折和肾病综合征等
脓尿和菌尿	白色浑浊或云雾状	泌尿系统化脓性感染，如肾盂肾炎、膀胱炎、尿道炎等
结晶尿	黄白色、灰白色或淡粉红色	由于尿液含有高浓度的盐类结晶所致，以磷酸盐和碳酸盐最常见，还可见尿酸盐、草酸盐结晶

（4）黑褐色：见于重症血尿、变性血红蛋白尿，也可见于酪氨酸病、酚中毒、黑尿酸症或黑色素瘤等。

（5）蓝色：主要见于尿布蓝染综合征（blue diaper syndrome），也可见于尿蓝母、靛青生成过多的某些胃肠疾病等，以及某些药物或食物的影响。

（6）淡绿色：见于铜绿假单胞菌感染，以及服用某些药物后，如吲哚美辛、亚甲蓝、阿米替林等。

3. 透明度　正常尿液清晰透明。新鲜尿液发生浑浊可由盐类结晶、红细胞、白细胞（脓细胞）、细菌、乳糜等引起。浑浊尿产生的原因及特点见表4-4-8。

表4-4-8　浑浊尿的原因及特点

浑浊	原因	特点
灰白色云雾状	盐类结晶（磷酸盐、尿酸盐、碳酸盐结晶）	加酸或加热、加碱，浑浊消失
红色云雾状	红细胞	加乙酸溶解
黄色云雾状	白细胞、脓细胞、细菌、黏液、前列腺液	加乙酸不溶解
膜状	蛋白质、红细胞、上皮细胞	有膜状物出现
白色絮状	脓液、坏死组织、黏液丝等	放置后有沉淀物
乳白色浑浊或凝块	乳糜	外观具有光泽感，乳糜试验阳性

4. **比重**　是指在4℃条件下尿液与同体积纯水的重量之比,是尿液中所含溶质浓度的指标。比重与尿液中水分、盐类及有机物含量和溶解度有关,与尿液溶质(氯化钠等盐类、尿素、肌酐)的浓度呈正比,也受病人年龄、饮食和尿量等影响;在病理情况下,则受尿糖、尿蛋白及细胞、管型等成分影响。

(1)比重增高:比重大于1.025的尿液称为高渗尿或高比重尿。常见于血容量不足导致的肾前性少尿(prerenal oliguria)、糖尿病、急性肾小球肾炎、肾病综合征等。

(2)比重降低:比重小于1.015的尿液称为低渗尿或低比重尿。常见于大量饮水、慢性肾小球肾炎、肾小管间质性疾病、慢性肾衰竭、尿崩症等。尿比重固定于1.010±0.003,提示肾脏浓缩稀释功能丧失。

5. **酸碱度(pH)**　尿液酸碱度受食物、药物和多种疾病的影响。尿液酸碱度的变化与临床意义见表4-4-9。

表4-4-9　**尿液酸碱度的变化与临床意义**

酸碱度变化	临 床 意 义
pH 降低	进食肉类(含硫、磷)及混合性食物等,服用氯化铵、维生素C等酸性药物,酸中毒、高热、糖尿病、痛风等,低钾性代谢性碱中毒病人尿液呈酸性为其特征之一
pH 增高	进食蔬菜、水果(含钾、钠),服用噻嗪类利尿剂、碳酸氢钠等碱性药物,碱中毒、膀胱炎及肾小管性酸中毒等。另外,尿液放置过久因尿素分解释放氨,可使尿液呈碱性
药物干预	尿液pH可作为用药的一个指标,用氯化铵酸化尿液,可促使碱性药物从尿液中排出;而用碳酸氢钠碱化尿液,可促使酸性药物从尿液中排出

三、尿液化学检查

尿液化学检查简便、安全、无创伤,对泌尿系统疾病、肝脏疾病、代谢性疾病(如糖尿病)的诊断及疗效观察有重要价值,已成为尿液检查的重要内容和诊断疾病的重要指标,由于尿液化学分析仪的广泛应用,目前已成为常规检查项目。

【参考值】

尿液化学检查的指标与参考值见表4-4-10。

表4-4-10　**尿液化学检查的指标与参考值**

指标	参考值	指标	参考值
蛋白质	定性:阴性。定量:0~80mg/24h	胆红素	定性:阴性。定量:≤2mg/L
葡萄糖	定性:阴性。定量:0.56~5.0mmol/24h	尿胆原	定性:阴性或弱阳性。定量:≤10mg/L
酮体	阴性		

【临床意义】

1. **蛋白质**　正常情况下,肾小球滤过膜能够有效阻止相对分子质量在4万以上的蛋白质通过。虽然相对分子质量小于4万的蛋白质能够通过滤过膜,但又可被近曲小管重吸收。所以,健康成人每天通过尿液排出的蛋白质极少(大约为30~130mg),一般常规定性方法检查呈阴性。当蛋白质浓度大于100mg/L或150mg/24h尿液,蛋白质定性检查呈阳性的尿液,称为蛋白尿(proteinuria)。

(1)生理性蛋白尿:①功能性蛋白尿:是指因剧烈运动(或劳累)、受寒、发热、精神紧张、交感神经兴奋等所致的暂时性蛋白尿,与肾血管痉挛或充血导致的肾小球毛细血管壁通透性增高有关。多见于青少年,尿蛋白定性不超过(+),定量不超过500mg/24h。②体位性蛋白尿:又称为直立性蛋白尿(orthostatic proteinuria),可能是由于人体直立位时前突的脊柱压迫左肾静脉导致局部静脉压增高所致,卧位休息后蛋白尿即消失。此种蛋白尿多发生于瘦高体型的青少年。

(2)病理性蛋白尿:见于各种肾脏及肾脏以外疾病所致的蛋白尿,多为持续性蛋白尿(表4-4-11)。

表4-4-11　病理性蛋白尿的分类与临床意义

分类	标志性蛋白	临床意义
肾小球性蛋白尿	清蛋白或抗凝血酶、转铁蛋白、前清蛋白、IgG、IgA、IgM 和补体 C3 等	急性肾炎、肾缺血和糖尿病肾病
肾小管性蛋白尿	α_1-MG、β_2-MG、视黄醇结合蛋白、胱抑素 C、β-NAG	肾盂肾炎、间质性肾炎、重金属中毒、药物损害及肾移植术后等
混合性蛋白尿	清蛋白、α_1-MG、总蛋白	糖尿病、系统性红斑狼疮等
溢出性蛋白尿	血红蛋白、肌红蛋白、本-周蛋白	溶血性贫血、挤压综合征、多发性骨髓瘤、浆细胞病、轻链病等
组织性蛋白尿	Tamm-Horsfall 蛋白	肾小管受炎症或药物刺激等
假性蛋白尿	血液、脓液、黏液等	肾脏以下的泌尿道疾病如膀胱炎、尿道炎、尿道出血及尿液内混入阴道分泌物等

2. 尿糖　尿糖一般是指尿液中的葡萄糖,也有微量乳糖、半乳糖、果糖、核糖、戊糖和蔗糖等。健康人尿液中有微量葡萄糖,定性检查为阴性。尿糖定性检查呈阳性的尿液称为糖尿(diabetic urine,glucosuria)。当血糖浓度超过 8.88mmol/L 时,尿液中开始出现葡萄糖,这时的血糖浓度称为肾糖阈(renal glucose threshold)。肾糖阈可随肾小球滤过率和肾小管葡萄糖重吸收率的变化而变化。肾小球滤过率降低可导致肾糖阈增高,而肾小管重吸收率降低则可引起肾糖阈降低。肾小管重吸收能力降低也可引起葡萄糖尿,但其血糖浓度正常。

(1)血糖增高性糖尿:血糖增高性糖尿的种类及临床意义见表4-4-12。

表4-4-12　血糖增高性糖尿的种类及临床意义

种类	临床意义
代谢性糖尿	由于糖代谢紊乱引起高血糖所致,典型的是糖尿病
应激性糖尿	在颅脑外伤、脑血管意外、情绪激动等情况下,延髓血糖中枢受刺激,导致肾上腺素、胰高血糖素大量释放,出现暂时性高血糖和糖尿
摄入性糖尿	短时间内摄入大量糖类或输注高渗葡萄糖溶液,引起血糖暂时性增高而产生的糖尿
内分泌性糖尿	生长激素、肾上腺素、糖皮质激素等分泌过多,都可使血糖浓度增高

(2)血糖正常性糖尿:血糖浓度正常,但由于肾小管的病变导致其重吸收葡萄糖的能力降低,即肾糖阈下降而出现的糖尿,又称为肾性糖尿(renal glycosuria)。常见于慢性肾炎、肾病综合征、间质性肾炎、家族性糖尿病等。

(3)暂时性糖尿:暂时性糖尿可见于饮食性糖尿、精神性糖尿、妊娠期糖尿(gestational glucosuria)、应激性糖尿、新生儿糖尿和药物性糖尿等。

(4)其他糖尿:进食乳糖、半乳糖、果糖、甘露糖及一些戊糖等过多或体内代谢失调使血液浓度增高时,可出现相应的糖尿。

(5)假性糖尿:尿液中含有的某些还原性物质,如维生素 C、尿酸、葡萄糖醛酸,以及一些随尿液排出的药物,如异烟肼、链霉素、水杨酸、阿司匹林等,可使尿糖定性检查出现假阳性反应。

3. 酮体　酮体(ketone bodies)是脂肪氧化代谢过程中的中间代谢产物,包括乙酰乙酸、β-羟丁酸和丙酮。健康人血液中有少量的酮体,其中 β-羟丁酸占78%、乙酰乙酸占20%和丙酮占2%。当肝脏内酮体产生的速度超过肝外组织利用的速度时,血液酮体浓度增高,称为酮血症(ketonemia),过多的酮体从尿液排出形成酮尿(ketonuria)。尿液酮体检查主要用于糖代谢障碍和脂肪不完全氧化的判断与评价。

(1)糖尿病酮症酸中毒:由于葡萄糖利用减少,而分解脂肪产生酮体增加,糖尿病酮症酸中毒病人酮体呈阳性。尿液酮体对诊断糖尿病酸中毒或昏迷有极高的价值,并能与低血糖、心脑血管疾病的酸中毒或高血糖渗透性糖尿病昏迷相鉴别(尿液酮体一般不高)。但糖尿病酮症酸中毒病人伴有肾衰竭,而肾阈值增高时,尿液酮体亦可减少,甚至完全消失。

(2)非糖尿病性酮症:如感染性疾病(肺炎、伤寒、败血症、结核等)、严重呕吐、剧烈运动、腹泻、长期饥饿、禁食、全身麻醉后等病人均可出现酮尿。

(3)中毒:如氯仿、乙醚麻醉后和磷中毒等,尿液酮体也可阳性。

(4)药物影响:服用降糖药的病人,由于药物有抑制细胞呼吸的作用,也可出现尿酮体阳性的现象。

4. 尿液胆红素与尿胆原　尿液胆红素、尿胆原检查主要用于黄疸的鉴别,其变化特点见表4-4-13。

表4-4-13　不同类型黄疸病人尿胆原和尿液胆红素的变化特点

指标	健康人	溶血性黄疸	肝细胞性黄疸	胆汁淤积性黄疸
尿液颜色	浅黄	深黄	深黄	深黄
尿胆原	弱阳性/阴性	强阳性	阳性	阴性
尿胆素	阴性	阳性	阳性	阴性
尿液胆红素	阴性	阴性	阳性	阳性

四、尿液显微镜检查

尿液有形成分(urine formed elements,visible components of urine)是指尿液在显微镜下观察到的成分,如来自肾脏或尿道脱落、渗出的细胞,肾脏发生病理改变而形成的各种管型、结晶,以及感染的微生物、寄生虫等。

【参考值】

尿液显微镜检查的指标与参考值见表4-4-14。

表4-4-14　尿液显微镜检查的指标与参考值

指标	参考值
红细胞	玻片法平均0~3个/HPF,定量检查0~5个/μl
白细胞和脓细胞	玻片法平均0~5个/HPF,定量检查0~10个/μl
上皮细胞	①肾小管上皮细胞:无。②移行上皮细胞:无或偶见。③鳞状上皮细胞:男性偶见,女性为3~5个/HPF
管型	偶见透明管型

【临床意义】

1. 细胞

(1)红细胞:离心尿液中红细胞数量增多,超过3个/HPF,且外观无血色的尿液称为镜下血尿(microscopic hematuria)。在低渗尿液中红细胞胀大,甚至使血红蛋白溢出,形成大小不等的空环形,称为红细胞淡影(blood shadow)或影形红细胞(ghost cell)。

根据尿液红细胞的形态可将红细胞分为3种,其特点与临床意义见表4-4-15。尿液中红细胞见图4-4-1、图4-4-2。

表 4-4-15 **尿液异常红细胞的类型及特点与临床意义**

类 型	特点与临床意义
均一性红细胞	肾小球以外部位的泌尿系统的出血,如尿路结石、损伤、出血性膀胱炎、血友病、剧烈活动等
非均一性红细胞	见于肾小球肾炎、肾盂肾炎、肾结核、肾病综合征,此时多伴有蛋白尿和管型
混合性红细胞	以上 2 种红细胞混合存在

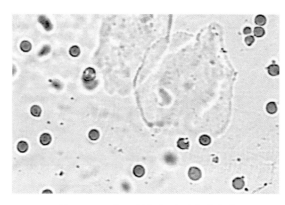

图 4-4-1 均一性红细胞(未染色)

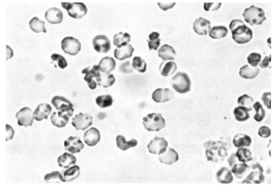

图 4-4-2 非均一性红细胞(未染色)

(2)白细胞和脓细胞:尿液中的白细胞主要是中性粒细胞(图 4-4-3),在新鲜尿液中其形态与血液白细胞一致;在炎症过程中被破坏或死亡的白细胞称为脓细胞(pus cell)。在低渗尿液中,中性粒细胞吸水肿胀,胞质内的颗粒呈布朗分子运动,由于光的折射,在油镜下可见灰蓝色发光现象,称为闪光细胞(glitter cell),多见于肾盂肾炎。

白细胞检查主要用于泌尿系统感染的诊断。如果尿液白细胞数量增多,超过 5 个/HPF,称为镜下脓尿(microscopic pyuria)。白

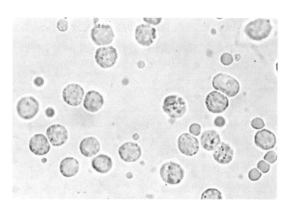

图 4-4-3 尿液中白细胞(未染色)

细胞数量增多主要见于肾盂肾炎、膀胱炎、肾移植排斥反应、药物性急性间质性肾炎、新月形肾小球肾炎、阴道炎和宫颈炎等。

(3)上皮细胞:尿液的上皮细胞来源于肾小管、肾盂、肾盏、输尿管、膀胱和尿道等(图 4-4-4 ~ 图 4-4-7)。

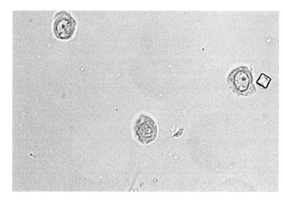

图 4-4-4 肾小管上皮细胞

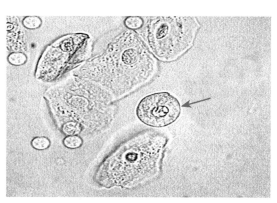

图 4-4-5 表层移行上皮细胞

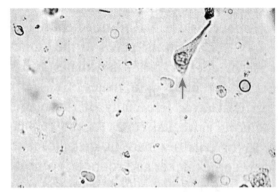

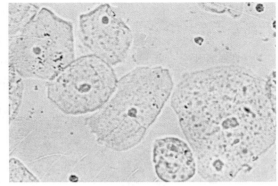

图 4-4-6   中层移行上皮细胞   图 4-4-7   鳞状上皮细胞（未染色）

上皮细胞检查对泌尿系统疾病有定位诊断的价值。①肾小管上皮细胞数量增多提示肾小管有病变,见于急性肾小球肾炎、急进性肾炎、肾小管坏死性病人。慢性肾炎、肾梗死的病人肾小管上皮细胞可发生脂肪变性,胞质内有较多的脂肪颗粒,称为脂肪颗粒细胞(fatty granular cell)。如果其颗粒较多,甚至覆盖于核上,又称为复粒细胞(compound granular cell)。②移行上皮细胞数量增多提示泌尿系统相应部位病变,膀胱炎、肾盂肾炎病人移行上皮细胞明显增多,并伴有白细胞增多。③鳞状上皮细胞数量增多主要见于尿道炎病人,并伴有白细胞或脓细胞数量增多。

2. 管型   管型(cast)是蛋白质、细胞及其崩解产物在肾小管、集合管内凝固而成的圆柱形蛋白聚体,是尿沉渣中最有诊断价值的成分。构成管型的主要成分有由肾小管分泌的 Tamm-Horsfall 蛋白(T-H 蛋白)、血浆蛋白、各种细胞及其变性的产物等。管型的形成条件与评价见表 4-4-16。

表 4-4-16   管型的形成条件与评价

条 件	评 价
原尿中有清蛋白、T-H 蛋白	构成管型的基质
肾小管有浓缩和酸化尿液能力	浓缩可使形成管型的蛋白质浓度增高,酸化则促进蛋白质进一步变性凝聚
尿流缓慢,有局部性尿液淤积	有足够的停留时间使各种成分凝聚
具有可供交替使用的肾单位	有利于管型的形成与排泄,即处于休息状态肾单位的尿液淤积,有足够的时间形成管型,当该肾单位重新排尿时,已形成的管型可随尿液排出

管型类型、性质对各种肾炎的诊断有重要的意义。管型的体积越大、越宽,表明肾脏损伤越严重。但是,当肾脏疾病发展到后期,可交替使用的肾单位减少、肾小管和集合管浓缩稀释功能完全丧失后,则不能形成管型。所以,管型的消失究竟是病情好转还是恶化,应结合临床资料综合分析。

由于组成管型的成分不同,尿液中可见到各种管型(图 4-4-8 ~ 图 4-4-14)。尿液常见管型的组成成分及意义见表 4-4-17。

表 4-4-17   常见管型的组成成分及意义

管型	组 成 成 分	临 床 意 义
透明管型	T-H 蛋白、清蛋白、少量氯化物	健康人偶见,其增多见于肾实质性病变
红细胞管型	管型基质+红细胞	急性肾小球病变、肾小球出血
白细胞管型	管型基质+白细胞	肾脏感染性病变或免疫性反应
上皮细胞管型	管型基质+肾小管上皮细胞	肾小管坏死
颗粒管型	管型基质+变性细胞分解产物	肾实质性病变伴有肾单位淤滞
蜡样管型	细颗粒管型衍化而来	肾单位长期阻塞、肾小管有严重病变、预后差
脂肪管型	管型基质+脂肪滴	肾小管损伤、肾小管上皮细胞脂肪变性
肾衰管型	颗粒管型、蜡样管型演变而来	急性肾衰竭多尿期,出现于慢性肾衰竭提示预后不良

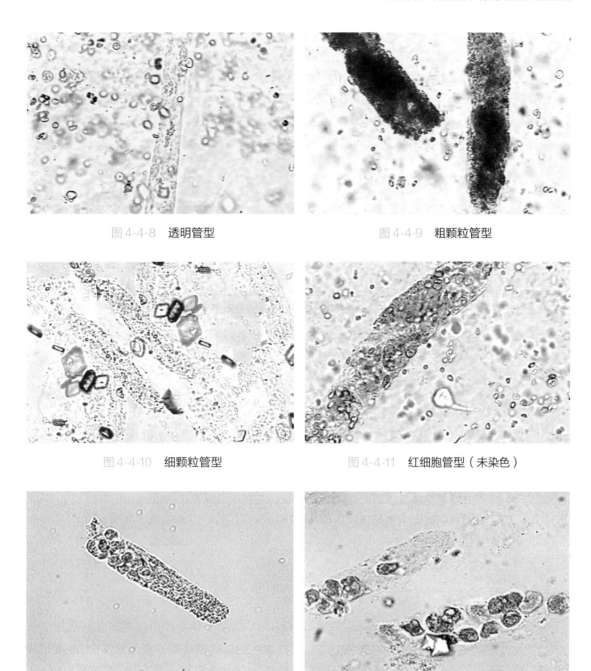

图 4-4-8 透明管型

图 4-4-9 粗颗粒管型

图 4-4-10 细颗粒管型

图 4-4-11 红细胞管型（未染色）

图 4-4-12 白细胞管型

图 4-4-13 肾小管上皮管型

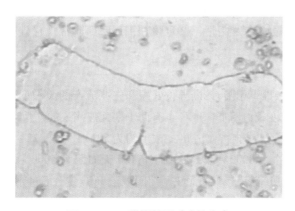

图 4-4-14 蜡样管型（未染色）

3. 结晶　尿液的结晶(crystal)多来自于食物或盐类代谢。尿液盐类结晶的析出取决于该物质的饱和度及尿液的 pH、温度和胶体物质(主要指黏液蛋白)的浓度等因素。

(1)生理性结晶:生理性结晶多来自于食物及人体正常的代谢,如草酸钙结晶、磷酸盐结晶、马尿酸结晶、尿酸结晶及非结晶型尿酸盐等,一般无临床意义。

(2)病理性结晶:病理性结晶可由疾病因素或药物代谢异常所致,如胆红素结晶、胱氨酸结晶、亮氨酸结晶、酪氨酸结晶、胆固醇结晶和药物结晶等。尿液中常见病理性结晶的形态特征及临床意义见表4-4-18。

表4-4-18　尿液中常见病理性结晶的形态特征及临床意义

结晶	形态特征	临床意义
胆红素结晶	黄红色成束的针状或小块状	胆汁淤积性黄疸、肝硬化、肝癌、急性肝坏死、急性磷中毒
胱氨酸结晶	无色的片状六边形,常重叠排列	肾结石、膀胱结石
亮氨酸结晶	黄褐色小球状,具同心纹	急性磷中毒、氯仿中毒、急性肝坏死、肝硬化
酪氨酸结晶	略黑色,细针状、束状或羽毛状排列	急性磷中毒、氯仿中毒、急性肝坏死、肝硬化
胆固醇结晶	无色缺角的方形薄片状	肾盂肾炎、膀胱炎、肾淀粉样变性或脂肪变性
磺胺嘧啶结晶	棕黄色不对称秸束状或球状	同时伴红细胞出现提示药物性损伤
磺胺甲噁唑结晶	无色透明的长方形六面体	同时伴红细胞出现提示药物性损伤

4. 其他　除上述的有形成分外,尿液中还可见到细菌、真菌、寄生虫、精子等。

(1)细菌:健康人新鲜尿液中无细菌存在和生长,当标本采集过程中尿液被污染时,可检出少量细菌,因此非经无菌手段采集到的新鲜尿液中检查到细菌无临床意义。如按无菌要求采集的尿液标本,见到较多量的细菌,同时见到大量白细胞和上皮细胞及红细胞,多提示尿路感染。

(2)真菌:多为白假丝酵母菌,常见于糖尿病病人、女性尿液或碱性尿液。

(3)寄生虫:尿液中的寄生虫及虫卵多为标本污染所致。如阴道毛滴虫多来自于女性阴道分泌物,乳糜尿中可检查出微丝蚴。

五、尿液其他检查

(一)人绒毛膜促性腺激素

人绒毛膜促性腺激素(human chorionic gonadotropin,hCG)是受孕女性胎盘滋养层细胞分泌产生的,可促进性腺发育的一种糖蛋白激素。hCG 可通过孕妇血液循环而排泄到尿液中,血清 hCG 浓度略高于尿液,且呈平行关系。尿液 hCG 检查的目的是:①诊断早孕。②监测孕早期反应(异位妊娠、流产)。③监测滋养层肿瘤。④作为 Down 综合征三联试验的诊断指标之一。

【参考值】

①定性(用于常规妊娠检查):阴性。②定量(用于 hCG 非常规检查):男性、女性(未妊娠)<5U/L。

【临床意义】

hCG 是早期检查妊娠、推算孕龄、诊断异位妊娠和先兆流产的灵敏度和特异度最高的方法,但尿液检查的灵敏度和特异度较血清低。hCG 也有助于睾丸癌病人的病情监测。

1. 早期妊娠诊断　受孕 1 周后,血清 hCG 浓度约为50U/L,妊娠22~24 天尿液 hCG 浓度大于1000U/L;60~70 天达最高峰(8000~320 000U/L);120 天时降为 5000~20 000U/L。双胎妊娠的孕妇血清 hCG 比单胎增加 1 倍以上。正常妊娠期间尿液 hCG 定性检查持续阳性,分娩 5~6 天后变为阴性。

2. 异位妊娠诊断　正常妊娠时血清 hCG 浓度随着不同孕周的变化呈规律性变化,而异位妊娠时血清 hCG 浓度增高不如正常妊娠。但只有 60% ~80% 的异位妊娠病人 hCG 呈阳性。

3. **流产诊断和监测** 不完全流产孕妇的子宫内尚有胎盘组织残留,hCG 仍可为阳性。完全流产或死胎时,则由阳性转为阴性。在保胎治疗过程中,如果 hCG 不断增高,说明保胎有效,反之则说明保胎无效。

4. **妊娠滋养细胞疾病的诊断与监测** 葡萄胎、侵蚀性葡萄胎、绒毛膜上皮细胞癌及男性睾丸畸胎瘤等病人尿液 hCG 明显高于正常孕妇,可用于妊娠滋养细胞疾病的辅助诊断。妊娠滋养细胞肿瘤病人术后 3 周,hCG 浓度降低,8 ~12 周呈阴性,如果 hCG 浓度不降低或不转阴性,提示可能有残留病灶。

5. **其他疾病** 如脑垂体疾病、甲状腺功能亢进症、卵巢囊肿、子宫内膜增生或子宫颈癌等病人 hCG 浓度也可以增高。

(二) 本周蛋白

本周蛋白(Bence-Jones protein,BJP)又称为凝溶蛋白,是一类能通过肾小球滤过膜的免疫球蛋白轻链或其聚合体。血液中免疫球蛋白轻链浓度增高,超过肾近曲小管重吸收阈值时,可自尿液排出,即称为本周蛋白尿或轻链尿。BJP 在 pH 4.9±0.1 条件下,加热至 40 ~60℃ 时可发生凝固,温度升至 90 ~100℃ 时又可溶解,而温度降低至 56℃ 左右又重新凝固,故又称为凝溶蛋白。

【参考值】

阴性。

【临床意义】

轻链型、IgD 型多发性骨髓瘤(multiple myeloma,MM)病人因肾功能易受损,尿液异常可以是首发的甚至唯一的临床表现,60% ~80% MM 病人尿液中 BJP 呈阳性。肾盂肾炎、慢性肾炎、肾癌、肾病综合征等病人尿液中偶可检出 BJP。

六、尿液检测项目的选择与应用

尿液检测是临床最常用的检查之一,也是泌尿系统疾病诊断、疗效观察及预后判断的首选项目。

1. **常规检查或健康体检** 可选用尿液自动分析仪对尿液一般性状进行检查。对怀疑或已确诊泌尿系统疾病的病人,必须进行尿沉渣检查,以避免漏诊和准确了解病变程度。

2. **尿蛋白定性检查方法选择** 初次就诊病人、现场快速检查、健康体检、疾病筛查等,可采用干化学试带法或磺基水杨酸法。当进行疗效观察或预后判断时,还需进行尿蛋白定量和特定蛋白质的分析。

3. **联合检查肾功能** 对已确诊患有糖尿病、高血压、SLE 等可导致肾脏病变的全身性疾病病人,为尽早发现肾损害,宜选择和应用较灵敏的尿液微量清蛋白、α_1-微球蛋白、β_2-微球蛋白等检查。

第二节 粪便检测

粪便(feces)是食物在体内被消化吸收营养成分后剩余的产物。粪便成分主要有:①未被消化的食物残渣,如淀粉颗粒、肉类纤维、植物细胞、植物纤维等。②已被消化但未被吸收的食糜。③消化道分泌物,如胆色素、酶、黏液和无机盐等。④分解产物如靛基质、粪臭素、脂肪酸等。⑤肠壁脱落的上皮细胞。⑥细菌,如大肠埃希菌和肠球菌等。

在病理情况下,粪便中可见血液、脓液、寄生虫及其虫卵、包囊、致病菌、胆石或胰石等。粪便检查对了解消化道及通向肠道的肝、胆、胰腺等器官有无病变,间接判断胃肠、胰腺、肝胆系统的功能状况有重要价值。

一、粪便标本采集

1. 粪便标本采集方法　粪便标本采集的质量可直接影响检查结果的准确性和可靠程度。常见粪便标本的采集方法与要求见表4-4-19。

表4-4-19　常见粪便标本的采集方法与要求

标本	采集方法	要　　求
常规检查标本	新鲜,选取异常部分,无异常时可多部位采集	无污染,及时送检
寄生虫检查标本		
血吸虫毛蚴	采集脓液、血液或黏液处	不小于30g或全部标本送检
蛲虫卵	透明薄膜拭子于晚12时或清晨排便前自肛门皱襞处拭取	立即送检
阿米巴滋养体	脓血和稀软部分	立即送检,寒冷季节注意保温
虫体检查及虫卵计数	24小时粪便	检查虫体时应仔细寻找或筛查,检查虫卵时应混匀标本后检查,坚持"三送三检"
FOBT(化学法)标本	新鲜	检查前3天禁食肉类及动物血,并禁服铁剂、铋剂、维生素C。检查前3天禁食生鲜蔬菜、水果等
粪胆原定量标本	3天的粪便标本	每天混匀后称取20g送检
脂肪定量标本	脂肪膳食6天,从第3天起采集72小时内标本	将采集的标本混合称量,取出60g送检
无粪便标本	可经直肠指诊或采便管拭取标本	确需检查时

2. 注意事项

（1）标本要新鲜,不得混有尿液、消毒剂和污水等,以免破坏其有形成分和病原体等。

（2）应选取含有黏液、脓液和血液等病理成分的部分,外观无异常的粪便可于其表面和深处多部位采集标本。

（3）采集标本后及时送检,并于标本采集后1小时内完成检查,否则可因消化酶、酸碱度变化以及细菌的作用等因素的影响,导致粪便有形成分被破坏。

（4）采集标本的容器应清洁、干燥、有盖,不吸水和渗漏;细菌学检查要采用灭菌有盖的容器采集标本。

（5）任何标本都应视为潜在的高危病原菌感染源,采集标本时要特别小心。务必使用合适的器具移取标本,避免被感染或污染环境。

二、粪便一般性状检查

粪便一般性状受食物的种类、性质、量的影响较大,也受某些药物的影响。但粪便一般性状检查对消化系统疾病和寄生虫感染的诊断有重要价值。

【参考值】

①成人每天一般排便1次,约100～300g,为成形软便,呈黄褐色,有少量黏液,有粪臭。②婴幼儿粪便可为黄色或金黄色糊状。

【临床意义】

1. 量　健康人的粪便量随着食物种类、食量及消化器官的功能状态而异。细粮和肉食者粪便量较少;粗粮和蔬菜为主者粪便量较多。当胃肠道、胰腺有炎症或功能紊乱时,因炎症渗出、肠蠕动加快及消化吸收功能不良,可使排便次数和排便量有不同程度的增多。如果排便次数少,但排便量增多,多见于肠道上段病变;排便次数增多,但每次排便量减少,多为肠道下段病变。

2. **性状**　粪便性状改变及临床意义见表4-4-20。

表4-4-20　**粪便性状改变及临床意义**

粪便	特　点	临床意义
稀汁便	脓样,含有膜状物	假膜性肠炎
	洗肉水样	副溶血性弧菌食物中毒
	红豆汤样	出血性小肠炎
	稀水样	艾滋病伴肠道隐孢子虫感染
米泔样便	白色淘米水样,含有黏液片块	霍乱、副霍乱
黏液便	小肠病变的黏液混于粪便中;大肠病变的黏液附着在粪便表面	肠道炎症或受刺激、肿瘤或便秘、某些细菌性痢疾
胨状便	黏胨状、膜状或纽带状物	过敏性肠炎、慢性细菌性痢疾
鲜血便	鲜红色,滴落于排便之后或附在粪便表面	直肠癌、直肠息肉、肛裂或痔疮
脓血便	脓样、脓血样、黏液血样、黏液脓血样	细菌性痢疾、阿米巴痢疾、结肠癌、肠结核、溃疡性结肠炎
乳凝块	黄白色乳凝块或蛋花样	婴儿消化不良、婴儿腹泻
变形便	球形硬便	习惯性便秘、老年人排便无力
	细条、扁片状	肠痉挛、直肠或肛门狭窄
	细铅笔状	肠痉挛、肛裂、痔疮、直肠癌

3. **颜色**　粪便的颜色可因进食种类不同而异,肉食者粪便偏黑褐色,进食过多绿色蔬菜者的粪便呈暗绿色。粪便颜色变化及意义见表4-4-21。

表4-4-21　**粪便颜色变化及意义**

颜色	生理性	病理性
淡黄色	婴儿	服用大黄、山道年、番泻叶等
绿色	食用大量绿色蔬菜	服用甘汞等
白陶土色	食用大量脂肪	胆汁淤积性黄疸,服用硫酸钡、金霉素
红色	食用大量番茄、红辣椒、西瓜等	直肠癌、痔疮、肛裂等,服用利福平
果酱色	食用大量咖啡、可可、樱桃、桑葚、巧克力等	阿米巴痢疾、肠套叠等
柏油色	食用动物血和肝脏等	上消化道出血,服用铁剂、活性炭等

4. **气味**　粪便的气味与进食的种类、疾病等有关。正常粪便由于蛋白质的分解产物,如吲哚、粪臭素、硫醇、硫化氢、氨、靛基质等而产生臭味,素食者臭味轻,肉食者臭味重。在病理情况下粪便可产生恶臭味、腥臭味和酸臭味。粪便气味的临床意义见表4-4-22。

表4-4-22　**粪便气味的临床意义**

气味	临床意义
恶臭	慢性肠炎、胰腺疾病、消化道大出血、结肠或直肠癌溃烂时,未消化的蛋白质发生腐败等
腥臭	阿米巴肠炎
酸臭	由脂肪、糖类消化不良或吸收不良,脂肪酸分解或糖的发酵所致

5. 寄生虫和结石

（1）寄生虫：肠道寄生虫感染时粪便中可出现寄生虫，如蛔虫、蛲虫、绦虫等或其片段，肉眼即可发现；钩虫虫体需要筛查粪便后才能发现。服用驱虫剂后应常规检查有无寄生虫。

（2）结石：粪便中可发现胆石、粪石、胰石和肠结石等，最多见的是胆石。粪便中出现胆石多见于服用排石药物或碎石术之后。

三、粪便隐血试验

消化道出血量较少时红细胞已被消化分解，粪便外观无血色，且显微镜检查也未发现红细胞者为隐血（occult blood）。采用化学方法或免疫学方法检查粪便微量出血的试验称为粪便隐血试验（fecal occult blood test，FOBT）。FOBT 对消化道出血，特别是消化道肿瘤的诊断与鉴别诊断具有重要价值。

【参考值】

阴性。

【临床意义】

FOBT 是粪便检查最常用的筛查项目，可作为消化道恶性肿瘤普查的一个筛查指标，其连续检查对早期发现结肠癌、胃癌等恶性肿瘤有重要的价值。

FOBT 的临床意义与评价见表 4-4-23。当 FOBT 阳性时，应及时检查出血源。如果未能查到出血源，则可能为假阳性，但必须在 3～6 月之后重新检查 FOBT，直至检查到出血源或排除出血为止。FOBT 阳性的临床诊断方法与临床意义见表 4-4-24。

表 4-4-23　FOBT 的临床意义与评价

临床意义	评　　价
诊断消化道出血	凡是能引起消化道出血的疾病或损伤都可使 FOBT 呈阳性反应
鉴别溃疡与肿瘤	FOBT 对消化性溃疡诊断的阳性率为 40%～70%，且呈间断性阳性；FOBT 对消化道恶性肿瘤诊断的阳性率达 95%，且呈持续性阳性
恶性肿瘤筛查	①FOBT 常作为消化道恶性肿瘤的筛查试验 ②对 50 岁以上的无症状的中老年人，每年做 1 次 FOBT ③FOBT 作为消化道恶性肿瘤的筛查试验，其特异度不可能达到 100%，因此，FOBT 结果必须与临床其他资料结合分析，进行诊断与鉴别诊断

表 4-4-24　FOBT 阳性的临床诊断方法与临床意义

诊断方法	项目	临 床 意 义
体格检查	局部视诊	寻找痔疮、肛门周围组织或局部疾病
	肛门指诊	检查是否有息肉
实验室检查	肿瘤标志物	筛查消化道肿瘤
器械检查	结肠镜	检查良性、恶性肿瘤，感染性疾病、憩室炎和血管发育异常等
	胃镜	检查胃、十二指肠溃疡、肿瘤裂孔疝或食管静脉曲张
	小肠镜	检查腹部疾病、Meckel 憩室炎、血管发育异常等

由于 FOBT 简便、价廉、对病人无危害，美国临床生物化学学会（National Academy of Clinical Biochemistry，NACB）建议对 50 岁以上的人群，每年或 2 年进行 1 次愈创木脂法 FOBT 筛查。但有些胃肠道出血是间歇性的，为了降低误诊率，必须对同一病人的不同标本检查 3～6 次。

四、粪便显微镜检查

粪便显微镜检查是粪便常规检查的重要项目之一，主要观察粪便中有无细胞、寄生虫虫卵、原虫以及各种食物残渣等,有助于消化道疾病的诊断和疗效观察。

【参考值】

粪便显微镜检查项目及参考值见表4-4-25。

表4-4-25 **粪便显微镜检查项目及参考值**

项 目	参 考 值
细胞	无红细胞、吞噬细胞和肿瘤细胞,偶见白细胞,少见柱状上皮细胞
食物残渣	偶见淀粉颗粒、脂肪小滴,可见少量肌肉纤维、结缔组织、弹力纤维、植物细胞和植物纤维
结晶	可见少量无临床意义的结晶,如磷酸盐、草酸钙、碳酸钙结晶
细菌	粪便中的细菌较多,球菌与杆菌的比例大致为1:10,约占粪便干重的1/3,多为正常菌群。可有人体酵母菌
寄生虫	无寄生虫及寄生虫虫卵

【临床意义】

粪便显微镜检查是诊断肠道病原体感染最直接和最可靠的方法,可明确诊断相应的寄生虫病或寄生虫感染。对消化道肿瘤的诊断也具有重要价值。

1. **细胞和食物残渣** 粪便中的细胞及食物残渣增多的临床意义见表4-4-26和表4-4-27。

表4-4-26 **粪便中的细胞增多的临床意义**

细胞	临 床 意 义
红细胞	①肠道下段的病变。②阿米巴痢疾可见大量堆积、变性的红细胞,且数量多于白细胞。③细菌性痢疾红细胞形态多正常,数量少于白细胞,且分散存在
白细胞	以中性粒细胞为主。①肠炎病人白细胞小于15个/HPF,常分散存在。②细菌性痢疾、溃疡性结肠炎病人白细胞大量增多,可见成堆的脓细胞。③肠易激综合征、寄生虫感染病人可见大量嗜酸性粒细胞
吞噬细胞	见于急性细菌性痢疾、出血性肠炎、溃疡性结肠炎病人。吞噬细胞是诊断急性细菌性痢疾的主要依据之一
上皮细胞	大量增多或成片出现见于结肠炎、假膜性肠炎病人
肿瘤细胞	结肠癌、直肠癌病人

表4-4-27 **粪便中食物残渣增多的临床意义**

残渣成分	临 床 意 义
脂肪小滴	脂肪小滴大于6个/HPF为脂肪排泄增多。如果出现大量脂肪小滴称为脂肪泻,见于急性和慢性胰腺炎、胰头癌、吸收不良综合征、胆汁淤积性黄疸等
肌肉纤维	肠蠕动亢进、胰蛋白酶缺乏、腹泻等
结缔组织、弹力纤维	胃蛋白酶缺乏症和腹泻
植物细胞、植物纤维	胃蛋白酶缺乏症、肠蠕动亢进和腹泻等
淀粉颗粒	消化功能不良、腹泻、慢性胰腺炎、胰腺功能不全

2. **结晶** 病理性结晶主要有:①Charcot-Leyden结晶:见于阿米巴痢疾、钩虫病和过敏性肠炎等病人。②血红素结晶:为棕黄色斜方形结晶,主要见于胃肠道出血病人。

3. **细菌**

(1)细菌:大肠埃希菌、厌氧杆菌、肠球菌为成人粪便中的主要细菌;而产气杆菌、变形杆菌、铜绿假单胞菌等多为过路菌;双歧杆菌、拟杆菌、葡萄球菌和肠杆菌为婴儿粪便中的主要细菌。正常粪便中的菌量和菌谱处于相对稳定状态,保持着与宿主间的生态平衡。若正常菌群消失或比例失调,称为肠道菌群失调症(dysbacteriosis)。可通过粪便涂片染色检查、细菌培养鉴定确定致病菌。

（2）真菌　正常粪便中极少见假丝酵母菌,且多为外源性污染所致。在病理情况下,粪便中以白假丝酵母菌多见,常见于长期应用广谱抗生素、激素、免疫抑制剂和放射治疗、化学治疗以及各种慢性消耗性疾病等。

4. 寄生虫及虫卵　对于寄生虫病病人,肉眼可直接观察其粪便中的寄生虫虫体,显微镜检查虫卵和包囊。另外,也可采用单克隆抗体检查虫卵抗原,以便对虫卵形态不典型或高度怀疑寄生虫感染的病人进行确诊。

（1）蠕虫:在病理情况下,粪便涂片中可见到蛔虫卵、鞭虫卵、钩虫卵、蛲虫卵、血吸虫卵、肺吸虫卵、肝吸虫卵或姜片虫卵等。

（2）原虫

1）溶组织内阿米巴(*Entamoeba histolytica*):显微镜检查新鲜粪便的脓血黏液部分可见到滋养体,并可找到包囊。

2）蓝氏贾第鞭毛虫(*Giardia lamblia*):滋养体的形态如纵切的半个去核的梨,前端钝圆,后端尖细,背面隆起而腹面凹陷,两侧对称形似勺形,腹部前半部有吸盘,借此可吸附于肠黏膜上。

3）隐孢子虫(*Cryptosporidium*):除了粪便常规检查外,常用改良抗酸染色法、金胺-酚-改良抗酸染色法等方法来提高阳性检出率。

4）人芽胞子虫(*Blastocystis hominis*):无色或淡黄色,圆形或卵圆形,大小不一,胞内有巨大透明体,其周边绕以狭窄的细胞质,质内含有少数折光小体。

五、粪便检测项目的选择与应用

1. 肠道感染性疾病　粪便检测是诊断急性、慢性腹泻必备检查项目,如肠炎、细菌性痢疾、阿米巴痢疾、肠伤寒、假膜性肠炎等,除了观察粪便一般性状变化外,粪便显微镜检查及培养有确定诊断及鉴别诊断的价值。

2. 肠道寄生虫病　如蛔虫病、钩虫病、鞭虫病、姜片虫病、绦虫病、血吸虫病等,通过粪便涂片显微镜检查找到相应的虫卵可确定诊断。

3. 消化吸收功能筛查试验　对慢性腹泻病人进行常规粪便显微镜检查,如果见到较多淀粉颗粒、脂肪小滴或肌肉纤维等,常提示为慢性胰腺炎等胰腺外分泌功能不全,可进一步做相关检查。

4. 鉴别黄疸　胆汁淤积性黄疸病人粪便为白陶土色,粪胆原定性检查呈阴性,定量检查粪胆原降低;溶血性黄疸病人粪便呈深黄色,粪胆原定性检查呈阳性,定量检查粪胆原增多。

5. 消化道肿瘤筛查试验　FOBT 持续阳性常提示胃肠道恶性肿瘤,若为间歇性阳性则提示其他原因消化道出血,可进一步做相关检查,如内镜或钡餐。粪便显微镜检查如发现有癌细胞可确诊为结肠癌、直肠癌。

第三节　痰液检测

痰液(sputum)是肺泡、支气管和气管所产生的分泌物。健康人痰液很少,只有当呼吸道黏膜和肺泡受刺激时,其分泌物增多,可有痰液咳出,痰液中有时易混入唾液和鼻腔分泌物。在病理情况下,当呼吸道黏膜受到理化因素、感染等刺激时,黏膜充血、水肿,浆液渗出,黏液分泌增多。痰液中可出现细菌、肿瘤细胞及血细胞等。因此,痰液检查对某些呼吸系统疾病,如肺结核、肺吸虫、肺部肿瘤、支气管哮喘、支气管扩张和慢性支气管炎等诊断、疗效观察和预后判断有一定价值。

一、痰液标本采集

1. 痰液标本采集方法　根据检查目的和病人情况而定,自然咳痰法是最常用的采集方法。痰液标本采集的方法与评价见表 4-4-28。

表 4-4-28　**痰液标本采集的方法与评价**

方　法	评　价
自然咳痰法	最常用方法。采集标本前嘱病人刷牙、清水漱口数次后,用力咳出气管深部或肺部的痰液,采集于干燥洁净容器内,要避免混杂唾液或鼻咽分泌物
雾化蒸汽吸入法	操作简单、经济、方便、无痛苦、无毒副作用,病人易于接受,适用于自然咳痰法采集标本不理想时
一次性吸痰管法	适用于昏迷病人、婴幼儿

2. **注意事项**　痰液标本的质量直接影响痰液一般性状检查结果。因此,要特别注意标本的采集与处理(表 4-4-29)。

表 4-4-29　**痰液标本采集与处理的注意事项**

项　目	注　意　事　项
采集方法	①采用合适的痰液标本。采集痰液标本时,先用清水漱口,用力咳出气管深处的痰液,注意勿混入鼻咽部分泌物 ②咳痰时最好有医护人员在场,以指导病人正确咳痰
送检时间	及时送检,若不能及时送检,可暂时冷藏保存,但不能超过 24 小时
标本容器	采用专用容器采集痰液
采集时间	
一般性状检查	①痰液一般性状检查以清晨第一口痰标本最适宜 ②检查 24 小时痰液量或观察分层情况时,容器内可加少量苯酚防腐
细胞学检查	以上午 9 ~ 10 时采集深咳的痰液最好
病原生物学检查	①采集 12 ~ 24 小时的痰液,用于漂浮或浓集抗酸杆菌检查 ②无菌采集标本(先用无菌水漱口,以避免口腔内正常菌群的污染)适用于细菌培养 ③经气管穿刺吸取法和经支气管镜抽取法采集标本,适用于厌氧菌培养

二、痰液一般性状检查

痰液一般性状检查对呼吸系统疾病的诊断有一定价值。尤其是痰液量与性状,对鉴别疾病的性质有重要作用,但缺乏特异度。

【参考值】

无痰液或仅有少量白色、灰白色泡沫样或黏液样痰液,无异物,新鲜痰液无特殊气味。

【临床意义】

1. **痰液量**　呼吸系统疾病病人痰液量增多,可为 50 ~ 100ml/24h,且依病种和病情而异。急性呼吸系统感染较慢性炎症的痰液量少,病毒感染较细菌感染痰液量少。痰液量增多常见于支气管扩张、肺脓肿、肺水肿、肺空洞性改变和慢性支气管炎,有时甚至超过 100ml/24h。

2. **颜色**　在病理情况下痰液颜色可发生改变,但缺乏特异度。痰液颜色改变的常见原因及临床意义见表 4-4-30。

表 4-4-30　**痰液颜色改变的常见原因及临床意义**

颜　色	常见原因	临　床　意　义
黄色、黄绿色	脓细胞增多	肺炎、慢性支气管炎、支气管扩张、肺脓肿、肺结核
红色、棕红色	出血	肺癌、肺结核、支气管扩张
铁锈色	血红蛋白变性	急性肺水肿、大叶性肺炎、肺梗死
粉红色泡沫样	肺淤血、肺水肿	左心衰竭
烂桃样灰黄色	肺组织坏死	肺吸虫病
棕褐色	红细胞破坏	阿米巴肺脓肿、肺吸虫病
灰色、灰黑色	吸入粉尘、烟雾	矿工、锅炉工、长期吸烟者
无色(大量)	支气管黏液溢出	肺泡细胞癌

3. **性状** 不同疾病产生的痰液可有不同的性状,甚至出现异物,这种性状改变有助于临床诊断。痰液性状改变及临床意义见表4-4-31。

表4-4-31　**痰液性状改变及临床意义**

性状	特 点	临 床 意 义
黏液性	黏稠、无色透明或灰色、白色、牵拉成丝	急性支气管炎、支气管哮喘、早期肺炎;白假丝酵母菌感染
浆液性	稀薄、泡沫	肺水肿、肺淤血、棘球蚴病
脓性	脓性、浑浊、黄绿色或绿色、有臭味	支气管扩张、肺脓肿、脓胸向肺内破溃、活动性肺结核等
黏液脓性	黏液、脓细胞、淡黄白色	慢性气管炎发作期、支气管扩张、肺结核等
浆液脓性	痰液静置后分4层,上层为泡沫和黏液,中层为浆液,下层为脓细胞,底层为坏死组织	肺脓肿、肺组织坏死、支气管扩张
血性	痰液中带鲜红血丝、血性泡沫样痰、黑色血痰	肺结核、支气管扩张、肺水肿、肺癌、肺梗死、出血性疾病等

4. **异物** 将痰液制备成薄涂片,在黑色背景下用肉眼或借助放大镜观察有无异物。痰液常见异物的特点及临床意义见表4-4-32。

表4-4-32　**痰液常见异物的特点及临床意义**

异物	特 点	临 床 意 义
支气管型	纤维蛋白、黏液、白细胞等在支气管内凝集。呈灰白或棕红,刚咳出即卷曲成团	慢性支气管炎、纤维蛋白性支气管炎、大叶性肺炎
干酪样小块	肺组织坏死的崩解产物。呈豆腐渣或干酪样	肺结核、肺坏疽
硫磺样颗粒	放线菌和菌丝团形成。呈淡黄、黄色或灰白,形似硫磺颗粒	肺放线菌病
肺结石	碳酸钙或磷酸钙结石。呈淡黄或白色小石块,表面不规则	肺结核、异物进入肺内钙化
库氏曼螺旋体	小支气管分泌的黏液凝固。呈淡黄色、灰白色富有弹性的丝状物	支气管哮喘、喘息性支气管炎
寄生虫	肺吸虫卵、蛔虫蚴、阿米巴滋养体、卡氏肺孢子虫等	肺吸虫病、肺蛔虫病、阿米巴肺脓肿、卡氏肺孢子虫感染

5. **气味** 血腥气味见于各种原因所致的呼吸道出血,如肺癌、肺结核等;粪臭味见于膈下脓肿与肺相通时、肠梗阻、腹膜炎等;特殊臭味见于肺脓肿、晚期肺癌、化脓性支气管炎或支气管扩张等;大蒜味见于砷中毒、有机磷杀虫剂中毒等。

三、痰液显微镜检查

【参考值】

少量中性粒细胞和上皮细胞。

【临床意义】

痰液显微镜检查是诊断病原微生物感染和肿瘤的直接方法。病理性痰液可见较多的红细胞、白细胞及其他有形成分,其临床意义见表4-4-33。

表 4-4-33　痰液中常见有形成分及临床意义

有形成分	临床意义
红细胞	支气管扩张、肺癌、肺结核
白细胞	中性粒细胞增多见于化脓性感染;嗜酸性粒细胞增多见于支气管哮喘、过敏性支气管炎、肺吸虫病;淋巴细胞增多见于肺结核
上皮细胞	可见鳞状上皮、柱状上皮细胞,肺上皮细胞,无临床意义。增多见于呼吸系统炎症
肺泡巨噬细胞	肺炎、肺淤血、肺梗死、肺出血
癌细胞	肺癌
寄生虫和虫卵	寄生虫病
结核分枝杆菌	肺结核
放线菌	放线菌病
夏科-雷登结晶	支气管哮喘、肺吸虫病
弹性纤维	肺脓肿、肺癌
胆固醇结晶	慢性肺脓肿、脓胸、慢性肺结核、肺肿瘤
胆红素结晶	肺脓肿

四、痰液检测项目的选择与应用

1. **肺部感染性疾病的病原学诊断**　痰液的性状对诊断有一定的意义。如痰液为黄色或黄绿色脓性提示呼吸道化脓性感染;如痰液有恶臭则提示厌氧菌感染。痰液涂片革兰染色可大致识别感染细菌的种类。要严格按照要求采集标本进行细菌培养,以鉴定菌种、筛查敏感药物,指导临床药物治疗。

2. **开放性肺结核的诊断**　如痰液涂片发现结核分枝杆菌,则可诊断为开放性肺结核。若采用集菌法进行结核分枝杆菌培养,除了可了解结核分枝杆菌有无生长外,还可进一步进行药敏试验、菌型鉴定。

3. **肺癌的诊断**　痰液脱落细胞阳性是确诊肺癌的组织学依据,若能正确采集标本,肺癌的痰液细胞学阳性检出率可达 60% ~ 70% ,而且方法简单,无痛苦,易于被病人接受,是诊断肺癌的主要方法之一。

4. **肺部寄生虫病的诊断**　自痰液中发现寄生虫、虫卵或滋养体,可确诊肺部寄生虫病。

第四节　脑脊液检测

脑脊液(cerebrospinal fluid,CSF)是充满各脑室、蛛网膜下隙和脊髓中央管内的无色透明液体,其中大约 70% 来自脑室脉络丛的主动分泌和超滤,其余 30% 由室管膜和蛛网膜下隙产生,通过蛛网膜绒毛回吸收入静脉。健康成人脑脊液的总量约为 90 ~ 150ml,新生儿约为 10 ~ 60ml。

脑脊液的生理作用有:①保护脑和脊髓免受外力的震荡损伤。②调节颅内压力的变化。③参与脑组织的物质代谢。④供给脑、脊髓营养物质和排出代谢产物。⑤调节神经系统碱储量,维持正常 pH 等。

一、脑脊液标本采集

1. **脑脊液标本采集方法**　通过腰椎穿刺术获得脑脊液标本,特殊情况下可采用小脑延髓池或脑室穿刺术。

穿刺成功后首先测定脑脊液压力。待测定压力后,根据检查目的,分别采集脑脊液于 3 个无菌试管中,每个试管 1 ~ 2ml。第 1 管用于病原生物学检查,第 2 管用于化学和免疫学检查,第 3 管用于一般性状和细胞学检查。如疑为恶性肿瘤,则再采集1管进行脱落细胞学检查。标本采集后应在检查申请单上注明标本采集的日期和时间。

2. 注意事项

(1)腰椎穿刺前一定要向病人解释穿刺的目的、意义和风险,强调医患合作的重要性,必要时使用镇静剂。

(2)脑脊液标本采集有一定的创伤性,必须严格掌握其适应证和禁忌证(表4-4-34),严格无菌操作,穿刺时避免损伤微血管。

表 4-4-34　脑脊液检查的适应证和禁忌证

适 应 证	禁 忌 证
有脑膜刺激征病人	颅内高压病人
可疑颅内出血病人、脑膜白血病和肿瘤颅内转移病人	颅后窝占位性病变病人
原因不明的剧烈头痛、昏迷、抽搐或瘫痪病人	处于休克、全身衰竭状态病人
脱髓鞘疾病病人	穿刺局部有化脓性感染病人
中枢神经系统疾病椎管内给药治疗、麻醉和椎管造影病人	

二、脑脊液一般性状检查

脑脊液一般性状检查可提供许多有助于诊断的信息,因此要注意观察脑脊液的外观和性状,识别脑脊液异常颜色与浑浊,并注意观察病人的状态。

【参考值】

脑脊液一般性状检查的指标与参考值见表4-4-35。

表 4-4-35　脑脊液一般性状检查的指标与参考值

指　标	参　考　值
颜色	无色或淡黄色
透明度	清澈透明
凝固性	无凝块、无沉淀(放置24小时不形成薄膜)
比重(腰椎穿刺)	$1.006 \sim 1.008$
压力	卧位:成人为 $80 \sim 180mmH_2O$,儿童 $40 \sim 100mmH_2O$

【临床意义】

1. 颜色　中枢神经系统发生感染、出血、肿瘤时,脑脊液颜色可能发生变化,不同颜色的脑脊液常反映一定的疾病。但是脑脊液颜色正常不能排除神经系统疾病。脑脊液的颜色变化有红色、黄色、白色、绿色或黑色等,其常见的原因及临床意义见表4-4-36;脑脊液新鲜出血与陈旧性出血的鉴别见表4-4-37;脑脊液呈黄色称为黄变症(xanthochromia)。

表 4-4-36　脑脊液常见颜色变化的原因及临床意义

颜色	原因	临 床 意 义
无色		正常脑脊液、病毒性脑炎、轻型结核性脑膜炎、脊髓灰质炎、神经梅毒
红色	出血	穿刺损伤出血、蛛网膜下隙或脑室出血
黄色	黄变症	出血、黄疸、淤滞和梗阻等
白色	白细胞增多	脑膜炎球菌、肺炎球菌、溶血性链球菌引起的化脓性脑膜炎
绿色	脓性分泌物增多	铜绿假单胞菌性脑膜炎、急性肺炎双球菌性脑膜炎
褐色	色素增多	脑膜黑色素肉瘤、黑色素瘤

表 4-4-37　脑脊液新鲜性出血与陈旧性出血的鉴别

项目	新鲜性出血	陈旧性出血
外观	浑浊	清晰、透明
易凝性	易凝	不易凝
离心后上清液	无色、透明	红色、黄褐色或柠檬色
红细胞形态	无变化	皱缩
上清液隐血试验	多为阴性	阳性
白细胞	不增高	继发性或反应性增高

2. 透明度　脑脊液细胞数量超过 $300×10^6/L$ 或含大量细菌、真菌时则呈不同程度浑浊。化脓性脑膜炎病人脑脊液细胞数量极度增高,其外观呈乳白色浑浊。结核性脑膜炎病人脑脊液细胞数量中度增高,其外观呈毛玻璃样浑浊。病毒性脑膜炎、流行性乙型脑膜炎、中枢神经系统梅毒等病人脑脊液细胞数量仅轻度增高,其外观仍清晰透明或微浊。健康人脑脊液可因穿刺损伤带入红细胞而呈轻度浑浊。

3. 凝固性　脑脊液形成凝块或薄膜与其所含有的蛋白质,特别是纤维蛋白原浓度有关。当脑脊液蛋白质浓度超过 10g/L 时可出现薄膜、凝块或沉淀。①化脓性脑膜炎病人脑脊液在 1～2 小时内呈块状凝固。②结核性脑膜炎病人脑脊液在 12～24 小时内呈薄膜或纤细的凝块。③神经梅毒病人脑脊液可有小絮状凝块。④蛛网膜下隙梗阻病人的脑脊液呈黄色胶样凝固。脑脊液同时存在胶样凝固、黄变症和蛋白质-细胞分离(蛋白质明显增高,细胞正常或轻度增高)的现象,称为 Froin-Nonne 综合征,这是蛛网膜下隙梗阻的脑脊液特点。

4. 压力　脑脊液压力大于 $200mmH_2O$ 称为颅内压增高,常见于:①化脓性脑膜炎、结核性脑膜炎等颅内各种炎症性病变。②脑肿瘤、脑出血、脑积水等颅内非炎症性病变。③高血压、动脉硬化等颅外因素。④咳嗽、哭泣、静脉注射低渗溶液等。

脑脊液压力降低主要见于脑脊液循环受阻、脑脊液流失过多、脑脊液分泌减少等因素。

5. 比重　比重增高常见于各种颅内炎症、肿瘤、出血性脑病、尿毒症和糖尿病病人。比重降低见于脑脊液分泌增多。

三、脑脊液化学检查

【参考值】

脑脊液化学检查的指标与参考值见表 4-4-38。

表 4-4-38　脑脊液化学检查的指标与参考值

指标	参 考 值
蛋白质	①定性:阴性或弱阳性。②定量:腰椎穿刺:0.2～0.4g/L
葡萄糖	腰椎穿刺:2.5～4.4mmol/L
氯化物	成人:120～130mmol/L;儿童:111～123mmol/L
乳酸脱氢酶	8～32U
转氨酶	AST 5～20U,ALT 5～15U

【临床意义】

在结合临床其他信息的基础上,脑脊液化学成分检查对诊断中枢神经系统感染性疾病有一定的价值。

1. 蛋白质　脑脊液蛋白质阳性常见于脑组织和脑膜炎症性病变,如化脓性脑膜炎、结核性脑膜炎、脊髓灰质炎、流行性脑炎等。强阳性见于脑出血、脑外伤等(血液混入脑脊液中)。蛋白质浓度增高的临床意义见表4-4-39。

表 4-4-39　脑脊液蛋白质浓度增高的临床意义

病 变	临 床 意 义
脑组织炎性病变	脑组织感染时脑膜和脉络丛毛细血管通透性增高,先有清蛋白增高,随后球蛋白和纤维蛋白原也增高。蛋白质增高的程度依次是化脓性脑膜炎、结核性脑膜炎、病毒性和真菌性脑炎
神经根病变	如梗阻性脑积水、Guillain-Barré 综合征,常有蛋白-细胞分离现象
椎管内梗阻	脑与蛛网膜下隙互不相通,血浆蛋白质由脊髓静脉渗出,脑脊液蛋白质浓度显著增高(有时达 30~50g/L),如脊髓肿瘤、转移癌、粘连性蛛网膜炎等
其他	早产儿脑脊液蛋白质浓度可达2g/L,新生儿为0.8~1.0g/L,出生2个月后逐渐降至正常

2. **葡萄糖**　健康人脑脊液葡萄糖浓度仅为血糖的 50%~80%,早产儿及新生儿因血-脑脊液屏障(blood-cerebrospinal barrier,BCB)发育不完善,其通透性较成人高,葡萄糖浓度可比成人略高。脑脊液葡萄糖浓度降低主要由于细菌或破坏的细胞释放出的葡萄糖分解酶,使糖无氧酵解增强;或中枢神经系统代谢紊乱,使血糖向脑脊液转送障碍,导致脑脊液葡萄糖降低。脑脊液葡萄糖浓度的变化及临床意义见表4-4-40。

表 4-4-40　脑脊液葡萄糖浓度的变化及临床意义

变化	临 床 意 义
降低	①急性化脓性脑膜炎、结核性脑膜炎、真菌性脑膜炎。②脑肿瘤,尤其是恶性肿瘤。③神经梅毒。④低血糖。⑤脑寄生虫病:如脑囊虫病、血吸虫病、肺吸虫病、弓形虫病等
增高	①早产儿或新生儿。②饱餐或静脉注射葡萄糖后。③影响到脑干的急性外伤或中毒。④脑出血。⑤糖尿病等

3. **氯化物**

(1) 氯化物降低:①细菌或真菌感染,特别是化脓性、结核性和隐球菌性脑膜炎的急性期、慢性感染的急性发作期,氯化物与葡萄糖同时降低,其中以结核性脑膜炎脑脊液氯化物降低最明显,这是由于细菌或真菌分解葡萄糖产生乳酸,使脑脊液呈酸性,而导致氯化物浓度降低,以及蛋白质增高而导致氯化物减少。②在细菌性脑膜炎的后期,由于脑膜有明显的炎症浸润或粘连,局部有氯化物附着,使脑脊液氯化物降低,并伴有蛋白质明显增高。③呕吐、肾上腺皮质功能减退症病人,由于血氯降低,其脑脊液氯化物浓度亦降低。

(2) 氯化物增高:主要见于尿毒症、肾炎、心力衰竭、病毒性脑膜炎或脑炎病人。

4. **酶学**

(1) 乳酸脱氢酶:脑脊液乳酸脱氢酶(lactate dehydrogenase,LDH)活性增高主要见于:①感染,特别是细菌性脑膜炎,而病毒性脑膜炎脑脊液 LDH 多正常或轻度增高,因此,LDH 可作为鉴别细菌性和病毒性脑膜炎的重要指标。细菌性脑膜炎以 LDH_4、LDH_5 增高为主,而病毒性脑膜炎以 LDH_1、LDH_2、LDH_3 增高为主。②脑梗死、脑出血、蛛网膜下隙出血的急性期。③脑肿瘤的进展期 LDH 明显增高,缓解期或经过治疗后疗效较好者 LDH 明显降低,或恢复正常。④脱髓鞘病,特别是多发性硬化症的急性期或病情加重期。

(2) 氨基转移酶:氨基转移酶最主要的是天门冬氨酸氨基转移酶(AST)和丙氨酸氨基转移酶(ALT)。脑脊液氨基转移酶活性增高主要见于:①中枢神经系统器质性病变,尤其是脑出血或蛛网膜下隙出血等。以 AST 增高为主,且 AST 活性增高与脑组织损伤坏死的程度有关。②中枢神经系统感染,如细菌性脑膜炎、脑炎、脊髓灰质炎等,氨基转移酶增高与血-脑脊液屏障通透性增高有关。

③中枢神经系统转移癌、缺氧性脑病和脑萎缩等。

（3）其他:脑脊液中除了 LDH、AST、ALT 外,还有肌酸激酶(CK)、溶菌酶(Lys)、磷酸己糖异构酶(PHI)、胆碱酯酶(ChE)、神经元特异性烯醇化酶(NSE)、醛缩酶(aldolase)和腺苷脱氨酶(ADA),其检查结果也有一定的临床意义(表4-4-41)。

表 4-4-41 脑脊液其他酶学指标增高的临床意义

指标	临 床 意 义
CK	①中枢神经系统感染,以化脓性脑膜炎最明显。②脑出血、蛛网膜下隙出血。③进行性脑积水、脱髓鞘病、继发性癫痫
Lys	①细菌性脑膜炎,以结核性脑膜炎增高最明显。②脑肿瘤
PHI	①脑部肿瘤,特别是恶性肿瘤。②中枢神经系统感染,以结核性脑膜炎增高更明显。③急性脑梗死
ChE	①多发性硬化症。②重症肌无力、脑肿瘤和多发性神经根神经炎等。③脑部外伤时,假性胆碱酯酶(PChE)增高,而 AChE 活性降低。④脑膜炎、脊髓灰质炎 PChE 增高
NSE	脑出血、脑梗死、癫痫持续状态
醛缩酶	①家族性黑矇性痴呆。②颅脑外伤伴有长期昏迷者。③急性脑膜炎、脑积水、神经梅毒、多发性硬化症
ADA	结核性脑膜炎(可作为诊断和鉴别诊断结核性脑膜炎的指标)

四、脑脊液显微镜检查

【参考值】

脑脊液显微镜检查的指标与参考值见表4-4-42。

表 4-4-42 脑脊液显微镜检查的指标与参考值

指标	参考值
红细胞	无
白细胞($\times10^6$/L)	成人:0~8;儿童:0~15
有核细胞分类	多为淋巴细胞及单核细胞(7:3),偶见内皮细胞
病原生物学	阴性

【临床意义】

1. 脑脊液细胞数量增多 见于中枢神经系统病变,其增多的程度及细胞种类与病变的性质及转归有关(表4-4-43)。①结核性脑膜炎病人不同时期脑脊液中的细胞种类和数量不同。②化脓性脑膜炎病人经有效的抗生素治疗后,其脑脊液细胞总数可迅速下降。

表 4-4-43 脑脊液血细胞增高的临床意义

增高程度	细 胞	临 床 意 义
显著	中性粒细胞	化脓性脑膜炎
	红细胞	蛛网膜下隙出血或脑出血、穿刺损伤
轻度或中度	早期中性粒细胞、后期淋巴细胞	结核性脑膜炎,且有中性粒细胞、淋巴细胞、浆细胞同时存在的现象
	嗜酸性粒细胞	寄生虫感染
正常或轻度	淋巴细胞	浆液性脑膜炎、病毒性脑膜炎、脑水肿

2. 病原生物学检查 常规脑脊液直接涂片,Wright 染色、Gram 染色及抗酸染色后寻找有关的致病菌,如果有细菌,并结合临床特征,可诊断为细菌性脑膜炎;墨汁染色发现未着色的新型隐球

菌荚膜,可诊断为新型隐球菌性脑膜炎;如发现寄生虫或虫卵则可诊断为脑寄生虫病。此外,还可进行脑脊液细菌培养和药物敏感试验,必要时要进行动物接种,以帮助临床诊断和治疗。

五、脑脊液检测项目的选择与应用

1. **中枢神经系统感染性疾病的诊断与鉴别诊断**　对于拟诊为脑膜炎或脑炎的病人,通过检查脑脊液压力、颜色,并对脑脊液进行化学和免疫学检查、显微镜检查和病原体检查,可以确立诊断,对鉴别诊断也有极大的帮助。另外,对细菌性和病毒性脑膜炎的鉴别诊断也可选用 LDH、ADA、溶菌酶等指标。

2. **脑血管疾病的诊断与鉴别诊断**　头痛、昏迷或偏瘫病人的脑脊液为血性,首先要鉴别是穿刺损伤出血,还是脑出血、蛛网膜下隙出血。若脑脊液为均匀一致的红色,则为脑出血、蛛网膜下隙出血;若第一管脑脊液为红色,以后逐渐变清,则多为穿刺损伤出血;若头痛、昏迷或偏瘫病人脑脊液为无色透明,多为缺血性脑病。

3. **脑肿瘤的辅助诊断**　大约70%恶性肿瘤可转移至中枢神经系统,其脑脊液中单核细胞数量增多、蛋白质浓度增高、葡萄糖浓度减少或正常。因此,脑脊液细胞计数和蛋白质正常,可排除肿瘤的脑膜转移。若白血病病人脑脊液发现白血病细胞,则可诊断为脑膜白血病。脑脊液涂片或免疫学检查发现肿瘤细胞,则有助于肿瘤的诊断。β_2-MG、LDH、PHI、溶菌酶等指标也有助于肿瘤的诊断。

4. **中枢神经系统疾病的治疗及疗效观察**　如隐球菌性脑膜炎可通过腰椎穿刺注射两性霉素B,脑膜白血病可以鞘内注射化疗药物等,并通过脑脊液检查观察疗效。

常见脑或脑膜疾病的脑脊液检查结果见表4-4-44。

表4-4-44　**常见脑或脑膜疾病的脑脊液检查结果**

疾病	压力	外观	凝固	蛋白质	葡萄糖	氯化物	细胞增高	细菌
化脓性脑膜炎	↑↑↑	浑浊	凝块	↑↑	↓↓↓	↓	显著,多核细胞	化脓菌
结核性脑膜炎	↑↑	浑浊	薄膜	↑	↓↓	↓↓	中性粒细胞、淋巴细胞	结核菌
病毒性脑膜炎	↑	透明或微浑	无	↑	正常	正常	淋巴细胞	无
隐球菌性脑膜炎	↑	透明或微浑	可有	↑↑	↓	↓	淋巴细胞	隐球菌
流行性乙脑	↑	透明或微浑	无	↑	正常或↑	正常	中性粒细胞、淋巴细胞	无
脑出血	↑	血性	可有	↑↑	↑	正常	红细胞	无
蛛网膜下隙出血	↑	血性	可有	↑↑	↑	正常	红细胞	无
脑肿瘤	↑	透明	无	↑	正常	正常	淋巴细胞	无
神经梅毒	↑	透明	无	正常	正常	↓	淋巴细胞	无

第五节　浆膜腔积液检测

人体浆膜腔包括胸腔、腹腔和心包腔。正常情况下,浆膜腔可有少量液体起润滑作用,以减少脏器间的摩擦。当浆膜腔发生炎症、恶性肿瘤浸润,或发生低蛋白血症、循环障碍等病变时,浆膜腔内液体生成增多并积聚而形成浆膜腔积液(serous effusion)。根据产生的病因和性质不同,浆膜腔积液可分为漏出液(transudate)和渗出液(exudate)。漏出液多为非炎性积液,常为双侧性;渗出液多为炎性积液,常为单侧性。漏出液与渗出液发生机制和常见原因见表4-4-45。

表 4-4-45　漏出液与渗出液发生机制和常见原因

积液	发生机制	常见原因
漏出液	毛细血管流体静压增高	静脉回流受阻、充血性心力衰竭和晚期肝硬化
	血浆胶体渗透压降低	血浆清蛋白浓度明显降低的各种疾病
	淋巴回流受阻	丝虫病、肿瘤压迫等所致的淋巴回流障碍
	钠水潴留	充血性心力衰竭、肝硬化和肾病综合征
渗出液	微生物的毒素、缺氧以及炎性介质刺激	结核性与其他细菌性感染
	血管活性物质增高、癌细胞浸润	转移性肺癌、乳腺癌、淋巴瘤、卵巢癌、胃癌、肝癌等
	外伤、化学物质刺激等	血液、胆汁、胰液和胃液等刺激,外伤

一、浆膜腔积液标本采集

1. **浆膜腔积液标本采集方法**　由医生进行浆膜腔穿刺术采集,穿刺成功后采集中段液体于无菌容器内送检。一般性状检查、细胞学检查和化学检查各采集 2ml,厌氧菌培养采集 1ml,结核分枝杆菌检查采集 10ml。一般性状检查和细胞学检查宜采用 EDTA-K₂ 抗凝,化学检查不需抗凝。另外,还应采集 1 份不加抗凝剂的标本,用于观察积液的凝固性。

2. **注意事项**

（1）浆膜腔穿刺具有创伤性,务必掌握好穿刺的适应证:①新发生的浆膜腔积液。②已有浆膜腔积液且有突然增多或伴有发热的病人。③需进行诊断或治疗性穿刺的病人。

（2）由于积液极易出现凝块、细胞变性、细菌破坏和自溶等,所以采集标本后应在 30 分钟内送检。否则应将标本置于 4℃冰箱内保存。

（3）最好在抗生素应用前进行检查。

二、浆膜腔积液一般性状检查

浆膜腔积液一般性状检查有助于鉴别积液的性质,并可明确积液的病因,对疾病的诊断和治疗有重要意义。

【参考值】

浆膜腔积液一般性状的特点见表 4-4-46。

表 4-4-46　浆膜腔积液一般性状的特点

项目	漏出液	渗出液
颜色	淡黄色	黄色、红色、乳白色
透明度	清晰透明	浑浊
比重	<1.015	>1.018
pH	>7.4	<7.4
凝固性	不凝固	易凝固

【临床意义】

浆膜腔积液的一般性状对漏出液与渗出液的鉴别具有一定的价值。但由于受检查方法、结果判断等因素的影响,其诊断符合率较低。

1. **颜色**　浆膜腔积液颜色变化及其临床意义见表 4-4-47。

2. **透明度**　漏出液多清晰透明或微浑;渗出液因含大量细胞、细菌而呈不同程度的浑浊。

3. **凝固性**　漏出液一般不易凝固。渗出液因含纤维蛋白原等凝血因子,当有细胞破坏释放出的凝血活酶时,易发生凝固或形成凝块;但如渗出液中含纤维蛋白溶解酶时,则不易出现凝固。

表 4-4-47   浆膜腔积液颜色变化及其临床意义

颜色	临 床 意 义
红色	由于出血量和出血时间不同,积液可呈淡红色、暗红色或鲜红色,常由穿刺损伤、结核、肿瘤、内脏损伤、出血性疾病等所致
白色	呈脓性或乳白色 ①脓性常由化脓性感染时的大量白细胞和细菌所致 ②乳白色见于胸导管阻塞或淋巴管阻塞时的真性乳糜积液,或积液含有大量脂肪变性细胞时的假性乳糜积液 ③有恶臭气味的脓性积液多为厌氧菌感染所致
绿色	由铜绿假单胞菌感染所致。如腹腔积液呈绿色可能因胆囊或肠道穿孔,混入胆汁所致
棕色	多由阿米巴脓肿破溃进入胸腔或腹腔所致
黑色	由曲霉菌感染引起
草黄色	多见于尿毒症引起的心包积液

4. 比重   比重高低与浆膜腔积液所含的溶质有关。漏出液因含细胞、蛋白质少而比重低;渗出液因含细胞、蛋白质多而比重高。

5. 酸碱度   pH 降低见于感染性浆膜炎及风湿性疾病等继发性浆膜炎。

三、浆膜腔积液化学和免疫学检查

【参考值】

浆膜腔积液的化学与免疫学的特点见表 4-4-48。

表 4-4-48   浆膜腔积液的化学与免疫学的特点

项 目	漏出液	渗出液
黏蛋白定性试验(Rivalta 试验)	阴性	阳性
蛋白质浓度(g/L)	<25	>30
积液蛋白/血清蛋白	<0.5	>0.5
清蛋白梯度(g/L)	胸腔积液>12;腹腔积液>11	胸腔积液<12;腹腔积液<11
葡萄糖(mmol/L)	接近血糖水平	<3.33
LDH(U/L)	<200	>200
积液 LDH/血清 LDH	<0.6	>0.6

【临床意义】

1. 黏蛋白定性试验(Rivalta 试验)   当受到炎症刺激时,浆膜上皮细胞可分泌大量的黏蛋白,黏蛋白属酸性糖蛋白,可在稀乙酸溶液中析出,产生白色云雾状沉淀。Rivalta 试验主要用于鉴别漏出液与渗出液,漏出液的黏蛋白很少,Rivalta 试验多为阴性;而渗出液中含有大量黏蛋白,Rivalta试验多呈阳性。

2. 蛋白质定量   炎症性疾病(化脓性、结核性等)病人的浆膜腔积液蛋白质浓度多大于 40g/L;恶性肿瘤为 20~40g/L;肝静脉血栓形成综合征为 40~60g/L;充血性心力衰竭、肾病综合征病人蛋白质浓度最低,多为 1~10g/L;肝硬化病人腹腔积液蛋白质多为 5~20g/L。

浆膜腔积液蛋白质的变化对鉴别渗出液与漏出液以及寻找浆膜腔积液的原因有重要意义。血清清蛋白与积液清蛋白之差称为清蛋白梯度(albumin gradient,AG),AG 鉴别渗出液与漏出液较总蛋白变化更有价值,且 AG 不受利尿剂和穿刺术的影响。

腹腔积液的清蛋白梯度(serum ascites albumin gradient,SAAG)大于11g/L,见于门静脉高压(如肝硬化)。SAAG小于11g/L,与门静脉高压无关,可与腹膜转移癌、无肝硬化的结核性腹膜炎有关。胸腔积液的清蛋白梯度(serum pleural fluid albumin gradient,SPFAG)大于12g/L为漏出液,小于12g/L为渗出液。

3. 葡萄糖定量 漏出液的葡萄糖浓度近似于血糖;渗出液中因含有大量白细胞和细菌,分解利用葡萄糖,导致其葡萄糖浓度降低,甚至无糖。

4. 酶活性检查

(1)淀粉酶:腹腔积液中淀粉酶活性明显增高见于急性胰腺炎、胰腺癌病人等;胸腔积液中淀粉酶活性明显增高见于食管穿孔、肺癌、胰腺外伤合并胸腔积液病人等。

(2)LDH:漏出液LDH活性与正常血清相似;渗出液LDH活性常明显增高,其增高程度依次为化脓性感染积液、癌性积液、结核性积液,化脓性胸膜炎病人LDH活性可达正常血清的30倍。

(3)ADA:①用于结核性积液与其他积液的鉴别诊断。结核性浆膜腔积液ADA明显增高,化脓性、风湿性浆膜腔积液ADA也可增高,肿瘤及其他原因的积液ADA多不增高。②观察结核的治疗效果:抗结核治疗有效时,ADA活性降低。

四、浆膜腔积液显微镜检查

浆膜腔积液细胞计数和分类是鉴别积液性质的筛查指标,脱落细胞学检查对于诊断积液性质及肿瘤来源具有重要价值,阳性符合率较高。

【参考值】

浆膜腔积液的细胞学的特点见表4-4-49。

表4-4-49 **浆膜腔积液的细胞学的特点**

项目	漏出液	渗出液
细胞总数($\times 10^6$/L)	<100	>500
有核细胞分类	以淋巴细胞和间皮细胞为主	急性炎症以中性粒细胞为主,慢性炎症或恶性积液以淋巴细胞为主
肿瘤细胞	无	可有

【临床意义】

1. 红细胞 红细胞计数对鉴别漏出液与渗出液的意义不大,因为1000ml积液中加1滴血液即可使积液呈红色,显微镜检查红细胞数量增多,但应特别注意穿刺损伤所致的红细胞数量增多。大量红细胞提示血性渗出液,常见于恶性肿瘤、结核、肺栓塞等病人。

2. 白细胞 白细胞数量的变化对诊断积液的性质有一定的帮助,白细胞主要为淋巴细胞、中性粒细胞。

浆膜腔积液细胞数量增多的临床意义见表4-4-50。

表4-4-50 **浆膜腔积液细胞数量增多的临床意义**

细胞	数量($\times 10^6$/L)	临床意义
红细胞	>100 000	创伤、穿刺损伤、恶性肿瘤、肺栓塞,以恶性肿瘤最常见
淋巴细胞	>200	结核性、恶性浆膜腔积液
中性粒细胞	>1000	化脓性浆膜腔积液

3. 细胞分类 漏出液中细胞较少,以淋巴细胞和间皮细胞为主,渗出液细胞种类较多。浆膜腔积液细胞分类计数增多的临床意义见表4-4-51。

表 4-4-51 浆膜腔积液细胞分类计数增多的临床意义

细 胞	临 床 意 义
中性粒细胞	化脓性浆膜腔积液、早期结核性浆膜腔积液,肺梗死、膈下脓肿、腹膜炎所致的浆膜腔积液
淋巴细胞	结核性浆膜腔积液,肿瘤、病毒、结缔组织疾病等所致的浆膜腔积液
浆细胞	充血性心力衰竭、恶性肿瘤或多发性骨髓瘤浸润浆膜所致的浆膜腔积液
嗜酸性粒细胞	胸腔积液见于血胸和气胸、肺梗死、真菌或寄生虫感染、间皮瘤、过敏综合征;腹腔积液见于腹膜透析、血管炎、淋巴瘤、充血性心力衰竭等
间皮细胞	主要见于漏出液,以及炎症、淤血、肿瘤所致的浆膜腔积液
恶性细胞	恶性肿瘤所致的浆膜腔积液
其他细胞	组织细胞见于炎性浆膜腔积液;含铁血黄素细胞见于陈旧性血性浆膜腔积液

4. 脱落细胞 恶性肿瘤细胞是诊断原发性或继发性肿瘤的重要依据。浆膜腔积液中的肿瘤细胞多为转移性肿瘤或附近脏器肿瘤浸润所致。

五、浆膜腔积液病原生物学检查

【参考值】

漏出液常无细菌,渗出液多有细菌。

【临床意义】

1. **细菌** 将积液标本离心后取沉淀物涂片,经 Gram 染色和抗酸染色,然后采用显微镜观察查找病原菌,必要时进行细菌培养和药物敏感试验,以明确诊断和指导临床治疗。感染性积液常见的细菌有脆弱类杆菌、大肠埃希菌、粪肠球菌、铜绿假单胞菌、结核分枝杆菌等。

2. **寄生虫** 积液离心后,取沉淀物涂片在显微镜下观察有无寄生虫及虫卵。对乳糜样积液离心后的沉淀物应检查有无微丝蚴,疑为阿米巴积液应检查有无阿米巴滋养体,棘球蚴病病人积液应检查有无棘球蚴头节和小钩。

六、浆膜腔积液检测项目的选择与应用

(一) 浆膜腔积液检查项目的选择

浆膜腔积液检查的目的是鉴别积液的性质和明确积液的病因。常规检查项目仅限于一般性状、化学和细胞学检查,其鉴别积液性质的符合率较低;随着特异性化学和免疫学检查的开展,提高了浆膜腔积液性质和病因诊断的准确率。在分析检查结果时,应结合临床综合分析,才能提高浆膜腔积液性质诊断的准确率。

(二) 浆膜腔积液检查项目的应用

1. **渗出液与漏出液鉴别** 原因不明的浆膜腔积液,经检查大致可分为渗出液或漏出液。例如,渗出液的检查指标:①积液蛋白/血清蛋白大于 0.5。②积液 LDH 大于 200U/L,或大于正常血清 LDH 最高值的 2/3。③积液 LDH/血清 LDH 大于 0.6。但是,有些浆膜腔积液既有渗出液特点,又有漏出液性质,这些积液称为"中间型积液",其形成的原因可能是:①漏出液继发感染。②漏出液长期滞留在浆膜腔,致使积液浓缩。③漏出液混有大量血液。因此,判断积液的性质除了依据实验室的检查结果外,还应结合其他检查结果,进行综合分析,才能准确诊断。

2. **寻找积液病因** 浆膜腔积液是临床常见的体征,其病因比较复杂。胸腔积液主要病因为结核性胸膜炎和恶性肿瘤,且有向恶性肿瘤发展为主的趋势;腹腔积液主要病因有肝硬化、肿瘤和结核性腹膜炎等,占90%以上;心包积液主要病因为结核性、非特异性和肿瘤性,结核性仍占首位,但呈逐年降低趋势,而肿瘤性则呈逐年上升趋势。

3. **用于治疗** 通过穿刺抽液可减轻因浆膜腔大量积液而引起的临床症状。穿刺抽液配合化疗可加速结核性心包积液或胸腔积液的吸收,减少心包和胸膜增厚。此外,通过向浆膜腔内注射药物可对某些浆膜疾病进行治疗。

第六节　阴道分泌物检测

阴道分泌物(vaginal discharge)是女性生殖系统分泌的液体,主要由子宫颈腺体、前庭大腺、子宫内膜和阴道黏膜的分泌物组成。阴道分泌物含有细菌、白细胞、子宫颈及阴道黏膜的脱落细胞等。检查阴道分泌物检查主要用于诊断女性生殖系统炎症、肿瘤及判断雌激素水平等。

一、阴道分泌物标本采集

1. **阴道分泌物标本采集方法**　阴道分泌物由妇产科医生采集,根据不同检查目的,可自不同部位取材。一般采用消毒刮板、吸管、生理盐水浸湿的棉拭子自阴道深部或后穹窿、子宫颈管口等处采集,将采集到的标本浸于盛有1~2ml生理盐水的试管内,立即送检;或将其制备成薄涂片,进行肿瘤细胞或病原微生物筛查。

2. **注意事项**

(1)根据不同检查目的自不同部位采集标本,尽量采集阴道深部或穹窿后部、子宫颈管口等部位的标本或进行多点采集。

(2)有肉眼可见的病变及脓性分泌物时,从病变部位采集及直接采集脓性分泌物。

(3)标本采集时需将子宫颈表面分泌物拭去,用棉拭子插入子宫颈管1cm处停留10~30秒,旋转1周采集标本,并制备成涂片。用于恶性肿瘤筛查的标本,可采用子宫颈刮片或子宫腔吸片。

(4)检查阴道毛滴虫时可采用盐水棉拭子采集标本,并置于少量盐水的试管中立即送检。检查细菌及真菌可根据检查要求将阴道分泌物制成薄涂片(染色检查),或采用湿拭子采集标本后置于洁净试管中送检。

二、阴道分泌物一般性状检查

阴道分泌物外观和酸碱度检查是鉴别不同类型阴道炎性病变的筛查试验。但由于受雌激素的影响,临床价值不大。

【参考值】

①外观:白色稀糊状,无气味。②酸碱度:呈酸性,pH 4.0~4.5。

【临床意义】

1. **外观**　阴道分泌物的量与雌激素水平和生殖器官充血程度有关。排卵期阴道分泌物增多,清澈透明、稀薄似鸡蛋清;排卵期2~3天后的分泌物减少、浑浊黏稠;行经前的分泌物量又增多;妊娠期分泌物的量较多。绝经期后的分泌物量减少。在病理情况下,阴道分泌物可出现颜色与性状以及量的变化(表4-4-52)。

表4-4-52　**阴道分泌物颜色与性状变化及临床意义**

分泌物	颜色与性状	临床意义
黏液性	无色、透明	卵巢颗粒细胞瘤和应用雌激素等药物治疗后
脓性	黄色、黄绿色,有臭味	阴道毛滴虫、化脓性细菌感染引起的慢性子宫颈炎、老年性阴道炎、子宫内膜炎,以及阴道异物等
泡沫样脓性	黄色、黄绿色	滴虫性阴道炎
血性	红色,有特殊臭味	子宫颈癌、宫体癌、子宫颈息肉、子宫黏膜下肌瘤、老年性阴道炎、重度慢性子宫颈炎及宫内节育器损伤等
水样	黄色	子宫黏膜下肌瘤、子宫颈癌、宫体癌、输卵管癌等病变组织变性、坏死所致
豆腐渣样	乳白色	假丝酵母样真菌性阴道炎
奶油样	灰白色、稀薄均匀,黏稠度低	阴道加德纳菌感染

2. **酸碱度**　pH增高见于各种阴道炎病人以及绝经后妇女。

三、阴道清洁度检查

【参考值】

Ⅰ、Ⅱ度。

【临床意义】

阴道清洁度是判断阴道炎症和生育期妇女卵巢功能的指标。阴道清洁度（cleaning degree of vagina）是指阴道清洁的等级程度,是根据阴道分泌物中白细胞(脓细胞)、上皮细胞、阴道杆菌和杂菌的多少来划分的,是阴道炎症和生育期女性卵巢性激素分泌功能的判断指标。阴道清洁度可分为Ⅰ～Ⅳ度。其判断标准见表4-4-53。

表4-4-53　阴道分泌物清洁度的分度及判断标准

清洁度	杆菌	球菌	上皮细胞	白(脓)细胞(个/HPF)
Ⅰ	++++	–	++++	0～5
Ⅱ	++	–/少量	++	5～15
Ⅲ	–/少量	++	–/少量	15～30
Ⅳ	–	++++	–	>30

1. **阴道清洁度与女性激素的周期变化有关**　排卵前期雌激素水平逐渐增高,阴道上皮增生,糖原增多,阴道杆菌随之繁殖,pH下降,杂菌消失,阴道趋于清洁。当卵巢功能不足(如经前及绝经后)时,则出现与排卵前期相反的结果,易感染杂菌,导致阴道不清洁。

2. **用于诊断阴道炎**　Ⅲ度提示阴道炎、子宫颈炎等;Ⅳ度提示炎症加重,如滴虫性阴道炎、淋球菌性阴道炎、细菌性阴道病等。

阴道清洁度4项分级指标的评价见表4-4-54。

表4-4-54　阴道清洁度4项分级指标的评价

指标	评价
白细胞数量	白细胞数量是反映阴道炎症程度的主要指标。只要分泌物中有大量白细胞,即使同时有较多量的上皮细胞和阴道杆菌,也提示阴道有炎症
杂菌和阴道杆菌	杂菌和阴道杆菌呈对立统一的关系:即杂菌增多则阴道杆菌相对减少,阴道杆菌增多则杂菌相对减少。因此,用杂菌作为判断阴道清洁度的一项指标,不但可以反映杂菌的数量,同时也能反映阴道杆菌的数量
阴道上皮细胞	①阴道上皮细胞生长与卵巢功能有关,其多少还直接影响阴道杆菌的生长。因此,上皮细胞和阴道杆菌是非恒定的指标,用于判断阴道清洁度会有一定的误差 ②上皮细胞和阴道杆菌数量减少,仅表明阴道自净能力降低,但只要阴道分泌物中无大量的白细胞和杂菌,清洁度仍属正常

四、阴道分泌物病原生物学检查

阴道分泌物病原生物学检查是阴道炎病因诊断的准确指标。但不同的检查方法,其诊断的灵敏度、准确性不同。因常规检查影响因素较多,故临床价值有限。

【参考值】

①病原生物:无或阴性。②加德纳菌与线索细胞:不见或仅见少量阴道加德纳菌。

【临床意义】

1. **常见的病原体**　特异性阴道炎是由某种病原生物感染所致,阴道分泌物中常见的病原体及临床意义见表4-4-55。

表 4-4-55　阴道分泌物中常见的病原体及临床意义

种类	病　原　体	临床意义
细菌	加德纳菌、淋病奈瑟菌、类白喉杆菌、葡萄球菌、链球菌、大肠埃希菌等	细菌性阴道炎
真菌	白假丝酵母菌、纤毛菌	真菌性阴道炎
病毒	单纯疱疹病毒、人巨细胞病毒、人乳头状病毒等	性传播疾病
寄生虫	阴道毛滴虫、溶组织阿米巴	滴虫性阴道炎等

2. **加德纳菌与线索细胞**　正常情况下阴道内不见或见少量阴道加德纳菌（gardnerella vaginalis，GV）。阴道杆菌和阴道加德纳菌数量可作为细菌性阴道炎诊断的参考。①正常情况：阴道杆菌为 6~30 个/HPF 或大于 30 个/HPF。②非细菌性阴道病：阴道杆菌大于 5 个/HPF，仅见少量阴道加德纳菌。③细菌性阴道炎：阴道杆菌小于 5 个/HPF 或无阴道杆菌，但阴道加德纳菌、其他细小的 G^+ 细菌或 G^- 细菌大量增多。

细菌性阴道病（bacterial vaginosis，BV）主要是由阴道加德纳菌、各种厌氧菌及支原体等引起的混合感染。其诊断标准为：①阴道分泌物稀薄、均匀。②分泌物 pH 大于 4.5。③胺试验阳性。④线索细胞阳性。凡有线索细胞再加其他任何 2 条诊断标准，则细菌性阴道病的诊断即成立。

线索细胞（clue cells）是黏附有大量加德纳菌及其他短小杆菌的鳞状上皮细胞，细胞边缘呈锯齿状，表面毛糙，有斑点和大量细小颗粒，核模糊不清。在阴道分泌物中发现线索细胞是诊断加德纳菌性阴道炎的重要指标之一。

五、子宫颈（阴道）脱落细胞学检查

子宫颈（阴道）脱落细胞学检查主要用于：①子宫颈癌的筛查、早期诊断、疗效观察和预后判断。②良性病变的诊断与鉴别诊断。③了解卵巢功能，评估雌激素水平。

【参考值】

阴道脱落的细胞包括鳞状上皮细胞、柱状上皮细胞和非上皮细胞成分（如血细胞、吞噬细胞、阴道杆菌、滴虫、真菌、精子、黏液和纤维素等）。阴道上皮细胞受卵巢内分泌激素的直接影响，其成熟程度和体内雌激素水平呈正相关。

【临床意义】

子宫颈脱落细胞学检查是子宫颈癌筛查、早期诊断和疗效观察的重要手段，对病人损伤小、痛苦少，可反复取材检查，诊断快速，癌细胞检出率高。

目前，对子宫颈（阴道）脱落细胞的诊断分类方法，国内多采用由美国国家癌症研究中心（National Cancer Institute，NCI）于 1988 年提出、2004 修订的 TBS 报告系统（the Bethesda system）。包括涂片满意度的标准及诊断名称的定义，有利于临床实际应用。其基本内容如下：

1. **无上皮内病变或恶性病变**　无上皮内病变或恶性病变（negative for intraepithelial lesion or malignancy，NILM）包括：

（1）微生物：滴虫、真菌、菌群变化、放线菌感染、单纯疱疹病毒感染。

（2）反应性细胞改变：炎症、放射线治疗、子宫内节育器（IUD）。

（3）子宫切除术后腺上皮细胞状态：萎缩。

2. **鳞状上皮细胞异常**

（1）非典型鳞状细胞（atypical squamous cell，ASC）：非典型鳞状细胞意义不明确（atypical squamous cell of undetermined significance，ASC-US）。

（2）鳞状上皮内病变（squamous intraepithelial lesion，SIL）：低度鳞状上皮细胞内病变（low-grade squamous intraepithelial lesion，LSIL），高度鳞状上皮细胞内病变（high-grade squamous intraepithelial lesion，HSIL）。

（3）鳞状细胞癌（squamous carcinoma，SCC）。

3. 腺上皮细胞异常   包括非典型腺细胞（atypical glandular cells）、腺癌。

液基细胞学检查（liquid-based cytologic test，LCT）技术改变了原有的标本处理方法，去除了血液、黏液及大量炎性遮盖物的影响，提高了标本的采集率，并使细胞均匀、单层分布在玻片上，面积小，省时省力，易发现异常细胞，提高了检查的阳性率和诊断的准确率，重复性好。

六、阴道分泌物检测项目的选择与应用

（一）阴道分泌物检查项目的选择

阴道分泌物检查项目一般可分为：①一般性状检查：包括外观、酸碱度等，反映成年女性月经和生殖周期的变化，以及是否存在感染等状况。②清洁度检查：反映雌激素水平和有无感染及程度。③病原生物学检查：用于病原生物感染的诊断。④生化免疫检查：如白细胞酯酶、过氧化物酶及唾液酸苷酶等检查，可协助细菌性阴道病的诊断，以及阴道微生态状况的判断。⑤子宫颈（阴道）脱落细胞学检查可用于子宫颈癌的诊断等。

阴道分泌物的常规检查指标异常只是作为女性生殖系统感染的主要或辅助指标，或治疗效果判断的指标，但要明确诊断还需要进行病原学检查。通过子宫颈脱落细胞学检查可对子宫颈癌等女性高发的恶性肿瘤进行筛查，以期早发现、早诊断、早治疗。结合某些病毒的基因分析，可以预防或干预肿瘤的发生、发展。

（二）阴道分泌物检查项目的应用

阴道分泌物检查对于女性生殖系统感染、肿瘤的诊断、雌激素水平的判断及性传播疾病（STD）诊断等有重要价值。

1. 诊断和鉴别诊断女性生殖系统感染   导致女性生殖系统感染的病原生物较多，如细菌、真菌、病毒、寄生虫、支原体、衣原体等，通过阴道分泌物检查可以判断炎症的种类，为女性生殖系统感染的诊断、鉴别诊断和疗效观察提供依据。

2. 诊断肿瘤   子宫颈脱落细胞学检查主要是对非角化鳞状上皮细胞、子宫颈管上皮细胞和子宫内膜上皮细胞的检查，对女性生殖系统肿瘤的早期诊断和防治有着非常重要的意义。

3. 判断雌激素水平   阴道上皮细胞的成熟程度和体内雌激素水平呈正相关，通过观察阴道分泌物涂片中上皮细胞的变化，可评估卵巢功能。

第七节   精 液 检 测

精液（semen）主要由精子（sperm）和精浆（seminal plasma）组成，是男性生殖器官和附属性腺的分泌物。在促性腺激素的作用下，睾丸曲细精管内的生精细胞经精原细胞、初级精母细胞、次级精母细胞及精子细胞的分化演变，最后发育成为成熟的精子。70% 的精子贮存于附睾内，2% 贮存于输精管内，其他贮存于输精管的壶腹部。精浆由男性附属腺分泌的混合液组成，是运送精子的介质，并为精子提供能量和营养物质。精浆的组成成分及作用见表4-4-56。

表4-4-56   **精浆的组成成分及作用**

精浆	比例(%)	性状	成分	作用
精囊腺液	50~80	胶冻样	蛋白质、果糖、凝固酶	供给精子能量，使精液呈胶冻状
前列腺液	15~30	乳白色	酸性磷酸酶、纤溶酶	纤溶酶能使精液液化
尿道球腺液	2~3	清亮		润滑和清洁尿道
尿道旁腺液	2~3	清亮		润滑和清洁尿道

精液检测的目的:①评价男性生殖力,检查男性不育症(male infertility)的原因及其疗效观察。②辅助诊断男性生殖系统疾病,如炎症、结核、肿瘤等。③法医学鉴定。④婚前检查(premarital check-ups)。⑤为人类精子库(sperm bank)和人工授精(artificial insemination)筛选优质精子。

一、精液标本采集

1. 精液标本采集方法 精液标本采集的方法与评价见表4-4-57。

表4-4-57 **精液标本采集的方法与评价**

方法	评价
手淫法	最妥善的方法。手淫后将精液采集于洁净、干燥的容器内,刚开始射出的精液内精子数量最多,注意不要丢失
安全套法	方法易行,但必须使用专用安全套。普通乳胶安全套内含有损害精子活动力的物质
体外射精法	如果手淫法采集不到标本,可采用此法(不是可靠的方法),但注意不要丢失最初射出的富含精子的精液
其他方法	采用上述方法采集不到标本时,也可采用电振动法或前列腺按摩法采集标本

2. 注意事项

(1)标本采集前应禁欲(无性交、无手淫、无遗精)2～7天,如果需要多次采集标本,每次禁欲时间应尽可能一致。

(2)标本采集前应向病人解释标本采集的方法和注意事项,注意保护病人的隐私。

(3)选用恰当的采集方法,手淫法是最妥善的方法。不提倡体外射精法、电振动法、前列腺按摩法和安全套法。

(4)如果标本不完整,尤其是富含精子的初始精液丢失,要在检查报告中注明,并且在禁欲后2～7天后重新采集标本检查。

(5)标本采集后应记录禁欲时间、标本采集时间、标本是否完整,并立即送检(不能超过1小时)。冬季还需要将标本保温在20～37℃的环境中。

(6)精液内可能含有危险的传染性病原体,如HBV、HIV和疱疹病毒(herpes virus)等,故精液需要按潜在生物危害物质进行处理。

二、精液一般性状检查

精液一般性状检查可粗略评价男性生育状态。但由于受标本采集方法、检查方法、判断标准等的影响较大,故临床价值有限。

【参考值】

精液一般性状检查的指标与参考值见表4-4-58。

表4-4-58 **精液一般性状检查的指标与参考值**

指标	参考值
精液量	1.5～6ml/次
颜色和透明度	灰白色或乳白色,半透明
凝固及液化	射精后立即凝固,液化时间<60分钟,但一般在30分钟内液化
黏稠度	拉丝长度<2cm,呈水样,形成不连续小滴
气味	栗花或石楠花的特殊气味
酸碱度(pH)	7.2～8.0

【临床意义】

1. **精液量**　一次排精量与射精间隔时间有关。一定量的精液可为精子提供活动的间质,并可中和阴道的酸性分泌物,保持精子的活动力,有利于精子顺利通过子宫颈口而致孕。

根据精液量的多少,精液量可分为精液减少(oligospermia)、无精液症和精液增多症(polyspermia),其临床意义见表4-4-59。

表 4-4-59　**精液量的变化与临床意义**

变　化	临 床 意 义
精液减少	若5～7天未射精,精液量<1.5ml,视为精液减少。排除人为因素,如采集标本时丢失部分精液或禁欲时间过短等。病理性减少见于雄激素分泌不足、副性腺感染等
无精液症	禁欲3天后精液量<0.5ml,甚至排不出时,见于生殖系统的特异性感染(如淋病、结核)及非特异性炎症等。逆行射精的病人有射精动作,但无精液排出(逆行射入膀胱)
精液增多症	超过6.0ml,常见于附属性腺功能亢进。精液增多可导致精子浓度降低,不利于生育

2. **颜色和透明度**　射精后立即用肉眼观察精液的颜色和透明度。

(1) 血性精液:凡是呈鲜红色、淡红色、暗红色或酱油色,并含有大量红细胞的精液称为血性精液(hematospermia)。常见于前列腺和精囊腺的非特异性炎症、生殖系统结核、肿瘤、结石,也可见于生殖系统损伤等。

(2) 脓性精液(pyospermia):精液呈黄色或棕色,常见于精囊腺炎、前列腺炎等。

3. **凝固及液化**　健康人精液射出后呈胶冻状,即精液凝固。精液由胶冻状转变为流动状的过程称为液化,这个过程所需时间称为精液液化时间(semen liquefaction time)。

(1) 精液凝固障碍:见于精囊腺炎或输精管缺陷等。精囊腺炎病人由于精液中蛋白质分泌减少可引起精液凝固障碍。

(2) 液化不完全:见于前列腺炎,因前列腺分泌纤溶酶减少所致。精液不液化或液化不全可抑制精子活动力,进而影响生殖能力。精液液化时间超过1小时或数小时精液不液化称为精液延迟液化症(semen delayed liquefaction)。

4. **黏稠度**　精液黏稠度(semen viscosity)是指精液完全液化后的黏度,与精浆蛋白质浓度、精子数量有关。

(1) 黏稠度降低:即新排出的精液呈米汤样,可见于先天性无精囊腺、精子浓度太低或无精子症。

(2) 黏稠度增高:多与附属性腺功能异常有关,如附睾炎、前列腺炎,且常伴有精液不液化,可引起精子活动力降低而影响生殖能力。另外,精液黏稠度增高可干扰精子计数、精子活动力和精子表面抗体的检查。

5. **气味**　精液具有栗花(iceland poppy)或石楠花(photinia)气味,这种特殊的气味是由于前列腺分泌的精氨酸被氧化所致。前列腺炎病人的精液有腥臭味。

6. **酸碱度**　正常精液呈弱碱性,可中和阴道的酸性分泌物,以维持精子的活动力。精液 pH 大于8.0见于前列腺、精囊腺、尿道球腺和附睾的炎症。精液 pH 小于7.0见于输精管阻塞、先天性精囊腺缺如等。

三、精液显微镜检查

精液液化后,先于显微镜下观察有无精子。若无精子,将精液离心后再检查,若仍无精子,则为无精子症(azoospermia);若仅见少量精子,则为精子缺乏(spermacrasia)。若精液中有精子则可以继续进行显微镜检查。

【参考值】

精液显微镜检查的指标与参考值见表4-4-60。

表4-4-60　精液显微镜检查的指标与参考值

指标	参　考　值
精子活动率	射精30~60分钟内精子活动率为80%~90%,至少>60%;精子存活率>58%(伊红染色)
精子活动力	总活动力(PR+NP)≥40%,前向运动(PR)≥32%
精子计数	精子浓度≥$15×10^9$/L;精子总数≥$39×10^6$/次
精子凝集	无凝集
精子形态	正常形态精子>4%
细胞	未成熟生殖细胞<1%,白细胞<$1×10^9$/L或<5个/HPF,偶见红细胞

【临床意义】

精液显微镜检查可以初步判断精子的功能状态,对评价男性生殖能力具有重要价值。但由于受标本的采集方法、放置时间,以及检查方法、判断标准等的影响,因此间隔一定时间的多次检查更有诊断价值。

1. 精子活动率和活动力

(1)精子活动率(sperm activate rate):精子活动率是指活动精子占精子总数的百分率。观察100个精子,计数活动精子的数量,计算出精子活动率。如果不活动精子大于50%,应进行伊红活体染色,以检查精子的存活率。

(2)精子活动力:精子活动力(sperm motility)是指精子前向运动的能力。WHO将精子活动力分为3级(表4-4-61),即前向运动(progressive motility,PR)、非前向运动(non-progressive motility,NP)和无运动(immotility,IM)。

表4-4-61　WHO精子活动力分级与评价

分级	评　价
前向运动	精子运动积极,表现为直线或大圈运动,速度快
非前向运动	精子所有的运动方式都缺乏活跃性,如小圈的游动,鞭毛力量难以推动精子头部,或只有鞭毛的抖动
无运动	精子无运动

受精(fertilization)与精子活动率和精子活动力有密切关系。活动力低下的精子难以抵达输卵管与卵子结合而完成受精过程,且精子活动率降低常伴有活动力低下。精子活动率小于40%,且活动力低下,为男性不育症的主要原因之一。常见于:①精索静脉曲张,由于血流不畅,导致阴囊温度增高及睾丸组织缺O_2和CO_2蓄积,使精子活动力降低。②生殖系统感染。③应用某些抗代谢药物、抗疟药、雌激素、氧化氮芥等。

2. 精子计数　精子计数(sperm count)有两种方式,一种是指计数单位体积内的精子数量,即精子浓度(sperm concentration)。另一种是精子总数(即1次射精的精子的绝对数量),以精子浓度乘以本次的精液量,即得到1次射精的精子总数。

健康人的精子数量存在着明显的个体差异,即使同一个体在不同的时间内,其精子数量也有较大的变化。精子浓度持续小于$15×10^9$/L时为少精子症(oligozoospermia);精液多次检查无精子时称为无精子症(连续检查3次,离心后沉淀物中仍无精子)。精子浓度降低和无精子症(azoospermia)是男性不育的主要原因(表4-4-62)。

表 4-4-62　**精子浓度降低的原因与临床意义**

原因	临 床 意 义
睾丸病变	如精索静脉曲张,睾丸畸形、炎症、结核、淋病、肿瘤及隐睾等
输精管疾病	如输精管阻塞、输精管先天性缺如和免疫性不育(睾丸创伤和感染使睾丸屏障的完整性受到破坏,产生抗精子抗体所致)
内分泌疾病	如垂体功能、甲状腺功能、性腺功能亢进或减退,肾上腺病变等
食物影响	如长期食用棉酚等
其他	逆行射精、有害金属或放射性损害、环境因素、老年人、应用抗癌药物等

3. 精子形态　正常精子由头部、体部和尾部组成,长约 50~60μm,外形似蝌蚪,分头、体、尾三部分(图 4-4-15,表 4-4-63)。精子头部、体部和尾部任何部位出现变化,都认为是异常精子。

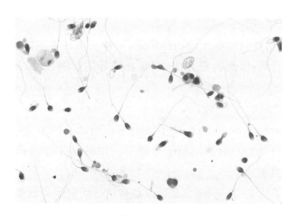

图 4-4-15　正常形态精子(H-E 染色,×1000)

表 4-4-63　**正常精子的形态特点**

部位	形 态 特 点
头部	正面呈椭圆形,侧面呈扁平梨形;长 4.0~5.0μm,宽 2.5~3.0μm;顶体的界限清楚,占头部的 40%~70%
中段	细,宽度<1μm,长度是头部的 1.5 倍,且在轴线上紧贴头部
尾部	尾部均一且直,比中段细,长 45μm
胞质小滴	小于头部大小的一半

异常形态精子数量增多常见于:①精索静脉曲张。②睾丸、附睾功能异常。③生殖系统感染。④应用某些化学药物,如卤素、乙二醇、重金属、雌激素等。⑤放射线损伤等。

4. 细胞　精液中的细胞主要有生殖细胞和血细胞、上皮细胞。

(1)未成熟生殖细胞:即生精细胞(spermatogenic cell)。健康人未成熟生殖细胞小于1%。当睾丸曲细精管受到某些药物或其他因素影响或损害时,精液中可出现较多的未成熟生殖细胞。

(2)其他细胞:精液中可见到少量的白细胞和上皮细胞,偶见红细胞。当白细胞大于 5 个/HPF 为异常,常见于前列腺炎、精囊腺炎和附睾炎等。当精液中白细胞大于 $1×10^9$/L,称为脓精症或白细胞精子症(leukocytospermia)。白细胞通过直接吞噬作用、分泌细胞因子,或释放蛋白酶以及自由基等破坏精子,引起精子的活动率和活动力降低,导致男性不育。红细胞数量增多常见于睾丸肿瘤、前列腺癌等,此时精液中还可出现肿瘤细胞。

四、精液病原生物学检查

【参考值】

阴性。

【临床意义】

男性生殖系统任何部位的感染均可从精液中检查到病原生物,如细菌、病毒、支原体和寄生虫等。精液中常见的病原生物有葡萄球菌、链球菌、淋病奈瑟菌、类白喉杆菌、解脲支原体等。男性生殖系统感染后,释放到精液中的细菌毒素将严重影响精子的生成和精子的活动力,导致男性不育症。

五、精液其他检查

精液化学成分和免疫学指标的变化可以反映睾丸及附属性腺分泌功能,对男性不育症的诊断、治疗均有意义。

【参考值】

精液其他检查指标的参考值见表4-4-64。

【临床意义】

精液其他检查指标的临床意义见表4-4-64。

表4-4-64　精液其他检查指标的变化及临床意义

指标	参考值	临 床 意 义
果糖(mmol/L)	9.11~17.67	降低见于精囊腺炎;无果糖见于精囊腺缺如、输精管发育不良
乳酸脱氢酶-X(U/L)	1430±940	降低可见于睾丸萎缩、长期食用粗制棉籽油
抗精子抗体	阴性	阳性见于输精管阻塞、睾丸损伤、生殖系统感染等
顶体酶(U/L)	36±21	降低见于男性不育症
精子低渗肿胀(%)	g型精子>50	男性不育症病人的精子肿胀率明显降低

六、精液检测项目的选择与应用

(一)精液检查项目的选择

男性不育症的实验诊断项目一般可分为:①精液常规分析:包括精液量、pH、液化时间、精液黏稠度、精子密度、精子活动率、精子活动力、精子存活率、精子形态学等。②精浆生化检查:目前常用的指标有精浆 α-葡糖苷酶、酸性磷酸酶和果糖的检查,它们可分别反映附睾、前列腺和精囊腺的分泌功能。③精液白细胞和生精细胞的检查。④抗精子抗体的检查。⑤精液培养。⑥精子功能的检查。

2010年,WHO制定了精液常规检查参考值的最低标准(表4-4-65),并提出如果精液分析结果符合参考标准要求的人群,检查1次即可,若精液分析结果是异常的,需要重复进行检查。

(二)精液检查项目的应用

1. 评价男性生育功能,用于不育症的诊断和疗效观察　WHO对男性不育症的定义是:夫妇同居1年以上,未采用任何避孕措施,由于男性方面的原因造成女性不孕。导致男性不育症有多种原因:①影响精子的发生和成熟,导致精子质和(或)量的异常。②生殖管道的异常,使精液不能正常排入女性生殖道。③附属腺功能异常导致的精液性状异常。通过精液检查可以发现精子是否异常及输精管是否阻塞,为男性不育症的诊断和疗效观察提供依据。

2. 为精子库或人工授精筛选优质精子　人工授精是用非性交的方法将精液置入女性生殖道

表 4-4-65　WHO 精液常规检查参考值最低标准

分类	指　　标	参考值下限
常规参数	精液量(ml)	1.5(1.4～1.7)
	总精子数(×10⁶/1 次射精)	39(33～46)
	精子计数(×10⁹/L)	15(12～16)
	活动力(PR+NP)(%)	40(38～42)
	前向运动力(PR)(%)	32(31～34)
	存活率(%)	58(55～63)
	正常形态(%)	4(3.0～4.0)
其他参数	pH	≥7.2
	白细胞(中性粒细胞)(×10⁹/L)	<1.0
	混合性抗球蛋白反应(MAR)试验(%精子凝集)	<50
	免疫珠试验(IBT)(%精子凝集)	<50
	精浆锌(μmol/1 次射精)	≥2.4
	精浆果糖(μmol/1 次射精)	≥13
	精浆中性葡糖苷酶(mU/1 次射精)	≥20

内,使精子和卵子自然结合,以达到妊娠目的的一种辅助生育技术。精液检查能为精子库和人工授精筛选优质精子,在进行人工授精前和筛选精子库精液标本时对精液进行全面检查分析,采集和选择活动力强、质量高的优质精子,以保证人工授精的质量。

3. **辅助诊断男性生殖系统疾病**　淋病、肿瘤、结核、先天性睾丸发育不全等疾病是男性生殖系统的常见疾病,精液检查可为生殖系统疾病的诊断及疗效观察提供一定依据。如生殖系统有炎症或性传播疾病时,在精液中可发现白细胞或检出相应的病原体;肿瘤病人可于精液涂片中找到肿瘤细胞。

4. **法医学鉴定**　法医学检查是将怀疑被精液污染的衣物用生理盐水清洗后直接离心查找精子,或检查血型物质、结晶,也可用化学、免疫学或分子生物学方法进行检查,作为判断有关案情的参考,通过标本中的 DNA 可找到嫌疑犯的直接犯罪证据。

第八节　前列腺液检测

前列腺液(prostatic fluid)是精液的重要组成部分,约占精液的 15%～30%。通过前列腺按摩所获得的前列腺液混有精囊腺液,此为静态液;由射精排入精液中的前列腺液为刺激性分泌物。前列腺液的成分比较复杂,主要有纤溶酶、β-葡萄糖腺苷酶、酸性磷酸酶、蛋白质、葡萄糖以及钠、钾、锌、钙等,还有少量上皮细胞和白细胞。前列腺液检查主要用于前列腺的炎症、结石、结核和肿瘤的辅助诊断,也可用于性传播疾病的诊断等。

一、前列腺液标本采集

1. **前列腺液标本采集方法**　前列腺液标本通过前列腺按摩术获得。采集标本时首先弃去第 1 滴前列腺液,然后再将标本采集于洁净的试管内或直接滴于载玻片上。按摩后采集不到标本时,可以采集按摩后的尿液进行检查。采集细菌培养标本时,要无菌操作,并将标本采集于无菌容器内。

2. **注意事项**　①1 次采集标本失败或检查结果阴性,而又有临床指征时,可间隔 3～5 天后重新采集标本复查。②疑有前列腺结核、急性炎症、脓肿或肿瘤时,应禁止或慎重进行前列腺按摩。③检查前应禁欲 3 天,以免因性兴奋后导致前列腺液内的白细胞假性增高。

二、前列腺液一般性状检查

前列腺液一般性状检查是判断前列腺功能状态的粗略指标,由于影响因素较多,临床价值有限。

【参考值】

前列腺液一般性状检查的指标与参考值见表4-4-66。

表4-4-66 前列腺液一般性状检查的指标与参考值

指标	参考值
量	数滴至2ml
颜色与透明度	乳白色、不透明、稀薄、有光泽
酸碱度	弱酸性,pH 6.3~6.5

【临床意义】

1. **量** 减少见于前列腺炎;多次按摩无前列腺液排出,提示前列腺分泌功能严重不足,常见于前列腺的炎性纤维化、某些性功能低下病人。增多主要见于前列腺慢性充血、过度兴奋时。

2. **颜色和透明度** ①黄色脓性或浑浊黏稠:见于前列腺炎。②血性:见于精囊腺炎、前列腺炎、前列腺结核、结石和肿瘤等,也可为按摩前列腺用力过重所致。

3. **酸碱度** 70岁以上老年人前列腺液pH可略增高,混入较多精囊腺液时其pH亦可增高。

三、前列腺液显微镜检查

采用前列腺液湿涂片直接显微镜检查,也可将前列腺液涂片干燥后经 Wright 染色、Papanicolaou 染色或 H-E 染色后,进行检查。

【参考值】

前列腺液的非染色涂片检查的内容较多,常见成分的参考值见表4-4-67。

【临床意义】

湿片直接显微镜检查是前列腺液最常用的检查方法,操作简便快速,观察细胞和磷脂酰胆碱小体等成分多,对前列腺的功能状态和感染状况具有诊断和鉴别诊断价值。

前列腺液常见成分的临床意义见表4-4-67。当直接显微镜检查发现异常细胞时,可进行涂片染色检查,以诊断前列腺癌,并与前列腺炎鉴别,但细胞学检查阴性并不能排除前列腺癌。

表4-4-67 前列腺液直接涂片显微镜检查成分的参考值及临床意义

成分	参考值	临床意义
磷脂酰胆碱小体	大量	前列腺炎时减少或消失,且分布不均,并有成堆现象
红细胞(个/HPF)	<5	增多见于前列腺炎或肿瘤、结核、精囊腺炎、前列腺按摩过重
白细胞(个/HPF)	<10	增多且成堆出现见于前列腺炎、前列腺脓肿
前列腺颗粒细胞(个/HPF)	<1	增多伴有大量白细胞见于前列腺炎,也可见于正常老年人
淀粉样小体	有	常随年龄增长而增加,无临床意义
精子	可有	按摩前列腺时因精囊腺受挤压而排出精子,无临床意义
滴虫	无	阳性见于滴虫性前列腺炎
结石	可见	主要为碳酸钙、磷酸钙-胆固醇、磷酸精胺结石,少量时无意义

四、前列腺液病原生物学检查

【参考值】

阴性。

【临床意义】

前列腺液病原生物学检查可用于判断前列腺有无感染及种类。如要确诊感染并指导临床药物治疗，则需进行细菌培养和药敏试验。

前列腺液涂片进行 Gram 染色、抗酸染色，以检查病原生物。直接涂片染色检查的阳性率低，必要时可进行细菌培养。前列腺、精囊腺感染时 Gram 染色检查可发现大量致病菌，以葡萄球菌最常见，其次是链球菌、G^-杆菌和淋病奈瑟菌。抗酸染色检查有助于慢性前列腺炎与前列腺结核的鉴别诊断，但已确诊为前列腺结核的病人，不宜进行前列腺按摩，以免引起感染扩散。

五、前列腺液检测项目的选择与应用

前列腺液检查项目一般可分为：①一般性状检查：包括量、颜色和透明度、酸碱度等，是判断前列腺功能状态的粗略指标。②显微镜检查：通过观察前列腺液中细胞和磷脂酰胆碱小体等成分的多少和分布状况，反映前列腺的功能状态和感染状况。③病原生物学检查：用于病原生物感染的诊断。临床上，对前列腺液进行检查主要用于前列腺炎的辅助诊断。

前列腺炎的诊断依靠前列腺液的显微镜检查和微生物学检查，白细胞、前列腺颗粒细胞增多和磷脂酰胆碱小体减少是前列腺炎的特点。此外，细菌性前列腺炎可有特异性 IgA、IgG 抗体增高，可维持 6~12 个月，急性或慢性细菌性前列腺炎可见大肠埃希菌。但非细菌性前列腺炎的发生率为细菌性前列腺炎的 8 倍。

前列腺液 pH 增高（如增高至 7.7~8.0 以上）对诊断慢性前列腺炎有参考价值，而且前列腺炎病人经治疗好转后，前列腺液 pH 也恢复正常。

（刘成玉）

第五章 常用肾脏功能实验室检测

肾脏是人体重要的生命器官,其主要功能是生成尿液,以维持体内水、电解质、蛋白质和酸碱等代谢平衡,维持机体内环境稳定。同时也兼有内分泌功能,如产生肾素、红细胞生成素、活性维生素 D 等,以实现调节血压、钙磷代谢和红细胞生成的功能。肾病常用的实验室检测有:

1. **尿液检测**　用于早期筛选、长期随访;方法简便、价格低廉,也是判断肾脏疾病严重程度、预后的重要指标。

2. **肾功能检测**　代表肾脏的最重要的功能,包括:①肾小球滤过功能。②肾小管重吸收、排泌和酸化等功能。肾功能检测是判断肾脏疾病严重程度和预测预后、确定疗效、调整某些药物剂量的重要依据,但尚无早期诊断价值。

第一节　肾小球功能检测

肾小球的主要功能是滤过,评估滤过功能最重要的参数是肾小球滤过率(glomerular filtration rate,GFR)。正常成人每分钟流经肾脏的血液量为 1200~1400ml,其中血浆量为 600~800ml/min,有 20% 的血浆经肾小球滤过,产生的滤过液(原尿)约为 120~160ml/min,此即单位时间内(分钟)经肾小球滤过的血浆液体量,称为肾小球滤过率。为测定 GFR,临床上设计了各种物质的肾血浆清除率(clearance)试验。

肾血浆清除率系指双肾于单位时间内,能将若干毫升血浆中所含的某物质全部加以清除,结果以毫升/分(ml/min)或升/24 小时(L/24h)表示,计算式为:

$$清除率 = \frac{某物质每分钟在尿中排出的总量}{某物质在血浆中的浓度}$$

$$即\ C = \frac{U \times V}{P}$$

C 为清除率(ml/min),U 为尿中某物质的浓度,V 为每分钟尿量(ml/min),P 为血浆中某物质的浓度。

利用清除率可分别测定 GFR、肾血流量、肾小管对各种物质的重吸收和分泌作用。各种物质经肾排出的方式大致分四种:

1. 全部由肾小球滤过,肾小管既不吸收也不分泌。如菊粉,可作为 GFR 测定的理想试剂,能完全反映 GFR。

2. 全部由肾小球滤过,不被肾小管重吸收,很少被肾小管排泌,如肌酐等,可基本代表 GFR。

3. 全部由肾小球滤过后又被肾小管全部重吸收。如葡萄糖,可作为肾小管最大吸收率测定。

4. 除肾小球滤过外,大部分通过肾小管周围毛细血管向肾小管分泌后排出,如对氨马尿酸可作为肾血流量测定试剂。

一、血清肌酐测定

血液中的肌酐(creatinine,Cr)是由外源性和内生性两类组成的。机体每 20g 肌肉每天代谢产生 Cr 1mg,产生速率为 1mg/min,每天 Cr 的生成量相当恒定。血中 Cr 主要由肾小球滤过排出体外,肾小管基本不重吸收且排泌量也较少,在外源性肌酐摄入量稳定的情况下,血液中的浓度取决于肾小球滤过能力,当肾实质损害,GFR 降低到临界点后(GFR 下降至正常人的 1/3 时),血 Cr 浓度就会明显上升,故测定血 Cr 浓度可作为 GFR 受损的指标。灵敏度较血尿素氮(BUN)好,但并非早期诊断指标。

【参考值】

全血 Cr 为 88.4～176.8μmol/L;血清或血浆 Cr,男性 53～106μmol/L,女性 44～97μmol/L。

【临床意义】

1. 评价肾小球滤过功能　血 Cr 增高见于各种原因引起的肾小球滤过功能减退:①急性肾衰竭,血 Cr 明显的进行性升高为器质性损害的指标,可伴少尿或非少尿;②慢性肾衰竭,血 Cr 升高程度与病变严重性一致:肾衰竭代偿期,血 Cr<178μmol/L;肾衰竭失代偿期,血 Cr>178μmol/L;肾衰竭期,血 Cr 明显升高(可大于 445μmol/L)。

2. 鉴别肾前性和肾实质性少尿

(1) 肌酐:①器质性肾衰竭,血 Cr 常超过 200μmol/L;②肾前性少尿,如心力衰竭、脱水、肝肾综合征、肾病综合征等所致的有效血容量下降,使肾血流量减少,血 Cr 浓度上升多不超过 200μmol/L。

(2) BUN/Cr(单位为 mg/dl)比值:①器质性肾衰竭,BUN 与 Cr 同时增高,因此 BUN/Cr≤10:1;②肾前性少尿,肾外因素所致的氮质血症,BUN 可较快上升,但血 Cr 不相应上升,此时 BUN/Cr 常>10:1。

3. 生理变化　老年人、消瘦者 Cr 可能偏低,因此一旦血 Cr 上升,就要警惕肾功能减退,应进一步作内生肌酐清除率(Ccr)检测。

4. 药物影响　当血 Cr 明显升高时,肾小管肌酐排泌增加,致 Ccr 超过真正的 GFR。此时可用西咪替丁抑制肾小管对肌酐分泌。

二、内生肌酐清除率测定

肌酐是肌酸的代谢产物,在成人体内含 Cr 约 100g,其中 98% 存在于肌肉内,每天约更新 2%。肌酸在磷酸激酶作用下,形成带有高能键的磷酸肌酸,为肌肉收缩时的能量来源和储备形式,磷酸肌酸释放出能量再经脱水而变为肌酐,由肾排出。人体血液中肌酐的生成可有内、外源性两种,如在严格控制饮食条件和肌肉活动相对稳定的情况下,血 Cr 的生成量和尿的排出量较恒定,其含量的变化主要受内源性肌酐的影响,而且肌酐的相对分子质量为 113,大部分从肾小球滤过,不被肾小管重吸收,排泌量很少,故肾脏在单位时间内把若干毫升血液中的内在肌酐全部清除出去,称为内生肌酐清除率(endogenous creatinine clearance rate,Ccr)。

1. 标准 24 小时留尿计算法

(1) 病人连续 3 天进低蛋白饮食(<40g/d),并禁食肉类(无肌酐饮食),避免剧烈运动。

(2) 于第 4 天晨 8 时将尿液排净,然后收集记录 24 小时尿量(次日晨 8 时尿必须留下),并加入甲苯 4～5ml 防腐。取血 2～3ml(抗凝或不抗凝均可),与 24 小时尿液同时送检。

(3) 测定尿液及血 Cr 浓度。

(4) 应用下列公式计算 Ccr。

$$Ccr(ml/min) = \frac{尿肌酐浓度(\mu mol/L) \times 每分钟尿量(ml/min)}{血浆肌酐浓度(\mu mol/L)}$$

由于每人肾的大小不相同,每分钟排尿能力也有差异,为排除这种个体差异可进行体表面积的校正,因肾脏大小与体表面积呈正比,以下公式可参考应用:

$$矫正清除率=实际清除率 \times 标准体表面积(1.73m^2)/受试者的体表面积$$

2. 4 小时留尿改良法　因留 24 小时尿不方便,易导致留不准(少)且高温时需冷藏,影响肌酐检测,因此常引起误差(偏低)。在严格控制条件下,24小时内血浆和尿液肌酐含量较恒定,为临床应用方便,故可用4小时尿及空腹一次性取血进行肌酐测定,先计算每分钟尿量(ml/min),再按公式1.(4)计算清除率。

3. 血肌酐计算法　这也是一种简便的方法,计算公式为:

$$Ccr(ml/min) = \frac{(140-年龄)\times 体重(kg)}{72\times 血肌酐浓度(mg/dl)}(男性)$$

$$Ccr(ml/min) = \frac{(140-年龄)\times 体重(kg)}{85\times 血肌酐浓度(mg/dl)}(女性)$$

【参考值】

成人80~120ml/min,老年人随年龄增长,有自然下降趋势。西咪替丁、甲苄嘧啶、长期限制剧烈运动均使Ccr下降。

【临床意义】

1. 判断肾小球损害程度　当GFR降低到正常值的50%,Ccr测定值可低至50ml/min,但血肌酐、尿素氮测定仍可在正常范围,因肾有强大的储备能力,故Ccr是较早反映GFR的灵敏指标。

2. 评估肾功能　临床常用Ccr代替GFR,根据Ccr一般可将肾功能分为4期。

第1期(肾衰竭代偿期)Ccr为80~51ml/min;

第2期(肾衰竭失代偿期)Ccr为50~20ml/min;

第3期(肾衰竭期)Ccr为19~10ml/min;

第4期(尿毒症期或终末期肾衰竭)Ccr<10ml/min。

另一种分类是:轻度损害Ccr在70~51ml/min;中度损害Ccr在50~31ml/min;Ccr<30ml/min为重度损害。

3. 指导治疗　慢性肾衰竭Ccr<30~40ml/min,应开始限制蛋白质摄入;Ccr<30ml/min,噻嗪类利尿治疗常无效,不宜应用;小于10ml/min应结合临床进行肾替代治疗,肾脏对利尿剂(如呋塞米、利尿酸钠)的反应已极差。此外,肾衰竭时凡由肾代谢或经肾排出的药物也可根据Ccr降低的程度来调节用药剂量和决定用药的时间间隔。

三、血尿素氮测定

血尿素氮(blood urea nitrogen,BUN)是蛋白质代谢的终末产物,体内氨基酸脱氨基分解成 α-酮基和 NH_3,NH_3 在肝脏内和 CO_2 生成尿素,因此尿素的生成量取决于饮食中蛋白质摄入量、组织蛋白质分解代谢及肝功能状况。尿素主要经肾小球滤过随尿排出,正常情况下30%~40%被肾小管重吸收,肾小管有少量排泌。当肾实质受损害时,GFR降低,致使血尿素浓度增加,因此目前临床上多测定尿素氮,粗略观察肾小球的滤过功能。

【参考值】

成人3.2~7.1mmol/L;婴儿、儿童1.8~6.5mmol/L。

【临床意义】

血中尿素氮增高见于:

1. 器质性肾功能损害　①各种原发性肾小球肾炎、肾盂肾炎、间质性肾炎、肾肿瘤、多囊肾等所致的慢性肾衰竭。②急性肾衰竭肾功能轻度受损时,BUN可无变化,但GFR下降至50%以下,BUN才能升高。因此血BUN测定不能作为早期肾功能指标。但对慢性肾衰竭,尤其是尿毒症BUN增高的程度一般与病情严重性一致:肾衰竭代偿期GFR下降至50ml/min,血BUN<9mmol/L;肾衰竭失代偿期,血BUN>9mmol/L;肾衰竭期,血BUN>20mmol/L。

2. 肾前性少尿　严重脱水、大量腹腔积液、心脏循环功能衰竭、肝肾综合征等导致的血容量不足、肾血流量减少灌注不足致少尿。此时BUN升高,但肌酐升高不明显,BUN/Cr(mg/dl)>10:1,称为肾前性氮质血症。经扩容尿量多能增加,BUN 可自行下降。

3. **蛋白质分解或摄入过多**　急性传染病、高热、上消化道大出血、大面积烧伤、严重创伤、大手术后和甲状腺功能亢进、高蛋白饮食等,但血肌酐一般不升高。以上情况矫正后,血 BUN 可以下降。

4. **血 BUN 作为肾衰竭透析充分性指标**　多以 KT/V 表示,K＝透析器 BUN 清除率(L/min),T＝透析时间(分钟),V＝BUN 分布容积(L),KT/V＞1.0 表示透析充分。

四、肾小球滤过率测定

^{99m}Tc-二乙三胺五醋酸(^{99m}Tc-DTPA)几乎完全经肾小球滤过而清除,其最大清除率即为肾小球滤过率(GFR)。用 SPECT 测定弹丸式静脉注射后两肾放射性计数率的降低,按公式自动计算 GFR,并可显示左右两侧肾 GFR,灵敏度高,可与菊粉清除率媲美。

【参考值】

总 GFR(100±20)ml/min。

【临床意义】

1. **GFR 影响因素**　与年龄、性别、体重有关,因此须注意这些因素。30 岁后每 10 年 GFR 下降 10ml/(min・1.73m^2),男性比女性 GFR 高约 10ml/min,妊娠时 GFR 明显增加,第 3 个月增加 50%,产后降至正常。

2. **GFR 降低**　急性和慢性肾衰竭、肾小球功能不全、肾动脉硬化、肾盂肾炎(晚期)、糖尿病(晚期)和高血压(晚期)、甲状腺功能减退、肾上腺皮质功能不全、糖皮质激素缺乏。

3. **GFR 升高**　肢端肥大症和巨人症、糖尿病肾病早期。

4. **其他**　可同时观察左右肾位置、形态和大小,也可结合临床初步提示肾血管有无栓塞。

五、血 β$_2$-微球蛋白测定

β$_2$-微球蛋白(β$_2$-microglobulin,β$_2$-MG)是体内有核细胞包括淋巴细胞、血小板、多形核白细胞产生的一种小分子球蛋白;与同种白细胞抗原(HLA)亚单位是同一物质;与免疫球蛋白稳定区的结构相似。其分子量为 11 800,由 99 个氨基酸组成的单链多肽。β$_2$-MG 广泛存在于血浆、尿、脑脊液、唾液及初乳中。正常人血液 β$_2$-MG 浓度很低,可自由通过肾小球,然后在近端小管内几乎全部被重吸收。

【参考值】

成人血清 1~2mg/L。

【临床意义】

1. **评价肾小球功能**　肾小球滤过功能受损,β$_2$-MG 潴留于血中。在评估肾小球滤过功能上,血 β$_2$-MG 升高比血肌酐更灵敏,在 Ccr 低于 80ml/min 时即可出现,而此时血肌酐浓度多无改变。若同时出现血和尿 β$_2$-MG 升高,血 β$_2$-MG＜5mg/L,则可能肾小球和肾小管功能均受损。

2. **其他**　IgG 肾病、恶性肿瘤,以及多种炎性疾病如肝炎、类风湿关节炎等可致 β$_2$-MG 生成增多。

六、血清胱抑素 C 测定

胱抑素 C(cystatin C,cys C)是半胱氨酸蛋白酶抑制蛋白 C 的简称。它是一种非糖基化碱性蛋白。人体内几乎各种有核细胞均可表达,且每日分泌量较恒定,相对分子质量仅为 13 000,故能自由透过肾小球滤膜。原尿中的 cys C 在近曲小管几乎全部被上皮细胞摄取、分解,不回到血液中,尿中仅微量排出,因此,血清 cys C 水平是反映肾小球滤过功能的一个灵敏且特异的指标。

【参考值】

成人血清 0.6~2.5mg/L。

【临床意义】

同血肌酐、尿素氮及内生肌酐清除率。与血肌酐、尿素氮相比,在判断肾功能早期损伤方面,血清 cys C 水平更为灵敏。

1. Cys C 作为糖尿病肾病肾脏滤过功能早期损伤的评价　约三分之一的糖尿病病人发展为肾衰需要透析,必须以可靠的 GFR 来评价糖尿病病人的肾功能状况,Cys C 能对轻度的肾损伤反应灵敏,在糖尿病病人中定期检测 Cys C 可以动态观察病情的发展。

2. Cys C 与肾移植　胱抑素 C 不但能够快速反映肾脏受损的情况,而且可以及时反映肾功能的恢复情况,特别是移植肾功能延迟的病人。Cys C 在肾移植术后对检测肾小球滤过率而言,比肌酐和肌酐清除率更敏感,可以快速诊断出急性排斥反应或药物治疗造成的肾损伤。

3. Cys C 在化疗中的应用　由于化疗药物对肾小管有一定的损伤,很可能损害肾功能,当肾功能受到损害时,化疗药物更容易积蓄并引起多方面的毒副作用,检测 Cys C 适当调整药物剂量。

第二节　肾小管功能检测

肾小管是与肾小囊壁层相连的一条细长上皮性小管,按其形态结构,分布位置和功能分为近端小管、髓袢和远端小管。肾小管具有重吸收(reabsorption)和排泌作用(secretion)。近端小管是肾小管重吸收功能的重要部分,髓袢及远曲小管合称远端肾单位。是离子转运和分泌的重要场所,细胞能吸收 H_2O、Na^+,排出 K^+、H^+、NH_4^+,受醛固酮和抗利尿激素的调控,参与尿液浓缩与稀释的调节。

一、近端肾小管功能检测

(一) 尿 β_2-微球蛋白测定

β_2-MG 是体内除成熟红细胞和胎盘滋养层细胞外的所有细胞,特别是淋巴细胞和肿瘤细胞膜上组织相容性抗原(HLA)的轻链蛋白组分,分子量仅 11 800,电泳时出现于 β_2 区带而得名。随 HLA 的更新代谢降解释放入体液,正常人 β_2-MG 生成量较恒定,约 150～200mg/d。由于分子量小并且不和血浆蛋白结合,可自由经肾小球滤入原尿,但原尿中 99.9% 的 β_2-MG 在近端肾小管被重吸收,并在肾小管上皮细胞中分解破坏,仅微量自尿中排出。因 β_2-MG 在酸性尿中极易分解破坏,故尿收集后应及时测定。若需贮存批量检测,应将酸性尿调至 pH 7 左右冷冻保存。

【参考值】

成人尿<0.3mg/L,或以尿肌酐校正<0.2mg/g 肌酐。

【临床意义】

根据 β_2-MG 的肾排泄过程,尿 β_2-MG 增多较灵敏地反映近端肾小管重吸收功能受损,如肾小管-间质性疾病、药物或毒物所致早期肾小管损伤,以及肾移植后急性排斥反应早期。肾移植后均使用可抑制 β_2-MG 生成的免疫抑制剂,若仍出现尿 β_2-MG 增多,表明排斥反应未能有效控制。

由于肾小管重吸收 β_2-MG 的阈值为 5mg/L,超过阈值时,出现非重吸收功能受损的大量尿 β_2-MG 排泄。因此应同时检测血 β_2-MG,只有血 β_2-MG<5mg/L 时,尿 β_2-MG 升高才反应肾小管损伤。

(二) α_1-微球蛋白测定

α_1-微球蛋白(α_1-microglobulin, α_1-MG)为肝细胞和淋巴细胞产生的一种糖蛋白,分子量仅 26 000。血浆中 α_1-MG 可以游离或与 IgG、白蛋白结合的两种形式存在。游离 α_1-MG 可自由透过肾小球,但原尿中 α_1-MG 约 99% 被近端肾小管上皮细胞以胞饮方式重吸收并分解,故仅微量从尿中排泄。

【参考值】

成人尿 α_1-MG<15mg/24h 尿,或<10mg/g 肌酐;血清游离 α_1-MG 为 10～30mg/L。

【临床意义】

1. 近端肾小管功能损害 尿 α_1-MG 升高,是反映各种原因包括肾移植后排斥反应所致早期近端肾小管功能损伤的特异、灵敏指标。与 β_2-MG 比较,α_1-MG 不受恶性肿瘤影响,酸性尿中不会出现假阴性,故更可靠。

2. 评估肾小球滤过功能 根据前述 α_1-MG 排泄方式,血清 α_1-MG 升高提示 GFR 降低所致的血潴留。其比血 Cr 和 β_2-MG 检测更灵敏,在 Ccr<100ml/min 时,血清 α_1-MG 即出现升高。血清和尿中 α_1-MG 均升高,表明肾小球滤过功能和肾小管重吸收功能均受损。

3. 其他 血清 α_1-MG 降低见于严重肝实质性病变所致生成减少,如重症肝炎、肝坏死等。

在评估各种原因所致的肾小球和近端肾小管功能特别是早期损伤时,β_2-MG 和 α_1-MG 均是较理想的指标,尤以 α_1-MG 为佳,有取代 β_2-MG 的趋势。

(三) 视黄醇结合蛋白测定

视黄醇结合蛋白(retinal-binding protein,RBP)是视黄醇(维生素 A)转运蛋白,由肝细胞合成。RBP 广泛存在于人体血液、尿液及体液中,游离的 RBP 由肾小球滤出,大部分由近端小管上皮细胞重吸收,并被分解成氨基酸供体内合成利用,仅有少量从尿中排泄。当肾小管重吸收功能障碍时,尿中 RBP 浓度升高,血清 RBP 浓度下降。因此,尿中 RBP 测定是诊断早期肾功能损伤和疗效判定的灵敏指标。

【参考值】

血清 RBP 约为 45mg/L,尿液约为(0.11±0.07)mg/L,男性高于女性,成人高于儿童。

【临床意义】

尿液 RBP 升高可见于早期近端肾小管损伤。血清 RBP 升高常见于肾小球滤过功能减退、肾功能衰竭。另外,RBP 可特异地反映机体的营养状态,血清 RBP 水平是一项诊断早期营养不良的灵敏指标。

二、远端肾小管功能检测

(一) 昼夜尿比密试验

正常尿生成过程中,远端肾小管对原尿有稀释功能,而集合管则具有浓缩功能。检测尿比密可间接了解肾脏的稀释-浓缩功能。生理情况下,夜间水摄入及生成减少,肾小球滤过量较白昼低,而稀释-浓缩功能仍同样进行,故夜尿较昼尿量少而比密高。

昼夜尿比密试验又称莫氏试验(Mosenthal test),受试日正常进食,但每餐含水量控制在 500 ~ 600ml,并且除三餐外不再饮任何液体。晨 8 点完全排空膀胱后至晚 8 时止,每 2 小时收集尿 1 次共 6 次昼尿,分别测定每次尿量及比密。晚 8 时至次晨 8 时的夜尿收集在一个容器内为夜尿,同样测定尿量、比密。

【参考值】

成人尿量 1000 ~ 2000ml/24h,其中夜尿量小于 750ml,昼尿量(晨 8 时至晚 8 时的 6 次尿量之和)和夜尿量比值一般为(3 ~ 4):1;夜尿或昼尿中至少 1 次尿比密大于 1.018,昼尿中最高与最低尿比密差值大于 0.009。

【临床意义】

用于诊断各种疾病对远端肾小管稀释-浓缩功能的影响。

1. 浓缩功能早期受损 夜尿大于 750ml 或昼夜尿量比值降低,而尿比密值及变化率仍正常,为浓缩功能受损的早期改变,可见于间质性肾炎、慢性肾小球肾炎、高血压肾病和痛风性肾病早期主要损害肾小管时。

2. 浓缩-稀释功能严重受损 若夜尿增多及尿比密无 1 次大于 1.018 或昼尿比密差值小于 0.009,提示稀释-浓缩功能严重受损。

3. 浓缩-稀释功能丧失　若每次尿比密均固定在 1.010 ～ 1.012 的低值,称为等渗尿(与血浆比),表明肾只有滤过功能,而稀释-浓缩功能完全丧失。

4. 肾小球病变　尿量少而比密增高、固定在 1.018 左右(差值<0.009),多见于急性肾小球肾炎及其他降低 GFR 的情况,因此时原尿生成减少而稀释-浓缩功能相对正常所致。

5. 尿崩症　尿量明显增多(超出 4L/24h)而尿比密均低于 1.006,为尿崩症的典型表现。

无论用尿比密计还是折射仪检测,均受尿液中其他成分干扰。如尿蛋白、糖、造影剂等晶体性、胶体性物质,可使尿比密计法结果偏高;尿中糖、蛋白及温度可影响折射仪法测定尿比密。上述试验结果解释时,还应考虑气温影响。夏季高温时大量出汗,可致尿量减少而比重升高,寒冷气候则反之。

(二) 3 小时尿比密试验

3 小时尿比密试验是在保持日常饮食和活动状况下,晨 8 时排空膀胱后每 3 小时收集 1 次尿,至次晨 8 小时止共 8 次,计量每次尿量和比密。应以尿比密计或比密折射仪测定比密,因前已述及干化学试条法测尿比密粗糙且影响因素多,不能用于稀释-浓缩功能试验。

【参考值】

成人 24 小时尿量 1000 ～ 2000ml,昼尿量(晨 8 时至晚 8 时 4 次尿量和)多于夜尿量,约(3 ～ 4):1。至少 1 次尿比密>1.020(多为夜尿),1 次低于 1.003。

【临床意义】

3 小时尿比密试验及昼夜尿比密试验均用于诊断各种疾病对远端肾小管稀释-浓缩功能的影响,以昼夜尿比密试验多用。

(三) 尿渗量 (尿渗透压) 测定

尿渗量(osmolality,Osm),指尿液中具有渗透活性的全部溶质微粒总数量,与颗粒大小及所带电荷无关,反映溶质和水的相对排出速度,蛋白质和葡萄糖等大分子物质对其影响较小,是评价肾脏浓缩功能较好的指标。

【参考值】

禁饮后尿渗量为 600 ～ 1000mOsm/(kg·H_2O),平均 800mOsm/(kg·H_2O);血浆 275 ～ 305mOsm/(kg·H_2O),平均 300mOsm/(kg·H_2O)。尿/血浆渗量比值为(3 ～ 4.5):1。

【临床意义】

1. 判断肾浓缩功能　禁饮尿渗量在 300mOsm/(kg·H_2O)左右时,即与正常血浆渗量相等,称为等渗尿;若<300mOsm/(kg·H_2O),称低渗尿;正常人禁饮 8 小时后尿渗量小于 600mOsm/(kg·H_2O),且尿/血浆渗量比值等于或小于 1,表明肾浓缩功能障碍。见于慢性肾盂肾炎、多囊肾、尿酸性肾病等慢性间质性病变,也可见于慢性肾炎后期,以及急、慢性肾衰竭累及肾小管和间质。

2. 鉴别肾前性、肾性少尿　肾前性少尿时,肾小管浓缩功能完好,故尿渗量较高,常大于 450mOsm/(kg·H_2O);肾小管坏死致肾性少尿时,尿渗量降低,常小于 350mOsm/(kg·H_2O)。

第三节　血尿酸检测

尿酸(uric acid,UA)为核蛋白和核酸中嘌呤的代谢产物,既可来自体内,亦可来自食物中嘌呤的分解代谢。肝是尿酸的主要生成场所,除小部分尿酸可在肝脏进一步分解或随胆汁排泄外,剩余的均从肾排泄。尿酸可自由透过肾小球,亦可经肾小管排泌,但进入原尿的尿酸 90% 左右在肾小管重吸收回到血液中。因此,血尿酸浓度受肾小球滤过功能和肾小管重吸收功能的影响。血清(浆)尿酸常用磷钨酸还原比色法或酶法测定。

【参考值】

成人酶法血清(浆)尿酸浓度男性 150 ～ 416μmol/L,女性 89 ～ 357μmol/L。

【临床意义】

若能严格禁食含嘌呤丰富食物 3 天,排除外源性尿酸干扰再采血,血尿酸水平改变较有意义。

1. **血尿酸浓度升高**　①肾小球滤过功能损伤:因上述尿酸肾排泄特点,其在反映早期肾小球滤过功能损伤上较血 Cr 和血尿素灵敏。②体内尿酸生成异常增多:常见于遗传性酶缺陷所致的原发性痛风,以及多种血液病、恶性肿瘤等因细胞大量破坏所致的继发性痛风。此外,亦见于长期使用利尿剂及抗结核药吡嗪酰胺、慢性铅中毒、长期禁食者。

2. **血尿酸浓度降低**　各种原因致肾小管重吸收尿酸功能损害,尿中大量丢失,以及肝功能严重损害尿酸生成减少。如 Fanconi 综合征、急性肝坏死、肝豆状核变性等。此外,慢性镉中毒、使用磺胺及大剂量糖皮质激素、参与尿酸生成的黄嘌呤氧化酶、嘌呤核苷酸化酶先天性缺陷等,亦可致血尿酸降低。

第四节　肾小管性酸中毒的检测

肾小管性酸中毒(renal tubular acidosis,RTA)是由于肾小管分泌氢离子或重吸收碳酸氢根离子的功能减退,使尿酸化功能失常,而产生的一种慢性酸中毒。

一、氯化铵负荷(酸负荷)试验

氯化铵负荷试验是协助诊断远端肾小管性酸中毒的试验。口服一定量的酸性药物氯化铵(NH_4Cl),人为地使机体产生酸血症,这必然增加远端肾小管排泌 H^+ 的负荷,但如远端肾小管功能正常,则主动分泌 H^+,并多产氨(NH_3),后者与 H^+ 结合为 NH_4^+,继而与 Cl^- 形成 NH_4Cl,从而把过多的 H^+ 经尿液排出,使血液 pH 仍维持正常,尿液则明显酸化。但远端 RTA 病人则不能对此额外的酸性负荷加以处理,因而血液 pH 下降,而尿液 pH 却不相应下降。口服 NH_4Cl,在一定时间后分别测定血液及尿液的 pH,便出现此种血液与尿液 pH 分离现象。

1. **短程法(单剂法)**　受试者饮食不限,但禁服酸、碱药物。服 NH_4Cl 之前先嘱受试者排空尿液并收集后,成人按每千克体重 0.1g NH_4Cl 一次服完,于服药后第 3、4、5、6、7 及 8 小时各留尿于中性干燥洁净容器内,分别测服药前及服药后的各次尿 pH。

2. **长程法(Elkinson 法)**　受试者停用碱性药物 2 天后,收集尿液,按 0.1g/(kg·d)剂量计算出每日 NH_4Cl 用量,分 3 次口服,连用 3 天,第 3 日末次服药后第 3、4、5、6 小时各排尿留取标本共 4 次。分别测定服药前后 5 份尿液 pH。

【参考值】

成人短或长程法的 5 次尿液至少有 1 次 pH<5.5。

【临床意义】

若 5 次尿样 pH 均大于 5.5,可诊断远端肾小管性酸中毒,一般其尿液 pH 都在 6~7 之间。酸负荷试验只适用于不典型或不完全的肾小管性酸中毒,即无全身性酸中毒表现的病人,否则如本身已有酸中毒则既不需要也不应当再做这种酸负荷试验,以免加重病人的酸中毒。

二、碳酸氢根离子重吸收排泄试验(碱负荷试验)

正常人经过肾小球滤出的碳酸氢根(HCO_3^-)大部分(85%~90%)由近端肾小管重吸收入血,另外的 10%~15% 由远端肾小管重吸收入血。正常 24 小时从肾小球滤过约 300g(即 1/1000),因此 HCO_3^- 几乎已 100% 被重吸收。所以人体血液中有足够的 $NaHCO_3$(贮备碱)起缓冲作用,从而保证血浆 pH 的恒定。Ⅱ型肾小管性酸中毒的病人,由于其近端肾小管对 HCO_3^- 的重吸收功能减退,HCO_3^- 肾阈值低,就必然有大量 $NaHCO_3$ 自尿液排出。正常人 HCO_3^- 的肾阈值约为 26mmol/L,而近端 RTA 病人其 HCO_3^- 的肾阈值下降低于 20mmol/L,甚至 16mmol/L 以下。由于 HCO_3^- 自尿中排出,血液中 $NaHCO_3$ 不足而致酸中毒,但尿液却因排出较多的 $NaHCO_3$ 等而偏碱性,也使血液 pH 与尿液 pH 呈分离现象。同时检测病人血液及尿液的 pH 可协助诊断。

口服 $NaHCO_3$ 法,一般按每日 $1\sim2mmol/(kg\cdot d)$ 剂量开始口服,逐日增加,连服 3 天,用药期间监测血 $NaHCO_3$ 含量,当达到 26mmol/L 时,留取尿样,分别测定血和尿中 HCO_3^- 和肌酐浓度,按下式计算出尿 HCO_3^- 部分排泄率。

$$尿\ HCO_3^-部分排泄率 = \frac{尿\ HCO_3^-(mmol/L)\times血\ Cr(mmol/L)}{尿\ Cr(mmol/L)\times血\ HCO_3^-(mmol/L)}\times100\%$$

【参考值】

成人尿 HCO_3^- 部分排泄率 $\leqslant1\%$,即原尿中的 HCO_3^- 几乎 100% 地被重吸收。

【临床意义】

尿 HCO_3^- 部分排泄率 $>15\%$,是主要影响近端肾小管功能的 II 型 RTA 的确诊标准。 I 型 RTA 者,碱负荷试验可正常或仅轻度增多($<5\%$); IV 型 RTA 者多为 $5\%\sim15\%$。 I 、II 型肾小管酸中毒的鉴别见表 4-5-1。

表 4-5-1　I 、II 型肾小管性酸中毒鉴别

指标	I 型	II 型
血浆 pH	↓	↓
血浆 CO_2CP	↓	↓
尿 pH	>6.0,晨尿可 >7.0	<6.0,晨尿可 <5.5
尿糖及尿氨基酸定性	均为(−)	均为(+)
NH_4Cl 负荷试验	各份尿 pH>5.5	尿 pH<6.0
尿 HCO_3^- 部分排泄率	$<5\%$	$>15\%$

第五节　肾功能检测项目的选择和应用

肾有强大的贮备能力,早期肾病变往往没有或极少有症状和体征,故早期诊断很大程度上要依赖于实验室检测。但是,肾功能检测除极少数项目外,多数情况下,缺乏特异性。因此,选择和应用肾功能检测的原则是:①根据临床需要选择必需的项目或作项目组合,为临床诊断、病情监测和疗效观察等提供依据。②结合临床资料和其他检测,综合分析,作出客观结论。

1. 常规检查或健康体检　可选用尿自动分析仪试条所包括项目的尿一般检查。对于怀疑或已确诊的泌尿系统疾病者,应进行尿沉渣检查,以避免漏诊和准确了解病变程度。

2. 全身性疾病所致的肾损害　已确诊患有糖尿病、高血压、系统性红斑狼疮等可导致肾脏病变的全身性疾病者,为尽早发现肾损害,宜选择和应用较灵敏的尿微量白蛋白、α_1-MG 及 β_2-MG 等。

3. 评价肾功能　为了解肾脏病变的严重程度及肾功能状况,应分别选择和应用肾小球功能试验、肾小管功能试验或球-管功能组合试验。

(1)主要累及肾小球,亦可能累及近端肾小管的肾小球肾炎、肾病综合征等,可在 Ccr、血肌酐、尿素和尿 α_1-MG、β_2-MG 等肾小球滤过功能和近端肾小管功能检测项目中选择。必须注意,在反映肾小球滤过功能上,血肌酐、尿酸、尿素只在晚期肾脏疾病或肾有较严重损害时才有意义。

(2)为了解肾盂肾炎、间质性肾炎、全身性疾病和药物(毒物)所致肾小管病变时,可考虑选用

α_1-MG、β_2-MG 及肾小管的稀释-浓缩功能试验。监测肾移植后排斥反应,应动态观察上述指标的变化。

（3）急性肾功能衰竭时,应动态监测尿渗量和有关肾小球滤过功能试验;慢性肾功能衰竭时,除尿常规检查外,可考虑选用肾小球和肾小管功能的组合试验。

另外,急性少尿时鉴别肾前性及肾性少尿对指导治疗和改变预后极为重要。尿浓缩功能和对Na$^+$重吸收功能等有关指标是重要参数。急性少尿实验诊断指标见表4-5-2。

表 4-5-2　急性少尿实验诊断指标

	尿渗量 [mOsm/(kg·H_2O)]	尿比密	尿 Na (mmol/L)	FeNa	BUN/Cr
肾前性	>500	>1.016	<20	<1	>10:1
肾性	<350	<1.014	>40	>1	≤10:1

FeNa:滤过钠排泄分数

（徐元宏）

第六章 肝脏病常用实验室检测

肝脏是人体内最大的实质性腺体器官,由肝实质细胞、胆道系统及单核-巨噬细胞系统组成。肝脏功能繁多,但其基本的最主要功能是物质代谢功能,它在体内蛋白质、氨基酸、糖、脂类、维生素、激素等物质代谢中起着重要作用;同时肝脏还有分泌、排泄、生物转化及胆红素、胆汁酸代谢等方面的功能。当肝细胞发生变性及坏死等损伤后,可导致血清酶学指标的变化;当肝细胞大量损伤后,则可导致肝脏代谢功能的明显变化。通过检测血清某些酶及其同工酶活性或量的变化可早期发现肝脏的急性损伤;检测肝脏的代谢功能变化主要是用于诊断慢性肝脏疾病及评价肝脏功能状态。

第一节 肝脏病常用的实验室检测项目

为发现肝脏损伤及了解、评估肝脏各种功能状态而设计的众多实验室检测方法,广义上可统称为肝功能试验(liver function test,LFTs),主要包括反映肝脏代谢功能状态的相关指标及反映肝损伤的相关指标。肝癌标志物、肝炎病毒血清标志物及基因检测因不属基本肝功能范畴,在其他相关章节中讲述。

一、蛋白质代谢功能检测

除 γ 球蛋白、von Willebrand 因子以外的大多数血浆蛋白,如清蛋白、糖蛋白、脂蛋白、多种凝血因子、抗凝因子、纤溶因子及各种转运蛋白等均在肝脏合成。当肝组织广泛破坏时,上述血浆蛋白质合成减少,尤其是清蛋白减少,导致低清蛋白血症。在肝硬化病人,由于门静脉高压导致氨基酸输入肝脏减少是蛋白质合成减少的另一个原因。临床上可出现水肿,甚至出现腹腔积液与胸腔积液。γ 球蛋白为免疫球蛋白,由 B 淋巴细胞及浆细胞产生。当肝脏受损,尤其是慢性炎症时,刺激单核-巨噬细胞系统,γ 球蛋白生成增加。当患严重肝病时血浆纤维蛋白原、凝血酶原等凝血因子合成减少,临床上出现皮肤、黏膜出血倾向。体内氨基酸及核酸代谢产生的氨在肝脏内通过鸟氨酸循环合成尿素、经肾脏排出体外,从而维持血氨正常水平,当肝细胞严重损害时,尿素合成减少,血氨升高,临床上表现为肝性脑病。由于肝脏参与蛋白质的合成代谢与分解代谢,通过检测血浆蛋白含量及蛋白组分的相对含量(蛋白电泳)、凝血因子含量及血氨浓度,可了解肝细胞有无慢性损伤及其损害的严重程度。

(一) 血清总蛋白和清蛋白、球蛋白比值测定

90% 以上的血清总蛋白(serum total protein,STP)和全部的血清清蛋白(albumin,A)是由肝脏合成,因此血清总蛋白和清蛋白含量是反映肝脏合成功能的重要指标。清蛋白是正常人体血清中的主要蛋白质组分,肝脏每天大约合成 120mg/kg,半衰期为 19 ~ 21 天,分子量为 66 000,属于非急性时相蛋白,在维持血液胶体渗透压、体内代谢物质转运及营养等方面起着重要作用。血浆胶体渗透压下降可致肝脏合成清蛋白增加,细胞因子尤其是 IL-6 可致肝脏合成清蛋白减少。总蛋白含量减去清蛋白含量,即为球蛋白(globulin,G)含量。球蛋白是多种蛋白质的混合物,其中包括含量较多的免疫球蛋白和补体、多种糖蛋白、金属结合蛋白、多种脂蛋白及酶类。球蛋白与机体免疫功能与血浆黏度密切相关。根据清蛋白与球蛋白的量,可计算出清蛋白与球蛋白的比值(A/G)。

【参考值】

正常成人血清总蛋白 60～80g/L,清蛋白 40～55g/L,球蛋白 20～30g/L,A/G 为(1.5～2.5):1。

血清总蛋白及清蛋白含量与性别无关,但和年龄相关,新生儿及婴幼儿稍低,60 岁以后约降低 2g/L,血清清蛋白占总蛋白量至少达 60%,球蛋白不超过 40%。在分析血清蛋白检测结果时,应考虑以下因素可影响测定结果:激烈运动后数小时内血清总蛋白可增高 4～8g/L;卧位比直立位时总蛋白浓度约低 3～5g/L;溶血标本中每存在 1g/L 的血红蛋白可引起总蛋白测定值约增加 3%;含脂类较多的乳糜标本影响检测准确性,需进行预处理,以消除测定干扰。

【临床意义】

血清总蛋白降低一般与清蛋白减少相平行,总蛋白升高同时有球蛋白升高。由于肝脏具有很强的代偿能力,且清蛋白半衰期较长,因此只有当肝脏病变达到一定程度和在一定病程后才能出现血清总蛋白的改变,急性或局灶性肝损伤时 STP、A、G 及 A/G 多为正常。因此它常用于检测慢性肝损伤,并可反映肝实质细胞储备功能。

1. 血清总蛋白及清蛋白增高　主要由于血清水分减少,使单位容积总蛋白浓度增加,而全身总蛋白量并未增加,如各种原因导致的血液浓缩(严重脱水,休克,饮水量不足)、肾上腺皮质功能减退等。

2. 血清总蛋白及清蛋白降低

(1)肝细胞损害影响总蛋白与清蛋白合成:常见肝脏疾病有亚急性重症肝炎、慢性中度以上持续性肝炎、肝硬化、肝癌等,以及缺血性肝损伤、毒素诱导性肝损伤。清蛋白减少常伴有 γ 球蛋白增加,清蛋白含量与有功能的肝细胞数量呈正比。清蛋白持续下降,提示肝细胞坏死进行性加重,预后不良;治疗后清蛋白上升,提示肝细胞再生,治疗有效。低蛋白血症时,临床上常出现严重水肿及胸腔积液、腹腔积液。

(2)营养不良:如蛋白质摄入不足或消化吸收不良。

(3)蛋白丢失过多:如肾病综合征(大量肾小球性蛋白尿)、蛋白丢失性肠病、严重烧伤、急性大失血等。

(4)消耗增加:见于慢性消耗性疾病,如重症结核、甲状腺功能亢进及恶性肿瘤等。

(5)血清水分增加:如水钠潴留或静脉补充过多的晶体溶液。先天性低清蛋白血症较为少见。

3. 血清总蛋白及球蛋白增高　当血清总蛋白>80g/L 或球蛋白>35g/L,分别称为高蛋白血症(hyperproteinemia)或高球蛋白血症(hyperglobulinemia)。总蛋白增高主要是因球蛋白增高,其中又以 γ 球蛋白增高为主。

(1)慢性肝脏疾病:包括自身免疫性慢性肝炎、慢性活动性肝炎、肝硬化、慢性酒精性肝病、原发性胆汁性肝硬化等;球蛋白增高程度与肝脏病严重性相关。

(2)M 球蛋白血症:如多发性骨髓瘤、淋巴瘤、原发性巨球蛋白血症等。

(3)自身免疫性疾病:如系统性红斑狼疮、风湿热、类风湿关节炎等。

(4)慢性炎症与慢性感染:如结核病、疟疾、黑热病、麻风病及慢性血吸虫病等。

4. 血清球蛋白浓度降低　主要是因合成减少,见于:

(1)生理性减少:小于 3 岁的婴幼儿。

(2)免疫功能抑制:如长期应用肾上腺皮质激素或免疫抑制剂。

(3)先天性低 γ 球蛋白血症。

5. A/G 倒置　清蛋白降低和(或)球蛋白增高均可引起 A/G 倒置,见于严重肝功能损伤及 M 蛋白血症,如慢性中度以上持续性肝炎、肝硬化、原发性肝癌、多发性骨髓瘤、原发性巨球蛋白血症等。

（二）血清 α_1-抗胰蛋白酶

α_1-抗胰蛋白酶（α_1-antitrypsin，AAT）由肝脏合成，分子量 51.8kDa，是蛋白酶抑制物（proteinase inhibitor，Pi），含量虽比另一蛋白酶抑制物 α_2-巨球蛋白低，但 AAT 占血清中抑制蛋白酶活力的 90% 左右。AAT 分子较小，可透过毛细血管进入组织液。AAT 能抑制胰蛋白酶、糜蛋白酶、胶原酶，以及白细胞起吞噬作用时释放的溶酶体蛋白水解酶，形成不可逆的酶-抑制物复合体。AAT 具有多种遗传表型，其表达的蛋白质有 M 型、Z 型和 S 型，人群中最多见的是 PiMM 型，占 95% 以上，其他还有 PiZZ、PiSS、PiSZ、PiMZ 和 PiMS。对蛋白酶的抑制作用主要依赖于 M 型蛋白的浓度。

【参考值】

0.9 ~ 2.0g/L。

【临床意义】

1. AAT 缺陷与肝病　新生儿 PiZZ 型和 PiSZ 型与其胆汁淤积、肝硬化和肝细胞癌的发生有关；PiZZ 型新生儿由于 Z 蛋白在门静脉周围干细胞蓄积，10% ~ 20% 在出生数周后易患新生儿肝炎，最后可因活动性肝硬化致死。PiZZ 表型的某些成人也会发生肝损害。

2. AAT 缺陷与其他疾病　PiZZ 型、PiSZ 型个体常出现年轻时（20 ~ 30 岁）肺气肿。当吸入尘埃和细菌引起肺部多形核白细胞活跃吞噬时，溶酶体弹性蛋白酶释放；如果 M 型 AAT 蛋白缺乏，蛋白水解酶可作用于肺泡壁的弹性纤维而导致肺气肿发生。低血浆 AAT 还可出现在胎儿呼吸窘迫综合征。

（三）铜蓝蛋白

铜蓝蛋白（ceruloplasmin，Cp）电泳位置在 α_2 球蛋白区带，是由肝实质细胞合成的单链多肽，含糖约 8% ~ 9.5%，肽链和碳水化合物总分子量平均为 132kDa。每分子 Cp 含 6 ~ 8 个铜原子，由于含铜而呈蓝色；血浆铜 95% 存在于 Cp 中，另 5% 呈可扩散状态，在血液循环中 Cp 可视为铜的没有毒性的代谢库。Cp 主要参与氧化还原反应，根据其他物质的性质，它既作为氧化剂，又能作为抗氧化剂。Cp 具有铁氧化酶作用，能将 Fe^{2+} 氧化为 Fe^{3+}，Fe^{3+} 可结合到转铁蛋白上，对铁的转运和利用非常重要。同时，Cp 具有抑制膜脂质氧化的作用。

【参考值】

0.2 ~ 0.6g/L。

【临床意义】

主要作为 Wilson 病的辅助诊断指标。Wilson 病是一种常染色体隐性遗传病，因血浆 Cp 减少，血浆游离铜增加，游离铜沉积在肝可引起肝硬化，沉积在脑基底核的豆状核则导致豆状核变性，因而该病又称为肝豆状核变性。但该病的原因不全是 Cp 减少，因为有一小部分病人 Cp 水平正常；可能是铜掺入 Cp 时所需的携带蛋白减少，从而导致 Cp 结合铜减少。病人其他相关指标变化包括血清总铜降低、游离铜增加和尿铜排出增加。

（四）血清蛋白电泳

【原理】

在碱性环境中（pH 8.6）血清蛋白质均带负电，在电场中均会向阳极泳动，因血清中各种蛋白质的颗粒大小、等电点及所带的负电荷多少不同，它们在电场中的泳动速度也不同。清蛋白分子质量小，所带负电荷相对较多，在电场中迅速向阳极泳动；γ 球蛋白因分子质量大，泳动速度最慢。临床的电泳方法有多种，临床上应用最多的是醋酸纤维素膜法及琼脂糖凝胶法。血清蛋白经电泳后，先进行染色，再用光密度计扫描，即可对血清蛋白的电泳区带进行相对定量。电泳后从阳极开始依次为清蛋白、α_1 球蛋白、α_2 球蛋白、β 球蛋白和 γ 球蛋白五个区带，结果常用光密度计扫描图表示。

【参考值】

醋酸纤维素膜法：清蛋白　　　0.62 ~ 0.71（62% ~ 71%）

α₁ 球蛋白　　0.03 ~ 0.04(3% ~ 4%)

α₂ 球蛋白　　0.06 ~ 0.10(6% ~ 10%)

β 球蛋白　　0.07 ~ 0.11(7% ~ 11%)

γ 球蛋白　　0.09 ~ 0.18(9% ~ 18%)

【临床意义】

各种常见疾病血清蛋白电泳扫描图变化见图 4-6-1。

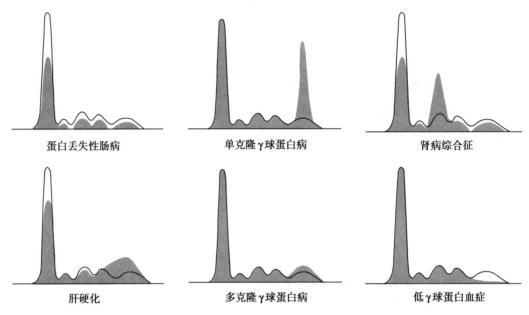

蛋白丢失性肠病　　　　　　单克隆 γ 球蛋白病　　　　　　肾病综合征

肝硬化　　　　　　　　　　多克隆 γ 球蛋白病　　　　　　低 γ 球蛋白血症

图 4-6-1　几种常见疾病血清蛋白电泳扫描图

1. **肝脏疾病**　急性及轻症肝炎时电泳结果多无异常。慢性肝炎、肝硬化、肝细胞肝癌(常合并肝硬化)时,清蛋白降低,α₁、α₂、β 球蛋白也有减少倾向;γ 球蛋白增加,典型者 β 和 γ 区带融合,出现 β-γ 桥,在慢性活动性肝炎和失代偿的肝硬化增加尤为显著。

2. **M 蛋白血症**　如骨髓瘤、原发性巨球蛋白血症等,清蛋白浓度降低,单克隆 γ 球蛋白明显升高,亦有 β 球蛋白升高,偶有 α 球蛋白升高。大部分病人在 γ 区带、β 区带或与 γ 区带之间可见结构均一、基底窄、峰高尖的 M 蛋白。

3. **肾病综合征、糖尿病、肾病**　清蛋白降低;由于血脂增高,可致 α₂ 及 β 球蛋白(是脂蛋白的主要成分)增高,γ 球蛋白不变或相对降低。

4. **其他**　结缔组织病伴有多克隆 γ 球蛋白增高,先天性低丙种球蛋白血症 γ 球蛋白降低,蛋白丢失性肠病表现为清蛋白及 γ 球蛋白降低,α₂ 球蛋白则增高。

（五）血清前清蛋白测定

前清蛋白(prealbumin,PAB)由肝细胞合成,分子量为 62 000,比清蛋白小,醋酸纤维素膜电泳上向阳极的泳动速度较清蛋白快,在电泳图谱上位于清蛋白前方可以看到一条染色很浅的区带。前清蛋白是一种载体蛋白,能与甲状腺素结合,因此又称甲状腺素结合前清蛋白(thyroxin binding prealbumin),并能运输维生素 A。

前清蛋白半衰期较其他血浆蛋白短(约 2 天),因此它比清蛋白更能早期反映肝细胞损害。它的血清浓度明显受营养状况及肝功能改变的影响。

【参考值】

1 岁　　　　　100mg/L

1 ~ 3 岁　　　168 ~ 281mg/L

成人　　　 280~360mg/L

【临床意义】

1. 降低

（1）营养不良、慢性感染、晚期恶性肿瘤。

（2）肝胆系统疾病：肝炎、肝硬化、肝癌及梗阻性黄疸。对早期肝炎、急性重症肝炎有特殊诊断价值。

2. 增高　见于霍奇金淋巴瘤。

（六）血浆凝血因子测定

除组织因子及由内皮细胞合成的 vW 因子外，其他凝血因子几乎都在肝脏中合成；凝血抑制因子如抗凝血酶Ⅲ（AT-Ⅲ）、α_2 巨球蛋白、α_1 抗胰蛋白酶、C_1 脂酶抑制因子及蛋白 C 也都在肝脏合成。此外，纤维蛋白降解产物在肝脏代谢。凝血因子半衰期比清蛋白短得多，尤其是维生素 K 依赖因子（Ⅱ、Ⅶ、Ⅸ、Ⅹ），如因子Ⅶ的半衰期只有 1.5~6 小时，因此在肝功能受损的早期，清蛋白检测完全正常，而维生素 K 依赖的凝血因子却有显著降低，故在肝脏疾病早期可用凝血因子检测作为过筛试验。

肝病病人也可表现为血小板数量减少或功能障碍。酒精和肝炎病毒均可抑制骨髓的巨核细胞生成，引起血小板减少；肝硬化和急性暴发性肝功能衰竭病人，由于凝血抑制因子合成减少，激活的凝血因子清除减少，或组织促凝血酶原激酶的释放，可导致弥散性血管内凝血（DIC），DIC 时多种凝血因子及血小板的消耗增加。

在胆汁淤积病人中，由于肠道胆盐缺乏，影响肠腔对脂溶性维生素 K 的吸收，维生素 K 依赖因子不能被激活，引起凝血障碍，临床检验凝血酶原时间延长时可通过给予维生素 K 而被纠正。大部分纤维蛋白原在肝脏合成，且其合成潜力很大，除非严重的肝实质损害，多数情况不引起纤维蛋白原降低。因子Ⅷ部分在肝外生成，在肝病时，多数正常或偶可升高。此外因子Ⅷ和纤维蛋白原一样，是一种急性时相反应蛋白，其升高还与组织坏死及炎症反应等因素有关。

在肝脏疾病时，通常进行的过筛试验有：

1. 凝血酶原时间（prothrombin time，PT）测定　在待检血浆中加入 Ca^{2+} 和组织因子（组织凝血活酶），观测血浆的凝固时间。它反映血浆因子Ⅱ、Ⅴ、Ⅶ、Ⅹ含量，其灵敏度稍差，但能判断肝病预后。

正常参考范围大致为：11~14 秒。

在急性缺血性肝损伤及毒性肝损伤 PT 延长>3 秒，而在急性病毒性或酒精性肝炎 PT 延长极少超过 3 秒；慢性肝炎病人 PT 一般均在正常范围内，但在进展为肝硬化后，PT 则延长。PT 延长是肝硬化失代偿期的特征，也是诊断胆汁淤积，肝脏合成维生素 K 依赖因子Ⅱ、Ⅴ、Ⅶ、Ⅹ是否减少的重要实验室检查。在急性重型肝炎时，如 PT 延长、纤维蛋白原及血小板都降低，则可诊断为 DIC。利用 PT、肌酐、胆红素及 INR 四种检测指标还可对终末期肝病病人进行 MELD 评分，以决定病人进行肝移植的优先权。

2. 活化部分凝血活酶时间（activated partial thromboplastin time，APTT）测定　在受检血浆中加入接触因子激活剂、部分磷脂和 Ca^{2+} 后，观察其凝血时间。

正常参考范围大致为：30~42 秒。

严重肝病时，因子Ⅸ、Ⅹ、Ⅺ、Ⅻ合成减少，致使 APTT 延长；维生素 K 缺乏时，因子Ⅸ、Ⅹ不能激活，APTT 亦可延长。

3. 凝血酶时间（thrombin time，TT）测定　于受检血浆中加入"标准化"凝血酶试剂，测定开始出现纤维蛋白丝所需时间。

正常参考范围大致为：16~18 秒。

TT 延长主要反映血浆纤维蛋白原含量减少或结构异常和 FDP 的存在，因子Ⅷ、Ⅸ、Ⅹ也有影响。肝硬化或急性暴发性肝功能衰竭合并 DIC 时,TT 是一个常用的检测手段。

4. 肝促凝血酶原试验(HPT) HPT 能反映因子Ⅱ、Ⅶ、Ⅹ的综合活性,试验灵敏度高,但由于其灵敏度太高,故与预后相关性较差。

5. 抗凝血酶Ⅲ(AT-Ⅲ)测定 AT-Ⅲ主要在肝脏合成,70%～80% 凝血酶由其灭活,它与凝血酶形成 1∶1 共价复合物而抑制凝血酶。严重肝病时由于肝脏合成 AT-Ⅲ减少、消耗增多以及跨毛细血管流过率改变等原因致使血浆 AT-Ⅲ活性明显降低,合并 DIC 时降低更显著。

(七)血氨(blood ammonia)测定

肠道中未被吸收的氨基酸及未被消化的蛋白质在大肠埃希菌作用下脱去氨基生成的氨,以及血液中的尿素渗入肠道,经大肠埃希菌分解作用生成的氨经肠道吸收入血,经门静脉进入肝脏。氨对中枢神经系统有高度毒性,家兔血中氨含量如果达到 50mg/L,即中毒死亡。肝脏是唯一能解除氨毒性的器官,大部分氨在肝内通过鸟氨酸循环生成尿素,经肾脏排出体外,一部分氨在肝、肾、脑等中与谷氨酸合成谷氨酰胺,肾脏分泌氨中和肾小管腔中 H^+,形成铵盐随尿排出体外。肝脏利用氨合成尿素,是保证血氨正常的关键,在肝硬化及暴发性肝衰竭等严重肝损害时,如果 80% 以上肝组织破坏,氨就不能被解毒,氨在中枢神经系统积聚,引起肝性脑病。

用于血氨测定的标本必须在 15 钟内分离出血浆,以避免细胞代谢造成血氨的假性升高。

【参考值】

18～72μmol/L。

【临床意义】

1. 升高 ①生理性增高见于进食高蛋白饮食或运动后;②病理性增高见于严重肝损害(如肝硬化、肝癌、重症肝炎等)、上消化道出血、尿毒症及肝外门静脉系统分流形成。

2. 降低 低蛋白饮食、贫血。

二、脂类代谢功能检查

血清脂类包括胆固醇、胆固醇酯、磷脂、三酰甘油及游离脂肪酸。肝脏除合成胆固醇、脂肪酸等脂类外,还能利用食物中脂类及由脂肪组织而来的游离脂肪酸,合成三酰甘油及磷脂等,并能合成极低密度脂蛋白、初生态高密度脂蛋白以及酰基转移酶等;血液中的胆固醇及磷脂也主要来源于肝脏。虽然没有临床医生将血脂检测异常作为肝脏疾病的诊断指标,但需要清楚地认识到肝脏疾病可导致脂代谢异常。在严重肝脏损伤,主要包括 HDL,特别是 HDL_3 水平下降;卵磷脂胆固醇脂肪酰基转移酶(lecithin-cholesterol acyl transferase,LCAT)缺陷及脂蛋白脂肪酶活性降低。但在酒精性肝炎时,酒精可诱导肝细胞表达 Apo A1 增加,故血清 HDL 水平升高。在胆道阻塞时,病人血浆中出现异常大颗粒脂蛋白,称为阻塞性脂蛋白 X(lipoprotein-X,LP-X),同时血液中胆固醇及磷脂含量增高。在肝脏合成磷脂发生障碍时,会造成脂肪运输障碍而导致肝细胞内脂肪沉积,形成脂肪肝。基于 PT、GGT 及 Apo A1 水平可计算 PGA 指数,可用于区别酒精性肝炎及肝硬化。

(一)血清胆固醇和胆固醇酯测定

内源性胆固醇(cholesterol)80% 是由肝脏合成,血浆中 LCAT 全部由肝脏合成,在 LCAT 作用下,卵磷脂的脂肪酰基转移到胆固醇羟基上,生成胆固醇酯(cholesterol ester)。当肝脏严重损伤时,胆固醇及 LCAT 合成减少,由于 LCAT 的减少或缺乏,导致胆固醇酯的含量减少。

【参考值】

总胆固醇:2.9～6.0mmol/L;

胆固醇酯:2.34～3.38mmol/L;

胆固醇酯∶游离胆固醇＝3∶1。

【临床意义】

1. 肝细胞损害时,LCAT 合成减少,胆固醇的酯化障碍,血中胆固醇酯减少;在肝脏严重损害如肝硬化、暴发性肝功能衰竭时,血中总胆固醇也降低。

2. 胆汁淤积时,由于胆汁排出受阻而反流入血,血中出现阻塞性脂蛋白 X,同时肝合成胆固醇能力增加,血中总胆固醇增加,其中以游离胆固醇增加为主。胆固醇酯与游离胆固醇比值降低。

3. 营养不良及甲状腺功能亢进症病人,血中总胆固醇减少。

(二) 阻塞性脂蛋白 X 测定

当胆道阻塞、胆汁淤积时,由于胆汁排泄受阻,胆汁内的磷脂逆流入血,血中出现大颗粒脂蛋白,称为阻塞性脂蛋白 X(lipoprotein-X,LP-X),它是一种异常的低密度脂蛋白。

【参考值】

正常血清中 LP-X 为阴性。

【临床意义】

脂蛋白-X 为胆汁淤积时在血液中出现的异常脂蛋白,是胆汁淤积的敏感而特异的生化学指标,对胆汁淤积的临床诊断有重要意义。

1. **梗阻性黄疸的诊断**　血清 LP-X 阳性有助于梗阻性黄疸的诊断。

2. **肝内、外阻塞的鉴别诊断**　LP-X 的定量与胆汁淤积程度相关,肝外阻塞比肝内阻塞引起胆汁淤积程度严重,一般认为其含量>2000mg/L 时提示肝外胆道阻塞。

三、胆红素代谢检查

胆红素是血液循环中衰老红细胞在肝、脾及骨髓的单核-巨噬细胞系统中分解和破坏的产物。红细胞破坏释放出血红蛋白,然后代谢生成游离珠蛋白和血红素,血红素(亚铁原卟啉)经微粒体血红素氧化酶的作用,生成胆绿素,进一步在胆绿素还原酶作用下被催化还原为胆红素。正常人由红细胞破坏生成的胆红素占总胆红素的 80% ~85% ,其余 15% ~20% 来自含有亚铁血红素的非血红蛋白物质(如肌红蛋白、过氧化氢酶及细胞色素酶)及骨髓中无效造血的血红蛋白,这种胆红素称为旁路胆红素(shunt bilirubin)。以上形成的胆红素称为游离胆红素(free bilirubin),在血液中与清蛋白结合形成的复合体,称为非结合胆红素(unconjugated bilirubin,UCB)。非结合胆红素不能自由透过各种生物膜,故不能从肾小球滤过。以清蛋白为载体的非结合胆红素随血流进入肝脏,在窦状隙与清蛋白分离后,迅速被肝细胞摄取。肝细胞清除非结合胆红素的效率非常高,达 5mg/(kg·d)。游离胆红素在肝细胞内和 Y、Z 蛋白(主要是 Y 蛋白,又称配体结合蛋白)结合后,再与谷胱甘肽转移酶 B 结合并被运送到肝细胞的光面内质网(SER),在那里胆红素与配体结合蛋白分离,在葡萄糖醛酸转移酶存在时,与胆红素尿苷二磷酸葡萄糖醛酸作用,形成单葡萄糖醛酸胆红素和双葡萄糖醛酸胆红素,即结合胆红素(conjugated bilirubin,CB)。结合胆红素被转运到与胆小管相连的肝窦状隙的肝细胞膜表面,直接被排入胆小管,而非结合胆红素不能穿过肝细胞膜。一旦胆红素进入胆小管,便随胆汁排入肠道,在肠道细菌作用下进行水解、还原反应,脱去葡萄糖醛酸和加氢,生成尿胆素原(urobilinogen)和尿胆素(urobilin),大部分随粪便排出,约 20% 的尿胆原被肠道重吸收,经门静脉入肝,重新转变为结合胆红素,再随胆汁排入肠腔,这就是胆红素的肠肝循环,在肠肝循环过程中仅有极少量尿胆原溢入体循环,从尿中排出。胆红素的代谢过程见图 4-6-2。

当红细胞破坏过多(溶血性贫血)、肝细胞胆红素转运蛋白缺陷(Gilbert 综合征)、葡萄糖醛酸结合缺陷(Gilbert 综合征、Crigler-Najjar 综合征)、胆红素排泄障碍(Dubin-Johnson 综合征)及胆道阻塞(各型肝炎、胆管炎症等)均可引起胆红素代谢障碍,临床上通过检测血清总胆红素、结合胆红素、非结合胆红素、尿内胆红素及尿胆原,借以诊断有无溶血及判断肝、胆系统在胆色素代谢中的功能状态。

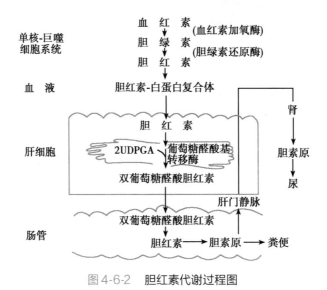

图 4-6-2   胆红素代谢过程图

（一）血清总胆红素测定

血清中胆红素与偶氮染料发生重氮化反应有快相与慢相两期,前者为可溶性结合胆红素,后者为不溶解的非结合胆红素。应用 Jendrassik-Grof 方法,使用茶碱和甲醇作为溶剂,以保证血清中结合与非结合胆红素完全被溶解,并与重氮盐试剂起快速反应,即为血清总胆红素(serum total bilirubin,STB)。

【参考值】

新生儿   0~1 天   34~103μmol/L;

　　　　　1~2 天   103~171μmol/L;

　　　　　3~5 天   68~137μmol/L;

成人   3.4~17.1μmol/L。

【临床意义】

1. 判断有无黄疸、黄疸程度及演变过程   当 STB>17.1μmol/L,但<34.2μmol/L 时为隐性黄疸或亚临床黄疸;34.2~171μmol/L 为轻度黄疸,171~342μmol/L 为中度黄疸,>342μmol/L 为高度黄疸。在病程中检测可以判断疗效和指导治疗。

2. 根据黄疸程度推断黄疸病因   溶血性黄疸通常<85.5μmol/L,肝细胞黄疸为 17.1~171μmol/L,不完全性梗阻性黄疸为 171~265μmol/L,完全性梗阻性黄疸通常>342μmol/L。

3. 根据总胆红素,结合及非结合胆红素增高程度判断黄疸类型   若 STB 增高伴非结合胆红素明显增高提示为溶血性黄疸,总胆红素增高伴结合胆红素明显升高为梗阻性黄疸,三者均增高为肝细胞性黄疸。

（二）血清结合胆红素与非结合胆红素测定

血清中不加溶解剂,当血清与重氮盐试剂混合后快速发生颜色改变,在 1 分钟时测得的胆红素即为结合胆红素(CB)。总胆红素减去结合胆红素即为非结合胆红素(UCB)。

【参考值】

结合胆红素 0~6.8μmol/L;非结合胆红素 1.7~10.2μmol/L。

【临床意义】

根据结合胆红素与总胆红素比值,可协助鉴别黄疸类型,如 CB/STB<20% 提示为溶血性黄疸,20%~50%之间常为肝细胞性黄疸,比值>50% 为梗阻性黄疸。结合胆红素测定可能有助于某些肝胆疾病的早期诊断。肝炎的黄疸前期、无黄疸型肝炎、失代偿期肝硬化、肝癌等,30%~50%病人表现为 CB 增加,而 STB 正常。

(三) 尿液胆红素检查

非结合胆红素不能透过肾小球屏障,因此不能在尿中出现;而结合胆红素为水溶性,能够透过肾小球基底膜在尿中出现。正常成年人尿中含有微量胆红素,大约为 3.4μmol/L,通常的检验方法不能被发现,当血中结合胆红素浓度超过肾阈(34μmol/L)时,结合胆红素可自尿中排出。采用加氧法检查,胆红素被氧化为胆绿素而使尿呈绿色;若用重氮反应法检查,胆红素成为重氮胆红素,尿呈紫色。

【参考值】

正常人为阴性反应。

【临床意义】

尿胆红素试验阳性提示血中结合胆红素增加,见于:

1. **胆汁排泄受阻**　肝外胆管阻塞,如胆石症、胆管肿瘤、胰头癌等;肝内小胆管压力升高如门静脉周围炎症、纤维化,或因肝细胞肿胀等。

2. **肝细胞损害**　病毒性肝炎,药物或中毒性肝炎,急性酒精性肝炎。

3. **黄疸鉴别诊断**　肝细胞性及梗阻性黄疸尿内胆红素阳性,而溶血性黄疸尿内胆红素则为阴性。先天性黄疸中 Dubin-Johnson 综合征和 Rotor 综合征尿内胆红素阳性,而 Gilbert 和 Crigler-Najjar 综合征则为阴性。

4. 碱中毒时胆红素分泌增加,可出现尿胆红素试验阳性。

(四) 尿中尿胆原检查

在胆红素肠肝循环过程中,仅有极少量尿胆原逸入血液循环,从肾脏排出。尿中尿胆原为无色不稳定物质,可与苯甲醛(Ehrlich 试剂)发生醛化反应,生成紫红色化合物,从而可进行定性和定量的检查。

【参考值】

定量:0.84 ~ 4.2μmol/(L·24h);

定性:阴性或弱阳性。

【临床意义】

尿内尿胆原在生理情况下仅有微量,但受进食和尿液酸碱度的影响,在餐后或碱性尿中,由于肾小管对尿胆原重吸收减少和肠道尿胆原生成增加,故尿中尿胆原稍增加;相反在酸性尿中则减少。若晨尿稀释 4 倍以上仍呈阳性,则为尿胆原增多。

1. 尿胆原增多

(1) 肝细胞受损,如病毒性肝炎,药物或中毒性肝损害及某些门静脉性肝硬化病人。

(2) 循环中红细胞破坏增加及红细胞前体细胞在骨髓内破坏增加,如溶血性贫血及巨幼细胞贫血。

(3) 内出血时由于胆红素生成增加,尿胆原排出随之增加;充血性心力衰竭伴肝淤血时,影响胆汁中尿胆原转运及再分泌,进入血中的尿胆原增加。

(4) 其他,如肠梗阻、顽固性便秘,使肠道对尿胆原回吸收增加,使尿中尿胆原排出增加。

2. 尿胆原减少或缺如

(1) 胆道梗阻,如胆石症、胆管肿瘤、胰头癌、Vater 壶腹癌等,完全梗阻时尿胆原缺如,不完全梗阻时则减少,同时伴有尿胆红素增加。

(2) 新生儿及长期服用广谱抗生素时,由于肠道细菌缺乏或受到药物抑制,使尿胆原生成减少。

临床通过血中结合胆红、非结合胆红素测定及尿内尿胆红素、尿胆原的检查对黄疸诊断与鉴别诊断有重要价值(表 4-6-1)。

表 4-6-1   正常人及常见黄疸的胆色素代谢检查结果

	血清胆红素			尿内胆色素	
	CB	UCB	CB/STB	尿胆红素	尿胆原
正常人	$0 \sim 6.8\mu mol/L$	$1.7 \sim 10.2\mu mol/L$	$0.2 \sim 0.4$	阴性	$0.84 \sim 4.2\mu mol/L$
梗阻性黄疸	明显增加	轻度增加	>0.5	强阳性	减少或缺如
溶血性黄疸	轻度增加	明显增加	<0.2	阴性	明显增加
肝细胞性黄疸	中度增加	中度增加	$0.2 \sim 0.5$	阳性	正常或轻度增加

四、胆汁酸代谢检查

胆汁的主要成分是胆汁酸盐(bile salts)、胆红素和胆固醇,其中以胆汁酸盐含量最多。肝细胞胆固醇动态平衡较大程度依赖于胆固醇转化为胆汁酸,肝细胞以胆固醇为原料直接合成的胆汁酸称为初级胆汁酸,包括胆酸(cholic acid)及鹅脱氧胆酸(chenodeoxycholic acid)。初级胆汁酸随胆汁进入肠道后,经肠道菌群 7α-脱羟化作用,胆酸转变为脱氧胆酸(deoxycholic acid),鹅脱氧胆酸转变为石胆酸(lithocholic acid),称为次级胆汁酸。以上胆汁酸在肝细胞内与甘氨酸或牛磺酸结合,称为结合胆汁酸,如甘氨胆酸、甘氨鹅脱氧胆酸、牛磺胆酸及牛磺鹅脱氧胆酸等。结合胆汁酸是由肝脏分泌入胆汁的主要形式,在肠道细菌作用下,可使结合胆汁酸被水解脱去甘氨酸或牛磺酸而成游离胆汁酸。在回肠,尤其在回肠末端有 95% 胆汁酸被重吸收经门静脉入肝脏,在肝中已水解脱去牛磺酸或甘氨酸的胆汁酸又重新形成结合胆汁酸,继之又分泌入胆汁,此即胆汁酸的肠肝循环。据测定,这样的肠肝循环每餐后约进行 3 次。肠道中石胆酸水溶性小,极大部分自粪便中排出,每天从粪便中丢失的胆汁酸等量由肝脏合成补充。由于胆汁酸能使疏水脂类在水中乳化为细小微团,因此具有促进脂类食物及脂溶性维生素在肠道的消化吸收,并维持胆汁中胆固醇的溶解状态。体内 50% 胆固醇以胆汁酸形式排泄,当胆汁酸合成减少,常导致肝内胆色素性或胆固醇性结石形成。此外,胆汁酸还能促进胆汁分泌,具有重要的利胆作用。

胆汁酸(bile acid,BA)在肝脏中由胆固醇合成,随胆汁分泌入肠道,经肠道细菌分解后由小肠重吸收,经门静脉入肝,被肝细胞摄取,少量进入血液循环,因此胆汁酸测定能反映肝细胞合成、摄取及分泌功能,并与胆道排泄功能有关。它对肝胆系统疾病诊断的灵敏度和特异性高于其他指标。可作空腹或餐后 2 小时胆汁酸测定,后者更灵敏。

【参考值】

总胆汁酸(酶法):$0 \sim 10\mu mol/L$。

【临床意义】

胆汁酸的合成、分泌、重吸收及加工转化等均与肝、胆、肠等密切相关,因此肝、胆或肠道疾病必然影响胆汁酸代谢,而胆汁酸代谢异常势必影响到上述脏器功能及胆固醇代谢水平。血清胆汁酸测定可作为一项灵敏的肝清除功能实验,尤其适用于可疑有肝病但其他生化指标正常或有轻度异常的病人诊断。此外,动态监测餐后血清总胆汁酸水平,可以观察急性肝炎的慢性过程或慢性肝炎的纤维化过程。总胆汁酸增高见于:①肝细胞损害,如急性肝炎、慢性活动性肝炎、肝硬化、肝癌、酒精肝及中毒性肝病;②胆道梗阻,如肝内、肝外的胆管梗阻;③门静脉分流,肠道中次级胆汁酸经分流的门静脉系统直接进入体循环;④进食后血清胆汁酸可一过性增高,此为生理现象。

肝硬化病人初级胆汁酸/次级胆汁酸比值下降,而在梗阻性黄疸病人初级胆汁酸/次级胆汁酸比值显著升高。

五、摄取、排泄功能检查

肝脏有两条输出通路,即除肝静脉与体循环联系之外,还通过胆道系统与肠道相连接。位于肝细胞之间的毛细胆管,相互连接成网并与小叶间胆管相通,接受肝细胞分泌出的胆汁。体内物质代谢的终末产物,自外界进入体内的药物、染料、毒物,或从肠道吸收来的非营养物质,以及一些肝内代谢产物(如胆色素、胆汁酸盐、胆固醇),均可经过肝细胞的摄取、代谢、转运,最后随胆汁的分泌而排出体外。当肝脏功能受损及肝血流量减少时,上述物质的排泄功能便降低,因此外源性地给予人工色素(染料)、药物来检测肝脏排泄功能是经常应用的肝功能检查方法之一。临床上常运用静脉注射靛氰绿、利多卡因或磺溴酞钠等来了解肝脏的摄取与排泄功能。

(一) 靛氰绿滞留率试验

在靛氰绿滞留率试验(indocyanine green retention ratio,ICGR)中使用的靛氰绿(ICG)是一种感光染料,其注入血液后迅速与清蛋白及 α_1-脂蛋白结合,随血液经过肝脏时,90%以上被肝细胞摄取,再以原形从胆道排泄,不进行肠肝循环,也不经过肝外组织清除及肾脏排泄,不参与体内化学反应。清除率主要取决于肝血流量、正常的肝细胞数量以及胆道排泄的通畅程度,上述功能障碍时,血浆 ICG 消除率 K 值明显降低,血中 ICG 滞留率 R 值则明显升高。

注意事项:静脉注射试验前必须做 ICG 皮肤试验以除外过敏反应,然后以 5mg/kg 体重 ICG 的剂量静脉快速注射,30 秒内注射完毕,然后每隔 5 分钟静脉采血 1 次,共 4 次,再进行分光光度计测定,算出滞留率。

【参考值】

15 分钟血中滞留率(R_{15ICG}):0 ~ 10%;

血中清除率(K):0.168 ~ 0.206/min;

肝最大移除率(Rmax):(3.18±1.62)mg/(kg·min)。

【临床意义】

1. **ICG 滞留率增加**　见于:①肝功能损害,如慢性肝炎时 ICG 滞留率多在 15% ~ 20% 之间,慢性活动性肝炎则更高,肝硬化时平均滞留率为 35% 左右,肝炎恢复期 ICG 滞留率常较早恢复正常;②胆道阻塞。

2. **先天性黄疸的鉴别诊断**　Dubin-Johnson 综合征 ICG 滞留率正常;Gilbert 综合征正常,有时可轻、中度升高;而 Rotor 综合征病人 ICG 滞留率多>50%。

3. **手术前肝脏功能储备功能评估**　R_{15ICG} 是目前能全面反映肝脏储备功能少有的指标之一,对肝脏手术切除方案的制定具有指导意义。

(二) 利多卡因试验

肝脏对利多卡因摄取率较高,利多卡因经肝脏内细胞色素 P450 酶系作用,氧化脱乙基而代谢生成单乙基甘氨酰二甲苯(monoethylg-lycinexylidide,MEGX),利多卡因肾脏清除率低,血清中 MEGX 浓度不受肾功能损害的影响,因此测定 MEGX 浓度可反映肝功能状态。利多卡因试验(lidocaine test)作为一个定量肝功能试验,与慢性肝病组织学变化相一致,能够正确反映正常肝细胞储备功能及不同程度肝细胞损害。

静脉注射利多卡因 1mg/kg,15 分钟后采血测定血清 MEGX 浓度。

【参考值】

(100±18)μg/L。

【临床意义】

1. **利多卡因试验对肝脏贮备功能的评价**　随着肝功能损害的加重,MEGX 浓度不断降低,与定量反映肝硬化不同程度肝功能损害的 Child-Pugh 积分相关良好。肝硬化病人中 MEGX 浓度降低的原因可能是:①随着慢性肝病的进展,有功能的肝细胞总数减少,药酶数量及代谢活性减弱,利多卡因的清除能力降低。②肝硬化病人,门体分流引起利多卡因在肝脏摄取率大为降低,清除率主要取决于肝脏的内在清除能力。

2. 利多卡因试验还可作为肝移植时选择供肝的依据,并用于预测肝移植后移植肝存活状况。

六、血清酶及同工酶检查

肝脏是人体含酶最丰富的器官,酶蛋白含量约占肝总蛋白含量的 2/3。肝细胞中所含酶种类已知约数百种,在全身物质代谢及生物转化中都起重要作用,但常用于临床诊断不过 10 余种。有些酶具有一定组织特异性,测定血清中某些酶的活性或含量可用于诊断肝胆疾病。如有些酶存在于肝细胞内,当肝细胞损伤时细胞质内的酶释放入血流,使血清中的这些酶活性升高,如丙氨酸氨基转移酶(ALT)、天门冬氨酸氨基转移酶(AST)、醛缩酶、乳酸脱氢酶(LDH);乙醇等可使线粒体释放 AST 增加。有些酶是由肝细胞合成,当患肝病时,这些酶活性降低,如凝血酶。一些凝血因子Ⅱ、Ⅶ、Ⅸ、Ⅹ 合成需维生素 K 参与,而维生素 K 在肠道的吸收依赖于胆汁中的胆汁酸盐,故当胆汁淤积时这些凝血因子合成不足。胆道阻塞时,胆小管膜上的某些酶在胆盐作用下从膜上解离下来并反流入血,致使血清中这些酶的活性升高,如碱性磷酸酶(ALP)、γ-谷氨酰转肽酶(GGT)。有些酶活性与肝纤维组织增生有关,当肝脏纤维化时,血清中这些酶活性增高,如单胺氧化酶(MAO),Ⅲ型前胶原肽(PⅢP)、透明质酸(HA)、脯氨酰羟化酶(PH)等。因此,血清中的这些酶活性变化能反应肝脏的病理状态,是肝脏病实验室检查中最活跃的一个领域。

同工酶(isoenzymes)是指具有相同催化活性,但分子结构、理化性质及免疫学反应等都不相同的一组酶,因此又称同工异构酶。这些酶存在于人体不同组织,或在同一组织、同一细胞的不同亚细胞结构内。因此同工酶测定可提高酶学检查对肝胆系统疾病诊断及鉴别诊断的特异性。

(一)血清氨基转移酶及其同工酶测定

1. 血清氨基转移酶　氨基转移酶(aminotransferase)简称转氨酶(transaminase),是一组催化氨基酸与 α-酮酸之间的氨基转移反应的酶类,用于肝功能检查主要是丙氨酸氨基转移酶(alanine aminotransferase,ALT)和天门冬氨酸氨基转移酶(aspartate aminotransferase,AST)。在氨基转移时它们都是以磷酸吡哆醛(维生素 B_6)和磷酸吡哆胺为其辅酶,ALT 催化 L-丙氨酸与 α-酮戊二酸之间的氨基转移反应,生成 L-谷氨酸和丙酮酸,AST 催化 L-门冬氨酸与 α-酮戊二酸之间的氨基转移反应,生成 L-谷氨酸和草酰乙酸。ALT 主要分布在肝脏,其次是骨骼肌、肾脏、心肌等组织中;AST 主要分布在心肌,其次在肝脏、骨骼肌和肾脏组织中。在肝细胞中,ALT 主要存在于非线粒体中,而大约 80% 的 AST 存在于线粒体内。由上可知 ALT 与 AST 均为非特异性细胞内功能酶,正常时血清的含量很低,但当肝细胞受损时,肝细胞膜通透性增加,胞质内的 ALT 与 AST 释放入血浆,致使血清 ALT 与 AST 的酶活性升高,在中等程度肝细胞损伤时,ALT 漏出率远大于 AST;此外 ALT 与 AST 的血浆半衰期分别为 47 小时和 17 小时,因此 ALT 测定反应肝细胞损伤的灵敏度较 AST 为高。但在严重肝细胞损伤时,线粒体膜亦损伤,可导致线粒体内 AST 的释放,血清中 AST/ALT 比值升高。

【参考值范围】

	终点法(赖氏法)	速率法(37℃)
ALT	5 ~ 25 卡门单位	5 ~ 40U/L
AST	8 ~ 28 卡门单位	8 ~ 40U/L

DeRitis 比值(AST/ALT):1.15。

【临床意义】

(1)急性病毒性肝炎:ALT 与 AST 均显著升高,可达正常上限的 20 ~ 50 倍,甚至 100 倍,但 ALT 升高更明显。通常 ALT>300U/L,AST>200U/L,DeRitis 比值<1,是诊断急性病毒性肝炎重要的检测手段。在肝炎病毒感染后 1 ~ 2 周,转氨酶达高峰,在第 3 周到第 5 周逐渐下降,DeRitis 比值逐渐恢复正常。但转氨酶的升高程度与肝脏损伤的严重程度无关。在急性肝炎恢复期,如转氨酶活性不能降至正常或再上升、DeRitis 比值有升高倾向提示急性病毒性肝炎转为慢性。急性重症肝炎时,病程初期转氨酶升高,以 AST 升高显著,如在症状恶化时,黄疸进行性加深,酶活性反而降低,即出现"胆酶分离"现象,提示肝细胞严重坏死,预后不佳。

（2）慢性病毒性肝炎：转氨酶轻度上升（100～200U）或正常，DeRitis 比值<1，若 AST 升高较 ALT 显著，即 DeRitis 比值>1，提示慢性肝炎进入活动期可能。

（3）酒精性肝病、药物性肝炎、脂肪肝、肝癌等非病毒性肝病：转氨酶轻度升高或正常，且 DeRitis 比值均>1，其中肝癌时 DeRitis 比值≥3。

（4）肝硬化：转氨酶活性取决于肝细胞进行性坏死程度，DeRitis 比值≥2，终末期肝硬化转氨酶活性正常或降低。

（5）肝内、外胆汁淤积：转氨酶活性通常正常或轻度上升。

（6）急性心肌梗死后 6～8 小时，AST 增高，18～24 小时达高峰，其值可达参考值上限的 4～10 倍，与心肌坏死范围和程度有关，4～5 天后恢复，若再次增高提示梗死范围扩大或新的梗死发生。

（7）其他疾病：如骨骼肌疾病（皮肌炎、进行性肌萎缩）、肺梗死、肾梗死、胰梗死、休克及传染性单核细胞增多症，转氨酶轻度升高（50～200U）。

2. AST 同工酶（isoenzymes of AST）　在肝细胞中有两种 AST 同工酶，存在于胞质组分者称为上清液 AST（supernatant AST，ASTs）；存在于线粒体中者称为线粒体 AST（mitochondrial AST，ASTm）。正常血清中大部分为 ASTs，ASTm 仅占 10% 以下；当肝细胞受到轻度损害，线粒体未遭破坏，血清中 ASTs 漏出增加，而 ASTm 正常。如肝细胞严重损害，线粒体遭到破坏，此时血清中 ASTm 升高，因此 ASTm 升高表明肝细胞坏死严重。

【临床意义】

轻、中度急性肝炎，血清中 AST 轻度升高，其中以 ASTs 上升为主，ASTm 正常；重症肝炎、急性重型肝炎、酒精性肝病时血清中 ASTm 升高；氟烷性肝炎、Reye 综合征、妊娠脂肪肝、肝动脉栓塞术后及心肌梗死时 ASTm 也升高。

（二）碱性磷酸酶及其同工酶测定

1. 碱性磷酸酶（alkaline phosphatase，ALP）　ALP 在碱性环境中能水解磷酸酯产生磷酸。ALP 主要分布在肝脏、骨骼、肾、小肠及胎盘中，血清中 ALP 以游离的形式存在，极少量与脂蛋白、免疫球蛋白形成复合物，由于血清中大部分 ALP 来源于肝脏与骨骼，因此常作为肝脏疾病的检查指标之一，胆道疾病时可能由于 ALP 产生过多而排泄减少，引起血清中 ALP 升高。

【参考值范围】

磷酸对硝基苯酚速率法（37℃）：

男性：45～125U/L；

女性：20～49 岁　30～100U/L

　　　50～79 岁　50～135U/L

【临床意义】

生理情况下，ALP 活性增高主要与骨生长、妊娠、成长、成熟和脂肪餐后分泌等相关。病理情况下，血清 ALP 测定常用于肝胆疾病和骨骼疾病的临床诊断和鉴别诊断，尤其是黄疸的鉴别诊断。

（1）肝胆系统疾病：各种肝内、外胆管梗阻性疾病，如胰头癌、胆道结石引起的胆管阻塞、原发性胆汁性肝硬化、肝内胆汁淤积等，ALP 明显升高，且与血清胆红素升高相平行；累及肝实质细胞的肝胆疾病（如肝炎、肝硬化），ALP 轻度升高。

（2）黄疸的鉴别诊断：ALP 和血清胆红素、转氨酶同时测定有助于黄疸鉴别诊断。①梗阻性黄疸，ALP 和血清胆红素明显升高，转氨酶仅轻度增高；②肝细胞性黄疸，血清胆红素中等程度增加，转氨酶活性很高，ALP 正常或稍高；③肝内局限性胆道阻塞（如原发性肝癌、转移性肝癌、肝脓肿等），ALP 明显增高，ALT 无明显增高，血清胆红素大多正常。

（3）骨骼疾病：如纤维性骨炎、佝偻病、骨软化症、成骨细胞瘤及骨折愈合期，血清 ALP 升高。

（4）其他：营养不良、严重贫血、重金属中毒、胃、十二指肠损伤，结肠溃疡等时，ALP 也有不同程度的升高。血清 ALP 活性降低比较少见，主要见于呆小病，ALP 过少症，维生素 C 缺乏症。

不同疾病时 ALP 升高程度不同,见表 4-6-2。

表 4-6-2 **血清 ALP 增高常见原因**

肝胆疾病	骨骼疾病	其 他
梗阻性黄疸 ↑↑↑	纤维性骨炎 ↑↑↑	愈合性骨折 ↑
胆汁性肝硬化 ↑↑↑	骨肉瘤 ↑↑↑	生长中儿童 ↑
肝内胆汁淤积 ↑↑↑	佝偻病 ↑↑	后期妊娠 ↑
占位性病变(肉芽肿、脓肿、转移癌)↑↑	骨软化症 ↑↑	
传染性单核细胞增多症 ↑↑	骨转移癌 ↑↑	
病毒性肝炎 ↑	甲状旁腺功能亢进 ↑↑	
酒精性肝硬化 ↑		

2. 碱性磷酸酶同工酶(isoenzymes of alkaline phosphatase) 碱性磷酸酶同工酶可根据琼脂凝胶电泳分析、热抑制反应(56℃,15 分钟)及其抗原性不同区分为 6 种:ALP1 ~ ALP6。根据其来源不同,ALP2、ALP3、ALP4、ALP5 分别称为肝型、骨型、胎盘型和小肠型,ALP1 是细胞膜组分和 ALP2 的复合物,ALP6 是 IgG 和 ALP2 复合物。

【参考值】

(1)正常人血清中以 ALP2 为主,占总 ALP 的 90%,出现少量 ALP3。

(2)发育中儿童 ALP3 增多,占总 ALP 的 60% 以上。

(3)妊娠晚期 ALP4 增多,占总 ALP 的 40% ~65%。

(4)血型为 B 型和 O 型者可有微量 ALP5。

【临床意义】

(1)在梗阻性黄疸,尤其是癌性梗阻时,100% 出现 ALP1,且 ALP1>ALP2。

(2)急性肝炎时,ALP2 明显增加,ALP1 轻度增加,且 ALP1<ALP2。

(3)80% 以上的肝硬化病人,ALP5 明显增加,可达总 ALP 40% 以上。但不出现 ALP1。

(三) γ-谷氨酰转移酶及同工酶测定

1. γ-谷氨酰转移酶(γ-glutamyl transferase,GGT) 它是催化谷胱甘肽上 γ-谷氨酰基转移到另一个肽或另一个氨基酸上的酶。GGT 主要存在于细胞膜和微粒体上,参与谷胱甘肽的代谢。肾脏、肝脏和胰腺含量丰富,但血清中 GGT 主要来自肝胆系统。GGT 在肝脏中广泛分布于肝细胞的毛细胆管一侧和整个胆管系统,因此当肝内合成亢进或胆汁排出受阻时,血清中 GGT 增高。

【参考值】

γ-谷氨酰-3-羧基-对硝基苯胺法(37℃):男性:11 ~50U/L,女性:7 ~32U/L。

【临床意义】

(1)胆道梗阻性疾病:原发性胆汁性肝硬化、硬化性胆管炎等所致的慢性胆汁淤积,肝癌时由于肝内阻塞,诱使肝细胞产生多量 GGT,同时癌细胞也合成 GGT,均可使 GGT 明显升高,可达参考值上限的 10 倍以上。此时 GGT、ALP、5′-核苷酸酶(5′-NT)、亮氨酸氨基肽酶(LAP)及血清胆红素呈平行增加。

(2)急、慢性病毒性肝炎、肝硬化:急性肝炎时,GGT 呈中等度升高;慢性肝炎、肝硬化的非活动期,酶活性正常,若 GGT 持续升高,提示病变活动或病情恶化。

(3)急、慢性酒精性肝炎,药物性肝炎:GGT 可升高,ALT 和 AST 仅轻度增高,甚至正常;显著性升高是酒精性肝病的重要特征,酗酒者当其戒酒后 GGT 可随之下降。

(4)其他:脂肪肝、胰腺炎、胰腺肿瘤、前列腺肿瘤等 GGT 亦可轻度增高。

2. GGT 同工酶(isoenzymes of γ-glutamyl transferase) 血清中 GGT 同工酶有三种形式,但还缺少理想方法加以测定。GGT1(高分子质量形式)存在于正常血清、胆道阻塞及恶性浸润性肝病中。GGT2(中分子质量形式)由两种成分组成,主要成分存在于肝脏疾病中,据报道 GGT2 对肝癌的敏感性与特异性均较高,在 AFP 阴性肝癌中其阳性率为 86.4% ;若与 AFP 联合检测使肝癌诊断正确率达 94.4% ,另一种成分存在于胆道梗阻性疾病。GGT3 为低分子质量复合物,尚无重要意义。也有人认为 GGT 的这些不同形式是蛋白质翻译后的变体,而非通常意义上的同工酶。

(四) 乳酸脱氢酶及其同工酶测定

乳酸脱氢酶及其同工酶测定见本篇第七章。

(五) α-L-岩藻糖苷酶

α-L-岩藻糖苷酶(α-L-fucosidase,AFU)是溶酶体酸性水解酶,广泛分布于人体组织(肝、脑、肺、肾、胰、白细胞、纤维组织等)细胞溶酶体中,血清和尿液中含有一定量。其主要生理功能是参与含岩藻糖苷的糖蛋白、糖脂等生物活性大分子物质的分解代谢。该酶缺乏时,上述生物大分子中岩藻糖苷水解反应受阻,引起岩藻糖苷蓄积病。

【参考值】

(27.1±12.8)U/L。

【临床意义】

1. **用于岩藻糖苷蓄积病的诊断**　如遗传性岩藻糖苷酶缺乏症时 AFU 降低,出现岩藻糖蓄积,患儿多于 5~6 岁死亡。

2. **用于肝细胞癌与其他肝占位性病变的鉴别诊断**　肝细胞癌时 AFU 显著增高,其他肝占位性病变时 AFU 增高阳性率低于肝癌;肝细胞癌手术切除后 AFU 降低,复发时又升高。其活性动态曲线对判断肝癌治疗效果、估计预后和预报复发有极重要的意义,甚至优于 AFP。AFU 和 AFP 联合应用,可提高原发性肝癌的阳性诊断率。慢性肝炎和肝硬化病人血清 AFU 也增加,但一般仅轻度升高。

(六) 5′-核苷酸酶

5′-核苷酸酶(5′-nucleotidase,5′-NT)是一种碱性单磷酸酯酶,能专一水解核苷酸。此酶广泛存在于人体各组织,如肝、胆、肠、脑、心、胰等,定位于细胞质膜上。在肝内,此酶主要存在于胆小管和窦状隙膜内。

【参考值】

0~11U/L(速率法,37℃)。

【临床意义】

与 ALP 类似。5′-NT 和 ALP 的测定结果在胆道梗阻、肝内占位性病变或浸润性病变时有很高的相关性。如 5′-NT 活性大于正常的 2~3 倍以上时,对鉴别肝细胞性黄疸、梗阻性黄疸(肝外或肝内性)有一定的参考价值。妊娠时 5′-NT 升高,可能是胎盘释放 5′-NT。骨病时正常。

(七) 单胺氧化酶

单胺氧化酶(monoamine oxidase,MAO)为一种含铜的酶,分布在肝、肾、胰、心等器官,肝中 MAO 来源于线粒体,在有氧情况下,催化各种单胺的氧化脱氢反应,即:$R\text{-}CH\text{-}NH_2 + H_2O + O_2 \rightarrow RCHO + NH_3 + H_2O_2$,可通过检测底物的减少量、氧的消耗量和 NH_3 的生成量来确定 MAO 的活性。MAO 可加速胶原纤维的交联,血清 MAO 活性与体内结缔组织增生呈正相关,因此临床上常用 MAO 活性测定来观察肝脏纤维化程度。

【参考值】

0~3U/L(速率法,37℃)。

【临床意义】

1. **肝脏病变**　80% 以上的重症肝硬化病人及伴有肝硬化的肝癌病人 MAO 活性增高,但对早期肝硬化反应不敏感。急性肝炎时 MAO 大多正常,但若伴有急性重型肝炎时,MAO 从坏死的肝细胞逸出使血清中 MAO 增高。轻度慢性肝炎 MAO 大多正常,中、重度慢性肝炎有 50% 病人血清

MAO 增高,表明有肝细胞坏死和纤维化形成。

2. 肝外疾病　慢性充血性心力衰竭、糖尿病、甲状腺功能亢进症、系统硬化症等,或因这些器官中含有 MAO,或因心功能不全引起心源性肝硬化或肝窦长期高压,MAO 也可升高。

(八) 脯氨酰羟化酶测定

脯氨酰羟化酶(prolyl hydroxylase,PH)是胶原纤维合成酶,能将胶原 α-肽链上的脯氨酸羟化为羟脯氨酸。在脏器发生纤维化时,PH 在该器官组织内的活性增加,当肝纤维化时,肝脏胶原纤维合成亢进,血清中 PH 增高,因此测定血中 PH 活性可作为肝纤维化的指标。

【参考值】

(39.5±11.87)μg/L。

【临床意义】

1. 肝脏纤维化的诊断　肝硬化及血吸虫性肝纤维化,PH 活性明显增高。原发性肝癌因大多伴有肝硬化,PH 活性亦增高,而转移性肝癌、急性肝炎、轻型慢性肝炎,PH 大多正常,当肝细胞坏死加重伴胶原纤维合成亢进时,PH 活性增加,慢性中、重度肝炎因伴有明显肝细胞坏死及假小叶形成,PH 活性增高。

2. 肝脏病变随访及预后诊断　慢性肝炎、肝硬化病人,其 PH 活性进行性增高,提示肝细胞坏死及纤维化状态加重,若治疗后 PH 活性逐渐下降,提示治疗有效,疾病在康复过程中。

七、其他检查

肝纤维化是肝内结缔组织增生的结果,结缔组织主要成分是胶原。肝纤维化的实验室检查包括单胺氧化酶、脯氨酰羟化酶、Ⅲ型前胶原氨基末端肽、Ⅳ型胶原及其分解片段、层粘连蛋白、纤维连接蛋白、波形蛋白及透明质酸等的测定。血清铁常以铁蛋白形式储存在肝、脾、骨髓的单核-巨噬细胞内,当肝细胞发生变性坏死时,肝内贮存铁释放入血,血清铁含量升高。肝脏又是人体组织中含铜量最大的器官,肝内铜随胆汁进入肠道,因此当肝内外胆汁淤积时,铜排泄受阻,血清铜和血浆铜蓝蛋白同时升高。

(一) Ⅲ型前胶原氨基末端肽测定

慢性肝炎、肝硬化病人肝脏的结缔组织的生物合成增加,其主要成分是胶原。在胶原生成初期,首先生成前胶原,前胶原受到肽酶切割分离,成为Ⅲ型胶原和Ⅲ型前胶原氨基末端肽(amino terminal procollagen type Ⅲ peptide,PⅢP),部分进入血中。PⅢP 常被用做肝脏纤维化的检测指标,多以放射免疫法加以检测。

【参考值】

41～163μg/L。

【临床意义】

1. 肝炎　急性病毒性肝炎时,血清 PⅢP 增高,但在炎症消退后 PⅢP 恢复正常,若 PⅢP 持续升高提示转为慢性活动性肝炎。因此 PⅢP 检测还可鉴别慢性持续性肝炎与慢性活动性肝炎。在酒精性肝炎时,PⅢP 也明显增高,并与 PH 活性相关,此酶与胶原合成所必需的羟脯氨酸合成有关。

2. 肝硬化　血清 PⅢP 含量能可靠地反映肝纤维化程度和活动性及肝脏的组织学改变,是诊断肝纤维化和早期肝硬化的良好指标。伴有肝硬化的原发性肝癌,血清 PⅢP 明显增高。但与原发性血色病病人的肝纤维化程度无相关性。

3. 用药监护及预后判断　血清 PⅢP 检测可用于免疫抑制剂(如甲氨蝶呤)治疗慢性活动性肝炎的疗效监测,并可作为慢性肝炎的预后指标,如慢性肝炎 PⅢP 持续升高,提示有肝硬化的趋势。

4. 肺纤维化、骨髓纤维化及某些恶性肿瘤病人血清 PⅢP 也增高。

（二）Ⅳ型胶原及其分解片段（7S 片段和 NCI 片段）

Ⅳ型胶原（Collegen Ⅳ，CⅣ）分布于肝窦内皮细胞下，是构成基膜的主要成分，由三股螺旋中心区、氨基末端 7S 片段和羧基末端球状 NCl 片段组成网状结构。血清 7S、CⅣ、NCl 主要从基膜降解而来，而不是由胶原合成而产生，故可作为反映胶原降解的指标。在肝纤维化过度增生时，CⅣ 的含量增加伴随着 CⅣ 降解酶活性的增加，所以 CⅣ 的合成和降解都处于较高水平。CⅣ 与层粘连蛋白有高度亲和性，过度沉积使肝窦毛细血管化，肝窦组织结构和肝血流改变，使肝细胞营养受限，从而加剧肝脏病变。现认为，在肝纤维化早期已有 CⅣ 的沉积。血清 CⅣ 及其产物的增加是肝纤维化早期的表现。

【参考值】

RIA 法：血清 CⅣ NCl 片段为（5.3±1.3）μg/ml。

【临床意义】

1. 肝硬化早期诊断　慢性迁延性肝炎、慢性活动性肝炎和肝硬化 CⅣ NCl 分别为（6.0±2.9）、（10.2±2.0）、（13.5±3.0）μg/ml。血清 CⅣ 在轻型慢性肝炎、慢性活动性肝炎和肝纤维化时增高，血清水平依次递增。在 CⅣ 与 7S 片段平行检测中发现，其在肝纤维化时的相关系数分别为 0.519 和 0.628，可见后者更为密切。血清 NCl、7S 含量的升高与血清层粘连蛋白、PⅢP 的升高是一致的。肝纤维化早期血中 PⅢP、7S、NCl 含量均增高，以 7S 及 NCl 为明显，7S 及 NCl 含量在反映肝细胞坏死和纤维化发展趋势方面优于 PⅢP，提示 CⅣ 合成增多是肝纤维化的早期表现之一。

2. 用药疗效及预后判断　在慢性丙型肝炎时，血清 CⅣ 不仅可作为评价肝纤维化程度的一个重要指标，还可以预测干扰素、抗丙型肝炎病毒抗体的疗效。故认为干扰素的疗效主要与血清 CⅣ 水平、丙型肝炎病毒基因类型有关，血清 CⅣ 大于 250μg/ml 时，干扰素治疗无效。

3. 其他　在与基底膜相关的疾病时，可出现 CⅣ 水平的升高，如甲状腺功能亢进、中晚期糖尿病、硬皮病等。

（三）血清铜测定

铜主要分布在肝、肾、脑等组织，肝脏是含铜量最大器官。铜在小肠上部吸收到门静脉后与血浆蛋白结合转运至肝，随胆汁排出体外。95% 血清铜（serum copper）与 α 球蛋白结合为铜蓝蛋白，其余为游离铜或与清蛋白结合。

【参考值】

成人 11~22μmol/L。

【临床意义】

1. 增高　见于：①肝胆系统疾病，如肝内、外胆汁淤积，转移性肝癌，肝硬化等；②风湿性疾病，如系统性红斑狼疮、类风湿关节炎、风湿热、强直性脊柱炎等；③其他，如贫血、甲状腺功能亢进、各种感染、心肌梗死、妊娠妇女等。

2. 降低　见于肝豆状核变性（Wilson 病）、肾病综合征、烧伤、营养不良等。

此外，血清铁/铜比值有助于黄疸鉴别，铁/铜比值>1 时多为病毒性肝炎、肝细胞性黄疸，而铁/铜比值<1 时，多见于梗阻性黄疸。

第二节　常见肝脏疾病的各种实验诊断指标变化特点

在充分了解肝脏疾病的各种实验室常用指标后，有必要认真分析各种肝脏疾病时实验诊断指标的变化特征，临床医生才能做到合理利用实验诊断指标对各种肝脏疾病进行诊断、鉴别诊断、病程监控及预后判断。

一、急性肝损伤

在较短时间内迅速发生的肝细胞损伤统称为急性肝损伤(acute hepatic injury),主要包括各种急性病毒性肝炎、急性缺血性肝损伤及急性毒性肝损伤。急性肝损伤的主要实验室检测变化特征是转氨酶的显著升高,AST>200U/L,ALT>300U/L,通常超过正常参考范围上限 8 倍以上,DeRitis 比值<1,常常伴有血清胆红素的升高。50% 以上的急性肝损伤病人血清 AST 超过正常参考范围上限 10 倍以上。急性肝缺血性损伤及毒性损伤时血清 AST 或 ALT 常超过其正常参考范围上限 100 倍以上,AST 峰值常>3000U/L。在无并发症的酒精性肝炎,ALT 及 AST 升高一般都在正常参考范围上限 10 倍以下。蛋白合成代谢变化不大,但在急性缺血性肝损伤及急性毒性肝损伤时则可发生改变。ALP 可升高,但一般不会超过其正常参考范围上限的 3 倍。儿童急性病毒性肝炎极少发生黄疸,仅有 1% 的急性肝炎儿童血清总胆红素峰值超过 171μmol/L。在成人,70% 的急性甲型肝炎、33% ~50% 的急性乙型肝炎、20% ~33% 的急性丙型肝炎均出现黄疸。急性肝损伤时,血清胆红素升高以结合胆红素为主,这一点与梗阻性黄疸一致。

急性甲型及乙型肝炎通常为自限性疾病,大多数病人可完全恢复,但 80% ~85% 的急性丙型肝炎可发展为慢性肝炎。虽然急性肝损伤极少导致严重的肝损害及急性肝衰,但还是应检测这种可能性。转氨酶活性似乎只与肝脏损伤的病因有关,而与肝损伤的严重程度无关。病毒性肝炎病人转氨酶活性与胆红素浓度仅有微弱的相关性,转氨酶峰值与疾病预后也无关,在病人状况恶化后转氨酶活性反而下降。PT 则是急性肝损伤预后的最重要的预测指标。在急性病毒性肝炎病人如果血清总胆红素>257μmol/L,PT 延长在 4 秒以上,预示严重肝损伤的发生,应警惕肝衰竭发生的可能性;如果 PT 延长在 20 秒以上,则预示病人具有死亡的高度危险性。对于醋氨酚引起的急性毒性肝损伤,如果 PT 时间持续升高超过 4 秒以上同样预示严重肝损伤的发生。

二、慢性肝损伤

在较长的时间内(>6 个月)肝细胞发生持续性损伤被称为慢性肝损伤(chronic hepatic injury),主要包括慢性病毒性肝炎、自身免疫性肝炎、Wilson 病、血色素沉着病、原发性胆汁性肝硬化、原发性硬化性胆管炎等。病理改变为进行性肝坏死及炎症,常伴有肝纤维化,可发展为肝硬化,并具有发生肝细胞癌的危险性。慢性肝损伤时,血清转氨酶活性轻度升高,通常在其正常参考范围上限 4 倍以下,少数病人血清转氨酶活性可在正常参考范围之内。大多数慢性肝损伤病人血清 ALT 的升高往往大于 AST 的升高,肝硬化时 DeRitis 比值<1,但慢性酒精性肝炎病人血清 AST 升高则大于 ALT 的升高。如果病人有饮酒史,且血清 DeRitis 比值>2,则可诊断为酒精性肝炎。此外,当慢性肝损伤发展为肝硬化时,ALT 可正常,AST 却仍然升高。胆红素代谢及排泄基本正常,血清 ALP 往往在正常参考范围内。

对于慢性病毒性肝炎的确诊需要进行病毒血清学实验。如果病毒血清标志物为阴性,且血清 ALT 长期轻度升高,则应考虑其他原因导致的慢性肝损伤。血色素沉着病为常染色体隐性遗传性疾病,为 6 号染色体上 HFE 基因点突变引起,血清转铁蛋白饱和度>45%、非饱和铁结合能力<28%、HFE 基因 C282Y 基因突变可用于血色素沉着病的实验诊断。Wilson 病同样是常染色体隐性遗传性疾病,是因 13 号染色体上编码用于铜转运的 ATPase 基因突变所致,对于具有慢性肝损伤或脂肪肝,且年龄在 40 岁以下的病人通过测定血清铜蓝蛋白则可进行诊断,Wilson 病病人血清铜蓝蛋白水平降低,血清总铜降低,游离铜升高,尿铜排泄增加。自身免疫性肝炎可占慢性肝炎的 18%,可分为 1、2、3 型。1 型最为常见,具有较高滴度的抗核抗体及抗平滑肌抗体,ALT 升高,ALP 可轻度升高或不升高,γ 球蛋白升高;2 型主要发生在儿童,抗肝-肾微粒体抗体为阳性;3 型主要发生在年轻妇女,可溶性肝抗原为阳性。原发性胆汁性肝硬化、原发性硬化性胆管炎是发生胆管破

坏的自身免疫性疾病,ALT、AST、GGT、ALP 均升高。原发性胆汁性肝硬化发生肝内胆管损伤,80%的病人同时发生 Sjögren 综合征,抗线粒体抗体为阳性;原发性硬化性胆管炎时肝内及肝外胆管均损伤,70% 的病人同时患有炎症性肠病,大约 2/3 的病人核周抗中性粒细胞胞质抗体为阳性。α_1-抗胰蛋白酶缺陷是由于 α_1-抗胰蛋白酶单个氨基酸替换所致,常导致新生儿肝炎、慢性肝损伤的发生,可通过 α_1-抗胰蛋白酶表型分型进行诊断。

三、肝硬化

慢性肝损伤可反复长期引起肝损伤,使细胞外基质过量沉积及异常分布,从而导致肝纤维化(liver fibrosis)的发生,引起进行性肝功能不全、门静脉高压,最终导致肝硬化的发生,肝硬化(liver cirrhosis)的病理基础则是肝纤维化。在慢性肝炎发展为肝硬化的过程中,可发生许多实验诊断指标的变化。肝硬化时血清 ALT/AST 比值常<1,纤维化程度越高,则比值越低,则可能与肝损害后肝脏产生减少有关。此外,肝硬化时血小板减少、PT 延长、清蛋白合成减少、球蛋白增加。用于评价肝纤维化的实验诊断指标目前主要有两类:一是反映胶原产生及降解的血清标志物:MAO、PH、PⅢP、Ⅳ 型胶原及其降解片段等、透明质酸(hyaluronic acid,HA)、层粘连蛋白(laminin,LN)等;另一类是通过测定血清多种非胶原相关成分,然后计算肝纤维化分数,如 Fibrotest(测定 Apo A1、结合珠蛋白、α_2-微球蛋白、GGT)、ELF-test(测定组织金属蛋白酶抑制剂-1、PⅢP、透明质酸)、Hepascore(测定胆红素、GGT、α_2-微球蛋白、透明质酸、性别及年龄)、Wai-score(测定 ALT、AST、PLT)。

第三节 常见肝脏病检查项目的合理选择与应用

肝脏是人体重要器官之一,具有多种多样的物质代谢功能,由于肝脏功能复杂,再生和代偿能力很强,因此根据某一代谢功能所设计的检查方法,只能反映肝功能的一个侧面,而且往往须到肝脏损害到相当严重的程度时才能反映出来,因而肝功能检查正常也不能排除肝脏病变。血清酶学指标的测定虽然在反映肝细胞损伤及坏死时敏感性很高,但均缺乏特异性。另外,当肝功能试验异常时,也要注意有无肝外影响因素。目前尚无一种理想的肝功能检查方法能够完整和特异地反映肝脏功能全貌。在临床工作中,临床医生必须具有科学的临床思维,合理选择肝脏功能检查项目,并从检验结果中正确判断肝脏功能状况,必要时可选择肝脏影像学、血清肝炎病毒标志物及肝癌标志物等检测技术,并结合病人临床的症状和体征,从而对肝脏功能做出正确而全面的评价。肝脏病检查项目选择原则如下:

1. **健康体格检查时** 可选择 ALT、AST、GGT、A/G 比值及肝炎病毒标志物。必要时可增加 ALP、STP 及血清蛋白电泳。

2. **怀疑为无黄疸性肝病时** 对急性病人可查 ALT、胆汁酸、尿液尿胆原及肝炎病毒标志物。对慢性病病人加查 AST、ALP、GGT、STP、A/G 比值及血清蛋白电泳。

3. **对黄疸病人的诊断与鉴别诊断时** 应查 STB、CB、尿液尿胆原与胆红素、ALP、GGT、LP-X、胆汁酸。

4. **怀疑为原发性肝癌时** 除查一般肝功能(如 ALT、AST、STB、CB)外,应加查 AFP、GGT 及其同工酶,ALP 及其同工酶。

5. **怀疑为肝脏纤维化或肝硬化时** ALT、AST、STB、A/G、蛋白电泳、ICGR 为筛查,此外应查 MAO、PH 及 PⅢP 等。

6. **疗效判断及病情随访** 急性肝炎可查 ALT、AST、前清蛋白、ICG、STB、CB、尿液尿胆原及胆红素。慢性肝病可观察 ALT、AST、STB、CB、PT、血清总蛋白、A/G 比值及蛋白电泳等,必要时查 MAO、PH、PⅢP。原发性肝癌应随访 AFP、GGT、ALP 及其同工酶等。

几种常见肝病肝功能改变见表 4-6-3。

表 4-6-3　几种常见肝病的实验指标改变

	AST	ALT	STB	ALP	GGT	A	G	BA	P Ⅲ P
急性肝炎	↑↑↑	↑↑↑	N ~ ↑↑	N ~ ↑	↑	N	N	↑↑	↑
酒精性肝炎	↑	↑	N ~ ↑	N ~ ↑	↑↑↑	N	N	↑	↑
慢性肝炎	↑	↑	N ~ ↑	N ~ ↑	N ~ ↑	↓	↑	↑	↑
肝硬化	N ~ ↑	N ~ ↑	N ~ ↑	N ~ ↑	N ~ ↑	↓↓	↑↑	↑	↑↑
胆汁淤积	N ~ ↑	N ~ ↑	↑ ~ ↑↑↑	↑↑↑	↑↑	N	N	↑	N
肝癌	N ~ ↑	N ~ ↑	N ~ ↑	↑↑	↑↑↑↑	N ~ ↓	N ~ ↑	↑	↑↑
暴发性肝衰竭	↑↑↑	↑↑	↑↑	↑↑	↑↑	↓	N ~ ↑	↑	N

（郭　玮）

第七章 临床常用生物化学检测

　　临床生物化学检测是实验诊断学的重要组成部分,其主要内容包括:①以物质分类为主探讨疾病时的生物化学变化,如糖尿病及其他糖代谢紊乱、血浆脂质和脂蛋白代谢紊乱、电解质代谢紊乱等。②以器官和组织损伤为主探讨疾病时的生物化学变化,如内分泌腺、心肌损伤相关的生物化学改变及代谢紊乱等。③临床酶学及临床治疗药物检测等。临床生物化学检测项目不断拓展、检测手段不断改进、检测项目组合不断完善以及实验室质量管理体系的运用,不仅提高了生物化学检测速度和结果的准确性,也为临床诊断、鉴别诊断、病情观察、预后判断和治疗监测提供了重要依据。

第一节　血糖及其代谢产物的检测

一、空腹血糖检测

　　空腹血糖(fasting blood glucose,FBG)是诊断糖代谢紊乱最常用和最重要的指标。FBG易受肝脏功能、内分泌激素、神经因素和抗凝剂等多种因素的影响,且不同的检测方法,其结果也不尽相同。临床上常用葡萄糖氧化酶法和己糖激酶法测定,采集静脉血或毛细血管血,可用血浆、血清或全血,以空腹血浆葡萄糖(fasting plasma glucose,FPG)检测最可靠,但临床上通常采用血清较多且更为方便。血糖检测的适应证见表4-7-1。

表 4-7-1　血糖检测的适应证

状态	适　应　证
高糖血症	①门诊病人或住院病人的糖尿病筛检 ②糖尿病治疗监测 ③评价碳水化合物代谢(孕妇、慢性肝病、急性肝炎、急性胰腺炎、慢性胰腺病、肢端肥大症、艾迪生病、全垂体功能减退等)
低糖血症	①糖尿病治疗时出现低糖血症有关的症状 ②排除临床表现健康的低糖血症病人(胰岛素瘤除外) ③病人的低糖血症相关症状 ④新生儿低糖血症的检测 ⑤儿童期先天性代谢障碍的相关线索

【参考值】

成人空腹血浆(清)葡萄糖:3.9~6.1mmol/L。

【临床意义】

血糖检测是目前诊断糖尿病的主要依据,也是判断糖尿病病情和控制程度的主要指标。

　　1. FBG增高　FBG增高而又未达到诊断糖尿病的标准时,称为空腹血糖受损(impaired fasting glucose,IFG);FBG增高超过7.0mmol/L时称为高糖血症(hyperglycemia)。根据FBG水平将高糖血症分为3度:FBG 7.0~8.4mmol/L为轻度增高;FBG 8.4~10.1mmol/L为中度增高;FBG大于10.1mmol/L为重度增高。当FBG超过9mmol/L(肾糖阈)时尿糖即可呈阳性。

（1）生理性增高：餐后 1~2 小时、高糖饮食、剧烈运动、情绪激动、胃倾倒综合征等。

（2）病理性增高：①各型糖尿病。②内分泌疾病：如甲状腺功能亢进症、巨人症、肢端肥大症、皮质醇增多症、嗜铬细胞瘤和胰高血糖素瘤等。③应激性因素：如颅内压增高、颅脑损伤、中枢神经系统感染、心肌梗死、大面积烧伤、急性脑血管病等。④药物影响：如噻嗪类利尿剂、口服避孕药、泼尼松等。⑤肝脏和胰腺疾病：如严重的肝病、坏死性胰腺炎、胰腺癌等。⑥其他：如高热、呕吐、腹泻、脱水、麻醉和缺氧等。

2. FBG 减低　FBG 低于 3.9mmol/L 时为血糖减低，当 FBG 低于 2.8mmol/L 时称为低糖血症（hypoglycemia）。

（1）生理性减低：饥饿、长期剧烈运动、妊娠期等。

（2）病理性减低：①胰岛素过多：如胰岛素用量过大、口服降糖药、胰岛 β 细胞增生或肿瘤等。②对抗胰岛素的激素分泌不足：如肾上腺皮质激素、生长激素缺乏。③肝糖原贮存缺乏：如急性重型肝炎、急性肝炎、肝癌、肝淤血等。④急性乙醇中毒。⑤先天性糖原代谢酶缺乏：如Ⅰ、Ⅲ型糖原贮积症（glycogen storage disease）等。⑥消耗性疾病：如严重营养不良、恶病质等。⑦非降糖药物影响：如磺胺药、水杨酸、吲哚美辛等。⑧特发性低血糖。

二、口服葡萄糖耐量试验

葡萄糖耐量试验（glucose tolerance test，GTT）是检测葡萄糖代谢功能的试验，主要用于诊断症状不明显或血糖升高不明显的可疑糖尿病。GTT 有静脉葡萄糖耐量试验（intravenous glucose tolerance test，IVGTT）、口服葡萄糖耐量试验（oral glucose tolerance test，OGTT）。现多采用 WHO 推荐的 75g 葡萄糖标准 OGTT，分别检测 FPG 和口服葡萄糖后 0.5 小时、1 小时、2 小时、3 小时的血糖和尿糖。正常人口服一定量的葡萄糖后，暂时升高的血糖刺激了胰岛素分泌增加，使血糖在短时间内降至空腹水平，此为耐糖现象。当糖代谢紊乱时，口服一定量的葡萄糖后血糖急剧升高或升高不明显，但短时间内不能降至空腹水平（或原来水平），此为糖耐量异常或糖耐量降低。OGTT 的适应证见表 4-7-2。

表 4-7-2　OGTT 的适应证

①无糖尿病症状，随机血糖或 FBG 异常，以及有一过性或持续性糖尿者	④妊娠期、甲状腺功能亢进症、肝脏疾病时出现糖尿者
②无糖尿病症状，但有明显的糖尿病家族史	⑤分娩巨大胎儿或有巨大胎儿史的妇女
③有糖尿病症状，但 FBG 未达到诊断标准者	⑥原因不明的肾脏疾病或视网膜病变

【参考值】

（1）FPG 3.9~6.1mmol/L。

（2）口服葡萄糖后 0.5~1 小时，血糖达高峰（一般为 7.8~9.0mmol/L），峰值<11.1mmol/L。

（3）2 小时血糖（2 小时 PG）<7.8mmol/L。

（4）3 小时血糖恢复至空腹水平。

（5）各检测时间点的尿糖均为阴性。

【临床意义】

OGTT 是一种葡萄糖负荷试验，用于了解机体对葡萄糖代谢的调节能力，是糖尿病和低糖血症的重要诊断性试验。临床上主要用于诊断糖尿病、判断糖耐量异常（impaired glucose tolerance，IGT）、鉴别尿糖和低糖血症，OGTT 还可用于胰岛素和 C-肽释放试验。

1. 诊断糖尿病　临床上有以下条件者，即可诊断糖尿病。

（1）具有糖尿病症状，FPG≥7.0mmol/L。

（2）OGTT 2 小时 PG≥11.1mmol/L。

（3）具有临床症状，随机血糖≥11.1mmol/L，且伴有尿糖阳性者。

临床症状不典型者，需要另一天重复检测确诊，但一般不主张做第3次OGTT。

2. 判断IGT　FPG<7.0mmol/L，2小时PG为7.8～11.1mmol/L，且血糖到达高峰的时间延长至1小时后，血糖恢复正常的时间延长至2～3小时以后，同时伴有尿糖阳性者为IGT。IGT长期随诊观察，大约1/3能恢复正常，1/3仍为IGT，1/3最终转为糖尿病。IGT常见于2型糖尿病、肢端肥大症、甲状腺功能亢进症、肥胖症及皮质醇增多症等。

3. 平坦型糖耐量曲线（smooth OGTT curve）　FPG降低，口服葡萄糖后血糖上升也不明显，2小时PG仍处于低水平状态。常见于胰岛β细胞瘤、肾上腺皮质功能减退症、腺垂体功能减退症。也可见于胃排空延迟、小肠吸收不良等。

4. 储存延迟型糖耐量曲线（storage delay OGTT curve）　口服葡萄糖后血糖急剧升高，提早出现峰值，且大于11.1mmol/L，而2小时PG又低于空腹水平。常见于胃切除或严重肝损伤。由于胃切除后肠道迅速吸收葡萄糖或肝脏不能迅速摄取和处理葡萄糖，而使血糖急剧增高，反应性引起胰岛素分泌增高，进一步导致肝外组织利用葡萄糖增多，而使2小时PG明显降低。

5. 鉴别低血糖

（1）功能性低血糖：FPG正常，口服葡萄糖后的高峰时间及峰值均正常，但2～3小时后出现低血糖，见于特发性低糖血症。

（2）肝源性低血糖：FPG低于正常，口服葡萄糖后血糖高峰提前并高于正常，但2小时PG仍处于高水平，且尿糖阳性。常见于广泛性肝损伤、病毒性肝炎等。

糖尿病及其他高血糖的诊断标准见表4-7-3。

表4-7-3　**糖尿病及其他高血糖的诊断标准（血糖浓度，mmol/L）**

疾病或状态		静脉血浆	静脉全血	毛细血管全血
DM	空腹	≥7.0	≥6.1	≥6.1
	服糖2小时	≥11.1	≥10.0	≥11.1
IGT	空腹	<7.0	<6.1	<6.1
	服糖2小时	7.8～11.1	6.7～10.0	7.8～11.1
IFG	空腹	6.1～7.0	5.6～6.1	5.6～6.1
	服糖2小时	<7.8	<6.7	<7.8

三、血清胰岛素检测和胰岛素释放试验

糖尿病时，由于胰岛β细胞功能障碍和胰岛素生物学效应不足（胰岛素抵抗），而出现血糖增高和胰岛素降低的分离现象。在进行OGTT的同时，分别于空腹和口服葡萄糖后0.5小时、1小时、2小时、3小时检测血清胰岛素浓度的变化，称为胰岛素释放试验（insulin releasing test），用于了解胰岛β细胞基础功能状态和储备功能状态，间接了解血糖控制情况。

【参考值】

（1）空腹胰岛素：10～20mU/L。

（2）释放试验：口服葡萄糖后胰岛素高峰在0.5～1小时，峰值为空腹胰岛素的5～10倍。2小时胰岛素<30mU/L，3小时后达到空腹水平。

【临床意义】

血清胰岛素水平和胰岛素释放试验主要用于糖尿病的分型诊断及低血糖的诊断与鉴别诊断。

1. 糖尿病

（1）1型糖尿病空腹胰岛素明显降低，口服葡萄糖后释放曲线低平。

（2）2 型糖尿病空腹胰岛素可正常、稍高或减低,口服葡萄糖后胰岛素呈延迟释放反应。

2. 胰岛 β 细胞瘤 常出现高胰岛素血症,胰岛素呈高水平曲线,但血糖降低。

3. 其他 肥胖、肝功能损伤、肾衰竭、肢端肥大症、巨人症等血清胰岛素水平增高;腺垂体功能低下、肾上腺皮质功能不全或饥饿时,血清胰岛素水平减低。

四、血清 C-肽检测

C-肽(connective peptide)是胰岛素原(proinsulin)在蛋白水解酶的作用下分裂而成的与胰岛素等分子的肽类物。空腹 C-肽水平变化、C-肽释放试验可用于评价胰岛 β 细胞分泌功能和储备功能。

【参考值】

（1）空腹 C-肽:0.3 ~ 1.3nmol/L。

（2）C-肽释放试验:口服葡萄糖后 0.5 ~ 1 小时出现高峰,其峰值为空腹 C-肽的 5 ~ 6 倍。

【临床意义】

C-肽水平变化常用于糖尿病的分型诊断,其意义与血清胰岛素一样,且 C-肽可以真实反映实际胰岛素水平,故也可以指导临床治疗中胰岛素用量的调整。

1. C-肽水平增高

（1）胰岛 β 细胞瘤时空腹血清 C-肽增高、C-肽释放试验呈高水平曲线。

（2）肝硬化时血清 C-肽增高,且 C-肽/胰岛素比值降低。

2. C-肽水平减低

（1）空腹血清 C-肽降低,见于糖尿病。

（2）C-肽释放试验:口服葡萄糖后 1 小时血清 C-肽水平降低,提示胰岛 β 细胞储备功能不足。释放曲线低平提示 1 型糖尿病;释放延迟或呈低水平见于 2 型糖尿病。

（3）C-肽水平不升高,而胰岛素增高,提示为外源性高胰岛素血症,如胰岛素用量过大等。

五、糖化血红蛋白检测

糖化血红蛋白(glycosylated hemoglobin,GHb)是在红细胞生存期间,血红蛋白 A(HbA)与己糖(主要是葡萄糖)缓慢、连续的非酶促反应的产物。由于 HbA 所结合的成分不同,GHb 又分为 HbA_1a(与磷酰葡糖结合)、HbA_1b(与果糖结合)、HbA_1c(与葡萄糖结合),其中 HbA_1c 含量最高(占 60% ~ 80%),是目前临床最常检测的部分。由于糖化过程非常缓慢,一旦生成则不再解离,且不受血糖暂时性升高的影响。因此,HbA_1c 对高血糖,特别是血糖和尿糖波动较大时有特殊诊断价值。

HbA_1c 检测的指征:糖尿病碳水化合物代谢的长期回顾性监测,HbA_1c 检测的推荐频度取决于糖尿病类型和(或)治疗(表 4-7-4)。

表 4-7-4 **糖尿病病人 HbA_1c 检测时间频度**

糖尿病类型/治疗	推荐频度
1 型糖尿病,最小量或常规治疗	每年 3 ~ 4 次
1 型糖尿病	每月 1 ~ 2 次
加强治疗 2 型糖尿病	稳定的代谢条件下每年 2 次
糖尿病孕妇、妊娠期糖尿病	每 1 ~ 2 个月 1 次

【参考值】

HbA_1c 4% ~ 6%,HbA_1 5% ~ 8%。

【临床意义】

HbA_1c 水平取决于血糖水平、高血糖持续时间,其生成量与血糖浓度呈正比。HbA_1c 的代谢周期与红细胞的寿命基本一致,故 HbA_1c 水平反映了近 2~3 个月的平均血糖水平,但并不能提供每天血糖的动态变化或低血糖异常发生的频率。

1. **评价糖尿病控制程度** $HbA_1c<7\%$ 说明糖尿病控制良好,HbA_1c 增高提示近 2~3 个月的糖尿病控制不良,HbA_1c 愈高,血糖水平愈高,病情愈重。故 HbA_1c 可作为糖尿病长期控制的良好观察指标。糖尿病控制良好者,每年检测 2 次,控制欠佳者每 3 个月检测 1 次,以便调整用药剂量。

2. **筛检和预测糖尿病** 2010 年美国糖尿病协会(ADA)发布的糖尿病诊治指南中正式采纳以 $HbA_1c \geqslant 6.5\%$ 作为糖尿病的诊断标准之一。HbA_1c 水平在 $5.7\% \sim 6.4\%$ 为糖尿病高危人群,预示进展到糖尿病前期阶段。2011 年世界卫生组织(WHO)也推荐 $HbA_1c \geqslant 6.5\%$ 作为糖尿病的诊断截点。由于我国有关 HbA_1c 诊断糖尿病的相关资料尚不足,而且缺乏 HbA_1c 检测方法的标准化,故目前在我国不推荐采用 HbA_1c 诊断糖尿病。

3. **预测血管并发症** 由于 HbA_1c 与氧的亲和力强,可导致组织缺氧,故长期 HbA_1c 增高,可引起组织缺氧而发生血管并发症。$HbA_1c>10\%$,提示并发症严重,预后较差。

4. **鉴别高血糖** 糖尿病高血糖的 HbA_1c 水平增高,而应激性高血糖的 HbA_1c 则正常。

六、糖化清蛋白检测

糖化清蛋白(glycated albumin,GA)是人体葡萄糖与清蛋白发生非酶促反应的产物,由于清蛋白的半衰期为 17~19 天,所以 GA 可以反映糖尿病病人测定前 2~3 周血糖的平均水平。临床上采用糖化清蛋白与清蛋白的百分比来表示 GA 的水平,去除了血清清蛋白水平对检测结果的影响。

【参考值】

$10.8\% \sim 17.1\%$。

【临床意义】

虽然,GA 可以反映糖尿病病人测定前 2~3 周血糖的平均水平,但相对于 HbA_1c 来说,GA 反映血糖控制水平的时间较短,且目前尚缺乏有关 GA 与糖尿病慢性并发症的大样本、前瞻性研究。另外,GA 受清蛋白的更新速度、体重指数(BMI)和甲状腺激素等的影响。因此,临床上对于长期血糖控制水平的监测,应谨慎使用 GA。

1. **评价短期糖代谢控制情况** 因清蛋白在体内的半衰期较短,且清蛋白与血糖的结合速度比血红蛋白快。所以,GA 对短期内血糖变化比 HbA_1c 灵敏,是评价短期糖代谢控制情况的良好指标,尤其是对于糖尿病病人治疗方案调整后的疗效评价,GA 可能比 HbA_1c 更具有临床参考价值。

2. **辅助鉴别应激性高血糖** 急性应激反应如外伤、感染以及急性心脑血管事件等也可出现高血糖,但难以与糖尿病鉴别。GA 和 HbA_1c 联合测定有助于判断高血糖的持续时间,可作为既往是否患有糖尿病的辅助检测方法,从而客观评估糖代谢紊乱发生的时间及严重程度,进而进一步指导诊断与治疗。

3. **筛检糖尿病** 与 HbA_1c 相似,GA 同样适用于糖尿病的筛检,$GA \geqslant 17.1\%$ 可以筛检出大部分未经诊断的糖尿病,同时检测空腹血糖和 GA 可以提高糖尿病筛检率。GA 异常是提示糖尿病高危人群需进行 OGTT 检查的重要指征,尤其对于空腹血糖正常者的意义可能更为明显。但是,GA 能否作为糖尿病筛检指标仍需进一步研究。

第二节 血清脂质和脂蛋白检测

一、血清脂质检测

血清脂质包括胆固醇、三酰甘油、磷脂(phospholipid)和游离脂肪酸(free fatty acid,FFA)。血清脂质除了可作为脂质代谢紊乱及有关疾病的诊断指标外,还可协助诊断原发性胆汁性胆管炎、肾病综合征、肝炎肝硬化及吸收不良综合征等。

（一）总胆固醇测定

胆固醇（cholesterol，CHO）是脂质的组成成分之一。胆固醇中 70% 为胆固醇酯（cholesterol esterase，CE）、30% 为游离胆固醇（free cholesterol，FC），总称为总胆固醇（total cholesterol，TC）。CHO 检测的适应证有：①早期识别动脉粥样硬化的危险性。②使用降脂药物治疗后的监测。

【参考值】

1. 合适水平　<5.20mmol/L。

2. 边缘水平　5.20~6.20mmol/L。

3. 升高　>6.20mmol/L。

【临床意义】

血清 TC 水平受年龄、家族、性别、遗传、饮食、精神等多种因素影响，且男性高于女性，脑力劳动者高于体力劳动者。因此，很难制定统一的参考值。根据 CHO 水平高低及其引起心、脑血管疾病的危险性，将 CHO 分为合适水平、边缘水平和升高（或减低）即危险水平（risk）。作为诊断指标，TC 既不特异，也不灵敏，只能作为某些疾病，特别是动脉粥样硬化的一种危险因素。因此，TC 常作为动脉粥样硬化的预防、发病预测、疗效观察的参考指标。TC 变化的临床意义见表 4-7-5。

表 4-7-5　TC 变化的临床意义

状态	临 床 意 义
增高	①动脉粥样硬化所致的心、脑血管疾病 ②各种高脂蛋白血症、胆汁淤积性黄疸、甲状腺功能减退症、类脂性肾病、肾病综合征、糖尿病等 ③长期吸烟、饮酒、精神紧张和血液浓缩等 ④应用某些药物，如环孢素、糖皮质激素、阿司匹林、口服避孕药、β-肾上腺素阻滞剂等
减低	①甲状腺功能亢进症 ②严重的肝脏疾病，如肝硬化和急性重型肝炎 ③贫血、营养不良和恶性肿瘤等 ④应用某些药物，如雌激素、甲状腺激素、钙拮抗剂等

（二）三酰甘油测定

三酰甘油（triglyceride，TG）是甘油和 3 个脂肪酸所形成的酯，又称为中性脂肪（neutral fat）。TG 是机体恒定的供能来源，主要存在于 β-脂蛋白和乳糜微粒中，直接参与 CHO 和 CE 的合成。TG 也是动脉粥样硬化的危险因素之一。TG 检测的适应证有：①早期识别动脉粥样硬化的危险性和高脂血症的分类。②对低脂饮食和药物治疗的监测。

【参考值】

1. 合适水平　0.56~1.70mmol/L。

2. 边缘水平　1.70~2.30mmol/L。

3. 升高　>2.30mmol/L。

【临床意义】

血清 TG 受生活习惯、饮食和年龄的影响，在个体内及个体间的变异较大。由于 TG 的半衰期短（5~15 分钟），进食高脂、高糖和高热量饮食后，外源性 TG 可明显增高，且以乳糜微粒的形式存在。由于乳糜微粒的分子较大，能使光线散射而使血浆浑浊，甚至呈乳糜样，称为饮食性脂血（alimentary lipemia）。因此，必须在空腹 12~16 小时静脉采集标本测定 TG，以排除和减少饮食的影响。

1. TG 增高　见于：①冠心病。②原发性高脂血症、动脉粥样硬化症、肥胖症、糖尿病、痛风、甲状腺功能减退症、肾病综合征、高脂饮食和胆汁淤积性黄疸等。

2. TG 减低　见于：①低 β-脂蛋白血症和无 β-脂蛋白血症。②严重的肝脏疾病、吸收不良、甲状腺功能亢进症、肾上腺皮质功能减退症等。

二、血清脂蛋白检测

脂蛋白(lipoprotein)是血脂在血液中存在、转运及代谢的形式。超高速离心法根据脂蛋白密度不同,将其分为乳糜微粒(chylomicron,CM)、极低密度脂蛋白(very low density lipoprotein,VLDL)、低密度脂蛋白(low density lipoprotein,LDL)、高密度脂蛋白(high density lipoprotein,HDL)和VLDL的代谢产物中间密度脂蛋白(intermediate density lipoprotein,IDL)。脂蛋白(a)[LP(a)]是脂蛋白的一大类,其脂质成分与LDL相似。

(一) 乳糜微粒测定

乳糜微粒(CM)是最大的脂蛋白,CM脂质含量高达98%,蛋白质含量少于2%,其主要功能是运输外源性TG。由于CM在血液中代谢快,半衰期短,食物消化需要4~6小时,故正常空腹12小时后血清中不应有CM。

【参考值】

阴性。

【临床意义】

血清CM极易受饮食中TG的影响,易出现乳糜样血液。如果血液中脂蛋白酯酶(lipoprotein lipase,LPL)缺乏或活性减低,血清CM不能及时被廓清,使血清浑浊。常见于Ⅰ型和Ⅴ型高脂蛋白血症(hyperlipoproteinemia)。

(二) 高密度脂蛋白测定

高密度脂蛋白(HDL)是血清中颗粒密度最大的一组脂蛋白,其蛋白质和脂质各占50%。HDL水平增高有利于外周组织清除CHO,从而防止动脉粥样硬化的发生,故HDL被认为是抗动脉粥样硬化因子。一般检测HDL胆固醇(HDL-C)的含量来反映HDL水平。HDL检测的适应证:①早期识别动脉粥样硬化的危险性(非致动脉粥样硬化胆固醇成分检测)。②使用降脂药物治疗反应的监测(在使用降脂药物治疗的过程中应避免HDL降低)。

【参考值】

1. 1.03~2.07mmol/L;合适水平:>1.04mmol/L;减低:≤1.0mmol/L。

2. **电泳法**　30%~40%。

【临床意义】

1. **HDL 增高**　对防止动脉粥样硬化、预防冠心病的发生有重要作用。HDL与TG呈负相关,也与冠心病的发病呈负相关,且HDL亚型HDL2与HDL的比值(HDL2/HDL)对诊断冠心病更有价值。HDL水平低的个体发生冠心病的危险性大,HDL水平高的个体发生冠心病的危险性小,故HDL可用于评价发生冠心病的危险性。另外,绝经前女性HDL水平较高,其冠心病患病率较男性和绝经后女性为低。HDL增高还可见于慢性肝炎、原发性胆汁性胆管炎等。

2. **HDL 减低**　常见于动脉粥样硬化、急性感染、糖尿病、肾病综合征以及应用雄激素、β-受体阻滞剂和孕酮等药物。

(三) 低密度脂蛋白测定

低密度脂蛋白(LDL)是富含CHO的脂蛋白,是动脉粥样硬化的危险性因素之一。LDL经过化学修饰后,其中的apoB-100变性,通过清道夫受体(scavenger receptor)被吞噬细胞摄取,形成泡沫细胞(foamy cells)并停留在血管壁内,导致大量CHO沉积,促使动脉壁形成动脉粥样硬化斑块(atheromatous plaque),故LDL为致动脉粥样硬化的因子。临床上以LDL胆固醇(LDL-C)的含量来反映LDL水平。LDL检测的适应证:①早期识别动脉粥样硬化的危险性。②使用降脂药物治疗过程的监测。

【参考值】

1. 合适水平　≤3.4mmol/L。
2. 边缘水平　3.4~4.1mmol/L。
3. 升高　>4.1mmol/L。

【临床意义】

1. **LDL 增高**　①判断发生冠心病的危险性:LDL 是动脉粥样硬化的危险因子,LDL 水平增高与冠心病发病呈正相关。因此,LDL 可用于判断发生冠心病的危险性。②其他:遗传性高脂蛋白血症、甲状腺功能减退症、肾病综合征、胆汁淤积性黄疸、肥胖症以及应用雄激素、β-受体阻滞剂、糖皮质激素等 LDL 也增高。

2. **LDL 减低**　常见于无 β-脂蛋白血症、甲状腺功能亢进症、吸收不良、肝硬化以及低脂饮食和运动等。

(四) 脂蛋白(a)测定

脂蛋白(a)[LP(a)]的结构与 LDL 相似,可以携带大量的 CHO,有促进动脉粥样硬化的作用。同时,LP(a)与纤溶酶原有同源性,可以与纤溶酶原竞争结合纤维蛋白位点,从而抑制纤维蛋白降解,促进血栓形成。因此,LP(a)是动脉粥样硬化和血栓形成的重要独立危险因子。检测 LP(a)对早期识别动脉粥样硬化的危险性,特别是在 LDL-C 浓度升高的情况下具有重要价值。

【参考值】

0~300mg/L。

【临床意义】

血清 LP(a)水平的个体差异性较大,LP(a)水平高低主要由遗传因素决定,基本不受性别、饮食和环境的影响。

LP(a)增高主要见于:①LP(a)作为动脉粥样硬化的独立危险因子,与动脉粥样硬化、冠心病、心肌梗死冠状动脉搭桥后或经皮腔内冠状动脉成形术(PTCA)后再狭窄或脑卒中的发生有密切关系。LP(a)>300mg/L 者冠心病发病率较 LP(a)<300mg/L 者高 3 倍;LP(a)>497mg/L 者的脑卒中危险性增加 4.6 倍。因此,可将 LP(a)含量作为动脉粥样硬化的单项预报因子,或确定为是否存在冠心病的多项预报因子之一。②LP(a)增高还可见于 1 型糖尿病、肾脏疾病、炎症、手术或创伤后以及血液透析后等。

血清脂质和脂蛋白水平变化的意义见表 4-7-6。

表 4-7-6　血清脂质和脂蛋白水平变化的意义(mmol/L)

指标	合适水平	边缘水平	危险水平(增高或减低)
TC	<5.20	5.20~6.20	>6.20
TG	<1.70	1.70~2.30	>2.30
LDL	<3.40	3.40~4.10	>4.10
HDL	>1.04		<1.0

三、血清载脂蛋白检测

脂蛋白中的蛋白部分称为载脂蛋白(apolipoprotein,apo)。apo 一般分为 apoA、apoB、apoC、apoE 和 apo(a),每类中又分有若干亚型。载脂蛋白检测的适应证:①早期识别冠心病的危险性,特别是对具有早期动脉粥样硬化改变家族史的人群,发病危险性的评价更有意义。②使用降脂药物治疗过程的监测。

(一) 载脂蛋白 A I 测定

载脂蛋白 A(apoA)是 HDL 的主要结构蛋白,apoA I 和 apoA II 约占蛋白质的 90%,apoA I 与

apoAⅡ之比为 3∶1。apoAⅠ可催化磷脂酰胆碱-胆固醇酰基转移酶(lecithin cholesterol acyltra-nsferase,LCAT),将组织内多余的 CE 转运至肝脏处理。因此,apoA 具有清除组织脂质和抗动脉粥样硬化的作用。虽然,apoA 有 AⅠ、AⅡ、AⅢ,但 apoAⅠ的意义最明确,且其在组织中的浓度最高。因此,apoAⅠ为临床常用的检测指标。

【参考值】

男性:(1.42±0.17)g/L。

女性:(1.45±0.14)g/L。

【临床意义】

1. apoAⅠ增高　apoAⅠ可以直接反映 HDL 水平。因此,apoAⅠ与 HDL 一样可以预测和评价冠心病的危险性,其水平与冠心病发病率呈负相关。但 apoAⅠ较 HDL 更精确,更能反映脂蛋白状态。因此,apoAⅠ是诊断冠心病的一种较灵敏的指标。

2. apoAⅠ减低　见于:①家族性 apoAⅠ缺乏症、家族性 α 脂蛋白缺乏症(Tangier 病)、家族性 LCAT 缺乏症和家族性低 HDL 血症等。②急性心肌梗死、糖尿病、慢性肝病、肾病综合征和脑血管病等。

（二）载脂蛋白 B 测定

载脂蛋白 B(apoB)是 LDL 中含量最多的蛋白质,90% 以上 apoB 存在于 LDL 中。apoB 具有调节肝脏内外细胞表面 LDL 受体与血浆 LDL 之间平衡的作用,对肝脏合成 VLDL 有调节作用。apoB 的作用成分是 apoB-100,还有其降解产物 apoB-48、apoB-75、apoB-41 和 apoB-36 等。正常人空腹所检测的 apoB 为 apoB-100。

【参考值】

男性:(1.01±0.21)g/L。

女性:(1.07±0.23)g/L。

【临床意义】

1. apoB 增高

(1) apoB 可直接反映 LDL 水平,因此,其增高与动脉粥样硬化、冠心病的发生率呈正相关,可用于评价冠心病的危险性和降脂治疗效果等,且其在预测冠心病的危险性方面优于 LDL 和 CHO。在少数情况下,可出现高 apoB 血症而 LDL-C 浓度正常的情况,提示血液中存在较多小而密的 LDL (small dense low-density lipoprotein,sLDL)。当高 TG 血症时(VLDL 高),sLDL(B 型 LDL)增高。与大而轻 LDL(A 型 LDL)相比,sLDL 颗粒中 apoB 含量较多而胆固醇较少,故可出现 LDL-C 虽然不高,但血清 apoB 增高的所谓"高 apoB 血症",它反映 B 型 LDL 增多。所以,apoB 与 LDL-C 同时测定有利于临床判断。

(2) 高 β-载脂蛋白血症、糖尿病、甲状腺功能减退症、肾病综合征和肾衰竭等 apoB 也增高。

2. apoB 减低　见于低 β-脂蛋白血症、无 β-脂蛋白血症、apoB 缺乏症、恶性肿瘤、甲状腺功能亢进症、营养不良等。

（三）载脂蛋白 AⅠ/载脂蛋白 B 比值测定

apoAⅠ、apoB 分别为 HDL、LDL 主要成分,由于病理情况下 CHO 的含量可发生变化,因而 HDL 和 LDL 不能代替 apoAⅠ和 apoB。因此,可采用 apoAⅠ/apoB 比值代替 HDL/LDL 比值作为判断动脉粥样硬化的指标。

【参考值】

1~2。

【临床意义】

apoAⅠ/apoB 比值随着年龄增长而降低。动脉粥样硬化、冠心病、糖尿病、高脂血症、肥胖症等 apoAⅠ/apoB 比值减低。apoAⅠ/apoB 比值<1 对诊断冠心病的危险性较血清 TC、TG、HDL、LDL 更

有价值,其灵敏度为87%,特异性为80%。

第三节 血清电解质检测

一、血清阳离子检测

(一) 血钾测定

98%的钾离子分布于细胞内液,是细胞内的主要阳离子,少量存在于细胞外液,血钾实际反映了细胞外液钾离子的浓度变化。但由于细胞内液、外液之间钾离子互相交换以保持动态平衡,因此,血清钾在一定程度上也可间接反映细胞内液钾的变化。血钾检测的适应证:①高血压。②心律失常。③服用利尿剂或泻药。④已知有其他电解质紊乱。⑤急性和慢性肾衰竭。⑥腹泻、呕吐。⑦酸碱平衡紊乱。⑧重症监护病人的随访监测。

【参考值】

3.5 ~ 5.5mmol/L。

【临床意义】

1. **血钾增高**   血清钾超过 5.5mmol/L 时称为高钾血症(hyperkalemia)。高钾血症的发生机制和原因见表4-7-7。

表 4-7-7   高钾血症的发生机制和原因

机制	原 因
摄入过多	高钾饮食、静脉输注大量钾盐、输入大量库存血液等
排出减少	①急性肾衰竭少尿期、肾上腺皮质功能减退症,导致肾小球排钾减少 ②长期使用螺内酯(安体舒通)、氨苯蝶啶等潴钾利尿剂 ③远端肾小管上皮细胞泌钾障碍,如系统性红斑狼疮、肾移植术后、假性低醛固酮血症等
细胞内钾外移 增多	①组织损伤和血细胞破坏,如严重溶血、大面积烧伤、挤压综合征等 ②缺氧和酸中毒 ③β-受体阻滞剂、洋地黄类药物可抑制 Na^+,K^+-ATP 酶,使细胞内钾外移 ④家族性高血钾性麻痹 ⑤血浆晶体渗透压增高,如应用甘露醇、高渗葡萄糖盐水等静脉输液,可使细胞内脱水,导致细胞内钾外移增多
假性高钾	①采血时上臂压迫时间过久(几分钟)、间歇性握拳产生的酸中毒,引起细胞内钾释放 ②血管外溶血 ③白细胞增多症:WBC>$500×10^9$/L,若标本放置后可因凝集而释放钾 ④血小板增多症:PLT>$600×10^9$/L,可引起高钾血症

2. **血钾减低**   血清钾低于 3.5mmol/L 时称为低钾血症(hypokalemia)。其中血钾在 3.0 ~ 3.5mmol/L 者为轻度低钾血症;2.5 ~ 3.0mmol/L 为中度低钾血症;<2.5mmol/L 为重度低钾血症。低钾血症的发生机制和原因见表4-7-8。

(二) 血钠测定

钠是细胞外液的主要阳离子,44%存在于细胞外液,9%存在于细胞内液,47%存在于骨骼中。血清钠多以氯化钠的形式存在,其主要功能在于保持细胞外液容量、维持渗透压及酸碱平衡,并具有维持肌肉、神经正常应激性的作用。血钠检测的适应证:①水电解质平衡紊乱。②其他电解质超出参考值。③多尿、口渴感减弱。④酸碱平衡紊乱。⑤肾脏疾病。⑥高血压。⑦某些内分泌疾病,如甲状腺功能减退症、盐皮质激素过多或缺乏症。⑧水肿。⑨摄入过量的钠。

表 4-7-8 低钾血症的发生机制和原因

机制	原因
分布异常	①细胞外钾内移,如应用大量胰岛素、低钾性周期性瘫痪、碱中毒等
	②细胞外液稀释,如心功能不全、肾性水肿或大量输入无钾盐液体等
丢失过多	①频繁呕吐、长期腹泻、胃肠引流等
	②肾衰竭多尿期、肾小管性酸中毒、肾上腺皮质功能亢进症、醛固酮增多症等使钾丢失过多
	③长期应用呋塞米(速尿)、依他尼酸(利尿酸)和噻嗪类利尿剂等排钾利尿剂
摄入不足	①长期低钾饮食、禁食和厌食等
	②饥饿、营养不良、吸收障碍等
假性低钾	血标本未能在 1 小时内处理,WBC>$100×10^9$/L,白细胞可从血浆中摄取钾

【参考值】

$135 \sim 145$mmol/L。

【临床意义】

血清钠超过 145mmol/L,并伴有血液渗透压过高者,称为高钠血症(hypernatremia)。血清钠低于 135mmol/L 称为低钠血症(hyponatremia)。高钠血症、低钠血症的发生机制和原因见表 4-7-9、表 4-7-10。

表 4-7-9 高钠血症的发生机制和原因

机制	原因
水分摄入不足	水源断绝、进食困难、昏迷等
水分丢失过多	大量出汗、烧伤、长期腹泻、呕吐、糖尿病性多尿、胃肠引流等
内分泌病变	肾上腺皮质功能亢进症、原发性或继发性醛固酮增多症,肾小管保钠排钾
摄入过多	进食过量钠盐或输注大量高渗盐水;心脏复苏时输入过多的碳酸氢钠等

表 4-7-10 低钠血症的发生机制和原因

机制	原因
丢失过多	①肾性丢失:慢性肾衰竭多尿期和大量应用利尿剂
	②皮肤黏膜性丢失:大量出汗、大面积烧伤时血浆外渗,丢失钠过多
	③医源性丢失:浆膜腔穿刺丢失大量液体等
	④胃肠道丢失:严重的呕吐、反复腹泻和胃肠引流等
细胞外液稀释	常见于水钠潴留
	①饮水过多而导致血液稀释,如精神性烦渴等
	②慢性肾衰竭、肝硬化失代偿期、急性或慢性肾衰竭少尿期
	③尿崩症、剧烈疼痛、肾上腺皮质功能减退症等的抗利尿激素分泌过多
	④高血糖或使用甘露醇,细胞外液高渗,使细胞内液外渗,导致血钠减低
消耗性低钠或摄入不足	①肺结核、肿瘤、肝硬化等慢性消耗性疾病,由于细胞内蛋白质分解消耗,细胞内液渗透压降低,水分从细胞内渗到细胞外,导致血钠减低
	②饥饿、营养不良、长期低钠饮食及不恰当的输液等

(三) 血钙测定

钙是人体含量最多的金属宏量元素。人体内 99% 以上的钙以磷酸钙或碳酸钙的形式存在于骨骼中,血液中钙含量甚少,仅占人体钙含量的 1%。血液中的钙以蛋白结合钙、复合钙(与阴离子结合的钙)和游离钙(离子钙)的形式存在。血清钙测定的适应证见表 4-7-11。

表 4-7-11 血清钙测定的适应证

状态或器官	适 应 证
筛检	年龄大于 50 岁的人群每 2 年进行一次筛检(包括身高和体重的测定)
手足抽搐	研究低钙血症的分型
骨骼	自发性骨折、骨质疏松性骨折、骨痛、放射性骨病、生长异常、牙齿的改变
肾脏	肾脏或尿路结石、肾脏钙质沉着、烦渴、多尿、慢性肾病
神经肌肉	手足抽搐、癫痫发作、甲状腺手术后可疑甲状旁腺功能减退、头痛、肌肉无力
精神症状	疲乏、淡漠、嗜睡、沮丧、厌食
胃肠道	消化性溃疡、胰腺炎、胆石症、周期性腹泻、吸收不良、便秘
皮肤及其附件	皮肤、指甲和毛发的改变、皮肤色素过度沉着
肺脏	结节病、结核、其他肉芽肿性疾病
肿瘤	体重减轻、恶性肿瘤、淋巴瘤
内分泌系统	甲状腺、睾丸、卵巢、肾上腺疾病
药物治疗	摄入维生素 D 及其代谢物或类似物、维生素 A、抗痉挛药物、皮质类固醇激素、噻嗪类利尿剂、洋地黄

【参考值】

总钙:2.25 ~ 2.58mmol/L。

离子钙:1.10 ~ 1.34mmol/L。

【临床意义】

血清总钙超过 2.58mmol/L 称为高钙血症(hypercalcemia)。血清总钙低于 2.25mmol/L 称为低钙血症(hypocalcemia)。当血清总钙浓度超过 3.5mmol/L 时所出现的极度消耗、代谢性脑病和胃肠道症状,称为高钙血症危象,一旦血钙浓度下降,症状就会缓解。高钙血症和低钙血症的发生机制和原因见表 4-7-12、表 4-7-13。血钙增高及血磷、尿钙、尿磷变化的临床意义见表 4-7-14,血钙减低及血磷、尿钙、尿磷变化的临床意义见表 4-7-15。

表 4-7-12 高钙血症的发生机制和原因

机制	原 因
溶骨作用增强	①原发性甲状旁腺功能亢进症 ②多发性骨髓瘤、骨肉瘤等伴有血清蛋白质增高的疾病 ③急性骨萎缩、骨折后和肢体麻痹 ④分泌前列腺素 E_2 的肾癌、肺癌;分泌破骨细胞刺激因子(OSF)的急性白血病、多发性骨髓瘤、Burkitt 淋巴瘤等
肾功能损害	急性肾衰竭的少尿期,钙排出减少而沉积在软组织中;多尿期时沉积于软组织中的钙大量释放
摄入过多	静脉输入钙过多、饮用大量牛奶
吸收增加	大量应用维生素 D、维生素 D 中毒等

表 4-7-13 低钙血症的发生机制和原因

机制	原 因
成骨作用增强	甲状旁腺功能减退症、恶性肿瘤骨转移等
吸收减少	佝偻病、婴儿手足搐搦症、骨质软化症等
摄入不足	长期低钙饮食
吸收不良	乳糜泻或小肠吸收不良综合征、胆汁淤积性黄疸等,可因钙及维生素 D 吸收障碍,使血钙减低
其他	①慢性肾衰竭、肾性佝偻病、肾病综合征、肾小管性酸中毒等 ②急性坏死性胰腺炎(ANP)可因血钙与 FFA 结合形成皂化物,也可使血钙减低 ③妊娠后期及哺乳期需要钙量增加,若补充不足时,使血钙减低

表 4-7-14 血钙增高及血磷、尿钙、尿磷变化的临床意义

血钙	血磷	尿钙	尿磷	临床意义
增高	增高/正常	增高	增高/正常	乳腺癌、肺癌、肾癌、胰腺癌、前列腺癌、多发性骨髓瘤
增高	减低/正常	增高/正常	正常	原发性甲状旁腺功能亢进症
增高	正常/增高	正常/增高	正常	摄入过量维生素 D
增高	正常/增高	正常/增高	正常	摄入过量维生素 A
增高	正常/增高	正常/增高	正常/增高	乳碱综合征
增高	正常	减低	正常	应用噻嗪类利尿剂
增高	正常	正常/增高	正常	甲状旁腺功能亢进症
增高	正常/增高	正常/增高	正常/增高	结节病
增高	正常/增高	减低	正常	Addison 病
增高	正常	减低	正常	家族性低尿钙性高血钙
增高	正常	正常/增高	正常	制动引起的高血钙

表 4-7-15 血钙减低及血磷、尿钙、尿磷变化的临床意义

血钙	血磷	尿钙	尿磷	临床意义
减低	减低	减低/正常	减低	钙吸收不良(维生素 D 缺乏钙吸收不良综合征)
减低	增高	减低	正常	甲状旁腺功能减退症
减低	增高	减低	正常	假性甲状旁腺功能减退症
减低	增高	减低	减低	各种原因所致的慢性肾衰竭
减低	正常	减低	正常	肾病综合征
减低	正常	正常/减低	正常	肝硬化
减低	减低/正常	正常/减低	正常/减低	成骨细胞转移性肿瘤
减低	正常	正常/减低	正常	急性胰腺炎
减低	减低	正常/增高	增高	肾上腺增生或糖皮质激素治疗

二、血清阴离子检测

(一) 血氯测定

氯是细胞外液的主要阴离子,但在细胞内外均有分布。血氯检测的适应证:①酸碱平衡紊乱。②水钠平衡紊乱。③重症监护病人出现危险情况时。

【参考值】

95 ~ 105mmol/L。

【临床意义】

1. **血氯增高** 血清氯含量超过 105mmol/L 称为高氯血症(hyperchloremia),其发生机制和原因见表 4-7-16。

2. **血氯减低** 血清氯含量低于 95mmol/L 称为低氯血症(hypochloremia)。

(1) 摄入不足:饥饿、营养不良、低盐治疗等。

(2) 丢失过多:①严重呕吐、腹泻、胃肠引流等,丢失大量胃液、胰液和胆汁,致使氯的丢失大于钠和 HCO_3^- 的丢失。②慢性肾衰竭、糖尿病以及应用噻嗪类利尿剂,使氯由尿液排出增多。③慢性肾上腺皮质功能不全,由于醛固酮分泌不足,氯随钠丢失增加。④呼吸性酸中毒,血 HCO_3^- 增高,使氯的重吸收减少。

表 4-7-16   高氯血症的发生机制和原因

机制	原　因
排出减少	急性或慢性肾衰竭的少尿期、尿道或输尿管梗阻、心功能不全等
血液浓缩	频繁呕吐、反复腹泻、大量出汗等导致水分丧失、血液浓缩
吸收增加	肾上腺皮质功能亢进,如库欣综合征及长期应用糖皮质激素等,使肾小管对 NaCl 吸收增加
代偿性增高	呼吸性碱中毒过度呼吸,使 CO_2 排出增多,HCO_3^- 减少,血氯代偿性增高
低蛋白血症	肾脏疾病时的尿蛋白排出增加,血浆蛋白质减少,使血氯增加,以补充血浆阴离子
摄入过多	食入或静脉补充大量的 $NaCl$、$CaCl_2$、NH_4Cl 溶液等

（二）血磷测定

人体中 70% ~80% 的磷以磷酸钙(calcium phosphate)的形式沉积于骨骼中,只有少部分存在于体液中。血液中的磷有无机磷(inorganic phosphate)和有机磷(organophosphate)两种形式。血磷水平受年龄和季节影响,新生儿与儿童的生长激素水平较高,故血清磷水平较高。另外,受夏季紫外线的影响,血清磷的含量也较冬季为高。血磷与血钙有一定的浓度关系,即正常人的钙、磷浓度(mg/dl)乘积为 36 ~40。

血磷检测的适应证:①骨病。②慢性肾脏疾病、透析病人。③甲状腺手术后。④慢性乙醇中毒。⑤需要加强医疗护理的病人(胃肠外营养、机械通气)。⑥肾结石病人。⑦甲状旁腺疾病。⑧拟诊维生素 D 缺乏(吸收不良综合征)。⑨肌无力、骨痛。

【参考值】

0.97 ~1.61mmol/L。

【临床意义】

血磷增高和血磷减低的发生机制和原因见表 4-7-17、表 4-7-18。

表 4-7-17   血磷增高的发生机制和原因

机制	原　因
内分泌疾病	原发性或继发性甲状旁腺功能减退症
排出障碍	肾衰竭等所致的磷酸盐排出障碍
吸收增加	摄入过多维生素 D,可促进肠道吸收钙、磷,导致血清钙、磷均增高
其他	肢端肥大症、多发性骨髓瘤、骨折愈合期、Addison 病、急性重型肝炎等

表 4-7-18   血磷减低的发生机制和原因

机制	原　因
摄入不足或吸收障碍	饥饿、恶病质、吸收不良、活性维生素 D 缺乏、长期应用含铝制剂等
丢失过多	大量呕吐、腹泻、血液透析、肾小管性酸中毒、Fanconi 综合征、应用噻嗪类利尿剂等
转入细胞内	静脉注射胰岛素或葡萄糖、过度换气综合征、碱中毒、AMI 等
其他	乙醇中毒、糖尿病酮症酸中毒、甲状旁腺功能亢进症、维生素 D 抵抗性佝偻病等

第四节　血清铁及其代谢产物检测

一、血清铁检测

血清铁(serum iron),即与转铁蛋白结合的铁,其含量不仅取决于血清中铁的含量,还受转铁蛋白的影响。血清铁检测的适应证:①转铁蛋白测定的参数。②铁吸收实验参数。③急性铁中毒。

【参考值】

男性:10.6~36.7μmol/L。

女性:7.8~32.2μmol/L。

儿童:9.0~22.0μmol/L。

【临床意义】

血清铁增高和减低的发生机制和原因见表4-7-19。

表4-7-19　血清铁增高和减低的发生机制和原因

增高或减低	机制	原因
血清铁增高	利用障碍	铁粒幼细胞贫血、再生障碍性贫血、铅中毒等
	释放增多	溶血性贫血、急性肝炎、慢性活动性肝炎等
	铁蛋白增多	白血病、含铁血黄素沉着症、反复输血等
	铁摄入过多	铁剂治疗过量时
血清铁减低	铁缺乏	缺铁性贫血
	慢性失血	月经过多、消化性溃疡、恶性肿瘤、慢性炎症等
	摄入不足	①长期缺铁饮食 ②机体需铁增加时,如生长发育期的婴幼儿、青少年,生育期、妊娠期及哺乳期的妇女等

二、血清转铁蛋白检测

转铁蛋白(transferrin,Tf)是血浆中一种能与Fe^{3+}结合的球蛋白,主要起转运铁的作用。体内仅有1/3的Tf呈铁饱和状态。每分子Tf可与2个Fe^{3+}结合并将铁转运到骨髓和其他需铁的组织。Tf主要在肝脏中合成,所以Tf也可作为判断肝脏合成功能的指标。另外,Tf也是一种急性时相反应蛋白。

【参考值】

28.6~51.9μmol/L(2.5~4.3g/L)。

【临床意义】

1. **Tf增高**　常见于:妊娠期、应用口服避孕药、慢性失血及铁缺乏,特别是缺铁性贫血。

2. **Tf减低**　常见于:①铁粒幼细胞贫血、再生障碍性贫血。②营养不良、重度烧伤、肾衰竭。③遗传性转铁蛋白缺乏症。④急性肝炎、慢性肝损伤及肝硬化等。

三、血清总铁结合力检测

正常情况下,血清铁仅能与1/3的Tf结合,2/3的Tf未能与铁结合,未与铁结合的Tf称为未饱和铁结合力。每升血清中的Tf所能结合的最大铁量称为总铁结合力(total iron binding capacity,TIBC),即为血清铁与未饱和铁结合力之和。

【参考值】

男性:50~77μmol/L。

女性:54~77μmol/L。

【临床意义】

1. **TIBC增高**

(1)Tf合成增加:如缺铁性贫血、红细胞增多症、妊娠后期。

（2）Tf 释放增加：急性肝炎、亚急性重型肝炎等。

2. TIBC 减低

（1）Tf 合成减少：肝硬化、慢性肝损伤等。

（2）Tf 丢失：肾病综合征。

（3）铁缺乏：肝脏疾病、慢性炎症、消化性溃疡等。

四、血清转铁蛋白饱和度检测

血清转铁蛋白饱和度（transferrin saturation，Tfs）简称铁饱和度，可以反映达到饱和铁结合力的 Tf 所结合的铁量，以血清铁占 TIBC 的百分率表示。血清转铁蛋白饱和度检测的适应证：①可疑的功能铁缺乏。②可疑的铁过度负荷。

【参考值】

33%～55%。

【临床意义】

1. Tfs 增高　常见于：①铁利用障碍：如再生障碍性贫血、铁粒幼细胞贫血。②血色病（hemo-chromatosis）：Tfs 大于 70% 为诊断血色病的可靠指标。

2. Tfs 减低　常见于缺铁或缺铁性贫血。Tfs 小于 15% 并结合病史即可诊断缺铁或缺铁性贫血，其准确性仅次于铁蛋白，但较 TIBC 和血清铁灵敏。另外，Tfs 减低也可见于慢性感染性贫血。

五、血清铁蛋白检测

血清铁蛋白（serum ferritin，SF）是去铁蛋白（apoferritin）和铁核心 Fe^{3+} 形成的复合物，铁蛋白的铁核心 Fe^{3+} 具有强大的结合铁和贮备铁的能力，以维持体内铁的供应和血红蛋白的相对稳定性。SF 是铁的贮存形式，其含量变化可作为判断是否缺铁或铁负荷过量的指标。血清铁蛋白测定的适应证：①缺铁性贫血。②贮存铁缺乏。③长时间口服铁治疗的监测。④贫血的鉴别诊断。⑤缺铁易发人群的监测（孕妇、献血者、幼儿和血液透析病人）。⑥铁过度负荷。⑦长时间铁转移治疗的监测。

【参考值】

男性：15～200μg/L。

女性：12～150μg/L。

【临床意义】

1. SF 增高

（1）体内贮存铁增加：原发性血色病、继发性铁负荷过大。

（2）铁蛋白合成增加：炎症、肿瘤、白血病、甲状腺功能亢进症等。

（3）贫血：溶血性贫血、再生障碍性贫血、恶性贫血。

（4）组织释放增加：肝坏死、慢性肝病等。

2. SF 减低　常见于缺铁性贫血、大量失血、长期腹泻、营养不良等。若 SF 低于 15μg/L 即可诊断铁缺乏。SF 也可以作为营养不良的流行病学调查指标。如果 SF 大于 100μg/L，即可排除缺铁。

六、红细胞内游离原卟啉检测

在血红蛋白合成过程中，原卟啉与铁在铁络合酶的作用下形成血红素。当铁缺乏时，原卟啉与铁不能结合形成血红素，导致红细胞内的游离原卟啉（free erythrocyte protoporphyrin，FEP）增多，或在络合酶作用下形成锌原卟啉（zonic protoporphyrin，ZPP）。

【参考值】

男性:0.56~1.00μmol/L。

女性:0.68~1.32μmol/L。

【临床意义】

1. FEP增高　常见于缺铁性贫血、铁粒幼细胞贫血、阵发性睡眠性血红蛋白尿(PNH)以及铅中毒等。对诊断缺铁,FEP/Hb比值更灵敏。

2. FEP减低　常见于巨幼细胞贫血、恶性贫血和血红蛋白病等。

缺铁性贫血为小细胞低色素性贫血。临床上常需要与铁粒幼细胞贫血、珠蛋白生成障碍性贫血和慢性病性贫血鉴别。几种小细胞低色素性贫血的鉴别见表4-7-20。

表4-7-20　小细胞低色素性贫血的鉴别

鉴别项目	缺铁性贫血	铁粒幼细胞贫血	珠蛋白生成障碍性贫血	慢性病性贫血
年龄	中、青年	中老年	儿童	不定
性别	女性	不定	不定	不定
病因	缺铁	铁利用障碍	Hb异常	缺铁或铁利用障碍
网织红细胞	正常或增高	正常或增高	正常或增高	正常
血清铁蛋白	减低	增高	增高	正常或增高
血清铁	减低	增高	增高	减低
总铁结合力	增高	正常或减低	正常	减低
转铁蛋白饱和度	减低	增高	增高	正常或减低
细胞外铁	减低	增高	增高	增高
贮存铁	减低	正常或增高	增高	增高
铁粒幼细胞	减低	环形铁粒幼细胞>15%	增高	减低
HbA_2	减低或正常	减低或正常	增高	减低

第五节　心肌酶和心肌蛋白检测

心肌缺血损伤时的生物化学指标变化较多,如心肌酶和心肌蛋白等,但反映心肌缺血损伤的理想生物化学指标应具有以下的特点:①具有高度的心脏特异性。②心肌损伤后迅速增高,并持续较长时间。③检测方法简便快速。④其应用价值已由临床所证实。心肌损伤的生物化学指标见表4-7-21。

表4-7-21　心肌损伤的生物化学指标

意义	生物化学指标
最早出现	肌红蛋白、CK亚型、糖原磷酸化酶同工酶BB、心脏脂肪酸结合蛋白(FABP)
特异性高	cTnI、cTnT、CK-MB、CK亚型
广泛性诊断价值	cTnI、cTnT、乳酸脱氢酶、肌球蛋白轻链和重链
风险划分	cTnI、cTnT、CK-MB
再灌注标志	肌红蛋白、cTnI、cTnT、CK亚型
2~4天后再次梗死的标志	CK-MB

一、心肌酶检测

（一）肌酸激酶测定

肌酸激酶(creatine kinase,CK)也称为肌酸磷酸激酶(creatine phosphatase kinase,CPK)。CK 主要存在于胞质和线粒体中,以骨骼肌、心肌含量最多,其次是脑组织和平滑肌。肝脏、胰腺和红细胞中的 CK 含量极少。肌酸激酶检测的适应证有以下几个方面。

1. 怀疑有心肌疾病

（1）有临床和 ECG 表现的典型心肌梗死(检查 CK 和 CK-MB)。

（2）介入疗法有禁忌证的病人(检查 CK 和 CK-MB)。

（3）治疗血栓溶解的评价(检查 CK 和 CK-MB)。

（4）对心绞痛病人危险分级(检查 CK 和肌钙蛋白)。

（5）心肌炎。

2. 其他

（1）怀疑有骨骼肌病变。

（2）监测心肌和骨骼肌疾病。

（3）监测癌症病人的治疗。

【参考值】

速率法:男性 50～310U/L,女性 40～200U/L。

【临床意义】

CK 水平受性别、年龄、种族、生理状态的影响。①男性肌肉容量大,CK 活性高于女性。②新生儿出生时由于骨骼肌损伤和暂时性缺氧,可使 CK 升高。③黑人 CK 约为白人的 1.5 倍。④运动后可导致 CK 明显增高,且运动越剧烈、时间越长,CK 升高越明显。

1. CK 增高

（1）AMI:在 AMI 发病 3～8 小时期间 CK 水平即明显增高,其峰值在 10～36 小时,3～4 天恢复正常。如果在 AMI 病程中 CK 再次升高,提示再次发生心肌梗死。因此,CK 为早期诊断 AMI 的灵敏指标之一,但诊断时应注意 CK 的时效性。发病 8 小时内 CK 不增高,不可轻易排除 AMI,应继续动态观察;发病 24 小时的 CK 检测价值最大,此时的 CK 应达峰值,如果 CK 低于参考值的上限,可排除 AMI。但应除外 CK 基础值极低、心肌梗死范围小及心内膜下心肌梗死的病人等,此时即使心肌梗死,CK 也可正常。

（2）心肌炎和肌肉疾病:心肌炎时 CK 明显升高。各种肌肉疾病,如多发性肌炎、横纹肌溶解症、进行性肌营养不良等 CK 明显增高。

（3）溶栓治疗:AMI 溶栓治疗后出现再灌注可导致 CK 活性增高,使峰值时间提前。因此,CK 水平有助于判断溶栓后的再灌注情况,但由于 CK 检测具有中度灵敏度,所以不能早期判断再灌注。如果溶栓后 4 小时内 CK 即达峰值,提示冠状动脉的再通能力达 40%～60%。

（4）手术:心脏手术或非心脏手术均可导致 CK 增高,其增高的程度与肌肉损伤的程度、手术范围、手术时间有密切关系。转复心律、心导管术以及冠状动脉成形术等均可引起 CK 增高。

2. CK 减低　长期卧床、甲状腺功能亢进症、激素治疗等 CK 均减低。

（二）肌酸激酶同工酶测定

CK 是由 2 个亚单位组成的二聚体,形成 3 个不同的亚型:①CK-MM(CK$_3$),主要存在于骨骼肌和心肌中,CK-MM 可分为 MM$_1$、MM$_2$、MM$_3$ 亚型。MM$_3$ 是 CK-MM 在肌细胞中的主要存在形式。②CK-MB(CK$_2$),主要存在于心肌中。③CK-BB(CK$_1$),主要存在于脑、前列腺、肺、肠等组织中。正常人血清中以 CK-MM 为主,CK-MB 较少,CK-BB 含量极微。检测 CK 的不同亚型对鉴别 CK 增高的原因有重要价值。

【参考值】

CK-MM:94% ~96%。

CK-MB:<5%。

CK-BB:极少或无。

【临床意义】

1. CK-MB 增高

(1) AMI:CK-MB 对 AMI 早期诊断的灵敏度明显高于总 CK,其阳性检出率达 100%,且具有高度的特异性。其灵敏度为 17% ~62%,特异性为 92% ~100%。CK-MB 一般在发病后 3 ~8 小时增高,9 ~30 小时达高峰,48 ~72 小时恢复正常水平。与 CK 比较,其高峰出现早,消失较快,用其诊断发病较长时间的 AMI 有困难,但对再发心肌梗死的诊断有重要价值。另外,CK-MB 高峰时间与预后有一定关系,CK-MB 高峰出现早者较出现晚者预后好。

(2) 其他心肌损伤:心绞痛、心包炎、慢性心房颤动、安装起搏器等,CK-MB 也可增高。

(3) 肌肉疾病及手术:骨骼肌疾病时 CK-MB 也增高,但 CK-MB/CK 常小于 6%,以此可与心肌损伤鉴别。

2. CK-MM 增高

(1) AMI:CK-MM 亚型对诊断早期 AMI 较为灵敏。$CK\text{-}MM_3/CK\text{-}MM_1$ 一般为 0.15 ~0.35,其比值大于 0.5,即可诊断为 AMI。

(2) 其他:骨骼肌疾病、重症肌无力、肌萎缩、进行性肌营养不良、多发性肌炎等 CK-MM 均明显增高。手术、创伤、惊厥和癫痫发作等也可使 CK-MM 增高。

3. CK-BB 增高

(1) 神经系统疾病:脑梗死、急性颅脑损伤、脑出血、脑膜炎病人血清 CK-BB 增高,CK-BB 增高程度与损伤严重程度、范围和预后呈正比。

(2) 肿瘤:恶性肿瘤病人血清 CK-BB 检出率为 25% ~41%,CK-BB 由脑组织合成,若无脑组织损伤,应考虑为肿瘤,如肺、肠、胆囊、前列腺等部位的肿瘤。

(三) 肌酸激酶异型测定

CK-MB 主要存在于心肌组织中,可分为 MB_1、MB_2 两种异型。MB_2 是 CK-MB 在心肌细胞中的主要存在形式,当心肌组织损伤时释放 MB_2,导致短时间内血清 $CK\text{-}MB_2$ 水平增高。其检测的适应证:①评价无骨骼肌损伤的心肌梗死。②监测溶栓治疗。③评价不稳定型心绞痛病人的预后。

【参考值】

$CK\text{-}MB_1$<0.71U/L。

$CK\text{-}MB_2$<1.0U/L。

MB_2/MB_1<1.4。

【临床意义】

$CK\text{-}MB_1$、$CK\text{-}MB_2$ 对诊断 AMI 具有更高的灵敏度和特异性,明显高于 CK-MB。以 $CK\text{-}MB_1$<0.71U/L,$CK\text{-}MB_2$<1.0U/L,MB_2/MB_1>1.5 为临界值,则 CK-MB 异型于发病后 2 ~4 小时诊断 AMI 灵敏度为 59%,4 ~6 小时为 92%,而 CK-MB 仅为 48%。另外,CK-MB 异型对诊断溶栓治疗后是否有冠状动脉再通也有一定价值,MB_2/MB_1>3.8 提示冠状动脉再通,但与无再灌注的结果有重复现象。

(四) 乳酸脱氢酶测定

乳酸脱氢酶(lactate dehydrogenase,LD)是一种糖酵解酶,广泛存在于机体的各种组织中,其中以心肌、骨骼肌和肾脏含量最丰富,其次为肝脏、脾脏、胰腺、肺脏和肿瘤组织,红细胞中 LD 含量也极为丰富。由于 LD 几乎存在于人体各组织中,所以 LD 对诊断具有较高的灵敏度,但特异性较差。LD 检测的适应证:①怀疑心肌梗死以及心肌梗死的监测。②怀疑肺栓塞。③鉴别黄疸的类型。④怀疑溶血性贫血。⑤诊断器官损伤。⑥恶性疾病的诊断与随访。

【参考值】

速率法:120 ~ 250U/L。

【临床意义】

乳酸脱氢酶测定的临床意义见表4-7-22。

表 4-7-22　乳酸脱氢酶测定的临床意义

疾病	临 床 意 义
心脏疾病	AMI 时 LD 活性较 CK、CK-MB 增高晚(8 ~ 18 小时开始增高),24 ~ 72 小时达到峰值,持续 6 ~ 10 天。病程中 LD 持续增高或再次增高,提示梗死面积扩大或再次出现梗死
肝脏疾病	急性病毒性肝炎、肝硬化、胆汁淤积性黄疸,以及心力衰竭和心包炎时的肝淤血、慢性活动性肝炎等 LD 显著增高
恶性肿瘤	恶性淋巴瘤、肺癌、结肠癌、乳腺癌、胃癌、宫颈癌等 LD 均明显增高
其他	贫血、肺梗死、骨骼肌损伤、进行性肌营养不良、休克、肾脏病等 LD 均明显增高

(五) 乳酸脱氢酶同工酶测定

LD 是由 H 亚基(心型)和 M 亚基(肌型)组成的四聚体,根据亚基组合不同形成 5 种同工酶:即 $LD_1(H_4)$、$LD_2(H_3M)$、$LD_3(H_2M_2)$、$LD_4(HM_3)$ 和 $LD_5(M_4)$。其中 LD_1、LD_2 主要来自心肌,LD_3 主要来自肺、脾组织,LD_4、LD_5 主要来自肝脏,其次为骨骼肌。由于 LD 同工酶的组织分布特点,其检测具有病变组织定位作用,且其意义较 LD 更大。

【参考值】

LD_1:(32.70±4.60)%　　　　LD_2:(45.10±3.53)%　　　　LD_3:(18.50±2.96)%

LD_4:(2.90±0.89)%　　　　LD_5:(0.85±0.55)%

LD_1/LD_2:<0.7

【临床意义】

1. AMI　AMI 发病后 12 ~ 24 小时有 50% 的病人,48 小时有 80% 的病人 LD_1、LD_2 明显增高,且 LD_1 增高更明显,$LD_1/LD_2>1.0$。当 AMI 病人 LD_1/LD_2 增高,且伴有 LD_5 增高,其预后较仅有 LD_1/LD_2 增高为差,且 LD_5 增高提示心力衰竭伴有肝淤血或肝衰竭。

2. **肝脏疾病**　肝脏实质性损伤,如病毒性肝炎、肝硬化、原发性肝癌时,LD_5 升高,且 $LD_5>LD_4$,而胆管梗阻但未累及肝细胞时 $LD_4>LD_5$。恶性肿瘤肝转移时 LD_4、LD_5 均增高。

3. **肿瘤**　恶性肿瘤细胞坏死可引起 LD 增高,且肿瘤生长速度与 LD 增高程度有一定关系。大多数恶性肿瘤病人以 LD_5、LD_4、LD_3 增高为主,且其阳性率 $LD_5>LD_4>LD_3$。生殖细胞恶性肿瘤和肾脏肿瘤则以 LD_1、LD_2 增高为主。白血病病人以 LD_3、LD_4 增高为主。

4. **其他**　骨骼肌疾病血清 $LD_5>LD_4$;肌萎缩早期 LD_5 升高,晚期 LD_1、LD_2 也可增高;肺部疾病 LD_3 可增高;恶性贫血 LD 极度增高,且 $LD_1>LD_2$。

二、心肌蛋白检测

(一) 心肌肌钙蛋白 T 测定

心肌肌钙蛋白(cardiac troponin, cTn)是肌肉收缩的调节蛋白。心肌肌钙蛋白 T(cardiac troponin T, cTnT)有快骨骼肌型、慢骨骼肌型和心肌型。绝大多数 cTnT 以复合物的形式存在于细丝上,而6%～8%的cTnT以游离的形式存在于心肌细胞胞质中。当心肌细胞损伤时,cTnT便释放到血清中。因此,cTnT浓度变化对诊断心肌缺血损伤的严重程度有重要价值。cTnT测定的适应证见表4-7-23。

【参考值】

①0.02～0.13μg/L。②>0.2μg/L为临界值。③>0.5μg/L可以诊断AMI。

【临床意义】

由于cTn与骨骼肌中异质体具有不同的氨基酸顺序,由不同的基因所编码,具有独特的抗原性,其特异性更优于CK-MB。由于cTn的相对分子质量较小,心肌损伤后游离的cTn从心肌细胞胞质内释放入血,使血清cTn浓度迅速增高,其升高的倍数往往会超过CK或CK-MB升高的倍数。cTn升高时间与CK-MB相似,但其释放所持续的时间较长,因而可保持cTn较长时间的高水平状态。故cTn既有CK-MB升高时间早、又有LD₁诊断时间长的优点。

1. 诊断AMI cTnT是诊断AMI的确定性标志物。AMI发病后3～6小时的cTnT即升高,10～24小时达峰值,其峰值可为参考值的30～40倍,恢复正常需要10～15天。其诊断AMI的灵敏度为50%～59%,特异性为74%～96%,故其特异性明显优于CK-MB和LD。对非Q波性、亚急性心肌梗死或CK-MB无法诊断的病人更有价值。

2. 判断微小心肌损伤 不稳定型心绞痛(unstable angina pectoris,UAP)病人常发生微小心肌损伤(minor myocardial damage,MMD),这种心肌损伤只有检测cTnT才能确诊。因此,cTnT水平变化对诊断MMD和判断UAP预后有重要价值。

3. 预测血液透析病人心血管事件 肾衰竭病人反复血液透析可引起血流动力学和血脂异常,因此所致的心肌缺血性损伤是导致病人死亡的主要原因之一,及时检测血清cTnT浓度变化,可预测其心血管事件发生。cTnT增高提示预后不良或发生猝死的可能性增大。

4. 其他 ①cTnT也可作为判断AMI后溶栓治疗是否出现冠状动脉再灌注、以及评价围手术期和经皮腔内冠状动脉成形术(percutaneous transluminal coronary angioplasty,PTCA)心肌受损程度的较好指标。②钝性心肌外伤、心肌挫伤、甲状腺功能减退症病人的心肌损伤、药物损伤、严重脓毒血症所致的左心衰时cTnT也可升高。

（二）心肌肌钙蛋白 I 测定

心肌肌钙蛋白I(cardiac troponin I,cTnI)可抑制肌动蛋白中的ATP酶活性,使肌肉松弛,防止肌纤维收缩。cTnI以复合物和游离的形式存在于心肌细胞胞质中,当心肌损伤时,cTnI即可释放入血液中,血清cTnI浓度变化可以反映心肌细胞损伤的程度。cTnI测定的适应证见表4-7-24。

表4-7-23 cTnT测定的适应证	表4-7-24 cTnI测定的适应证
①晚期诊断AMI,监测AMI的病程进展	①晚期诊断AMI,监测AMI的病程进展
②评价溶栓治疗效果	②评价溶栓治疗效果
③评价不稳定型心绞痛病人的预后	③评价不稳定型心绞痛病人的预后
④评价小面积心肌梗死(如侵入性心脏治疗后)	④评价小面积心肌梗死(如侵入性心脏治疗后)
⑤诊断伴有骨骼肌损伤的心肌损伤(如围手术期心肌梗死、心脏创伤)	⑤诊断伴有骨骼肌损伤的心肌损伤(如围手术期心肌梗死、心脏创伤)
	⑥心脏移植后慢性或亚急性排斥反应
	⑦诊断伴有心肌病、肾或多器官功能衰竭的心肌损伤

【参考值】

①<0.2μg/L。②>1.5μg/L 为临界值。

【临床意义】

1. 诊断 AMI   cTnI 对诊断 AMI 与 cTnT 无显著性差异。与 cTnT 比较,cTnI 具有较低的初始灵敏度和较高的特异性。AMI 发病后 3~6 小时,cTnI 即升高,14~20 小时达到峰值,5~7 天恢复正常。其诊断 AMI 的灵敏度为 6%~44%,特异性为 93%~99%。

2. 判断 MMD   UAP 病人血清 cTnI 也可升高,提示心肌有小范围梗死。

3. 其他   急性心肌炎病人 cTnI 水平增高,其阳性率达 88%,但多为低水平增高。

（三）肌红蛋白测定

肌红蛋白(myoglobin,Mb)是一种存在于骨骼肌和心肌中的含氧结合蛋白,正常人血清 Mb 含量极少。当心肌或骨骼肌损伤时,血液 Mb 水平升高,对诊断 AMI 和骨骼肌损害有一定价值。肌红蛋白检测的适应证:①早期诊断 AMI 和心肌再梗死。②监测 AMI 后溶栓治疗的效果。③评估骨骼肌疾病的病程。④监测肌红蛋白清除率,以评估复合性创伤或横纹肌溶解并发肾衰竭的危险。⑤监测运动医学的运动训练量。

【参考值】

1. 定性   阴性。

2. 定量   ELISA 法 50~85μg/L,RIA 法 6~85μg/L,>75μg/L 为临界值。

【临床意义】

1. 诊断 AMI   Mb 的相对分子质量小,心肌细胞损伤后即可从受损的心肌细胞中释放,故在 AMI 发病后 0.5~2 小时即可升高,5~12 小时达到高峰,18~30 小时恢复正常,所以 Mb 可作为早期诊断 AMI 的指标,明显优于 CK-MB 和 LD。Mb 诊断 AMI 的灵敏度为 50%~59%,特异性为 77%~95%。另外,也可用 Mb 与碳酸酐酶同工酶 Ⅲ(CAⅢ)的比值诊断 AMI。Mb/CAⅢ 比值于 AMI 发病后 2 小时增高,其灵敏度和特异性高于 CK 或 CK-MB,也是早期心肌损伤的指标之一。

2. 判断 AMI 病情   Mb 主要由肾脏排泄,AMI 病人血清中增高的 Mb 很快从肾脏清除,发病后一般 18~30 小时即可恢复正常。如果此时 Mb 持续增高或反复波动,提示心肌梗死持续存在,或再次发生心肌梗死以及梗死范围扩展等。

3. 其他   ①骨骼肌损伤:急性肌肉损伤、肌病。②休克。③急性或慢性肾衰竭。

（四）脂肪酸结合蛋白测定

脂肪酸结合蛋白(fatty acid binding protein,FABP)存在于多种组织中,所结合的蛋白是清蛋白,以心肌和骨骼肌中的含量最丰富。FABP 是细胞内脂肪酸载体蛋白,其在细胞利用脂肪酸的过程中起重要作用。FABP 检测的适应证:①早期诊断心肌梗死(再梗死)。②监测溶栓治疗的效果。

【参考值】

<5μg/L。

【临床意义】

1. 诊断 AMI   AMI 发病后 0.5~3 小时,血浆 FABP 开始增高,12~24 小时内恢复正常,故 FABP 为 AMI 早期诊断指标之一。其灵敏度为 78%,明显高于 Mb 和 CK-MB。因此,FABP 对早期诊断 AMI 较 Mb、CK-MB 更有价值。

2. 其他   骨骼肌损伤、肾衰竭病人血浆 FABP 也可增高。

AMI 的心肌酶学和心肌蛋白变化见表 4-7-25。

表 4-7-25　AMI 的心肌酶学和心肌蛋白变化

指标	开始增高时间 （小时）	峰值时间 （小时）	恢复正常时间 （小时）	灵敏度 （%）	特异性 （%）
CK	3～8	10～36	72～96	-	-
CK-MB	3～8	9～30	48～72	17～62	92～100
CK-MB 异型	1～4	4～8	12～24	92～96	94～100
LD	8～18	24～72	144～240	-	-
LD1	8～18	24～72	144～240	-	-
cTnT	3～6	10～24	240～360	50～59	74～96
cTnI	3～6	14～20	120～148	6～44	93～99
Mb	0.5～2.0	5～12	18～30	50～59	77～95
FABP	0.5～3.0	-	12～24	78	

第六节　其他血清酶学检测

一、淀粉酶检测

淀粉酶（amylase，AMY）主要来自胰腺和腮腺。来自胰腺的为淀粉酶同工酶 P（P-AMY），来自腮腺的为淀粉酶同工酶 S（S-AMY）。其他组织，如心脏、肝脏、肺脏、甲状腺、卵巢、脾脏等也含有少量 AMY。淀粉酶检测的适应证：①急性胰腺炎的监测和排除（出现急性上腹部疼痛）。②慢性（复发性）胰腺炎。③胰管阻塞。④腹部不适、外科手术、厌食和食欲过盛等。⑤逆行胆胰管造影（ERCP）后的随访。⑥腮腺炎（流行性、乙醇中毒性）。

【参考值】

1. 血液 AMY　35～135U/L。

2. 24 小时尿液 AMY　<1000U/L。

【临床意义】

血液和尿液 AMY 变化可用于急性胰腺炎的诊断和急腹症的鉴别诊断。由于 AMY 半衰期短（约 2 小时），胰腺或腮腺发生病变时，血液 AMY 增高早，持续时间短；而尿液 AMY 增高晚，持续时间长。但是，临床上以血液 AMY 变化为主要诊断依据，尿液 AMY 变化仅为参考。

1. AMY 增高

（1）胰腺炎（pancreatitis）：①急性胰腺炎是 AMY 增高最常见的原因。血清 AMY 一般于发病6～12 小时开始增高，12～72 小时达到峰值，3～5 天恢复正常。虽然 AMY 活性增高的程度不一定与胰腺组织损伤程度有相关性，但 AMY 增高越明显，其损伤越严重。AMY 诊断胰腺炎的灵敏度为 70%～95%，特异性为 33%～34%。②慢性胰腺炎急性发作、胰腺囊肿、胰腺管阻塞时 AMY 也可增高。

（2）胰腺癌：胰腺癌早期 AMY 增高，其原因为：①肿瘤压迫造成胰腺导管阻塞，并使其压力增高，使 AMY 溢入血液中。②短时间内大量胰腺组织破坏，组织中的 AMY 进入血液中。

（3）非胰腺疾病：①腮腺炎时增高的 AMY 主要为 S-AMY，S-AMY/P-AMY>3，借此可与急性胰腺炎相鉴别。②消化性溃疡穿孔、上腹部手术后、机械性肠梗阻、胆管梗阻、急性胆囊炎等 AMY 也增高，这主要是由于病变累及胰腺或富含 AMY 的肠液进入腹腔被吸收所致。③服用镇静剂，如吗啡等，AMY 也增高，以 S-AMY 增高为主。④乙醇中毒病人 S-AMY 或 P-AMY 增高，两者也可同时增高。⑤肾衰竭时的 AMY 增高是由于经肾脏排出的 AMY 减少所致。⑥巨淀粉酶血症时，由于 AMY

与免疫球蛋白等结合形成复合物或 AMY 本身聚合成巨淀粉酶分子,致使肾脏排泄 AMY 减少,所以,血液 AMY 增高,尿液 AMY 减低。

2. AMY 减低

(1) 慢性胰腺炎:AMY 减低多由于胰腺组织严重破坏,导致胰腺分泌功能障碍所致。

(2) 胰腺癌:AMY 减低多由于肿瘤压迫时间过久,腺体组织纤维化,导致分泌功能降低所致。

(3) 其他:①肾衰竭晚期,肾脏排泄 AMY 减少,尿液 AMY 可减低。②巨淀粉酶血症尿液 AMY 减低。

二、脂肪酶检测

脂肪酶(lipase,LPS)是一种能水解长链脂肪酸三酰甘油的酶,主要由胰腺分泌,胃和小肠也能产生少量的 LPS。LPS 经肾小球滤过,并被肾小管全部重吸收,所以尿液中无 LPS。脂肪酶检测的适应证:①急性胰腺炎的监测和鉴别诊断(出现急性上腹部疼痛)。②慢性(复发性)胰腺炎。③胰管阻塞。④腹部疾病累及胰腺的检查。

【参考值】

比色法:<79U/L。

滴度法:<1500U/L。

【临床意义】

1. LPS 增高

(1) 胰腺疾病:LPS 活性增高常见于胰腺疾病,特别是急性胰腺炎。急性胰腺炎发病后 4～8 小时,LPS 开始升高,24 小时达到峰值,可持续 10～15 天,并且 LPS 增高可与 AMY 平行,但有时其增高的时间更早,持续时间更长,增高的程度更明显。LPS 诊断急性胰腺炎的灵敏度可达 82%～100%,AMY 与 LPS 联合检测的灵敏度可达 95%。由于 LPS 组织来源较少,所以其特异性较 AMY 为高。由于 LPS 增高持续时间较长,在病程的后期检测 LPS 更有利于观察病情变化和判断预后。另外,LPS 增高也可见于慢性胰腺炎,但其增高的程度较急性胰腺炎为低。

(2) 非胰腺疾病:LPS 增高也可见于消化性溃疡穿孔、肠梗阻、急性胆囊炎等。

2. LPS 减低　胰腺癌或胰腺结石所致的胰腺导管阻塞时,LPS 活性可减低。LPS 减低的程度与梗阻部位、梗阻程度和剩余胰腺组织的功能有关。LPS 活性减低也可见于胰腺囊性纤维化。

三、胆碱酯酶检测

胆碱酯酶(cholinesterase,ChE)分为乙酰胆碱酯酶(acetylcholinesterase,AChE)和假性胆碱酯酶(pseudocholinesterase,PChE)。AChE 主要存在于红细胞、肺脏、脑组织、交感神经节中,其主要作用是水解乙酰胆碱;PChE 是一种糖蛋白,由肝脏粗面内质网合成,主要存在于血清或血浆中。检测血清 ChE 主要用于诊断肝脏疾病和有机磷中毒等。

【参考值】

PChE:30 000～80 000U/L。

AChE:80 000～120 000U/L。

【临床意义】

1. ChE 增高　主要见于肾脏疾病、肥胖、脂肪肝、甲状腺功能亢进症等,也可见于精神分裂症、溶血性贫血、巨幼细胞贫血等。

2. ChE 减低

(1) 有机磷中毒:含有机磷的杀虫剂能抑制 ChE 活性,使之减低,且常以 PChE 活性作为有机磷中毒的诊断和监测指标。ChE 活性低于参考值下限的 50%～70% 为轻度中毒;30%～50% 为中度中毒;<30% 为重度中毒。

（2）肝脏疾病:ChE 减低程度与肝脏实质损伤程度呈正比,多见于慢性肝炎、肝硬化和肝癌。如果 ChE 持续性减低提示预后不良。

（3）其他:ChE 活性减低也可见于恶性肿瘤、营养不良、恶性贫血、口服雌激素或避孕药等。

第七节 内分泌激素检测

一、甲状腺激素检测

（一）甲状腺素和游离甲状腺素测定

甲状腺素(thyroxine)是含有四碘的甲状腺原氨酸,即 3,5,3',5'-甲状腺素(3,5,3',5'-tetraiodothyronine,T_4)。T_4 以与蛋白质结合的结合型甲状腺素和游离的游离型甲状腺素(free thyroxine,FT_4)的形式存在,结合型 T_4 与 FT_4 之和为总 T_4(TT_4)。生理情况下,99.5% 的 T_4 与血清甲状腺素结合球蛋白(thyroxine-binding globulin,TBG)结合,而 FT_4 含量极少。结合型 T_4 不能进入外周组织细胞,只有转变为 FT_4 后才能进入组织细胞发挥其生理作用,故 FT_4 较结合型 T_4 更有价值。

TT_4、FT_4 测定的适应证:①疑为原发性甲状腺功能亢进症(甲亢)(hyperthyroidism)或甲状腺功能减退症(甲减)(hypothyoidism),作为 TSH 分析的补充。②甲亢治疗开始时(在治疗几周或几个月后,TSH 分泌受到抑制)。③疑为继发性甲亢。④T_4 治疗中的随访监测。

【参考值】

TT_4:65~155nmol/L。

FT_4:10.3~25.7pmol/L。

【临床意义】

1. TT_4 是判断甲状腺功能状态最基本的体外筛检指标。

（1）TT_4 增高:TT_4 常受 TBG 含量的影响,高水平的 TBG 可使 TT_4 增高。TT_4 增高主要见于:甲亢、先天性甲状腺素结合球蛋白增多症、原发性胆汁性胆管炎、甲状腺激素不敏感综合征(thyroid hormone insensitivity syndrome)、妊娠以及口服避孕药或雌激素等。另外,TT_4 增高也可见于严重感染、心功能不全、肝脏疾病、肾脏疾病等。

（2）TT_4 减低:主要见于甲减、缺碘性甲状腺肿、慢性淋巴细胞性甲状腺炎(chronic lymphocytic thyroiditis)、低甲状腺素结合球蛋白血症等。另外,TT_4 减低也可见于甲亢的治疗过程中、糖尿病酮症酸中毒、恶性肿瘤、心力衰竭等。

2. FT_4 FT_4 不受血浆 TBG 的影响,直接测定 FT_4 对了解甲状腺功能状态较 TT_4 更有意义。

（1）FT_4 增高:对诊断甲亢的灵敏度明显优于 TT_4。另外,FT_4 增高还可见于甲亢危象、甲状腺激素不敏感综合征、多结节性甲状腺肿等。

（2）FT_4 减低:主要见于甲减,应用抗甲状腺药物、糖皮质激素、苯妥英钠、多巴胺等,也可见于肾病综合征等。

（二）三碘甲状腺原氨酸和游离三碘甲状腺原氨酸测定

T_4 在肝脏和肾脏中经过脱碘后转变为 3,5,3'-三碘甲状腺原氨酸(3,5,3'-triiodothyronine,T_3),T_3 的含量是 T_4 的 1/10,但其生理活性为 T_4 的 3~4 倍。与 TBG 结合的结合型 T_3 和游离型 T_3(free triiodothyronine,FT_3)之和为总 T_3(TT_3)。

TT_3、FT_3 测定的适应证:①TT_4、FT_4 浓度正常的 T_3 甲状腺毒症的确定。②亚临床甲亢病人的确诊。③对原发性甲减程度的评估。

【参考值】

TT_3:1.6~3.0nmol/L。

FT_3:6.0~11.4pmol/L。

【临床意义】

1. TT_3

（1）TT_3增高：①TT_3是诊断甲亢最灵敏的指标。甲亢时TT_3可高出正常人4倍，而TT_4仅为2.5倍。某些病人血清TT_4增高前往往已有TT_3增高，可作为甲亢复发的先兆。因此，TT_3具有判断甲亢有无复发的价值。②TT_3是诊断T_3型甲亢的特异性指标。T_3增高而T_4不增高是T_3型甲亢的特点，见于功能亢进型甲状腺腺瘤、多发性甲状腺结节性肿大。

（2）TT_3减低：甲减时TT_3可减低，但由于甲状腺仍具有产生T_3的能力，所以TT_3减低不明显，有时甚至轻度增高。因此，TT_3不是诊断甲减的灵敏指标。另外，TT_3减低也可见于肢端肥大症、肝硬化、肾病综合征和使用雌激素等。

2. FT_3

（1）FT_3增高：FT_3对诊断甲亢非常灵敏，早期或具有复发前兆的Graves病的病人血清FT_4处于临界值，而FT_3已明显增高。T_3型甲亢时FT_3增高较FT_4明显，FT_4可正常，但FT_3已明显增高。对于能触及1个或多个甲状腺结节的病人，常需要测定FT_3水平来判断其甲状腺功能。FT_3增高还可见于甲亢危象、甲状腺激素不敏感综合征等。

（2）FT_3减低：见于低T_3综合征（low T_3 syndrome）、慢性淋巴细胞性甲状腺炎晚期、应用糖皮质激素等。

（三）反三碘甲状腺原氨酸测定

反三碘甲状腺原氨酸（reverse triiodothyronine，rT_3）是T_4在外周组织脱碘而生成。生理情况下，血清rT_3含量极少，其活性仅为T_4的10%，但也是反映甲状腺功能的指标之一。

【参考值】

0.2~0.8nmol/L。

【临床意义】

1. rT_3增高

（1）甲亢：rT_3增高诊断甲亢的符合率为100%。

（2）非甲状腺疾病：如AMI、肝硬化、尿毒症、糖尿病、脑血管病、心力衰竭等rT_3也增高。

（3）药物影响：普萘洛尔、地塞米松、丙硫嘧啶等可致rT_3增高。当甲减应用甲状腺激素替代治疗时，rT_3、T_3正常说明用药量合适；若rT_3、T_3增高，而T_4正常或偏高，提示用药过量。

（4）其他：老年人、TBG增高者rT_3也增高。

2. rT_3减低

（1）甲减：甲减时rT_3明显减低，对轻型或亚临床型甲减诊断的准确性优于T_3、T_4。

（2）慢性淋巴细胞性甲状腺炎：rT_3减低常提示甲减。

（3）药物影响：应用抗甲状腺药物治疗时，rT_3减低较T_3缓慢，当rT_3、T_4低于参考值时，提示用药过量。

（四）甲状腺素结合球蛋白测定

甲状腺素结合球蛋白（thyroxine-binding globulin，TBG）是一种由肝脏合成的酸性糖蛋白。TBG测定的适应证：①用于与TSH水平或临床症状不符的TT_4、TT_3浓度的评估。②TT_4、FT_4之间不能解释的差异。③TT_4显著升高或降低。④怀疑先天性TBG缺乏。

【参考值】

15~34mg/L。

【临床意义】

1. TBG增高

（1）甲减：甲减时TBG增高，但随着病情的好转，TBG也逐渐恢复正常。

（2）肝脏疾病：如肝硬化、病毒性肝炎等 TBG 显著增高，可能与肝脏间质细胞合成、分泌 TBG 增多有关。

（3）其他：如 Graves 病、甲状腺癌、风湿病、先天性 TBG 增多症等 TBG 也增高。

另外，TBG 增高也可见于应用雌激素、避孕药等。

2. TBG 减低　常见于甲亢、遗传性 TBG 减少症、肢端肥大症、肾病综合征、恶性肿瘤、严重感染等。TBG 减低也可见于大量应用糖皮质激素和雄激素等。

（五）三碘甲状腺原氨酸摄取试验

生理情况下，TBG 上的甲状腺素结合位点只有一部分被 T_3、T_4 占据，在血清中加入过量的 ^{125}I-T_3，^{125}I-T_3 将与未被 T_3、T_4 结合的游离 TBG 结合，以红细胞或树脂摄取游离的 ^{125}I-T_3 后，计算 ^{125}I-T_3 摄取率，此即为三碘甲状腺原氨酸摄取率（T_3 resin-uptake ratio，T_3RUR）。T_3RUR 可间接反映 TT_4 及 TBG 的浓度。

【参考值】

25% ～ 35%。

【临床意义】

T_3RUR 增高见于甲亢以及非甲状腺疾病引起的 TBG 减低等。T_3RUR 减低见于甲减以及 TBG 增高引起的 T_3、T_4 增高等。

二、甲状旁腺素与调节钙、磷代谢激素检测

（一）甲状旁腺素测定

甲状旁腺素（parathyroid hormone 或 parathormone，PTH）是甲状旁腺主细胞分泌的一种含有 84 个氨基酸的直链肽类激素，其主要靶器官有肾脏、骨骼和肠道。PTH 的主要生理作用是拮抗降钙素、动员骨钙释放、加快磷酸盐的排泄和维生素 D 的活化等。

【参考值】

免疫化学发光法：1 ～ 10pmol/L。

RIA：氨基酸活性端（N-terminal）230 ～ 630ng/L；氨基酸无活性端（C-terminal）430 ～ 1860ng/L。

【临床意义】

1. PTH 增高　是诊断甲状旁腺功能亢进症（hyperparathyroidism）的主要依据。若 PTH 增高，同时伴有高血钙和低血磷，则为原发性甲状旁腺功能亢进症，多见于维生素 D 缺乏、肾衰竭、吸收不良综合征等。PTH 增高也可见于肺癌、肾癌所致的异源性甲状旁腺功能亢进等。

2. PTH 减低　主要见于甲状腺或甲状旁腺手术后、特发性甲状旁腺功能减退症（hypoparathyroidism）等。

（二）降钙素测定

降钙素（calcitonin，CT）是由甲状腺 C 细胞分泌的多肽激素。CT 的主要作用是降低血钙和血磷，其主要靶器官是骨骼，对肾脏也有一定的作用。CT 的分泌受血钙浓度的调节，当血钙浓度增高时，CT 的分泌也增高。CT 与 PTH 对血钙的调节作用相反，共同维持着血钙浓度的相对稳定。

【参考值】

<100ng/L。

【临床意义】

1. CT 增高　是诊断甲状腺髓样癌（medullary carcinoma of thyroid）的很好的标志之一，对判断手术疗效及术后复发有重要价值。另外，CT 增高也可见于燕麦细胞型肺癌、结肠癌、乳腺癌、胰腺癌、前列腺癌、严重骨病和肾脏疾病等。

2. CT 减低　主要见于甲状腺切除术后、重度甲状腺功能亢进症等。

三、肾上腺皮质激素检测

（一）尿液 17-羟皮质类固醇测定

尿液 17-羟皮质类固醇（17-hydroxycorticosteroid,17-OHCS）是肾上腺糖皮质激素和盐皮质激素的代谢产物,因盐皮质激素分泌量很少,尿液中的浓度很低,故尿液 17-OHCS 浓度反映了糖皮质激素的分泌功能。由于糖皮质激素的分泌有昼夜节律性变化,因而用测定 24 小时尿中 17-OHCS 水平以显示肾上腺糖皮质激素的变化。

【参考值】

男性:13.8 ~ 41.4μmol/24h。

女性:11.0 ~ 27.6μmol/24h。

【临床意义】

1. 17-OHCS 增高　常见于肾上腺皮质功能亢进症,如库欣综合征（Cushing syndrome）、异源性 ACTH 综合征、原发性色素性结节性肾上腺病（primary pigmented nodular adrenal disease,PPNAD）以及原发性肾上腺皮质肿瘤等。另外,尿液 17-OHCS 增高也可见于甲亢、肥胖症、女性男性化、腺垂体功能亢进等。

2. 17-OHCS 减低　常见于原发性肾上腺皮质功能减退症,如 Addison 病、腺垂体功能减退症等,也可见于甲状腺功能减退症、肝硬化等。

（二）尿液 17-酮皮质类固醇测定

17-酮皮质类固醇（17-ketosteroids,17-KS）是雄激素代谢产物的总称。女性、儿童尿液 17-KS 主要来自肾上腺皮质,而男性 17-KS 约 2/3 来自肾上腺皮质,1/3 来自睾丸。因此,女性、儿童尿液 17-KS 含量反映了肾上腺皮质的内分泌功能,而男性尿液 17-KS 含量则反映了肾上腺和睾丸的功能状态。

【参考值】

男性:34.7 ~ 69.4μmol/24h。

女性:17.5 ~ 52.5μmol/24h。

【临床意义】

17-KS 在反映肾上腺皮质功能方面不如 17-OHCS,但 11β-羟化酶、3β-羟化酶缺乏时,17-OHCS 多正常,而 17-KS 增高;当肾上腺腺癌伴有库欣综合征时,17-KS 较 17-OHCS 增高更明显。

1. 17-KS 增高　多见于肾上腺皮质功能亢进症、睾丸癌、腺垂体功能亢进、女性多毛症等。若 17-KS 明显增高,多提示肾上腺皮质肿瘤及异源性 ACTH 综合征等。

2. 17-KS 减低　多见于肾上腺皮质功能减退症、腺垂体功能减退、睾丸功能低下等,也可见于肝硬化、糖尿病等慢性消耗性疾病等。

（三）血清皮质醇和尿液游离皮质醇测定

皮质醇（cortisol）主要是由肾上腺皮质束状带及网状带细胞所分泌。皮质醇进入血液后,90% 的皮质醇与皮质醇结合蛋白（cortisol binding globulin,CBG）及清蛋白结合,游离状态的皮质醇极少。血液中 5% ~10% 的游离皮质醇（free cortisol,FC）从尿液排出。由于皮质醇的分泌有昼夜节律性变化,一般检测上午 8 时和午夜 2 时的血清皮质醇浓度表示其峰浓度和谷浓度。24 小时尿液游离皮质醇（24h urine free cortisol,24h UFC）则不受昼夜节律性影响,更能反映肾上腺皮质分泌功能。因此,常以血清皮质醇和 24 小时 UFC 作为筛检肾上腺皮质功能异常的首选指标。

皮质醇测定的适应证:①诊断皮质醇增多症或皮质醇缺乏。②作为许多功能试验的一部分,鉴别皮质醇增多或皮质醇不足。

【参考值】

血清皮质醇:上午 8 时,140 ~ 630nmol/L;午夜 2 时,55 ~ 165nmol/L;昼夜皮质醇浓度比值>2。

UFC:30~276nmol/24h。

【临床意义】

1. **血清皮质醇和 24 小时 UFC 增高** 常见于肾上腺皮质功能亢进症、双侧肾上腺皮质增生或肿瘤、异源性 ACTH 综合征等,且血清浓度增高失去了昼夜变化规律。如果 24 小时 UFC 处于边缘增高水平,应进行低剂量地塞米松抑制试验,当 24 小时 UFC<276nmol 时,可排除肾上腺皮质功能亢进症。另外,24 小时 UFC 增高也可见于非肾上腺疾病,如慢性肝病、单纯性肥胖、应激状态、妊娠及雌激素治疗等。

2. **血清皮质醇和 24 小时 UFC 减低** 常见于肾上腺皮质功能减退症、腺垂体功能减退等,但其存在节律性变化。另外,24 小时 UFC 减低也可见于应用苯妥英钠、水杨酸等。

(四) 血浆和尿液醛固酮测定

醛固酮(aldosterone,ALD)是肾上腺皮质球状带细胞所分泌的一种盐皮质激素,作用于肾脏远曲小管,具有保钠排钾、调节水和电解质平衡的作用,ALD 浓度有昼夜变化规律,并受体位、饮食及肾素水平的影响。

醛固酮测定的适应证:①醛固酮增多症的诊断。②联合肾素与功能试验对醛固酮增多症进行诊断与鉴别诊断。③检测肾上腺皮质激素缺乏。

【参考值】

1. **血浆**

(1) 普通饮食:卧位(238.6±104.0)pmol/L,立位(418.9±245.0)pmol/L。

(2) 低钠饮食:卧位(646.6±333.4)pmol/L,立位(945.6±491.0)pmol/L。

2. **尿液** 普通饮食:9.4~35.2nmol/24h。

【临床意义】

ALD 变化的临床意义见表 4-7-26。

表 4-7-26 **ALD 变化的临床意义**

变化	临 床 意 义
增高	①原发性醛固酮增多症:肾上腺皮质肿瘤或增生所致 ②继发性醛固酮增多症:有效血容量减低、肾血流量减少所致,如心力衰竭、肾病综合征、肝硬化腹腔积液、高血压及长期低钠饮食等 ③药物影响:长期服用避孕药等
减低	①疾病:肾上腺皮质功能减退症、垂体功能减退、高钠饮食、妊娠高血压综合征、原发性单一性醛固酮减少症等 ②药物影响:应用普萘洛尔、利血平、甲基多巴和甘草等

四、肾上腺髓质激素检测

(一) 尿液儿茶酚胺测定

儿茶酚胺(catecholamines,CA)是肾上腺嗜铬细胞分泌的肾上腺素、去甲肾上腺素和多巴胺的总称。血液中的 CA 主要来源于交感神经和肾上腺髓质,测定 24 小时尿液 CA 含量不仅可以反映肾上腺髓质功能,也可以判断交感神经的兴奋性。

【参考值】

71.0~229.5nmol/24h。

【临床意义】

1. **CA 增高** 主要见于嗜铬细胞瘤(pheochromocytoma),其增高程度可达正常人的 2~20 倍,但其发作期间 CA 多正常,应多次反复检测以明确诊断。另外,CA 增高也可见于交感神经母细胞瘤、心肌梗死、高血压、甲亢、肾上腺髓质增生等。

2. CA 减低　见于 Addison 病。

（二）尿液香草扁桃酸测定

香草扁桃酸（vanillylmandelic acid，VMA）是儿茶酚胺的代谢产物。体内 CA 的代谢产物中有 60% 是 VMA，其性质较 CA 稳定，且 63% 的 VMA 由尿液排出，故测定尿液 VMA 可以了解肾上腺髓质的分泌功能。由于 VMA 的分泌有昼夜节律性变化，因此，应收集 24 小时混合尿液用于测定 VMA。

【参考值】

5～45μmol/24h。

【临床意义】

VMA 主要用于观察肾上腺髓质和交感神经的功能。VMA 增高主要见于嗜铬细胞瘤的发作期、神经母细胞瘤、交感神经细胞瘤和肾上腺髓质增生等。

（三）血浆肾素测定

肾素为肾小球旁细胞合成分泌的一种蛋白水解酶，可催化血管紧张素原水解生成血管紧张素Ⅰ，后者再经血管紧张素Ⅰ转化酶催化水解生成血管紧张素Ⅱ。血管紧张素Ⅱ除直接产生多种效应外，还可促进肾上腺皮质释放醛固酮，此即肾素-血管紧张素-醛固酮系统。血浆肾素测定多以血管紧张素原为底物，检测肾素催化下生成血管紧张素Ⅰ的速率代表其活性。血浆肾素检测多与醛固酮检测同时进行。

【参考值】

普通饮食：成人立位：0.30～1.90ng/（ml·h），卧位：0.05～0.79ng/（ml·h）；

低钠饮食：卧位：1.14～6.13ng/（ml·h）。

【临床意义】

1. 诊断原发性醛固酮增多症　血浆肾素降低而醛固酮升高是诊断原发性醛固酮增多症极有价值的指标。但应用转化酶抑制剂治疗的高血压、心力衰竭病人可出现相反的变化，即血浆肾素活性升高而醛固酮减少。若血浆肾素和醛固酮均升高见于肾性高血压、水肿、心力衰竭、肾小球旁细胞肿瘤等。严重肾脏病变时血浆肾素和醛固酮均降低。

2. 指导高血压治疗　高血压依据血浆肾素水平可分为高肾素性、正常肾素性和低肾素性。对高肾素性高血压，选用转化酶抑制剂拮抗血浆肾素功能，或减少肾素分泌的 β-肾上腺素受体阻断剂，可有较好的降压效果；而单用可升高血浆肾素水平的血管扩张剂、钙通道阻滞剂等降压药，则减弱降压效果。

五、性腺激素检测

（一）血浆睾酮测定

睾酮（testosterone）是男性最重要的雄激素（androgen），脱氢异雄酮（dehydroepiandrosterone，DHEA，或 dehydroisoandrosterone，DHIA）和雄烯二酮（androstenedione）是女性的主要雄性激素。血浆睾酮浓度可反映睾丸的分泌功能，血液中具有活性的游离睾酮仅为 2%。睾酮分泌具有昼夜节律性变化，上午 8 时为分泌高峰。因此，测定上午 8 时的睾酮浓度对评价男性睾丸分泌功能具有重要价值。

【参考值】

1. 男性

（1）青春期（后期）：100～200ng/L。

（2）成人：300～1000ng/L。

2. 女性

（1）青春期（后期）：100～200ng/L。

（2）成人:200~800ng/L。

（3）绝经后:80~350ng/L。

【临床意义】

1. **睾酮增高**　主要见于睾丸间质细胞瘤、男性性早熟(sexual precosity)、先天性肾上腺皮质增生症、肾上腺皮质功能亢进症、多囊卵巢综合征等,也可见于女性肥胖症、中晚期妊娠及应用雄激素等。

2. **睾酮减低**　主要见于 Klinefelter 综合征(原发性小睾丸症)、睾丸不发育症(testicular agenesis)、Kallmann 综合征(嗅神经-性发育不全综合征)、男性 Turner 综合征等,也可见于睾丸炎症、肿瘤、外伤、放射性损伤等。

（二）血浆雌二醇测定

雌二醇(estradial,E_2)是雌激素的主要成分,由睾丸、卵巢和胎盘分泌,或由雌激素转化而来。其生理功能是促进女性生殖器官的发育和副性征的出现,并维持正常状态。另外,E_2 对代谢也有明显的影响。

【参考值】

1. **男性**

（1）青春期前:7.3~36.7pmol/L。

（2）成人:50~200pmol/L。

2. **女性**

（1）青春期前:7.3~28.7pmol/L。

（2）卵泡期:94~433pmol/L。

（3）黄体期:499~1580pmol/L。

（4）排卵期:704~2200pmol/L。

（5）绝经期:40~100pmol/L。

【临床意义】

1. **E_2 增高**　常见于女性性早熟、男性女性化、卵巢肿瘤以及性腺母细胞瘤、垂体瘤等,也可见于肝硬化、妊娠期。男性随着年龄增长,E_2 水平也逐渐增高。

2. **E_2 减低**　常见于各种原因所致的原发性性腺功能减退,如卵巢发育不全,也可见于下丘脑和垂体病变所致的继发性性腺功能减退等。E_2 减低也可见于卵巢切除、青春期延迟、原发性或继发性闭经、绝经、口服避孕药等。

（三）血浆孕酮测定

孕酮(progesterone)是由黄体和卵巢所分泌,是类固醇激素合成的中间代谢产物。孕酮的生理作用是使经雌激素作用的、已处于增殖期的子宫内膜继续发育增殖、增厚肥大、松软和分泌黏液,为受精卵着床做准备,这对维持正常月经周期及正常妊娠具有重要作用。

【参考值】

1. **卵泡期（早）**　(0.7±0.1)μg/L。

2. **卵泡期（晚）**　(0.4±0.1)μg/L。

3. **排卵期**　(1.6±0.2)μg/L。

4. **黄体期（早）**　(11.6±1.5)μg/L。

5. **黄体期（晚）**　(5.7±1.1)μg/L。

【临床意义】

1. **孕酮增高**　常见于葡萄胎、妊娠高血压综合征、原发性高血压、卵巢肿瘤、多胎妊娠、先天性肾上腺皮质增生等。

2. **孕酮减低**　常见于黄体功能不全、多囊卵巢综合征、胎儿发育迟缓、死胎、原发性或继发性闭经、无排卵型子宫功能性出血等。

六、垂体激素检测

（一）促甲状腺激素测定

促甲状腺激素(thyroid stimulating hormone,TSH)是腺垂体分泌的重要激素,其生理作用是刺激甲状腺细胞的发育、合成与分泌甲状腺激素。TSH 的分泌受促甲状腺素释放激素(thyrotropin releasing hormone,TRH)的兴奋性和生长抑素(somatostatin)的抑制性的影响,并受甲状腺素的负反馈调节。

TSH 检测的适应证:①原发性甲亢或甲减的一线检测。②对怀疑甲状腺激素耐受者,与 FT_4、T_3(FT_3)联合测定。③对继发性甲状腺功能障碍,与 FT_4 联合测定。④对先天性甲状腺功能减退的筛检。⑤在甲状腺素替代或抑制疗法中,用 T_4 治疗的监测。⑥对高催乳素血症的评估。⑦对高胆固醇血症的评估。

【参考值】

$2 \sim 10 mU/L$。

【临床意义】

TSH 是诊断原发性和继发性甲状腺功能减退症的最重要的指标。FT_3、FT_4 和 TSH 是评价甲状腺功能的首选指标。

1. TSH 增高　常见于原发性甲减、异源性 TSH 分泌综合征、垂体 TSH 不恰当分泌综合征(syndrome of inappropriate TSH secretion)、单纯性甲状腺肿、腺垂体功能亢进、甲状腺炎等;TSH 增高也可见于应用多巴胺拮抗剂、含碘药物等。另外,检测 TSH 水平可以作为甲减病人应用甲状腺素替代治疗的疗效观察指标。

2. TSH 减低　常见于甲亢、继发性甲减(TRH 分泌不足)、腺垂体功能减退、皮质醇增多症、肢端肥大症等。TSH 减低也可见于过量应用糖皮质激素和抗甲状腺药物等。

（二）促肾上腺皮质激素测定

促肾上腺皮质激素(adrenocorticotropic hormone,ACTH)是腺垂体分泌的含有 39 个氨基酸的多肽激素,其生理作用是刺激肾上腺皮质增生、合成与分泌肾上腺皮质激素,对 ALD 和性腺激素的分泌也有促进作用。ACTH 的分泌受促肾上腺皮质激素释放激素(corticotropic hormone releasing hormone,CRH)的调节,并受血清皮质醇浓度的反馈调节。另外,ACTH 分泌具有昼夜节律性变化,上午 6 ~ 8 时为分泌高峰,午夜 22 ~ 24 时为分泌低谷。

ACTH 测定的适应证:①鉴别诊断皮质醇增多症。②鉴别诊断肾上腺皮质功能减退。③疑有异位 ACTH 分泌。

【参考值】

上午 8 时:$25 \sim 100 ng/L$。

下午 6 时:$10 \sim 80 ng/L$。

【临床意义】

1. ACTH 增高　常见于原发性肾上腺皮质功能减退症、先天性肾上腺皮质增生、异源性 ACTH 综合征、异源性 CRH 肿瘤等。另外,ACTH 还可作为异源性 ACTH 综合征的疗效观察、预后判断及转归的指标。

2. ACTH 减低　常见于腺垂体功能减退症、原发性肾上腺皮质功能亢进症、医源性皮质醇增多症等。

ACTH 以及结合其他指标可用于鉴别肾上腺皮质功能亢进症和减退症(见表 4-7-27)。

表 4-7-27　肾上腺皮质功能亢进症和减退症的鉴别

疾病	尿 17-OHCS	尿 17-KS	血浆皮质醇	血浆 ACTH	ACTH 兴奋试验
肾上腺皮质功能亢进症					
下丘脑垂体性	↑↑	↑	↑	↑	强反应
肾上腺皮质腺瘤	↑↑	↑	↑	↓	无或弱反应
肾上腺皮质腺癌	↑↑↑	↑↑↑	↑↑↑	↓	无反应
异源性 ACTH 综合征	↑↑↑	↑↑↑	↑↑↑	↑↑↑	多无反应
肾上腺皮质功能减退症					
原发性	↓	↓	↓	↑	无反应
继发性	↓	↓	↓	↓	延迟反应

（三）生长激素测定

生长激素（growth hormone，GH）释放受下丘脑的生长激素释放激素（growth hormone releasing hormone，GHRH）和生长激素释放抑制激素（growth hormone releasing inhibitory hormone，GHIH；又称为生长抑素，somatostatin，SS）的控制。由于 GH 分泌具有脉冲式节律，每 1～4 小时出现 1 次脉冲峰，睡眠后 GH 分泌增高，约在熟睡 1 小时后达高峰。因而宜在午夜采血测定 GH，但单项指标测定的意义有限，应同时进行动态监测。

【参考值】

儿童：$<20\mu g/L$。

男性：$<2\mu g/L$。

女性：$<10\mu g/L$。

【临床意义】

1. GH 增高　最常见于垂体肿瘤所致的巨人症或肢端肥大症，也可见于异源性 GHRH 或 GH 综合征。另外，GH 增高也可见于外科手术、灼伤、低糖血症、糖尿病、肾衰竭等。

2. GH 减低　主要见于垂体性侏儒症、垂体功能减退症、遗传性 GH 缺乏症、继发性 GH 缺乏症等。另外，GH 减低也可见于高血糖、皮质醇增多症、应用糖皮质激素。

（四）抗利尿激素测定

抗利尿激素（antidiuretic hormone，ADH）又称为血管升压素（vasopressin，VP），是下丘脑视上核神经元产生的一种含有 9 个氨基酸的多肽激素。其主要生理作用是促进肾远曲小管和集合管对水的重吸收，即具有抗利尿作用，从而调节有效血容量、渗透压及血压。

【参考值】

$1.4～5.6pmol/L$。

【临床意义】

1. ADH 增高　常见于腺垂体功能减退症、肾性尿崩症、脱水等，也可见于产生异源性 ADH 的肺癌或其他肿瘤等。

2. ADH 减低　常见于中枢性尿崩症、肾病综合征、输入大量等渗溶液、体液容量增加等，也可见于妊娠期尿崩症。

七、人绒毛膜促性腺激素检测

人绒毛膜促性腺激素（human chorionic gonadotropin，hCG）是由胎盘的滋养层细胞分泌的一种糖蛋白，它是由 α 和 β 二聚体的糖蛋白组成。α 亚基与垂体分泌的 FSH（卵泡刺激素）、LH（黄体生成素）和 TSH（促甲状腺激素）等基本相似，有共同的抗原性，故相互间能发生交叉反应，而 β 亚基的结构各不相似。β-hCG 与 β-LH 结构相近，但最后 24 个氨基酸延长部分在 β-LH 中不存在。

【参考值】

血 hCG：男性或未孕女性<5IU/L，绝经期后妇女<10IU/L。

尿 hCG 定性试验：未孕成年女性阴性，妊娠期阳性。

不同状态下血 hCG 水平见表 4-7-28。

表 4-7-28　不同状态下血 hCG 水平

状态	血（IU/L）	状态	血（IU/L）
妊娠 3 周	<50	妊娠 13 周	40 000 ~ 140 000
妊娠 4 周	<400	妊娠 6 个月	8000 ~ 100 000
妊娠 7 周	5000 ~ 90 000	妊娠 9 个月	5000 ~ 65 000
妊娠 10 周	40 000 ~ 230 000		

【临床意义】

1. **正常妊娠的诊断和监测**　正常妊娠排卵后 7 天，血 hCG 浓度为 5IU/L，9 天 100IU/L，以后急剧升高，妊娠 8 周达到 50 000IU/L。尿 hCG 在妊娠早期即可发现，排泄量增加迅速，约 2 天增加 1 倍；至妊娠 8 ~ 12 周达到 10 万 ~ 50 万 IU/L 的峰值，持续 1 ~ 2 周后下降。妊娠中晚期约为峰值的 10% 左右，持续至分娩。如无胎盘残留，产后 2 周内消失。用敏感度在 20IU/L 以下的方法定性测定尿 hCG，用于妊娠早期辅助诊断，简便快速。月经期过后 2 ~ 3 天即可测出，妊娠 3 周阳性率为 86%，4 周为 100%。但受精不到 1 周，hCG 浓度达不到方法的敏感度水平可得假阴性。

2. **异位妊娠的诊断**　异位妊娠女性与同孕龄正常妊娠女性相比，hCG 水平较低，只有 50% 的异位妊娠妇女尿妊娠试验阳性。妊娠开始 5 周内，异位妊娠女性 hCG 的升高幅度远较同孕龄正常妊娠女性的低。

3. **监测流产**

（1）先兆流产：诊断早孕后，如血清 hCG<2500IU/L 并呈逐渐下降时，有流产或死胎的可能。一旦血清 hCG<600IU/L，则难免流产。

（2）不完全流产：宫内残存胎盘组织，血清或尿液仍可阳性；完全流产或死胎时，hCG 由阳性变为阴性。

（3）人工流产：人工流产 13 天后血清 hCG 应<1000IU/L，25 天后应恢复正常，否则可能为人工流产不全或有其他异常的可能。

（4）保胎治疗监测：保胎治疗过程中，血清 hCG 逐渐上升，表明保胎有效；血清 hCG 继续下降，显示保胎无效。

4. **滋养层细胞疾病的辅助诊断与疗效监测**　葡萄胎、绒癌病人 hCG 浓度较高，术后逐渐下降，葡萄胎清除不全或绒毛膜上皮癌变等病人，hCG 下降后又继续上升。所以动态监测 hCG 水平变化可用于评价治疗效果。

5. **睾丸与卵巢生殖细胞肿瘤的诊断**　男性精原细胞瘤、睾丸畸胎瘤及女性卵巢癌、乳腺癌等均可升高。

6. **评价唐氏综合征（21-三体综合征）的风险**　hCG 检测和 AFP 及其他参数如准确的孕龄及母亲的体重结合，有助于唐氏综合征的风险评估。

第八节　治疗性药物监测

药物治疗是临床治疗疾病的主要方法之一，药物的靶位浓度不足或过量可导致治疗无效或产生不良反应，甚至导致药源性疾病的发生。如何制订安全有效的个体化药物治疗方案，一直是临床医生思考和研究的问题，也对临床监护（clinical care）提出了新的要求。治疗性药物监测（therapeutic drug monitoring，TDM）是利用灵敏、可靠的方法，检测病人血液或体液中药物及其代谢产物的浓度,获取有关药代动力学(pharmacokinetics)参数,并应用药代动力学理论,指导临床合理用药、建立科学的个体用药方案,以保证用药的安全性和有效性。

一、治疗性药物监测的目的和需要监测的药物

(一) 治疗性药物监测的目的及条件

影响药物疗效的因素主要是血药浓度,并非给药剂量,血药浓度与药物疗效的关系较给药剂量更为密切。因此,监测药物的血液浓度变化具有重要意义,其主要目的有:①验证药物是否达到有效的治疗浓度,这对要求即刻产生疗效的药物尤为重要。②寻找应用标准药物剂量而未达到预期治疗效果的原因。③调整因生理、病理因素影响的药物剂量及给药方案,以增强疗效和避免中毒。④诊断药物过量中毒和观察处理效果。

进行 TDM 时,必须具备必要的条件,其结果方可对临床安全有效用药具有指导意义。TDM 的必要条件见表 4-7-29。

表 4-7-29　**TDM 的必要条件**

①药物的治疗作用和毒性反应必须与血药浓度呈一定的相关性
②在较长时间内保持其治疗作用的药物,而非一次性或短暂性给药
③判断药物疗效指标不明显者
④已有药物的治疗浓度数据和药代动力学的参数
⑤已建立了灵敏、准确和特异的血药浓度测定方法,可迅速获得结果,并据此调整给药方案

(二) 需要监测的药物

目前的检测技术几乎可以监测所有药物的血药浓度,但并非所有的药物都需要进行血药浓度监测,TDM 的适应证见表 4-7-30。有必要进行 TDM 的药物见表 4-7-31。目前,临床上监测最多的药物有地高辛、苯妥英钠、碳酸锂、茶碱、庆大霉素、环孢素、他克莫司(又称普乐可复或 FK506)、甲氨蝶呤等。

表 4-7-30　**TDM 的适应证**

①治疗指数低、毒性大的药物,即药物的治疗浓度范围狭窄,其治疗浓度与中毒浓度甚为接近者
②药代动力学特征呈非线性特性的药物(即药物在体内的消除速率与剂量有关)
③患有肝、肾、心脏和胃肠道等病变,可明显影响药物的吸收、分布、代谢和排泄时,血药浓度变化大
④有发生药物毒性反应的可能,或可疑发生毒性反应者
⑤在常用剂量下病人无治疗反应者,测定血药浓度查找原因
⑥需要长期服药,而药物又极易发生毒性反应者
⑦联合用药,因药物相互作用可能发生药物互相干扰时
⑧在个别情况下确定病人是否按医嘱服药
⑨提供治疗上的医学法律依据

表 4-7-31　**有必要进行 TDM 的药物**

类别	药　　物
强心苷类	地高辛、毒毛花苷 K、毛花苷丙、洋地黄毒苷
抗癫痫类	苯妥英钠、苯巴比妥、卡马西平、氯硝西泮(氯硝基安定)、乙琥胺、丙戊酸钠
抗抑郁类	丙米嗪、地昔帕明(去甲丙咪嗪)、去甲替林、阿米替林、多塞平
抗躁狂类	碳酸锂
抗哮喘类	茶碱
抗心律失常类	普鲁卡因胺、利多卡因、丙吡胺、奎尼丁

续表

类别	药　　物
氨基苷类	庆大霉素、链霉素、卡那霉素、阿米卡星(丁胺卡那霉素)、妥布霉素
免疫抑制剂	环孢素、他克莫司
抗肿瘤药类	甲氨蝶呤
β-受体阻滞剂	普萘洛尔、美托洛尔、阿替洛尔
解热镇痛药	阿司匹林、对乙酰氨基酚
利尿剂	呋塞米

二、治疗性药物监测的结果分析

TDM 价值的大小很大程度上取决于结果分析水平的高低,正确地分析 TDM 结果,对指导临床正确用药、提高疗效,以及避免和减少药物中毒有重要意义。TDM 分析应掌握 2 个基本原则:①必须熟悉所监测药物的药代动力学。②必须结合临床资料,综合分析 TDM。

(一)掌握必要的临床资料

要正确分析 TDM 结果,必须掌握必要的临床资料,这对评价血药浓度结果是有价值的。TDM 结果分析需要掌握的资料有:病人的一般资料、用药情况、标本采集时间、联合用药、实验室检查、TDM 方法、群体药代动力学参数等,其中以用药情况和标本采集时间最为重要(表 4-7-32)。

表 4-7-32　TDM 结果分析必须掌握的临床资料

项目	内　　容
一般资料	病人性别、年龄、体重、种族、身高、烟酒嗜好、所患疾病、合并疾病、治疗情况
用药情况	药名、剂量、剂型、用药途径、用药时间、其他用药情况
标本采集时间	以药物性质和用药情况而定,采集后及时处理
联合用药	相互作用的药物、干扰监测的药物
实验室检查	肝功能、肾功能和心功能
检测方法	特异性、灵敏度、准确性、精密性
群体药代动力学参数	生物利用度、吸收速率常数、血浆蛋白结合率、分布容积、总清除率、肾廓清率
药物活性代谢产物	有些药物的代谢产物活性高、作用强,需要监测

(二)影响 TDM 结果的因素

TDM 结果除了与用药是否适当、采集标本时间是否恰当、标本处理及检测方法是否正确有密切关系外,其他因素也会影响 TDM 结果。

1. 用药因素及药物代谢因素　影响 TDM 结果的用药因素及评价见表 4-7-33。影响 TDM 结果的药物代谢因素及评价见表 4-7-34。

表 4-7-33　影响 TDM 结果的用药因素及评价

因　素	评　　价
用药途径	不同用药途径的血药浓度升高的速度不同。静脉用药的血药浓度升高最快,肌内注射次之,口服最慢
用药剂量及次数	每次用药剂量及每天用药次数可明显影响 TDM 结果
药物干扰	同时应用几种不同的药物,其间可以发生相互干扰作用,影响其摄取、利用、代谢和清除等

表 4-7-34　影响 TDM 结果的药物代谢因素及评价

因素	评 价
药物吸收	不同的用药途径可影响药物的吸收。口服用药对药物吸收的影响较大;静脉和肌肉用药对药物吸收的影响相对较小
药物运送	药物往往与蛋白质结合后参与转运,如果药物结合部分与游离部分比值是恒定的,血药浓度能够反映游离部分的含量;如果比值随时间而变化,血药浓度则难以反映游离部分含量的变化
药物摄取	药物只有到达靶组织或进入靶细胞后才能发挥作用。血液循环障碍则可延缓靶组织或细胞对药物的摄取,因而影响血药浓度
药物利用	当靶组织、器官有病变或代谢紊乱时,可影响组织对药物的利用
药物代谢	大多数药物在肝脏内代谢或灭活,当肝脏功能受损时,药物代谢减慢或障碍,导致血药浓度增高,极易发生药物中毒
药物清除	肾脏疾病时,主要经过肾脏清除的药物排泄减慢,可以造成药物在体内蓄积,使血药浓度增高

2. 生理因素　年龄、体重和体表面积对血药浓度影响较大,按年龄、体重和体表面积计算用药剂量较为合理和科学。另外,不同年龄和性别对药物的敏感程度不同,儿童和老人对药物比较敏感,女性对某些药物的敏感性高于男性。分析血药浓度与药效关系时应予以重视。

3. 遗传因素　对药代动力学和药效产生影响,个体间的药代动力学的差异主要由遗传因素所致。影响药物转化的遗传多型性有乙酰化多型性和氧化能力多型性。

4. 检测方法因素　TDM 可供选择的检测方法很多,现有的分析技术均可用于 TDM,如气相色谱法(GLC)、高效液相色谱法(HPLG)、放射免疫法(RIA)、酶免疫分析法(EIA)、荧光免疫分析法(FIA)、化学发光法(CLIA)等。根据每种方法的特点,结合药物的结构、理化性质及其有效血药浓度,选择灵敏度高、精密度好、误差小、特异性强和准确性高的方法。

5. 标本采集因素　一般情况下,以血浆或血清为检测标本,也可采集全血标本。另外,唾液、尿液、脑脊液也可以作为检测标本,但其测定方法和结果判断还存在一些问题。采集标本量及时间应根据监测目的、要求和具体药物及数据处理方法而定。采集标本时的注意事项见表4-7-35。

表 4-7-35　采集标本时的注意事项

①准确记录用药和采集标本的时间
②长期应用的药物必须在血药浓度达到稳态时采集标本
③疗效范围小、半衰期短的药物,应在峰值和谷值时采集标本。血药浓度峰值一般在静脉用药后 15～30 分钟,肌内注射后 1～2 小时,口服用药后 1.5 小时;谷值的标本采集时间一般在下次给药前即刻为宜
④出现药物中毒症状时应在出现症状之后或即刻采集标本
⑤要掌握所监测药物的药代动力学

(三) TDM 常用参数和参考数据

TDM 常用的参数有药物半衰期、达到峰值时间、达到稳态时间、有效浓度范围、最小中毒浓度等。临床常用药物 TDM 参考数据见表 4-7-36。

表 4-7-36　临床常用药物 TDM 参考数据

药物	半衰期	峰值时间	稳态时间	有效浓度	最小中毒浓度
甲氨蝶呤	1.5～15 小时	1～2 小时		给药 24 小时 5～10mg/L	给药 24 小时 5～10mg/L
地高辛	36 小时	2～3 小时	7～11 天	0.9～2.0μg/L	2.0μg/L
碳酸锂	18～20 小时	1～3 小时	2～7 天	0.3～1.3mmol/L	1.5mmol/L
茶碱	3～13 小时	2～5 小时	11～20 小时	10～20mg/L	20mg/L

续表

药物	半衰期	峰值时间	稳态时间	有效浓度	最小中毒浓度
庆大霉素	1.5~2.7 小时	1.0 小时	10~15 小时	5~10mg/L	12mg/L
环孢素	不定	1~6 小时		100~450μg/L	600μg/L
他克莫司	不定	1~3 小时		5~20μg/L	20μg/L
苯妥英钠	18~30 小时	4~12 小时	11~25 天	10~20mg/L	20mg/L
阿米替林	10~20 小时	4~8 小时	4~8 天	150~250μg/L	500μg/L
利多卡因	1.8 小时	10~30 分钟(IM)	5~10 小时	2~5mg/L	9mg/L
奎尼丁	6.2 小时	1~2 小时	25~30 小时	2~5mg/L	5mg/L
丙戊酸	7~10 小时	1~4 小时	2~4 小时	50~100mg/L	100mg/L
乙琥胺	50~60 小时	1~2 小时	8~12 天	40~100mg/L	150mg/L
苯巴比妥	50~144 小时	10~12 小时	2~3 周	10~40mg/L	30mg/L

（关秀茹）

第八章 临床常用免疫学检测

随着免疫学研究的深入和免疫技术的发展,临床免疫学检测在实验诊断中的比重越来越大。临床免疫学检测具有很高的特异性和敏感性,因此被广泛用于感染性疾病、自身免疫性疾病、变态反应性疾病、肿瘤等的诊断、鉴别诊断和预后判断,以及移植后免疫监测。本章主要对体液免疫、细胞免疫、肿瘤标志物、自身抗体、感染免疫和移植免疫检测等方面做一简述。

第一节 体液免疫检测

体液免疫主要包括抗体和补体系统。抗体属于免疫球蛋白,在不同疾病及感染阶段,免疫球蛋白类型和含量各有不同。免疫球蛋白(immunoglobulin,Ig)是由浆细胞合成分泌的一组具有抗体活性的球蛋白,存在于机体的血液、体液、外分泌液和部分细胞的膜上。Ig有着极为重要的生理功能,血清及体液Ig含量可因疾病的进展而发生变化。Ig的异常变化可反映机体的体液免疫功能状态,与临床表现相结合,有助于感染性疾病、免疫增殖性疾病和免疫缺陷病等的鉴别诊断、疗效监测和预后判断。

一、免疫球蛋白

免疫球蛋白因其功能和理化性质不同分为IgG、IgA、IgM、IgD和IgE五大类。Ig的检测均是利用特异性的抗原抗体反应进行的。血清中的IgG、IgM、IgA的含量较高,可采用单向免疫扩散法、免疫透射比浊法、免疫散射比浊法进行测定。IgD、IgE的含量较低,常用ELISA、放射免疫(RIA)、荧光偏振技术、化学发光法进行测定。

(一) 免疫球蛋白G

免疫球蛋白G(immunoglobulin G,IgG)为人体含量最多和最主要的Ig,占总免疫球蛋白的70%～80%,属再次免疫应答抗体。它对病毒、细菌和寄生虫等都有抗体活性,也是唯一能够通过胎盘的Ig,通过天然被动免疫使新生儿获得免疫性抗体。

【参考值】

IgG:7.0～16.6g/L。

【临床意义】

1. 生理性变化 胎儿出生前可从母体获得IgG,在孕期22～28周间,胎儿血IgG浓度与母体血IgG浓度相等,出生后母体IgG逐渐减少,到第3～4个月婴儿血IgG浓度降至最低,随后体内逐渐开始合成IgG,血清IgG逐渐增加,到16岁前达到成人水平。

2. 病理性变化

(1) IgG增高:是再次免疫应答的标志。常见于各种慢性感染、慢性肝病、胶原血管病、淋巴瘤以及自身免疫性疾病如系统性红斑狼疮(system lupus erythematosus,SLE)、类风湿关节炎等;单纯性IgG增高主要见于免疫增殖性疾病,如IgG型分泌型多发性骨髓瘤(multiple myeloma,MM)等。

(2) IgG降低:见于各种先天性和获得性体液免疫缺陷病、联合免疫缺陷病、重链病、轻链病、肾病综合征、病毒感染及服用免疫抑制剂的病人。还可见于代谢性疾病,如甲状腺功能亢进和肌营养不良等。

（二）免疫球蛋白A

免疫球蛋白A(immunoglobulin A,IgA)分为血清型IgA与分泌型IgA(SIgA)两种。前者占血清总Ig的10%～15%,后者主要存在于分泌液中,如唾液、泪液、乳汁、鼻腔分泌液、支气管分泌液及胃肠道分泌液。SIgA由呼吸道、消化道、泌尿生殖道的淋巴样组织合成,SIgA浓度变化与这些部位的局部感染、炎症或肿瘤等病变密切相关。

【参考值】

成人血清IgA为0.7～3.5g/L;SIgA唾液平均为0.3g/L,泪液为30～80g/L,初乳平均为5.06g/L,粪便平均为1.3g/L。

【临床意义】

1. **生理性变化**   儿童的IgA水平比成人低,且随年龄的增加而增加,到16岁前达到成人水平。

2. **病理性变化**

（1）IgA增高:见于IgA型MM、SLE、类风湿性关节炎、肝硬化、湿疹和肾脏疾病等;在中毒性肝损伤时,IgA浓度与炎症程度相关。

（2）IgA降低:见于反复呼吸道感染、非IgA型MM、重链病、轻链病、原发性和继发性免疫缺陷病、自身免疫性疾病和代谢性疾病(如:甲状腺功能亢进、肌营养不良)等。

（三）免疫球蛋白M

免疫球蛋白M(immunoglobulin M,IgM)是初次免疫应答反应中的Ig,无论是在个体发育中还是当机体受到抗原刺激后,IgM都是最早出现的抗体。IgM是分子质量最大的Ig,约占血清总Ig的5%～10%。IgM具有强的凝集抗原的能力。天然同族凝聚素(抗A、抗B)、冷凝集素及伤寒沙门菌的抗体均属此类。

【参考值】

成人IgM:0.5～2.6g/L。

【临床意义】

1. **生理性变化**   从孕20周起,胎儿自身可合成大量IgM,胎儿和新生儿IgM浓度是成人水平的10%,随年龄的增加而增高,8～16岁前达到成人水平。

2. **病理性变化**

（1）IgM增高:见于初期病毒性肝炎、肝硬化、类风湿关节炎、SLE等。由于IgM是初次免疫应答中的Ig,因此单纯IgM增加常提示为病原体引起的原发性感染。宫内感染可能引起IgM浓度急剧升高,若脐血中IgM>0.2g/L时,提示有宫内感染。此外,在原发性巨球蛋白血症时,IgM呈单克隆性明显增高。

（2）IgM降低:见于IgG型重链病、IgA型MM、先天性免疫缺陷症、免疫抑制疗法后、淋巴系统肿瘤、肾病综合征及代谢性疾病(如甲状腺功能亢进、肌营养不良)等。

（四）免疫球蛋白E

免疫球蛋白E(immunoglobulin E,IgE)为血清中最少的一种Ig,约占血清总Ig的0.002%;它是一种亲细胞性抗体,是介导Ⅰ型变态反应的抗体,与变态反应、寄生虫感染及皮肤过敏等有关,因此检测血清总IgE和特异性IgE对Ⅰ型变态反应的诊断和过敏原的确定有重要价值,下面主要介绍血清总IgE的检测,特异性IgE的检测见本章第七节其他免疫检测。

【参考值】

成人血清IgE:0.1～0.9mg/L。

【临床意义】

1. **生理性变化**   婴儿脐血IgE水平很低,出生后随年龄增长而逐渐升高,12岁时达到成人水平。

2. 病理性变化

（1）IgE 增高：见于 IgE 型 MM、重链病、肝脏病、结节病、类风湿关节炎、特异性皮炎、过敏性哮喘、过敏性鼻炎、间质性肺炎、荨麻疹、嗜酸性粒细胞增多症、疱疹样皮炎、寄生虫感染、支气管肺曲菌病等疾病。

（2）IgE 降低：见于先天性或获得性丙种球蛋白缺乏症、恶性肿瘤、长期用免疫抑制剂和共济失调性毛细血管扩张症等。

（五）M 蛋白

M 蛋白（M protein）或称单克隆免疫球蛋白，是一种单克隆 B 细胞增殖产生的具有相同结构和电泳迁移率的免疫球蛋白分子及其分子片段。

【参考值】

阴性（蛋白电泳法、免疫比浊法或免疫电泳法）。

【临床意义】

检测到 M 蛋白，提示单克隆免疫球蛋白增殖病。见于：

1. **多发性骨髓瘤**　以 IgG 型最常见，其次为 IgA 型，IgD 和 IgE 罕见，也有 IgM 型的报道。

2. **巨球蛋白血症（macroglobulinemia）**　又名 Waldenström 症，该病血液中存在大量单克隆 IgM。

3. **重链病**　出现 Ig 重链（γ、α 和 μ 重链）。

4. **轻链病**　出现单克隆游离轻链。

5. **半分子病**　系由一条重链和一条轻链组成的单克隆 Ig 片段。

6. **恶性淋巴瘤**　血液中可出现 M 蛋白。

7. **良性 M 蛋白血症**　常指血清或尿中不明原因长期或一过性的出现单一免疫球蛋白，长期观察又未发生骨髓瘤或巨球蛋白血症等恶性 M 蛋白血症的病人。

二、补体系统

补体（complement，C）是存在于人和脊椎动物血清及组织液中的一组具有酶样活性的糖蛋白，加上其调节因子和相关膜蛋白共同组成一个补体系统。补体系统参与机体的抗感染及免疫调节，也可介导病理性反应，是体内重要的免疫效应系统和放大系统。补体成分或调控蛋白的遗传缺陷可导致自身免疫性疾病、复发性感染和血管神经性水肿。补体系统功能下降及补体成分的减少对某些疾病的诊断与疗效观察有极其重要的意义。

（一）总补体溶血活性检测

总补体溶血活性（total hemolytic complement activity，CH50）检测的是补体经典途径的溶血活性，主要反映经典途径补体的综合水平。补体最主要的活性是溶细胞作用，溶血程度与补体量呈正相关，一般以 50% 溶血作为检测终点（CH50）。

【参考值】

试管法：50～100kU/L。

【临床意义】

主要反映补体经典途径（C1～C9）的综合水平。

1. **CH50 增高**　见于急性炎症、组织损伤和某些恶性肿瘤。

2. **CH50 减低**　见于各种免疫复合物性疾病（如肾小球肾炎）、自身免疫性疾病活动期（如系统性红斑狼疮、类风湿性关节炎、强直性脊柱炎）、感染性心内膜炎、病毒性肝炎、慢性肝病、肝硬化、重症营养不良和遗传性补体成分缺乏症等。

（二）补体 C1q

补体 C1q（complement 1q，C1q）是构成补体 C1 的重要组分。C1 是由一个 C1q 分子、2 个 C1r

分子和 2 个 C1s 分子构成的钙离子依赖性复合物。目前 C1q 为常规检测项目。

【参考值】

0.18 ~ 0.19g/L(ELISA 法) ;0.025 ~ 0.05g/L(免疫比浊法)。

【临床意义】

1. C1q 增高   见于骨髓炎、类风湿关节炎、痛风、过敏性紫癜等。

2. C1q 降低   见于 SLE、混合型结缔组织疾病、重度营养不良、肾病综合征、肾小球肾炎、重症联合免疫缺陷等。

（三）补体 C3

补体 C3(complement 3 , C3) 是一种由肝脏合成的 β_2 球蛋白,由 α 和 β 两条多肽链组成。C3 在补体系统各成分中含量最多,是经典途径和旁路途径的关键物质。它也是一种急性时相反应蛋白。

【参考值】

成人 C3 :0.8 ~ 1.5g/L。

【临床意义】

1. 生理性变化   胎儿出生后随着年龄的增长,其血清 C3 水平逐渐增加,到 12 岁左右达成人水平。

2. 病理性变化

（1）增高:常见于一些急性时相反应,如急性炎症、传染病早期、肿瘤、排异反应、急性组织损伤。

（2）减低:见于系统性红斑狼疮和类风湿性关节炎活动期、大多数肾小球肾炎(如链球菌感染后肾小球炎、狼疮性肾炎、基底膜增殖性肾小球肾炎)、慢性活动性肝炎、慢性肝病、肝硬化、肝坏死、先天性补体缺乏(如遗传性 C3 缺乏症) 等。它们或是由于消耗或丢失过多或是由于合成能力降低造成。

（四）补体 C4

补体 C4(complement 4 , C4) 是一种多功能 β_1 球蛋白。在补体经典途径活化中,C4 被 C1s 水解为 C4a、C4b,它们在补体活化、促进吞噬、防止免疫复合物沉着和中和病毒等方面发挥作用。

【参考值】

成人 C4 :0.20 ~ 0.60g/L。

【临床意义】

1. 生理性变化   胎儿出生后随着年龄的增长,其血清 C4 水平逐渐增加,到 12 岁左右达成人水平。

2. 病理性变化

（1）增高:见于各种传染病、急性炎症(如急性风湿热、结节性动脉周围炎、皮肌炎、关节炎) 和组织损伤等。

（2）降低:见于自身免疫性肝炎、狼疮性肾炎、SLE、1 型糖尿病、胰腺癌、多发性硬化症、类风湿关节炎、IgA 性肾病、遗传性 IgA 缺乏症。在 SLE,C4 的降低常早于其他补体成分,且缓解时较其他成分回升迟。

（五）补体旁路 B 因子

补体旁路 B 因子(factor B , BF) 是一种不耐热的 β 球蛋白,50℃ 30 分钟即可失活。它可被 D 因子裂解为 Ba、Bb 两个片段,Bb 与 C3b 结合构成旁路途径的 C3 转化酶。B 因子是补体旁路活化途径中的一个重要成分,又称 C3 激活剂前体。

【参考值】

0.10 ~ 0.40g/L(单向免疫扩散法)。

【临床意义】

同补体旁路途径溶血活性检测。

1. **增高**　见于某些自身免疫性疾病、肾病综合征、慢性肾炎、恶性肿瘤。

2. **减低**　见于肝病、急性肾小球肾炎、自身免疫性溶血性贫血。

（六）补体结合试验

补体结合试验（complement fixation test，CFT）是用免疫溶血机制做指示系统，来检测另一反应系统抗原或抗体的试验。早在 1906 年 Wasermann 就将其应用于梅毒的诊断，即著名的华氏反应。这一传统的试验经不断改进，除了用于传染病诊断和流行病学调查以外，在一些自身抗体、肿瘤相关抗原以及 HLA 的检测和分析中也有应用。

第二节　细胞免疫检测

人体的淋巴细胞分为 T、B 和 NK 等细胞群，它们又分别有若干亚群，各有其特异的表面标志和功能。临床上各种免疫疾病均可出现不同群淋巴细胞数量和功能的变化，对它们进行检测可用以判断细胞免疫功能。

一、T 细胞亚群的检测

T 细胞由一群功能不同的异质性淋巴细胞组成，由于它在胸腺（thymus）内分化成熟故称为 T 细胞。在 T 细胞发育的不同阶段以及成熟 T 细胞在静止期和活动期，其细胞膜表面分子表达的种类和数量均不相同。这些分子为抗原性不同的糖蛋白，它们与 T 细胞对抗原的识别、细胞的活化、信息的传递、细胞的增殖和分化以及 T 细胞的功能相关。由于这些分子在 T 细胞表面相当稳定，故可视为 T 细胞的表面标志，可以用以分离、鉴定不同功能的 T 细胞。这些分子的单克隆抗体对临床相关疾病的诊断和治疗也具有重要应用价值。

（一）T 细胞花结形成试验

T 细胞表面有特异性绵羊红细胞（E）受体和 T 细胞抗原识别受体（TCR），其中 E 受体曾广泛被用作鉴定和计数 T 细胞的标志。T 细胞表面的 E 受体，可与绵羊红细胞结合形成花结样细胞，称为红细胞玫瑰花结形成试验或 E 玫瑰花结形成试验（erythrocyte rosette formation test，ERFT）。显微镜下计数花结形成细胞占淋巴细胞的比例，以每个淋巴细胞黏附 3 个或 3 个以上绵羊红细胞者为花结形成细胞。

【参考值】

ERFT：（64.4±6.7）%。

【临床意义】

1. **降低**　见于免疫缺陷性疾病，如恶性肿瘤、免疫性疾病、某些病毒感染、大面积烧伤、多发性神经炎、淋巴增殖性疾病。

2. **升高**　见于甲状腺功能亢进症、甲状腺炎、重症肌无力、慢性活动性肝炎、SLE 活动期及器官移植排斥反应等。

（二）T 细胞转化试验

体外培养时，T 淋巴细胞被植物血凝素（PHA）或刀豆蛋白 A（ConA）刺激，代谢活跃，增加蛋白质、RNA 和 DNA 的合成，从而转化为母细胞，部分细胞发生有丝分裂。用显微镜计数淋巴细胞及转化的母细胞数，求出转化的百分率；也可以用 ^{3}H-TdR 掺入法及液体闪烁仪测定淋巴细胞的脉冲数/分（cpm）值，从而反映 T 细胞的免疫功能。

【参考值】

1. **形态学法**　转化率为（60.1±7.6）%。

2. ³H-TdR 掺入法   刺激指数(SI)<2。

【临床意义】

同 T 淋巴细胞花结形成试验。但 Down 综合征时明显增高。本试验主要用于体外检测 T 细胞的生物学功能,反映机体的细胞免疫水平;也用以估计疾病的疗效和预后。

(三)T 细胞分化抗原测定

T 细胞膜表面有多种特异性抗原,WHO(1986 年)统称其为白细胞分化抗原(cluster differentiation,CD)。应用单克隆抗体与 T 细胞表面抗原结合后,再与荧光标记二抗(兔或羊抗鼠 IgG)反应,在荧光显微镜下或流式细胞仪中计数 CD 阳性细胞的百分率。

【参考值】

T 细胞分化抗原测定结果见表 4-8-1。

表 4-8-1   T 细胞分化抗原测定结果

指 标	免疫荧光法(IFA)	流式细胞术
CD3⁺	63.1%±10.8%	61%～85%
CD3⁺CD4⁺(Th)	42.8%±9.5%	28%～58%
CD3⁺CD8⁺(Ts)	19.6%±5.9%	19%～48%
CD4⁺/CD8⁺(Th/Ts)	2.2±0.7	0.9～2.0

【临床意义】

1. CD3⁺降低   见于自身免疫性疾病,如 SLE、类风湿关节炎等。

2. CD3⁺/CD4⁺降低   见于恶性肿瘤、遗传性免疫缺陷症、艾滋病、应用免疫抑制剂者。

3. CD3⁺/CD8⁺减低   见于自身免疫性疾病或变态反应性疾病。

4. CD4⁺/CD8⁺增高   自身免疫性疾病、病毒性感染、变态反应等。

5. CD4⁺/CD8⁺减低   见于艾滋病(常<0.5),恶性肿瘤进行期和复发时。

6. 监测器官移植排斥反应时 CD4⁺/CD8⁺比值增高预示可能发生排斥反应。

7. CD3⁺、CD4⁺、CD8⁺较高且有 CD1⁺、CD2⁺、CD5⁺、CD7⁺增高则可能为 T 细胞型急性淋巴细胞白血病。

二、B 细胞分化抗原检测

应用 CD19、CD20 和 CD22 等单克隆抗体,分别与 B 细胞表面抗原结合。通过免疫荧光法、免疫酶标法或流式细胞技术进行检测,分别求出 CD19、CD20、CD22 等细胞阳性百分率和 B 淋巴细胞数。

【参考值】

CD19⁺(11.74±3.37)%(流式细胞术)。

【临床意义】

1. 升高   见于急性淋巴细胞白血病(B 细胞型,且有 SmIg、HLAD 表达)、慢性淋巴细胞白血病和 Burkitt 淋巴瘤等。

2. 降低   见于无丙种球蛋白血症、使用化疗或免疫抑制剂后。

三、自然杀伤细胞免疫检测

(一)自然杀伤细胞活性测定

目前多采用检测 NK 细胞活性来研究不同疾病状态下 NK 细胞的杀伤功能。检测 NK 细胞活性的方法多种多样,方法的简繁有很大差异,但敏感性和特异性亦异,从简单的活细胞计数直至最先进的流式细胞仪分析,一般可根据实验要求和具体条件选用。

【参考值】

自然杀伤细胞活性测定结果见表4-8-2。

表4-8-2　自然杀伤细胞活性测定结果

方　　法	结　　果
^{51}Cr 释放法	自然释放率<10% ~15%
	自然杀伤率为 47.6% ~76.8%
	^{51}Cr 利用率为 6.5% ~47.8%
酶释放法	细胞毒指数为 27.5% ~52.5%
流式细胞术法	13.8%±5.9%

【临床意义】

NK 细胞活性可作为判断机体抗肿瘤和抗病毒感染的指标之一。在血液系统肿瘤、实体瘤、免疫缺陷病、艾滋病和某些病毒感染病人,NK 细胞活性减低;宿主抗移植物反应者,NK 细胞活性升高。

(二) 抗体依赖性细胞介导的细胞毒测定

抗体依赖性细胞介导的细胞毒(antibody dependent cell mediated cytotoxicity,ADCC)特异性由抗体决定。这类细胞表面有抗体 Fc 受体,当与相应的抗体结合后,抗体被激活,ADCC 细胞得以与抗体的 Fc 受体结合,引起靶细胞的杀伤与破坏。

【参考值】

^{51}Cr 释放法:^{51}Cr 释放率<10% 为阴性,10% ~20% 为可疑阳性,≥20% 为阳性;溶血空斑法<5.6% 为阴性。

【临床意义】

1. **增高**　见于自身免疫性疾病,如自身免疫性血小板减少症、自身免疫性溶血性贫血、免疫性粒细胞缺乏症,甲状腺功能亢进,移植排斥反应等。

2. **降低**　见于恶性肿瘤、免疫缺陷病、慢性肝炎、肾功能衰竭等。

四、细胞因子检测

细胞因子(cytokine,CK)是一类由免疫细胞(淋巴细胞、单核巨噬细胞等)和相关细胞(成纤维细胞、内皮细胞等)产生的调节细胞功能的高活性、多功能、低分子蛋白质,属于分泌性蛋白质,不包括免疫球蛋白、补体和一般生理性细胞产物。细胞因子检测是判断机体免疫功能的一个重要指标。

目前,常见细胞因子有白细胞介素(IL-2、IL-4、IL-6、IL-8)肿瘤坏死因子、干扰素、集落刺激因子、红细胞生成素等,但是由于细胞因子在体内的含量甚微,给细胞因子的检测带来困难。

(一) IL-2 活性及其受体测定

白介素-2(interleukin-2,IL-2)是白细胞介素中的一种。主要由活化 T 细胞产生,是具有多向性作用的细胞因子(主要促进淋巴细胞生长、增殖、分化)。它对机体的免疫应答和抗病毒感染等有重要作用。

【参考值】

IL2:^{3}HTdR 掺入法为 5~15kU/L。

【临床意义】

1. **IL-2**　随年龄的增长,有降低趋势。

（1）增高：见于自身免疫性疾病（SLE、类风湿关节炎等）、再生障碍性贫血、多发性骨髓瘤、排斥反应等。

（2）降低：见于免疫缺陷病（艾滋病、联合免疫缺陷病等）、恶性肿瘤、1型糖尿病、某些病毒感染等。

2. IL-2R　对急性排斥反应和免疫性疾病有诊断意义，可作为病情观察和药效监测的一项指标。

（二）肿瘤坏死因子测定

肿瘤坏死因子（tumor necrosis factor，TNF）分为TNFα和TNFβ两型。前者来源于单核细胞、巨噬细胞；后者来源于T淋巴细胞。两型的结构虽然不同，但生物活性类似。两型都有引起肿瘤组织出血、坏死和杀伤作用，都可引起抗感染的炎症反应效应，以及对免疫细胞的调节、诱生作用。

【参考值】

（4.3±2.8）μg/L（ELISA法）。

【临床意义】

TNF有炎症介质作用，能阻止内毒素休克、DIC的发生；有抗感染效应，抑制病毒复制和杀伤病毒感染细胞；有抗肿瘤作用，杀伤和破坏肿瘤细胞。血中TNF水平增高特别对某些感染性疾病（如脑膜炎球菌感染）的病情观察有价值。

（三）干扰素测定

干扰素（interferon，IFN）是宿主细胞受病毒感染后产生的一种非特异性防御因子，具有抗病毒、抗肿瘤、免疫调节、控制细胞增殖的作用。

【参考值】

1～4kU/L（ELISA法）。

【临床意义】

1. 增高　见于SLE、非活动性类风湿性关节炎、恶性肿瘤早期、急性病毒感染、再生障碍性贫血等。

2. 减低　见于乙型病毒性肝炎携带者及病人、哮喘、活动性类风湿关节炎等。

第三节　肿瘤标志物检测

肿瘤标志物（tumor marker）是由肿瘤细胞本身合成、释放，或是机体对肿瘤细胞反应而产生或升高的一类物质。肿瘤标志物存在于血液、细胞、组织或体液中，反映肿瘤的存在和生长，通过化学、免疫学以及基因组学等方法测定肿瘤标志物，对肿瘤的诊断、疗效和复发的监测、预后的判断具有一定的价值。肿瘤标志物主要包括蛋白质类、糖类、酶类和激素类肿瘤标志物。

一、蛋白质类肿瘤标志物的检测

（一）甲胎蛋白测定

甲胎蛋白（alphafetoprotein，AFP）是在胎儿早期由肝脏和卵黄囊合成的一种血清糖蛋白，出生后，AFP的合成很快受到抑制。当肝细胞或生殖腺胚胎组织发生恶性病变时，有关基因重新被激活，使原来已丧失合成AFP能力的细胞又重新开始合成，以致血中AFP含量明显升高。因此血中AFP浓度检测对诊断肝细胞癌及滋养细胞恶性肿瘤有重要的临床价值。

【参考值】

<25μg/L（RIA、CLIA、ELISA）。

【临床意义】

1. 原发性肝细胞癌病人血清 AFP 增高,阳性率为 67.8% ~ 74.4%。约 50% 的病人 AFP>300μg/L,但约有 18% 的原发性肝癌病人 AFP 不升高。

2. 生殖腺胚胎肿瘤(睾丸癌、卵巢癌、畸胎瘤等)、胃癌或胰腺癌时,血中 AFP 含量也可升高。

3. 病毒性肝炎、肝硬化时 AFP 有不同程度的升高,通常<300μg/L。

4. 妊娠 3 ~ 4 个月,孕妇 AFP 开始升高,7 ~ 8 个月达高峰,但多低于 400μg/L,分娩后 3 周恢复正常。胎儿神经管畸形、双胎、先兆流产等均会使孕妇血液和羊水中 AFP 升高。

（二） 癌胚抗原测定

癌胚抗原(carcinoembryonic antigen,CEA)是一种富含多糖的蛋白复合物。早期胎儿的胃肠道及某些组织均有合成 CEA 的能力,但妊娠 6 个月以后含量逐渐降低,出生后含量极低。CEA 是一种广谱性肿瘤标志物,可在多种肿瘤中表达,脏器特异性低,在临床上主要用于辅助恶性肿瘤的诊断、判断预后、监测疗效和肿瘤复发等。

【参考值】

<5μg/L(RIA、CLIA、ELISA)。

【临床意义】

1. **CEA 升高** 主要见于胰腺癌、结肠癌、直肠癌、乳腺癌、胃癌、肺癌等病人。

2. **动态观察** 一般病情好转时,CEA 浓度下降,病情加重时可升高。

3. 结肠炎、胰腺炎、肝脏疾病、肺气肿及支气管哮喘等也常见 CEA 轻度升高。

4. 96% ~ 97% 非吸烟健康人血清 CEA 浓度<2.5μg/L,大量吸烟者中有 20% ~ 40% 的人 CEA>2.5μg/L,少数人>5.0μg/L。

（三） 组织多肽抗原测定

组织多肽抗原(tissue polypeptide antigen,TPA)是存在于胎盘和大部分肿瘤组织细胞膜和细胞质中的一种单链多肽,在恶性肿瘤病人血清中的检出率高达 70% 以上,但它的增高与肿瘤发生部位和组织类型无相关性。血液内 TPA 水平与细胞分裂增殖程度密切相关,恶性肿瘤细胞分裂、增殖越活跃,血清中 TPA 水平越高,临床上常用于迅速增殖的恶性肿瘤的辅助诊断,特别是已知肿瘤的疗效监测。

【参考值】

<130U/L(ELISA)。

【临床意义】

1. 恶性肿瘤病人血清 TPA 水平可显著升高。

2. 经治疗好转后,TPA 水平降低;若 TPA 再次升高,提示肿瘤复发。

3. TPA 和 CEA 同时检测有利于恶性与非恶性乳腺肿瘤的鉴别诊断。

4. 急性肝炎、胰腺炎、肺炎、妊娠后 3 个月均可见 TPA 升高。

（四） 前列腺特异抗原测定

前列腺特异抗原(prostate specific antigen,PSA)是一种由前列腺分泌的单链糖蛋白,它存在于前列腺管道的上皮细胞中,在前列腺癌时可见血清 PSA 水平明显升高。血清总 PSA(t-PSA)中有 80% 以结合形式存在,称复合 PSA(c-PSA);20% 以游离形式存在,称游离 PSA(f-PSA)。t-PSA 及 f-PSA 升高,而 f-PSA/t-PSA 比值降低,提示前列腺癌。

【参考值】

t-PSA<4.0μg/L,f-PSA<0.8μg/L(RIA、CLIA、ELISA),f-PSA/t-PSA 比值>0.25。

【临床意义】

1. 前列腺癌时 60%～90% 病人血清 t-PSA 水平明显升高；当行外科切除术后，90% 病人血清 t-PSA 水平明显降低。

2. 若前列腺癌切除术后 t-PSA 浓度无明显降低或再次升高，提示肿瘤转移或复发。前列腺增生、前列腺炎等良性疾病，约有 14% 的病人血清 t-PSA 轻度升高（一般 4.0～10.0μg/L），此时应注意鉴别。

3. 当 t-PSA 处于 4.0～10.0μg/L 时，f-PSA/t-PSA 比值对诊断更有价值，若 f-PSA/t-PSA 比值<0.1 提示前列腺癌。

4. 肛门指诊、前列腺按摩、膀胱镜等检查及前列腺手术会引起前列腺组织释放 PSA 而引起血清浓度升高，建议在上述检查前或检查后数日、手术后数周进行 PSA 检查。

（五）鳞状上皮细胞癌抗原测定

鳞状上皮癌细胞抗原（squamous cell carcinoma antigen，SCC）是肿瘤相关抗原 TA-4 的亚型，是一种糖蛋白。

【参考值】

<1.5μg/L（RIA、CLIA）。

【临床意义】

1. 血清中 SCC 水平升高，可见于 25%～75% 的肺鳞状细胞癌、30% Ⅰ期食管癌、89% 的Ⅲ期食管癌，83% 的宫颈癌。血清 SCC 浓度与宫颈鳞癌分期、肿瘤体积、治疗后肿瘤残余、肿瘤复发和病情进展、肿瘤病人生存率有关，美国国家临床生化学会（NACB）推荐 SCC 用于宫颈鳞癌病人的预后评估、监测疗效和肿瘤复发。临床上也常用于监测肺鳞状细胞癌、食管癌等的治疗效果、复发、转移及预后判断。

2. 部分良性疾病如银屑病、天疱疮、特应性皮炎等皮肤疾病、肾功能不全、良性肝病、乳腺良性疾病、上呼吸道感染性疾病等也可引起 SCC 浓度升高。

3. SCC 不受性别、年龄、吸烟的影响，但因它在皮肤表面的中层细胞内高浓度存在，因而采血技术不佳可引起假阳性。此外，汗液、唾液或其他体液污染亦会引起假阳性。

（六）细胞角蛋白 19 片段

细胞角蛋白 19 片段（cytokeratin 19 fragment，CYFRA 21-1）是角蛋白 CK19 的可溶性片段，分泌入血液后可被检测到。角蛋白是一类上皮细胞的支架蛋白，有 20 余种，不易溶解，因细胞角蛋白 19 的可溶性片段能与两株单克隆抗体 KS19.1 和 BM19.21 特异性结合，故称为 CYFRA21-1。CYFRA 21-1 不是器官特异性的蛋白，其主要分布于富含上皮细胞的组织或器官，如肺、乳腺、膀胱、肠道、子宫等，当这些组织发生恶变时，血液中的 CYFRA21-1 水平可见升高。目前 CYFRA 21-1 主要用于非小细胞肺癌的鉴别诊断和预后评估。

【参考值】

<2.0μg/L（CLIA、ELISA）

【临床意义】

1. CYFRA 21-1 是非小细胞肺癌的首选肿瘤标志物，可用于非小细胞肺癌与小细胞肺癌的鉴别诊断，非小细胞肺癌中的阳性率为 40%～64%，在肺鳞状细胞癌中阳性率最高，CYFRA 21-1 常与 NSE，SCC，CEA 联合检测用于辅助肺癌的分型及鉴别诊断。当 CYFRA 21-1 水平超过 30μg/L 时，患原发性支气管肺癌的可能性非常大。CYFRA 21-1 的水平与肿瘤的体积及分期有关，可用于肺癌疗效的监测。除肺癌外，其他实体肿瘤也可见 CYFRA 21-1 水平升高，如乳腺癌、膀胱癌、大肠癌、前列腺癌等。

2. CYFRA 21-1 升高亦见于良性疾病,如肺炎、结核病、慢性支气管炎、胃肠道疾病、妇科疾病和泌尿系统疾病等,但 CYFRA 21-1 水平为轻度升高(一般小于 10μg/L)。

二、糖脂肿瘤标志物检测

(一) 癌抗原 50 测定

癌抗原 50(cancer antigen 50,CA50)是一种肿瘤糖类相关抗原,主要由唾液酸糖脂和唾液酸糖蛋白所组成。它对肿瘤的诊断无器官特异性。

【参考值】

<2.0 万 U/L(IRMA、CLIA)。

【临床意义】

1. **增高**　见于87%的胰腺癌,80%的胆囊(道)癌,73%的原发性肝癌,50%的卵巢癌,20%的结肠癌、乳腺癌、子宫癌等。

2. 动态观察其水平变化对癌肿瘤疗效及预后判断、复发监测颇具价值。

3. 对鉴别良性和恶性胸、腹腔积液有价值。

4. 在慢性肝病、胰腺炎、胆管病时,CA50 也升高。

(二) 癌抗原 724 测定

癌抗原 724(cancer antigen 724,CA724)是一种肿瘤相关糖蛋白(tumor associated glycoprotein),它是胃肠道和卵巢肿瘤的标志物。

【参考值】

<6.7μg/L(CLIA、RIA、ELISA)。

【临床意义】

1. **增高**　见于 67% 的卵巢癌、47% 的大肠癌、45% 的胃癌、40% 的乳腺癌、42% 的胰腺癌。

2. CA724 与 CA125 联合检测,可提高卵巢癌的检出率。

3. CA724 与 CEA 联合检测,可以提高诊断胃癌的敏感性和特异性。但是,正常人和良性胃肠道疾病的阳性率分别为 3.5% 和 6.7%。

(三) 糖链抗原 199 测定

糖链抗原 199(carbohydrate antigen 199,CA199)是一种糖蛋白,属于唾液酸化 Lewis 血型抗原。正常人唾液腺、前列腺、胰腺、乳腺、胃、胆管、胆囊、支气管的上皮细胞存在微量 CA199。

【参考值】

<3.7 万 U/L(CLIA、RIA、ELISA)。

【临床意义】

胰腺癌、肝胆和胃肠道疾病时血中 CA199 的水平可明显升高。

1. 目前认为,CA199 是胰腺癌的首选肿瘤标志物,胰腺癌早期,当特异性为 95% 时,敏感性可达 80%～90%,若与 CEA 同时测定,敏感性还可进一步提高。

2. 约有 5%～10% 的人不表达 Lewis 类抗原,因此部分胰腺癌病人 CA199 的血清浓度不升高。

3. 诊断胆囊癌和胆管癌的阳性率为 85% 左右,胃癌、结肠癌为 40%,直肠癌为 30%～50%;但无早期诊断价值,对早期病人的敏感度仅为 30%。

4. 连续检测对病情进展、手术疗效、预后估计及复发诊断有重要价值。

5. 急性胰腺炎、胆汁淤积型胆管炎、胆石症、急性肝炎、肝硬化等,血清 CA199 也可出现不同程度的升高。

6. 若结合 CEA 检测,对胃癌诊断符合率可达 85%。

（四）癌抗原 125 测定

癌抗原 125(cancer antigen 125,CA125)为一种糖蛋白性肿瘤相关抗原,存在于上皮性卵巢癌组织及病人的血清中,在胎儿体腔上皮分泌物及羊水中以及成人的输卵管、子宫和宫颈内膜也可发现 CA125。

【参考值】

<3.5 万 U/L(CLIA、RIA、ELISA)。

【临床意义】

1. CA125 存在于卵巢癌组织细胞和浆液性腺癌组织中,不存在于黏液型卵巢癌中。卵巢上皮癌病人的 CA125 浓度可明显升高,早期诊断和复发诊断的敏感性可达 50% ~90%,故对诊断卵巢癌有较大临床价值,尤其对观察治疗效果和判断复发较为灵敏。

2. 盆腔肿瘤的鉴别。CA125 可用于鉴别卵巢包块,特别适用于绝经后妇女。

3. 宫颈癌、乳腺癌、胰腺癌、胆道癌、肝癌、胃癌、结肠癌、肺癌等也有一定的阳性反应。

4. 3% ~6%的良性卵巢瘤、子宫肌瘤病人血清 CA125 有时也会明显升高,但多数不超过 10 万 U/L。

5. 肝硬化失代偿期血清 CA125 明显升高。

6. 生理状态下,如早孕期(3 个月)CA125 也可升高。

（五）癌抗原 242 测定

癌抗原 242(cancer antigen 242,CA242)是一种唾液酸碳水化合物,与 CA50 来自相同的大分子,但结构各异,它能识别 CA50 和 CA199 的抗原决定簇。

【参考值】

<20kU/L(ELISA)。

【临床意义】

增高见于 68% ~79%的胰腺癌、55% ~85%的结肠癌、44%的胃癌,也见于 5% ~33%的非恶性肿瘤。此外,卵巢癌、子宫肿瘤和肺癌的阳性率较 CA50 高。

（六）癌抗原 153 测定

癌抗原 153(cancer antigen 153,CA153)是抗原决定簇、糖和多肽组成的糖蛋白。

【参考值】

<2.5 万 U/L(CLIA、RIA、ELISA)。

【临床意义】

1. 乳腺癌时,30% ~50%的病人可见 CA153 明显升高,但在早期乳腺癌时,它的阳性率仅为 20% ~30%左右,因此它不能用于筛查与早期诊断,主要用于乳腺癌病人的治疗监测和预后判断。乳腺癌病人血清 CA153 浓度比原来水平升高预示病情进展、肿瘤复发、转移,其浓度升高比临床症状出现或影像学检查的发现时间早。

2. 血清 CA153 浓度升高还可见于子宫肿瘤、转移性卵巢癌、肝癌、胰腺癌、结肠癌、肺癌、支气管肺癌。

3. 乳腺、肝脏、肺等的良性疾病时,CA153 血清水平也可见不同程度的增高。

三、酶类肿瘤标志物检测

（一）前列腺酸性磷酸酶测定

前列腺酸性磷酸酶（prostatic acid phosphatase，PAP）是一种前列腺外分泌物中能水解磷酸酯的糖蛋白。

【参考值】

≤2.0μg/L（RIA、CLIA）。

【临床意义】

1. 前列腺癌时，血清 PAP 浓度明显升高，其升高程度与癌瘤发展基本呈平行关系。当病情好转时，PAP 浓度降低，而其水平升高常提示癌症有复发、转移及预后不良。

2. 前列腺肥大，前列腺炎等，也可见血清 PAP 水平升高。

（二）神经元特异性烯醇化酶测定

神经元特异性烯醇化酶是在糖酵解途径中催化甘油分解的酶，它由 3 个亚基（α、β、γ）组成，并形成 5 种同工酶（αα、ββ、γγ、αγ、βγ）。γ 亚基的同工酶存在于神经元和神经内分泌组织，称为神经元特异性烯醇化酶（neuron specific enolase，NSE），它与神经内分泌起源的肿瘤有关。

【参考值】

<15μg/L（RIA、ELISA）。

【临床意义】

1. 小细胞肺癌的 NSE 水平显著高于肺鳞癌、腺癌、大细胞癌的 NSE 水平，因此它对小细胞肺癌的诊断、鉴别诊断有较高价值，并可用于监测放疗、化疗的效果。

2. NSE 是神经母细胞瘤的标志物，其灵敏度可达 90% 以上。发病时，NSE 水平明显升高，有效治疗后降低，复发后又升高。

3. 正常红细胞中存在 NSE，标本溶血影响结果。

四、激素类肿瘤标志物检测

降钙素（calcitonin，CT）是甲状腺滤泡细胞 C 细胞合成和分泌的一种单链多肽激素，由 32 个氨基酸残基组成，分子量 3500，它的生理作用主要是抑制破骨细胞的生成，促进骨盐沉积，增加尿磷，降低血钙和血磷。

【参考值】

<100ng/L

【临床意义】

1. **甲状腺髓样癌** 病人血清降钙素明显升高，而且由于降钙素的半减期较短，因此可作为观察临床疗效的标志物。CT 是用于诊断和监测甲状腺髓样癌的特异而敏感的肿瘤标志物。甲状腺髓样癌手术前 CT 浓度高，手术后数小时内 CT 下降，如手术后 CT 值长期持续增高，提示肿瘤切除不完全或有可能转移。

2. **其他疾病** 部分肺癌、乳腺癌、胃肠道癌及嗜铬细胞癌病人可因为高血钙或产生异位分泌而使血清降钙素增加，另外肝癌和肝硬化病人偶见血清降钙素增高。

五、肿瘤标志物的选用

同一种肿瘤可含多种标志物，而一种标志物可出现在多种肿瘤。选择特异标志物或最佳组合有利于提高肿瘤诊断的阳性率（表 4-8-3）。动态检测有利于良性和恶性肿瘤的鉴别，也有利于复发、转移和预后判断。

表 4-8-3 肿瘤标志物的选择

肿 瘤	AFP	CEA	PSA	PAP	NSE	hCG	CA199	CA50	CA125	CA153	CA724	CA242	TPA	SCC	AFU
原发性肝癌	1														1
干细胞肿瘤	1					1									
结肠癌		1					2					3			
前列腺癌			1	1											
小细胞肺癌					1										
非小细胞肺癌		2												3	
绒毛膜上皮细胞癌						1									
胰腺癌		3					1	2				2			
胆道癌							1	2							
卵巢癌		2							1		2				
乳腺癌		2								1					
胃癌		2					3				1				
膀胱癌													2		
宫颈癌		3												2	
耳鼻喉肿瘤		3												2	
食管癌		3												3	

注:1 为首选指标;2 为补充指标;3 为次补充指标

第四节　自身抗体检测

当某些原因削弱或破坏机体的自身免疫耐受（autoimmune tolerance）时,该机体的免疫系统就会对自身组织或成分产生免疫应答,这种机体免疫系统对自身组织或成分产生的免疫应答称为自身免疫（autoimmunity）反应。由于自身免疫反应而产生的疾病称为自身免疫性疾病（autoimmune disease,AID）。按自身抗原分布的范围可分为器官特异性和非器官特异性。自身抗体的检测是诊断自身免疫病的重要依据。

一、类风湿因子的检测

类风湿因子（rheumatoid factor,RF）是变性 IgG 刺激机体产生的一种自身抗体,主要存在于类风湿关节炎病人的血清和关节液内。主要为 IgM 型,也有 IgG、IgA、IgD 和 IgE 型。用乳胶凝集法测出的主要是 IgM 型;速率法敏感但不能分型。

【参考值】

<20U/ml（乳胶凝集法、浊度分析法）

【临床意义】

类风湿性疾病时,RF 的阳性率可高达 70% ~ 90%,类风湿关节炎的阳性率为 70%。IgG 型与病人的滑膜炎、血管炎和关节外症状有关,IgM 型与 IgA 型的效价与病情有关,与骨质破坏有关。其他自身免疫性疾病,如多发性肌炎、硬皮病、干燥综合征、SLE、自身免疫性溶血、慢性活动性肝炎等也见 RF 阳性。某些感染性疾病,如传染性单核细胞增多症、结核病、感染性心内膜炎等也多呈现阳性反应。故本试验的特异性不高,应予鉴别诊断。

二、抗核抗体检测

（一）抗核抗体测定

广义的抗核抗体（anti-nuclear antibody,ANA）的靶抗原不再局限于细胞核内,而是扩展到整个细胞成分,包括细胞核和细胞质。经典的 ANA 是指针对真核细胞核成分的自身抗体的总称。ANA 的类型主要是 IgG,也有 IgM 和 IgA。这种抗体无器官和种属的特异性。

检测方法为间接免疫荧光法（indirect immunofluorescence,IIF）。以 Hep-2 细胞和鼠肝作抗原,固定于载玻片上,与受检者血清反应。血清中抗体与抗原结合,再加入 FITC 标记的抗人 Ig,在荧光显微镜下可观察到 ANA 的荧光强度和荧光核型。

抗核抗体的荧光核型主要包括:

1. **均质型**　与抗 dsDNA、抗组蛋白和核小体抗体有关。

2. **核膜型**　主要有抗核孔复合物和抗板层素两种抗体。

3. **颗粒型**　与抗 U1RNP、抗 Sm、抗 SSA、抗 SSB 等抗体有关。

4. **核点型**

（1）少核点型:即 p80 盘曲蛋白抗体。

（2）多核点型:即 Sp100 抗体。

5. **着丝点型**　与抗着丝点抗体有关。

6. **核仁型**　与针对核糖体、U3RNP、RNA 聚合酶的抗体、抗 Scl-70 抗体、PM-Scl 抗体、抗原纤维蛋白抗体有关。

细胞周期相关蛋白与增殖细胞核抗原有关;胞质抗体与抗线粒体抗体、抗高尔基体抗体、抗溶酶体抗体、抗肌动蛋白抗体、抗 Jo-1 抗体等有关。

（二）可提取性核抗原抗体谱测定

可提取的核抗原（extractable nuclear antigens ENA）由多种相对分子质量不同的多肽构成,即双链 DNA、Sm、核糖体、Scl-70（Sclerosis-70）、Jo-1、SSB（SjögrenB）、SSA（SjögrenA）和 RNP 等。利用免疫印迹试验可以对这些抗原的自身（抗 ENA）抗体进行检测，用来反映某些自身免疫病的状况。

　　不同的抗核抗体对应的 Hep-2 细胞的荧光核型特点及临床意义见表 4-8-4。不同的抗核抗体荧光核型图片见图 4-8-1～图 4-8-7。

表 4-8-4　不同的抗核抗体对应的 Hep-2 细胞的荧光核型特点及临床意义

抗核抗体	荧光核型	Hep-2 细胞特点	临床意义
dsDNA	核均质型	Hep-2 细胞核质均质性着色，分裂期细胞浓缩染色体荧光增强	见于活动期 SLE,阳性率 70%～90%
抗组蛋白抗体	核均质型	Hep-2 细胞核质均质性着色，分裂期细胞浓缩染色体荧光增强	见于 50%～70% 的 SLE 及 95% 以上的 DIL 病人
抗核小体抗体	核均质型	Hep-2 细胞核质均质性着色，分裂期细胞浓缩染色体荧光增强	诊断 SLE 的特异性指标。敏感性为 58%～71%,特异性为 97%～99%
抗 Sm 抗体	核粗颗粒型	Hep-2 细胞核质呈粗颗粒荧光,有时伴细小核点,核仁阴性。分裂期细胞浓缩染色体阴性	诊断 SLE 特异性达 99%,且能反映活动度。与中枢神经系统受累、肾病、肺纤维化及心内膜炎有一定关系
抗 nRNP 抗体	核粗颗粒型	Hep-2 细胞核质呈粗颗粒荧光,核仁阴性。分裂期细胞浓缩染色体阴性	与 MCTD 相关,阳性率为 95%～100%。还见于 30%～40% 的 SLE 病人
抗 SSA（Ro）抗体	核细颗粒型	Hep-2 细胞核质呈细颗粒着色,部分核仁荧光增强。分裂期细胞染色体周围区域呈现颗粒型荧光,染色体区域阴性	见于 SS（敏感性 88%～96%）、RA（3%～10%）、SLE（24%～60%）。亚急性皮肤性狼疮（70%～90%）、新生儿狼疮（>90%）、补体 C2/C4 缺乏症（90%）。PBC（20%）
抗 SSB（La）抗体	核细颗粒型	Hep-2 细胞核质呈细颗粒着色,部分核仁荧光增强。分裂期细胞染色体周围区域呈现颗粒型荧光,染色体区域阴性	见于 SS（71%～87%）、新生儿狼疮（75%）伴先天性心脏传导阻滞（30%～40%）、SLE（9%～35%）、单克隆丙种球蛋白病（15%）
抗 p80 盘曲蛋白抗体	核少点型	Hep-2 细胞间期每个核有 1～5 个大小不同的点状颗粒分布	见于有自身免疫病指征病人
抗 Sp100 抗体	核多点型	Hep-2 细胞间期每个核有 5～20 个大小不同的点状颗粒分布	见于 PBC,偶见于 SS、PSS 和 SLE 病人。线粒体抗体阴性但怀疑 PBC 的病人可检测 Sp100 抗体
抗核孔复合物或板层素抗体	核膜型	细胞核边缘呈线型强着染,核内无或很少着染	抗板层素抗体主要见于同时存在三种临床表现的疾病:肝炎,血细胞减少,且抗磷脂抗体阳性;皮肤白细胞裂解性血管炎或脑血管炎。抗核孔复合物抗体较少见
抗 Scl-70 抗体	核仁型	Hep-2 细胞核仁为荧光加强的均质荧光,分裂间期细胞核呈均匀荧光,分裂期染色体边缘出现荧光	见于 PSS 的病人,预后不良
抗原纤维蛋白抗体	核仁型	Hep-2 细胞核仁呈块状荧光,分裂期细胞为染色体周围环形荧光	见于 PSS
抗 PM-Scl 抗体	核仁型	Hep-2 细胞核质呈弱均质型,核仁呈强均匀型荧光	见于重叠综合征:合并 PM、DM、PSS（Scl）

续表

抗核抗体	荧光核型	Hep-2 细胞特点	临床意义
抗增殖期细胞核抗原抗体		Hep-2 细胞 S 期强阳性而 G0 或 G1 期细胞为阴性	3% SLE 病人
抗着丝点抗体	着丝点型	Hep-2 细胞间期细胞核均匀分布大小、数目相同的点状荧光,分裂中期细胞中间位置出现带状浓缩点状荧光	局限性 PSS(80%~95%),PBC

注:SLE:系统性红斑狼疮;DIL:药物性狼疮;MCTD:混合性结缔组织病;PSS:进行性系统性硬化症;Scl:硬皮病;PM:多发性肌炎;SS:干燥综合征;PBC:原发性胆汁性肝硬化;DM:皮肌炎;RA:类风湿关节炎

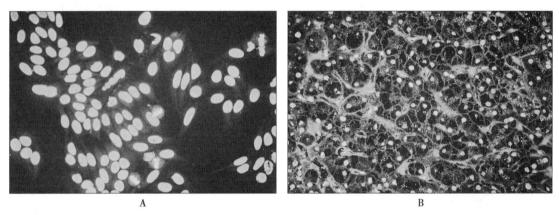

A   B

图 4-8-1 核均质型
A. Hep-2 细胞;B. 小鼠肝

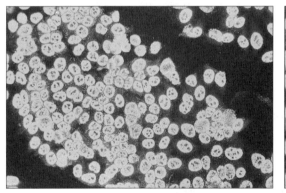

图 4-8-2 核粗颗粒型

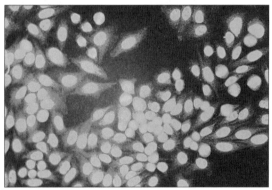

图 4-8-3 核细颗粒型

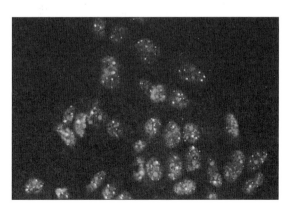

图 4-8-4 核点型

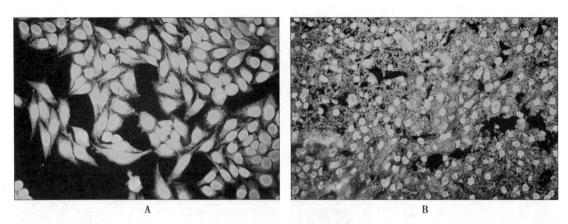

图 4-8-5 核膜核型，均质型
A. Hep-2 细胞；B. 小鼠肝

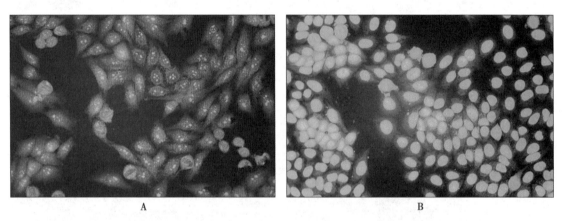

图 4-8-6 核仁型
A. 抗原纤维蛋白抗体；B. Scl-70 抗体

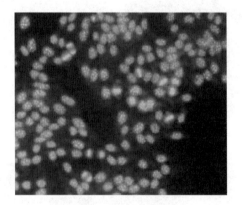

图 4-8-7 着丝点型

（三）抗 DNA 抗体测定

抗 DNA 抗体（anti-DNA antibody）分为抗双链 DNA（double stranded DNA,dsDNA）抗体、抗单链 DNA（single stranded DNA,ssDNA）抗体和抗 ZDNA 抗体。抗 dsDNA 抗体的靶抗原是细胞核中 DNA 的双螺旋结构,它的检测有重要的临床价值。检测抗 dsDNA 抗体最特异和最敏感的方法是用马疫锥虫或绿蝇短膜虫作为抗原基质进行间接免疫荧光测定。

【结果判定】

短膜虫动基体均质性着色,核质成弱均质性着色为阳性。

【临床意义】

1. **抗 dsDNA 抗体阳性**　见于活动期 SLE,阳性率 70% ~90%。本试验特异性较高,但敏感性较低。目前认为,能结合补体的抗 dsDNA 抗体,在 SLE 特别是并发狼疮性肾炎病人的发病机制中起重要作用。其他风湿病中抗 dsDNA 也可阳性。

2. **抗 ssDNA 抗体阳性**　见于 SLE(阳性率 70% ~95%),尤其是合并有狼疮性肾炎。还可见于一些重叠结缔组织病、药物诱导的狼疮和慢性活动行肝炎等,但不具特异性。

（四）抗胞质抗体测定

1. **抗线粒体抗体测定**　抗线粒体抗体(anti-mitochondrial antibody,AMA)是一种针对细胞质中线粒体内膜和外膜蛋白成分的自身抗体,无器官和种属特异性,该抗体主要是 IgG。常用大白鼠胃或肾髓质和 Hep-2 细胞作抗原基质进行免疫荧光法测定。AMA 已发现 9 种亚型(M1~M9)。

【结果判定】

Hep-2 细胞胞质内泥沙样颗粒型着染。肾近曲、远曲小管细胞的特点是颗粒聚集成团。M3、M6 在近曲小管荧光强。肝细胞胞质内均匀着染,胃壁细胞质着染。

【临床意义】

许多肝脏疾病时可检出 AMA。其阳性率在原发性胆汁性肝硬化(PBC)无症状者为 90.5%,有症状病人为 92.5%;慢性活动性肝炎可高达 90% 以上;但是,胆总管阻塞和肝外胆管阻塞为阴性。AMA 可作为原发性胆汁性肝硬化和肝外胆道阻塞性肝硬化症的鉴别诊断。此外,慢性活动性肝炎和门静脉性肝硬化阳性率为 25%。药物引起的自身免疫病为 M3 和 M6。

2. **抗肌动蛋白抗体检测**　该抗体有几种不同的抗原包括肌动蛋白、非肌球蛋白的重链、原肌球蛋白。当肌动蛋白抗体单独存在时,有时可在胞质中观察到大量束状纤维结构,有时延伸到细胞核。

【结果判定】

Hep-2 细胞胞质内有密集纤维状着染,但不形成网状。胃、平滑肌高度着染。肾小球基质细胞着染,肾小管上皮细胞基底部及肾小管的刷状缘着染。肝多角型着染,抗原肌球蛋白或抗 α 肌动蛋白抗体,肝细胞胞质内的纤维成片状着染。

【临床意义】

抗肌动蛋白抗体见于各种慢性肝脏疾病、肝硬化、原发性胆汁性肝硬化、Ⅰ型自身免疫性肝炎,也见于重症肌无力、克罗恩病、长期血液透析。Ⅰ型自身免疫性肝炎 60% ~90% 有 IgG 型抗肌动球蛋白抗体,且效价高。

3. **抗 Jo-1 抗体检测**　靶抗原是组氨酰 tRNA 合成酶。其生理功能是催化 tRNA 接上组氨酸。Jo-1 抗体主要是 IgG1 型抗体。

【结果判定】

Hep-2 细胞胞质有斑点状荧光颗粒,细胞核的核质也显示明显的斑点状颗粒。分裂期细胞在染色质周围呈散在的细颗粒。

【临床意义】

Jo-1 抗体对肌炎伴间质性肺纤维化有高度特异性,抗体的效价与疾病的活动性相关。多发性肌炎、Jo-1 抗体阳性及 HLADR/DRw52 标志称为"Jo-1 综合征"。

三、抗组织细胞抗体检测

（一）抗肾小球基底膜抗体测定

肾小球基底膜有内、外透明层及中间致密层构成的网状结构,它是由 Ⅳ 型胶原、层粘连蛋白、纤维粘连蛋白和蛋白多糖组成。肺泡基底膜与肾小球基底膜化学成分相似,且两者具有交叉抗原性。

【结果判定】

抗 GBM 抗体阳性时，有 3 种荧光图形：在所有肾小球基底膜处显示非常尖锐、线状或花瓣状着染；颗粒状着染；斑点状着染。

【临床意义】

抗肾小球基底膜抗体是抗基底膜抗体型肾小球肾炎特异性抗体，包括 Good-Pasture 综合征、急进型肾小球肾炎及免疫复合物型肾小球肾炎。抗肾小球基底膜抗体还见于药物诱导的间质性肾炎，但它在发病中的作用不明。抗肾小球基底膜抗体阳性的病人约有 50% 病变局限于肾脏，另外 50% 有肾脏和肺部病变，仅有肺部病变者非常少见。

（二）抗胃壁细胞抗体测定

抗胃壁细胞抗体（anti-parietal cell antibody，PCA）是器官及细胞特异性自身抗体，其靶抗原是分子量为 94 000 的 ATP 酶、胃壁细胞的质子泵和主细胞内分子量 41 000 的胃蛋白酶原。此抗体还可直接与促胃液素受体结合。

【结果判定】

小鼠胃壁细胞胞质内呈细小颗粒状着染。

【临床意义】

恶性贫血病人 90% 为 PCA 阳性。慢性萎缩性胃炎病人为 100% PCA 阳性。PCA 的阳性率与胃黏膜病变的进展程度相关，但抗体效价与病变进展程度不相关，也不与治疗效果平行。PCA 也见于胃黏膜萎缩、缺铁性贫血、十二指肠溃疡、甲状腺疾病、原发性艾迪生病和青少年型糖尿病病人等。大约 1/3 的甲状腺炎病人有抗胃壁细胞抗体。

（三）抗甲状腺抗体测定

甲状腺功能亢进、慢性甲状腺炎、甲状腺功能低下具有自身免疫病的特征，常可测出甲状腺抗体。抗甲状腺球蛋白抗体和抗甲状腺微粒体抗体在临床实验中应用最广，诊断价值也较大。

1. 抗甲状腺球蛋白抗体　甲状腺球蛋白（thyroglobulin，TG）是由甲状腺滤泡细胞合成的一种糖蛋白，抗甲状腺球蛋白主要是 IgG。

【结果判定】

人或灵长类动物的甲状腺冷冻切片甲状腺腺泡内呈细小波浪状着染。

【临床意义】

90%~95% 桥本甲状腺炎、52%~58% 甲状腺功能亢进和 35% 甲状腺癌的病人可出现抗 TG 阳性。重症肌无力、肝脏病、风湿性血管病、糖尿病也可出现阳性。此外，有些正常人，特别是妇女，抗 TG 阳性率随年龄而增加，40 岁以上妇女检出率可达 18%。

2. 抗甲状腺微粒体抗体　抗甲状腺微粒体抗体（anti-thyroid microsome-antibody，抗 TM）是针对甲状腺微粒体的一种抗体。

【结果判定】

人或灵长类动物的甲状腺冷冻切片甲状腺腺泡上皮细胞胞质斑点状着染，核阴性。

【临床意义】

抗 TM 阳性检出率：桥本甲状腺炎为 50%~100%；甲状腺功能减低症为 88.9%；甲状腺肿瘤为 13.1%；单纯性甲状腺肿为 8.6%；亚急性甲状腺炎为 17.2%~25%；SLE 为 15.4%~44.7%；其他风湿病为 30%。正常人也有 8.4% 的阳性率。抗 TG 与抗 TM 同时检测，可以提高检出的阳性率。

（四）抗平滑肌抗体测定

抗平滑肌抗体（anti-smooth muscle antibody，ASMA）主要为 IgG 类，也有 IgM 类。无器官和种属特异性，一般认为不结合补体。ASMA 自身靶抗原为三组细胞骨架蛋白，包括微纤维（G 型肌动蛋白和 F 型肌动蛋白）、中级纤维（波形蛋白和 Desmin）和微管。

【结果判定】

鼠胃平滑肌呈均质型着染,肾小血管阳性。

【临床意义】

抗平滑肌抗体主要见于自身免疫性肝炎、原发性胆汁性肝硬化、急性病毒性肝炎。其中F型肌动蛋白与自身免疫性肝炎、自身免疫性胆汁性肝硬化相关,G型肌动蛋白与酒精性肝硬化相关。此外,波形蛋白与病毒感染、系统性自身免疫病、类风湿关节炎等相关;Desin可能与心肌炎相关。在药物引起的肝脏损伤、肝硬化、肝癌中,ASMA的检出率、效价均低,无诊断价值。

（五）　抗心肌抗体测定

抗心肌抗体(anti-myocardial antibody)的自身抗原包括线粒体内膜上的腺苷酸转移蛋白、肌钙蛋白、原肌球蛋白(可能与A组链球菌M蛋白交叉反应)和热休克蛋白。常用间接免疫荧光法检测。

【结果判定】

心肌细胞内与肌纤维方向垂直的横向带状着染。

【临床意义】

心肌炎、心肌衰竭、风湿热、重症肌无力和心脏手术后病人均可检测到抗心肌抗体。此外,0.4%的正常人和某些风湿性心脏病病人也可见此抗体。

（六）　肝脏相关自身抗体测定

1. 抗肝、肾微粒体抗体检测　抗肝、肾微粒体抗体(liver kidney microsomal antibody,LKM)可同时与肝和肾微粒体起反应,主要识别肝微粒体分子量为50 000的蛋白质(细胞色素P450、CYP2D6)相应的抗原主要位于肝细胞的粗、滑面内质网的细胞质侧及肾脏近曲小管。LKM(保持一致)存在以下多种亚型:LKM1,靶抗原是CYP2D6;LKM2,靶抗原是细胞色素P450同工酶;LKM3,靶抗原是UDP葡萄糖醛基转移酶。

【结果判定】

(1)LKM1:肝脏细胞呈强着染,但近门静脉区肝细胞阳性者少;肾脏近曲小管远端1/3段的上皮细胞胞质着染,但较弱。

(2)LKM2:肝脏门静脉区的肝细胞阳性率高;肾脏近曲小管近端1/3段的上皮细胞阳性多。

(3)LKM3:肝、肾阴性,灵长类动物睾丸细胞胞质阳性。

【临床意义】

(1)LKM1:见于自身免疫性肝炎(主要是妇女、儿童)、慢性丙型肝炎。

(2)LKM2:仅见于应用药物替尼酸治疗的病人。

(3)LKM3:丁型肝炎相关。

2. 抗可溶性肝抗原抗体检测　抗可溶性肝抗原抗体(anti-soluble liver antigen,SLA)相应的靶抗原是一种存在于肝细胞质内的蛋白质细胞角蛋白。这种抗原既没有种属特异性,也没有器官特异性。

【结果判定】

猴肝组织上肝细胞呈明显荧光着染,呈细颗粒到均质溶解状,大鼠肾组织为阴性。

【临床意义】

SLA对Ⅲ型自身免疫性肝炎的诊断和鉴别诊断具有重要价值,大约25%的自身免疫性肝炎该抗体阳性。可用于指导临床治疗。

四、其他抗体检测

（一）　抗中性粒细胞胞质抗体测定

抗中性粒细胞胞质抗体(anti-neutrophil cytoplasmic antibodies,ANCA)是血管炎病人的自身抗

体,是诊断血管炎的一种特异性指标。采用间接免疫荧光法检测,ANCA 主要有两型:胞质型(cyto-plasmic,cANCA)和核周型(perinuclear,pANCA)。cANCA 针对的主要靶抗原是蛋白酶 3(proteinase3,PR3),它是中性粒细胞嗜天青颗粒的主要成分。pANCA 针对的主要靶抗原是髓过氧化物酶(myeloperoxidase,MPO),它是中性粒细胞嗜天青颗粒的另一主要成分。

【结果判定】

1. cANCA 中性粒细胞胞质内有荧光颗粒,细胞核阴性(荧光图片见图 4-8-8A,B,C,D)。

2. pANCA 中性粒细胞核周出现荧光着染,细胞核阴性(荧光图片见图 4-8-9A,B,C,D)。

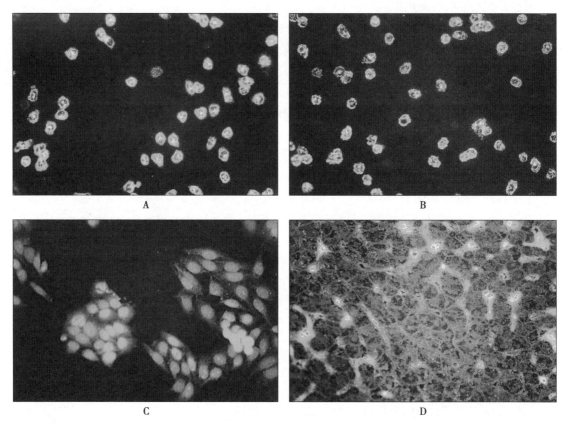

图 4-8-8   cANCA
A. 甲醛固定;B. 乙醇固定;C. Hep-2 细胞;D. 小鼠肝

【临床意义】

cANCA 主要见于韦格纳肉芽肿(Wegner granulomatosis,WG)。活动性 WG 病人在病变尚未影响到呼吸系统时 cANCA 敏感度是 65%,当病人已出现呼吸系统、肾脏损伤时其敏感度达 90% 以上。其他 cANCA 阳性的疾病还有坏死性血管炎、微小多动脉炎、结节性多发性动脉炎等。

快速进行性血管炎性肾炎、多动脉炎、Churg-Strauss 综合征、自身免疫性肝炎中 pANCA 的阳性率达 70%~80%。pANCA 主要与多发性微动脉炎相关。pANCA 还见于风湿性和胶原性血管炎、肾小球肾炎、溃疡性结肠炎、原发性胆汁性肝硬化等。

(二)抗心磷脂抗体测定

抗心磷脂抗体(anti-cardiolipin antibody,ACA)是一组针对各种带负电荷磷脂的自身抗体。抗磷脂抗体与内皮细胞或血小板膜上的磷脂结合,破坏细胞的功能,造成血液的高凝状态;与红细胞结合,在补体的参与下,造成溶血性贫血。ACA 是抗磷脂抗体中的一种,特异性较强,能干扰磷脂依赖的凝血过程,与各种疾病关系的研究较多。与自身免疫性疾病和抗磷脂综合征(APS)的关系较为密切。

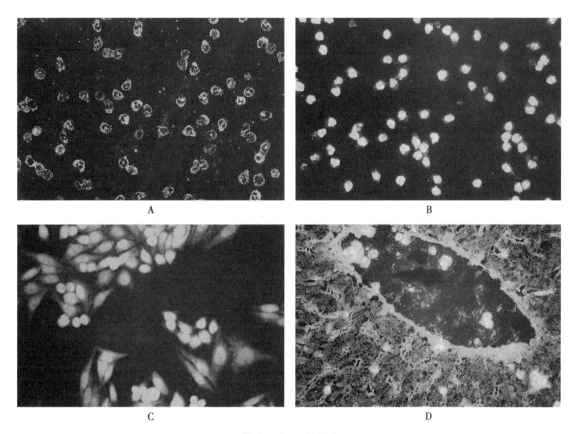

图4-8-9 pANCA

A. 甲醛固定;B. 乙醇固定;C. Hep-2 细胞;D. 小鼠肝

【参考值】

阴性(ELISA),P/N≥2.1 为阳性。

【临床意义】

ACA 在 SLE 病人中阳性检出率高,达 70% ~ 80%,SLE 病人中枢神经系统血栓形成与阳性 ACA 显著相关。血清及脑脊液中 ACA 的检测有助于神经精神性狼疮病人的临床诊断。高水平的 ACA 是急性脑血管病的预后不良的信号。ACLA 在 RA 病人的阳性率可达33% ~ 49%,是了解疾病进展的实验室指标。约70% 未经治疗的 ACA 阳性病人可发生自发性流产和宫内死胎,尤其是 IgM 型 ACA 可作为自发性流产的前瞻性指标。ACA 阳性者血小板减少发生率均明显高于阴性者,以 IgG 型抗体多见,并与血小板减少程度有关。

（三）抗乙酰胆碱受体抗体测定

抗乙酰胆碱受体抗体(anti-acetylcholine receptor antibody,AchRA)测定是针对运动肌细胞上乙酰胆碱受体的一种自身抗体。它可结合到运动肌细胞的乙酰胆碱受体上,破坏运动板,使神经-肌肉间的信号传递发生障碍,致运动无力。

【临床意义】

1. AchRA 对诊断重症肌无力有意义,敏感性和特异性高,大约90% 的病人阳性,其他眼肌障碍病人全部阴性。

2. 可作为重症肌无力疗效观察的指标。

3. 肌萎缩侧索硬化症病人用蛇毒治疗后可出现假阳性。

（四）抗 CCP 抗体测定

抗环瓜氨酸肽抗体(antibodies against cyclic citrullinated peptides,anti-CCP)针对的主要的抗原

表位是丝集蛋白中瓜氨酸。采用合成的环瓜氨酸肽作为抗原基质进行检测,因此称其为抗环瓜氨酸肽抗体。

【参考值】

阴性。

【临床意义】

抗 CCP 抗体已列为 RA 的分类诊断标准之一,抗 CCP 抗体对 RA 诊断敏感性为50% ~78%,特异性为96%,RA 病人发病前10年即可检测出抗 CCP 抗体,该抗体有助于 RA 的早期诊断。抗 CCP 抗体阳性的 RA 病人骨破坏较阴性者更加严重,并与 RA 的活动性相关,抗 CCP 抗体阳性 RA 病人常在发病2年内即可能出现不可逆的骨关节损伤。临床通常将抗 CCP 抗体和 RF 联合检测来诊断 RA,但抗 CCP 抗体可独立于 RF 出现。有研究显示20% ~57% RF 阴性的 RA 病人存在抗 CCP 抗体。因此,该抗体有助于提高 RA 病人的血清学检出率,且滴度与疾病的活动度相关。

第五节　感染免疫检测

感染性疾病(infectious diseases)是由微生物(细菌、病毒、真菌等)和寄生虫感染人体后,机体组织细胞受到不同程度的损害并出现一系列的临床症状和体征,这类疾病称为感染性疾病。机体对入侵病原体的特异性免疫应答分为体液免疫和细胞免疫。体液免疫主要由抗体介导,一部分抗体可以保护机体免受感染,另一部分抗体保护作用不强,不能抵抗病原体的感染,但可长期在体内存在作为感染的标志物。细胞免疫则主要由 T 细胞介导。临床上常通过检测抗原,抗体等特异标志物来辅助诊断感染性疾病及判断疗效。本节主要介绍常见病原体的血清学免疫检测在临床诊断中的应用。

一、细菌感染免疫检测

人感染病原体后经过一段时间产生的特异性抗体一般可持续数月或更长时间,因而检测抗体不仅可用于现症诊断,还是疾病追溯性调查的一种方法。

(一) 血清抗链球菌溶血素"O"试验

溶血素"O"是 A 群溶血性链球菌产生的具有溶血活性的代谢产物,相应抗体称抗链球菌溶血素"O"(antistreptolysin "O",抗 O 或 ASO)。

【参考值】

阴性(LAT)。

【临床意义】

阳性表示病人近期内有 A 群溶血性链球菌感染,常见于活动性风湿热、风湿性关节炎、风湿性心肌炎、急性肾小球肾炎、急性上呼吸道感染、皮肤和软组织的感染等。

(二) 伤寒和副伤寒沙门菌免疫测定

伤寒沙门菌感染后,菌体"O"抗原和鞭毛"H"抗原可刺激人体产生相应抗体;副伤寒杆菌分甲、乙和丙三型,各自的菌体抗原和鞭毛抗原也可产生相应的抗体。

1. 肥达反应　肥达反应(Widal reaction,WR)是利用伤寒和副伤寒沙门菌菌液为抗原,检测病人血清中有无相应抗体的一种凝集试验。

【参考值】

直接凝集法:伤寒 H<1∶160;O<1∶80;副伤寒甲、乙和丙<1∶80。

【临床意义】

单份血清抗体效价 O>1∶80 及 H>1∶160 者有诊断意义;若动态观察,持续超过参考值或较原效价升高4倍以上更有价值。

（1）O、H均升高：提示伤寒可能性大，多数病人在病程第2周出现阳性。

（2）O不高、H升高，可能是预防接种或是非特异性回忆反应。

（3）O升高、H不高，则可能是感染早期或与伤寒沙门菌O抗原有交叉反应的其他沙门菌感染。

2. 伤寒和副伤寒沙门菌抗体 IgM 测定

【参考值】

阴性或滴度<1∶20（ELISA）。

【临床意义】

IgM抗体于发病后1周即出现升高，有早期诊断价值。

3. 伤寒和副伤寒沙门菌可溶性抗原测定

【参考值】

阴性（乳胶凝集法）。

【临床意义】

对确诊伤寒沙门菌感染有重要意义。

（三） 流行性脑脊髓膜炎免疫学测定

【参考值】

抗体测定：阴性（间接血凝试验和ELISA）。

抗原测定：阴性（对流免疫电泳法、乳胶凝集试验、RIA和ELISA）。

【临床意义】

脑膜炎奈瑟菌抗原的测定可用于流行性脑脊髓膜炎的确诊。感染1周后，抗体逐渐增高，2个月后逐渐下降；接受疫苗接种者高抗体效价可持续1年以上。

（四） 布氏杆菌病凝集试验

【参考值】

阴性或滴度<1∶25（间接血凝法）。

【临床意义】

凝集效价明显升高或动态上升有助于布氏杆菌病的诊断。

（五） 结核分枝杆菌抗体和 DNA 测定

【参考值】

胶体金或ELISA法检测抗体阴性；PCR法检测DNA阴性。

【临床意义】

抗体阳性表示有结核分枝杆菌感染；DNA检测特异性更强，灵敏度更高。

（六） 结核感染 T 细胞检测

结核感染T细胞检测，简称T-SPOT. TB，是采用酶联免疫斑点技术来检测结核特异抗原刺激活化的效应T细胞。将单核细胞从外周血分离后，与结核特异性抗原一起孵育，刺激致敏T细胞活化后分泌细胞因子，细胞因子与在ELISA板孔底的包被抗体结合，进一步再与酶标记二抗，底物等反应在孔底形成斑点，一个斑点代表一个分泌细胞因子的T细胞。斑点数量可反映外周血中结核致敏T细胞的数量。此方法具有良好的敏感性与特异性，不受卡介苗接种及机体免疫状态的影响。

【参考值】

阴性

【临床意义】

阳性结果表示体内存在结核杆菌特异的效应T细胞，高度提示病人存在结核感染，需进一步结合临床资料综合判断是否为活动性结核。阳性结果可用于活动性结核、肺外结核、结核性腹膜炎等的辅助诊断。应引起注意的是，阳性结果不能单独诊断结核病。另外，因感染阶段不同，或病人存在免疫功能不全等因素会导致检测结果为阴性。

（七）幽门螺杆菌抗体测定

【参考值】

金标免疫斑点法为阴性。

【临床意义】

阳性见于胃、十二指肠幽门螺杆菌感染,如胃炎、胃溃疡和十二指肠溃疡等。

二、病毒感染免疫检测

（一）TORCH 试验

为妇产科产前的常规检查项目。TORCH 包括:弓形虫、风疹病毒、巨细胞病毒、单纯疱疹病毒Ⅰ型和Ⅱ型的病原抗体检测。

1. 风疹病毒检测　风疹病毒属披膜病毒科风疹病毒属,若在早孕时发生胎儿先天性风疹感染,新生儿致畸致残率可达80%。主要损害五官神经系统和智力,有流行性,因此为早孕后必查项目。风疹病毒检测主要查抗体,一般感染后首先出现 IgM 抗体,持续 1~3 个月,2 周后可出现 IgG 型抗体。只有在持续性特殊感染时,偶有使用分离培养或分子生物学检查抗原。

【参考值】

IgM、IgG 抗体均为阴性。

【临床意义】

如果被检者 2 种抗体均无,应视为易感者,可注射疫苗保护。有 IgM 抗体出现均应做妇产科咨询后决定是否治疗性流产或继续妊娠。仅有 IgG 抗体应注意观察其滴度变化,如果滴度低且无变化为既往感染,若测定病人急性期和恢复期双份血清,抗体滴度明显升高 4 倍或以上,则具有诊断近期风疹感染的意义。

2. 单纯疱疹病毒（Ⅰ型和Ⅱ型）检测　单纯疱疹病毒Ⅰ型和Ⅱ型均有一定致畸性。先天感染后影响新生儿神经系统发育,孕早期感染影响胎儿发育,但危害略低于风疹病毒,故也作为早孕临床筛查项目。抗原检测可使用分子生物学方法,并区分Ⅰ型和Ⅱ型,但应用不广泛。抗体检测可分别进行Ⅰ型和Ⅱ型的 IgM 和 IgG 抗体检测,IgM 型为近期感染,IgG 型多为既往感染。

3. 巨细胞病毒（CMV）检测　巨细胞病毒属疱疹类病毒,其先天感染的致畸性仅次于风疹病毒,主要也是造成神经系统及智力的障碍。实验室可用 EIA 法测抗 CMV-IgM 以了解近期感染,抗 CMV-IgG 可以用做流行病学调查。对早期抗体用 EIA 检测方法也可获得 CMV 早期感染的确证。CMV 本身除细胞培养外还可使用 PCR 方法检测,灵敏度及特异性更高,通过检测血浆中的 CMV-DNA 的拷贝数有助于判断病毒在体内的活跃程度,动态监测 CMV-DNA 的水平更具有指导意义。

4. 弓形虫检测　弓形虫属原虫,因其有致畸性,故往往与以上病毒联合检测。先天性弓形虫感染可引起神经系统,特别是生后远期智力障碍,因此临床极为重视。抗原检测可用血、骨髓、脑脊液或尿等离心后直接涂片,瑞特-吉姆萨染色,可见虫体,证明其存在。抗体则可测特异性 IgM 及 IgG 型抗体。IgM 型抗体提示现症感染,IgG 型一般提示既往感染。

（二）汉坦病毒抗体 IgM 测定

【参考值】

阴性（ELISA 法、免疫荧光法）。

【临床意义】

肾综合征出血热(HFRS)的病原体是汉坦病毒(Hanta virus,HTV)。感染 HTV 2~4 天后即可在血清中检出 IgM,7~10 天达高峰。

（三）流行性乙型脑炎病毒抗体 IgM 测定

【参考值】

阴性（ELISA 和微量间接免疫荧光法）。

【临床意义】

流行性乙型脑炎病毒是我国夏、秋季流行的主要传染病之一。当恢复期血清抗体滴度比急性期≥4倍时,有辅助诊断意义,可用于临床回顾性诊断。

(四) 柯萨奇病毒抗体和RNA测定

【参考值】

IgM和IgG均阴性(间接血凝试验,IFA法或ELISA法检测);RNA阴性(PCR法)。

【临床意义】

IgM抗体阳性提示现症感染;RNA阳性的诊断意义更大。

(五) 轮状病毒抗体和RNA测定

【参考值】

RNA阴性(PCR法);抗原阴性(胶乳凝集试验或ELISA法);IgM和IgG阴性(金标免疫斑点法或ELISA法)。

【临床意义】

婴幼儿腹泻约有50%是由轮状病毒所致,常呈IgM阳性,提示现症感染;IgG阳性提示既往感染;PCR检测轮状病毒RNA具特异性。

(六) EB病毒抗体和DNA测定

EB病毒(Epstein-Barr virus,EBV),属于疱疹类病毒,人感染后主要引起传染性单核细胞增多症,此外,还与鼻咽癌及非洲淋巴瘤有关。EB病毒主要经上呼吸道传播,约90%以上的成人感染过EBV,并在体内长期存在。EBV相关的抗原主要包括早期抗原(early antigen,EA),衣壳抗原(viral capsid antigen,VCA),核抗原(nuclear antigen,EBNA),临床上可检测血液中针对这些抗原的抗体(类型包括IgM、IgG、IgA)来辅助诊断疾病,如传染性单核细胞增多症。此外,采用PCR检测病人血液中EB病毒的DNA具有更高的诊断价值。

【参考值】

阴性(ELISA法,化学发光法)

阴性(PCR)

【临床意义】

抗VCA-IgM在EB病毒感染初期即可在血清中检测到,敏感性和特异性高,疾病恢复期抗VCA-IgM转阴。抗VCA-IgG在出现临床症状时可于血液中检测到,并长期持续存在。抗EA-IgG在感染初期也可被检测到,在慢性活动性感染及感染复发时效价增高,感染恢复后效价回落。因此,IgM类抗体和短期升高的IgG类抗体主要用于传染性单核细胞增多症的辅助诊断,主要包括抗VCA-IgM和抗EA-IgG。长期存在的IgG类抗体主要用于流行病学调查,主要包括抗EBNA-IgG和抗VCA-IgG。IgG类EBNA抗体在初次感染6~8周后出现,并在体内长期存在。IgA类抗体主要出现于鼻咽癌病人,主要为抗EA-IgA和抗VCA-IgA。若PCR检测EB病毒DNA结果呈阳性,可作为EB病毒感染的依据。

(七) 严重急性呼吸综合征病毒抗体及RNA测定

严重急性呼吸综合征(severe acute respiratory syndrome,SARS)是由SARS冠状病毒(SARS coronavirus,SARSCoV)引起的21世纪的新传染病。SARSCoV是具有包膜的单链正义RNA病毒,是导致SARS(俗称"非典型肺炎")的病原体。

【参考值】

抗体阴性(ELISA和IFA法);RNA阴性(RT-PCR)。

【临床意义】

抗体阳性结果表明曾感染过SARSCoV,由阴性到阳性的血清转化,或者急性期到恢复期抗体效价增高4倍以上,表明有近期感染;PCR阳性可表示标本中有SARSCoV的遗传物质(RNA)。

三、寄生虫感染免疫检测

（一）日本血吸虫抗体测定

【参考值】

阴性［环卵沉淀法（COPT）］。IgE 为 0 ~ 150IU/L（ELISA 和胶乳凝集法）。IgG、IgM 阴性（ELISA、LAT 法、环卵沉淀法、胶乳凝集法）。

循环抗原:阴性（单克隆抗体夹心 ELISA、反向间接血凝、单克隆抗体斑点 ELISA 等）。

【临床意义】

IgE、IgM 阳性提示病程处于早期,是早期诊断的指标。IgG 阳性提示疾病已是恢复期,曾有过血吸虫感染,可持续数年。

（二）囊虫抗体测定

【参考值】

血清<1:64 为阴性;脑脊液<1:8为阴性（ELISA）。血清<1:128 为阴性;脑脊液<1:8 为阴性（间接血凝法）。

【临床意义】

IgG 阳性见于囊虫病,可用作流行病学调查。

（三）疟原虫抗体和抗原测定

【参考值】

抗体阴性（IFA 和 ELISA）;抗原阴性（免疫印迹法）。

【临床意义】

抗体阳性提示近期有疟原虫感染。但是疟原虫抗体检测阴性不足以排除疟疾,应做抗原检测或涂片法找疟原虫。

四、性传播疾病免疫检测

（一）衣原体抗体测定

衣原体（chlamydia）包括沙眼衣原体、鹦鹉热衣原体和肺炎衣原体 3 种,其中沙眼衣原体（*C. trachomatis*,CT）是引起性传播疾病常见的病原体之一。

【参考值】

IgM 效价≤1:32,IgG 效价≤1:512（IFA）。

【临床意义】

IgM 阳性提示近期有 CT 感染,有利于早期诊断。IgG 在发病后 6 ~ 8 周出现,持续时间较长;提示曾有过 CT 感染。

（二）支原体的血清学测定

对人致病的主要有肺炎支原体、解脲支原体、人型支原体和生殖道支原体。

【参考值】

1. 补体结合试验　效价<1:64。

2. 间接血凝试验　阴性。

【临床意义】

单份血清效价>（1:64）~（1:128）者或双份血清有 4 倍以上增长者,有诊断意义。间接血凝试验的敏感性高于补体结合试验,感染发病后 7 天出现阳性。

（三）梅毒螺旋体抗体测定

梅毒螺旋体侵入人体后,在血清中除可出现特异性抗体外,还可出现非特异性抗体（反应素）。

【参考值】

1. 非特异性抗体的定性试验

（1）快速血浆反应素试验（rapid plasma regain test, RPR）阴性。

（2）不加热血清反应素试验（unheated serum regain test, USR）阴性。

（3）性病研究实验室试验（venereal disease research laboratory test, VDRL）阴性。

2. 梅毒螺旋体的特异性抗体的确诊试验

（1）梅毒螺旋体血凝试验（treponema pallidum hemagglutination assay, TPHA）阴性;

（2）荧光螺旋体抗体吸收试验（fluorescent treponemal antibody absorption test, FTA-ABS）阴性。

【临床意义】

梅毒螺旋体反应素试验敏感性高;定性试验阳性的情况下,必须进行确诊试验,若阳性可确诊梅毒。

（四）淋球菌血清学测定及 DNA 测定

【参考值】

阴性（协同凝集试验）;阴性（PCR 定量）。

【临床意义】

协同凝集试验特异性强、敏感性高且操作简便;PCR 可做确诊试验。

（五）人类免疫缺陷病毒抗体及 RNA 测定

人类免疫缺陷病毒（human immunodeficiency virus, HIV）是艾滋病（AIDS）的病原体。

【参考值】

1. 筛选试验　ELISA 法和快速胶体金法均为阴性。

2. 确诊试验　蛋白印迹试验和 RT-PCR 法 RNA 均阴性。

【临床意义】

筛选试验灵敏度高,但特异性不高,故有假阳性;所以筛选试验阳性时应用确诊试验证实。确诊试验阳性,特别是 RT-PCR 法检测 HIV-RNA 阳性,对肯定诊断和早期诊断颇有价值。

第六节　移植免疫检测

在组织移植或器官移植中,受者接受供者的移植物后,受者的免疫系统与供者的移植物相互作用而发生的免疫应答,称为移植免疫。研究移植免疫的主要目的是了解移植排斥反应发生的机制,以预防和控制排斥反应的发生,使移植物能在受体内长期存活。

一、移植类型

根据移植物的来源不同,将移植分为 4 种类型:

1. **自体移植**　将自体的组织移植到自体的另一部位,此种移植若无感染都能成功。

2. **同系移植**　遗传基因型完全相同或基本相同的个体间的移植。例如同卵双生之间的移植,或纯系动物间的移植。此种移植一般也都可成功。

3. **同种（异体）移植**　同种中具有不同遗传基因型的不同个体间的移植。临床移植大多属此类型,常出现排斥反应。

4. **异种移植**　不同种属间的移植,其基因型完全不同,例如把动物的脏器移植给人。此类移植目前多数不能成功。

二、排斥反应

1. **靶抗原**　移植能否成功,在很大程度上取决于排斥反应,而排斥反应的本质就是 T 细胞介导的、针对移植抗原的免疫应答。这种免疫应答可识别"自己"与"非己",具有很强的记忆性和特异性,可经淋巴细胞转移。排斥反应的靶抗原即为组织相容性抗原。所谓组织相容性,就是指不同个体间进行组织或器官移植时,移植物与宿主是否能相互"容忍"。如能"容忍"移植物就能存活,否则,移植物将被排斥或移植物使宿主受损。供受两者的组织相容性如何,是由组织相容性抗原决定的。组织相容性抗原分为:

(1)主要组织相容性抗原:其免疫原抗性较强,所引起的免疫排斥反应发生得快且强烈,在移植免疫中主要涉及的是主要组织相容性抗原。

(2)次要组织相容性抗原:其免疫原性较弱,引起的免疫排斥反应发生得慢而弱。但其重要性也不可忽视,因为由于组织配型技术的进展,可在一定程度上控制主要组织相容性抗原引起的免疫排斥反应,而目前对次要组织相容性抗原了解甚少,尚无法控制。

(3)其他参与排斥反应发生的抗原:如人类 ABO 血型抗原、组织特异性抗原、内皮细胞抗原、SK 抗原、种属特异性糖蛋白抗原。

2. 排斥反应类型 移植排斥反应分为宿主抗移植物反应和移植物抗宿主反应。

(1)宿主抗移植物反应:在进行同种移植后,移植抗原(即组织相容性抗原)可刺激受体的免疫系统发生免疫应答,通过细胞免疫和体液免疫的共同作用(一般以细胞免疫为主)使移植物受损,称为宿主抗移植物反应(HVGR)。HVGR 可表现为以下几种类型:

1)急性排斥反应:这是同种移植中最常见的排斥反应类型。发生原因是由于术后数日,移植物抗原从血管内皮释出,刺激受者的淋巴组织,引起免疫应答,从而发生对移植物的排斥。此反应在移植后最初几周较多见,一旦发生,进展很快。病情也较严重。若经及时适当的免疫抑制剂治疗,大多可缓解。

2)超急排斥反应:此种反应在移植物与受体的血管接通后的数分钟至数小时内即可发生。其发生机制是受者体内预存的抗供者组织的抗体与供者移植物的血管内皮细胞抗原和血细胞抗原形成的抗原抗体复合物沉积在血管壁,引起局部的Ⅲ型超敏反应。受者体内预存的抗体有 ABO 血型抗体,由于在人体心、肺、肝、肾等脏器细胞上也有血型抗原的存在,故 ABO 血型不符合的器官移植可发生超急排斥反应。此外,在受者血液中还可含有抗供者白细胞、血小板的抗体,这种抗体常由于受者曾接受过输血、器官移植或多次妊娠而产生。可通过供者与受者的 ABO 血型配合试验和交叉细胞毒试验确定是否适合移植来避免超急排斥反应的发生。

3)慢性排斥反应:在移植数周、数月甚至数年后发生,呈缓慢进行性。其发生原因有人认为是次要组织相容性抗原不一致引起的。由于对次要组织相容性抗原不甚了解,不易防治。

4)加速排斥反应:由于再次免疫应答引起的排斥反应,即在第二次移植同一供者的组织后1~2 天发生的加速排斥现象。这是因为受者针对初次接受的组织已经形成免疫应答,当再次移植同一供者的组织时,迅速发生免疫排斥反应,以致使移植物加速坏死。

(2)移植物抗宿主反应:移植物中的免疫活性细胞针对宿主体内组织相容性抗原发生免疫应答,其结果使宿主受损,称为移植物抗宿主反应(GVHR)。GVHR 的发生需要一定的特定条件:①宿主免疫系统缺乏或丧失排斥移植物的功能;②移植物中含有足量的能识别宿主组织相容性抗原的免疫活性细胞;③宿主具有移植物所缺少的组织相容性抗原。GVHR 主要见于对原发性或继发性免疫缺陷病人采用骨髓移植或反复大量输血治疗时。

3. 排斥反应的效应机制

(1)CD4$^+$ T 细胞介导的迟发性超敏反应:即体液性排斥抗体激活补体,并有 CD4$^+$ T 细胞参与,导致急性血管炎。

(2)CD8$^+$ T 细胞直接杀伤移植物的内皮细胞和实质细胞:即细胞性排斥,CD8$^+$ CTL 细胞的细胞毒作用、CD4$^+$ T 和巨噬细胞的作用,导致急性间质炎。

(3)抗体激活补体损伤移植物血管:受者体内存有抗供者移植物的预存抗体,与抗原结合,激活补体和凝血系统,导致血管内凝血。预存抗体来自供受者之间 ABO 血型不合或受者反复多次输血、妊娠或既往曾接受过某种移植。

（4）慢性排斥是急性排斥细胞坏死的延续,炎性细胞发生慢性炎症,以及抗体和细胞介导的内皮损伤,管壁增厚和间质纤维化。

三、移植前免疫检测

1. ABO 血型及 Rh 血型配型　见本篇第二章第四节。

2. HLA 配型　HLA 包括编码 HLA Ⅰ 类和 Ⅱ 类抗原分子的基因。HLA Ⅰ 类抗原分子（HLA-A、B、C）和 Ⅱ 类抗原分子（HLA-DR、DQ、DP）均具有高度多态性。HLA 分化抗原位点主要包括 A、B、D、DR。受体与供体的 HLA-A、B、D、DR 位点完全匹配者,移植物的存活率显著高于不匹配者或部分匹配者。其中 HLA-DR 的匹配率对移植物的存活尤为重要。HLA 组织配型是指用血清学方法、细胞学方法和分子生物学方法测定供受者的 HLA 抗原或基因,尽可能选择与受者 HLA 相同的供者进行器官移植的选配过程。HLA 配型是移植成功与否最基础、最关键的一步。在此基础上,综合供受双方的整体情况进行评估,以期选择最好的供者使移植物保持良好功能。

（1）HLA 血清学分型:是利用一系列已知的抗 HLA 的特异性标准分型血清与待测淋巴细胞混合,借助补体的生物学作用介导细胞裂解的实验,被称为补体依赖的细胞毒试验。HLA-A、B、C、DR、DQ 均可采用血清学方法分型。其中 HLA-A、B、C 分型使用 T 淋巴细胞或总淋巴细胞,HLA-DR、DQ 分型需要从总淋巴细胞中分离出 B 细胞进行鉴定。近来,流式细胞术在 HLA 配型的临床应用越来越广泛。含有不同比例荧光素的微球,结合位点特异性抗体,在激光束检测下,对多个分子进行定量检测。在保证了准确性、敏感性、特异性和重复性的优点的同时,极大地简化了临床检测程序,降低了检测成本,将成为常规的 HLA 检测技术。

（2）HLA 细胞学分型:HLA-D 和 DP 位点的抗原需用细胞学分型进行鉴定。

1）HLA-D 抗原的检测:已知型别的 HLA-D 纯合子分型细胞,经过适当处理如放射线照射或丝裂霉素 C 干预后,失去免疫应答能力但仍保持刺激能力,将该细胞和受检细胞进行混合淋巴细胞培养。如受检细胞受到刺激后不发生增殖反应,表明它具有与纯合子分型细胞（homozygous typing cells,HTC）相同的 HLA-D 抗原。HLA-D 纯合子分型细胞可以鉴定供、受体的 HLA-D 抗原,而供、受体的 HLA-D 抗原是否一致,影响着器官移植是否成功。

2）HLA-DP 抗原的检测:以被检者淋巴细胞为刺激细胞,以预致敏的淋巴细胞为反应细胞,进行混合淋巴细胞培养,用 ^{3}H-TdR 掺入法观察反应细胞的增殖情况。若被检细胞的 HLA 型别与致敏淋巴细胞预先所识别的型别不同,则呈现对此型 HLA 明显的再次应答,即阳性反应。选择相同 HLA-DP 抗原的供受体,是器官移植成功的前提。

（3）HLA 分子生物学分型:用于 HLA 配型的分子生物学技术有 PCR-限制性片段长度多态性、PCR-序列特异性引物、Pyrosequencing 技术、PCR-单链构象多态性、PCR-指纹图、基因芯片等。供体和受体之间 HLA 位点及碱基顺序是否一致,决定着移植器官是否能长期成活。位点不同可导致急性排斥反应,位点相同但单个或数个碱基顺序不同可导致慢性排斥反应或急性排斥反应。

3. 淋巴细胞毒交叉配合试验　将含有细胞毒抗体的受者血清与供者的淋巴细胞加入补体后一起培养。受者血清中含有对抗供者淋巴细胞 HLA 抗原的抗体时,则两者结合后激活补体,损害供者淋巴细胞膜或引起细胞溶解。通过显微镜下观察死亡的淋巴细胞数量,可了解供受者之间的组织相容性。一般要求死亡细胞少于 15%。若高于 15%,移植后可能出现超急性排斥反应。

4. 群体反应性抗体检测　群体反应性抗体（panel reactive antibody,PRA）反映移植受者的预致敏状态,用于识别受者不可接受的 HLA 基因。将已知抗原的淋巴细胞与病人血清及补体共同孵育。如病人血清中含有能与淋巴细胞表面特异性结合的抗体,在补体存在的情况下,可发生细胞溶解作用,从而判断病人的免疫状态及 HLA 抗体的特异性。实体器官移植应检测受体血清是否存在 PRA 及其致敏程度。PRA=11%～50% 时为轻度致敏,PRA>50% 时为高度致敏。PRA 越高,移植器官的存活率越低。因为病人的循环抗体水平会随血液透析频率、效果而波动变化以及(或)病人接受了输血或其他形式(妊娠、再次移植)的致敏,因此对病人进行连续监测非常重要。

四、移植后免疫监测

1. **外周血 T 淋巴细胞及其亚群监测**　T 淋巴细胞亚群检测的内容主要为总 T 细胞(CD3[+])及其亚群(辅助性 T 淋巴细胞,CD4[+];抑制性或细胞毒 T 淋巴细胞,CD8[+])的数量和比例。免疫荧光法或流式细胞仪测定 T 细胞及其亚群。在急性排斥反应临床症状出现前 1～5 天,T 细胞总数和 CD4/CD8 比值升高,巨细胞病毒感染时此比值降低。一般认为,CD4/CD8 比值大于 1.2 时,预示急性排斥即将发生,而此比值小于 1.08 时则发生感染的可能性很大。若进行动态监测,对急性排斥反应和感染具有鉴别诊断的意义。T 细胞亚群被用来监测器官移植病人的免疫状态,协助发现和使其避免受到 GVHD 的攻击。

2. **细胞因子监测**　细胞因子可分为 Th1 型细胞因子和 Th2 型细胞因子。Th1 型细胞因子(主要是 IL-2 和 IFN-γ)是参与排斥反应的重要效应分子;而 Th2 型细胞因子(如 IL-4、IL-6、IL-10)可拮抗 Th1 细胞。一些细胞因子及其受体的测定,已作为监测移植排斥反应的常用项目。常见的检测方法有免疫学检测法、生物学测定法和分子生物学测定法。在肾、肝、心脏、肺等移植物发生排斥反应时 IL-2、IFN-γ 等 Th1 分泌的细胞因子表达升高;经过免疫抑制剂治疗后移植物存活延长,此时移植物内的 IL-2、IFN-γ 等表达减少或检测不出,同时 IL-4、IL-10 等 Th2 分泌的细胞因子表达升高或被检出。若血清肌酐值和 IL-2R 同时增高,则对急性排斥反应的发生有诊断意义。IL-6 在正常肾和有功能肾均无表达,但在急性排斥肾中,IL-6 有较高的表达。

第七节　其他免疫检测

一、循环免疫复合物检验

体内游离抗原与相应的抗体形成抗原抗体复合物,即免疫复合物(immunocomplex,IC)。IC 可分为 3 种:①血液循环中的免疫复合物(circulating immunocomplex,CIC)为相对分子量小的复合物(<19S)。②沉淀于组织中的 IC 为相对分子量中等的复合物(19S)。③被单核-巨噬细胞清除的 IC 为相对分子量大的复合物(>19S)。通常检测的 IC 为 CIC。检测的技术可分为抗原特异性方法和非抗原特异性方法。大多数情况下,免疫复合物中的抗原性质不太清楚或非常复杂,所以抗原特异性方法并不常用。

【参考值】

1. **聚乙二醇(PEG)沉淀实验**　低于对照值+2SD 或 A 值≤0.12。

2. **抗补体实验**　阴性。

3. **C1q 结合实验**　阴性。

【临床意义】

增高见于自身免疫病、感染、肿瘤、移植、变态反应等。判定免疫复合物为发病机制的证据有三:①病变局部有 IC 沉积。②CIC 水平显著升高。③明确 IC 中的抗原性质。第 3 条证据有时很难查到,但至少要具备前 2 条。单独 CIC 的测定不足为据。临床通常与免疫组化法一起检测,意义就大很多。

目前,已经明确系统性红斑狼疮(SLE)、类风湿关节炎、部分肾小球肾炎、血管炎等疾病为免疫复合物病,CIC 检测对这些疾病是一种辅助诊断指标,对判断疾病活动和治疗效果也有一定意义。

二、冷球蛋白检测

冷球蛋白（cryoglobulin，CG）是指温度低于30℃时易自发沉淀，加温后又可溶解的免疫球蛋白。不包括冷纤维蛋白原、C反应蛋白与清蛋白的复合物以及肝素沉淀蛋白等一类具有类似特征的血清蛋白质。当血中含有冷球蛋白时即称为冷球蛋白血症。

【参考值】

阴性或低于80mg/L。

【临床意义】

冷球蛋白分为3型：Ⅰ型为单克隆型，约占总数的25%，主要是IgM类，偶有IgG，罕有IgA或本周蛋白。多伴发于多发性骨髓瘤、淋巴瘤、原发性巨球蛋白血症、慢性淋巴细胞性白血病，实际上是一种特殊类型的M蛋白血症。Ⅱ型为混合单克隆型，约占总数的25%，其冷球蛋白是具有自身IgG活性的单克隆免疫球蛋白，主要是IgM类，偶有IgG或IgA。这些冷球蛋白常与自身IgG Fc段上的抗原决定簇相结合，呈现IgG-IgM等复合物状态。多伴发于类风湿关节炎、干燥综合征、血管炎、淋巴增殖性疾病、特发性冷球蛋白血症。Ⅲ型为多克隆型，约占总数的50%，其冷球蛋白为多克隆、多类型的免疫球蛋白混合物，如IgM-IgG或者IgM-IgG-IgA等。多伴发于类风湿关节炎、干燥综合征、传染性单核细胞综合征、巨细胞病毒感染、急性病毒性肝炎、慢性活动性肝炎、链球菌感染性肾炎、原发性胆汁性肝硬化、感染性心内膜炎等。

三、C反应蛋白检测

C反应蛋白（C reactive protein，CRP）是一种由肝脏合成的，能与肺炎双球菌细胞壁C多糖起反应的急性时相反应蛋白。CRP不仅能结合多种细菌、真菌及原虫等体内的多糖物质，在钙离子存在下，还可以结合卵磷脂和核酸等，有激活补体、促进吞噬和调节免疫的作用。广泛存在于血清和其他体液中。

【参考值】

<2.87mg/L（速率散射比浊法）。

【临床意义】

CRP是急性时相反应极灵敏的指标。①CRP升高：见于化脓性感染、组织坏死（心肌梗死、严重创伤、大手术、烧伤等）、恶性肿瘤、结缔组织病、器官移植急性排斥等。②鉴别细菌性或非细菌性感染：前者CRP升高，后者不升高。③鉴别风湿热活动期和稳定期：前者升高，后者不升高。④鉴别器质性和功能性疾病：前者升高，后者不升高。但是，孕妇含量较高。

四、降钙素原检测

降钙素原（procalcitonin，PCT）是降钙素的前体物质，由116个氨基酸组成，不具备激素活性。正常情况下，PCT绝大部分由甲状腺C细胞合成与分泌，少部分由其他神经内分泌细胞产生。健康人体血液中的PCT的浓度非常低，但发生全身性细菌感染时，PCT可在全身异位生成，并释放入血液循环，感染后2~3小时血液中即可检测到，12~24小时达高峰水平。在病毒性感染及局部细菌感染而无全身表现的病人PCT仅轻度升高。

【参考值】

<0.15ng/ml（成人）；<2ng/ml（出生72小时内的新生儿）。

【临床意义】

1. 严重全身性细菌感染时，PCT异常升高，升高的程度与感染严重程度呈正相关。PCT的检测结果可作为开始抗生素治疗的指征，动态监测PCT水平可以辅助评估抗生素的治疗效果。当PCT水平大于2.0ng/ml时，高度提示全身性细菌感染，脓毒血症及严重的局灶性细菌感染，如重度肺炎,脑膜炎,腹膜炎。当有严重的非感染性炎症刺激时,如大面积烧伤、重度创伤、急性多器官衰竭和心脏手术等,PCT 水平也会达 2.0ng/ml 以上,但一般在 24~48 小时后便开始下降。

2. 对无菌性炎症和病毒感染,PCT 水平正常或仅有轻度增高。在出生 3 天以上的婴儿及成人中,PCT<0.15ng/ml 基本可以排除严重全身性细菌感染。在自身免疫性疾病,慢性炎症刺激,病毒感染,局部轻度细菌感染时,PCT 水平很少超过 0.5ng/ml。

五、特异性 IgE 检测

特异性 IgE 是指能与过敏原特异性结合的 IgE。特异性 IgE 的检测是体外确定 I 型超敏反应变应原、进行脱敏治疗的关键。检测方法有放射免疫技术,酶标记免疫技术,免疫印迹技术和荧光酶免疫试验。其中,放射免疫技术由于放射性核素易过期而且污染环境已逐渐被酶标记免疫技术所取代。目前所测种类有限,主要分为两组:吸入组(如花粉、灰尘、霉菌等特异性 IgE)和食物组(如植物性的花生、大豆、小麦等和动物性的鱼类、贝类、牛奶及蛋类等特异性 IgE)。

【参考值】

<0.35IU/ml(Pharmacia UniCAP)。

【临床意义】

增高有助于寻找过敏原,并对过敏引起的疾病如过敏性哮喘、过敏性鼻炎、过敏性休克、荨麻疹、特应性皮炎、食物过敏症等的诊断和鉴别诊断具有重要临床应用价值。

(胡丽华)

第九章 临床常见病原体检测

临床病原体检查的目的是确定感染的发生和性质,及早明确诊断,尽早选择适当的治疗方案,采取有效的预防措施,防止感染可能广泛传播所造成的危害。

临床病原体检查的成败除了实验室的能力和效率外,很大程度上取决于采样及运送的质量。病原体试验诊断可以分为初步诊断和确定诊断两步。初步诊断可通过直接染色镜检,检测特异性抗原或病原体成分,血清学方法检测特异性 IgG 和(或)IgM 抗体,分子生物学方法检测病原体核酸,结合病人病史、症状和体征,快速作出判断。确定诊断是在初步诊断的同时,进一步对标本进行病原体的分离、鉴定及药敏试验,并且在常规检验的基础上,结合快速检出和鉴定做出判断。为临床合理应用抗菌药物提供依据,以减缓抗菌药物的耐药,防止耐药菌的传播。

第一节 标本的采集运送、实验室评价和检查方法

一、标本采集和运送

正确的标本采集、储存和运送是保证检验结果准确的重要前提。任一环节处理不当,都可能导致结果误差和错误。采集病原学检测的标本时,必须考虑所选标本的种类和部位,检出的病原体是否对感染性疾病的诊断和治疗有意义。如果不选择有效部位,再好的方法采集的标本,也采不到有意义的病原体,也没有临床价值。所有标本的采集和运送应在无菌操作及防止污染的原则下进行,标本采集后应尽快送实验室并处理。在保证生物安全的前提下可采用管道传递系统快速传递,若标本不能及时转运到实验室,应采取适宜的方式进行储存后运送。所有标本均被视为有感染性,对具有高致病性的标本,如怀疑含有 1 类病原体的,要有明显标识;急症或危重病人标本要特别注明,所有标本均应按照相关法律法规要求进行运送和处理。严禁标本直接用口吸取、接触皮肤或污染器皿的外部和实验台。用后的标本和盛标本的器皿要进行消毒、高压灭菌或焚烧。

(一) 血液

正常人的血液是无菌的,疑为菌血症、败血症和脓毒血症病人,一般在发热初期、寒战时或发热高峰到来前 0.5~1 小时采集血培养标本,对已应用抗菌药物治疗者,应在下次用药前采集。采样皮肤消毒应采用三步消毒法:第一步,70% 乙醇擦拭皮肤 30 秒;第二步,1%~2% 碘酊 1 分钟或 0.5% 碘伏 1~1.5 分钟;第三步,70% 乙醇擦拭皮肤 30 秒。消毒范围以穿刺点为中心,直径 5cm。一般由肘静脉穿刺采血,成人每次 10~20ml,注入需氧和厌氧瓶各一瓶;婴儿和儿童 1~5ml,最好注入两个儿童瓶。推荐至少采集两个不同部位。对已应用了抗菌药物的病人,可以选择含有能吸附抗菌药物的活性物质的培养瓶,以提高培养阳性率。

(二) 尿液

外尿道寄居有正常菌群,故采集尿液时更应注意无菌操作。女性采样时用肥皂水或碘伏清洗外阴,再收集中段尿约 10~20ml 于灭菌容器内,男性清洗阴茎头后留取中段尿。如培养厌氧菌,应采用膀胱穿刺法收集尿液,并用无菌厌氧容器运送。排尿困难者可导尿,一般插入导管后将尿弃掉 15ml 后再留取,但应避免多次导尿导致尿路感染。尿液中注意不要加入防腐剂。

（三）粪便

取含脓、血或黏液的粪便置于清洁容器中送检,排便困难者或婴儿可采集直肠拭子,将拭子置于有保存液的试管内送检。根据细菌种类不同选用合适的运送培养液以提高阳性检出率,如副溶血弧菌引起腹泻的粪便应置于碱性蛋白胨水或卡-布(Cary-Blair)运送培养液。用于厌氧菌培养的标本应尽量避免与空气接触,最好在床边接种。一次粪便培养阴性不能排除胃肠道病原菌的存在,对于传染性腹泻病人需送检三次(非同一天)粪便进行细菌培养。在病原学明确诊断后,为避免带菌病人传染他人,应在不同时间间隔期间至少有 3 次连续培养阴性才能出院。

（四）呼吸道标本

鼻咽拭子、痰、通过气管收集的标本均可作为呼吸道标本。鼻咽拭子和鼻咽洗液可供鼻病毒、呼吸道合胞病毒、肺炎衣原体、溶血性链球菌等的病原学诊断。痰标本应在医护人员指导下留取,合格的痰标本应在低倍镜视野中鳞状上皮细胞≤10 个、白细胞≥25 个。真菌培养时最好同时做涂片镜检和普通细菌培养。上呼吸道标本存在正常菌群,在病原学诊断时需加以注意。

（五）脑脊液与其他无菌体液

引起脑膜炎的病原体脑膜炎奈瑟菌、肺炎链球菌、流感嗜血杆菌等抵抗力弱,不耐冷、容易死亡,故采集的脑脊液应立即保温送检或床边接种。胸腔积液、腹腔积液和心包积液等因标本含菌量少宜采集较大量标本送检,标本可接种于血培养瓶,或经离心处理或过滤浓缩后再接种培养。因腹膜透析液标本含菌量非常低,至少需采集 50ml。

（六）眼、耳部标本

用运送拭子采样,亦可在局部麻醉后取角膜刮屑。外耳道疖和中耳炎病人宜用运送拭子采样,鼓膜穿刺可用于新生儿和老年人。

（七）生殖道标本

根据不同疾病的特征及检验项目采集不同标本,如性传播性疾病常取尿道口分泌物、外阴糜烂面病灶边缘分泌物、阴道宫颈口分泌物和前列腺液等。对生殖道疱疹常穿刺抽取疱疹液,盆腔脓肿病人则于直肠子宫凹陷处穿刺取脓。除淋病奈瑟菌保温送检外,所有标本收集后 4℃保存直至培养,如超过 24 小时,标本应冻存于-70℃。

（八）创伤、组织和脓肿标本

对损伤范围较大的创伤,应从不同部位采集多份标本,采集部位应首先清除污物,以酒精、碘酒消毒皮肤,防止皮肤表面污染菌混入标本影响检测结果。如果标本较小应加无菌等渗盐水以防干燥。开放性脓肿,用无菌拭子采集病灶边缘及深部分泌物,或采集组织标本。封闭性脓肿,则以无菌干燥注射器穿刺抽取脓肿边缘及底部的脓汁。疑为厌氧菌感染者,取脓液后立即排净注射器内空气,针头插入无菌橡皮塞送检,否则标本接触空气可导致厌氧菌死亡,降低分离率。

（九）血清

用于检测病人产生特异性抗体的效价以辅助诊断感染性疾病。采集血液置无菌试管中,自然凝固血块收缩后吸取血清,56℃加热 30 分钟以灭活补体成分。灭活血清保存于-20℃。

二、标本的实验室质量评估标准

标本送至病原体实验室后,工作人员应对标本信息、采集方式、采集部位、运送方式等各方面进行质量评估,决定是否接收标本进行下一步检测或建议重新采集以确保检测结果的准确性。质量不合格标本得出的结果会给医生提供错误的信息,导致误诊和治疗不当。因此,实验室必须遵循严格的标本接收和拒收准则。

1. 标本必须注明姓名、年龄、性别、采集日期、临床诊断、检验项目等基本信息,并有病程及治疗情况的说明。无标签的标本,不接收。

2. 仔细核对标本采集时间和送检时间。延误送检的标本,一般情况下不接收。通常用于细菌学检验的标本应在 2 小时内送至实验室并处理,特殊标本如脑脊液应立即送检并处理。病毒检测的标本可于 4℃存放 2 ~ 3 天。对于非侵害性方式获取的不合格标本(如尿、痰、咽拭子等标本),应联系临床要求重新采集送检。对于侵害性操作获取的不合格标本(穿刺液、体液或组织)需与采集此标本的医生协商之后,方可接收检测,并要在报告上注明情况,将其记录存档。

3. 检查送检容器是否完整,有破损或渗漏等情况,不予接收。告知送检者并要求重新送检。

4. 标本储存、运送方式不当,不予接收。特别应注意厌氧培养标本的送检方式及某些对环境温度敏感的病原体的送检方式,联系送检者,告知实验要求,说明其不同之处。要求其再送检符合实验要求的标本。

5. 明显被污染的标本不予接收。

6. 标本量明显不足的标本,不予接收。标本量不够会导致假阴性结果。如标本不易取得,量少的标本要在采集后的 15 ~ 30 分钟内送检。

7. 同一天申请作同一实验的重复送检标本(血培养除外),不接收。与送检者联系并说明标本重复不予处理。

8. 对于烈性传染病标本的采集和运送应严格执行相关规定,要有完善的防护措施,按规定包裹及冷藏,并附有详细的采样及送检记录,由专人护送。

三、检查方法

病原体试验检查方法主要有以下几类。

(一) 直接显微镜检测

病原体的直接显微镜检测是病原体检验中极为重要的基本方法之一。无菌体液的直接镜检对病原体诊断具有一定意义,对正常菌群寄居部位的分泌物涂片镜检可提示进一步检查的步骤、采取的方法和分离鉴定病原体所需培养基。由于临床标本中常含有一定浓度的抗菌物质,以致分离培养可为阴性,此时的镜检所见往往可能在诊断上起重要作用。

1. **涂片染色显微镜检查**　将标本直接涂片、干燥、固定后染色,或经离心浓缩集菌涂片染色,置光学显微镜下观察细菌的形态、染色性或观察宿主细胞内包涵体的特征。

2. **涂片不染色显微镜检查**　采用悬滴法、压滴法或湿式涂片,在不染色的状态下,置于暗视野显微镜或相差显微镜下观察病原菌的生长、运动方式、螺旋体的形态和运动。

3. **荧光显微镜检查和免疫电镜检查**　荧光显微镜检查用于标本经荧光染色后直接检出某些病原微生物如结核分枝杆菌、麻风分枝杆菌和白喉棒状杆菌等,如结合标记免疫技术(荧光抗体)可检查相应的抗原,用形态学和免疫学相结合的方法可特异性地检测某些病原微生物的存在。电镜检查虽不常规应用于临床,但对某些病毒感染却有确诊的价值,如婴幼儿急性胃肠炎腹泻粪便电镜下查见车轮状的双层衣壳病毒颗粒即可诊断为轮状病毒引起的胃肠炎。

(二) 病原体特异性抗原检测

用已知抗体检测病人血清及其他体液中的待测抗原,借助免疫荧光技术、酶联免疫技术、化学发光技术、胶乳凝集试验、对流免疫电泳等技术检测标本中未知的病原体抗原,其诊断价值常因标本不同而各异。无菌体液、血液等标本中,检测出特异性病原体抗原,具有诊断意义。标本中如果存在多种正常寄居微生物,可因交叉抗原存在而不能肯定诊断。使用特异性好、效价高的单克隆抗体检测只能在活细胞内增殖的病毒或立克次体、衣原体,在设有严格的对照和排除试验时,阳性结果可作出准确的病原学诊断。检测细菌不同的抗原构造,还可分析细菌的菌群和血清型,如沙门菌属、志贺菌属和霍乱弧菌等。侵袭性真菌感染常检测真菌抗原,如 G 试验用于检测存在于真菌细胞壁的(1,3)-β-D-葡聚糖,适用于除隐球菌和接合菌(包括毛霉、根霉等)外的所有深部真菌感染的早期诊断,尤其是念珠菌和曲霉菌,但不能确定菌种;GM 试验检测的是半乳甘露聚糖,主要适于侵袭性曲霉菌感染的早期诊断。从临床标本中直接检测病原体抗原,简便快速,有较高的敏感性,适用于多种感染性疾病的早期快速诊断。在使用抗菌药物治疗前,显微镜检查和培养均为阴性时,采用此类试验有助于感染性疾病的诊断。

蛋白质芯片(protein chips)是近年来随着蛋白质组学的发展而出现的蛋白质及多肽分析的新技术。此类芯片是将蛋白质分子(如抗原或抗体)按预先设计的方式固定在固相载体的表面,与特殊标记的蛋白质分子(抗体或抗原)特异性结合,通过对标记物的检测来同时检测抗体、抗原及蛋白质,该技术具有平行化、微型化和高通量等特点。利用蛋白质芯片技术可以同时对多种病原体特异性抗原进行检测,目前已有用于检测 HIV、HBV、HCV、HDV、HEV、HGV、SARS 等多种病毒感染的蛋白质芯片。

(三) 病原体核酸检测

目前临床常用的核酸检测技术主要有聚合酶链反应(polymerase chain reaction,PCR)、核酸探针杂交技术和实时荧光定量 PCR 技术。PCR 技术是一种体外基因扩增技术,是利用 DNA 聚合酶介导一系列循环反应,对来自基因组 DNA 的信号进行放大,然后将扩增的 DNA 片段进行特异性鉴定,从而检出目的基因。利用这一技术,可在短时间内对标本中微生物的每一个基因扩增至几百万倍。检出极其微量的微生物 DNA,具有很高的敏感性和特异性。PCR 技术对结核和麻风分枝杆菌、乙型肝炎病毒、丙型和戊型肝炎病毒、HIV、巨细胞病毒、轮状病毒等的临床标本检测表明,其方法简便、敏感性好、特异性也强。核酸探针杂交技术可检测临床标本中的许多细菌和病毒,但其敏感性尚不够满意。如果 PCR 技术与核酸探针杂交技术结合起来,可使检测的特异性大为增强。实时荧光定量 PCR 技术(real-time PCR)是通过始点定量和荧光检测系统实时监测累积荧光强度而实现核酸定量的一种技术,具有全封闭单管扩增、灵敏度高、特异性强、线性关系好、操作简单、扩增后无需处理等优点,目前已经应用于临床多种病原体的快速检测。

近年来发展起来的恒温扩增技术检测速度快、效率高,且克服了 PCR 扩增技术需要专用的仪器设备的缺点,越来越多地被应用于细菌、病毒、支原体等病原微生物的检测。目前,主要的恒温扩增技术有:依赖核酸序列扩增(nucleic acid sequence based amplification,NASBA)、转录介导扩增(transcription-mediated amplification,TMA)、环介导等温扩增(loop-mediated isothermal amplification,LAMP)、连接酶链反应(ligase chain reaction,LCR)、链替代扩增(strand displacement amplification,SDA)、解链酶扩增(helicase-dependent amplification,HDA)、滚环核酸扩增(rolling circle amplification, RCA)等。

基因芯片技术(gene chip 或 DNA microarray)是近年来发展快速的前沿技术,其原理是将大量核酸片段(寡核苷酸、RNA、cDNA、基因组 DNA)以预先设计的方式固定在载玻片、尼龙膜和纤维素膜等载体上组成密集分子阵列,与荧光素或其他方式标记的样品进行杂交,通过检测杂交信号的强弱进而判断样品中靶分子的有无或数量。该技术具有高通量、自动化程度高、快速、样品用量少、灵敏度高、特异性强、污染少等特点。病原微生物的 16S rDNA 及 23S rDNA 序列近几年被作为一个较理想的基因分类靶序列,其在进化压力下保持了高度的保守性,同时又具有一定的变异性,基因芯片技术通常利用病原微生物的这一分子生物学特性,实现多样本多病原微生物的同时检测。

病原体核酸检测适用于目前尚不能分离培养或难分离培养的微生物,尤其在病毒学研究和诊断方面得到了越来越广泛的应用,如 HIV、HBV、HCV、HPV 等病毒载量的测定,在判断病毒是否是活动性感染、抗病毒治疗的监测等方面具有一定的临床意义。此外,病原体核酸检测也适用于检测核酸变异的病原微生物。变异是病原微生物适应环境和维持生存的一种重要方式。不同物种变异速率不一,病毒是变异率比较高的微生物。病毒变异不仅对病毒感染性疾病的治疗、预后构成不利,同时还影响到病毒感染的正确诊断。基因芯片技术和探针标记技术成为解决这一问题的可能途径。它们不仅能对病毒进行基因分型,还能检测病毒可能的耐药基因区域,预测其发生耐药的可能性和耐药程度。需要注意的是,由于核酸检测具有很高的敏感性,试验影响因素较多,检测体系中极微量的待测核酸的污染均可产生假阳性结果,而不适当的标本处理,DNA 多聚酶抑制剂等均可导致假阴性结果,因此必须制订严格的工作程序防止污染发生,并设立阴性对照。随着分子生物学技术的不断发展,检测试剂盒的标准化和商品化,操作更简便易行,基因芯片技术和探针标记技术无疑将会成为感染性疾病快速诊断的重要手段之一。

（四）病原体的分离培养和鉴定

1. **细菌和真菌感染性疾病病原体的分离培养**　分离培养是微生物学检验中确诊的关键步骤。根据临床症状、体征和显微镜检查作出病原学初步诊断,选用最合适的培养方法,主要是选择适当的培养基、接种前的标本处理和确定孵育条件,然后根据菌落性状(大小、色泽、气味、边缘、光滑度、色素、溶血情况等)和细菌的形态、染色性,细菌生化反应结果(包括手工和自动化鉴定系统)和血清学实验、动物接种实验(白喉杆菌),对分离菌作出鉴定,近年来基质辅助激光解析离子化飞行时间质谱(MALDI-TOF)越来越多的应用于细菌和真菌鉴定,具有操作简单、可鉴定菌种覆盖范围广、准确率高、成本低等优点。在鉴定细菌的同时,需作抗菌药物敏感试验。

2. **不能人工培养的病原体感染性疾病**　将标本接种易感动物、鸡胚或合适的细胞。接种动物后,可根据动物感染范围、发病情况及潜伏期,初步推测为某种病原体。接种于鸡胚的病毒,根据对不同接种途径的敏感性及所形成的特殊病灶,可做出初步鉴定。细胞培养的病毒,可依据细胞病变的特点或红细胞吸附、干扰现象、血凝性质等缩小病毒的鉴定范围,最后用血清学方法作最后鉴定。

（五）血清学试验

用已知病原体的抗原检测病人血清中相应抗体以诊断感染性疾病。人体感染病原体后经过一定时间产生特异性抗体。这种抗体在体内可维持数月或更长时间,因而检测抗体不仅可用于现症诊断,而且还是疾病追溯性调查的一种方法。血清学诊断对于某些不能培养或难以培养的病原体的感染,可以提供诊断依据,但抗体检出最早也需在感染4~5天以后,一般在病程2周后效价才逐渐增高,因而不适于疾病的早期诊断。在作血清学诊断时,一般需在病程早期和晚期分别采血清标本2~3份检查,如抗体效价在病程中呈4倍以上增长者有现症诊断价值。若每次抗体效价无变化,则可能是因为隐性感染或回忆反应所致,而不能做现症感染的诊断。单份血清一般诊断意义不大,除非检测IgM。IgM的检测有重要意义,不仅可做早期诊断,而且可区分原发性感染和复发性感染,前者急性期血清检出IgM,而后者为IgG。常用的血清学检测方法有凝集试验、沉淀试验、补体结合试验、间接免疫荧光技术、放射免疫测定、酶联免疫吸附试验等。血清学试验的价值常用敏感性、特异性和预测值来评价。临床医生必须合理选择试验项目达到确诊某一疾病、排除某一疾病或监测疾病治疗的效果(表4-9-1)。

表 4-9-1　**病原体检测方法、判断和速度**

方　法	鉴定类型	速　度
直接镜检	初步诊断	5~10 分钟
免疫荧光(直接法)	快速诊断	1~2 小时
胶乳凝集	快速诊断	15~30 分钟
对流免疫电泳	快速诊断	2 小时
核酸探针	快速诊断、鉴定	1~3 天
PCR	快速诊断	数小时
微量鉴定系统	确定诊断	3~6 小时
常规培养鉴定	常规培养鉴定	数天或以上
质谱鉴定系统	确定诊断	20 分钟

（六）细菌毒素检测

1. **内毒素**　是革兰阴性菌细胞壁上的一种脂多糖(lipopolysaccharide,LPS)和蛋白的复合物,

当细菌死亡或自溶后便会释放出内毒素。鲎试验是目前检测内毒素最敏感的方法,可检测出
0.0005~0.005μg/ml内毒素,在2小时内即可得出结论,广泛应用于革兰阴性菌感染的快速诊断,
可对病人的血液、尿液及脑脊液进行直接检查。

2. **外毒素**　检测方法主要有生物学法、免疫血清法、基因探针技术及自动化仪器检测法。生
物学方法包括体内毒力试验和体外毒力试验,操作复杂,且不易获得敏感动物,一般只用在发现新
的毒素的特殊情况下采用;免疫血清法快速、灵敏,可进行大样品量筛选;基因探针技术可检测单
个菌落产生毒素的性质,通常选取病原菌染色体或质粒毒素基因片段制备成探针进行检测;自动
化检测仪根据微生物形态、代谢产物和血清学反应设计,检测通量高。此外,近年来发展的生物传
感器可检测出fg水平的葡萄球菌肠毒素、肉毒毒素和霍乱肠毒素,具有较好的应用前景。

第二节　病原体耐药性检测

抗菌药物是目前临床使用最为广泛的药物,它的发现、研制和临床应用是现代医学史上的重
要里程碑,使绝大多数微生物感染,尤其是细菌感染成为可治性疾病。但抗菌药物的广泛使用所
造成的"抗生素压力"(antibiotic pressure)也使原来占优势的敏感菌株被抑制和杀灭,原来少数劣
势的固有耐药菌株或诱导出的获得耐药菌株则成为某些环境(如医院、诊所内)的优势菌株,使临
床医学在感染控制上面临严峻的挑战。了解耐药发生机制,进行耐药性监测,熟悉常见耐药菌株
的耐药特点,是临床医学生的一个重要任务。

一、耐药性及其发生机制

(一) 耐药病原体

目前临床感染的病原微生物以革兰阴性菌为主(约占60%),主要是铜绿假单胞菌、大肠埃希
菌、克雷伯菌和肠杆菌属细菌等,主要耐药类型有质粒介导的产超广谱β-内酰胺酶(extra-spectrum
beta lactamase,ESBL)的肺炎克雷伯菌、大肠埃希菌;染色体编码产生Ⅰ类β-内酰胺酶的阴沟肠杆
菌和产气肠杆菌等;碳青霉烯类抗菌药物耐药的肠杆菌科细菌;多重耐药的铜绿假单胞菌、嗜麦芽
窄食单胞菌和不动杆菌属细菌等都已成为临床上感染性疾病治疗的棘手问题。革兰阳性菌引起
的感染约占30%,以葡萄球菌(金黄色葡萄球菌和凝固酶阴性葡萄球菌)和肠球菌为主,重要的耐
药菌有耐甲氧西林葡萄球菌(methicillin resistant staphylococcus,MRS)、耐青霉素肺炎链球菌(peni-
cillin resistant streptococcus pneumonia,PRSP)、耐万古霉素肠球菌(vancomycin resistant enterococcus,
VRE)和高耐氨基糖苷类抗生素的肠球菌等。不仅细菌可产生耐药,病毒也出现了耐药病毒株,导
致抗病毒治疗逃逸现象发生。如HBV发生突变,对核苷类似物药物[如拉米夫定(lamivudine)和泛
昔洛韦(famciclovir)等]产生耐药。

(二) 耐药机制

对某种抗菌药物敏感的细菌变成对该药物耐受的变异称为耐药性变异。细菌的耐药性变异
已成为当今医学的重要问题。细菌耐药性的获得可以通过细菌染色体耐药基因的突变、耐药质粒
的转移和转座子的插入,使细菌产生一些酶类(灭活酶或钝化酶)和多肽类物质,通过下述几种机
制导致细菌耐药:

1. **细菌水平和垂直传播耐药基因的整合子系统**　整合子(integron)是捕获外源基因并使之转
变为功能性基因的表达单位,通过转座子和接合质粒在细菌中传播的遗传物质。整合子的基本结
构由1个编码整合酶(integrase)的IntI基因、2个基因重组位点attI和attc、启动子和耐药基因盒组
成。目前已确定有60多个耐药基因盒,常见的有:

(1) aad基因盒:编码氨基糖苷类的耐药性。

(2) dfr基因盒:编码甲氧磺胺嘧啶类的耐药。

（3）编码 β-内酰胺酶和超广谱 β-内酰胺酶。

（4）其他基因盒：①cat 基因编码对氯霉素的耐药；②aac 基因编码对氨基糖苷类的耐药；③aar 基因编码对利福平的耐药；④ere 基因编码对红霉素的耐药。

2. 产生灭活抗生素的水解酶和钝化酶等 常见的有：

（1）ESBLs：由质粒介导的、能赋予细菌对多种 β-内酰胺类抗生素耐药，它主要由革兰阴性杆菌产生。

（2）AmpC β-内酰胺酶（AmpC β-lactamase）：是革兰阴性杆菌产生的不被克拉维酸抑制的丝氨酸头孢菌素酶组成的一个酶家族，可与 β-内酰胺类抗生素分子中的内酰胺环结合并打开 β-内酰胺环，导致药物失活。

（3）碳青霉烯酶：碳青霉烯酶主要水解碳青霉烯类抗生素，表现为对碳青霉烯类抗生素高度耐药。按 Ambler 分子分类为 A、B、D 三类酶，A 类酶见于一些肠杆菌科细菌；B 类酶为金属酶，见于铜绿假单胞菌、不动杆菌、肠杆菌科细菌；D 类酶仅见于不动杆菌。

（4）氨基糖苷类钝化酶：是细菌对氨基糖苷类抗生素获得性耐药主要机制，通过质粒介导能使氨基糖苷类抗生素失活。

3. 细菌抗生素作用靶位的改变 靶位结构的改变，是引起细菌耐药的一个重要因素。如 MRS 是由于染色体上 mecA 基因编码产生低亲和力的青霉素结合蛋白（PBP2a），导致青霉素不能抑制细菌细胞壁的合成；VRE 的耐药是由于细菌染色体的改变，编码产生的酶导致与万古霉素作用的靶位改变；大肠埃希菌 DNA 拓扑异构酶 Ⅱ 的 gryA 基因突变，可造成对喹诺酮类中所有药物交叉耐药等。

4. 细菌膜的改变和外排泵出系统

（1）细胞壁和细胞膜屏障：细菌可通过细胞壁的障碍或细胞膜通透性的改变，使得抗生素无法进入细胞内而发挥抗菌作用。

（2）孔蛋白的改变：细胞外膜上存在着多种孔蛋白，是营养物质和亲水性抗菌药物进入细菌的通道，细菌发生突变造成某种孔蛋白减少、丢失或结构变异时，可阻碍抗菌药物进入细菌，导致细菌耐药。

（3）外排泵出系统：细菌依靠主动外排泵出机制来减少细菌内药物浓度，如铜绿假单胞菌有 3 套外排泵出系统，MexAB-oprM、MexCD-oprJ、MexEF-oprN 等。

5. 细菌生物膜的形成 细菌生物膜（biofilm，BF）是指在缺少营养和（或）铁离子的时候，细菌分泌多糖、纤维蛋白、脂蛋白等，形成被膜多聚物，细菌的微克隆在膜上融合而形成带负电的膜状物-细菌生物膜，附着于有生命或无生命物体表面。与浮游菌相比，生物膜中细菌对抗生素的耐药性可提高 10～1000 倍，其耐药性主要取决于其多细胞结构：①生物膜中的胞外多糖起屏障作用，限制抗生素分子向细菌运输；②生物膜中微环境的不同可影响抗生素的活性；③诱导细菌产生特异性表型；④多菌种的协同作用。具有生物膜的细菌多见于铜绿假单胞菌、金黄色葡萄球菌、肠球菌、变异链球菌。

细菌的多种耐药机制可协同作用，导致多耐药菌株的出现。

二、检查项目、结果和临床应用

常用的检查细菌是否对药物耐药的方法有定性测定的纸片扩散法、定量测定的稀释法和 E-试验法。对某些特定耐药菌株的检测除药物敏感试验外还要附加特殊的酶检测试验、基因检测等方法。

（一）药物敏感试验

1. K-B 纸片琼脂扩散法（Kirby-Bauer disc agar diffusion method） 世界卫生组织推荐的标准纸片扩散法，是由 Kirby 和 Bauer 建立的。将含有定量抗菌药物的纸片贴在接种有测试菌的

M-H 琼脂平板上置 35℃ 孵育 16～18 小时。用游标卡尺量取纸片周围透明抑菌圈的直径,抑菌圈的大小反映细菌对药物的敏感程度,抑菌圈越大越敏感,参照 CLSI(Clinical and Laboratory Standards Institute)标准判读结果,按敏感(susceptible,S)、中度敏感(intermediate,I)、耐药(resistant,R)报告。S:测试菌能被测定药物常规剂量给药后在体内达到的血药浓度所抑制或杀灭;I:测试菌能被测定药物大剂量给药后在体内达到的血药浓度所抑制,或在测定药物浓集部位的体液(如尿液)中被抑制;R:测试菌不能被在体内感染部位可能达到的抗菌药物浓度所抑制。

2. **稀释法**　稀释法所测得的某些抗菌药物抑制检测菌肉眼可见生长的最低浓度称为最小抑菌浓度(minimal inhibitory concentration,MIC),有肉汤稀释法和琼脂稀释法两类,前者为临床实验室常用的一种定量试验。先以水解酪蛋白液体培养基将抗生素作不同浓度稀释,再种入待检菌,置 35℃ 孵育 24 小时后,以不出现肉眼可见细菌生长的最低药物浓度为该菌的 MIC,参照 CLSI 标准判读,结果按敏感和耐药报告。肉汤稀释法是药敏试验的金标准方法,其结果准确可靠,以下情况往往需要做稀释法 MIC 测定:①临床用药剂量必须严格监控时;②需要对慢生长菌和扩散慢的药物进行药敏试验时;③K-B 纸片琼脂扩散法结果不肯定,需要进一步证实药敏结果时;④当感染菌对毒性较低的药物耐药或中介,需要大剂量进行治疗时;⑤某些药物在尿或某个组织中浓度较高,需要了解确切的抑菌浓度时。

3. **浓度梯度纸条扩散法(gradient diffusion method)**　又称 E 试验,是结合稀释法和扩散法原理和特点而设计的一种操作简便(如同扩散法)、精确测定 MIC(如同稀释法)的一种方法。在涂布有待测试菌的平板上放置一条内含干化、稳定、浓度由高到低呈连续梯度分布的商品化抗菌药物塑料试条。35℃ 孵育 16～18 小时后抑菌圈和试条横向相交处的读数刻度即是待测菌的 MIC,参照 CLSI 标准判断耐药或敏感。因价格较贵,目前尚未在临床广泛使用。

4. **耐药筛选试验**　耐药筛选试验是以单一药物、单一浓度检测细菌的耐药性,临床常用于筛选耐甲氧西林葡萄球菌、耐万古霉素肠球菌及高浓度庆大霉素或链霉素耐药的肠球菌。

(二)耐药菌监测试验

1. **耐甲氧西林葡萄球菌(MRS)**　包括耐甲氧西林金黄色葡萄球菌(MRSA)和耐甲氧西林凝固酶阴性葡萄球菌(MRSCoN),是目前导致医院感染的重要病原菌,具有多重耐药性,对除新型头孢菌素以外的所有 β-内酰胺类抗菌药物均耐药。因此早期检出和确定具有重要临床意义。其检测可采用头孢西丁或苯唑西林纸片法,也可采用稀释法检测苯唑西林的 MIC。还可直接筛选:即应用添加有 4% NaCl 和 6μg/ml 苯唑西林的 M-H 琼脂,用接种环取 1μl 0.5McFarland 测试菌悬液点种,接种菌量为 10⁴CFU/点,35℃ 孵育 24 小时,有菌落生长者即为 MRS。同时以标准菌株金葡菌 ATCC29213 作阴性质控、金葡菌 ATCC43300 作质控菌株。

2. **高浓度氨基苷类耐药肠球菌**　肠球菌对多种抗菌药物包括氨基苷类呈固有耐药,临床常采用联合用药治疗肠球菌感染,作用于细胞壁的抗菌药物(如青霉素类)与氨基苷类联合应用,但当肠球菌获得氨基苷类修饰酶后,会对高浓度氨基苷类产生耐药,从而失去与其他抗菌药物的协同作用。因此及时筛选出肠球菌中高浓度氨基苷类耐药株,有助于临床确定治疗方案。其检测可采用纸片扩散法和肉汤稀释法。当对庆大霉素纸片(120μg/ml)的抑菌圈直径≤6mm 时可判为耐药;当抑菌圈直径在 7～9mm 时,可进一步采用肉汤稀释法或 E 试验测定 MIC 以确定是否为耐药。以 ATCC29212 和 ATCC51299 为质控菌株。

3. **耐青霉素肺炎链球菌(PRSP)**　采用 1μg 苯唑西林纸片,培养基用含 5% 羊血的 M-H 琼脂,方法同纸片琼脂扩散法,如苯唑西林的抑菌圈≥20mm,则报告测试菌对青霉素 G 敏感,如抑菌圈≤19mm,则需用稀释法或 E 试验进一步测定青霉素 G 的 MIC,来确定其敏感性。质控菌株采用肺炎链球菌 ATCC49619。

4. **β-内酰胺酶**　β-内酰胺酶能裂解青霉素族和头孢菌素族抗生素的基本结构 β-内酰胺环,从而使其丧失抗菌活性。常用的检测方法有头孢硝噻吩法和碘-淀粉测定法,前者为临床实验室最常用,只需将商品化头孢硝噻吩(nitrocefin)纸片用无菌蒸馏水湿润,蘸取菌落,30 分钟内变成红色,则试菌产生 β-内酰胺酶,否则不产 β-内酰胺酶。

5. 超广谱 β-内酰胺酶（ESBL）　对一、二、三、四代头孢菌素(如头孢噻肟、头孢他啶、头孢曲松及头孢吡肟等)以及氨曲南均有水解作用,其检测可用微生物学、生物化学和分子生物学方法进行。后两者目前仅用于实验室研究,临床上广泛应用微生物学法,包括双纸片扩散法、三相试验和 E 试验等,其中双纸片扩散法操作简便、结果可靠、成本低,是临床上较常开展的项目。将待测菌液适量均匀涂布 M-H 平板,贴上头孢他啶、头孢他啶+克拉维酸、头孢噻肟和头孢噻肟+克拉维酸,35℃孵育 16～18 小时,分别测量 2 种纸片单独及加克拉维酸的抑菌环直径。加克拉维酸比不加克拉维酸的抑菌环直径≥5mm 可确认为 ESBLs 菌株。质控菌株应用大肠埃希菌 ATCC25922 和肺炎克雷伯菌 ATCC700603。

（三）病原体耐药基因的检测

细菌的耐药性通常由其耐药基因所决定。耐药基因的产生主要有:①获得外源性基因:耐药基因可通过细菌间的传递而使不具有耐药基因的细菌获得耐药基因;②细菌自身基因的突变:包括抗菌药物作用靶点的改变,外排机制的增强,外膜蛋白的改变而限制药物的进入等。

大部分耐药基因是表达的,根据细菌所携带的耐药基因可推测对抗菌药物的耐药,因此可以通过检测耐药基因推测被检测细菌是否耐药。细菌耐药基因的检测正由研究实验室走向临床实验室。采用分子生物学方法检测病原菌耐药基因的临床意义在于:

1. 可比培养法更早检测出病原菌的耐药性,尤其适用于检测生长缓慢病原菌(如结核分枝杆菌),有利于临床早期合理选药治疗。

2. 耐药基因的检出对病原菌的耐药性具有确证意义,特别是当病原菌对某一抗菌药物的耐药表型呈现中介时,如 mecA 基因的检出可确证对苯唑西林表现为耐药的 MRSA。

3. 在细菌耐药性及其扩散的流行病学监测中,耐药基因的检测比常规方法检测病原菌的耐药谱更准确。

4. 耐药基因的检测可作为考核其他耐药性检测方法的金标准。

细菌耐药性基因检测方法有,PCR 法、PCR-RFLP 分析、PCR-SSCP 分析、生物芯片技术和测序技术。目前已有检测肠球菌的链霉素耐药基因、万古霉素耐药基因和对庆大霉素高耐药基因、葡萄球菌的苯唑西林耐药基因、肺炎链球菌的 β-内酰胺类抗生素耐药基因、革兰阴性杆菌的 β-内酰胺类抗生素耐药基因,以及检测结核分枝杆菌对利福平等抗结核药物耐药性的商品化耐药基因检测试剂盒。

第三节　临床感染常见病原体检测

感染性疾病(infectious diseases)指各种病原体(病原微生物、寄生虫)感染人体后机体组织细胞受到不同程度损害并出现一系列临床症状和体征。包括传染性感染疾病(communicable infectious diseases,传染病)和非传染性感染疾病(non-communicable infectious diseases)。随着现代医学技术的迅猛发展,新的医学诊疗技术的广泛应用,大量老年人群及慢性疾病病人的存在,抗菌药物滥用等所导致的细菌变异耐药株的增多,使当今感染性疾病的特点已经发生了一定的变化。因此,了解现代感染性疾病的流行病学,对于完善感染性疾病的实验室诊断,指导临床合理应用抗病原体药物,及时控制感染性疾病的流行具有重要意义。

一、流行病学和临床类型

（一）流行病学

目前,感染性疾病的流行病学具有下述特点:

1. 疾病谱发生变迁 新的传染病陆续被发现,近几十年来在全球范围内先后发现了30多种新传染病,如嗜肺军团菌(Legionella pneumophila)引起的军团病(Legionnaires disease)、汉坦病毒(Hantavirus,HV;Hantaan virus)引起的汉坦病毒肺综合征(Hantavirus pulmonary syndrome,HPS)、埃博拉病毒(Ebola virus)引起的埃博拉出血热(Ebola haemorrhagic fever,EBO)、尼巴病毒(Nipah)引起的马来西亚脑炎、朊病毒(prion)引起的牛海绵状脑病(bovine spongiform encephalopathy,BS;俗称"疯牛病")、SARS冠状病毒(severe acute respiratory syndrome associated coronavirus,SARS-CoV)引起的严重急性呼吸综合征(severe acute respiratory syndrome,SARS)等,而已得到控制的老传染病死灰复燃,如梅毒、结核病、霍乱等。

2. 多重耐药菌不断出现 由于抗菌药物的不合理应用,多重耐药菌不断出现,并逐年增加,如MRSA、产ESBL菌株、碳青霉烯耐药肠杆菌、多重耐药的鲍曼不动杆菌及铜绿假单胞菌等,使临床抗感染治疗十分困难。

3. 病人免疫防御功能降低 器官移植、抗肿瘤化疗和放疗,减弱了机体的免疫防御功能,导致医院感染及条件性致病菌感染的增加。

(二) 临床类型

可导致人类感染性疾病的病原体约500种以上,包括病毒、细菌、真菌、支原体、衣原体、立克次体、螺旋体和寄生虫等。目前,细菌感染在临床感染中发病率较高,以革兰阴性条件致病菌、葡萄球菌和念珠菌为主。病毒感染在人群中发病率最高,常见的病毒有肝炎病毒、流行性感冒病毒、人类免疫缺陷病毒、流行性出血热病毒等,传染性强,传播迅速,大多缺乏特效药物。近年来,随着肿瘤的放射治疗、化学治疗、广谱抗生素以及免疫制剂的广泛应用,真菌感染的发病率显著增高,在器官移植受者和恶性肿瘤病人中真菌感染率高达20%~40%,而且往往是危及生命的感染;在严重免疫抑制的病人中,由不常见的致病真菌引发的感染越来越高,而且多为致病真菌的混合感染。

二、检查项目和临床应用

(一) 细菌感染

细菌(bacterium,pl. bacteria)感染性疾病的诊断,除个别因有特殊临床症状不需细菌学诊断外(如破伤风引起的典型肌痉挛等)一般均需进行细菌学诊断以明确病因。然而自标本中分离到细菌并不一定意味该菌为疾病的病原,因此应根据病人的临床情况、采集标本的部位、获得的细菌种类进行综合分析。细菌感染性疾病的检查主要可以从三个方面着手:①检测细菌或其抗原——主要包括直接涂片显微镜检查、培养、抗原检测与分析;②检测抗体;③检测细菌遗传物质——主要包括基因探针技术和PCR技术。上述多种检查手段中,细菌培养是最重要的确诊方法。根据细菌形态、菌落特点、生化反应、自动化细菌鉴定系统、质谱及分子生物学鉴定、血清学鉴定、动物接种等可综合鉴定病原菌。同时可以进行抗菌药物敏感试验,指导临床合理应用抗菌药物。

(二) 病毒感染

病毒(virus)是只能在易感细胞内以复制方式进行增殖的非细胞型微生物,不能在人工培养基生长。病毒感染的实验室检查包括病毒分离培养与鉴定、病毒核酸与抗原检测,以及特异性抗体的检测。临床医生一般根据流行病学资料、病人症状与体征综合判断可能为何种病毒感染,留取适宜的标本送检。分离病毒要采集含足量病毒的临床标本,接种到敏感动物、鸡胚或细胞中,生长增殖后再鉴定。

细胞培养是最常用的病毒分离方法,细胞培养液是含有血清、葡萄糖、氨基酸、维生素的平衡溶液(pH 7.2~7.4),并根据宿主细胞对病毒的敏感性和病毒的嗜性来选择适当的组织细胞。病毒的最初鉴定可根据临床症状、流行病学特点、标本来源、易感动物范围、细胞病变特征确定。再在此基础上,对已分离的病毒和已知参考血清作中和试验、补体结合试验、血凝抑制试验作最后鉴定。显微镜检查也是病毒实验诊断不可忽视的手段,如光学显微镜检查感染组织或脱落细胞中的特征性病毒包涵体,电镜检查病毒颗粒等,均是病毒感染的早期诊断手段。

病毒分离鉴定和血清学诊断一般需要较长时间,近年来发展起来的利用核酸杂交技术和PCR技术检测标本中病毒核酸,或利用免疫荧光标记技术、化学发光技术检测组织细胞内和胞外游离的病毒抗原等方法,是病毒感染早期的快速诊断手段,明显优于显微镜检查。

(三) 真菌感染

真菌(fungus,pl. fungi)是以腐生或寄生方式摄取养料的真核细胞型微生物。真菌的病原学诊断方法主要包括直接显微镜检查、分离培养及鉴定、免疫学试验和动物试验等。由于不同真菌具有各自的典型菌落形态和形态各异孢子与菌丝,因此,形态学检查是真菌检测的重要手段。绝大多数真菌能在人工培养基生长,丝状真菌培养温度25～28℃,分离培养时间较长,有些菌种需要培养至少4周,常采用点种法、不锈钢小培养法,在显微镜下直接观察经培养后菌体在自然位置状态下的形态结构(菌丝和孢子)来鉴定真菌。念珠菌和隐球菌等真菌培养温度37℃,1～2天,在沙氏培养基生长良好,可应用显色培养基、自动鉴定系统和质谱等进行鉴定。真菌的抗原检测一般于检测血液和脑脊液中的隐球菌、念珠菌、曲霉、荚膜组织胞浆菌等特异或非特异性抗原。真菌抗体检测适用于深部真菌感染的辅助诊断。基因组核酸电泳核型分析技术、随机引物扩增DNA多态性(RAPD)技术、荧光定量PCR技术、rDNA序列测序、核酸杂交技术等是近年来发展起来的可快速诊断真菌感染的新型手段,但这些方法自身尚存在局限性,且阳性结果不能确定是感染还是定植,在检测过程中易出现假阳性和假阴性等,因此,其结果判读需要结合临床进行全面分析。

(四) 寄生虫病

寄生虫(parasite)是单细胞或多细胞体,当其侵入宿主后,可在宿主体内寄生、繁殖、发育而导致感染,称为寄生虫病。实验诊断是诊断寄生虫病的主要依据,包括病原学诊断、免疫学诊断和其他实验室常规检查。由于每种寄生虫均在其特定的生活阶段以一定方式排离宿主,以求得转换宿主个体而延续宗系,因此,根据寄生虫生活史的特点,从病人的血液、组织液、排泄物、分泌物或活体组织中检查寄生虫的某一发育虫期,这是最可靠的诊断方法,广泛用于各寄生虫病的诊断。但是,病原学诊断检出率较低,常需要多次检查,以免漏诊;而对于在组织中或器官内寄生而不易取得材料的寄生虫,可考虑采用免疫学诊断方法。

免疫学方法诊断寄生虫病在临床上已广泛应用,除了经典的凝集试验、沉淀试验、补体结合试验等,近几年建立的酶联免疫吸附试验(enzyme-linked immunosorbent assay,ELISA)、免疫酶染色试验(immunoenzyme staining test,IEST)、免疫印迹试验(immunoblot,Western blot)、免疫荧光试验(immunofluorescent,IF)等,敏感性和特异性大幅提高。近年来国内外发展起来的高新技术方法,如DNA探针技术和聚合酶链反应(polymerase chain reaction,PCR)技术为寄生虫病的诊断或寄生虫分类提供新的高敏感的检测方法,有广泛应用前景。

(五) 其他病原体感染

1. 支原体检测　支原体(mycoplasma)是一群介于细菌与病毒之间,可通过滤菌器、无细胞壁,能在无生命培养基中生长繁殖的最小原核微生物。迄今已分离到150余种,有寄生性的90多种,其中15种有病原性。与人类疾病有关的有肺炎支原体、唾液支原体、口腔支原体、人型支原体、发酵支原体和解脲脲原体。支原体因缺乏细胞壁,呈高度多形性,革兰染色不易着色,直接显微镜检测一般无临床意义。分离培养是支原体感染的确诊依据。不同种支原体在培养基中生长速度不一,如解脲脲原体和人型支原体生长较快,利用培养后所见的典型菌落形态可作出初步鉴定,再以特异性抗血清作生物抑制试验或代谢抑制试验即可最终鉴定。肺炎支原体和生殖道支原体初次分离较慢,一般需10天左右才生长出"荷包蛋"状菌落,不适合临床快速诊断。DNA探针技术和荧光定量PCR技术目前已用于临床实验室的检测,可用于快速诊断。

2. 螺旋体检测　螺旋体(spirochetes)是一群细长、柔软、运动活泼、呈螺旋状的微生物。将标本置于暗视野显微镜下检查,发现有上述特征的螺旋体具有诊断意义。除钩端螺旋体外,其他螺旋体如梅毒螺旋体、伯氏疏螺旋体、回归热螺旋体等不能人工培养,因此,血清学检测在临床应用比较广泛。显微镜凝集试验、间接凝集试验、酶联吸附试验检测病人血清中的特异性抗体是常用的血清方法。性病研究实验室玻片试验(VDRL)和快速血浆反应素环状卡片试验(RPR)可检测梅毒病人血清中的非特异性抗体;荧光密螺旋体抗体吸附试验(FTA-ABS)、抗梅毒螺旋体微量血凝试验(MHA-TP)、ELISA试验、化学发光方法可检测梅毒病人血清中特异性梅毒螺旋体抗体。PCR检测可快速检测出螺旋体特异核酸片段,目前,已逐步成为常用的检测方法。

3. **立克次体检测**   立克次体(rickettsia)是一类严格细胞内寄生的原核细胞型微生物,在形态结构、化学组成及代谢方式等方面均与细菌类似,具有细胞壁;以二分裂方式繁殖;含有 RNA 和 DNA 两种核酸;由于酶系统不完整需在活细胞内寄生;对多种抗生素敏感等。立克次体病多数是自然疫源性疾病,且人畜共患。取血液或组织进行立克次体血清学试验,分离培养和鉴定,通过荧光染色从皮肤或其他组织中找到病原体有助于确定诊断。血清学诊断需取 3 份血清标本,即发病第 1 周、第 2 周、第 4 ~ 6 周。PCR 通过检测立克次体特异性核酸可进行早期诊断。外斐试验为非特异性血清学试验,用于斑疹伤寒、斑点热和恙虫病的诊断,特异性血清学试验有免疫荧光试验、酶联免疫吸附试验、补体结合试验、微量凝集试验和胶乳凝集试验等。

4. **衣原体检测**   衣原体(chlamydiae)为专性细胞内寄生物,在宿主细胞内繁殖有特殊生活周期,可观察到两种不同的颗粒结构,即原体和网状体。直接显微镜检查细胞质内的典型包涵体对衣原体感染诊断有参考价值。衣原体的分离培养与病毒培养一样,在鸡胚卵黄囊内生长良好,还可采用动物接种和细胞培养法。目前应用较多的是荧光标记单克隆抗体的直接荧光抗体法,可快速确定系何种血清型衣原体感染。DNA 探针技术和荧光定量 PCR 技术目前已经应用于衣原体疾病的诊断、流行病学调查和无症状衣原体携带者的诊断。

(六) 实验结果分析和临床应用

各种实验诊断方法中,临床标本分离和培养的阳性结果最具有诊断价值。经病原体鉴定,可明确诊断病原体的种,并可作药物敏感试验。然而,分离培养的阴性结果并不能完全排除感染的可能。常因标本采集运送不当,培养条件不适合,病原体为难培养菌或已使用抗菌药物治疗的病人均会出现假阴性结果,尤其是标本直接涂片镜检见细菌而培养阴性者需考虑是否为 L 型细菌、厌氧菌或苛养菌。

病原体的抗原成分检测有助于早期诊断感染性疾病,阳性结果提示某种感染性病原体的存在,但对于存在正常菌群的标本,需考虑共同抗原引起的交叉反应,必须在设有严格对照试验和排除试验时,阳性结果才能作出正确判断。

核酸检测已成为现代感染性疾病早期诊断的可靠方法之一。由于 PCR 技术具有很高的敏感性,影响因素多,容易出现假阴性或假阳性结果,因此,操作者应严格按照操作规程和程序,设立阴性和阳性对照,避免结果出现误差。阳性结果只能说明标本内存在某种病原体的核酸,是否为现期感染病原体则难以确定。

血清学试验是目前应用最广泛的感染性疾病检测方法。用已知特异性抗原检测病人体内存在的特异性抗体,以出现 IgM 抗体或高效价 IgG 抗体为阳性判断结果有重要诊断意义,并可作出现期感染的结论。为排除隐性感染或回忆反应,常需作双份血清抗体的动态检测。IgM 检测不仅可作早期诊断,且可区分为原发性感染或复发性感染,在检测时应注意排除类风湿因子等的干扰。

第四节   病毒性肝炎检测

病毒性肝炎主要有 7 型,即甲型(HA)、乙型(HB)、丙型(HC)、丁型(HD)、戊型(HE)、庚型(HG)、输血传播病毒肝炎,它们分别由肝炎病毒甲型(HAV)、乙型(HBV)、丙型(HCV)、丁型(HDV)和戊型(HEV)、庚型(HGV)、输血传播病毒(TTV)所引起。己型肝炎病毒(HFV)分离未获成功,尚未确定和公认,目前缺乏特异诊断方法。近年发现的与人类肝炎有关的 GB 病毒和 SEN 病毒的研究尚处于初期探索阶段。临床主要检测各型肝炎病毒相关抗原、抗体及核酸进行诊断。目前常用的检测方法有:针对抗原或抗体的酶联免疫法(EIA,ELISA)、放射免疫法(RIA)、血细胞凝集法(RPHA,PHA);针对核酸的斑点杂交法、聚合酶链反应法(PCR)、实时荧光定量 PCR 技术(real-time PCR)等。

一、甲型肝炎病毒检测

HAV 属微小 RNA 病毒科,是一种无囊膜正 20 面体颗粒,直径 27 ~ 32nm,内含一条线状单正股 RNA 基因组,外由衣壳包封而成核壳体。现用于临床的病毒标志物有甲型肝炎病毒抗原 HAVAg、甲型肝炎病毒抗体(IgM、IgA 和 IgG)及 HAV-RNA。

【标本来源】

非抗凝外周血,粪便、污染的水源或食物。

(一) 甲型肝炎病毒抗原检测

【参考值】

ELISA 法检测血清 HAV 颗粒、放射免疫(RIA)法或免疫电镜(IEM)检测粪便 HAV 颗粒为阴性。

【临床意义】

HAVAg 一般于发病前 1 ~ 15 天可从粪中排出,发病第一周粪便的阳性率为 42.9% ,1 ~ 2 周为 18.3% ,2 周后消失,临床上不易捕捉到。粪便中 HAV 或 HAV 抗原颗粒检测可作为甲肝急性感染的证据。

(二) 甲型肝炎病毒抗体检测

机体感染 HAV 后,可产生 IgM、IgA 和 IgG 抗体。HAV-IgM 是病毒衣蛋白抗体,HAV-IgA 是肠道黏膜分泌的局部抗体,HAV-IgG 病愈后可长期存在。

【参考值】

ELISA 法检测抗 HAV-IgM、抗 HAV-IgA 和抗 HAV-IgG 均为阴性。

【临床意义】

1. 抗 HAV-IgM　甲肝病人在发病后 2 周抗 HAV-IgM 的阳性率为 100% ,1 个月为 76.5% ,3 个月为 23.5% ,6 个月为 5.9% ,12 个月时可为阴性。因此,抗 HAV-IgM 阳性说明机体正在感染 HAV,是早期诊断甲肝的特异性指标。

2. 抗 HAV-IgA　甲肝早期和急性期,由粪便中测得抗 HAV-IgA 呈阳性反应,是早期诊断甲肝的指标之一。

3. 抗 HAV-IgG　阳性出现于恢复期且持久存在,是获得免疫力的标志,提示既往感染,可作为流行病学调查的指标。

(三) HAV-RNA 测定

利用包被在 PCR 反应壁(微孔)上的 HAV 单克隆抗体,吸附样本中的 HAV 释放出病毒 RNA,再进行 RT-PCR,进一步提高检测灵敏度,可检测出样本中极微量的 HAV。

【参考值】

反转录聚合酶链反应(RT-PCR)法为阴性。

【临床意义】

HAV-RNA 阳性对诊断特别对早期诊断具有特异性。可检测粪便排毒情况和污染的水源与食物,有利于及时监测与预防甲性肝炎。可作基因分型研究。

二、乙型肝炎病毒检测

乙型肝炎病毒(HBV)是一种嗜肝脱氧核糖核酸病毒,属于包膜病毒。现用于临床的病毒标志物有乙型肝炎病毒表面抗原(hepatitis B virus surface antigen,HBsAg)、乙型肝炎病毒表面抗体(hepatitis B virus surface antibody,抗-HBs)、乙型肝炎病毒 e 抗原(hepatitis B virus e antigen,HBeAg)、乙型肝炎病毒 e 抗体(hepatitis B virus e antibody,抗-HBe)、乙型肝炎病毒核心抗原(hepatitis B virus core antigen,HBcAg)、乙型肝炎病毒核心抗体(hepatitis B virus core antibody,抗-HBc)、乙型肝炎病毒表面抗原蛋白前 S1 和前 S1 抗体、乙型肝炎病毒表面抗原蛋白前 S2 和前 S2 抗体、乙型肝炎病毒 DNA。

【标本来源】

外周血、唾液、尿液。

【常用检测方法】

ELISA 法、化学发光法、RIA 法和分子生物学方法。

（一）乙肝六项检测

传统乙型肝炎病毒标志物检测常为五项联合检测,俗称"乙肝二对半检测",包括 HBsAg、抗-HBs、HBeAg、抗-HBe、抗-HBc。随着方法学发展,HBcAg 也被加入检测范围。乙型肝炎病毒标志物检测与分析见表 4-9-2。

表 4-9-2　HBV 标志物检测与分析

HBsAg	HBeAg	抗 HBc	抗 HBc-IgM	抗 HBe	抗 HBs	检测结果分析
+	+	−	−	−	−	急性 HBV 感染早期,HBV 复制活跃
+	+	+	+	−	−	急性或慢性 HB,HBV 复制活跃
+	−	+	+	−	−	急性或慢性 HB,HBV 复制减弱
+	−	+	+	−	−	急性或慢性 HB,HBV 复制减弱
+	−	+	−	+	−	HBV 复制停止
−	−	+	+	−	−	HBsAg/抗-HBs 空白期,可能 HBV 处于平静携带中
−	−	+	−	−	−	既往 HBV 感染,未产生抗-Hbs
−	−	+	+	+	−	抗-HBs 出现前阶段,HBV 低度复制
−	−	+	−	+	+	HBV 感染恢复阶段
−	−	+	−	−	+	HBV 感染恢复阶段
+	+	+	−	−	+	不同亚型(变异型)HBV 再感染
+	−	+	−	−	−	HBV-DNA 处于整合状态
−	−	−	−	−	+	病后或接种 HB 疫苗后获得性免疫
−	+	+	−	−	−	HBsAg 变异的结果
+	−	−	−	+	+	表面抗原、e 抗原变异

【参考值】

各项指标 ELISA 法为阴性(S/CO≤2.1;S/CO:样品与对照的光密度比值);放射免疫分析(RIA)法为阴性。

【临床意义】

1. HBsAg　阳性见于急性乙肝的潜伏期,发病时达高峰;如果发病后 3 个月不转阴,则易发展成慢性乙型肝炎或肝硬化。携带者 HBsAg 也呈阳性。HBsAg 是 HBV 的外壳,不含 DNA,故 HBsAg 本身不具传染性;但因其常与 HBV 同时存在,常被用来作为传染性标志之一。

2. 抗-HBs　是保护性抗体,可阻止 HBV 穿过细胞膜进入新的肝细胞。抗-HBs 阳性提示机体对乙肝病毒有一定程度的免疫力。抗-HBs 一般在发病后 3~6 月才出现,可持续多年。注射过乙型肝炎疫苗或抗-HBs 免疫球蛋白者,抗-HBs 可呈现阳性反应。

3. HBeAg　阳性表明乙型肝炎处于活动期,并有较强的传染性。孕妇阳性可引起垂直传播,致 90% 以上的新生儿呈 HBeAg 阳性。HBeAg 持续阳性,表明肝细胞损害较重,且可转为慢性乙型肝炎或肝硬化。

4. 抗-HBe　阳性可见于慢性乙型肝炎、肝硬化、肝癌。乙肝急性期即出现抗-HBe 阳性者,易进展为慢性乙型肝炎;慢性活动性肝炎出现抗-HBe 阳性者可进展为肝硬化;HBeAg 与抗-HBe 均阳性,且 ALT 升高时可进展为原发性肝癌。抗-HBe 阳性表示大部分乙肝病毒被消除,复制减少,传染性减低,但并非无传染性。

5. 抗-HBc　是 HBcAg 的抗体,可分为 IgM、IgG 和 IgA 三型。目前常检测抗-HBc 总抗体,也可分别检测抗-HBc 的 IgM、IgG 或 IgA。抗-HBc 总抗体主要反映的是抗-HBc IgG。抗-HBc 比 HBsAg 更敏感,可作为 HBsAg 阴性的 HBV 感染的敏感指标。在 HBsAg 携带者中多为阳性,在 HBsAg 阴性者中仍有 6% 左右的阳性率。此外,抗-HBc 检测也可用作乙型肝炎疫苗和血液制品的安全性鉴定和献血员的筛选。抗-HBc IgG 对机体无保护作用,其阳性可持续数十年甚至终身。

6. HBcAg　存在于 Dane 颗粒的核心部位,是一种核心蛋白,其外面被乙型肝炎表面抗原所包裹,通常血清中不易检测到游离的 HBcAg。HBcAg 阳性,提示病人血清中有感染性的 HBV 存在,含量较多表示复制活跃,传染性强,预后较差。

（二）乙型肝炎病毒表面抗原蛋白前 S1 和前 S1 抗体测定

乙型肝炎病毒表面抗原蛋白前 S1 抗原位于病毒颗粒的表面,是乙肝病毒识别肝细胞表面特异性受体的主要成分,是乙肝病毒复制和活动的标志物。

【参考值】

ELISA 法或 RIA 法:Pre-S1 为阴性;抗 Pre-S1 为阴性。

【临床意义】

前 S1 抗原可识别肝细胞表面特异性的病毒受体,是非常重要的传染性指标。同时血清前 S1 抗原的存在与病毒复制的关系密切。作为病毒复制指标较 HBeAg 敏感,可以反映 HBeAg 阴性乙肝病人体内的病毒活动状况,避免由于 HBeAg 阴性造成的误诊和漏检,对"二对半"检测起重要的补充作用。前 S1 抗原阴转越早、前 S1 抗体阳转越早,病人病程越短、预后越好。

（三）乙型肝炎病毒表面抗原蛋白前 S2 和前 S2 抗体测定

乙型肝炎病毒表面抗原蛋白前 S2(Pre-S2)是 HBV 表面蛋白成分,为 HBV 侵入肝细胞的主要结构成分;乙型肝炎病毒表面抗原蛋白前 S2 抗体(抗 Pre-S2)是 HBV 的中和抗体。

【参考值】

ELISA 法或 RIA 法:Pre-S2 为阴性;抗 Pre-S2 为阴性。

【临床意义】

Pre-S2 阳性提示 HBV 复制异常活跃,有传染性。抗 Pre-S2 阳性见于乙肝急性期及恢复早期;提示 HBV 已被清除,预后较好。

（四）乙型肝炎病毒 DNA 测定

乙型肝炎病毒 DNA(HBV-DNA)呈双股环形,是 HBV 的基因物质,也是乙型肝炎的直接诊断证据。

【参考值】

实时荧光定量 PCR 法为阴性。

【临床意义】

HBV-DNA 阳性是诊断乙型肝炎的佐证,表明 HBV 复制及有传染性。也用于监测应用 HBsAg 疫苗后垂直传播的阻断效果,若 HBV-DNA 阳性表明疫苗阻断效果不佳。

（五）乙型肝炎病毒 YMDD 变异测定

YMDD（酪氨酸-蛋氨酸-天门冬氨酸-天门冬氨酸）位点是 HBV 反转录酶的活性部分，属高度保守序列。在 HBV 的反转录过程中，YMDD 位点中的 YM 能与模板核苷末端的糖基相作用，影响寡核苷酸与模板链的结合。

【参考值】

实时荧光定量 PCR 法、基因芯片分析、焦磷酸测序法和基因克隆与测序方法：该位点序列为酪氨酸-蛋氨酸-天门冬氨酸-天门冬氨酸。

【临床意义】

YMDD 是 HBV 反转录酶发挥催化活性所必需的关键结构。目前临床上广泛使用的胞苷类似物拉米夫定（lamivudine）等抗 HBV 药物，作用靶位主要是 HBV 反转录酶，通过与底物 dNTP 竞争结合以抑制 HBV 的反转录和复制。当病毒 YMDD 中 M 突变为异亮氨酸（I）或缬氨酸（V），就可能引起 HBV 该类药物的药效丧失，从而产生耐药性。YMDD 测定结果为临床抗 HBV 治疗用药提供了实验室诊断依据。

三、丙型肝炎病毒检测

丙型肝炎病毒（hepatitis C virus，HCV）为黄病毒属、单链正股 RNA 病毒。其基因组为一线状正股 RNA，全长 9500bp；编码结构蛋白与核心蛋白。临床上诊断 HCV 感染的主要标志物为正股 HCV-RNA、抗-HCV IgM 和抗-HCV IgG 测定。

（一）丙型肝炎病毒 RNA 测定

【参考值】

斑点杂交试验、RT-PCR 法均为阴性。

【临床意义】

阳性提示 HCV 复制活跃，传染性强；HCV-RNA 转阴提示 HCV 复制受抑，预后较好。连续观察 HCV-RNA，结合抗-HCV 的动态变化，可作为丙肝的预后判断和干扰素等药物疗效的评价指标。检测 HCV-RNA，对研究丙型肝炎发病机制和传播途径有重要价值。

（二）丙型肝炎病毒抗体测定

【参考值】

ELISA 法、化学发光法、RIA 法均为阴性。

【临床意义】

1. **抗-HCV IgM 抗体**　主要用于早期诊断，抗-HCV IgM 抗体一般在发病的 2~4 天出现，最早于发病的第一天即可检测到，7~15 天达高峰。其持续时间一般为 1~3 个月。持续阳性常可作为转为慢性肝炎的指标，或是提示病毒持续存在并有复制。

2. **抗-HCV IgG 抗体**　阳性表明已有 HCV 感染但不能作为感染的早期指标。输血后肝炎有 80%~90% 的病人抗-HCV IgG 阳性。经常接受血制品（血浆、全血）治疗的病人可以合并 HCV 的感染，易使病变转为慢性、肝硬化或肝癌。

四、丁型肝炎病毒检测

丁型肝炎病毒（hepatitis D virus，HDV）是沙粒病毒科（Arenaviridae）δ 病毒属（Deltavirus）的一个成员。成熟的 HDV 呈直径 35~37nm 的球形。HDV 是目前已知的动物病毒中唯一具有负单链共价闭环 RNA 基因组病毒缺陷病毒，需有 HBV 或其他嗜肝病毒的辅助才能复制和传播。其外壳为 HBsAg，内部含 HDVAg 和 HDV 基因组。

（一）丁型肝炎病毒抗原测定

【参考值】

ELISA 法、化学发光法、RIA 法均阴性。

【临床意义】

丁型肝炎病毒抗原(HDVAg)出现较早,但仅持续 1～2 周,由于检测不及时,往往呈阴性反应。HDVAg 与 HBsAg 同时阳性,表示丁型和乙型肝炎病毒同时感染,病人可迅速发展为慢性或急性重症肝炎。慢性 HDV 感染时,存在持续而高滴度的抗-HDV,HDVAg 多以免疫复合物的形式存在,ELISA 法很难检出。

(二) 丁型肝炎病毒抗体测定

丁型肝炎病毒抗体分为抗-HDV IgG 和抗-HDV IgM 两型。

【参考值】

ELISA 法、化学发光法、RIA 法均阴性。

【临床意义】

1. **抗-HDV IgG**　阳性只能在 HBsAg 阳性的血清中测得,是诊断丁型肝炎的可靠指标,病愈后仍可存在多年。

2. **抗-HDV IgM**　出现较早,一般持续 2～20 周,可用于丁型肝炎早期诊断。HDV 和 HBV 同时感染,抗-HDV IgM 一过性升高;重叠感染时,抗-HDV IgM 持续升高。

(三) 丁型肝炎病毒 RNA 测定

【参考值】

RT-PCR 法阴性。

【临床意义】

丁型肝炎病毒 RNA(HDV-RNA)阳性可明确诊断为丁型肝炎。HDV 与 HBV 重叠感染的病人易迅速发展成肝硬化或肝癌。

五、戊型肝炎病毒检测

戊型肝炎病毒(hepatitis E virus,HEV)呈球状,无包膜,平均直径 27～34nm。其基因组为单股正链 RNA,全长 7.5kb。

【参考值】

化学发光法和 ELISA 法检测血清抗-HEV IgG 和抗-HEV IgM 均阴性,RT-PCR 法检测血清 HEV RNA 阴性。

【临床意义】

1. **抗-HEV IgM**　95% 的急性期病人呈阳性反应,8 个月后全部消失。抗-HEV IgM 的持续时间较短,可作为急性感染的诊断指标。

2. **抗-HEV IgG**　恢复期抗-HEV IgG 效价超过或等于急性期 4 倍,提示有 HEV 新近感染。

3. **HEV RNA**　病人血清、胆汁和粪便中的 HEV RNA 阳性可诊断急性戊型肝炎,急性期血清中 HEV RNA 的检出率可达 70%。此外,在对抗体检测结果进行确证,判断病人排毒期限,分子流行病学研究等方面也具有临床意义。

六、庚型肝炎病毒检测

庚型肝炎病毒(hepatitis G virus,HGV)颗粒直径 50～100nm,包括两种类型:极低密度的病毒颗粒和核衣壳颗粒。

【参考值】

ELISA 法检测抗-HGV 和 RT-PCR 检测 HGV RNA 均阴性。

【临床意义】

1. **抗-HGV**　阳性表示曾感染过 HGV,多见于输血后肝炎或使用血液制品引起 HGV 合并

HCV 感染的病人。但 ELISA 法特异性和敏感性不高,尚需继续完善。

2. HGV RNA　阳性表明有 HGV 存在。HGV 对人类的致病性尚存在争议。一方面,HGV 在各型肝炎及其高危人群中均以一定比例存在,尤其在非甲、非戊型肝炎病人中有一定的检出率,在急性重型肝炎中也发现了 HGV,提示可能是人类肝炎的一种病原体,且在重型肝炎中起一定作用。另一方面,HGV RNA 在肝/血浆的比率远低于其他嗜肝病毒,表明 HGV 的主要复制地可能不在肝脏;HGV 感染者多缺乏或仅有轻微肝损害;HGV RNA 毒血症虽可持续多年但并不导致慢性肝损害等。这些现象表明 HGV 可能并非嗜肝病毒。

七、输血传播病毒(TTV 病毒)检测

TTV 病毒是 1997 年发现的 3.7kb 的非囊膜的单股环状 DNA 病毒。TTV 虽然是 DNA 病毒,但具有高度变异性,病毒之间基因变异最大可达 30% 以上,根据其变异大小,可将 TTV 分为不同的基因型和基因亚型。

【参考值】

PCR 法和 ELISA 法均阴性。

【临床意义】

TTV DNA 阳性表明有 TTV 存在。普通人群中 TTV 阳性率较高,国内献血员阳性率为 11% ~ 15% 。由于 TTV 具有高度基因变异性,不同基因亚型抗体间存在交叉反应,有些核酸阳性者因病毒量较少,不足以刺激免疫系统发生免疫应答而产生抗体;或因为感染时间较短尚未产生抗体可造成 ELISA 实验结果与 PCR 检测结果不一致,致使 ELISA 法的临床应用受到一定的限制。

第五节　性传播疾病病原体检测

性传播疾病(sexually transmitted disease,STD)简称性病,是一类能通过各种性接触、类似性行为及间接接触而传播,主要侵犯皮肤、性器官和全身脏器损害的疾病。包括梅毒、淋病、艾滋病、软下疳、性病淋巴肉芽肿、非淋菌性尿道炎、生殖器疱疹、尖锐湿疣、生殖器念珠菌病、细菌性阴道病、滴虫病等 20 余种疾病,其中前 3 种属于《中华人民共和国传染病防治法》规定管理的乙类传染病。性病严重危害病人身心健康,可导致不育症、生殖器畸形或缺损、毁容及特征性后遗症,已成为世界性的严重公共卫生问题。性病病原体的检测对于性病监测、诊断或血液筛查,控制性病的流行,确保优生优育等尤为重要。

一、流行病学和临床类型

(一)流行病学

1. 病原学　引起性病病原体的种类繁多,包括细菌(淋病奈瑟菌、杜克雷嗜血杆菌等)、病毒(人类免疫缺陷病毒、人乳头瘤病毒、单纯疱疹病毒-Ⅰ等)、支原体(解脲脲原体、生殖支原体等)、螺旋体(梅毒螺旋体等)、衣原体(沙眼衣原体 D-K 型、L1、L2、L3 型等)、真菌(白念珠菌)和原虫(阴道毛滴虫等)。

2. 传播途径

(1)性行为传播:性交是主要传播方式。

(2)间接接触传染:通过污染的衣物、器具,如水杯、浴盆与共用毛巾等传播。

(3)血液与血制品传播:梅毒与获得性免疫缺陷症可以通过此途径传播。

(4)对胎儿与新生儿的传播:主要途径有子宫内传染、分娩传染、产后传染。

(5)职业传播:梅毒螺旋体可在接生过程中感染未戴手套的助产士,人类免疫缺陷病毒可因医

务人员不慎被污染的针头或手术刀刺伤皮肤而感染。

（二）常见临床类型

1. **获得性免疫缺陷症（AIDS）**　又称艾滋病,是由人类免疫缺陷病毒(HIV)通过结合细胞表面的 CD4 蛋白受体进入易感细胞引起部分免疫系统被破坏,进而导致严重的机会性感染和继发性肿瘤。HIV 感染传播的模式主要有三种:性传播(包括同性和异性之间);经血传播;母婴传播。

2. **梅毒（syphilis）**　是由苍白密螺旋体引起的疾病,一般过程可分为三个阶段:①一期梅毒:螺旋体穿过黏膜进入淋巴系统,典型临床特征是硬下疳;②二期梅毒:初期损伤一旦愈合,新的二期损伤开始出现在皮肤和细胞膜上,损伤表面布满了具有极强传染性的密螺旋体;③三期梅毒:可在早期感染后的 5～40 年间出现,密螺旋体可能出现在受严重损伤的中枢神经系统和心血管系统中。虽然梅毒可通过密切接触损伤的黏膜传播,但其主要的传播途径是性接触和通过胎盘感染胎儿。

3. **淋病（gonorrhea）**　是由淋病奈瑟菌(Neisseria gonorrhoeae)引起的泌尿生殖系统的急性或慢性化脓性感染,是发病率最高的性病。主要通过不洁性交传播,患淋病的孕妇胎膜破裂,可感染羊膜腔及胎儿。新生儿通过感染的产道时也可感染致新生儿眼炎。病人自身也可由污染了的手指感染眼部。少数情况下,可通过污染的衣裤、毛巾、浴盆、游泳衣、马桶、床上用具等间接传染。阴道和子宫颈的淋菌感染可扩散至整个生殖系统,或血行播散致关节炎、脑膜炎或心包炎等。

4. **非淋菌尿道炎（non-gonococcal urethritis，NGU）**　主要是由沙眼衣原体、解脲脲原体等通过性接触所引起的尿道炎症,在西方国家已成为发病人数最多的性病。该病好发于青少年,25 岁以下约占 60%,潜伏期平均为 1～3 周。男性主要表现为出现尿道分泌物和尿道红肿,尿道口发痒、刺痛或烧灼感,其疼痛程度比淋病为轻,有些病人无症状或症状不典型,有相当多的病人在初诊时易被漏诊。女性临床表现常不明显,不特异或无症状,主要感染部位为宫颈,其症状为黏液脓性宫颈内膜炎,尿道口可有潮红和肿胀,常发生异位性充血和水肿。此病的合并症有前列腺炎、精囊精索炎、附睾炎、Reiter 综合征及急慢性盆腔炎、前庭大腺炎和直肠炎。

5. **生殖器疱疹（genital herpes）和尖锐湿疣（condyloma acuminatum）**　生殖器疱疹主要是由单纯疱疹病毒-Ⅱ(HSV-Ⅱ),少数由单纯疱疹病毒-Ⅰ(HSV-Ⅰ)所引起的一种性病,表现为生殖器部位的成群小水痘,破溃糜烂形成溃疡。初发症状较重,易复发。孕妇感染后可引起流产或死胎;新生儿感染后症状较严重,病死率高。尖锐湿疣是由生殖器人乳头瘤病毒(human papilloma virus,HPV)感染所致的以肛门生殖器部位增生性损害为主要表现的性传播疾病。16～25 岁的人群多见,潜伏期 3 周～8 个月,易发生于慢性淋病病人,女性阴道炎和男性包皮过长是促进因素,男性多见于包皮、系带、冠状沟、龟头、尿道口、阴茎体、肛周、直肠内和阴囊,女性多见于大小阴唇、后联合、前庭、阴蒂、宫颈和肛周。主要通过日常生活用品如内裤、浴巾、浴盆而传染,与生殖器肿瘤的发生有密切关系。

6. **软下疳（chancroid）**　软下疳由杜克雷嗜血杆菌(Haemophilus ducreyi)感染而引起,潜伏期 3～7 天。病损主要发生于性接触中组织易损伤的部位,男性多在冠状沟、包皮、龟头、会阴等处;女性多在小阴唇、大阴唇和后联合处。生殖器外可见于肛门、大腿上部、口腔和手指部。初发为外生殖器部位的炎性小丘疹,1～2 天后迅速变为脓疱,破溃形成疼痛性溃疡,溃疡呈圆形或卵圆形,边缘不整,可潜行穿凿,周围皮肤潮红。约 50% 的病人发生急性、疼痛性腹股沟淋巴结炎(横痃),表面皮肤红肿,可破溃。由于自身接种,感染也可播散到身体其他部位的皮肤和黏膜。

二、检查项目和临床应用

STD 的诊断包括病史、体格检查和实验室检测,三者缺一不可,其中实验室检测是性病诊断的重要依据,尤其是特异性病原学检查,即使病人否认性乱史时也可作为确诊的依据。

（一）AIDS 病原体检测

1. **HIV 的分离培养**　病毒培养是检测 HIV 感染最精确的方法,一般采取培养外周血单核细胞（PBMC）的方法进行 HIV 的诊断。该方法检测 HIV 专一性强,不会出现假阳性,对于确认那些抗原/抗体检测不确定的个体和阳性母亲新生儿是否感染 HIV 有着重要的意义。但是须要有一定数量的感染细胞存在才能培养和分离出病毒来,因而敏感性差、操作时间长、操作复杂、必须在特定的 P3 实验室中才能进行,且费用较高,不适用于临床常规应用。

2. **抗 HIV-1 和抗 HIV-2 的检测**　常用的试验方法有颗粒凝集实验、酶联免疫吸附试验、免疫荧光法、蛋白印迹法等。

3. **p24 抗原检测**　在病毒开始复制后即可检测血液中的可溶性 p24 抗原,但易出现假阳性。因此,阳性结果必须经中和试验确认,该结果才可作为 HIV 感染的辅助诊断依据。HIV-1 p24 抗原检测阴性,只表示在本试验中无反应,不能排除 HIV 感染。近年来发展的 p24 抗原测定法（immune-complex disassociate,ICD,免疫复合物解离）是将血清中免疫复合物解离后通过 TSA 信号放大系统使用 ELISA 进行检测,使 p24 抗原检测的最小检出值由原来的 10pg/ml 降低到 0.5pg/ml,在 HIV-1 抗体阳性母亲所生婴儿早期的诊断中与 RNA 检测相当,与 HIV 核酸检测具有可比性,具有重要的实用价值。

4. **HIV 核酸检测**

（1）HIV 病毒载量检测:通过检测 HIV RNA 水平来反映病毒载量,可用于 HIV 的早期诊断,如窗口期辅助诊断、病程监控、指导治疗方案及疗效测定、预测疾病进程等。常用的测定方法有反转录 PCR 实验（RT-PCR）、核酸序列扩增实验（NASBA）、分支 DNA 杂交实验（bDNA）等。采用实时定量荧光 PCR 方法,能够在 HIV 感染后的前两周检测到病毒核酸。

（2）HIV 耐药基因型检测:HIV 感染者抗病毒治疗时,病毒载量下降不明显或抗病毒治疗失败时,需要进行 HIV 病毒耐药性检测。常用检测方法有:①DNA 序列分析法——通过测定 RT-PCR 所扩增的蛋白酶和 RT 酶的核酸序列,与参比毒株的核酸序列进行比对,了解耐药位点是否发生变异,该方法技术成熟,能够提供较为全面的耐药突变信息,可以分析交叉耐药与多重耐药的情况,现已有商品化试剂盒;②分子杂交分析法——需要的核酸扩增产物较少,敏感性较 DNA 序列分析法高,但只能分析已知有限的耐药变异位点,包括特异性引物 PCR 分析法、异源双链轨迹试验、基因芯片分析法、PCR-连接酶测定法等。

5. **其他实验室检查**　CD4 细胞计数及其他机会性感染病原体检测,如卡氏肺孢子菌、隐孢子虫、弓形虫、肝炎病毒、巨细胞病毒、细菌、真菌和 Kaposi 肉瘤、淋巴瘤的相关检查。

（二）**梅毒病原体检测**

1. **暗视野显微镜检查**　是诊断早期梅毒快速、可靠的方法,尤其对已出现硬下疳而梅毒血清反应仍呈阴性者意义更大。此外,还有直接荧光素标记抗体检查法及涂片染色检查法。

2. **梅毒血清学试验**　诊断梅毒常要依靠血清学检查,潜伏期梅毒血清学诊断尤为重要。人体感染梅毒螺旋体后,可产生抗梅毒螺旋体抗体 IgM 及 IgG,也可产生反应素,用不同的抗原来检测体内是否存在抗梅毒螺旋体抗体或反应素以诊断梅毒。

（1）非梅毒螺旋体抗原试验:目前常用性病研究实验室试验（venereal disease research laboratory test,VDRL）、快速血浆反应素环状卡片试验（rapid plasma regain circle card test,RPR）及甲苯胺红不加热血清反应素试验（syphilis toluidine red untreated serum test,TRUST）。

（2）梅毒螺旋体抗原试验:检测血清中梅毒螺旋体抗体,其敏感性和特异性均较高,现常用荧光螺旋体抗体吸收试验（fluorescent treponemal antibody absorption test,FTA-ABS）、梅毒螺旋体血凝试验（treponema pallidum hemagglutination assay,TPHA）、ELISA 及化学发光方法。

3. **脑脊液检查**　对神经梅毒,尤其是无症状性神经梅毒的诊断、治疗及预后均有意义。检查项目包括淋巴细胞$\geq 10\times 10^{6}$/L,蛋白量 50mg/dl,VDRL 试验阳性等有诊断价值。脑脊液 PCR 检测,可以快速准确的诊断神经性梅毒。

4. 基因诊断技术检测梅毒螺旋体（TP-PCR） TP-PCR 检测梅毒螺旋体 DNA,特异性强,敏感性高,适用于梅毒孕妇羊水、新生儿血清和脑脊液标本的检查。PCR 检测梅毒螺旋体的 DNA,其敏感性、特异性均优于血清学方法。

（三）淋病病原体检测

1. 涂片检查 男性急性淋病直接涂片检查到多形核白细胞内革兰阴性双球菌即可诊断,其阳性率可达 95%;女性病人阴道及宫颈杂菌较多,因此女性病人及症状轻或无症状的男性病人,均以作淋病奈瑟菌培养检查为宜。

2. 分离培养 培养法为诊断淋病的金标准。

3. PCR 法 对淋病奈瑟菌培养阴性、临床怀疑淋病奈瑟菌感染者,亦可应用 PCR 检测淋病奈瑟菌 DNA 以协助诊断,但应注意该方法易出现假阳性结果。

（四）非淋菌尿道炎病原体检测

1. 沙眼衣原体临床标本的直接检查 临床标本的沙眼衣原体可在敏感细胞中增生形成包涵体,对临床标本作吉姆萨染色和碘染色,如发现有一定数量的具特征性的包涵体即可作出诊断,此法操作简便易行,但仅适用于新生儿眼结膜炎刮片的检查,对 NGU 检查不够敏感。

2. 沙眼衣原体的分离培养。

3. 解脲支原体的分离培养。

4. 血清学试验。

5. 分子生物学方法 PCR 反应、荧光定量 PCR 反应、DNA 杂交等。

（五）生殖器疱疹和尖锐湿疣病原体检测

1. 生殖器疱疹病原体检测

（1）培养法:从皮损处取标本进行组织培养分离病毒,特异性强,但敏感性取决于取材的损害,且所需技术条件高,从接种到作出鉴定需 5~10 天,价格昂贵。

（2）直接检测法:通常用皮损处细胞涂片直接检测病毒抗原,20 分钟至 4 小时可得出结果,其敏感性达到培养法的 80%。

（3）改良组织培养法:将细胞培养法与直接检测法结合起来,以便在 24 小时后得出结果,其敏感性为培养法的 94%~99%。

（4）细胞学法:此法简单、快速、便宜,可广泛应用,但敏感性只有培养法 40%~50%。

（5）PCR 法:用此法检测皮损内 HSV 核酸,敏感性和特异性均很高。

（6）血清学方法:可用于血清流行病学调查,估计人群的感染,不能用作临床诊断。

2. 尖锐湿疣病原体检测

（1）细胞学宫颈涂片检查:常用来检测无症状宫颈人乳头瘤病毒感染,但常不敏感。

（2）5% 醋酸试验:在可疑的受损皮肤上用 5% 醋酸涂抹或敷贴,3~5 分钟有尖锐湿疣的皮肤局部发白为阳性。该试验对诊断与指导治疗尖锐湿疣有很大价值。

（3）免疫组化检查:用带有过氧化物的抗体检查 HPV 抗原。所用方法有 PAP 法、ABC 法等。此法具有对病原进行组织定位的优点。

（4）分子生物学法:①DNA 杂交用以检测 HPV DNA 型别;②DNA 吸引转移技术是最敏感的检测 HPV DNA 的方法之一;③PCR 及荧光定量 PCR 法灵敏度高,特异性强;④基因芯片技术。

（六）软下疳病原体检测

1. 直接涂片 从溃疡或横痃处取材涂片作革兰染色,镜下可见到革兰阴性短杆菌,呈长链状排列,多条链平行,似"鱼群状",可考虑为杜克雷嗜血杆菌,但涂片的敏感性大约为 50%。另外溃痰中其他革兰阴性菌可造成假阳性。

2. 培养　标本在选择性培养基上培养,可出现典型菌落,取典型菌落作细菌涂片,可见到革兰阴性短链杆菌。细菌经分离鉴定,可明确为杜克雷嗜血杆菌。

3. 血清学检测　目前认为 IgM 抗体敏感性为 74% ,IgG 抗体敏感性为 94% ,其特异性分别为 84% 和 64% 。尚未得以临床推广。

4. 核酸检测。

第六节　医院感染常见病原体检查

医院感染(nosocomial infection;hospital infection)又称院内感染或医院获得性感染(hospital acquired infection),是指住院病人在医院内获得的感染,包括在住院期间发生的感染和在医院内获得出院后发生的感染,但不包括入院前已开始或者入院时已处于潜伏期的感染。医院工作人员在医院内获得的感染也属医院感染。

下列情况属于医院感染:

1. 无明确潜伏期,入院 48 小时后发生的感染;有明确潜伏期,自入院时起超过平均潜伏期后发生的感染。

2. 直接与上次住院有关的感染。

3. 在原有感染基础上出现其他部位新的感染(除外脓毒血症迁徙灶),或在原感染已知病原体基础上又分离出新的病原体(排除污染和原来的混合感染)的感染。

4. 新生儿在分娩过程中和产后获得的感染。

5. 由于诊疗措施激活的潜在性感染,如疱疹病毒、结核杆菌等的感染。

6. 医务人员在医院工作期间获得的感染。

下列情况不属于医院感染:

1. 皮肤黏膜开放性伤口只有细菌定植而无炎症表现。

2. 由于创伤或非生物性因子刺激而产生的炎症表现。

3. 新生儿经胎盘获得(出生后 48 小时内发病)的感染,如单纯疱疹、弓形体病、水痘等。

4. 病人原有的慢性感染在医院内急性发作。

医院感染的发生包括 3 个重要的环节,即传染源、传播途径和易感人群。医院感染主要有两种类型,即外源性感染(系指由病人本身以外的微生物引起的感染),内源性感染(系指由病人本身携带的微生物引起的感染)。要对不同类型的感染作出正确的诊断,必须进行微生物学检查。随着现代医学技术的迅猛发展,新的医学诊疗技术的广泛应用,大量老年人群及慢性疾病病人的存在,特别是抗菌药物滥用所导致的细菌变异耐药株的增多,使医院感染的感染源、传播途径、易感人群等都发生了显著变化。同时,其他一些相关问题,如医院污物处理、内窥镜消毒与灭菌、安全注射等,都使医院感染成为当今医学领域中的重要问题。

一、流行病学和临床类型

(一) 流行病学

1. 病原学　细菌是最常见的病原菌。医院感染的病原菌种类繁多,目前以革兰阴性杆菌为主,如大肠埃希菌、肺炎克雷伯菌、鲍曼不动杆菌、铜绿假单胞菌等,在革兰阳性球菌中,以 MRSA 最为重要,其次为凝固酶阴性葡萄球菌及肠球菌。嗜肺军团菌是一种新出现的医院感染病原体,常存在于医院的空调设备中。医院感染的病原体,除了各种细菌外,还有病毒,如肝炎病毒、流感病毒、疱疹病毒、风疹病毒、水痘病毒、轮状病毒、巨细胞病毒、麻疹病毒、柯萨奇病毒等。此外,还有真菌和弓形体、肺孢子虫等。

2. **感染源** 病原体来源于住院病人、医务人员、探视者、陪伴人员、医院环境及未彻底消毒灭菌的医疗器械、血液制品等。医院感染的病原体大多数为人体正常菌群或条件致病菌,免疫力低下的住院病人是医院感染的高危易感人群,同时,住院期间接受不同种类药物治疗和某些治疗措施为病原体感染创造了入侵和繁殖条件。

（二） 常见临床类型

1. **下呼吸道感染** 为我国最常见的医院感染类型,当吞咽、咳嗽反射减弱、老年人意识障碍、气管插管或切开,吸入咽部的定植菌是主要的发病机制,发生率在医院感染中约占 23.3% ~42%,对危重病人、免疫抑制病人等的威胁较大,死亡率可达 30% ~50%。

2. **尿路感染** 住院期间有尿路器械操作史的病人,常由于保留导尿系统造成导管外上行感染,常以大肠埃希菌、变形杆菌和肠球菌为主。我国统计,尿路感染在医院感染中约占 20.8% ~31.7%,其中 66% ~86% 与使用导尿管有关。

3. **手术切口感染** 清洁伤口感染大部分为外源性感染,医务人员的手接触传播起了十分重要的作用。腹部手术、妇科手术等伤口感染的病原体常来源于胃肠道、泌尿生殖道、皮肤等正常菌群,在医院感染中约占 25%。

4. **胃肠道感染** 主要见于使用广谱抗菌药物所致肠炎。

5. **血液感染** 主要为菌血症、败血症,可由静脉内输液、血液透析等引起,也可源于外科手术、下呼吸道感染或皮肤感染。

6. **皮肤和软组织感染** 由金黄色葡萄球菌、溶血性链球菌等引起的蜂窝织炎、压疮和烧伤感染等。

住院病人有气管插管、多次手术或延长手术时间、留置导尿、化疗、放疗、使用免疫抑制剂者,以及老年病人,均应视为预防医院感染的重点对象。

二、检查项目和临床应用

（一） 医院感染病原体检查项目和临床应用

1. **标本采集和送检基本原则**

（1）发现医院感染应及时采集微生物标本作病原学检查。

（2）严格执行无菌操作,减少或避免正常菌群和其他杂菌污染。

（3）标本采集后立即送至实验室,床旁接种可提高病原菌检出率。

（4）尽量在抗菌药物使用前采集标本。

（5）以拭子采集的标本如咽拭、肛拭或伤口拭子最好采用运送拭子,否则应立即送检。

（6）盛标本容器须经灭菌处理,但不得使用消毒剂。

（7）应注明标本来源和检验目的,以便实验室正确选用培养基和适宜的培养环境,必要时应注明所使用的抗菌药物。

（8）对混有正常菌群的标本应作定量（或半定量）培养,以判定是感染菌或定植菌。

（9）对分离到的病原菌应作药敏试验,提倡"分级报告"（即分阶段报告涂片镜检、初步培养、直接药敏、初步鉴定、最终鉴定与药敏结果）和"限时报告"（涂片报告 2 小时,普通培养 3 天等）。

2. **涂片镜检** 常用于呼吸道感染的痰标本,操作简便、结果快速,可取得最早期初步病原学诊断。尿涂片镜检主要用于淋病奈瑟菌、分枝杆菌和念珠菌感染,未离心尿液湿片平均每高倍镜视野检出 1 个或 1 个以上细菌可认为该菌是尿路感染的病原菌。对普通菌仅能报告革兰阳性或阴性球菌或杆菌,不能作菌种鉴定。

3. **分离培养鉴定法** 该法操作简单,结果直观,特异性高,同时可作药物敏感试验指导临床用药。

(1) 清洁中段尿培养：应定量接种，菌落数≥10^4CFU/ml 或女性脓尿菌落数为 $10^3 \sim 10^4$CFU/ml 的单种条件致病菌可认为是感染菌。通过直接插导管采集尿液或耻骨上穿刺膀胱的尿液，所分离的细菌均应考虑为感染菌。如病人已用抗菌药物或经导尿管采集，多次尿培养为同一种菌，细菌浓度虽未达到上述界限，也可认为是感染菌。

(2) 手术切口感染标本培养：宜采用四区划线接种半定量培养，感染菌与污染或定植菌的鉴别要点除细菌种类外，细菌浓度是重要的参考因素。分离到常见的引起化脓性感染的细菌可认为是感染菌；较高浓度（半定量++以上）的革兰阴性杆菌和皮肤常居菌也可认为是感染病原菌。

(3) 粪便培养：分离出致病菌，如霍乱弧菌、志贺菌、伤寒和副伤寒沙门菌等即可诊断；分离出的嗜盐弧菌、肠炎沙门菌、致病性大肠埃希菌也具有诊断意义。具有较长时间抗菌药物应用史，粪便中有假膜性特异性改变，病人分离出金黄色葡萄球菌、念珠菌等应判定为感染菌。

(4) 血培养：分离的细菌（排除采样时的皮肤菌群污染）可认为是血液感染的病原体，单次血培养不易区分污染菌或感染菌，应至少采血两次（双抽四瓶），两次培养均为同种皮肤正常菌群可认为是感染菌。

(5) 导管培养：用无菌技术剪下体内段导管尖端 $3 \sim 5$cm，置血平板上往返滚动涂布接种培养，生长菌落≥15 个细菌可认为是感染菌。

（二）医院环境中细菌污染的监测和消毒灭菌效果的监测

污染的环境是引起医院感染的危险因素，应定期对空气、物体表面、医务人员手部和消毒灭菌效果等进行监测。空气中细菌污染的监测采用空气采样器或沉降法采样，计算 $1m^2$ 空气中的细菌数；物体表面细菌污染可采用拭子或压印法采集，计算出单位表面积上的菌落数；医务人员手部细菌可用拭子或压印法检查，计算出每平方厘米的细菌数。各类环境空气、物体表面、医护人员手细菌菌落总数标准见表 4-9-3，并且不得检出乙型溶血性链球菌、金黄色葡萄球菌及其他致病性微生物。在可疑污染情况下应进行相应指标的检测。婴儿室、儿科病房的物体表面和医护人员手上，不得检出沙门菌。内科、外科、妇科和儿科病房的物体表面，不得检出铜绿假单胞菌。灭菌的医疗用品不得检出任何微生物；消毒的医疗用品不得检出病原微生物。接触黏膜的医疗用品细菌菌落总数应 ≤20CFU/g 或 ≤20CFU/m^2；接触皮肤的医疗用品细菌菌落总数应 ≤200CFU/g 或 ≤200CFU/$100m^2$，均不得检出致病性微生物。进入人体无菌组织、器官或接触破损皮肤、黏膜的医疗用品必须无菌。

表 4-9-3　各类环境中空气、物体表面、医务人员细菌总数卫生学标准

环境类别	范围	空气（CFU/m^3）	物体表面（CFU/m^2）	医务人员（CFU/m^2）
Ⅰ类	层流洁净手术室、层流洁净病房	≤10	≤5	≤5
Ⅱ类	普通手术室、产房、婴儿室、早产儿室、普通保护性隔离室、供应室无菌区、重症监护病房	≤200	≤5	≤5
Ⅲ类	儿科病房、妇产科检查室、注射室、换药室、治疗室、供应室的清洁区、急症抢救室、化验室、各类普通病房	≤500	≤10	≤10
Ⅳ类	传染科及病房	—	≤15	≤15

消毒灭菌的效果监测包括对高压蒸汽灭菌效果、紫外线杀菌效果和化学消毒剂的监测。高压蒸汽灭菌效果监测常采用物理监测法、化学监测法和生物监测，如生物监测是将嗜脂肪芽胞杆菌（Bacillus stearothermophilus NCTC1003 或 ATCC7953，SSI K31）和枯草芽胞杆菌黑色变种（ATCC9372）菌片分别放在上层、中层中间各 1 个点和下层的前、后、中各 1 个点的标准包内，灭菌后在 56℃的恒温下培养 48 小时观察结果。紫外线杀菌效果监测主要检测紫外线的辐照强度，紫外线消毒效果监

测,普通30W直管型紫外线灯,新灯辐照强度≥90μW/cm² 为合格,使用中的紫外线灯辐照强度≥70μW/cm² 为合格,<70μW/cm² 时需要更换紫外线灯管。化学消毒剂的监测包括消毒剂使用过程中污染细菌的监测和消毒剂应用效果的监测,目的是了解使用过程中消毒剂的细菌污染程度和消毒剂的最小杀菌浓度、杀菌率和杀菌指数。

（褚云卓）

第十章 其 他 检 测

第一节 染色体检测

一、染色体检查、染色体命名和书写方法

1. **染色体检查** 即染色体核型分析,将待分析的细胞进行短期培养后,经过特殊制片和显带技术,在光学显微镜下观察分裂中期的染色体,确定染色体的数目及结构是否发生畸变。染色体检查的标本除常用外周血外还可以用骨髓细胞、皮肤细胞、黏膜和羊水中的细胞等,是确诊染色体病的基本方法。

在染色体检查中,除常规染色体核型分析外,各种显带及其他分子生物学技术用于不同的检查目的。分析方法包括:非显带技术、显带技术、高分辨技术、姐妹染色单体互换技术等技术。染色体杂交技术(FISH、SKY 等)使用分子探针,是细胞遗传学与分子生物学的结合。

2. **染色体命名** 人体细胞有 46 条染色体,其中常染色体 22 对(44 条),性染色体 1 对(XY),男性为 46,XY;女性为 46,XX。根据人类细胞遗传学命名的国际体制(ISCN),人类 46 条染色体按其长短和着丝粒的位置编为 A~G7 组,包括 1~22 号及 X 和 Y 染色体;根据各染色体上显带特点,将染色体划区分布,p 表示短臂,q 表示长臂。一般有 4 个符号代表某一特定区带,例如"2P35"则表示 2 号染色体短臂 3 区 5 带。t 表示染色体片段发生易位,inv 表示倒位,iso 或 i 表示等臂染色体,ins 表示插入,del 表示缺失,r 表示环状染色体。"−"代表染色体丢失,"+"表示增加。

3. **核型分析及其书写** 核型是指分裂中期体细胞的全套染色体经照相放大后,按 Danvers 体制分割、排列起来,就成为染色体核型。核型书写有统一格式,其书写顺序为:染色体数目、性染色体、染色体异常。各项之间以逗号分开,性染色体以大写的 X 与 Y 表示,各染色体变异以小写字母表示,第一括号内是累及染色体的号数,第二括号内是累及染色体的区带。

如 45,X,−Y,t(8;21)(q22;q22),表示 45 条染色体,丢失了 Y 染色体,第 8 号与第 21 号染色体之间易位,断裂点分别在第 8 号染色体长臂 2 区 2 带和第 21 号染色体长臂 2 区 2 带。

二、染色体异常及染色体病

染色体异常包括染色体数目异常和结构异常。根据先天性和获得性分为先天性和获得性染色体异常,根据常染色体和性染色体分为常染色体病和性染色体病。

正常人体细胞有 23 对染色体,即含有两个染色体组或称为二倍体(2n)。以二倍体为标准,出现染色体单条、多条或成倍的增减称为染色体数目畸变,其畸变类型有整倍体型和非整倍体型。前者为整组染色体增减,有单倍体、三倍体和四倍体;后者只有少数几条染色体增减。比二倍体数目少的称为亚二倍体,比二倍体数目多的称为超二倍体。

结构畸变有染色体易位、倒位、插入、缺失、形成环状染色体等。

染色体核型分析发现 2 个或以上的细胞分裂相中检出同一条染色体增加或结构异常,发现 3 个或以上细胞分裂相中有同一条染色体丢失才能作为 1 个染色体异常克隆。

常见先天性染色体病举例,见表 4-10-1。

表 4-10-1　　先天性染色体病病例

病　名	染色体异常	频率(/万)	主要症状
常染色体异常			
Down 综合征	+21	10.0	智能障碍、短头
Edwards 综合征	+18	0.8	发育障碍、小头
Patau 综合征	+13	2.0	小头、小眼球、兔唇
性染色体异常			
Turner 综合征	XO,xpXO/XX	1.0	矮小、性发育不全
Klinefelter 综合征	XXY	10.0	女性样乳房、小睾丸
YY 综合征	XYY	15.0	身材特别高、睾丸功能轻度障碍

第二节　基因诊断

一、基因诊断的含义

基因诊断是在基因水平上对疾病或人体的状态进行诊断,它是以遗传物质(如 DNA 或 RNA)为检查对象,利用分子生物学技术,通过检查遗传物质结构或表达量变化与否来诊断疾病的方法。主要用于感染性疾病病原体诊断、先天遗传性疾病诊断、基因突变性疾病(如肿瘤)诊断、产前诊断、亲子鉴定和法医物证等。基因诊断的主要内容见表 4-10-2。

表 4-10-2　　基因诊断的主要内容

内　容	评　价
基因突变检测	如点突变、基因片段的缺失或插入、基因重排等不同类型基因突变的检测
基因连锁分析	临床的一些疾病的致病基因尚不清楚,很难用基因突变的检测诊断,对这些遗传疾病采用基因连锁分析
基因表达分析	如 mRNA 拷贝定量检测及 mRNA 长度分析等。mRNA 检测在基因表达水平上为基因功能是否正常提供了直接依据
病原体诊断	外来入侵病原微生物遗传物质的检测

二、基因诊断在诊断学中的地位

传统的疾病诊断方法主要是以疾病的表观改变为依据,如症状、体征、物理检查、实验室检查,然而表观的改变在许多情况下不是特异的,同一种表观可能在多种疾病中出现,而且表观往往在疾病发生一定时间后才出现,因此不能及时作出明确的诊断。研究发现各种表观的改变是由基因异常造成的,也就是说基因的改变是引起疾病的根本原因。基因诊断是病因的诊断,既特异又灵敏,可以揭示尚未出现症状时与疾病相关的基因状态,从而可以对表观异常不明显或不特异的携带者及某种疾病的易感者做出诊断和预测,特别对确定有遗传疾病家族史的个体或产前的胎儿是否携带致病基因的检测具有指导意义。

三、基因诊断的常用技术

分子生物学技术是基因诊断的主要技术。近年来随着分子生物学技术日新月异,以核酸分子杂交和聚合酶链反应(PCR)为核心发展起来了多种方法已被广泛用于基因诊断,如逆转录 PCR(reverse transcription PCR)、PCR 单链构象多态性(single strand conformation polymorphism,SSCP)、

"下一代"测序技术(Next-generation sequencing,NGS)、限制性片段多态性(restriction fragment length polymorphism,RFLP)、等位基因特异性寡核苷酸分析(allele specific oligonucleotide,ASO)、基因芯片技术(gene chip)、Southern 印迹杂交(Southern blotting)、Northern 印迹杂交(Northern blotting)、斑点杂交(dot blotting)和原位杂交(in situ hybridization,ISH)等。

(一) 核酸分子杂交技术

核酸分子杂交是指两条互补单链核酸(DNA 或 RNA)在一定条件下按碱基互补原则退火形成双链的过程。它是研究核酸结构与功能的常用技术。

分子杂交的方法多种多样,其共同点是:①应用了核酸序列的复性原理。②都采用了标记探针。探针就是放射性核素或非放射性核素(如生物素或荧光染料等)标记的短片段特异 DNA 或 RNA。常用的核酸分子杂交技术与评价见表 4-10-3。

表 4-10-3　常用的核酸分子杂交技术与评价

方　法	评　价
Southern 印迹杂交	①一种特定检测 DNA 片段的方法。Southern 印迹的转印方法有毛细管虹吸印迹法、电转法、真空转移法 ②临床上主要用于进行疾病的 RFLP 连锁分析、基因缺失诊断
Northern 印迹杂交	一种研究 RNA 的方法,可用于测定细胞的总 RNA 或 mRNA 分子量的大小
斑点杂交	一种快速、简便、既可检测 DNA 又可检测 RNA 的方法,可同时检测多个样品,既可进行定性还可以进行半定量
原位杂交(ISH)	①在保持细胞基本形态的情况下,用放射性核素或非放射性核素标记的探针与细胞内的 DNA 或 RNA 进行杂交。可同时检测多种 DNA 或 RNA 的情况 ②原位杂交由于是原位检测,因此在对特定 DNA 或 RNA 进行检测的同时还可对其进行细胞及基因组内定位

(二) DNA 测序

DNA 测序即测定 DNA 一级结构,由于临床上进行各种突变分析的最终目的是获得突变信息,即确定具体的突变类型。DNA 测序能直观地反映出 DNA 序列的变化,因此是诊断未知突变基因的最直接的方法,在遗传病和肿瘤的诊断、法医学的鉴定中具有非常重要的意义。DNA 序列测定常用方法与评价见表 4-10-4。

表 4-10-4　DNA 序列测定常用方法与评价

方　法	评　价
双脱氧链终止法	目前应用最多的快速测序技术
化学降解法	优点是模板不需体外酶促反应,只要末段标记的 DNA 片段,其缺点是方法复杂费时,末段标记比活性低
"下一代"测序技术	采用自动化测序仪进行,结果清晰、准确、分辨率高,大大提高了测序的速度和测序的功能

(三) 聚合酶链反应

聚合酶链反应(polymerase chain reaction,PCR)是利用 DNA 聚合酶(如 Taq DNA)在体外催化一对引物间的特异 DNA 片段合成的基因体外扩增技术。

PCR 反应特异性强,灵敏度高,极微量的 DNA 即可作为扩增的模板得到大量的扩增片段。毛发、血痕,甚至单个细胞的 DNA 即可通过 PCR 扩增进行检测。临床上常用于病原体 DNA 的检测、肿瘤微量残留细胞的检出、遗传病的基因诊断,法医学上嫌疑人或个体遗传物质的鉴定等。应用 RT-PCR 还可对 RNA 病毒如丙型肝炎病毒和待检基因的表达量进行检测。

(四) 连接酶链反应

连接酶链反应(LCR)是一种新的 DNA 体外扩增和检测技术,主要用于点突变的研究及靶基因的扩增。目前该方法已用于多个领域,如利用 LCR 法可以进行单碱基遗传病多态性的快速筛选、单碱基遗传病的产前诊断、微生物亚种和亚型的鉴别、多态性的分析、法医学中个体 DNA 的准确鉴别。由于 LCR 设计独特,在某些方面的优势(如检测点突变)尚不能为其他手段所取代,且 LCR 尚在不断完善和改进之中,故其作为一种有效的 DNA 扩增和检测技术具有很好的发展前景。

(五) 单链构象多态性分析

单链构象多态性(SSCP)分析是一种分析突变基因的方法。目前,SSCP 多与 PCR 技术联用(PCR-SSCP)检测基因突变,提高了基因突变检测的灵敏性,现已广泛用于遗传病及肿瘤基因的分析。

(六) 限制性片段长度多态性分析

限制性片段长度多态性(RFLP)分析是限制性内切酶、核酸电泳、印迹技术、探针-杂交技术的综合应用,多用于临床遗传性疾病的基因诊断。RFLP 作为第一代遗传标记已经广泛地应用于遗传病的连锁分析。根据这些广泛存在的遗传标记,应用定位克隆策略已成功地确定了 100 多种以孟德尔遗传方式为主的遗传病基因。同时,RFLP 还可用于基因组同源性分析以及个体识别,后者在法医学中已成为常规手段和方法。

(七) 单核苷酸多态性分析

单核苷酸多态性(SNP)主要是指在基因组水平上由单个核苷酸的变异所引起的 DNA 序列多态性。SNP 作为一种遗传标记的特性见表 4-10-5。

表 4-10-5　SNP 的特性

特　性	评　价
密度高	在基因组中的分布较微卫星标记广泛,可以在任何一个待研究基因的内部或附近提供一系列标记
具有代表性	某些位于基因内部的 SNP 有可能直接影响蛋白质的结构或表达水平,其本身可能就是疾病遗传机制的候选改变位点,可能代表疾病遗传机制中的某些作用因素
遗传稳定性	具有更高的遗传稳定性,尤其是处于编码区的 SNP(cSNP)
自动化分析	由于 SNP 是双等位基因标记,容易进行自动化批量检测,分析也相对简单

(八) 基因芯片技术

基因芯片通常指 DNA 芯片,其基本原理是将大量已知的寡核苷酸分子固定于支持物上,然后与标记的样品进行杂交,通过检测杂交信号的强弱进而判断样品中靶分子的数量。基因芯片技术集成了探针固相原位合成技术、照相平板印刷技术、高分子合成技术、精密控制技术和激光共聚焦显微技术,使基因芯片具有微型化、集约化和标准化的特点,实现了对靶基因的快速检测。

基因芯片在医学领域中的应用见表 4-10-6。

表 4-10-6　基因芯片在医学领域中的应用

应　用	评　价
优生优育	600 多种遗传疾病与基因有关。妊娠早期用 DNA 芯片做基因诊断,可以避免许多遗传疾病的发生
疾病诊断	由于大部分疾病与基因有关,且与多基因有关,利用 DNA 芯片可对一些疾病进行诊断
器官移植	可用于 HLA 分型
病原体诊断	细菌和病毒鉴定、耐药基因的鉴定
环境的影响	花粉过敏等人体对环境的反应都与基因有关
法医学	DNA 芯片较 DNA 指纹鉴定更有优点

四、基因诊断在临床医学中的应用

（一）遗传性疾病的基因诊断

遗传性疾病往往有基因突变或存在连锁不平衡,因此可以通过基因突变检测技术或利用 DNA 多态性连锁分析对遗传性疾病作出诊断。如:镰刀状红细胞贫血、血友病、地中海贫血、脆性 X 综合征等均可应用分子生物学技术对其进行基因诊断。下面以 α 地中海贫血(简称 α 地贫)为例,说明基因诊断在遗传性疾病诊断中的作用。α 地贫是由于 α 链基因的完全或部分缺失所致的 α 珠蛋白合成减少的血红蛋白病。首先可从 DNA 水平进行诊断:可以从羊水细胞中提取 DNA,用标记的 α 珠蛋白探针通过液相杂交技术对 α 珠蛋白基因缺失的程度进行检测。也可采用灵敏度更高的限制性内切酶谱分析技术,若正常条带消失或出现异常条带,则表明由 α 珠蛋白基因的改变(如缺失、突变等),从而对其进行诊断。从 RNA 水平进行诊断:由于 α 珠蛋白基因的改变,导致 α 珠蛋白 mRNA 含量减少,因此可以应用 RT-PCR 的方法检测患儿红细胞中的 α 珠蛋白 mRNA,从而对 α 地贫进行诊断。

（二）感染性疾病的基因诊断

传统采用血清学的方法对感染性疾病进行诊断,但由于病原体侵入人体后需潜伏一定时间后才会出现抗体,因此血清学很难对其进行及时的诊断。感染性疾病确诊的方法需要从细胞、血液或分泌液中分离培养出病原体,这些方面复杂、费时。基因诊断灵敏度高,克服了传统方法的不足,病原体侵入机体初期就能被检测到,且可对病原体基因进行定量,从而判断该病原体是否处在复制期,还可帮助临床医生监测治疗药物的疗效。应用分子生物学的方法不仅可以检测 DNA 病毒,还可以检测 RNA 病毒。目前可检出的病原体有:乙型肝炎病毒、丙型肝炎病毒、人乳头瘤病毒、柯萨奇病毒、EB 病毒、疱疹病毒、结核分枝杆菌、产毒性大肠杆菌、奈瑟淋球菌、肺炎支原体、疟原虫、利什曼原虫、白色念珠菌等。

（三）肿瘤的基因诊断

肿瘤的形成是遗传因素与环境因素相互作用的结果,随着肿瘤分子生物学的发展,人们对肿瘤的认识已经发展到基因水平,发现了许多肿瘤相关基因,对癌基因、原癌基因和抑癌基因有所了解。

1. **癌基因**　是指能参与或直接导致细胞发生恶性转化的基因。癌基因可分为两大类:一类是肿瘤非特异性癌基因,如 H-ras、K-ras、c-myc 等基因,在肝癌、肺癌、结直肠癌等许多肿瘤中可检测到;第二类是肿瘤特异性癌基因,如 c 属于非特异性癌基因;c-sis 与淋巴结肿瘤转移有关,c-abl 与慢性髓系白血病有关。

2. **原癌基因**　指存在于正常细胞内,在一定的因素刺激下可转变为癌基因的基因序列。其编码的产物可在细胞膜、细胞质、细胞核和细胞外。

3. **抑癌基因**　是一类抑制细胞过度生长、增殖从而遏制肿瘤形成的基因。抑癌基因的丢失或失活可能导致肿瘤发生。如野生型 P53 为抑癌基因,当其发生点突变、插入突变、缺失突变时将会失去抑癌的作用,它的失活对于肿瘤的形成具有重要的作用。迄今为止发现许多肿瘤中存在 P53 基因的突变,如肝癌、胃癌、乳腺癌、白血病和淋巴瘤等。

（四）药物代谢基因诊断

临床药物疗效与参与药物代谢的相关基因有密切关联。美国 FDA 确认了多种基因多态性与药物作用的相关性。2007 年原卫生部发布了《医疗机构临床检验项目目录》中规定了多种药物,如奥美拉唑、5-氟尿嘧啶、华法林、肠球菌耐万古霉素、氟西汀等用药指导基因的检测。现已明确 AL-DH2 基因诊断与硝酸甘油个体化用药有关。细胞色素氧化酶 P450(CYP450)系列基因对心血管系统、消化系统、神经系统疾病药物的代谢影响,如 CYP2C19 基因诊断与氯吡格雷等。

肿瘤抗药性研究显示肿瘤化疗的失败在很大程度上是由于肿瘤细胞对化疗药物产生了耐药,

如药物吸收减少、细胞解毒作用增强、靶分子改变、DNA 损伤修复能力增强、细胞内药物溢出增多、细胞凋亡的抑制等。多药耐药基因编码的 P 糖蛋白,是白血病细胞及肿瘤细胞抗药性的分子学基础,也是影响化疗疗效的主要障碍。检测多药耐药基因(MDR)可为药理学研究提供一定的依据。

(五) 基因诊断在法医学中的应用

1983 年 Jeffreys 等在人体基因组 DNA 中发现了高度可变的小卫星区域,同一个体不同组织来源的 DNA 被同一酶降解后的 Southern 印迹图上的条带完全一样,而不同个体之间(除非同卵双生)的谱带都不相同,就像人的指纹具有高度个体特异性一样,因此这种 Southern 印迹图被称为 DNA 指纹。法医学常将此种技术用于刑事案件中的物证来源进行鉴定和民事案件中的亲子鉴定。

第三节　流式细胞术及其临床应用

一、流式细胞术

流式细胞术(flow cytometry,FCM)是一种集细胞生物技术、单克隆抗体技术、激光技术、流体力学、计算机等于一体的分析技术;能够对细胞或生物微粒的生物物理、生理、生化、免疫、遗传、分子生物学性状及功能状态等进行定性或定量检测,并可以进行分类收集和分选的多参数检测细胞分析技术,所使用的仪器叫流式细胞仪(flow cytometer)。

二、流式细胞仪组成及其工作原理

流式细胞仪由流动室及液流驱动系统、激光光源及光束形成系统、光电检测及信息处理系统和细胞分离纯化系统等部分组成。经荧光抗体染色的细胞或生物微粒在悬液中以单束细胞流通过用于激发荧光的激光聚焦点。单个细胞束在仪器中流速极快,每秒可通过几千到几万个细胞。当细胞或生物微粒经过激光聚焦点时,细胞自身的物理特征如细胞大小和内容物会产生前向散射光(forword scatter)和侧向散射光(side scatter),同时结合在细胞上的荧光抗体上的荧光素会被激发产生荧光,荧光强度高低与抗原靶点在细胞上的数量有关。不同的散射光和荧光经过滤光镜系统收集到各自的光电检测器(光电倍增管)。光电检测器把光信号转化成电信号,经数字转换器进行数字化处理,然后进行电子数据存储(图4-10-1)。借助专用分析软件数据可以调出数据,并以直方图、二维散点图、等高线图以及三维图等多种形式显示、分析。

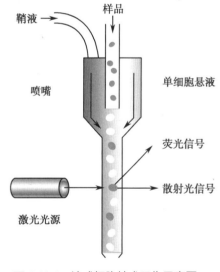

图 4-10-1　流式细胞技术工作示意图

流式细胞仪也可对特定细胞进行分选,即通过分离含有单细胞的液滴而实现。将含有细胞的液滴充以不同的电荷,在高压电场的作用下发生偏转,落入收集容器中,达到细胞分离的目的。

三、流式细胞术的临床应用

近年来,随着流式细胞仪性能的不断改进、测定方法与技术的迅速发展、高质量试剂的研制,使得流式细胞技术已在基础医学、临床医学及生命科学研究中有着广泛的应用。尤其是流式细胞仪迅速进入临床实验室,一些检验项目已成为辅助临床疾病诊断、治疗方案选择、预后判断等方面的重要手段。

（一）免疫学

利用 FCM 可进行免疫活性细胞的分型与纯化、淋巴细胞亚群与疾病关系的分析；免疫缺陷病如艾滋病的诊断；器官移植后的免疫学监测等。

用流式细胞术检测 T 淋巴细胞表面的 HLA-B27 的表达强度以辅助诊断强直性脊柱炎，其敏感性较传统的微量细胞毒实验大大提高。

（二）血液学

FCM 在临床上应用最多且最有价值是血液学诊断与研究方面。如白血病的分型、血液肿瘤微小残留病（minimal residual disease，MRD）的监测、白血病多药耐药性的检测、血小板的研究、造血干/祖细胞的研究、血液肿瘤细胞的 DNA 分析、细胞凋亡及相关蛋白的研究等。

血液肿瘤病人在获得血液学缓解后，体内还存在极少量血液肿瘤细胞，是将来血液肿瘤复发的根源，称 MRD 相关细胞。这样少量的异常细胞在显微镜下的形态学难以发现和检出。检测 MRD 是决定进一步治疗策略和选择采集外周血造血干/祖细胞自体移植及异基因造血干细胞移植时机的依据。

多发性骨髓瘤是浆细胞恶性肿瘤的常见类型，发病集中在中老年人群，使用流式细胞术对骨髓标本进行多参数分析，对于多发性骨髓瘤的诊断和治疗评估有重要意义。

用 FCM 检测 PNH 病人血细胞膜上的 CD55、CD59 和 GPI（糖化磷脂酰肌醇锚连蛋白）比传统 PNH 检测试验具有更高的特异性和灵敏度。

FCM 技术可以精确测定移植物供体中 $CD34^+$ 造血干细胞数量，对于选择 G-CSF 动员外周血干细胞的采集时间和判断移植后的植活评估有重要指导意义。

（三）肿瘤学

流式细胞术可用于测定实体瘤标本、穿刺标本、体腔液、活检组织中可疑细胞的 DNA 倍体，分析细胞周期，鉴别恶性肿瘤。根据化疗过程中肿瘤细胞 DNA 倍体变化，了解细胞动力学，以此评估药物疗效。

第四节　床 旁 检 测

一、POCT 定义

床旁检测（point of care testing，POCT）又称为"即时检验"，是检验医学中快速发展的新领域之一。美国临床生物化学学会（NACB）制定的《POCT 循证实践》指南中，将 POCT 定义为"在病人就诊和治疗的地方，由没有受过检验医学专业训练的临床人员或者病人自己进行的临床实验室项目检测"。POCT 是在传统临床实验室或中心实验室以外进行的一切检测。我国《床旁检测管理办法（草案）》规定：POCT 是在医疗机构内，由实验室或非实验室的卫生保健人员，在临床实验室的质量管理体系指导下，在病人身旁进行的快速检测。如果检测不是在临床实验室内进行，并且它是一种移动性的系统，就可称为 POCT。

医学模式的转引导医院功能由单纯治疗转向预防、保健、治疗和康复等多项功能，为社会提供全方位的优质服务。POCT 的出现不仅顺应了现代社会高效率快节奏的工作方式，而且可使病人得到及时诊断和治疗。POCT 可在病人床旁、治疗室、手术室、重症监护室、诊所、家庭或野外等地进行检测，其操作简单快速，检测仪器携带方便，且节省了大量分析前和分析后阶段许多复杂的步骤，显著缩短了病人标本的检测周期，它还可使病人对病情进行自我监测。

二、POCT 的临床应用

随着实验检测技术的不断发展和医患需求，POCT 应用逐渐广泛。从最初的检测血糖、妊娠，扩展到检测血凝状态、心肌损伤、心功能不全、酸碱平衡、感染性疾病和治疗药物浓度监测等。POCT 略去了标本复杂的预处理过程,在采样现场即可进行分析,快速得到检验结果。因此,POCT 对检验医学和医疗保健的进步具有重要意义。

POCT 涉及的检测项目包括血糖、常规尿液分析、血气/电解质、凝血、各种病原体、糖化血红蛋白、心肌标志物、激素和妊娠试验等。目前应用较多的有以下三方面:

1. **糖尿病** POCT 最早用于检测血糖和尿糖。糖尿病病人是个巨大群体,POCT 的应用将极大地提高其自我监控的能力和水平。糖尿病病人常用的 POCT 包括空腹血糖、HbA_1c、尿微量白蛋白检测等,扩展指标包括血气、乳酸盐、电解质检测等。

2. **心血管疾病** POCT 可用于心梗、心衰的诊断和风险评估,以及口服抗凝剂监测等。如 cTnI、肌红蛋白(Myo)、CK-MB 等检测可即时诊断急性心肌梗死(AMI);BNP 检测可即时诊断和监测充血性心力衰竭(CHF);D-二聚体与肌钙蛋白联合检测既可辅助对 AMI 的诊断,又可作为溶栓治疗时的观察指标。

3. **感染性疾病** 已有许多用于检测病原体的 POCT 方法。如细菌性阴道炎、性传播疾病病原体的抗原、抗体检测,术前传染病的筛查及内窥镜检查前的肝炎、HIV 感染筛查,C 反应蛋白检测等。目前用于感染性疾病检测的 POCT 试剂已达 20 余种。

三、POCT 的基本技术

POCT 所采用的方法凝聚着物理、化学、免疫学、分子生物学、计算机和网络等科学技术。POCT 一般都以单个测试为主,理想的 POCT 系统应具有以下特点:①体积小巧,便于携带;②操作简单,只需很少培训;③最低限度的常规和预防性维护;④试剂、标本和校准品多使用条形码,无需人工输入;⑤试剂可在室温保存;⑥标本不需预处理;直接报告;⑦可与实验室信息系统(LIS)联网;⑧能自动校准及进行数据管理等。

POCT 的发展分为 3 个阶段。第一阶段为不依赖仪器的系统,一般不需要配套仪器,采用干片或浸渍试剂的纸条进行化学反应,通过肉眼即可判断结果。第二阶段也即目前所采用的依赖仪器的 POCT 系统,采用微电极、传感器、计算机和网络技术,可对整个 POCT 的流程进行实时监控,通过微芯片和条形码将数字信息输入 LIS。第三阶段即未来的 POCT,将着重于无创伤、少创伤技术,它不仅可减少病人的痛苦,也可从根本上减少分析前误差。

四、POCT 的质量管理

1. **人员** POCT 操作人员必须经规范化培训,培训者可以是临床实验室的检验专业人员或仪器供应技术专家,培训内容包括标本采集、仪器操作规程、仪器维护、质量控制和安全等。在 POCT 检测过程中,标本采集不当是最大的误差来源,而且室内质控无法检测出该误差,只能通过认真培训、持续性的监督和改进加以控制。对于培训后的 POCT 操作人员要进行能力评估,培训合格者给予证书。通过周期性的确认和再培训,保证其具有持续性工作能力。未经培训的人员或培训不合格者不得使用 POCT 系统。

2. **操作程序** 建立标准操作程序(SOP)是控制 POCT 质量的基本保证,每个检测项目都要建立 SOP,主要包括操作原理、定标及确认定标、质量控制程序、标本收集及处理、操作程序、结果报告范围、医学警戒值、线性范围、参考文献、试剂及相关物品的准备、失控时的纠正步骤、参考区间、标本的保管及贮存条件、检测系统出现故障所采取的补救措施等内容。

3. **仪器选择** 选购 POCT 仪器要考虑仪器的性能、价格、培训、维修等各方面,测量方法的简便快捷和测量结果的准确可靠是应考虑的主要内容,如开展的检测项目,实验允许总误差,正确度和精密度,检测周期(TAT),常规分析量,环境条件及贮存条件,结果比对符合情况及售后服务等。

4. **质量控制** 尽管 POCT 生产厂家设计了仪器内部的质量控制,但它们往往是不全面的,有的仅检测试纸条的质量,有的仅检测仪器的信号与数据传输,因此有条件时还必须选用一定的控制物进行质控,并应定期与临床实验室的自动化仪器进行比对。不同的检测项目或不同的POCT仪对质量控制有不同的要求。如便携式血凝仪,不仅每天要用仪器厂商提供的正常和异常血浆进行质控,每月还要用新鲜血浆在方法学相同、试剂接近的同类仪器间进行比对。

5. **组织管理体系** 《床旁检测管理办法(草案)》对组织机构提出了明确要求:①二级以上医院及医疗机构应成立床旁检测管理的专门机构,由主管领导和医务处牵头,护理、临床实验室等相关人员参与;②床旁检测管理机构指派一名具有中级以上或相当专业技术职称,并在实验医学方面经过正规培训的部门主任,监督床旁检测程序是否与国家、地区的有关规则及制度相符合;③床旁检测管理机构可以聘请有经验的医生或具有高级职称的检验医生(技师)担任顾问,负责协调床旁检测管理机构和临床之间的沟通,并负责解释检验结果;④床旁检测操作人员包括经培训的医生、护士、实验技术人员;⑤床旁检测管理机构主任可以任命一个具有全面的实验室技术知识,并有2年以上综合实验室工作经验的床旁检测协调员,协助床旁检测部门主任、各主管及检验人员的工作。

(岳保红)

第五篇
辅助检查

第一章 心 电 图

第一节 临床心电学的基本知识

一、心电图产生原理

心脏机械收缩之前,先产生电激动,心房和心室的电激动可经人体组织传到体表。心电图(electrocardiogram,ECG)是利用心电图机从体表记录心脏每一心动周期所产生电活动变化的曲线图形。

心肌细胞在静息状态时,膜外排列阳离子带正电荷,膜内排列同等比例的阴离子带负电荷,保持平衡的极化状态,不产生电位变化。当细胞一端的细胞膜受到刺激(阈刺激),其通透性发生改变,使细胞内外正、负离子的分布发生逆转,受刺激部位的细胞膜出现除极化,使该处细胞膜外正电荷消失而其前面尚未除极的细胞膜外仍带正电荷,从而形成一对电偶(dipole)。电源(正电荷)在前,电穴(负电荷)在后,电流自电源流入电穴,并沿着一定的方向迅速扩展,直到整个心肌细胞除极完毕。此时心肌细胞膜内带正电荷,膜外带负电荷,称为除极(depolarization)状态。嗣后,由于细胞的代谢作用,使细胞膜又逐渐复原到极化状态,这种恢复过程称为复极(repolarization)过程,复极与除极先后程序一致,但复极化的电偶是电穴在前,电源在后,并较缓慢向前推进,直至整个细胞全部复极为止(图5-1-1)。

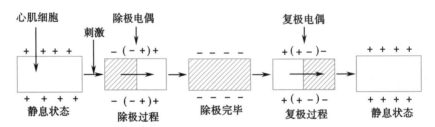

图 5-1-1　单个心肌细胞的除极和复极过程以及所产生的电偶变化

就单个细胞而言,在除极时,检测电极对向电源(即面对除极方向)产生向上的波形,背向电源(即背离除极方向)产生向下的波形,在细胞中部则记录出双向波形。复极过程与除极过程方向相同,但因复极化过程的电偶是电穴在前,电源在后,因此记录的复极波方向与除极波相反(图5-1-2)。

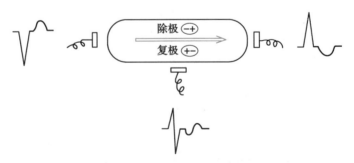

图 5-1-2　单个心肌细胞检测电极方位与除极、复极波形方向的关系
(箭头示除极与复极的方向)

需要注意,在正常人的心电图中,记录到的复极波方向常与除极波主波方向一致,与单个心肌细胞不同。这是因为正常人心室的除极从心内膜向心外膜,而复极则从心外膜开始,向心内膜方向推进,其确切机制尚未完全清楚。

由体表所采集到的心脏电位强度与下列因素有关:①与心肌细胞数量(心肌厚度)成正比关系;②与探查电极位置和心肌细胞之间的距离成反比关系;③与探查电极的方位和心肌除极的方向所构成的角度有关,夹角愈大,心电位在导联上的投影愈小,电位愈弱(图 5-1-3)。这种既具有强度,又具有方向性的电位幅度称为心电"向量"(vector),通常用箭头表示其方向,而其长度表示其电位强度。心脏的电激动过程中产生许多心电向量。由于心脏的解剖结构及其电活动相当错综复杂,致使诸心电向量间的关系亦较复杂,然而一般均按下列原理合成为"心电综合向量"(resultant vector):同一轴的两个心电向量的方向相同者,其幅度相加;方向相反者则相减。两个心电向量的方向构成一定角度者,则可应用"合力"原理将二者按其角度及幅度构成一个平行四边形,而取其对角线为综合向量(图 5-1-4)。可以认为,由体表所采集的心电变化,乃是全部参与电活动心肌细胞的电位变化按上述原理所综合的结果。

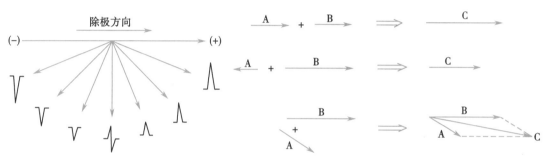

图 5-1-3 检测电极电位和波形与心肌除极方向的关系

图 5-1-4 综合向量的形成原则

二、心电图各波段的组成和命名

心脏的特殊传导系统由窦房结、结间束(分为前、中、后结间束)、房间束(起自前结间束,称Bachmann 束)、房室交界区(房室结、希氏束)、束支(分为左、右束支,左束支又分为前分支和后分支)以及浦肯野纤维(Pukinje fiber)构成。心脏的传导系统与每一心动周期顺序出现的心电变化密切相关(图 5-1-5)。

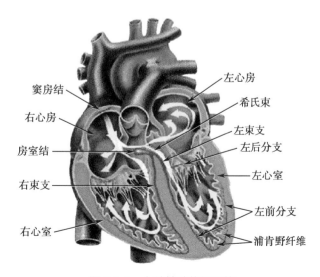

窦房结
右心房
房室结
右束支
右心室

左心房
希氏束
左束支
左后分支
左心室
左前分支
浦肯野纤维

图 5-1-5 心脏特殊传导系统

正常心电活动始于窦房结,兴奋心房的同时经结间束传导至房室结(激动传导在此处延迟0.05～0.07秒),然后循希氏束→左、右束支→浦肯野纤维顺序传导,最后兴奋心室。这种先后有序的电激动的传播,引起一系列电位改变,形成了心电图上的相应的波段(图5-1-6)。临床心电学对这些波段规定了统一的名称:①最早出现的幅度较小的P波,反映心房的除极过程;②PR段(实为PQ段,传统称为PR段)反映心房复极过程及房室结、希氏束、束支的电活动;P波与PR段合计为PR间期,反映自心房开始除极至心室开始除极的时间;③幅度最大的QRS波群,反映心室除极的全过程;④除极完毕后,心室的缓慢和快速复极过程分别形成了ST段和T波;⑤QT间期为心室开始除极至心室复极完毕全过程的时间。

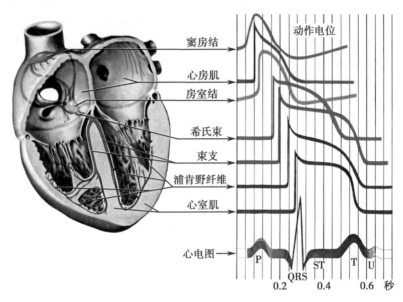

图5-1-6　心脏各部位动作电位与心电图各波段的关系

QRS波群可因检测电极的位置不同而呈多种形态,已统一命名如下:首先出现的位于参考水平线以上的正向波称为R波;R波之前的负向波称为Q波;S波是R波之后第一个负向波;R′波是继S波之后的正向波;R′波后再出现负向波称为S′波;如果QRS波只有负向波,则称为QS波。至于采用Q或q、R或r、S或s表示,应根据其幅度大小而定,一般而言,若各波振幅<0.5mV,则用小写英文字母q、r、s表示;若振幅≥0.5mV,则用大写英文字母Q、R、S表示。图5-1-7为QRS波群命名示意图。

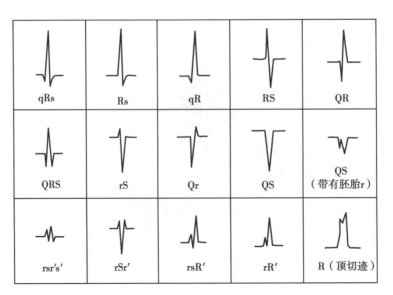

图5-1-7　QRS波群命名示意图

正常心室除极始于室间隔中部,自左向右方向除极;随后左右心室游离壁从心内膜朝心外膜方向除极;左心室基底部与右心室肺动脉圆锥部是心室最后除极部位。心室肌这种规律的除极顺序,对于理解不同电极部位 QRS 波形态的形成颇为重要。

三、心电图导联体系

在人体不同部位放置电极,并通过导联线与心电图机电流计的正负极相连,这种记录心电图的电路连接方法称为心电图导联。电极位置和连接方法不同,可组成不同的导联。在长期临床心电图实践中,已形成了一个由 Einthoven 创设而目前广泛采纳的国际通用导联体系(lead system),称为常规 12 导联体系。

1. **肢体导联(limb leads)**　包括标准肢体导联 Ⅰ、Ⅱ、Ⅲ 及加压肢体导联 aVR、aVL、aVF。肢体导联的电极主要放置于右臂(R)、左臂(L)、左腿(F),连接此三点即成为所谓 Einthoven 三角(图 5-1-8A、B)。

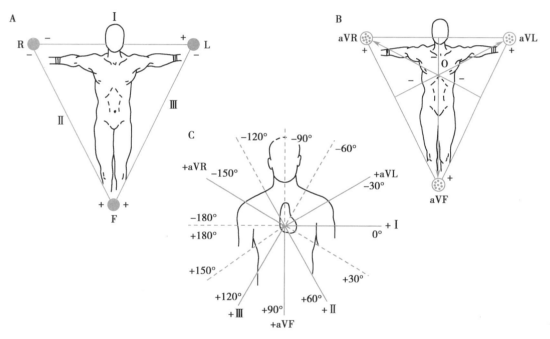

图 5-1-8　肢体导联的导联轴

A. 标准导联的导联轴;B. 加压肢体导联的导联轴;C. 肢体导联额面六轴系统

在每一个标准导联正负极间均可画出一假想的直线,称为导联轴。为便于表明 6 个导联轴之间的方向关系,将 Ⅰ、Ⅱ、Ⅲ 导联的导联轴平行移动,使之与 aVR、aVL、aVF 的导联轴一并通过坐标图的轴中心点,便构成额面六轴系统(hexaxial system)(图 5-1-8C)。此坐标系统采用 ±180° 的角度标志。以左侧为 0°,顺钟向的角度为正,逆钟向者为负。每个导联轴从中心点被分为正负两半,每个相邻导联间的夹角为 30°。此对测定心脏额面心电轴颇有帮助。

肢体各导联的电极位置和正负极连接方式见图 5-1-9 和图 5-1-10。

2. **胸导联(chest leads)**　包括 $V_1 \sim V_6$ 导联。检测之正电极应安放于胸壁规定的部位,另将肢体导联 3 个电极分别通过 5K 电阻与负极连接构成中心电端(central terminal)(图 5-1-11)。胸导联检测电极具体安放的位置为(图 5-1-12):V_1 位于胸骨右缘第 4 肋间;V_2 位于胸骨左缘第 4 肋间;V_3 位于 V_2 与 V_4 两点连线的中点;V_4 位于左锁骨中线与第 5 肋间相交处;V_5 位于左腋前线与 V_4 同一水平处;V_6 位于左腋中线与 V_4 同一水平处。

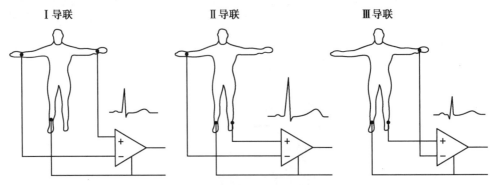

图 5-1-9　标准导联的电极位置及正负极连接方式

Ⅰ导联:左臂(正极)右臂(负极);Ⅱ导联:左腿(正极)右臂(负极);Ⅲ导联:左腿(正极)左臂(负极)

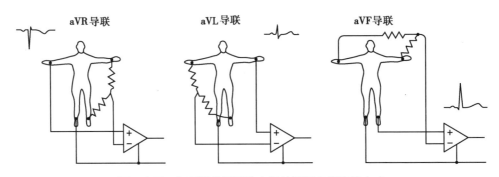

图 5-1-10　加压肢体导联的电极位置及电极连接方式

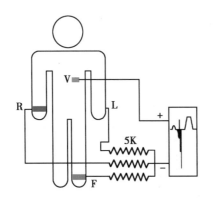

图 5-1-11　胸导联电极的连接方式

V 表示胸导联检测电极并与正极连接,3 个肢体导联电极分别通过 5K 电阻与负极连接构成中心电端

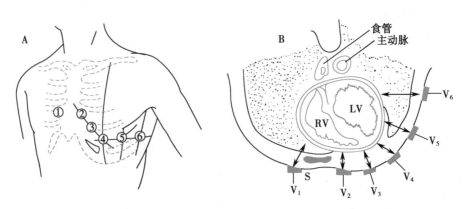

图 5-1-12　胸导联检测电极的位置(A)及此位置与心室壁部位的关系(B)

临床上诊断后壁心肌梗死还常选用 $V_7 \sim V_9$ 导联: V_7 位于左腋后线 V_4 水平处; V_8 位于左肩胛骨线 V_4 水平处; V_9 位于左脊旁线 V_4 水平处。小儿心电图或诊断右心病变(例如右心室心肌梗死)有时需要选用 $V_{3R} \sim V_{5R}$ 导联,电极放置右胸部与 $V_3 \sim V_5$ 对称处。

需要指出:所有的导联实质上都是"双极"导联,因此,近年来建议在描述标准肢体导联、加压肢体导联和胸导联时,不应再区分"单极"和"双极",也不应再使用这两个术语。

第二节 心电图的测量和正常数据

一、心电图测量

心电图多描记在特殊的记录纸上(图 5-1-13)。心电图记录纸由纵线和横线划分成各为 $1mm^2$ 的小方格。当走纸速度为 25mm/s 时,每两条纵线间(1mm)表示 0.04 秒(即 40 毫秒),当标准电压 1mV = 10mm 时,两条横线间(1mm)表示 0.1mV。每 5×5 个小方格可以构成一个大方格,大方格依然是一个正方形,它的横坐标代表的时间则是 0.2 秒(200 毫秒),而纵坐标代表的电压则是 0.5mV。

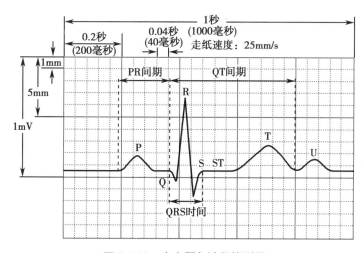

图 5-1-13 心电图各波段的测量

(一) 心率的测量

在安静清醒的状态下,正常心率范围在 60 ~ 100 次/分。测量心率时,根据心脏节律是否规整,可采取不同的测量方法:①在心脏节律规整的情况下,只需要测量一个 RR(或 PP)间期的秒数,然后被 60 除即可求出。例如 RR 间距为 4 个大格(0.8 秒),则心率为 60/0.8 = 75 次/分,具体如图 5-1-14 所示。②在心脏节律不规整的情况下,一般可以先数 6 秒的心搏数,然后乘以 10 作为心率。如图 5-1-15 所示的心电图,6 秒的心搏数是 10 次,由此可以粗略计算出心率为 10×10 = 100 次/分。此外,还可采用查表法或使用专门的心率尺直接读出相应的心率数。

(二) 各波段振幅的测量

P 波振幅测量的参考水平应以 P 波起始前的水平线为准。测量 QRS 波群、J 点、ST 段、T 波和 u 波振幅,统一采用 QRS 起始部水平线作为参考水平。如果 QRS 起始部为一斜段(例如受心房复极波影响,预激综合征等情况),应以 QRS 波起点作为测量参考点。测量正向波形的高度时,应以参考水平线上缘垂直地测量到波的顶端;测量负向波形的深度时,应以参考水平线下缘垂直地测量到波的底端。

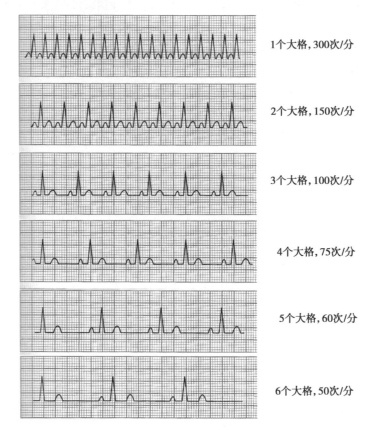

图 5-1-14　心脏节律规整时，心率与格子数对应关系示意图

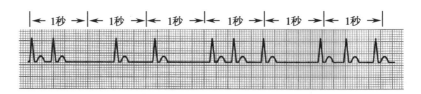

图 5-1-15　心脏节律不规整时，心率的计算方法示意图

（三）各波段时间的测量

近年来已开始广泛使用 12 导联同步心电图仪记录心电图，各波、段时间测量定义已有新的规定：测量 P 波和 QRS 波时间，应分别从 12 导联同步记录中最早的 P 波起点测量至最晚的 P 波终点以及从最早 QRS 波起点测量至最晚的 QRS 波终点；PR 间期应从 12 导联同步心电图中最早的 P 波起点测量至最早的 QRS 波起点；QT 间期应是 12 导联同步心电图中最早的 QRS 波起点至最晚的 T 波终点的间距。如果采用单导联心电图仪记录，仍应采用既往的测量方法：P 波及 QRS 波时间应选择 12 个导联中最宽的 P 波及 QRS 波进行测量；PR 间期应选择 12 个导联中 P 波宽大且有 Q 波的导联进行测量；QT 间期测量应取 12 个导联中最长的 QT 间期。一般规定，测量各波时间应自波形起点的内缘测至波形终点的内缘。

（四）平均心电轴

1. **概念**　心电轴通常指的是平均 QRS 心电轴(mean QRS axis)，它是心室除极过程中全部瞬间向量的综合(平均 QRS 向量)，借以说明心室在除极过程这一总时间内的平均电势方向和强度。它是空间性的，但心电图学中通常所指的是它投影在前额面上的心电轴，可用任何两个肢体导联的 QRS 波群的振幅或面积计算出心电轴。正常心电轴的范围为 -30° ~ +90° 之间；电轴位于 -30° ~

-90°范围为心电轴左偏;位于+90°~+180°范围为心电轴右偏;位于-90°~-180°范围,定义为"不确定电轴"(indeterminate axis)(图 5-1-16A)。除测定 QRS 波群电轴外,还可用同样方法测定 P 波和 T 波电轴。

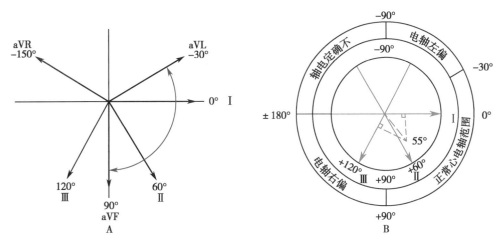

图 5-1-16　心电轴的测量方法

A. 正常心电轴及其偏移(-30°~+90°电轴不偏;-30°~-90°电轴左偏;+90°~+180°电轴右偏;
-90°~-180°电轴不确定);B. 心电轴的精确测量方法

2. **测定方法**　临床上最常用、最简单的方法是目测 Ⅰ 和 aVF 导联 QRS 波群的主波方向,有时还需要结合 Ⅱ 导联 QRS 波群的主波方向粗略估测心电轴是否发生偏移,具体方法如下(图 5-1-17~图 5-1-21)。精确的方法可采用分别测算 Ⅰ 导联和Ⅲ导联的 QRS 波群振幅的代数和,然后将这两个数值分别在 Ⅰ 导联和Ⅲ导联上画出垂直线,求得两垂直线的交叉点。电偶中心 0 点与该交叉点相连即为心电轴,该轴与 Ⅰ 导联正侧的夹角即为心电轴的角度(图 5-1-16B)。另外,也可将 Ⅰ 和Ⅲ导联 QRS 波群的振幅代数和值通过查表直接求得心电轴。需要特别注意的是,不同方法测定的心电轴值不完全相同。

(1) 心电轴不偏:主要有两种情况:① Ⅰ 导联的主波方向向上,aVF 导联的主波方向也向上(图 5-1-17A)。Ⅰ 导联主波方向向上,则电轴方向位于 Ⅰ 导联的正向,即第一和第四象限;aVF 导联主波方向向上,则电轴方向位于 aVF 导联的正向,即第三和第四象限。两者相互重叠于第四象限(0°~+90°),电轴不偏。② Ⅰ 导联的主波方向向上,aVF 导联的主波方向向下,但 Ⅱ 导联的主波方向向上(图 5-1-17B)。Ⅰ 导联主波方向向上,则电轴方向位于 Ⅰ 导联的正向,即第一和第四象限;aVF 导联主波方向向下,则电轴方向位于 aVF 导联的负向,即第一和第二象限。两者相互重叠于第一象限(0°~-90°),但因为 Ⅱ 导联的主波方向向上,电轴方向投射于0°~-30°范围,电轴不偏。

(2) 心电轴左偏:Ⅰ 导联的主波方向向上,aVF 导联的主波方向向下,但 Ⅱ 导联的主波方向向下(图 5-1-18)。Ⅰ 导联主波方向向上,则电轴方向位于 Ⅰ 导联的正向,即第一和第四象限;aVF 导联主波方向向下,则电轴方向位于 aVF 导联的负向,即第一和第二象限。两者相互重叠于第一象限(0°~-90°),但因为 Ⅱ 导联的主波方向向下,电轴方向投射于-30°~-90°范围,电轴左偏。

(3) 心电轴右偏:Ⅰ 导联的主波方向向下,aVF 导联的主波方向向上(图 5-1-19)。Ⅰ 导联主波方向向下,则电轴方向位于 Ⅰ 导联的负向,即第二和第三象限;aVF 导联主波方向向上,则电轴方向位于 aVF 导联的正向,即第三和第四象限。两者相互重叠于第三象限(+90°~+180°),电轴右偏。

(4) 心电轴不确定:Ⅰ 导联的主波方向向下,aVF 导联的主波方向向下(图 5-1-20)。Ⅰ 导联主波方向向下,则电轴方向位于 Ⅰ 导联的负向,即第二和第三象限;aVF 导联主波方向向下,则电轴方向位于 aVF 导联的负向,即第一和第二象限。两者相互重叠于第二象限(-90°~-180°),电轴方向不确定。

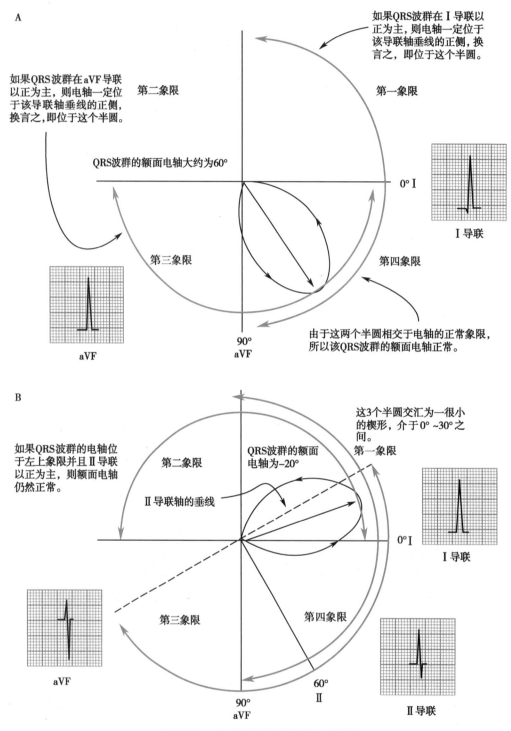

图 5-1-17 心电轴不偏判断方法示意图

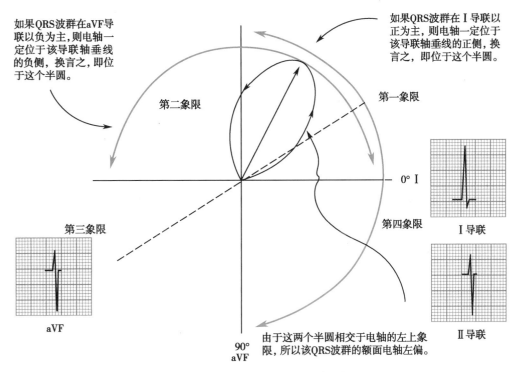

图 5-1-18　心电轴左偏判断方法示意图

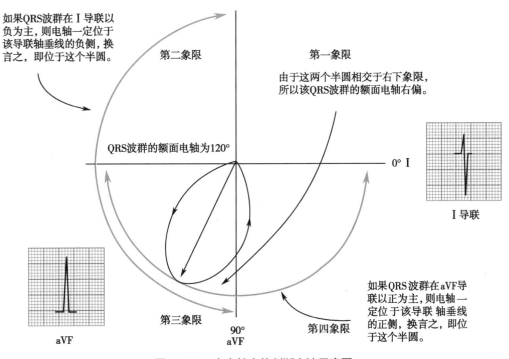

图 5-1-19　心电轴右偏判断方法示意图

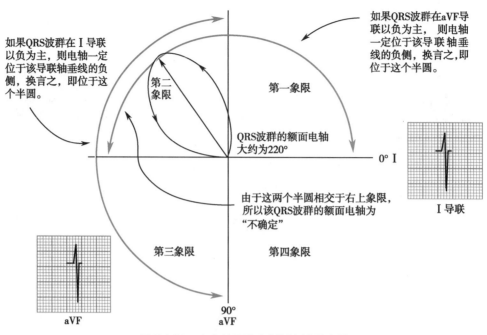

如果QRS波群在Ⅰ导联以负为主，则电轴一定位于该导联轴垂线的负侧，换言之，即位于这个半圆。

如果QRS波群在aVF导联以负为主，则电轴一定位于该导联轴垂线的负侧，换言之，即位于这个半圆。

第二象限

第一象限

QRS波群的额面电轴大约为220°

0° Ⅰ

由于这两个半圆相交于右上象限，所以该QRS波群的额面电轴为"不确定"

第三象限

第四象限

90°
aVF

aVF

图 5-1-20　心电轴不确定判断方法示意图

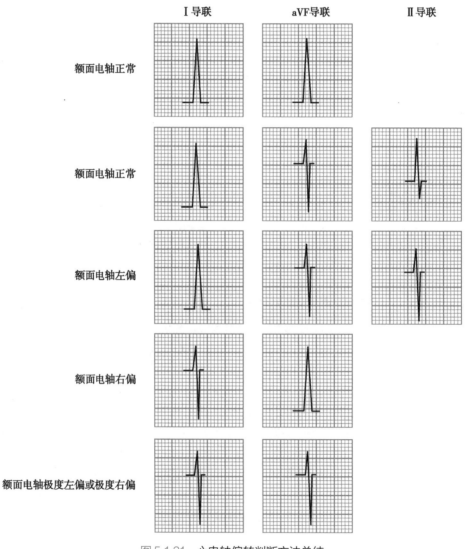

图 5-1-21　心电轴偏转判断方法总结

3. **临床意义** 心电轴的偏移,一般受心脏在胸腔内的解剖位置、两侧心室的质量比例、心室内传导系统的功能、激动在室内传导状态以及年龄、体型等因素影响。左心室肥厚、左前分支阻滞等可使心电轴左偏;右心室肥厚、左后分支阻滞等可使心电轴右偏;不确定电轴可以发生在正常人(正常变异),亦可见于某些病理情况,如肺心病、冠心病、高血压等。心电轴判断方法总结见图 5-1-21。

(五)心脏循长轴转位

自心尖部朝心底部方向观察,设想心脏可循其本身长轴作顺钟向或逆钟向转位。正常时 V_3 或 V_4 导联 R/S 大致相等,为左、右心室过渡区波形。顺钟向转位(clockwise rotation)时,正常在 V_3 或 V_4 导联出现的波形转向左心室方向,即出现在 V_5、V_6 导联上。逆钟向转位(counterclockwise rotation)时,正常 V_3 或 V_4 导联出现的波形转向右心室方向,即出现在 V_1、

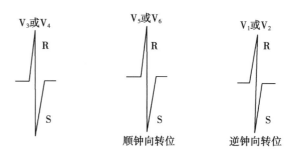

图 5-1-22 心电图图形转位判断方法示意图

V_2 导联上。顺钟向转位可见于右心室肥厚,而逆钟向转位可见于左心室肥厚。但需要指出,心电图上的这种转位图形在正常人亦常可见到,提示这种图形改变有时为心电位的变化,并非都是心脏在解剖上转位的结果(图 5-1-22)。

二、正常心电图波形特点和正常值

正常 12 导联心电图波形特点见图 5-1-23。

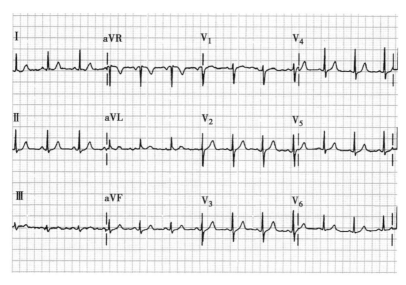

图 5-1-23 正常心电图

1. **P 波** 代表心房肌除极的电位变化。

(1)形态:P 波的形态在大部分导联上一般呈钝圆形,有时可能有轻度切迹(图 5-1-24)。由于心脏激动起源于窦房结,心房除极的综合向量指向左、前、下,所以 P 波方向在 Ⅰ、Ⅱ、aVF、$V_4 \sim V_6$ 导联向上,aVR 导联向下,其余导联呈双向、倒置或低平均可。

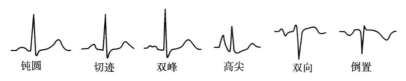

图 5-1-24 P 波的常见形态示意图

（2）时间：正常人P波时间一般小于0.12秒。

（3）振幅：P波振幅在肢体导联一般小于0.25mV,胸导联一般小于0.2mV。

2. PR间期　从P波的起点至QRS波群的起点,代表心房开始除极至心室开始除极的时间。心率在正常范围时,PR间期为0.12～0.20秒。在幼儿及心动过速的情况下,PR间期相应缩短。在老年人及心动过缓的情况下,PR间期可略延长,但一般不超过0.22秒。

3. QRS波群　代表心室肌除极的电位变化。

（1）时间：正常人QRS时间一般不超过0.11秒,多数在0.06～0.10秒。

（2）形态和振幅：在胸导联,正常人V_1、V_2导联多呈rS型,V_1的R波一般不超过1.0mV。V_5、V_6导联QRS波群可呈qR、qRs、Rs或R型,且R波一般不超过2.5mV。胸导联的R波自V_1至V_5逐渐增高,V_6的R波一般低于V_5的R波。通常V_2的S波较深,V_2至V_6导联的S波逐渐变浅。V_1的R/S小于1,V_5的R/S大于1。在V_3或V_4导联,R波和S波的振幅大体相等。在肢体导联,Ⅰ、Ⅱ导联的QRS波群主波一般向上,Ⅲ导联的QRS波群主波方向多变。aVR导联的QRS波群主波向下,可呈QS、rS、rSr′或Qr型。aVL与aVF导联的QRS波群可呈qR、Rs或R型,也可呈rS型。正常人aVR导联的R波一般小于0.5mV,Ⅰ导联的R波小于1.5mV,aVL导联的R波小于1.2mV,aVF导联的R波小于2.0mV。

6个肢体导联的QRS波群振幅（正向波与负向波振幅的绝对值相加）一般不应都小于0.5mV,6个胸导联的QRS波群振幅（正向波与负向波振幅的绝对值相加）一般不应都小于0.8mV,否则称为低电压。

（3）R峰时间（R peak time）：过去称为类本位曲折时间或室壁激动时间,指QRS起点至R波顶端垂直线的间距。如有R′波,则应测量至R′峰;如R峰呈切迹,应测量至切迹第二峰。各种波形的R峰时间测量方法见图5-1-25。正常R峰时间在V_1、V_2导联一般不超过0.03秒,在V_5、V_6导联一般不超过0.05秒。R峰时间延长见于心室肥大,预激综合征及心室内传导阻滞。

（4）Q波：正常人的Q波时限一般不超过0.03秒（除Ⅲ和aVR导联外）。Ⅲ导联Q波的宽度可达0.04秒。aVR导联出现较宽的Q波或呈QS波均属正常。正常情况下,Q波深度不超过同导联R波振幅的1/4。正常人V_1、V_2导联不应出现Q波,但偶尔可呈QS波。

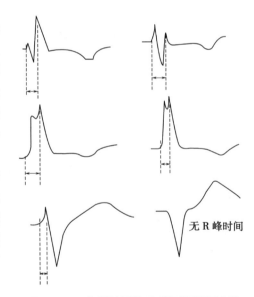

无R峰时间

图5-1-25　各种波形的R峰时间测量方法

4. J点　QRS波群的终末与ST段起始之交接点称为J点。

J点大多在等电位线上,通常随ST段的偏移而发生移位。由于心动过速等原因,使心室除极与心房复极并存,导致心房复极波（Ta波）重叠于QRS波群的后段,可发生J点下移。

5. ST段　自QRS波群的终点至T波起点间的线段,代表心室缓慢复极过程（图5-1-26）。

正常的ST段大多为一等电位线,有时亦可有轻微的偏移,但在任一导联,ST段下移一般不超过0.05mV。成人ST段抬高在V_2和V_3导联较明显,可达0.2mV或更高,且男性抬高程度一般大于女性。在V_4～V_6导联及肢体导联,ST段抬高的程度很少超过0.1mV。部分正常人（尤其是年轻人）,可因局部心外膜区心肌细胞提前复极导致部分导联J点上移、ST段呈现凹面向上抬高（常出现在V_2～V_5导联及Ⅱ、Ⅲ、aVF导联）,通常称之为早期复极,大多属正常变异（图5-1-27）。

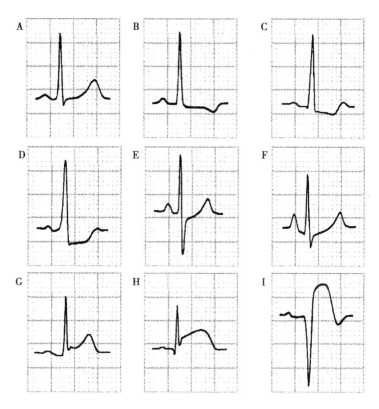

图 5-1-26　常见的 ST 段形态改变示意图

A. 正常 ST 段;B. 水平型下移;C. 下斜型下移;D. 完全水平型下移;
E. 连接点(J 点)下移;F. 假性 ST 段下移;G. 凹面向上型抬高;H. 弓
背向上型抬高;I. 弓背向上型抬高

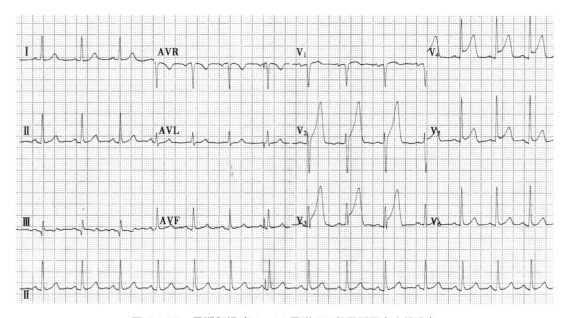

图 5-1-27　早期复极(V_2~V_5导联 ST 段呈凹面向上抬高)

6. T 波　代表心室快速复极时的电位变化。

(1)形态:正常 T 波形态两肢不对称,前半部斜度较平缓,而后半部斜度较陡(图5-1-28)。T 波的方向大多与 QRS 主波的方向一致。T 波方向在 Ⅰ、Ⅱ、V_4~V_6导联向上,aVR 导联向下,Ⅲ、aVL、aVF、V_1~V_3导联可以向上、双向或向下。若 V_1 的 T 波方向向上,则 V_2~V_6导联就不应再向下。

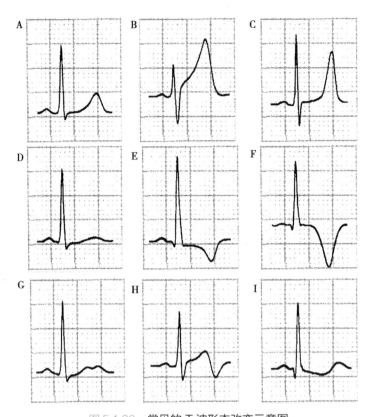

图 5-1-28　常见的 T 波形态改变示意图
A. 正常 T 波；B. 高耸 T 波；C. 高尖 T 波；D. 低平 T 波；E. 倒置 T 波；
F. 冠状 T 波；G. 双峰 T 波；H. 正负双向 T 波；I. 负正双向 T 波

（2）振幅：除Ⅲ、aVL、aVF、$V_1 \sim V_3$ 导联外,其他导联 T 波振幅一般不应低于同导联 R 波的 1/10。T 波在胸导联有时可高达 1.2 ~ 1.5mV 尚属正常。

7. **QT 间期**　指 QRS 波群的起点至 T 波终点的间距,代表心室肌除极和复极全过程所需的时间。

QT 间期长短与心率的快慢密切相关,心率越快,QT 间期越短,反之则越长。心率在 60 ~ 100 次/分时,QT 间期的正常范围为 0.32 ~ 0.44 秒。由于 QT 间期受心率的影响很大,所以常用校正的 QT 间期（QTc）,通常采用 Bazett 公式计算：$QTc = QT/\sqrt{RR}$。QTc 就是 RR 间期为 1 秒（心率 60 次/分）时的 QT 间期。传统的 QTc 的正常上限值设定为 0.44 秒,超过此时限即认为 QT 间期延长。一般女性的 QT 间期较男性略长。近年推荐的 QT 间期延长的标准为：男性 QTc 间期≥0.45 秒,女性≥0.46 秒。

QT 间期另一个特点是不同导联之间的 QT 间期存在一定的差异,正常人不同导联间的 QT 间期差异最大可达 50ms,以 V_2、V_3 导联 QT 间期最长。

8. **u 波**　在 T 波之后 0.02 ~ 0.04 秒出现的振幅很低小的波称为 u 波,其产生机制至今仍未完全清楚,近年的研究认为,心室肌舒张的机械作用可能是形成 u 波的原因。正常 u 波的形态为前半部斜度较陡,而后半部斜度较平缓,与 T 波恰好相反。u 波方向大体与 T 波相一致。u 波在胸导联较易见到,以 $V_2 \sim V_3$ 导联较明显。u 波振幅的大小与心率快慢有关,心率增快时 u 波振幅降低或消失,心率减慢时 u 波振幅增高。u 波明显增高常见于低血钾。u 波倒置可见于高血压和冠心病。

三、小儿心电图特点

为了正确评估小儿心电图,需充分认识其特点。小儿的生理发育过程迅速,其心电图变化也

较大。总的趋势可概括为自起初的右心室占优势型转变为左心室占优势型的过程,其具体特点可归纳如下:

1. 小儿心率比成人快,至10岁以后即可大致保持为成人的心率水平(60~100次/分)。小儿的 PR 间期较成人为短,7岁以后趋于恒定(0.10~0.17秒),小儿的 QTc 间期较成人略长。

2. 小儿的 P 波时间较成人稍短(儿童<0.09秒),P 波的电压于新生儿较高,以后则较成人为低。

3. 婴幼儿常呈右心室占优势的 QRS 图形特征。Ⅰ导联有深 S 波;V_1(V_{3R})导联多呈高 R 波而 V_5、V_6 导联常出现深 S 波;R_{V1} 电压随年龄增长逐渐减低,R_{V5} 逐渐增高。小儿 Q 波较成人为深(常见于Ⅱ、Ⅲ、aVF 导联);3个月以内婴儿的 QRS 初始向量向左,因而 V_5、V_6 常缺乏 q 波。新生儿期的心电图主要呈"悬垂型",心电轴>+90°,以后与成人大致相同。

4. 小儿 T 波的变异较大,于新生儿期,其肢体导联及右胸导联常出现 T 波低平、倒置(图5-1-29)。

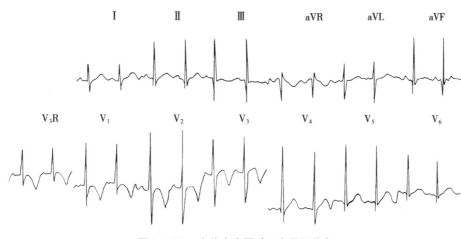

图5-1-29 小儿心电图(9个月婴儿)

第三节 心房肥大和心室肥厚

一、心房肥大

心房肥大多表现为心房的扩大而较少表现心房肌肥厚。心房扩大引起心房肌纤维增长变粗以及房间传导束牵拉和损伤,导致整个心房肌除极综合向量的振幅和方向发生变化。心电图上主要表现为 P 波振幅、除极时间及形态改变。

(一)右心房肥大

正常情况下右心房先除极,左心房后除极(图5-1-30A)。当右心房肥大(right atrial enlargement)时,除极时间延长,往往与稍后除极的左心房时间重叠,故总的心房除极时间并未延长,心电图主要表现为心房除极波振幅增高(图5-1-30B):

1. P 波尖而高耸,其振幅≥0.25mV,以Ⅱ、Ⅲ、aVF 导联表现最为突出,又称"肺型 P 波"。

2. V_1 导联 P 波直立时,振幅≥0.15mV,如 P 波呈双向时,其振幅的算术和≥0.20mV(图5-1-31)。

3. P 波电轴右移超过75°。

需要强调:上述 P 波异常改变除见于右心房肥大外,心房内传导阻滞、各种原因引起的右心房负荷增加(例如肺栓塞)、心房梗死等亦可出现类似的心电图表现。

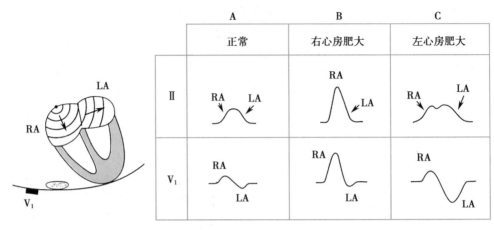

图5-1-30　心房除极顺序及心房肥大的心电图表现示意图

RA:右心房　LA:左心房

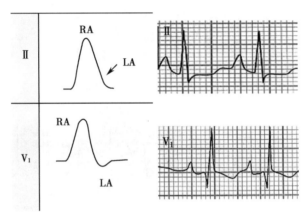

图5-1-31　右心房肥大

RA:右心房　LA:左心房

（二）左心房肥大

由于左心房最后除极,当左心房肥大(left atrial enlargement)时,心电图主要表现为心房除极时间延长(图5-1-30C):

1. P波增宽,其时限≥0.12秒,P波常呈双峰型,两峰间距≥0.04秒,以Ⅰ、Ⅱ、aVL导联明显,又称"二尖瓣型P波"。

2. PR段缩短,P波时间与PR段时间之比>1.6。

3. V_1导联上P波常呈先正而后出现深宽的负向波。将V_1负向P波的时间乘以负向P波振幅,称为P波终末电势(P-wave terminal force,Ptf)。左心房肥大时,Ptf_{V1}(绝对值)≥0.04mm·s(图5-1-32)。

需要强调:上述P波异常改变并非左心房肥大所特有,心房内传导阻滞、各种原因引起的左心房负荷增加(例如左心室功能不全)、心肌梗死等亦可出现类似的心电图表现。

（三）双心房肥大

双心房肥大(biatrial enlargement)的心电图表现为(图5-1-33):

1. P波增宽≥0.12秒,其振幅≥0.25mV。

2. V_1导联P波高大双相,上下振幅均超过正常范围。

需要指出的是,上述所谓"肺型P波"及"二尖瓣型P波",并非慢性肺源性心脏病及二尖瓣疾

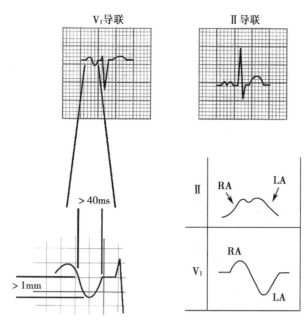

图 5-1-32 左心房肥大
RA 右心房 LA:左心房

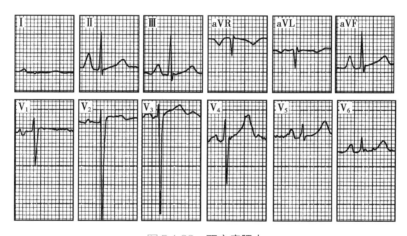

图 5-1-33 双心房肥大

病所特有,故不能称为具有特异性的病因学诊断意义的心电图改变。

二、心室肥厚

心室肥厚是由于心室舒张期或(和)收缩期负荷过重所致,是器质性心脏病的常见后果。当心室肥厚达到一定程度时可引起心电图发生变化。一般认为其心电的改变与下列因素有关:

1. 心肌纤维增粗、截面积增大,心肌除极产生的电压增高。

2. 心室壁的增厚及心肌细胞变性所致传导功能低下,均可使心室肌激动的时程延长。

3. 心室壁肥厚引起心室肌复极顺序发生改变。

上述心电变化可以作为诊断心室肥厚及有关因素的重要依据。但心电图在诊断心室肥厚方面存在一定局限性,不能仅凭某一项指标而作出肯定或否定的结论,主要是因为:①来自左、右心室肌相反方向的心电向量进行综合时,有可能互相抵消而失去两者各自的心电图特征,以致难于作出肯定诊断;②除心室肥厚外,同样类型的心电图改变尚可由其他因素所引起。因此,作出心室肥厚诊断时,需结合临床资料以及其他的检查结果,通过综合分析,才能得出正确结论。

（一）左心室肥厚

正常左心室的位置位于心脏的左后方,且左心室壁明显厚于右心室,故正常时心室除极综合向量表现左心室占优势的特征(图 5-1-34A)。左心室肥厚(left ventricular hypertrophy)时,可使左心室优势的情况显得更为突出,引起面向左心室的导联(I、aVL、V_5 和 V_6)其 R 波振幅增加,而面向右心室的导联(V_1 和 V_2)则出现较深的 S 波(图 5-1-34B)。左心室肥厚时,心电图上可出现如下改变:

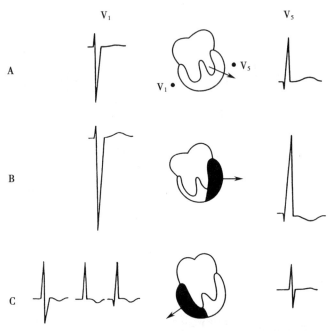

图 5-1-34   左、右心室肥厚的机制及心电图表现
A. 正常;B. 左心室肥厚;C. 右心室肥厚(箭头分别示正常、左心室肥厚及右心室肥厚时的心室除极综合向量)

1. QRS 波群电压增高,常用的左心室肥厚电压标准如下:

胸导联:R_{V5} 或 R_{V6}>2.5mV;R_{V5} +S_{V1}>4.0mV(男性)或>3.5mV(女性)。

肢体导联:R_I >1.5mV;R_{aVL}>1.2mV;R_{aVF}>2.0mV;R_I +S_{III}>2.5mV。

Cornell 标准:R_{aVL} +S_{V3}>2.8mV(男性)或>2.0mV(女性)。

需要指出的是,每个电压标准诊断左心室肥厚的敏感性和特异性是不同的。另外,QRS 波群电压还受到年龄、性别及体型差异等诸多因素的影响。心电图电压标准诊断左心室肥厚的敏感性通常较低(<50%),而特异性较高(85% ~90%)。

2. 可出现额面 QRS 心电轴左偏。

3. QRS 波群时间延长到 0.10~0.11 秒。

4. 在 R 波为主的导联(如 V_5、V_6导联)上,其 ST 段可呈下斜型压低达 0.05mV 以上,T 波低平、双向或倒置。在以 S 波为主的导联(如 V_1 导联)上则反而可见直立的 T 波。此类 ST-T 改变多为继发性改变,亦可能同时伴有心肌缺血(图 5-1-35)。

在符合一项或几项 QRS 电压增高标准的基础上,结合其他阳性指标之一,一般支持左心室肥厚的诊断。符合条件越多,诊断的可靠性越大。如仅有 QRS 电压增高,而无其他任何阳性指标者,诊断左心室肥厚应慎重。

（二）右心室肥厚

右心室壁厚度仅有左心室壁的 1/3,只有当右心室壁的厚度达到相当程度时,才会使综合向量由左心室优势转向为右心室优势,并导致位于右心室面导联(V_1、aVR)的 R 波增高,而位于左心室

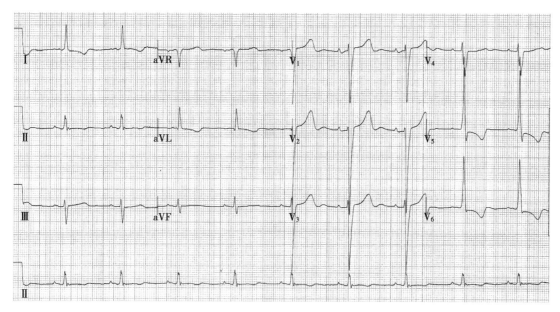

图 5-1-35　左心室肥厚

面导联（Ⅰ、aVL、V₅）的 S 波变深（图 5-1-34C）。右心室肥厚（right ventricular hypertrophy）可具有如下心电图表现：

1. V₁导联 R/S≥1，呈 R 型或 Rs 型，重度右心室肥厚可使 V₁导联呈 qR 型（除外心肌梗死）；V₅导联 R/S≤1 或 S 波比正常加深；aVR 导联以 R 波为主，R/q 或 R/S≥1。

2. $R_{V1}+S_{V5}>1.05mV$（重症>1.2mV）；$R_{aVR}>0.5mV$。

3. 心电轴右偏≥+90°（重症可>+110°）。

4. 常同时伴有右胸导联（V₁、V₂）ST 段压低及 T 波倒置，属继发性 ST-T 改变（图 5-1-36）。

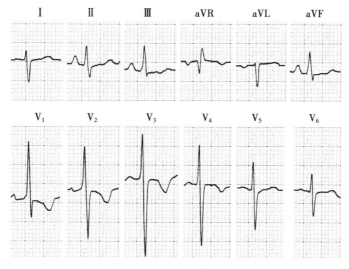

图 5-1-36　右心室肥厚

除了上述典型的右心室肥厚心电图表现外，临床上慢性肺源性心脏病的心电图特点为（图 5-1-37）：V₁~V₆导联呈 rS 型（R/S<1），即所谓极度顺钟向转位；Ⅰ导联 QRS 低电压；心电轴右偏；常伴有 P 波电压增高。此类心电图表现是由于心脏在胸腔中的位置改变、肺体积增大及右心室肥厚等因素综合作用的结果。

诊断右心室肥厚，有时定性诊断（依据 V₁导联 QRS 形态及电轴右偏等）比定量诊断更有价值。

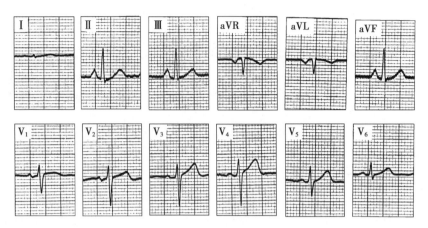

图 5-1-37　慢性肺源性心脏病

一般来说,阳性指标愈多,则诊断的可靠性越高。虽然心电图对诊断明显的右心室肥厚准确性较高,但敏感性较低。

（三）双侧心室肥厚

与诊断双心房肥大不同,双侧心室肥厚(biventricular hypertrophy)的心电图表现并不是简单地把左、右心室异常表现相加,心电图可出现下列情况:

1. **大致正常心电图**　由于双侧心室电压同时增高,增加的除极向量方向相反互相抵消。

2. **单侧心室肥厚心电图**　只表现出一侧心室肥厚,而另一侧心室肥厚的图形被掩盖。

3. **双侧心室肥厚心电图**　既表现右心室肥厚的心电图特征(如 V_1 导联 R 波为主,电轴右偏等),又存在左心室肥厚的某些征象(如 V_5 导联 R/S>1,R 波振幅增高等)(图 5-1-38)。

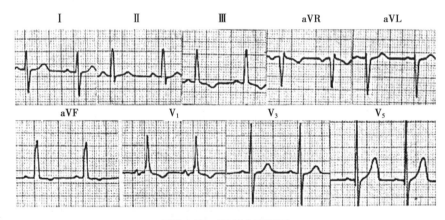

图 5-1-38　双侧心室肥厚

第四节　心肌缺血与 ST-T 改变

心肌缺血(myocardial ischemia)通常发生在冠状动脉粥样硬化基础上。当心肌某一部分缺血时,将影响到心室复极的正常进行,并可使缺血区相关导联发生 ST-T 异常改变。心肌缺血的心电图改变类型取决于缺血的严重程度,持续时间和缺血发生部位。

一、心肌缺血的心电图类型

1. **缺血型心电图改变**　正常情况下,心外膜处的动作电位时程较心内膜短,心外膜完成复极早于心内膜,因此心室肌复极过程可看作是从心外膜开始向心内膜方向推进。发生心肌缺血时,复极过程发生改变,心电图上出现 T 波变化。

（1）若心内膜下心肌缺血,这部分心肌复极时间较正常时更加延迟,使原来存在的与心外膜复极向量相抗衡的心内膜复极向量减小或消失,致使 T 波向量增加,出现高大的 T 波(图 5-1-39A)。例如下壁心内膜下缺血,下壁导联Ⅱ、Ⅲ、aVF 可出现高大直立的 T 波;前壁心内膜下缺血,胸导联可出现高耸直立的 T 波。

（2）若心外膜下心肌缺血(包括透壁性心肌缺血),心外膜动作电位时程比正常时明显延长,从而引起心肌复极顺序的逆转,即心内膜开始先复极,膜外电位为正,而缺血的心外膜心肌尚未复极,膜外电位仍呈相对的负性,于是出现与正常方向相反的 T 波向量。此时面向缺血区的导联记录出倒置的 T 波(图 5-1-39B)。例如下壁心外膜下缺血,下壁导联Ⅱ、Ⅲ、aVF 可出现倒置的 T 波;前壁心外膜下缺血,胸导联可出现 T 波倒置。

2. **损伤型心电图改变**　心肌缺血除了可出现 T 波改变外,还可出现损伤型 ST 改变。损伤型 ST 段偏移可表现为 ST 段压低及 ST 段抬高两种类型。

心肌损伤(myocardial injury)时,ST 向量从正常心肌指向损伤心肌。心内膜下心肌损伤时,ST 向量背离心外膜面指向心内膜,使位于心外膜面的导联出现 ST 段压低(图 5-1-40A);心外膜下心肌损伤时(包括透壁性心肌缺血),ST 向量指向心外膜面导联,引起 ST 段抬高(图 5-1-40B)。发生损伤型 ST 改变时,对侧部位的导联常可记录到相反的 ST 改变。

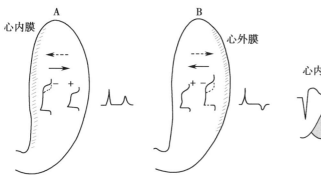

图 5-1-39　心肌缺血与 T 波变化的关系
A. 心内膜下缺血;B. 心外膜下缺血(虚线箭头示复极方向,实线箭头示 T 波向量方向,动作电位中的虚线部分示未发生缺血时的动作电位时程)

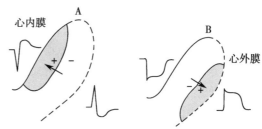

图 5-1-40　心肌损伤与 ST 段偏移的关系
A. 心内膜下损伤;B. 心外膜下损伤(箭头示 ST 向量方向)

另外,临床上发生透壁性心肌缺血时,心电图往往表现为心外膜下缺血(T 波深倒置)或心外膜下损伤(ST 段抬高)类型。有学者把引起这种现象的原因归为:①透壁性心肌缺血时,心外膜缺血范围常大于心内膜;②由于检测电极靠近心外膜缺血区,因此透壁性心肌缺血在心电图上主要表现为心外膜缺血改变。

二、临床意义

心肌缺血的心电图可仅仅表现为 ST 段改变或者 T 波改变,也可同时出现 ST-T 改变。临床上可发现约一半的冠心病病人未发作心绞痛时,心电图可以正常,而仅于心绞痛发作时记录到 ST-T 动态改变。约 10% 的冠心病病人在心肌缺血发作时心电图可以正常或仅有轻度 ST-T 变化。

典型的心肌缺血发作时,面向缺血部位的导联常显示缺血型 ST 段压低(水平型或下斜型下移≥0.1mV)和(或)T 波倒置(图 5-1-41)。有些冠心病病人心电图可呈持续性 ST 改变(水平型或下斜型下移≥0.05mV)和(或)T 波低平、负正双向和倒置,而于心绞痛发作时出现 ST-T 改变加重或伪性改善。冠心病病人心电图上出现倒置深尖、双肢对称的 T 波(称之为冠状 T 波),反映心外膜下心肌缺血或有透壁性心肌缺血,这种 T 波改变亦见于心肌梗死病人。变异型心绞痛(冠状动脉痉挛为主要因素)多引起暂时性 ST 段抬高并常伴有高耸 T 波和对应导联的 ST 段下移,这是急性严重心肌缺血的表现,如 ST 段呈持续的抬高,提示可能发生心肌梗死。

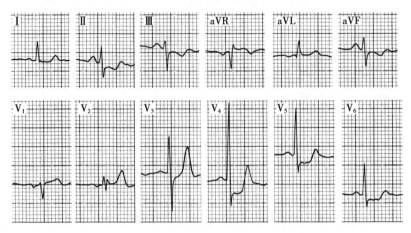

图 5-1-41　心肌缺血

病人心绞痛发作，Ⅱ、Ⅲ、aVF 导联及 V₄ ~ V₆ 导联 ST 段水平或下斜型压低>0.1mV

三、鉴别诊断

需要强调，心电图上 ST-T 改变可以是各种原因引起的心肌复极异常的共同表现，在作出心肌缺血的心电图诊断之前，必须紧密结合临床资料进行鉴别诊断。

除冠心病外，其他疾病如心肌病、心肌炎、瓣膜病、心包炎、脑血管意外（尤其颅内出血）等均可出现此类 ST-T 改变。低钾、高钾等电解质紊乱，药物（洋地黄、奎尼丁等）影响以及自主神经调节障碍也可引起非特异性 ST-T 改变。此外，心室肥厚、束支传导阻滞、预激综合征等可引起继发性ST-T 改变。图 5-1-42 列举了临床上 3 种原因引起显著 T 波倒置的心电图表现。

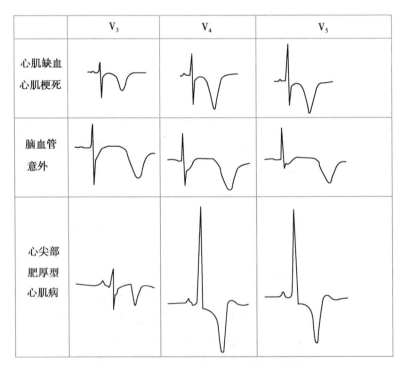

	V₃	V₄	V₅
心肌缺血 心肌梗死			
脑血管 意外			
心尖部 肥厚型 心肌病			

图 5-1-42　临床上 3 种原因引起的显著 T 波倒置的心电图

脑血管意外可引起宽而深的倒置 T 波，常伴显著的 QT 间期延长；心尖部肥厚型心肌病引起的 T 波深倒置有时易误认为是心肌缺血或心肌梗死

第五节　心 肌 梗 死

绝大多数心肌梗死(myocardial infarction)是在冠状动脉粥样硬化基础上发生完全性或不完全性闭塞所致,属于冠心病的严重类型。除了出现临床症状及心肌坏死标记物升高外,心电图的特征性改变对确定心肌梗死的诊断和治疗方案,以及判断病人的病情和预后起着重要作用。

一、基本图形及机制

冠状动脉发生闭塞后,随着时间的推移在心电图上可先后出现缺血、损伤和坏死 3 种类型的图形。各部分心肌接受不同冠状动脉分支的血液供应,因此图形改变常具有明显的区域特点。心电图显示的电位变化是梗死后心肌多种心电变化综合的结果。

1.“缺血型”改变　冠状动脉急性闭塞后,最早出现的变化是缺血性 T 波改变。通常缺血最早出现在心内膜下肌层,使对向缺血区的导联出现高而直立的 T 波。若缺血发生在心外膜下肌层,则面向缺血区的导联出现 T 波倒置。缺血使心肌复极时间延长,特别是 3 位相延缓,引起 QT 间期延长。

2.“损伤型”改变　随着缺血时间延长,缺血程度进一步加重,就会出现“损伤型”图形改变,主要表现为面向损伤心肌的导联出现 ST 段抬高。关于急性心肌缺血和心肌梗死引起 ST 段抬高的机制至今仍不清楚,通常认为与损伤电流有关。ST 段明显抬高可形成单向曲线(mono-phasic curve)。一般地说损伤改变不会持久,要么恢复,要么进一步发生心肌坏死。常见的“损伤型”ST 段抬高的形态变化见图 5-1-43。

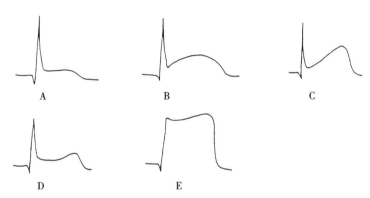

图 5-1-43　常见的“损伤型”ST 段抬高的形态
A. 平抬型;B. 弓背型;C. 上斜型;D. 凹面向上型;E. 单向曲线

3.“坏死型”改变　更进一步的缺血导致细胞变性、坏死。坏死的心肌细胞丧失了电活动,该部位心肌不再产生心电向量,而正常健康心肌仍照常除极,致使产生一个与梗死部位相反的综合向量(图 5-1-44)。由于心肌梗死主要发生于室间隔或左心室壁心肌,往往引起起始 0.03 秒除极向量背离坏死区,所以“坏死型”图形改变主要表现为面向坏死区的导联出现异常 Q 波(时限≥0.03秒,振幅≥1/4R)或者呈 QS 波。一般认为:梗死的心肌直径>20～30mm 或厚度>5mm 才可产生病理性 Q 波。

临床上,当冠状动脉某一分支发生闭塞,则受损伤部位的心肌发生坏死,直接置于坏死区的电极记录到异常 Q 波或 QS 波;靠近坏死区周围受损心肌呈损伤型改变,记录到 ST 段抬高;而外边受损较轻的心肌呈缺血型改变,记录到 T 波倒置。体表心电图导联可同时记录到心肌缺血、损伤和坏死的图形改变(图 5-1-45)。因此,若上述 3 种改变同时存在,则急性心肌梗死的诊断基本确立。

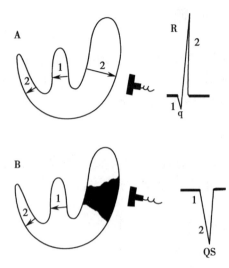

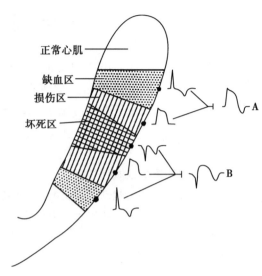

图 5-1-44　坏死型 Q 波或 QS 波发生机制
A. 正常心肌除极顺序:室间隔向量(1)产生
Q 波,左右心室综合除极向量(2)产生 R 波;
B. 心肌坏死后,电极透过坏死"窗口"只能
记录相反的除极向量,产生 QS 波

图 5-1-45　急性心肌梗死后心电图上产生的特征
性改变
A. 位于坏死区周围的体表电极记录到缺血和损伤
型的图形;B. 位于坏死区中心的体表电极同时记录
到缺血、损伤、坏死型的图形("·"点示直接置于心
外膜的电极可分别记录到缺血、损伤、坏死型图形)

二、心肌梗死的心电图演变及分期

急性心肌梗死发生后,心电图的变化随着心肌缺血、损伤、坏死的发展和恢复而呈现一定演变
规律。根据心电图图形的演变过程和演变时间可分为超急性期、急性期、近期(亚急性期)和陈旧
期(愈合期)(图 5-1-46)。

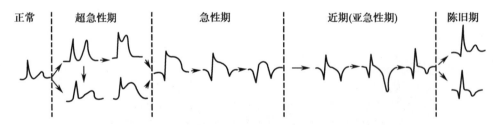

图 5-1-46　典型的急性心肌梗死的图形演变过程及分期

1. **超急性期(亦称超急性损伤期)**　急性心肌梗死发病数分钟后,首先出现短暂的心内膜下
心肌缺血,心电图上产生高大的 T 波,以后迅速出现 ST 段上斜型或弓背向上型抬高,与高耸直立 T
波相连。由于急性损伤性阻滞,可见 QRS 振幅增高,并轻度增宽,但尚未出现异常 Q 波。这些表现
一般仅持续数小时,此期若能及时进行干预和治疗,可避免发展为心肌梗死或使已发生梗死的范
围趋于缩小。

2. **急性期**　此期开始于梗死后数小时或数日,可持续到数周,心电图呈现一个动态演变过程。
ST 段呈弓背向上抬高,抬高显著者可形成单向曲线,继而逐渐下降;心肌坏死导致面向坏死区导联
的 R 波振幅降低或丢失,出现异常 Q 波或 QS 波;T 波由直立开始倒置,并逐渐加深。坏死型的 Q
波、损伤型的 ST 段抬高和缺血型的 T 波倒置在此期内可同时并存。

3. **亚急性期**　出现于梗死后数周至数月,此期以坏死及缺血图形为主要特征。抬高的 ST 段

恢复至基线,缺血型 T 波由倒置较深逐渐变浅,坏死型 Q 波持续存在。

4. **陈旧期** 常出现在急性心肌梗死数月之后,ST 段和 T 波恢复正常或 T 波持续倒置、低平,趋于恒定不变,残留下坏死型的 Q 波。理论上坏死型的 Q 波将持续存在,但随着瘢痕组织的缩小和周围心肌的代偿性肥大,其范围在数年后有可能明显缩小。小范围梗死的图形改变有可能变得很不典型,异常的 Q 波甚至可消失。

需要指出:近年来,急性心肌梗死的检测水平、诊断手段及治疗技术已取得突破性进展。通过对急性心肌梗死病人早期实施有效的治疗(溶栓、抗栓或介入性治疗等),已显著缩短整个病程,并可改变急性心肌梗死的心电图表现,可不再呈现上述典型的心电图演变过程。

三、心肌梗死的定位诊断及梗死相关血管的判断

冠状动脉的闭塞引起冠状动脉所分布区域的心肌供血中断并导致缺血坏死,即心肌梗死。心肌梗死的范围基本上与冠状动脉的分布一致。心肌梗死的部位主要根据心电图坏死型图形(异常 Q 波或 QS 波)出现于哪些导联而作出判断。前间壁梗死时,异常 Q 波或 QS 波主要出现在 $V_1 \sim V_3$ 导联(图 5-1-47);前壁心肌梗死时,异常 Q 波或 QS 波主要出现在 V_3、V_4(V_5)导联;侧壁心肌梗死时在 I、aVL、V_5、V_6 导联出现异常 Q 波;如异常 Q 波仅出现在 V_5、V_6 导联称为前侧壁心肌梗死,如异常 Q 波仅出现在 I、aVL 导联称为高侧壁心肌梗死;下壁心肌梗死时,在 II、III、aVF 导联出现异常 Q 波或 QS 波(图 5-1-48);正后壁心肌梗死时,V_7、V_8、V_9 导联记录到异常 Q 波或 QS 波,而与正后壁导联相对应的 V_1、V_2 导联出现 R 波增高、ST 段压低及 T 波增高(称为对应性改变)(图 5-1-48)。如果大部分胸导联($V_1 \sim V_5$)都出现异常 Q 波或 QS 波,则称为广泛前壁心肌梗死(图 5-1-49)。孤立的右心室心肌梗死很少见,常与下壁梗死并存。发生急性下壁心肌梗死时,若 $V_{3R} \sim V_{4R}$ 导联出现 ST 段抬高≥0.1mV,提示还合并右心室心肌梗死。

由于发生心肌梗死的部位多与相应的冠状动脉发生闭塞相关,因此,根据心电图确定的梗死部位可大致确定与梗死相关的病变血管(表5-1-1)。前间壁或前壁心肌梗死常为左前降支发生闭塞;侧壁和后壁同时发生梗死多为左回旋支发生闭塞;下壁梗死大多为右冠状动脉闭塞,少数为左回旋支闭塞所致;下壁梗死同时合并右心室梗死时,往往是右冠状动脉近段发生闭塞。

在急性心肌梗死发病早期(数小时内),尚未出现坏死型 Q 波,心肌梗死的部位可根据 ST 段抬高或压低,以及 T 波异常(增高或深倒置)出现于哪些导联来判断。

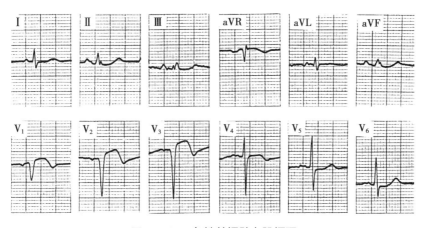

图 5-1-47 急性前间壁心肌梗死

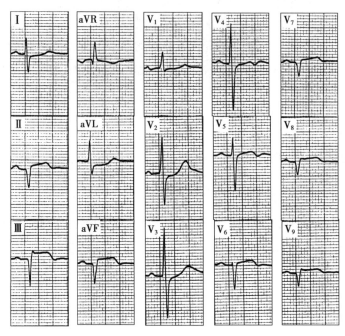

图 5-1-48　急性下壁及后壁心肌梗死

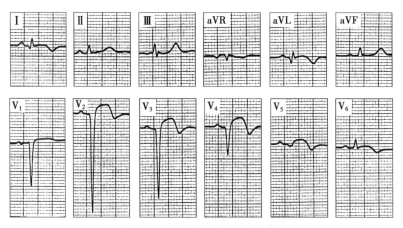

图 5-1-49　急性广泛前壁心肌梗死

表 5-1-1　心电图导联与心室部位及冠状动脉供血区域的关系

导联	心室部位	供血的冠状动脉
II、III、aVF	下壁	右冠状动脉或左回旋支
I、aVL、V$_5$、V$_6$	侧壁	左前降支或左回旋支
V$_1$ ~ V$_3$	前间壁	左前降支
V$_3$ ~ V$_5$	前壁	左前降支
V$_1$ ~ V$_5$	广泛前壁	左前降支
V$_7$ ~ V$_9$	正后壁	左回旋支或右冠状动脉
V$_{3R}$ ~ V$_{4R}$	右心室	右冠状动脉

四、心肌梗死的分类和鉴别诊断

1. Q 波型和非 Q 波型心肌梗死　非 Q 波型心肌梗死过去称为"非透壁性心肌梗死"或"心内膜下心肌梗死"。部分病人发生急性心肌梗死后,心电图可只表现为 ST 段抬高或压低及 T 波倒置,ST-T 改变可呈规律性演变,但不出现异常 Q 波,需要根据临床表现及其他检查指标明确诊断。近年研究发现:非 Q 波型的梗死既可为非透壁性,亦可为透壁性。与典型的 Q 波型心肌梗死比较,此种不典型的心肌梗死较多见于多支冠状动脉病变。此外,发生多部位梗死(不同部位的梗死向量相互作用发生抵消)、梗死范围弥漫或局限、梗死区位于心电图常规导联记录的盲区(如右心室、基底部、孤立正后壁梗死等)均可产生不典型的心肌梗死图形。

2. ST 段抬高型和非 ST 段抬高型心肌梗死　临床研究发现:ST 段抬高型心肌梗死(ST-elevation myocardial infarction,STEMI)可以不出现 Q 波,而非 ST 段抬高型梗死(non-ST-elevation myocardial infarction,NSTEMI)亦可出现 Q 波,心肌梗死后是否出现异常 Q 波通常是回顾性诊断。为了最大限度地改善心肌梗死病人的预后,近年把急性心肌梗死分类为 ST 段抬高型和非 ST 段抬高型心肌梗死,并且与不稳定性心绞痛一起统称为急性冠脉综合征。ST 段抬高型梗死是指 2 个或 2 个以上相邻的导联出现 ST 段抬高(ST 段抬高的标准为:在 $V_2 \sim V_3$ 导联抬高 $\geq 0.2mV$,在其他导联抬高 $\geq 0.1mV$)(图 5-1-50);非 ST 段抬高型梗死是指心电图上表现为 ST 段压低和(或)T 波倒置或无 ST-T 异常。

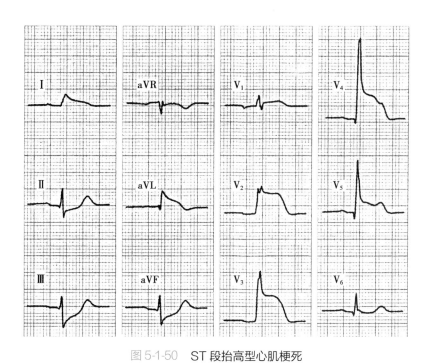

图 5-1-50　ST 段抬高型心肌梗死
$V_1 \sim V_5$ 导联及 I 、aVL 导联 ST 段抬高,冠状动脉造影:左前降支近段闭塞

以 ST 段的改变进行分类体现了对急性心肌梗死早期诊断、早期干预的理念。在坏死型 Q 波出现之前及时进行干预(溶栓、抗栓、介入治疗等),可挽救濒临坏死的心肌或减小梗死面积。另外,ST 段抬高型梗死和非 ST 段抬高型梗死二者的干预治疗对策是不同的,可以根据心电图上是否出现 ST 段抬高而选择正确和合理的治疗方案。在作出 ST 段抬高或非 ST 段抬高心肌梗死诊断时,应该结合临床病史并注意排除其他原因引起的 ST 段改变。无论是 ST 段抬高型梗死还是非 ST 段抬高型梗死,若不及时进行干预治疗都可演变为 Q 波型或非 Q 波型梗死。

3. 心肌梗死合并其他病变

（1）心肌梗死合并室壁瘤（多发生于左心室前壁）时，可见 ST 段持续性抬高达数月以上（ST 段抬高幅度常 ≥0.2mV，同时伴有坏死型 Q 波或 QS 波）。

（2）心肌梗死合并右束支阻滞时，心室除极初始向量表现出心肌梗死特征，终末向量表现出右束支阻滞特点，一般不影响二者的诊断（图 5-1-51）。

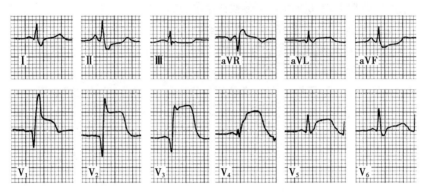

图 5-1-51　急性心肌梗死合并右束支阻滞

（3）在存在左束支阻滞的情况下，心肌梗死的图形常被掩盖，按常规的心肌梗死标准进行诊断比较困难。

不过，在急性心肌梗死的早期，通过观察 ST 段的异常偏移（抬高或下移）及动态演变，仍可判断是否合并急性心肌缺血或心肌梗死。在 QRS 波群为正向（R 波为主）的导联，出现 ST 段抬高 ≥0.1mV；在 V_1 ~ V_3 导联，出现 ST 段压低 ≥0.1mV；在 QRS 波群为负向（S 波为主）的导联，出现 ST 段抬高 ≥0.5mV，均提示左束支阻滞可能合并急性心肌缺血或心肌梗死。

4. 心肌梗死的鉴别诊断

ST 段抬高除了见于急性心肌梗死外，还可见于变异型心绞痛、急性心包炎、急性肺栓塞、主动脉夹层、急性心肌炎、高血钾、早期复极等，可根据病史、是否伴有异常 Q 波及典型 ST-T 演变过程予以鉴别。异常 Q 波的出现不一定都提示为心肌梗死，例如发生感染或脑血管意外时，可出现短暂 QS 或 Q 波，但缺乏典型演变过程，很快可以恢复正常。心脏横位可导致 Ⅲ 导联出现 Q 波，但 Ⅱ 导联通常正常。顺钟向转位、左心室肥厚及左束支阻滞时，V_1、V_2 导联可出现 QS 波，但并非前间壁心肌梗死。预激综合征心电图在某些导联上可出现"Q"或"QS"波。此外，右心室肥厚、心肌病、心肌炎等也可出现异常 Q 波，结合病人的病史和临床资料一般不难鉴别。仅当异常的 Q 波、抬高的 ST 段以及倒置的 T 波同时出现，并具有一定的演变规律才是急性心肌梗死的特征性改变。

第六节　心　律　失　常

一、概述

正常人的心脏起搏点位于窦房结，并按正常传导系统顺序激动心房和心室。如果心脏激动的起源异常或（和）传导异常，称为心律失常（arrhythmias）。心律失常的产生可由于：①激动起源异常，可分为两类，一类为窦房结起搏点本身激动的程序与规律异常，另一类为心脏激动全部或部分起源于窦房结以外的部位，称为异位节律，异位节律又分为主动性和被动性；②激动的传导异常，最多见的一类为传导阻滞，包括传导延缓或传导中断；另一类为激动传导通过房室之间的附加异常旁路，使心肌某一部分提前激动，属传导途径异常。③激动起源异常和激动传导异常同时存在，相互作用，此可引起复杂的心律失常表现。心律失常目前多按形成原因进行分类（表 5-1-2）：

表 5-1-2　　心律失常分类

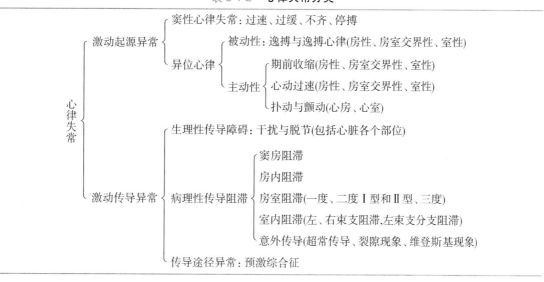

二、窦性心律及窦性心律失常

凡起源于窦房结的心律,称为窦性心律(sinus rhythm)。窦性心律属于正常节律。

1. **窦性心律的心电图特征**　一般心电图机描记不出窦房结激动电位,都是以窦性激动发出后引起的心房激动波 P 波特点来推测窦房结的活动。窦性心律的心电图特点为:P 波规律出现,且 P 波形态表明激动来自窦房结(即 P 波在 Ⅰ、Ⅱ、aVF、V₄ ~ V₆ 导联直立,在 aVR 导联倒置)。正常人窦性心律的频率呈生理性波动,传统上静息心率的正常范围一般定义为 60 ~ 100 次/分。近年,国内大样本健康人群调查发现:国人男性静息心率的正常范围为 50 ~ 95 次/分,女性为 55 ~ 95 次/分。

2. **窦性心动过速(sinus tachycardia)**　传统上规定成人窦性心律的频率>100 次/分,称为窦性心动过速(图 5-1-52)。窦性心动过速时,PR 间期及 QT 间期相应缩短,有时可伴有继发性 ST 段轻度压低和 T 波振幅降低。常见于运动、精神紧张、发热、甲状腺功能亢进、贫血、失血、心肌炎和拟肾上腺素类药物作用等情况。

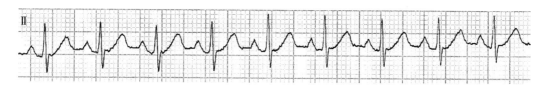

图 5-1-52　　窦性心动过速

3. **窦性心动过缓(sinus bradycardia)**　传统上规定窦性心律的频率<60 次/分时,称为窦性心动过缓(图 5-1-53)。近年大样本健康人群调查发现:约 15% 正常人静息心率可<60 次/分,尤其是男性。另外,老年人及运动员心率可以相对较缓。窦房结功能障碍、甲状腺功能低下、服用某些药物(例如 β-受体阻滞剂)等亦可引起窦性心动过缓。

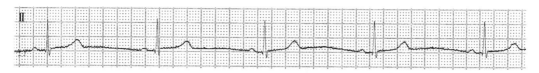

图 5-1-53　　窦性心动过缓

4. **窦性心律不齐**（sinus arrhythmia） 是指窦性心律的起源未变,但节律不整,在同一导联上 PP 间期差异>0.12 秒。窦性心律不齐常与窦性心动过缓同时存在(图 5-1-54)。较常见的一类心律不齐与呼吸周期有关,称呼吸性窦性心律不齐,多见于青少年,一般无临床意义。另有一些比较少见的窦性心律不齐与呼吸无关,例如与心室收缩排血有关的(室相性)窦性心律不齐以及窦房结内游走性心律不齐等。

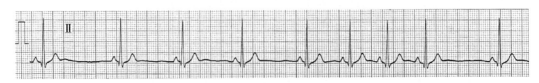

图 5-1-54　窦性心动过缓及窦性心律不齐

5. **窦性停搏**（sinus arrest） 是指在规律的窦性心律中,有时因迷走神经张力增大或窦房结功能障碍,在一段时间内窦房结停止发放激动,心电图上见规则的 PP 间距中突然出现 P 波脱落,形成长 PP 间距,且长 PP 间距与正常 PP 间距不成倍数关系(图 5-1-55)。窦性停搏后常出现逸搏或逸搏心律。

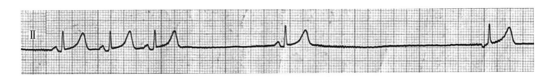

图 5-1-55　窦性停搏

6. **病态窦房结综合征**（sick sinus syndrome，SSS） 近年发现,起搏传导系统退行性病变以及冠心病、心肌炎(尤其是病毒性心肌炎)、心肌病等疾病,可累及窦房结及其周围组织而产生一系列缓慢性心律失常,并引起头昏、黑蒙、晕厥等临床表现,称为病态窦房结综合征。其主要的心电图表现有:①持续的窦性心动过缓,心率<50 次/分,且不易用阿托品等药物纠正;②窦性停搏或窦房阻滞;③在显著窦性心动过缓基础上,常出现室上性快速心律失常(房速、房扑、房颤等),又称为慢-快综合征;④若病变同时累及房室交界区,可出现房室传导障碍,或发生窦性停搏时,长时间不出现交界性逸搏,此即称为双结病变(图 5-1-56)。

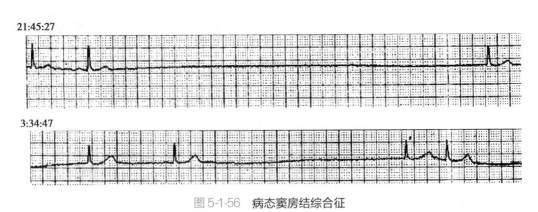

21:45:27

3:34:47

图 5-1-56　病态窦房结综合征
动态心电图监测中夜间出现的窦性停搏

三、期前收缩

期前收缩是指起源于窦房结以外的异位起搏点提前发出的激动,又称过早搏动,是临床上最常见的心律失常。

期前收缩的产生机制包括：①折返激动；②触发活动；③异位起搏点的兴奋性增高。根据异位搏动发生的部位，可分为房性、交界性和室性期前收缩，其中以室性期前收缩最为常见，房性次之，交界性比较少见。

描述期前收缩心电图特征时常用到下列术语：

联律间期（coupling interval）：指异位搏动与其前窦性搏动之间的时距，折返途径与激动的传导速度等可影响联律间期长短。房性期前收缩的联律间期应从异位 P 波起点测量至其前窦性 P 波起点，而室性期前收缩的联律间期应从异位搏动的 QRS 起点测量至其前窦性 QRS 起点。

代偿间歇（compensatory pause）：指期前出现的异位搏动代替了一个正常窦性搏动，其后出现一个较正常心动周期为长的间歇。由于房性异位激动，常易逆传侵入窦房结，使其提前释放激动，引起窦房结节律重整，因此房性期前收缩大多为不完全性代偿间歇。而交界性和室性期前收缩，距窦房结较远不易侵入窦房结，故往往表现为完全性代偿间歇。

间位性期前收缩：又称插入性期前收缩，指夹在两个相邻正常窦性搏动之间的期前收缩，其后无代偿间歇。

单源性期前收缩：指期前收缩来自同一异位起搏点或有固定的折返径路，其形态、联律间期相同。

多源性期前收缩：指在同一导联中出现 2 种或 2 种以上形态及联律间期互不相同的异位搏动。如联律间期固定，而形态各异，则称为多形性期前收缩，其临床意义与多源性期前收缩相似。

频发性期前收缩：依据出现的频度可人为地分为偶发和频发性期前收缩。常见的二联律（bigeminy）与三联律（trigeminy）就是一种有规律的频发性期前收缩。前者指期前收缩与窦性心搏交替出现；后者指每 2 个窦性心搏后出现 1 次期前收缩。

1. 室性期前收缩（premature ventricular contraction）　心电图表现为：①期前出现的 QRS-T 波前无 P 波或无相关的 P 波；②期前出现的 QRS 形态宽大畸形，时限通常>0.12 秒，T 波方向多与 QRS 的主波方向相反；③往往为完全性代偿间歇，即期前收缩前后的两个窦性 P 波间距等于正常 PP 间距的两倍（图 5-1-57）。

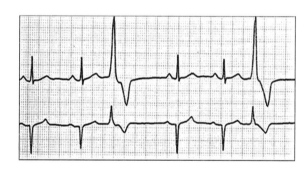

图 5-1-57　室性期前收缩

2. 房性期前收缩（premature atrial contraction）　心电图表现为：①期前出现的异位 P′波，其形态与窦性 P 波不同；②P′R 间期>0.12 秒；③大多为不完全性代偿间歇，即期前收缩前后两个窦性 P 波的间距小于正常 PP 间距的两倍（图 5-1-58A）。

若异位 P′下传心室引起 QRS 波群增宽变形，多呈右束支阻滞图形，称为房性期前收缩伴室内差异性传导（图 5-1-58B）；某些房性期前收缩的 P′R 间期可以延长；若异位 P′后无 QRS-T 波，则称为未下传的房性期前收缩（图 5-1-58C），有时易把未下传的房性期前收缩引起的长间期误认为是窦房阻滞、窦性停搏或窦性心律不齐，应注意鉴别。

3. 交界性期前收缩（premature junctional contraction）　心电图表现为：①期前出现的 QRS-T 波，其前无窦性 P 波，QRS-T 形态与窦性下传者基本相同；②出现逆行 P′波（P 波在 Ⅱ、Ⅲ、

aVF 导联倒置,aVR 导联直立),可发生于 QRS 波群之前(P′R 间期<0.12 秒)或 QRS 波群之后(RP′间期<0.20 秒),或者与 QRS 相重叠;③大多为完全性代偿间歇(图 5-1-59)。

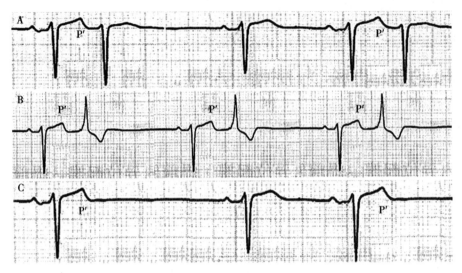

图 5-1-58　房性期前收缩

A. 正常下传的房性期前收缩;B. 房性期前收缩伴室内差异性传导;C. 未下传的房性期前收缩,异位 P′波重叠在 T 波上,其后无 QRS-T 波

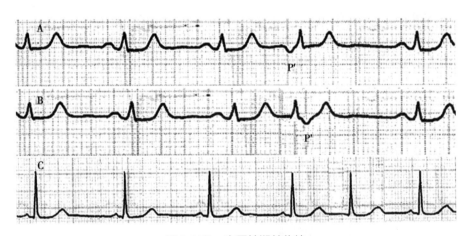

图 5-1-59　交界性期前收缩

A. 逆行 P′波出现在 QRS 波群前面;B. 逆行 P′波出现在 QRS 波群后面;C. 逆行 P′波与 QRS 波群相重叠

四、逸搏与逸搏心律

当高位节律点发生病变或受到抑制而出现停搏或节律明显减慢时(如病态窦房结综合征),或者因传导障碍而不能下传时(如窦房或房室阻滞),或其他原因造成长的间歇时(如期前收缩后的代偿间歇等),作为一种保护性措施,低位起搏点就会发出一个或一连串的冲动,激动心房或心室。仅发生 1～2 个称为逸搏,连续 3 个以上称为逸搏心律(escape rhythm)。按发生的部位分为房性、房室交界性和室性逸搏。其 QRS 波群的形态特点与各相应的期前收缩相似,二者的差别是期前收缩属提前发生,为主动节律,而逸搏则在长间歇后出现,属被动节律。临床上以房室交界性逸搏最为多见,室性逸搏次之,房性逸搏较少见。

1. **房性逸搏心律**(图5-1-60)　心房内分布着许多潜在节律点,频率多为 50～60 次/分,略低于窦房结。右心房上部的逸搏心律产生的 P 波与窦性心律 P 波相似;节律点在右心房后下部者表现为 I 及 aVR 导联 P 波直立,aVF 导联 P 波倒置,P′R 间期>0.12 秒,有人称为冠状窦心律。节律点在左心房者,称左心房心律;来自左心房后壁者,I、V₆导联 P 波倒置,V₁导联 P 波直立,具有前圆顶后高尖特征;来自左心房前壁时,V₃~V₆导联 P 波倒置,V₁导联 P 波浅倒或双向。如果 P 形态、PR 间期,甚至心动周期有周期性变异,称为游走心律,游走的范围可达房室交界区而出现倒置的逆行 P 波。

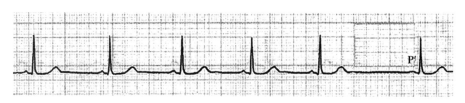

图 5-1-60　房性逸搏心律

2. **交界性逸搏心律（图5-1-61）**　是最常见的逸搏心律,见于窦性停搏以及三度房室阻滞等情况,其 QRS 波群呈交界性搏动特征,频率一般为 40~60 次/分,慢而规则。

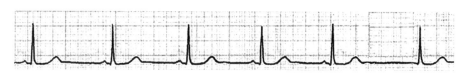

图 5-1-61　交界性逸搏心律

3. **室性逸搏心律（图 5-1-62）**　多见于双结病变或发生于束支水平的三度房室阻滞。其 QRS 波群呈室性波形,频率一般为 20~40 次/分,慢而规则,亦可以不十分规则。

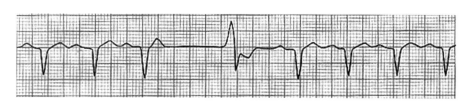

图 5-1-62　室性逸搏心律

4. **反复搏动（reciprocal beat）**　又称反复心律（reciprocal rhythm）,其电生理基础是房室交界区存在双径路传导。有时交界性逸搏或交界性心律时,激动逆行上传至心房,于 QRS 波群之后出现逆行 P 波,这个激动又可在房室结内折返,再次下传心室。当折返激动传抵心室时,如心室已脱离前一个交界性搏动引起的不应期,便可以产生一个 QRS 波群。反复搏动属于一种特殊形式的折返激动（图5-1-63）。如果两个 QRS 波之间夹有一窦性 P 波,属伪反复心律,应称为逸搏-夺获心律。

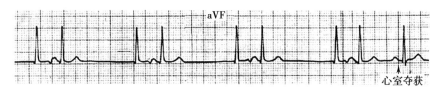

图 5-1-63　反复搏动（二联律）

五、异位性心动过速

异位性心动过速是指异位节律点兴奋性增高或折返激动引起的快速异位心律(期前收缩连续出现3次或3次以上)。根据异位节律点发生的部位,可分为房性、交界性及室性心动过速。

1. **阵发性室上性心动过速**(paroxysmal supraventricular tachycardia) 理应分为房性以及与房室交界区相关的心动过速,但常因P′不易辨别,故统称为室上性心动过速(室上速)(图5-1-64)。该类心动过速发作时有突发、突止的特点,频率一般在160~250次/分,节律快而规则,QRS形态一般正常(伴有束支阻滞或室内差异性传导时,可呈宽QRS波心动过速)。临床上最常见的室上速类型为预激旁路引发的房室折返性心动过速(A-V reentry tachycardia,AVRT)以及房室结双径路(dual A-V nodal pathways)引发的房室结折返性心动过速(A-V nodal reentry tachycardia,AVNRT)。心动过速通常可由一个房性期前收缩诱发。两者发生的机制见图5-1-65。这两类心动过速病人多不具有器质性心脏病,由于解剖学定位比较明确,可通过导管射频消融术根治。房性心动过速包括自律性和房内折返性心动过速两种类型,多发生于器质性心脏病基础上。

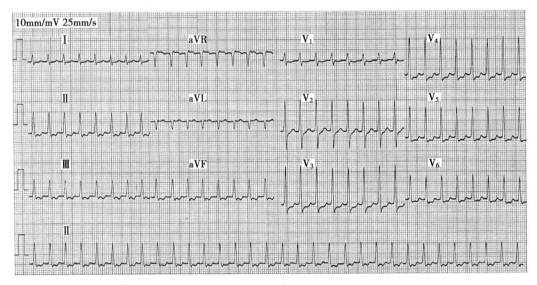

图5-1-64　室上性心动过速

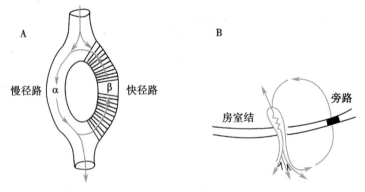

图5-1-65　房室结折返性心动过速和房室折返性心动过速发生机制示意图
A. 房室结折返性心动过速;B. 房室折返性心动过速

2. **室性心动过速**(ventricular tachycardia) 室性心动过速属于宽QRS波心动过速类型,心电图表现为:①频率多在140~200次/分,节律可稍不齐;②QRS波群形态宽大畸形,时限通常>

0.12 秒;③如能发现 P 波,并且 P 波频率慢于 QRS 波频率,PR 无固定关系(房室分离),则可明确诊断;④偶尔心房激动夺获心室或发生室性融合波,也支持室性心动过速的诊断(图 5-1-66、图 5-1-67)。

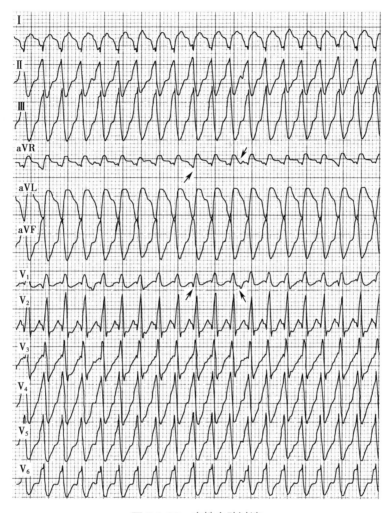

图 5-1-66　室性心动过速

12 导联心电图同步记录:箭头示 P 波,PR 间期无固定关系,心室率快于心房率

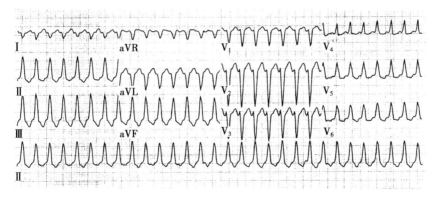

图 5-1-67　起源于右室流出道的室性心动过速

心电图特征:胸导联 QRS 波呈左束支阻滞形态,下壁导联Ⅱ、Ⅲ、aVF 呈高振幅 R 波。
图下方的Ⅱ导联记录可见房室分离

　　除了室性心动过速外,室上速伴心室内差异性传导,室上速伴原来存在束支阻滞或室内传导延迟,室上性心律失常(房速、房扑或房颤)经房室旁路前传,经房室旁路前传的房室折返性心动过速等,亦可表现为宽 QRS 波心动过速类型,应注意鉴别诊断。

　　3. 非阵发性心动过速 (nonparoxysmal tachycardia) 　可发生在心房、房室交界区或心室,又称加速的房性、交界性或室性自主心律。此类心动过速发作多有渐起渐止的特点。心电图主要表现为:频率比逸搏心律快,比阵发性心动过速慢,交界性心律频率多为70～130次/分,室性心律频率多为60～100次/分。由于心动过速频率与窦性心律频率相近,易发生干扰性房室脱节,并出现各种融合波或夺获心搏。此类型心动过速的机制是异位起搏点自律性增高,多发生于器质性心脏病。

　　4. 双向性室性心动过速 (bidirectional ventricular tachycardia) 　双向性室性心动过速是一种少见的心律失常,是室性心动过速的一种特殊类型。心电图的特征为:心动过速时,QRS 波群的主波方向出现上、下交替改变(图 5-1-68)。此类心律失常除见于洋地黄中毒外,还可见于儿茶酚胺敏感性多形性室性心动过速病人(属于遗传性心律失常的一种类型)。

监护导联

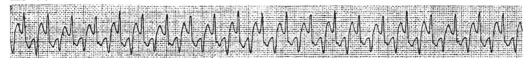

图 5-1-68　双向性室性心动过速

　　5. 扭转型室性心动过速 (torsade de pointes,TDP) 　此类心动过速是一种严重的室性心律失常。发作时可见一系列增宽变形的 QRS 波群,以每3～10个心搏围绕基线不断扭转其主波的正负方向,典型者常伴有 QT 间期延长,每次发作持续数秒到数十秒而自行终止,但极易复发或转为心室颤动(图 5-1-69)。临床上表现为反复发作心源性晕厥或称为阿-斯综合征。

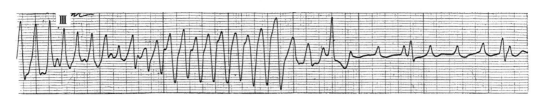

图 5-1-69　扭转型室性心动过速

　　扭转型室性心动过速可由不同病因引起,临床上常见的原因有:①遗传性心律失常(离子通道功能异常),如先天性长 QT 间期综合征等;②严重的房室阻滞,逸搏心律伴有巨大的 T 波;③电解质紊乱,如低钾、低镁伴有 QT 间期延长;④某些药物(例如奎尼丁、胺碘酮等)所致。

六、扑动与颤动

　　扑动、颤动可出现于心房或心室。主要的电生理基础为心肌的兴奋性增高,不应期缩短,同时伴有一定的传导障碍,形成环形激动及多发微折返。

　　1. 心房扑动 (atrial flutter,AFL) 　关于典型心房扑动的发生机制已比较清楚,属于房内大折返环路激动(图 5-1-70)。心房扑动大多为短阵发性,少数可呈持续性。总体而言,心房扑动不如心房颤动稳定,常可转为心房颤动或窦性心律。

图 5-1-70　心房扑动发生机制示意图

　　心房扑动的心电图特点为:正常 P 波消失,代之连续的锯齿状扑动波(F 波),多数在Ⅱ、Ⅲ、aVF 导联上清晰可见;F 波间无等电位线,波幅大小一致,间隔规则,频率为240～350次/分,大多不能全部下传,常以固定房室比例(2:1或4:1)下传,故心室律规则(图 5-1-71)。如果房室传导比例不恒定或伴有文氏传导现象,则心室律可以不规则。心房扑动时 QRS 波时间一般不增宽。心房扑动如伴 1:1 房室传导可引起严重的血流动力学改变,应及时处理。如果 F 波的大小和间距有差异,且频率>350 次/分,称不纯性心房扑动或称非典型心房扑动。

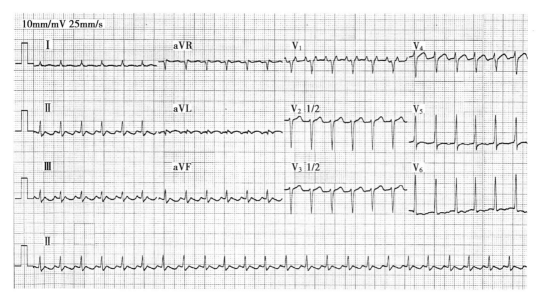

图 5-1-71　心房扑动
呈 2∶1 传导,Ⅱ、Ⅲ、aVF 扑动波呈锯齿状

近年,对于典型的心房扑动通过射频消融三尖瓣环到下腔静脉口之间的峡部区域,可以阻断折返环,从而达到根治心房扑动的目的。

2. **心房颤动**(atrial fibrillation,AF)　心房颤动是临床上很常见的心律失常。心房颤动可以是阵发性或持续性,大多发生在器质性心脏病基础上,多与心房扩大、心肌受损、心力衰竭等有关。但也有少部分房颤病人无明显器质性心脏病。发生心房颤动的机制比较复杂,至今仍未完全清楚,多数可能系多个小折返激动所致(图 5-1-72)。近年的研究发现:一部分心房颤动可能是局灶触发机制(大多起源于肺静脉)。心房颤动时整个心房失去协调一致的收缩,心排血量降低,且易形成附壁血栓。

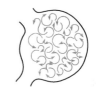

图 5-1-72　心房颤动
发生机制示意图

心房颤动的心电图特点为:正常 P 波消失,代以大小不等、形状各异的颤动波(f 波),通常以 V₁ 导联最明显;心房颤动波可较粗大,亦可较细小;房颤波的频率为 350～600 次/分;RR 绝对不齐,QRS 波一般不增宽(图 5-1-73)。若是前一个 RR 间距偏长而与下一个 QRS 波相距较近时,易出现一个增宽变形的 QRS 波,此可能是心房颤动伴有室内差异传导,并非室性期前收缩,应注意进行鉴别(图 5-1-74)。持续性心房颤动病人,如果心电图上出现 RR 绝对规则,且心室率缓慢,常提示发生完全性房室阻滞。

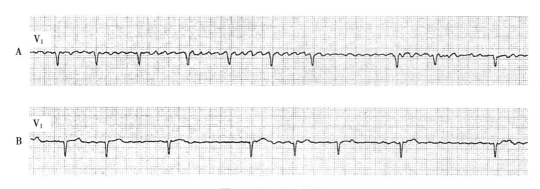

图 5-1-73　心房颤动
A. 颤动波较粗大;B. 颤动波较细小

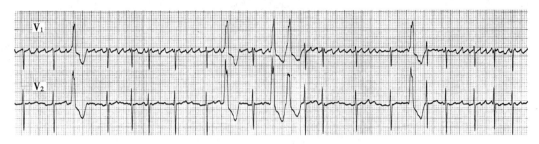

图5-1-74　心房颤动伴室内差异传导

3. 心室扑动与心室颤动　多数人认为心室扑动(ventricular flutter)(图5-1-75)是心室肌产生环形激动的结果。出现心室扑动一般具有两个条件:①心肌明显受损、缺氧或代谢失常;②异位激动落在易颤期。心电图特点是无正常QRS-T波,代之以连续快速而相对规则的大振幅波动,频率达200~250次/分,心脏失去排血功能。心室扑动常不能持久,不是很快恢复,便会转为心室颤动而导致死亡。心室颤动(ventricular fibrillation)(图5-1-76)往往是心脏停搏前的短暂征象,也可以因急性心肌缺血或心电紊乱而发生。由于心脏出现多灶性局部兴奋,以致完全失去排血功能。心电图上QRS-T波完全消失,出现大小不等、极不匀齐的低小波,频率200~500次/分。心室扑动和心室颤动均是极严重的致死性心律失常。

七、传导异常

心脏传导异常包括病理性传导阻滞、生理性干扰脱节及传导途径异常。

(一) 传导阻滞

传导阻滞的病因可以是传导系统的器质性损害,也可能是迷走神经张力增高引起的功能性抑制或是药物作用及位相性影响。心脏传导阻滞(heart block)按发生的部位分为窦房传导阻滞、房内传导阻滞、房室传导阻滞和室内传导阻滞。按阻滞程度可分为一度(传导延缓)、二度(部分激动传导发生中断)和三度(传导完全中断)。按传导阻滞发生情况,可分为永久性、暂时性、交替性及渐进性。

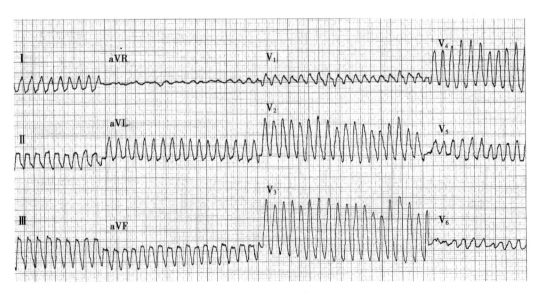

图5-1-75　心室扑动

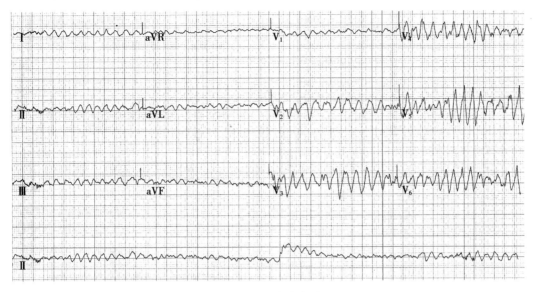

图 5-1-76　心室颤动

1. 窦房传导阻滞（sinoatrial block）　常规心电图不能直接描记出窦房结电位，故一度窦房传导阻滞不能观察到。三度窦房传导阻滞难与窦性停搏相鉴别。只有二度窦房传导阻滞出现心房和心室漏搏（P-QRS-T 均脱漏）时才能诊断。窦房传导逐渐延长，直至一次窦性激动不能传入心房，心电图表现为 PP 间距逐渐缩短，于出现漏搏后 PP 间距又突然延长呈文氏现象，称为二度Ⅰ型窦房传导阻滞（图 5-1-77），此应与窦性心律不齐相鉴别。在规律的窦性 PP 间距中突然出现一个长间歇，这一长间歇刚好等于正常窦性 PP 间距的倍数，此称二度Ⅱ型窦房传导阻滞（图 5-1-78）。

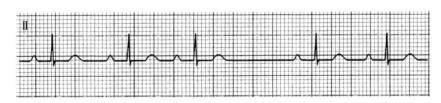

图 5-1-77　二度Ⅰ型窦房传导阻滞

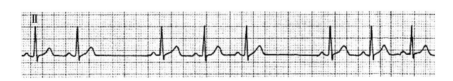

图 5-1-78　二度Ⅱ型窦房传导阻滞

2. 房内传导阻滞（intra-atrial block）　心房内有前、中、后三条结间束连接窦房结与房室结，同时也激动心房。连接右心房与左心房主要为上房间束（系前结间束的房间支，又称 Bachmann 束）和下房间束。房内传导阻滞一般不产生心律不齐，以不完全性房内传导阻滞多见，主要是上房间束传导障碍。心电图表现为 P 波增宽≥0.12 秒，出现双峰，切迹间距≥0.04 秒，与左心房肥大的心电图表现相类似。完全性房内传导阻滞少见，其产生原因是局部心房肌周围形成传入、传出阻滞，引起心房分离。心电图表现为：在正常窦性 P 波之外，还可见与其无关的异位 P′波或心房颤动波或心房扑动波，自成节律。

3. 房室传导阻滞（atrioventricular block，AVB）　是临床上常见的一种心脏传导阻滞。通常分析 P 与 QRS 波的关系可以了解房室传导情况。房室传导阻滞可发生在不同水平:在房内的结间束(尤其是前结间束)传导延缓即可引起 PR 间期延长;房室结和希氏束是常见的发生传导阻滞的部位;若左、右束支或三支(右束支及左束支的前、后分支)同时出现传导阻滞,也归于房室传导阻滞。阻滞部位愈低,潜在节律点的稳定性愈差,危险性也就愈大。准确地判断房室传导阻滞发生的部位需要借助于希氏束(His bundle)电图。房室传导阻滞多数是由器质性心脏病所致,少数可见于迷走神经张力增高的正常人。

(1) 一度房室传导阻滞:心电图主要表现为 PR 间期延长。在成人若 PR 间期>0.20 秒(老年人 PR 间期>0.22 秒),或对两次检测结果进行比较,心率没有明显改变而 PR 间期延长超过 0.04 秒,可诊断为一度房室传导阻滞(图 5-1-79)。PR 间期可随年龄、心率而变化,故诊断标准需相适应。

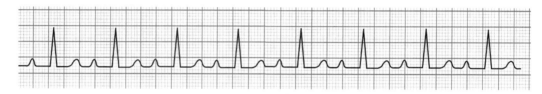

图 5-1-79　一度房室传导阻滞

(2) 二度房室传导阻滞:心电图主要表现为部分 P 波后 QRS 波脱漏,分两种类型:①二度 I 型房室传导阻滞(称 Morbiz I 型):表现为 P 波规律地出现,PR 间期逐渐延长(通常每次延长的绝对增加值多呈递减),直到 P 波下传受阻,脱漏 1 个 QRS 波群,漏搏后房室阻滞得到一定改善,PR 间期又趋缩短,之后又复逐渐延长,如此周而复始地出现,称为文氏现象(Wenckebach phenomenon)。通常以 P 波数与 P 波下传数的比例来表示房室阻滞的程度,例如 4:3 传导表示 4 个 P 波中有 3 个 P 波下传心室,而只有 1 个 P 波不能下传(图 5-1-80);②二度 II 型房室传导阻滞(称 Morbiz II 型):表现为 PR 间期恒定(正常或延长),部分 P 波后无 QRS 波群(图 5-1-81)。一般认为,绝对不应期延长为二度 II 型房室阻滞的主要电生理改变,且发生阻滞部位偏低。凡连续出现 2 次或 2 次以上的 QRS 波群脱漏者(例如,呈 3:1、4:1 传导的房室阻滞),常称为高度房室传导阻滞(图 5-1-82)。

二度 I 型房室传导阻滞较 II 型和高度房室传导阻滞常见。前者多为功能性或病变位于房室结或希氏束的近端,预后较好。后者多属器质性损害,病变大多位于希氏束的远端或束支部位,易发展为完全性房室阻滞,预后较差。

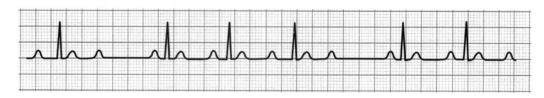

图 5-1-80　二度 I 型房室传导阻滞

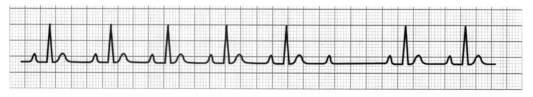

图 5-1-81　二度 II 型房室传导阻滞

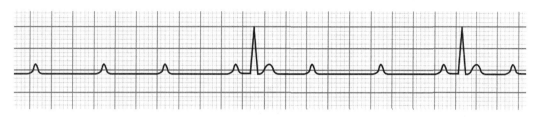

图 5-1-82　高度房室传导阻滞

（3）三度房室传导阻滞：又称完全性房室传导阻滞（图 5-1-83）。当来自房室交界区以上的激动完全不能通过阻滞部位时，在阻滞部位以下的潜在起搏点就会发放激动，出现交界性逸搏心律（QRS 形态正常，频率一般为 40～60 次/分，图 5-1-84）或室性逸搏心律（QRS 形态宽大畸形，频率一般为 20～40 次/分，图 5-1-85），以交界性逸搏心律为多见。如出现室性逸搏心律，往往提示发生阻滞的部位较低。发生三度房室传导阻滞时，心房与心室分别由两个不同的起搏点激动，各保持自身的节律，心电图上表现为：P 波与 QRS 波毫无关系（PR 间期不固定），心房率快于心室率。

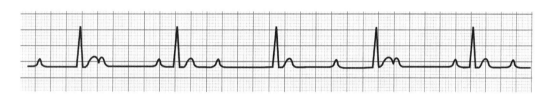

图 5-1-83　三度房室传导阻滞

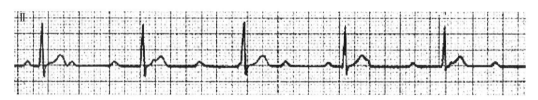

图 5-1-84　三度房室传导阻滞，交界性逸搏心律

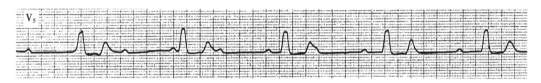

图 5-1-85　三度房室传导阻滞，室性逸搏心律

4. 室内传导阻滞　室内传导阻滞是指室上性的激动在心室内（希氏束分叉以下）传导过程中发生异常，从而导致 QRS 波群时限延长及形态发生改变。这种心室内传导异常可以长期恒定不变、可以为暂时性、亦可呈频率依赖性（仅在快频率或慢频率情况下发生）。

　　希氏束穿膜进入心室后，在室间隔上方分为右束支和左束支分别支配右心室和左心室。左束支又分为左前分支和左后分支。它们可以分别发生不同程度的传导障碍（图 5-1-86）。一侧束支阻滞时，激动从健侧心室跨越室间隔后再缓慢地激动阻滞一侧的心室，在时间上可延长 40～60 毫秒以上。根据 QRS 波群的时限是否≥0.12 秒而分为完全性和不完全性束支阻滞。所谓完全性束支阻滞并不意味在该束支上激动绝对不能传导，只要两侧束支激动的传导时间差别超过 40 毫秒以上，延迟传导一侧的心室就会被对侧传导过来的激动所激动，从而表现出完全性束支阻滞的图形改变。左、右束支及左束支分支不同程度的传导障碍，还可分别构成不同组合及复杂的束支阻滞类型。

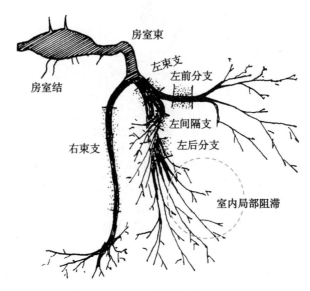

图 5-1-86　束支阻滞可能发生的部位

（1）右束支阻滞（right bundle branch block,RBBB）：右束支细长,主要由左前降支供血,其不应期一般比左束支长,发生阻滞较多见。右束支阻滞可以发生在各种器质性心脏病,也可见于健康人。右束支阻滞时,心室除极仍始于室间隔中部,自左向右方向除极,接着通过浦肯野纤维正常快速激动左心室,最后通过缓慢的心室肌传导激动右心室。因此 QRS 波群前半部接近正常,主要表现在后半部 QRS 时间延迟、形态发生改变（图 5-1-87）。

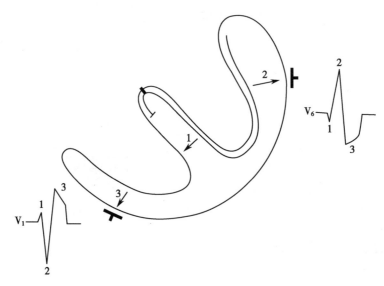

图 5-1-87　右束支阻滞 QRS 波形示意图

完全性右束支阻滞的心电图表现（图 5-1-88）：①成人 QRS 波群时间≥0.12 秒；②V_1 或 V_2 导联 QRS 呈 rsR′型或 M 形,此为最具特征性的改变；Ⅰ、V_5、V_6 导联 S 波增宽而有切迹,其时限≥0.04 秒；aVR 导联呈 QR 型,其 R 波宽而有切迹；③V_1 导联 R 峰时间>0.05 秒；④V_1、V_2 导联 ST 段轻度压低,T 波倒置；Ⅰ、V_5、V_6 导联 T 波方向与终末 S 波方向相反,仍为直立。右束支阻滞时,在不合并左前分支阻滞或左后分支阻滞的情况下,QRS 心电轴一般仍在正常范围。

若 QRS 形态和完全性右束支阻滞相似,但 QRS 波群时间<0.12 秒,则诊断为不完全性右束支阻滞。

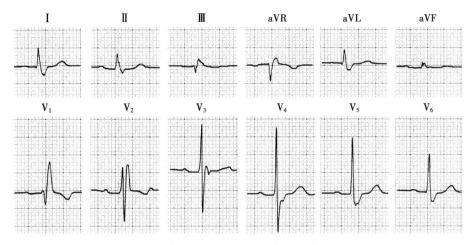

图 5-1-88　　完全性右束支阻滞

在存在右束支阻滞的情况下,若出现心电轴明显右偏(>+110°);V_1导联 R′波振幅明显增高(>1.5mV);V_5、V_6导联的 S 波明显加深(>0.5mV),提示可能合并右心室肥厚。

(2) 左束支阻滞(left bundle branch block,LBBB):左束支粗而短,由双侧冠状动脉分支供血,不易发生传导阻滞。如有发生,大多为器质性病变所致。左束支阻滞时,激动沿右束支下传至右心室前乳头肌根部才开始向不同方面扩布,引起心室除极顺序从开始就发生一系列改变。由于初始室间隔除极变为右向左方向除极,导致 I、V_5、V_6导联正常室间隔除极波(q 波)消失;左心室除极不是通过浦肯野纤维激动,而是通过心室肌缓慢传导激动,故心室除极时间明显延长;心室除极向量主要向左后,其 QRS 向量中部及终末部除极过程缓慢,使 QRS 主波(R 或 S 波)增宽、粗钝或有切迹(图 5-1-89)。

完全性左束支阻滞的心电图表现(图 5-1-90):①成人 QRS 波群时间≥0.12 秒;②V_1、V_2导联呈 rS 波(其 r 波极小,S 波明显加深增宽)或呈宽而深的 QS 波;I、aVL、V_5、V_6导联 R 波增宽、顶峰粗钝或有切迹;③I、V_5、V_6导联 q 波一般消失;④V_5、V_6导联 R 峰时间>0.06 秒;⑤ST-T 方向通常与 QRS 波群主波方向相反。有时在 QRS 波群为正向(R 波为主)的导联上亦可表现为直立的 T 波。左束支阻滞时,QRS 心电轴可以在正常范围或向左上偏移,也可出现电轴右偏。

若 QRS 波群时间<0.12 秒,则诊断为不完全性左束支阻滞,其图形与左心室肥厚的心电图表现十分相似,二者鉴别有时比较困难。

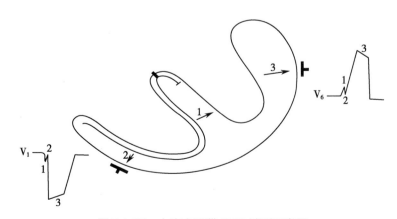

图 5-1-89　　左束支阻滞 QRS 波形示意图

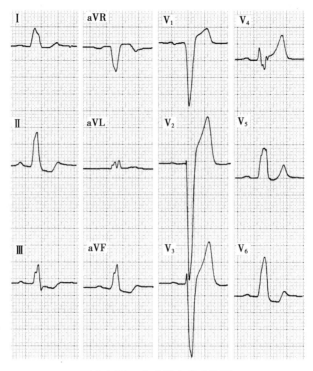

图 5-1-90　完全性左束支阻滞

（3）左前分支阻滞（left anterior fascicular block，LAFB）：左前分支细长，支配左心室左前上方，主要由左前降支供血，易发生传导障碍。左前分支阻滞时，心脏激动沿左后分支下传，首先使左心室后下壁除极，QRS 波群初始向量朝向右下方，在 0.03 秒之内由下转向左上，然后使左心室前上壁除极。左前分支阻滞时，QRS 波群主向量位于左上方（图 5-1-91B）。由于激动仍然通过传导系统扩布，因此 QRS 波群时限仅轻度延长。

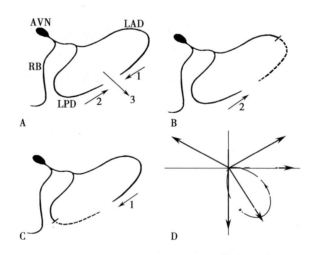

图 5-1-91　左前和左后分支阻滞 QRS 波群向量偏转示意图
AVN：房室结；RB：右束支；LAFB：左前分支；LPFB：左后分支

左前分支阻滞的心电图表现为：①QRS 波群心电轴左偏在-45°~-90°；②Ⅱ、Ⅲ、aVF 导联 QRS 波呈 rS 型；Ⅰ、aVL 导联呈 qR 型；③aVL 导联 R 峰时间≥45ms；④QRS 时间轻度延长，但<0.12 秒（图 5-1-92）。

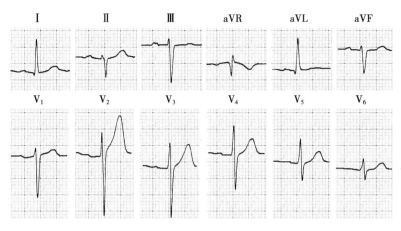

图 5-1-92 左前分支阻滞

需要注意的是,左前分支阻滞可引起胸导联 R 波递增不良,表现为:V_5、V_6 导联 S 波加深(受 QRS 波群终末朝上向量的影响),易误认为合并有右心室肥厚;偶尔 V_1 导联呈 QS 型(受 QRS 波群初始朝下向量的影响),易误认为合并有前间壁心肌梗死。

(4)左后分支阻滞(left posterior fascicular block,LPFB):左后分支较粗,向下向后散开分布于左心室的隔面,具有双重血液供应,故左后分支阻滞比较少见。左后分支阻滞时,心脏激动沿左前分支下传,首先使左心室前上壁除极,QRS 波群初始向量朝向上方,然后使左心室后下壁除极。左后分支阻滞时,QRS 波群主向量位于右下方(图 5-1-91C)。由于激动仍然通过传导系统扩布,因此QRS 波群时限仅轻度延长。

左后分支阻滞的心电图表现为:①QRS 波群心电轴右偏在 +90° ~ +180°;② I 、aVL 导联 QRS 波呈 rS 型,③Ⅲ、aVF 导联呈 qR 型;④QRS 时间轻度延长,但 <0.12 秒(图 5-1-93)。临床上诊断左后分支阻滞时应首先排除引起心电轴右偏的其他原因。

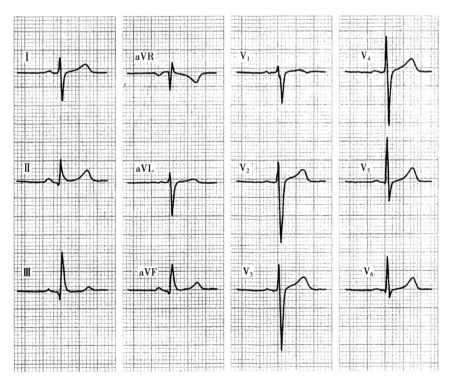

图 5-1-93 左后分支阻滞

（二）干扰与脱节

正常的心肌细胞在一次兴奋后具有较长的不应期,因而对于两个相近的激动,前一激动产生的不应期必然影响后面激动的形成和传导,这种现象称为干扰。当心脏两个不同起搏点并行地产生激动,引起一系列干扰,称为干扰性房室脱节(interference atrioventricular dissociation)。干扰所致心电图的许多变化特征(如传导延缓、中断、房室脱节等)都与传导阻滞图形相似,必须与病理性传导阻滞相区别。干扰是一种生理现象,常可使心律失常分析变得更加复杂。干扰现象可以发生在心脏的各个部位,最常见的部位是房室交界区。房性期前收缩的代偿间歇不完全(窦房结内干扰),房性期前收缩本身的 P'R 间期延长,间位性期前收缩或室性期前收缩后的窦性 PR 间期延长等,均属干扰现象。

（三）预激综合征

预激综合征(pre-excitation syndrome)属传导途径异常,是指在正常的房室结传导途径之外,沿房室环周围还存在附加的房室传导束(旁路)。预激综合征有以下类型:

1. WPW 综合征（Wolff-Parkinson-While syndrome） 又称经典型预激综合征,属显性房室旁路。其解剖学基础为房室环存在直接连接心房与心室的一束纤维(Kent 束)。窦房结激动或心房激动可经传导很快的旁路纤维下传预先激动部分心室肌,同时经正常房室结途径下传激动其他部分心室肌,形成特殊的心电图特征:①PR 间期缩短<0.12 秒;②QRS 波增宽≥0.12 秒;③QRS 波起始部有预激波(delta 波);④P-J 间期一般正常;⑤出现继发性 ST-T 改变(图 5-1-94)。需要注意:心电图 delta 波的大小、QRS 波的宽度及 ST-T 改变的程度与预激成分的多少有关,少数预激综合征病人的 QRS 波时间可<0.12 秒。

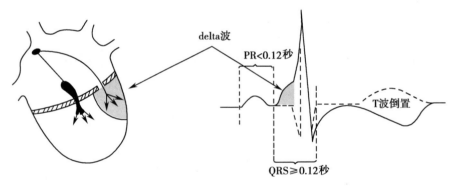

图 5-1-94　WPW 综合征特殊的心电图特征

根据 V₁导联 delta 波极性及 QRS 主波方向可对旁路进行初步定位。如 V₁导联 delta 波正向且以 R 波为主,则一般为左侧旁路(图 5-1-95);如 V₁导联 delta 波负向或 QRS 主波以负向波为主,则大多为右侧旁路(图 5-1-96)。

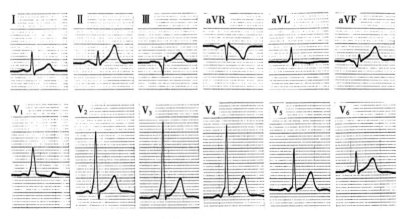

图 5-1-95　WPW 综合征（左侧旁路）

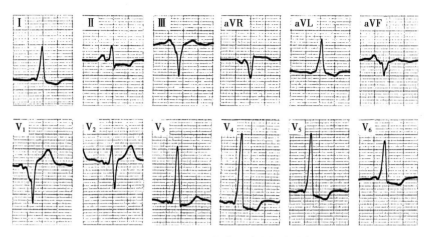

图 5-1-96　WPW 综合征（右侧旁路）

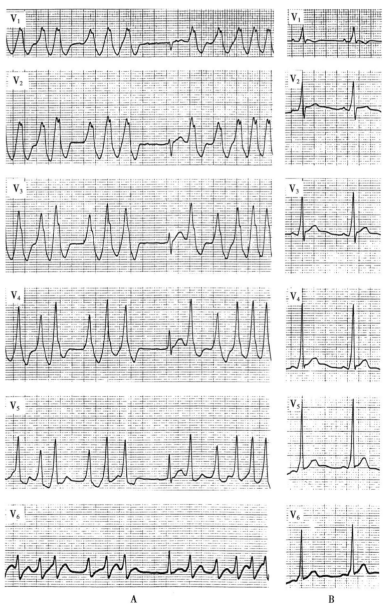

A B

图 5-1-97　预激综合征合并心房颤动
A. 发生心房颤动时的心电图；B. 窦性心律时的心电图显示预激图形

部分病人的房室旁路没有前向传导功能,仅有逆向传导功能,心电图上 PR 间期正常,QRS 起始部无预激波,但可反复发作房室折返性心动过速(AVRT),此类旁路称之为隐匿性旁路。

2. LGL 综合征(Lown-Ganong-Levine syndrome)　又称短 PR 综合征。目前 LGL 综合征的解剖生理有两种观点:①存在绕过房室结传导的旁路纤维 James 束;②房室结较小发育不全,或房室结内存在一条传导异常快的通道引起房室结加速传导。心电图上表现为 PR 间期<0.12 秒,但 QRS 起始部无预激波。

3. Mahaim 型预激综合征　Mahaim 纤维具有类房室结样特征,传导缓慢,呈递减性传导,是一种特殊的房室旁路。此类旁路只有前传功能,没有逆传功能。心电图上表现为 PR 间期正常或长于正常值,QRS 波起始部可见预激波。Mahaim 型旁路可以引发宽 QRS 波心动过速并呈左束支阻滞图形。

预激综合征多见于健康人,其主要危害是常可引发房室折返性心动过速。WPW 综合征如合并心房颤动,还可引起快速的心室率,甚至发生室颤,属一种严重心律失常类型(图 5-1-97)。近年,采用导管射频消融术已可对预激综合征进行彻底根治。

第七节　电解质紊乱和药物影响

一、电解质紊乱

电解质紊乱(electrolytes disturbance)是指血清电解质浓度的增高与降低,无论增高或降低都会影响心肌的除极与复极及激动的传导,并可反映在心电图上。需要强调,心电图虽有助于电解质紊乱的诊断,但由于受其他因素的影响,心电图改变与血清中电解质水平并不完全一致。如同时存在各种电解质紊乱时又可互相影响,加重或抵消心电图改变。故应密切结合病史和临床表现进行判断。

1. 高血钾(hyperkalemia)　高血钾时引起的心电图变化见图 5-1-98。细胞外血钾浓度超过 5.5mmol/L,致使 QT 间期缩短和 T 波高尖,基底部变窄;血清钾>6.5mmol/L 时,QRS 波群增宽,PR 及 QT 间期延长,R 波电压降低及 S 波加深,S-T 段压低。当血清钾增高>7mmol/L,QRS 波群进一步增宽,PR 及 QT 间期进一步延长;P 波增宽,振幅减低,甚至消失,有时实际上窦房结仍在发出激动,沿 3 个结间束经房室交界区传入心室,因心房肌受抑制而无 P 波,称之为"窦室传导"(图 5-1-99)。高血钾的最后阶段,宽大的 QRS 波甚至与 T 波融合呈正弦波。高血钾可引起室性心动过速、心室扑动或颤动,甚至心脏停搏。

2. 低血钾(hypokalemia)　低血钾时引起的心电图变化见图 5-1-100。典型改变为 S-T 段压低,T 波低平或倒置以及 u 波增高(u 波>0.1mV 或 u/T>1 或 T-u 融合、双峰),QT 间期一般正常或轻度延长,表现为 QT-u 间期延长(图 5-1-101)。明显的低血钾可使 QRS 波群时间延长,P 波振幅增高。低血钾可引起房性心动过速、室性异位搏动和室性心动过速、室内阻滞、房室阻滞等各种心律失常。

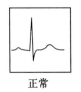
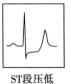
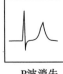

| 正常 | T波高尖 | ST段压低 | PR延长
P波增宽低平 | P波消失 | QRS增宽
与T波融合 |

图 5-1-98　高血钾

随血钾水平逐渐升高引起的心电图改变示意图

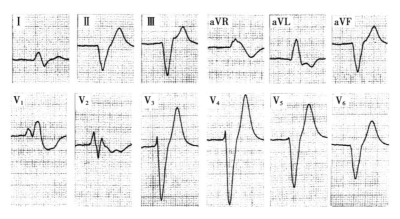

图 5-1-99　高血钾

病人血钾水平 8.5mmol/L

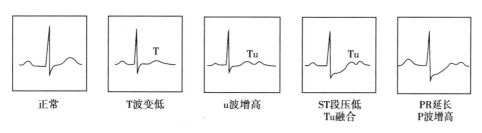

图 5-1-100　低血钾

随血钾水平逐渐降低引起的心电图改变示意图

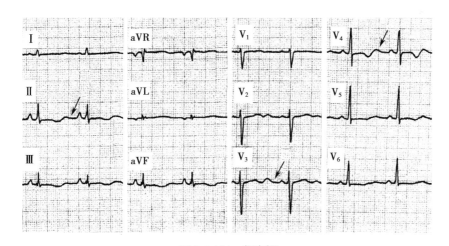

图 5-1-101　低血钾

病人血钾水平 2.1mmol/L,箭头示 u 波,QT-u 间期 0.70 秒

3. **高血钙和低血钙**　高血钙的主要改变为 ST 段缩短或消失,QT 间期缩短(图 5-1-102)。严重高血钙(例如快速静注钙剂时),可发生窦性停搏、窦房阻滞、室性期前收缩、阵发性室性心动过速等。低血钙的主要改变为 ST 段明显延长、QT 间期延长、直立 T 波变窄、低平或倒置,一般很少发生心律失常(图 5-1-103)。

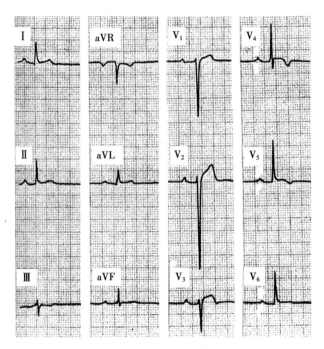

图 5-1-102　高血钙

病人血钙水平 3.8mmol/L,QT 间期 0.30 秒

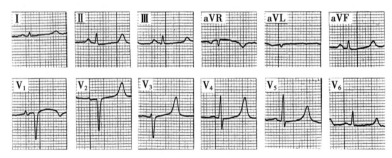

图 5-1-103　低血钙

病人血钙水平 1.46mmol/L,QT 间期 0.46 秒

二、药物影响

1. 洋地黄对心电图的影响

（1）洋地黄效应（digitalis effect）:洋地黄直接作用于心室肌,使动作电位的 2 位相缩短以至消失,并减少 3 位相坡度,因而动作电位时程缩短,引起心电图特征性表现:①S-T 段下垂型压低;②T 波低平、双向或倒置,双向 T 波往往是初始部分倒置,终末部分直立变窄,ST-T 呈"鱼钩型";③QT 间期缩短。上述心电图表现常为已经接受洋地黄治疗的标志,即所谓洋地黄效应（图 5-1-104）。

（2）洋地黄中毒（digitalis toxicity）:洋地黄中毒病人可以有胃肠道症状和神经系统症状,但出现各种心律失常是洋地黄中毒的主要表现。常见的心律失常有:频发性（二联律或三联律）及多源性室性期前收缩,严重时可出现室性心动过速（特别是双向性心动过速）,甚至室颤。交界性心动过速伴房室脱节,房性心动过速伴不同比例的房室阻滞也是常见的洋地黄中毒表现。洋地黄中毒还可出现房室阻滞,当出现二度或三度房室阻滞时,则是洋地黄严重中毒表现。另外也可发生窦性停搏或窦房阻滞、心房扑动、心房颤动等。

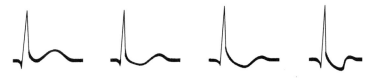

图 5-1-104 洋地黄引起 ST-T 变化

逐渐形成特征性的 ST-T 改变(鱼钩型)

2. **奎尼丁** 奎尼丁属 I_A 类抗心律失常药物,并且对心电图有较明显作用。奎尼丁治疗剂量时的心电图表现:①QT 间期延长;②T 波低平或倒置;③u 波增高;④P 波稍宽可有切迹,PR 间期稍延长。奎尼丁中毒时的心电图表现:①QT 间期明显延长;②QRS 时间明显延长(用药过程中,QRS 时间不应超过原来的 25% ,如达到 50% 应立即停药);③各种程度的房室阻滞,以及窦性心动过缓、窦性停搏或窦房阻滞;④各种室性心律失常,严重时发生扭转型室性心动过速,甚至室颤引起晕厥和突然死亡。

3. **其他药物** 如胺碘酮及索他洛尔等也可使心电图 QT 间期延长。

第八节 心电图的分析方法和临床应用

一、心电图分析方法和步骤

必须强调:要充分发挥心电图检查在临床上的诊断作用,单纯地死记硬背某些心电图诊断标准或指标数值是不行的,甚至会发生误导。只有熟练地掌握心电图分析的方法和技巧,并善于把心电图的各种变化与具体病例的临床情况密切结合起来,才可能对心电图作出正确的诊断和解释。

1. **结合临床资料的重要性** 心电图记录的只是心肌激动的电学活动,心电图检测技术本身还存在一定的局限性,并且还受到个体差异等方面的影响。许多心脏疾病,特别是早期阶段,心电图可以正常。多种疾病可以引起同一种图形改变,例如心肌病、心肌炎、脑血管意外等都可能出现异常 Q 波,不可轻易诊断为心肌梗死;又如 V_5 导联电压增高,在正常青年人仅能提示为高电压现象,而对长期高血压或瓣膜病病人就可作为诊断左心室肥厚的依据之一。因此,在检查心电图之前应仔细阅读申请单,必要时应亲自询问病史和作必要的体格检查。对心电图的各种变化应密切结合临床资料,才能得出正确的解释。

2. **对心电图描记技术的要求** 心电图机必须保证经放大后的电信号不失真。采样率、频率响应、阻尼、时间常数、走纸速度、灵敏度等各项性能指标应符号规定的标准和要求。描记时应尽量避免干扰和基线漂移。心电图检查应常规描记 12 导联的心电图,以避免遗漏某些重要的信息。描记者应了解临床资料及掌握心电图分析的基本方法。应根据临床需要及心电图变化,决定描记时间的长短和是否加作导联。例如疑有右心室肥厚或右心室心肌梗死时应加作 $V_{3R} \sim V_{5R}$ 导联;怀疑后壁心肌梗死应加作 $V_7 \sim V_9$ 导联。对于心律失常,要取 P 波清晰的导联,描记长度最好能达到重复显示具有异常改变的周期。胸痛时描记心电图发现有 ST-T 异常改变者,一定要在短期内重复描记心电图,以便证实是否为急性心绞痛发作所致等。

　　3. 熟悉心电图的正常变异　分析心电图时必须熟悉心电图的正常变异。例如 P 波一般偏小常无意义;儿童 P 波偏尖;由于体位和节律点位置关系,Ⅲ、aVF 导联 P 波低平或轻度倒置时,只要 I 导联 P 波直立,aVR 导联 P 波倒置,则并非异常;QRS 波群振幅随年龄增加而递减;儿童右心室电位常占优势;横位时Ⅲ导联易见 Q 波;"顺钟向转位"时,V₁甚至 V₂导联可出现"QS"波形;呼吸可导致交替电压现象;青年人易见 ST 段斜形轻度抬高;有自主神经功能紊乱者可出现 ST 段压低、T 波低平或倒置,尤其女性;体位、情绪、饮食等也常引起 T 波振幅减低;儿童和妇女 V₁~V₃导联的 T 波倒置机会较多等。

　　4. 心电图的具体分析方法　在进行心电图分析的时候,首先应该关注走纸速度和标准电压,前述分析心电图的诸多方法和心电图波形,均是在走纸速度为标准的 25mm/s 的情况下获得的,若心电图的走纸速度发生变化,相应的心电图波形也会有适当的改变。其次,可以按照心电图波形产生的顺序来进行分析,具体分析顺序如下:

　　(1)心率的计算:心率的计算对于临床决策及处理至关重要,大概的心率计算方法可以分为心脏节律规整或不规整分别加以计算,详细内容参见本篇第一章第二节。

　　(2)P 波的分析:①分析心电图是否存在窦性 P 波,并分析窦性 P 波相关的异常心电图,包括窦性心动过速、窦性心动过缓、左右心房肥大;②分析心电图是否存在非窦性 P 波,并分析非窦性 P 波相关的异常心电图,包括房性期前收缩、房性逸搏、交界性期前收缩、交界性逸搏;③分析心电图是否没有 P 波,并分析没有 P 波的异常心电图,包括交界性期前收缩、交界性逸搏、窦性停搏、窦房传导阻滞、心房颤动、心房扑动。

　　(3)PR 间期的分析:①PR 间期的延长,可能存在房室传导阻滞;②PR 间期的缩短,可能存在预激综合征。

　　(4)QRS 波群的分析:①正常 QRS 波群的形态及电压特点;②借助 QRS 波群进行电轴偏转的判断;③借助 QRS 波群电压的变化进行心室肥厚的判断;④增宽的 QRS 波群的分析:室性期前收缩、室性逸搏、室内传导阻滞;⑤无正常 QRS 波群的分析:心室扑动、心室颤动。

　　(5)ST 段的分析:①ST 段抬高的分析;②ST 段压低的分析。

　　(6)T 波的分析:①T 波高尖;②T 波低平;③T 波倒置。

　　(7)电解质及药物对心电图的影响。

　　这种分析方法的优点在于可以收集足够多的心电图信息,避免对异常心电图的漏诊。另外,对分析的最后结果,还要反过来看与临床是否有明显不符合的地方,并提出适当的解释。原则上能用一种道理解释的不要设想过多的可能性;应首先考虑多见的诊断,从临床角度出发,心电图诊断要顾及治疗和病人的安全。

二、心电图的临床应用

　　心电图主要反映心脏激动的电学活动,因此对各种心律失常和传导障碍的诊断及分析具有十分肯定的价值,到目前为止尚没有任何其他检查方法能替代心电图在这方面的作用。心电图是诊断急性心肌缺血和心肌梗死的快速、简便、可靠而实用的方法。在诊断和指导治疗遗传性心律失常(例如,先天性长 QT 间期综合征、Brugada 综合征、儿茶酚胺敏感性多形性室性心动过速等)方面,心电图发挥着重要作用。房室肥大、药物和电解质紊乱都可引起一定的心电图变化,有助诊断。心电图对心包炎、心肌病、心肌炎、肺栓塞、慢性肺源性心脏病、各种先天性心脏病等也都有其特定的诊断价值。心脏电生理检查时,常需要与体表心电图进行同步描记,帮助判断电生理现象和辅助诊断。对于瓣膜活动、心音变化、心肌功能状态等,心电图不能提供直接判断,但作为心动周期的时相标记,又是其他检查的重要辅助手段。

　　除了循环系统疾病之外,心电图已广泛应用于各种危重病人的抢救、手术麻醉、用药观察、航天、登山运动的心电监测等。

（曾　锐）

第二章 其他常用心电学检查

第一节 动态心电图

动态心电图(ambulatory electrocardiography, AECG)是指连续记录 24 小时或更长时间的心电图。该项检查技术首先由美国学者 Norman J. Holter 发明,并于 20 世纪 60 年代初期应用于临床,因而又称为 Holter 监测。动态心电图能够对受检者在日常活动的情况下,以及在身体和精神状况不断变化的条件下进行连续的心电图监测和记录,可提供受检者白天和夜间不同状态下的心电活动信息。动态心电图检查具有常规心电图等其他检查不能替代的作用和价值,因此已成为临床上广泛使用的无创性心血管病检查和诊断手段之一。

一、仪器的基本结构

动态心电图仪主要由记录系统和回放分析系统组成。

1. **记录系统** 包括导联线和记录器。导联线一端与固定在受检者身上的电极相连,另一端与记录器连接。记录器目前通常采用数字固态式记录器类型。记录器佩带在受检者身上,可以连续记录和储存 24 小时或更长时间的两通道或三通道心电信号。近年,12 导联动态心电图系统已广泛应用于临床。

2. **回放分析系统** 主要由计算机系统和心电分析软件组成。回放系统能自动对数字固态记录器记录到的 24 小时心电信号进行分析。分析人员通过人机对话方式对计算机分析的心电图资料进行检查、判定、修改和编辑,打印出异常心电图图例以及有关的数据和图表,作出诊断报告。

二、导联系统

目前多采用双极导联,电极一般均固定在躯体胸部。导联的选择应根据不同的检测目的而定,常用的导联及电极放置部位如下:

1. **CM_5导联** 正极置于左腋前线、平第 5 肋间处(即 V_5 位置),负极置于右锁骨下窝中 1/3 处。该导联对检出缺血性 ST 段下移最为敏感,且记录到的 QRS 波振幅最高,是常规使用的导联。

2. **CM_1导联** 正极置于胸骨右缘第 4 肋间(即 V_1 位置)或胸骨上,负极置于左锁骨下窝中 1/3 处。该导联可清楚地显示 P 波,分析心律失常时常用此导联。

3. **M_{aVF}导联** 正极置于左腋前线肋缘,负极置于左锁骨下窝内 1/3 处。该导联主要用于检测左心室下壁的心肌缺血改变。

4. **CM_2或CM_3导联** 正极置于 V_2 或 V_3 的位置,负极置于右锁骨下窝中 1/3 处。怀疑病人有变异性心绞痛(冠状动脉痉挛)时,宜联合选用 CM_3 和 M_{aVF} 导联。

无关电极可放置胸部的任何部位,一般置于右胸第 5 肋间腋前线或胸骨下段中部。
12 导联动态心电图系统的电极放置部位与运动负荷试验的电极放置部位相同。

三、临床应用范围

动态心电图可以获得受检者日常生活状态下连续 24 小时甚至更长时间的心电图资料,因此常可检测到常规心电图检查不易发现的一过性异常心电图改变。还可以结合分析受检者的生活日志,了解病人的症状,活动状态及服用药物等与心电图变化之间的关系。其临床应用范围如下:

1. 心悸、气促、头昏、晕厥、胸痛等症状性质的判断。

2. 心律失常的定性和定量诊断。

3. 心肌缺血的诊断和评价,尤其是发现无症状心肌缺血的重要手段。

4. 心肌缺血及心律失常药物疗效的评价。

5. 心脏病病人预后的评价,通过观察复杂心律失常等指标,判断心肌梗死后病人及其他心脏病病人的预后。

6. 选择安装起搏器的适应证,评定起搏器的功能,检测与起搏器有关的心律失常。

7. 医学科学研究和流行病学调查,如正常人心率的生理变动范围,宇航员、潜水员、驾驶员心脏功能的研究等。

四、注意事项

应要求病人在佩带记录器检测过程中作好日志,按时间记录其活动状态和有关症状。病人不能填写者,应由医务人员代写。无论有无症状都应认真填写记录。一份完整的生活日志对于正确分析动态心电图资料具有重要参考价值。

动态心电图常受监测过程中病人体位、活动、情绪、睡眠等因素的影响,有时在生理与病理之间难以划出明确的分界线。因此,对动态心电图检测到的某些结果,尤其是 ST-T 改变,还应结合病史、症状及其他临床资料综合分析以作出正确的诊断。

五、分析报告

分析报告应包括以下主要内容:

1. 监测期间的基本节律,24 小时心搏总数,平均心率,最高与最低心率及发生的时间。

2. 各种心律失常的类型,快速性和(或)缓慢性心律失常,异常心搏总数,发生频度,持续时间,形态特征及心律失常与症状、日常活动和昼夜的关系等。

3. 监测导联 ST 段改变的形态、程度、持续时间和频度,ST 段异常改变与心率变化及症状的关系。

4. 应选择和打印有代表性的正常和异常(各种不同类型心律失常,ST-T 改变,QT 间期异常等)的实时心电图片段,作为动态心电图诊断报告的依据。

5. 对起搏病人,报告中还应包括起搏器功能的评价和分析。

分析报告最后应作出此次动态心电图监测的诊断结论。

需要指出:动态心电图属回顾性分析,并不能了解病人即刻的心电变化。由于导联的局限,尚不能反映某些异常心电改变的全貌。对于心脏房室大小的判断、束支传导阻滞、预激综合征的识别、房性和室性心律失常的定位以及心肌梗死的诊断和定位等,仍需要依靠常规 12 导联心电图检查。近年,12 导联动态心电图系统的开发和应用可以部分弥补这方面的不足。

第二节 心电图运动负荷试验

心电图运动负荷试验(ECG exercise test)是判断是否存在心肌缺血及发现早期冠心病的一种检测方法,虽然与冠状动脉造影结果对比有一定比例的假阳性与假阴性,但由于其方法简便实用、无创伤、相对安全,一直被公认为是一项重要的临床心血管疾病检查手段。

一、运动试验的生理和病理基础

生理情况下,运动时为满足肌肉组织需氧量的增加,心率相应加快,心排血量相应增加,而必然伴随心肌耗氧量增加,冠状动脉血流量增加。当冠状动脉发生病变而狭窄到一定程度时,病人在静息状态下可以不发生心肌缺血,但当运动负荷增加伴随心肌耗氧量增加时,冠状动脉血流量不能相应增加,即引起心肌缺氧,心电图上可出现异常改变。心肌耗氧量与心率快慢、心室大小、室壁张力、室内压力增加速度及心室射血时间有关。在临床上,一般以心率或心率与收缩期血压的乘积来反映心肌耗氧量情况。

二、运动负荷量的确定和运动方案的选择

应根据病人的年龄和病情设定运动负荷量。运动负荷量分为极量与亚极量两档。极量负荷量是指心率达到人体的生理极限的负荷量。这种极限运动量一般多采用统计所得的各年龄组的预计最大心率为指标。最大心率粗略计算法为:220–年龄数;亚极量负荷量是指心率达到85% ~ 90%最大心率的负荷量,在临床上大多采用亚极量负荷试验。例如,55 岁的受检者最大心率为:220–55 = 165 次/分,亚极量负荷试验的心率应为:165×85% = 140 次/分。60 岁以下受检者一般常规选择经典的 Bruce 运动方案(表 5-2-1)。对年龄较大者或心功能不全者亦选用 Bruce 修订方案(表 5-2-2)。

表 5-2-1   经典的 Bruce 方案分级标准

级别	时间(min)	速度(km/h)	坡度(°)
1	3	2.7	10
2	3	4.0	12
3	3	5.4	14
4	3	6.7	16
5	3	8.0	18
6	3	8.8	20
7	3	9.6	22

表 5-2-2   Bruce 修订方案分级标准

级别	时间(min)	速度(km/h)	坡度(°)
1	3	2.7	0
2	3	2.7	5
3	3	2.7	10
4	3	4.0	12
5	3	5.4	14
6	3	6.7	16
7	3	8.0	18

三、运动试验的导联系统

运动试验导联系统的选择对于规范运动试验检查和正确判断心电图改变的意义非常重要。国际上普遍采用 Mason-Likar 对标准 12 导联进行改进的导联系统来记录运动试验心电图。图 5-2-1 显示运动试验采用的 Mason-Likar 改良后的 12 导联电极放置部位。目前推荐使用 12 导联同步心电图记录,以便可以全面和准确地了解病人在运动试验中出现的心肌缺血程度和部位以及心律失常等情况。

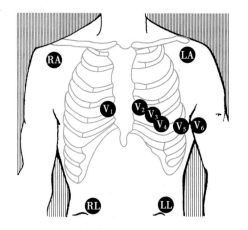

图 5-2-1   运动试验 12 导联电极放置部位示意图
RA、LA、RL、LL 为肢体导联电极,放置部位如图所示;V₁ ~ V₆ 为胸导联电极部位

四、运动试验方法

二级梯运动试验是最早运用于临床的负荷试验,又称 Master 试验。该方法虽简单、易行、经济、安全,但由于负荷量小,敏感性差,假阴性率较高,这一方法已基本淘汰。目前采用踏车运动试验和平板

运动试验两种方法。

1. **踏车运动试验（bicycle ergometer test）** 让病人在装有功率计的踏车上作踏车运动,以速度和阻力调节负荷大小,负荷量分级依次递增。负荷量以 kg·m/min 计算,每级运动 3 分钟。男性由 300kg·m/min 开始,每级递增 300kg·m/min;女性由 200kg·m/min 开始,每级递增 200kg·m/min。直至心率达到受检者的预期心率。运动前、运动中及运动后多次进行心电图记录,逐次分析作出判断。

2. **平板运动试验（treadmill test）** 这是目前应用最广泛的运动负荷试验方法。让受检者在活动的平板上走动,根据所选择的运动方案,仪器自动分级依次递增平板速度及坡度以调节负荷量,直到心率达到受检者的预期心率,分析运动前、中、后的心电图变化以判断结果。近年的研究表明:无论何种运动方案,达到最大耗氧值的最佳运动时间为 8 ~ 12 分钟,延长运动时间并不能增加诊断准确性,强调运动方案的选择应根据受检者不同的具体情况而定。

运动试验前应描记受检者卧位和立位 12 导联心电图并测量血压作为对照。运动中通过监视器对心率、心律及 ST-T 改变进行监测,并按预定的方案每 3 分钟记录心电图和测量血压一次。在达到预期亚极量负荷后,使预期最大心率保持 1 ~ 2 分钟再终止运动。运动终止后,每 2 分钟记录 1 次心电图,一般至少观察 6 分钟。如果 6 分钟后 ST 段缺血性改变仍未恢复到运动前图形,应继续观察至恢复。

五、运动试验的适应证和禁忌证

1. **适应证** ①对不典型胸痛或可疑冠心病病人进行鉴别诊断;②评估冠心病病人的心脏负荷能力;③评价冠心病的药物治疗、介入治疗效果;④进行冠心病易患人群流行病学调查筛选试验。需要注意的是,心电图显示有预激图形、左束支阻滞、起搏心律的病人不适宜采用该项检查。

2. **禁忌证** ①急性心肌梗死或心肌梗死合并室壁瘤;②不稳定型心绞痛;③心力衰竭;④中、重度瓣膜病或先天性心脏病;⑤急性或严重慢性疾病;⑥严重高血压病人;⑦急性心包炎或心肌炎;⑧急性肺栓塞、主动脉夹层;⑨严重主动脉瓣狭窄;⑩严重残疾不能运动者。

病人如无禁忌证,在其进行运动试验时应鼓励病人坚持运动达到适宜的试验终点,即病人心率达到亚极量水平。但在运动过程中,虽尚未达到适宜的试验终点,而出现下列情况之一时,应终止试验:①运动负荷进行性增加而心率反而减慢或血压反而下降者（收缩压下降超过 10mmHg）;②出现严重心律失常者,如室性心动过速或进行性传导阻滞;③出现眩晕、视力模糊、面色苍白或发绀者;④出现典型的心绞痛或心电图出现缺血型 ST 段下移≥0.2mV 者。

六、运动试验结果的判断

常见的 ST-T 改变类型见图 5-2-2。

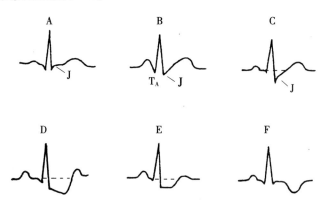

图 5-2-2 常见的 ST-T 改变类型示意图
A. 正常 ST-T 形态；B. 心房复极向量（T_A 向量）引起假性 ST 段下移；C. 单纯 J 点降低；D. 缺血型 ST 段下移（下斜型）；E. 缺血型 ST 段下移（水平型）；F. 单纯 T 波倒置

目前国内外较公认的运动试验的阳性标准为：

1. 运动中出现典型的心绞痛。

2. 运动中心电图出现 ST 段下斜型或水平型下移≥0.1mV,持续时间大于 1 分钟(图 5-2-3)。

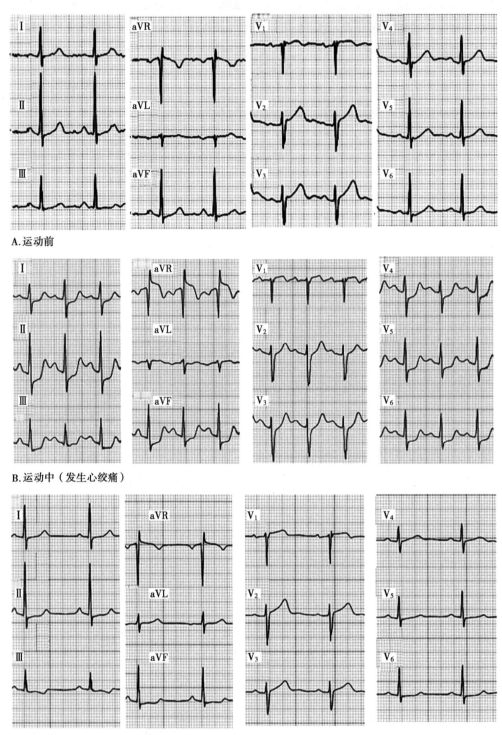

A.运动前

B.运动中（发生心绞痛）

C.运动终止后8分钟

图 5-2-3   运动中出现缺血型 ST 段下移（运动试验阳性）

病人运动中 II、III、aVF 及 V₄ ~ V₆ 导联出现 ST 段水平型下移≥0.1mV;运动终止后 8 分钟,下移的 ST 段逐渐恢复到运动前水平少数病人运动试验中出现 ST 段抬高≥0.1mV。如果运动前病人心电图有病理性 Q 波,此 ST 段抬高多为室壁运动异常所致。如果运动前病人心电图正常,运动中出现 ST 段抬高提示发生透壁性心肌缺血,多为某一冠状动脉主干或近段存在严重狭窄,或由于冠状动脉痉挛所致(图 5-2-4)。

在评价运动试验结果时,应特别注意不能将心电图运动试验阳性与冠心病的诊断混为一谈,在流行病学调查中或一贯无胸痛症状而仅仅心电图运动试验阳性者,其意义仅等同于冠心病的一个易患因子,不能作为诊断冠心病的依据。心电图运动试验假阳性者为数不少,尤其见于女性。另一方面运动心电图阴性者不能肯定排除冠心病,应结合临床其他资料进行综合判断。

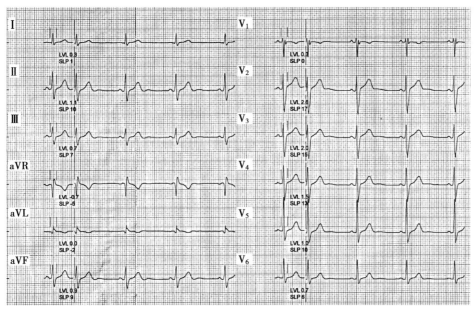

A. 运动前

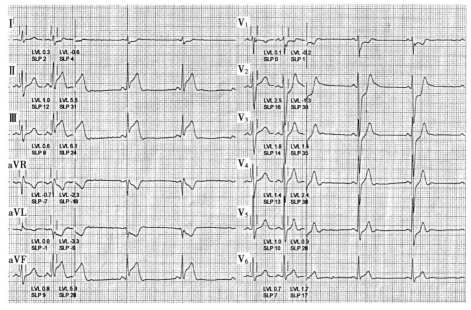

B. 运动中发生心绞痛

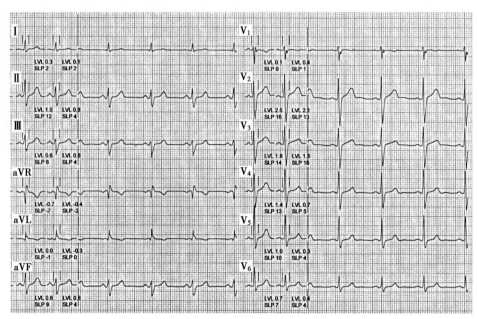

C.运动终止后数分钟

图 5-2-4　运动中出现 ST 段抬高（运动试验阳性）

A. 病人运动前的心电图正常；B. 病人运动中 Ⅱ、Ⅲ、aVF 导联出现 ST 段抬高，同时伴 Ⅰ、aVL、V₁ ~ V₃ 导联 ST 段下移；C. 立即终止运动并含服硝酸甘油，数分钟后 ST 段恢复到运动前正常水平

（曾　锐）

第三章　肺功能检查

肺功能检查内容包括肺容积、通气、换气、血流和呼吸动力等项目。通过肺功能检查可对受检者呼吸生理功能的基本状况作出质和量的评价,明确肺功能障碍的程度和类型。肺功能检查对研究疾病的发病机制、病理生理、明确诊断、指导治疗、判断疗效和疾病的康复、劳动力的鉴定以及评估胸腹部大手术的耐受性等都有重要意义。以下简述临床常用肺功能检查项目。

第一节　通气功能检查

一、肺容积

肺通气功能检查是呼吸功能检查中最基本的检查项目。这项检查包括肺泡的含气量、气流在气道中的流速及其影响。肺泡内含气量受肺与胸部扩张或回缩的影响发生相应改变形成四种基础肺容积(basal lung volume)和四种基础肺容量(basal lung capacity)。肺容积指在安静情况下,测定一次呼吸所出现的容积变化,不受时间限制,具有静态解剖学意义。四种基础肺容积由潮气容积、补吸气容积、补呼气容积和残气容积组成,它们之间彼此互不重叠。肺容量是由两个或两个以上的基础肺容积组成(图5-3-1)。四种基础肺容量包括深吸气量、功能残气量、肺活量、肺总量。临床上残气量、肺总量需先测定出功能残气量后通过计算求得,而其他各项均可直接测定。肺容量与年龄、性别和体表面积有关。肺容量大小对气体交换有一定影响。

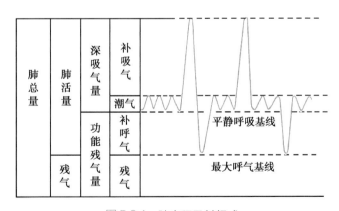

图5-3-1　肺容积及其组成

1. **潮气容积(tidal volume,VT)**　潮气容积是指平静呼吸时,一次吸入或呼出的气量。正常成人参考值约为500ml。VT受吸气肌功能的影响,尤其是膈肌的运动,呼吸肌功能不全时VT降低。

2. **补呼气容积(expiratory reserve volume,ERV)**　补呼气容积是指平静呼气末再尽最大力量呼气所呼出的气量。正常成人参考值:男性(1609±492)ml、女性(1126±338)ml。ERV可随呼气肌功能的改变而发生变化。

3. **补吸气容积(inspiratory reserve volume,IRV)**　补吸气容积是指平静吸气末再尽最大力量吸气所吸入的气量。正常成人参考值:男性约 2160ml、女性约 1400ml。IRV 受吸气肌功能的影响。

4. 深吸气量(inspiratory capacity, IC)　深吸气量是指平静呼气末尽最大力量吸气所吸入的最大气量,即潮气容积加补吸气容积(VT+IRV)。正常成人参考值:男性为(2617±548)ml,女性为(1970±381)ml。一般情况下,正常 IC 应占肺活量的 2/3 或 4/5。当呼吸功能不全时,尤其是吸气肌力障碍以及胸廓、肺活动度减弱和气道阻塞时 IC 均降低。

5. 肺活量(vital capacity, VC)　肺活量是指尽力吸气后缓慢而又完全呼出的最大气量,即深吸气量加补呼气容积(IC+ERV)或潮气容积加补吸气容积加补呼气容积(VT+IRV+ERV)。右肺肺活量占全肺肺活量的 55%(图 5-3-2)。

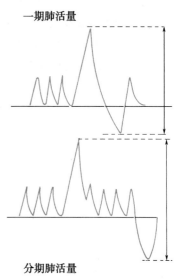

一期肺活量

分期肺活量

(1)正常成人参考值:男性(4217±690)ml、女性(3105±452)ml;实测值占预计值的百分比<80% 为减低,其中 60% ~ 79% 为轻度、40% ~59% 为中度、<40% 为重度。

(2)临床意义:肺活量是肺功能检测中简单易行而又最有价值的参数之一。肺活量减低提示有限制性通气功能障碍,亦可提示有严重的阻塞性通气功能障碍。临床上常见于胸廓畸形、广泛胸膜增厚、大量胸腔积液、气胸、肺不张、弥漫性肺间质纤维化和大量腹腔积液、腹腔巨大肿瘤等,以及重症肌无力、膈肌麻痹、传染性多发性神经根炎和严重的慢性阻塞性肺疾病及支气管哮喘等疾病。

6. 功能残气量(functional residual capacity, FRC)　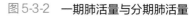图 5-3-2　一期肺活量与分期肺活量

功能残气量是指平静呼气末肺内所含气量,即补呼气量加残气量(RV)。FRC、RV 均不能由肺量计直接测得,需应用气体(氦气或氮气)分析方法间接测定。FRC 测定时只须受检者平静呼吸,不受受检者主观用力呼吸与否的影响,因而重复性好。RV 测定则要求受检者用力呼吸,因此,其用力程度和配合的好坏可能影响 RV 的测定。

(1)正常成人参考值:男性(3112±611)ml、女性(2348±479)ml。

(2)临床意义:FRC 在生理上是接近于正常呼吸模式,反映胸廓弹性回缩和肺弹性回缩力之间的关系。正常情况下这两种力量相等而互相抵消,FRC 约相当于肺总量的 40%。肺弹性回缩力下降,可使 FRC 增高,如阻塞性肺气肿、气道部分阻塞。反之 FRC 下降,如肺间质纤维化、急性呼吸窘迫综合征(ARDS)。另外,当胸廓畸形致肺泡扩张受限,或肥胖伴腹压增高使胸廓弹性回缩力下降时,FRC 亦下降。

7. 残气量(residual capacity, RV)　残气量是指最大呼气末肺内所含气量,这些气量足够继续进行气体交换(弥散呼吸)。正常成人参考值:男性约(1615±397)ml、女性约(1245±336)ml。其临床意义同 FRC。然而临床上残气量常以其占肺总量(TLC)百分比(即 RV/TLC%)作为判断指标,正常情况下,RV/TLC 小于或等于 35%,超过 40% 提示肺气肿。RV 在正常情况下约占 TLC 的 25%,而且随 FRC 的改变而改变,但是在限制性肺疾病时 RV 减少比较轻,在小气道疾病时,RV 可能略增加,而 FRC 可正常。

8. 肺总量(total lung capacity, TLC)　肺总量是指最大限度吸气后肺内所含气量,即肺活量加残气量。正常成人参考值:男性约 5020ml、女性约 3460ml。肺总量减少见于广泛肺部疾病,如肺水肿、肺不张、肺间质性疾病、胸腔积液、气胸等。在肺气肿时,TLC 可正常或增高,主要取决于残气量和肺活量的增减情况。

二、通气功能

通气功能又称为动态肺容积,是指单位时间内随呼吸运动进出肺的气量和流速。

(一)肺通气量

1. 每分钟静息通气量(minute ventilation,VE)　指静息状态下每分钟呼出气的量,等于潮气容积(VT)×每分钟呼吸频率(次/分)。

正常成人参考值:男性约(6663±200)ml、女性约(4217±160)ml。>10L/min 提示通气过度,可造成呼吸性碱中毒。<3L/min 提示通气不足,可造成呼吸性酸中毒。平静呼吸的潮气容积中,约25%来自肋间肌的收缩,75%依赖膈肌运动完成。故潮气容积的大小不仅与性别、年龄、身高、体表面积有关,且受胸廓与膈肌运动的影响。

2. 最大自主通气量(maximal voluntary ventilation,MVV)　最大自主通气量是指在 1 分钟内以最大的呼吸幅度和最快的呼吸频率呼吸所得的通气量。可用来评估肺组织弹性、气道阻力、胸廓弹性和呼吸肌的力量,是临床上常用作通气功能障碍、通气功能储备能力考核的指标。

(1)成人正常参考值:男性约(104±2.71)L、女性约(82.5±2.17)L。作为通气功能障碍考核指标时常以实测值占预计值%进行判定,占预计值% <80%为异常。

(2)临床意义

1)MVV 降低:无论是阻塞性或限制性通气障碍均可使之降低。临床常见于阻塞性肺气肿、呼吸肌功能障碍、胸廓、胸膜、弥漫性肺间质疾病和大面积肺实变等。

2)作为通气储备能力考核指标:常以通气储备百分比表示,计算公式为:

$$通气储量\% = \frac{每分钟最大通气量-每分钟静息通气量}{每分钟最大通气量} \times 100\%$$

通气储备百分比被认为是胸部手术术前判断肺功能状况、预计肺合并症发生风险的预测指标以及职业病劳动能力鉴定的指标。正常值>95%,低于86%提示通气储备不足,气急阈为60%~70%。

(二)用力肺活量

用力肺活量(forced vital capacity,FVC)是指深吸气至肺总量后以最大力量、最快的速度所能呼出的全部气量。第 1 秒用力呼气容积(forced expiratory volume in one second,$FEV_{1.0}$)是指最大吸气至肺总量位后,开始呼气第 1 秒内的呼出气量。正常人 3 秒内可将肺活量全部呼出,第1、2、3秒所呼出气量各占 FVC 的百分率正常分别为83%、96%、99%(图5-3-3)。$FEV_{1.0}$既是容积测定,亦为 1 秒内的平均呼气流量测定,临床应用非常广泛,并常以 $FEV_{1.0}$ 和 $FEV_{1.0}/FVC\%$ 表示(简称一秒率)。

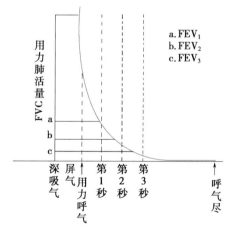

图 5-3-3　用力肺活量

1. 正常成人参考值　男性约(3179±117)ml、女性约(2314±48)ml;$FEV_{1.0}/FVC\%$均大于80%。

2. 临床意义　用力肺活量是测定呼吸道有无阻力的重要指标。阻塞性通气障碍病人,如慢性阻塞性肺疾病、支气管哮喘急性发作的病人,由于气道阻塞、呼气延长,其 $FEV_{1.0}$ 和 $FEV_{1.0}/FVC\%$ 均降低,但在可逆性气道阻塞中,如支气管哮喘,在应用支气管扩张剂后,其值亦可较前改善。限制性通气障碍时,如弥漫性肺间质疾病、胸廓畸形等病人可正常,甚至可达 100%,因为此时虽呼出气流不受限制,但肺弹性及胸廓顺应性降低,呼气运动迅速减弱停止,使肺活量的绝大部分在极短时间迅速呼出。

（三）最大呼气中段流量

最大呼气中段流量（maximal mid expiratory flow，MMEF 或 MMF）是根据用力肺活量曲线而计算得出用力呼出 25%～75% 的平均流量。

1. 正常成人参考值　男性约为（3452±1160）ml/s、女性为（2836±946）ml/s。

2. 临床意义　可作为评价早期小气道阻塞的指标。因为 MMF 主要取决于 FVC 非用力依赖部分，包括 MMF 在内的低肺容量位流量改变仅受小气道直径影响。有研究发现小气道疾病当 $FEV_{1.0}$ 和 $FEV_{1.0}/FVC\%$ 及气道阻力均正常时，MMF 却可降低，表明 MMF 比 $FEV_{1.0}/FVC\%$ 能更好地反映小气道阻塞情况。

（四）肺泡通气量

肺泡通气量（alveolar ventilation，VA）是指安静状态下每分钟进入呼吸性细支气管及肺泡与气体交换的有效通气量。正常成人潮气容积为 500ml，其中 150ml 为无效腔气。无效腔气不参与气体交换，仅在呼吸细支气管以上气道中起传导作用，亦称为解剖无效腔。若按呼吸频率为 15 次/分计算，其静息通气量为 7.5L/min，减除无效腔气，即肺泡通气量为 5.25L/min。但进入肺泡中气体，若无相应肺泡毛细血管血流与之进行气体交流，也同样会产生无效腔效应，称肺泡无效腔。解剖无效腔加肺泡无效腔称生理无效腔（dead space ventilation，V_D）。正常情况下因通气/血流比值正常，肺泡无效腔量小至可忽略不计，故生理无效腔基本等于解剖无效腔。$VA = (V_T - V_D) \times RR$ 或 $VA = V_T \times (1 - V_D/V_T) \times RR$，由此可见肺泡通气量受无效腔与潮气容积比率（$V_D/V_T$）影响，正常 $V_D/V_T = 0.3 \sim 0.4$，比值小则有效肺泡通气量增加；反之则减少，如 $V_D/V_T = 0.7$ 时，V_T 仍为 500ml，RR 15 次/分，则 $VA = 500ml \times (1 - 7/10) \times 15$ 次/分 = 2.25L/min。故浅速呼吸的通气效率逊于深缓呼吸。

（五）临床应用

1. 通气功能的判断　临床上通气功能测定是肺功能测定的基本内容，是一系列肺功能检查中的初筛项目。根据上述各项指标，并结合气速指数（正常为 1），可对通气功能作出初步判断、判断肺功能状况和通气功能障碍类型。

$$气速指数 = \frac{MVV\ 实测值/预计值\%}{VC\ 实测值/预计值\%}$$

通气量储备能力用通气储量% 来表示，95% 为正常，低于 86% 提示通气储备不佳，低于 70% 提示通气功能严重损害。

（1）肺功能不全分级：见表 5-3-1。

表 5-3-1　肺功能不全分级

	VC 或 MVV 实测值/预计值%	$FEV_{1.0}/FVC\%$
基本正常	>80	>70%
轻度减退	80～71	70～61
显著减退	70～51	60～41
严重减退	50～21	≤40
呼吸衰竭	≤20	

（2）通气功能障碍分型：以上通气功能主要反映大气道（内径>20mm）通气的状况。阻塞性通气功能障碍的特点是以流速（如 $FEV_{1.0}/FVC\%$）降低为主，限制性通气障碍则以肺容量（如 VC）减少为主。其分型见表 5-3-2。

表 5-3-2　**通气功能障碍分型**

	FEV$_{1.0}$/FVC%	MVV	VC	气速指数	RV	TLC
阻塞性	↓↓	↓↓	正常或↓	<1.0	↑	正常或↑
限制性	正常或↑	↓或正常	↓↓	>1.0	正常或↓	↓
混合性	↓	↓	↓	=1.0	不定	不定

2. 阻塞性肺气肿的判断　可根据 RV/TLC% 结合肺泡氮浓度的测定,对阻塞性肺气肿的程度作出判断(表 5-3-3)。

表 5-3-3　**阻塞性肺气肿程度判断**

	RV/TLC(%)	平均肺泡氮浓度(%)
无肺气肿	≤35	2.47
轻度肺气肿	36~45	4.43
中度肺气肿	46~55	6.15
重度肺气肿	≥56	8.40

3. 气道阻塞的可逆性判断及药物疗效的判断　可通过支气管舒张试验来判断有无可逆性及药物疗效。测定前病人 24 小时停用支气管舒张药,再行常规肺功能测定。当结果提示 FEV$_{1.0}$ 或 FEV$_{1.0}$/FVC% 降低时,给病人吸入沙丁胺醇 0.2mg 后 15~20 分钟,重复测定 FEV$_{1.0}$ 与 FEV$_{1.0}$/FVC%,然后按下列公式计算通气改善率来进行判断。

$$通气改善率 = \frac{用药后测定值 - 用药前测定值}{用药前测定值} \times 100\%$$

(1)结果判断:改善率>15%,判定为阳性。15%~24% 轻度可逆,25%~40% 为中度可逆,>40% 为高度可逆。支气管哮喘病人改善率至少应达 12% 以上,且其绝对值增加 200ml 或以上,慢性阻塞性肺疾病病人改善率不明显。

(2)注意事项:在评价通气改善率时须特别注意 FEV$_{1.0}$ 的绝对值,因为 FEV$_{1.0}$ 只要稍为增加就能达到改善 12% 的指标,但是其绝对值的微量增加对肺通气功能的改善并无意义,只有当其绝对值增加 200ml,FEV$_{1.0}$ 改善超过 12% 才能认为气道可逆。

4. 最大呼气流量(peak expiratory flow,PEF)　是指用力肺活量测定过程中,呼气流速最快时的瞬间流速,亦称峰值呼气流速,主要反映呼吸肌的力量及气道有无阻塞。正常人一日内不同时间点的 PEF 值可有差异,称为日变异率或昼夜波动率。这种变异率的测定,可用微型峰流速仪于每日清晨及下午(或傍晚)测 PEF,连续测一周后计算:

$$PEF 日变异率 = \frac{日内最高 PEF - 日内最低 PEF}{1/2(同日内最高 PEF + 最低 PEF)} \times 100\%$$

正常值一般<20%,≥20% 对支气管哮喘诊断有意义。因该法操作简便,故常作为哮喘病人病情监测的指标,若日变异率明显增大,提示病情加重,需行相应处理。

5. 支气管激发试验　气道高反应性是支气管哮喘的特征,而支气管激发试验是测定气道反应性的一种方法。该试验是用某种刺激,使支气管平滑肌收缩,再行肺功能检查,依据检查结果的相关指标判定支气管狭窄的程度,借以判定气道反应性。

临床意义:主要用于协助支气管哮喘的诊断。对于无症状、体征,或有可疑哮喘病史,或在症状缓解期,肺功能正常者,或仅以咳嗽为主要表现的咳嗽变异性哮喘者。若支气管激发试验阳性可确定诊断。

第二节　换气功能检查

外呼吸进入肺泡的氧通过肺泡毛细血管进入血液循环,而血中的二氧化碳通过弥散排到肺泡,这个过程称为"换气",也称为"内呼吸"。肺有效的气体交换与通气量、血流量、吸入气体的分布和通气/血流比值以及气体的弥散有密切关系。

(一) 气体分布

肺泡是气体交换的基本单位,只有吸入的气体能均匀地分布于每个肺泡,才能发挥最大的气体交换效率。但是,即使是健康人,肺内气体分布(gas distribution)也存在区域性差异,导致气体分布的不均一性。其原因与气道阻力、顺应性和胸内压的不一致有关。例如在直立位时肺尖部胸腔负压最高,并以 0.26cmH$_2$O/cm 的梯度向肺底部递减,结果引起上肺区扩张程度大于下肺区。在此基础上再深吸气时,上肺区肺泡先扩张,气体亦先进入上肺区,继而上、下肺区肺泡同时充气,充气时间和数量也基本相同。当吸气至肺总量位(TLC)时,上肺区先终止扩张充气(属快肺泡),而下肺区肺泡继续充气(属慢肺泡)。另外,有阻塞性气道病变时,由于气道阻力不一致,吸入气体容易进入气道阻力低的肺内。呼气过程中肺泡压不能达到平衡和呼吸频率增加均会加重气体分布不均。气体分布的测定方法临床上常用单次呼吸法,即一口气氮稀释法。

临床意义:吸入气体分布不均匀主要是由于不均匀的气流阻力和顺应性造成的。临床上支气管痉挛、受压可出现不均匀的气流阻力;间质性肺炎、肺纤维化、肺气肿、肺淤血、肺水肿等可降低肺顺应性。

(二) 通气/血流比值

肺有效的气体交换不仅要求有足够的通气量和血流量,而且要求通气与血流灌注(即通气/血流比值 ventilation/perfusion ratio,V/Q)在数量上比例适当。在静息状态下,健康成人每分钟肺泡通气量(VA)约4L,血流量(Q)约5L,V/Q 比值为0.8。但是肺内不同肺间区的 V/Q 比值存在很大差异,其原因是 V/Q 比值受重力、体位和肺容积的影响,其中重力和体位的影响最大。直立位时单位肺容积的通气肺底部最多,肺尖部最少;而肺血流亦同样为肺底部最多,肺尖部最少,结果导致 V/Q 比值从肺底向肺尖进行性增高;但通过生理上的调节,使整个肺的 V/Q 取得适当的比值,以保证最有效的气体交换。在病理情况下,局部血流障碍时,进入肺泡的气体,由于未能和充足血流交换,V/Q 比值>0.8,出现无效腔气增加;反之,局部气道阻塞,V/Q 比值<0.8,成为无效灌注,而导致静-动脉分流效应。这两种异常状况,都可造成换气功能障碍,导致缺氧(动脉氧分压,PaO$_2$降低),一般并无 CO$_2$潴留,但可出现动脉二氧化碳分压(PaCO$_2$)降低。

临床意义:V/Q 比值失调是肺部疾病产生缺氧的主要原因。临床上见于肺实质、肺血管疾病,如肺炎、肺不张、呼吸窘迫综合征、肺栓塞和肺水肿等。

(三) 肺泡弥散功能

肺泡弥散是肺泡内气体中和肺泡壁毛细血管中的氧和二氧化碳,通过肺泡壁毛细血管膜进行气体交换的过程。以弥散量(diffusing capacity,D$_L$)作为判定指标。肺泡弥散量是指肺泡膜两侧气体分压差为1mmHg 条件下,气体在单位时间(1 分钟)所能通过的气体量(ml)。影响肺泡毛细血管弥散的因素有弥散面积、弥散距离(厚度)、肺泡与毛细血管的氧分压差、气体分子量、气体在介质中的溶解度、肺泡毛细血管血流以及气体与血红蛋白的结合力。O$_2$与 CO$_2$在肺内的弥散过程不同,相同温度下,两种气体弥散的相对速率与该气体分子量平方根成反比、与气体在介质中的溶解度呈正比,计算结果,CO$_2$的弥散速率为 O$_2$的 21 倍,实际上不存在 CO$_2$弥散功能的障碍,故临床上弥散障碍是指氧而言,其后果是缺氧。由于一氧化碳(CO)与氧分子有类似的特性,临床上测定时则通常采用 CO 气体。测定方法有单次呼吸法、恒定状态法和重复呼吸法三种。临床上较常用单次呼吸法。正常值为:男性 18.23~38.41ml/(mmHg·min)[187.52~288.8ml/(kPa·min)];女性 20.85~23.9ml/(mmHg·min)[156.77~179.7ml/(kPa·min)]。

临床意义:D_L值与年龄、性别、体位、身材等相关,男性大于女性,青年人大于老年人。弥散量如小于正常预计值的 80%,则提示有弥散功能障碍。弥散量降低,常见于肺间质纤维化、石棉肺、肺气肿、肺结核、气胸、肺部感染、肺水肿、先天性心脏病、风湿性心脏病、贫血等。弥散量增加可见于红细胞增多症、肺出血等。

第三节　小气道功能检查

小气道功能(small airway function)为区域性肺功能(regional lung function)的一种。小气道是指吸气状态下内径≤2mm 的细支气管(相当于第 6 级支气管分支以下),包括全部细支气管和终末细支气管,是许多慢性阻塞性肺疾病早期容易受累的部位。由于呼吸道阻力与气管的横截面积成反比,而小气道的总横截面积比直径大于 2mm 的气道的总横截面积大得多(达 100cm² 以上),因此小气道阻力仅占气道总阻力的 20% 以下,因此,当它发生病变时,临床上可无任何症状和体征,其异常变化亦不易被常规肺功能测定方法检出。以下介绍小气道功能检查方法,对早期发现、诊断小气道疾病有十分重要意义。

（一）闭合容积

闭合容积(closing volume,CV)原称闭合气量,是指平静呼气至残气位时,肺下垂部小气道开始闭合时所能继续呼出的气体量;而小气道开始闭合时肺内留存的气体量则称为闭合总量(closing capacity,CC),CC=CV+RV。

（二）最大呼气流量-容积曲线

最大呼气流量-容积曲线(maximum expiratory flow volume curve,MEFV)为受试者在作最大用力呼气过程中,将呼出的气体容积与相应的呼气流量所记录的曲线,或称流量-容积曲线(V-V 曲线)。

临床上常用 VC50% 和 VC25% 时的呼气瞬时流量(Vmax50 和 Vmax25)作为检测小气道阻塞的指标,凡两指标的实测值/预计值小于 70%,且 V_{50}/V_{25}<2.5 即认为有小气道功能障碍。通过观察 MEFV 曲线的下降支斜率的形状可判断气道阻塞的部位,特别是上气道阻塞,其曲线形态具有特征性(图 5-3-4)。

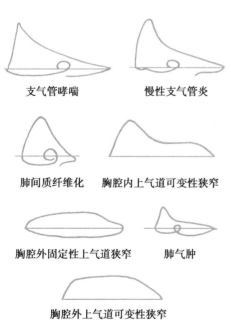

支气管哮喘　　慢性支气管炎

肺间质纤维化　　胸腔内上气道可变性狭窄

胸腔外固定性上气道狭窄　　肺气肿

胸腔外上气道可变性狭窄

图 5-3-4　不同疾病时流量-容积曲线

低密度混合气体流量呼吸密度较空气低约 2/3 的氦(80%)+氧(20%)混合气体(He+O_2)所描绘的 MEFV 曲线,与呼吸空气所测绘的 MEFV 曲线进行比较,不仅可更敏感地早期发现小气道阻塞和功能障碍,而且可用于鉴别小气道阻塞的部位及是否具有可逆性。

（三）频率依赖性肺顺应性

肺顺应性是指单位压力改变时所引起的容积变化,用以反映肺组织的弹性,通常包括肺顺应性、胸壁顺应性和总顺应性。肺顺应性分为静态顺应性(Cstat)和动态顺应性(Cdyn)两种,静态顺应性指在呼吸周期中气流被短暂阻断时测得的肺顺应性,它反映肺组织的弹性;动态顺应性则是在呼吸周期中气流未被阻断时测得的肺顺应性,它受气道阻力的影响,并根据呼气和吸气末肺容量与不同胸内压改变来确定。动态顺应性又分为正常呼吸频率(20 次/分)和快速呼吸频率(约 60 次/分)两种,后者又称为频率依赖性顺应性(frequency dependence of dynamic compliance,FDC),它比前者更敏感。正常情况下 Cdyn 与 Cstat 接近,且呼吸频率增加时改变亦很小,但当小气道病变病人呼吸频率增加时,随特定肺容量的改变而胸内压增加,动态顺应性降低。除此以外,肺顺应性还与弹性回缩力有关,弹性回缩力是指保持肺脏于某容积所要求的压力。弹性回缩力增加,则顺应性降低,反之则顺应性增加。正常值:Cstat 为 2.0L/kPa、Cdyn 为 1.5 ~ 3.5L/kPa。肺静态弹性回缩力增加和 Cstat 降低,见于肺纤维化等疾病,肺静态弹性回缩力降低和 Cstat 增加,见于肺气肿。

第四节　血气分析和酸碱测定

血液气体和酸碱平衡正常是体液内环境稳定、机体赖以健康生存的一个重要方面。血中有生理效应的气体是氧(O_2)和二氧化碳(CO_2),CO_2不仅与 O_2 有关,而且与酸碱平衡有关。血液气体分析可以了解 O_2 的供应及酸碱平衡状况,是抢救危重病人和手术中监护的重要指标之一。血液气体分析(血气分析)的标本有采自于动脉和静脉血两种,但临床上常用动脉血。

一、血气分析的指标

动脉血气分析(blood gas analysis)指标中,血气分析仪可直接测定的有动脉氧分压、动脉二氧化碳分压、动脉氢离子浓度,然后根据相关的方程式由上述三个测定值计算出其他多项指标,从而判断肺换气功能及酸碱平衡的状况。

(一) 动脉血氧分压

动脉血氧分压(PaO_2)是指血液中物理溶解的氧分子所产生的压力。健康成人随年龄增大而降低,年龄预计公式为 $PaO_2 = 100mmHg-($年龄$\times0.33)\pm5mmHg$。

【参考值】

95 ~ 100mmHg(12.6 ~ 13.3kPa)。

【临床意义】

1. **判断有无缺氧(hypoxia)和缺氧的程度**　造成低氧血症的原因有肺泡通气不足、通气血流(V/Q)比例失调、分流及弥散功能障碍等。低氧血症分为轻、中、重三型:轻度:80 ~ 60mmHg(10.7 ~ 8.0kPa);中度:60 ~ 40mmHg(8.0 ~ 5.3kPa);重度:<40mmHg(5.3kPa)。

2. **判断有无呼吸衰竭的指标**　若在海平面附近、安静状态下呼吸空气时 PaO_2 测定值 <60mmHg(8kPa),并可除外其他因素(如心脏内分流等)所致的低氧血症,即可诊断为呼吸衰竭。呼吸衰竭根据动脉血气分为Ⅰ型和Ⅱ型。Ⅰ型是指缺氧而无 CO_2 潴留($PaO_2<60mmHg$,$PaCO_2$ 降低或正常);Ⅱ型是指缺氧伴有 CO_2 潴留($PaO_2<60mmHg$,$PaCO_2>50mmHg$)。

(二) 肺泡-动脉血氧分压差

肺泡-动脉血氧分压差是指肺泡氧分压(P_AO_2)与动脉血氧分压(PaO_2)之差 $[P_{(A-a)}O_2]$。$P_{(A-a)}O_2=P_AO_2-PaO_2$,是反映肺换气功能的指标,有时较 PaO_2 更为敏感,能较早地反映肺部氧摄取状况。P_AO_2 不能直接测取,是通过简化的肺泡气方程式计算得出:

$$P_AO_2 = P_1O_2 - \frac{PaCO_2}{R} = (PB-PH_2O)\times F_1O_2 - \frac{PaCO_2}{R}$$

式中 P_1O_2 为吸入气氧分压、$PaCO_2$ 为动脉血二氧化碳分压、R 为呼吸交换率、PB 为大气压、PH_2O 为水蒸气压、F_1O_2 为吸入气氧浓度。

【参考值】

正常青年人约为 15 ~ 20mmHg(2 ~ 2.7kPa),随年龄增加而增大,但最大不超过 30mmHg(4.0kPa)。

【临床意义】

1. **$P_{(A-a)}O_2$ 增大伴有 PaO_2 降低**　提示肺本身受累所致氧合障碍,主要见于:①右向左分流或肺血管病变使肺内动-静脉解剖分流增加致静脉血掺杂;②弥漫性间质性肺病、肺水肿、急性呼吸窘迫综合征等所致的弥散障碍;③V/Q 比例严重失调,如阻塞性肺气肿、肺不张或肺栓塞。

2. $P_{(A-a)}O_2$ 增大无 PaO_2 降低　见于肺泡通气量明显增加,而大气压、吸入气氧浓度与机体耗氧量不变时。

(三) 动脉血氧饱和度

动脉血氧饱和度(SaO_2)是指动脉血氧与血红蛋白(Hb)结合的程度,是单位 Hb 含氧百分数,即

$$SaO_2 = \frac{HbO_2}{\text{全部 Hb}} \times 100\% = \frac{\text{血氧含量}}{\text{血氧结合率}} \times 100\%$$

【参考值】

95% ~98% 。

【临床意义】

可作为判断机体是否缺氧的一个指标,但是反映缺氧并不敏感,而且有掩盖缺氧的潜在危险。

(四) 混合静脉血氧分压

混合静脉血氧分压($P\bar{v}O_2$)是指物理溶解于混合静脉血中的氧产生的压力。$P(a-\bar{v})DO_2$是指动脉氧分压与混合静脉血氧分压之差。

【参考值】

1. $P\bar{v}O_2$　35 ~45mmHg(4.7 ~6.0kPa),平均 40mmHg(5.33kPa)。

2. $P(a-\bar{v})DO_2$　60mmHg(8.0kPa)。

【临床意义】

1. $P\bar{v}O_2$ 常作为判断组织缺氧程度的一个指标。该指标存在生理变异,老年人或健康青壮年剧烈运动后均可降低。

2. $P(a-\bar{v})DO_2$ 是反映组织摄氧的状况。$P(a-\bar{v})DO_2$ 值变小,表明组织摄氧受阻;$P(a-\bar{v})DO_2$ 值增大,表明组织需氧增加。

(五) 动脉血氧含量

动脉血氧含量(CaO_2)是指单位容积(每升)的动脉血液中所含氧的总量(mmol)或每百毫升动脉血含氧的毫升数。

【参考值】

8.55 ~9.45mmol/L(19 ~21ml/dl)。

【临床意义】

CaO_2是反映动脉血携氧量的综合性指标。高原缺氧、慢性阻塞肺疾病缺氧的病人,CaO_2随PaO_2降低而降低,但 Hb 正常或升高;贫血、CO 中毒、高铁血红蛋白血症的病人,虽 PaO_2 正常,而CaO_2随 Hb 的降低而降低。

(六) 动脉血二氧化碳分压

动脉血二氧化碳分压($PaCO_2$)是指物理溶解在动脉血中的 CO_2(正常时每 100ml 中溶解2.7ml)分子所产生的张力。CO_2是有氧代谢的最终产物,经血液运输至肺排出。

【参考值】

35 ~45mmHg(4.7 ~6.0kPa),平均值 40mmHg(5.33kPa)。

【临床意义】

1. 判断呼吸衰竭类型与程度的指标　Ⅰ型呼吸衰竭,$PaCO_2$可正常或略降低;Ⅱ型呼吸衰竭,$PaCO_2$必须>50mmHg(6.67kPa);肺性脑病时,$PaCO_2$一般应>70mmHg(9.93kPa)。

2. 判断呼吸性酸碱平衡失调的指标　$PaCO_2$>45mmHg(6.0kPa)提示呼吸性酸中毒;$PaCO_2$<

35mmHg(4.7kPa)提示呼吸性碱中毒。$PaCO_2$升高可由通气量不足引起,如慢性阻塞性肺疾病、哮喘、呼吸肌麻痹等疾病;呼吸性碱中毒表示通气量增加,见于各种原因所致的通气增加。

3. 判断代谢性酸碱失调的代偿反应　代谢性酸中毒时经肺代偿后 $PaCO_2$ 降低,最大代偿极限为 $PaCO_2$ 降至10mmHg。代谢性碱中毒时经肺代偿后 $PaCO_2$ 升高,其最大代偿极限为 $PaCO_2$ 升至55mmHg(7.33kPa)。

(七) pH

pH 是表示体液氢离子的浓度的指标或酸碱度。

【参考值】

1. pH　7.35 ~ 7.45,平均 7.40。

2. $[H^+]$　35 ~ 45mmol/L,平均 40mmol/L。

【临床意义】

可作为判断酸碱失调中机体代偿程度的重要指标。pH<7.35 为失代偿性酸中毒,存在酸血症;pH>7.45 为失代偿性碱中毒,有碱血症;pH 正常可有三种情况:无酸碱失衡、代偿性酸碱失衡、混合性酸碱失衡。临床上不能单用 pH 区别代谢性与呼吸性酸碱失衡,尚需结合其他指标进行判断。

(八) 标准碳酸氢盐

标准碳酸氢盐(standard bicarbonate,SB)是指在 38℃,血红蛋白完全饱和,经 $PaCO_2$ 为 40mmHg 的气体平衡后的标准状态下所测得的血浆 HCO_3^- 浓度。

【参考值】

22 ~ 27mmol/L,平均 24mmol/L。

【临床意义】

准确反映代谢性酸碱平衡的指标。SB 一般不受呼吸的影响。

(九) 实际碳酸氢盐

实际碳酸氢盐(actual bicarbonate,AB)是指在实际 $PaCO_2$ 和血氧饱和度条件下所测得血浆 $[HCO_3^-]$ 含量。

【参考值】

22 ~ 27mmol/L。

【临床意义】

1. AB 同样反映酸碱平衡中的代谢性因素,与 SB 的不同之处在于 AB 尚在一定程度上受呼吸因素的影响。

2. AB 增高可见于代谢性碱中毒,亦可见于呼吸性酸中毒经肾脏代偿时的反映,慢性呼吸性酸中毒时,AB 最大代偿可升至 45mmol/L;AB 降低既见于代谢性酸中毒,亦见于呼吸性碱中毒经肾脏代偿的结果。

3. AB 与 SB 的差数,反映呼吸因素对血浆 HCO_3^- 影响的程度。当呼吸性酸中毒时,AB>SB;当呼吸性碱中毒时,AB<SB;相反,代谢性酸中毒时,AB = SB<正常值;代谢性碱中毒时,AB = SB>正常值。

(十) 缓冲碱

缓冲碱(buffer bases,BB)是指血液(全血或血浆)中一切具有缓冲作用的碱性物质(负离子)的总和,包括 HCO_3^-、Hb^- 和血浆蛋白(Pr^-)和 HPO_4^{2-}。是反映代谢性因素的指标。

【参考值】

45 ~ 55mmol/L,平均 50mmol/L。

【临床意义】

1. 反映机体对酸碱平衡失调时总的缓冲能力,不受呼吸因素、CO_2 改变的影响。

2. BB 减少提示代谢性酸中毒,BB 增加提示代谢性碱中毒。

（十一）　剩余碱

剩余碱(bases excess,BE)是指在 38℃,血红蛋白完全饱和,经 $PaCO_2$ 为 40mmHg 的气体平衡后的标准状态下,将血液标本滴定至 pH 等于 7.40 所需的酸或碱的量,表示全血或血浆中碱储备增加或减少的情况。需加酸者表示血中有多余的碱,BE 为正值;相反,需加碱者表明血中碱缺失,BE 为负值。

【参考值】

0 ± 2.3mmol/L。

【临床意义】

BE 只反映代谢性因素的指标,与 SB 的意义大致相同。

（十二）　血浆 CO_2 含量

血浆 CO_2 含量(total plasma CO_2,$T\text{-}CO_2$)是指血浆中结合的和物理溶解的 CO_2 总含量。

【参考值】

25.2mmol/L。

【临床意义】

$T\text{-}CO_2$ 因受呼吸影响,故在判断混合性酸碱失调时,其应用受到限制。例如 CO_2 潴留和代谢性碱中毒时 $T\text{-}CO_2$ 增加;而过度通气和代谢性酸中毒时 $T\text{-}CO_2$ 降低。

（十三）　阴离子间隙

阴离子间隙(anion gap,AG)是指血浆中的未测定阴离子(UA)与未测定阳离子(UC)的差值(即 AG=UA−UC)。AG 计算公式:$AG=Na^+-(Cl^-+HCO_3^-)$。AG 升高数 = HCO_3^- 下降数。

【参考值】

8 ~ 16mmol/L。

【临床意义】

1. 高 AG 以产生过多酸为特征,常见于乳酸酸中毒、尿毒症、酮症酸中毒。

2. 正常 AG 代谢性酸中毒,又称为高氯型酸中毒,可由 HCO_3^- 减少(如腹泻)、酸排泄衰竭(如肾小管酸中毒)或过多使用含氯的酸(如盐酸精氨酸)。

3. 判断三重酸碱失衡中 AG 增大的代谢性酸中毒。>30mmol/L 时肯定酸中毒;20 ~ 30mmol/L 时酸中毒可能性很大;17 ~ 19mmol/L 只有 20% 有酸中毒。表 5-3-4 为判定酸碱平衡失调常用指标的临床意义。

表 5-3-4　酸碱平衡失调常用指标

指标	正常值	临床意义
pH	7.35 ~ 7.45	正常范围内属于正常或代偿,<7.35 为失代偿性酸中毒,>7.45 为失代偿性碱中毒
PaO_2	95 ~ 100mmHg	<60mmHg 为呼吸衰竭
$PaCO_2$	35 ~ 45mmHg	Ⅱ型呼吸衰竭时>50mmHg;肺性脑病时,一般应>70mmHg
AB	22 ~ 27mmol/L	反映代谢性因素但受呼吸因素影响,呼吸性酸中毒 AB>SB,呼吸性碱中毒 AB<SB
SB	22 ~ 27mmol/L	代谢性酸中毒 AB=SB<正常值,代谢性碱中毒 AB=SB>正常值
BE	0 ± 2.3mmol/L	反映代谢性因素的指标,正值为代谢性碱中毒,负值为代谢性酸中毒
BB	45 ~ 55mmol/L	反映代谢性因素的指标,减少提示代谢性酸中毒,增加提示代谢性碱中毒
$T\text{-}CO_2$	25.2mmol/L	反映 HCO_3^- 的含量,受呼吸因素影响
AG	8 ~ 16mmol/L	用于判断单纯代谢性酸中毒及三重酸碱平衡失调中代谢性酸中毒情况,分为高 AG 和正常 AG 代谢性酸中毒

二、酸碱平衡失调的类型及血气特点

机体通过酸碱平衡调节机制调节体内酸碱物质含量及其比例,维持血液 pH 在正常范围内的过程,称为酸碱平衡。体内无论是酸性物质还是碱性物质过多,超出机体的代偿能力,或者肺和肾脏功能障碍使调节酸碱平衡功能发生障碍,均可导致酸碱平衡的失调,使血浆中 HCO_3^- 与 H_2CO_3 的浓度及其比值的变化超出正常范围。酸碱平衡失调在临床上表现有多种类型,包括有单纯性酸碱失调和混合性酸碱失调。如果动脉血气 pH<7.35 称为酸血症;pH>7.45 称为碱血症。酸血症和碱血症是酸碱平衡失调所致血液 pH 变化的最终结果。有酸血症或碱血症必定有酸中毒或碱中毒,有酸中毒或碱中毒不一定有酸血症或碱血症;也就是说在单纯性酸碱平衡失调时,酸中毒导致酸血症,碱中毒导致碱血症。但在混合性酸碱失调(两种或两种以上的酸碱失调同时存在)时,动脉血 pH 取决于各种酸碱平衡失调相互平衡后的结果。

酸中毒或碱中毒是指机体内以 HCO_3^-、$PaCO_2$ 为原发改变引起 pH 变化的病理生理过程。以 HCO_3^- 下降为原发改变称为代谢性酸中毒,以 HCO_3^- 升高为原发改变称为代谢性碱中毒;以 $PaCO_2$ 升高为原发改变称为呼吸性酸中毒;以 $PaCO_2$ 下降为原发改变称为呼吸性碱中毒。在以上这些单纯性酸碱平衡失调时体内的调节机制必定会加强,以恢复[HCO_3^-][H_2CO_3]达到正常水平,这种过程即为代偿过程。代偿后,如果[HCO_3^-]/[H_2CO_3]比值恢复到 20/1,血浆 pH 则可维持在正常范围,称为代偿性酸碱平衡失调;若代偿后[HCO_3^-]/[H_2CO_3]比值不能达到 20/1,则称为失代偿性酸碱平衡失调。

常见的酸碱平衡失调类型分为单纯性酸碱平衡失调、二重酸碱平衡失调及三重酸碱平衡失调可见于下列几种:

(一) 单纯酸碱平衡失调

1. **代谢性酸中毒**　引起代谢性酸中毒主要由于机体产酸过多、排酸障碍和碱性物质损失过多原因所致。临床上机体产酸过多可见于糖尿病、禁食时间过长、急慢性酒精中毒所致的酮症酸中毒;高热、外伤、严重感染与休克、缺氧、大量使用水杨酸类药物等可出现乳酸酸中毒;肾脏疾病所致尿毒症和碱的丢失以及酸摄入过多等导致酸中毒。

血气改变的特点为:AB、SB、BB 下降,pH 接近或达到正常,BE 负值增大,$PaCO_2$ 下降。当机体不能代偿时,$PaCO_2$ 正常或增高,pH 下降。

2. **呼吸性酸中毒**　常见于多种呼吸系统疾病如慢性阻塞性肺病、哮喘、胸廓畸形、呼吸肌麻痹、异物阻塞以及其他可以累及呼吸系统的疾病均可降低肺泡通气量,致 CO_2 潴留,产生呼吸性酸中毒。

血气改变的特点为:急性呼吸性酸中毒时,$PaCO_2$ 增高,pH 下降,AB 正常或略升高、BE 基本正常。肾脏代偿时,$PaCO_2$ 每升高 1.0mmHg(0.133kPa),HCO_3^- 约可增加 0.07mmol/L;慢性呼吸性酸中毒时,$PaCO_2$ 增高,pH 正常或降低,AB 升高,AB>SB,BE 正值增大。$PaCO_2$ 每升高 1.0mmHg(0.133kPa),HCO_3^- 经代偿后约可增加 0.3~0.4mmol/L(平均 0.35mmol/L)。但肾脏代偿有一定的限度,急性呼吸性酸中毒时,HCO_3^- 不超过 32mmol/L,慢性呼吸性酸中毒时 HCO_3^- 不超过 45mmol/L。

3. **代谢性碱中毒**　当体液中 H^+ 和 Cl^- 丧失或 HCO_3^- 含量增加,均可引起代谢性碱中毒。临床常见的原因包括大量丢失胃液、严重低血钾或低血氯、库欣综合征等致经肾脏丢失 H^+ 以及输入过多碱性物质等。

血气改变的特点为:AB、SB、BB 增高,pH 接近正常,BE 正值增大,$PaCO_2$ 上升。机体失代偿时,$PaCO_2$ 反而降低或正常,pH 上升。

4. **呼吸性碱中毒**　呼吸性碱中毒是指由于过度通气使血浆 $PaCO_2$ 下降引起的一系列病理生

理过程。各种导致肺泡通气增加,体内 CO_2 排出减少的疾病如癔症、颅脑损伤、脑炎、脑肿瘤以及缺氧等,均可发生呼吸性碱中毒。机械通气应用不当亦易引起呼吸性碱中毒。

血气改变的特点为:$PaCO_2$ 下降,pH 正常或升高,AB 在急性呼吸性碱中毒时正常或轻度下降,慢性呼吸性碱中毒时下降明显,AB<SB,BE 负值增大。肾脏代偿反应效率在急、慢性期不同。急性呼吸性碱中毒时 $PaCO_2$ 每下降 0.133kPa(1.0mmHg),HCO_3^- 减少 0.2mmol/L;慢性呼吸性碱中毒时 $PaCO_2$ 每下降 0.133kPa(1.0mmHg),HCO_3^- 减少 0.5mmol/L,Cl^- 内移,血清 Ca^{2+} 降低。

（二）二重酸碱平衡失调

1. **呼吸性酸中毒合并代谢性酸中毒**　呼吸性酸中毒合并代谢性酸中毒是指急、慢性呼吸性酸中毒合并不适当的 HCO_3^- 下降,或者代谢性酸中毒合并不适当的 $PaCO_2$ 增加所致呼吸性酸中毒合并代谢性酸中毒。多见于慢性阻塞性肺病病人,由于呼吸道阻塞,肺泡通气量下降,CO_2 潴留,导致呼吸性酸中毒;又由于缺氧,体内乳酸堆积,导致代谢性酸中毒。

血气改变特点为:$PaCO_2$ 上升、正常或轻度下降,pH 明显降低,AB、SB、BB 减少、正常或轻度升高,BE 负值增大。

2. **呼吸性酸中毒合并代谢性碱中毒**　呼吸性酸中毒合并代谢性碱中毒是指急、慢性呼吸性酸中毒合并不适当 HCO_3^- 升高,或者代谢性碱中毒合并不适当的 $PaCO_2$ 增加所致呼吸性酸中毒合并代谢性碱中毒。见于慢性阻塞性肺病病人,除有 CO_2 潴留、呼吸性酸中毒外,还可因利尿不当、低血钾、低血氯等引起代谢性碱中毒。

血气改变特点为:$PaCO_2$ 上升,pH 升高、正常或下降,AB 明显增加,并超过预计代偿的限度;急性呼吸性酸中毒时 HCO_3^- 的增加不超过 3~4mmol/L,BE 正值增大。

3. **呼吸性碱中毒合并代谢性酸中毒**　呼吸性碱中毒合并代谢性酸中毒是指为呼吸性碱中毒伴有不适当下降的 HCO_3^- 下降或代谢性酸中毒伴有不适当的 $PaCO_2$ 减少。各种引起肺泡通气量增加的疾病如肺炎、肺间质性疾病、感染性发热等可产生呼吸性碱中毒,同时因肾功能障碍、机体排酸减少而产生代谢性酸中毒。

血气改变特点为:$PaCO_2$ 下降,AB、SB、BB 减少,BE 负值增大,pH 升高或大致正常。并可根据公式计算机体的代偿限度以区别呼吸性碱中毒机体发挥代偿功能。慢性呼碱代偿最大范围 12~15mmol/L;急性呼碱代偿最大范围 18mmol/L。若 HCO_3^- 的减少量在上述范围内则属机体代偿功能,若超出上述范围则有代谢性酸中毒同时存在。

4. **呼吸性碱中毒合并代谢性碱中毒**　呼吸性碱中毒合并代谢性碱中毒是指血浆 HCO_3^- 增加同时合并 $PaCO_2$ 减少,为呼吸性碱中毒合并代谢性碱中毒。两者并存使 pH 增高明显,可引起严重碱血症,预后极差。各种引起肺泡通气量增加的疾病如肝硬化病人并肝肺综合征时,因肺内分流、低氧血症致通气量增加、体内 CO_2 减少而发生呼吸性碱中毒,同时又因利尿剂治疗而发生代谢性碱中毒。

血气改变特点为:$PaCO_2$ 下降、正常或轻度升高,pH 明显上升,AB 增加、正常或轻度下降,BE 正值增大。

（三）三重酸碱失衡

三重酸碱失衡是指在代谢性酸中毒合并代谢性碱中毒的基础上同时又伴有呼吸性酸中毒或呼吸性碱中毒。三重酸碱失衡有两种类型:

1. **呼吸性酸中毒合并高 AG 型代谢性酸中毒和代谢性碱中毒**　如慢性呼吸衰竭病人因 CO_2 潴留出现呼吸性酸中毒,因缺氧致代谢性酸中毒,又因输入碱性液体和利尿等致代谢性碱中毒。其血气变化特点为:$PaCO_2$ 升高,AB、SB、BB 增加,BE 正值加大,[Cl^-]降低,AG 增高,pH 多下降。

2. **呼吸性碱中毒合并高 AG 型代谢性酸中毒和代谢性碱中毒**　可见于呼吸性碱中毒伴代谢性碱中毒的基础上,再合并高 AG 代谢性酸中毒,也可见于呼吸性碱中毒伴高 AG 代谢性酸中毒的基础上,由于补碱过多再合并代谢性碱中毒。其血气特点为:$PaCO_2$ 下降,AB、SB、BB 增加,AG 升高,pH 多下降。

三、酸碱平衡失调的判断方法

判断酸碱平衡失调主要依据动脉血气分析中 pH、PaCO$_2$、HCO$_3^-$ 指标的变化及根据 pH、PaCO$_2$ 所制成的酸碱平衡诊断卡(图 5-3-5)和预计代偿公式计算所得出结论,但在判断结论时仍需密切结合临床。

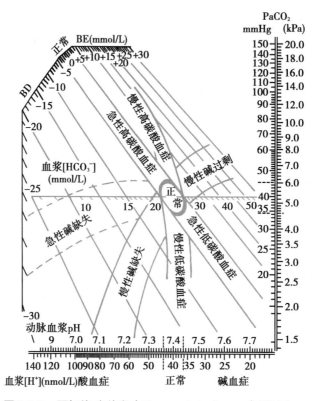

图 5-3-5　西加德-安德森（Siggaard-Andersen）酸碱卡

（一）酸碱平衡诊断卡

查阅此卡时先将临床实测血气结果 pH、PaCO$_2$ 值分别与图中 pH、PaCO$_2$ 值相对应,然后依据实测 HCO$_3^-$ 值与图中相应 HCO$_3^-$ 值范围来判断是单纯性酸碱失调或混合性酸碱失调。如 pH 为 7.2, PaCO$_2$ 为 40mmHg,若实测 HCO$_3^-$ 为 21mmol/L,可判断为单纯慢性碱缺失;若实测 HCO$_3^-$ 为 15mmol/L,则判断为单纯急性碱缺失。又如 pH 为 7.2,PaCO$_2$ 为 70mmHg,若实测 HCO$_3^-$ 为 15mmol/L,可判断为急性高碳酸血症合并急性碱缺失(急性呼酸+代酸)。

（二）临床应用动脉血气判断酸碱失调的步骤

如何利用动脉血气分析判断酸碱平衡,可以按照以下的步骤进行:

1. **根据 pH 判断酸中毒或碱中毒**　pH 在正常范围内通常表示不存在酸碱平衡失调或存在代偿性的酸碱平衡失调。pH>7.45 说明存在碱中毒,pH<7.35 说明存在酸中毒。单纯看 pH 不能明确是否存在代偿性酸碱平衡失调,也不能明确原发因素为代谢性还是呼吸性因素。

2. **查找原发因素确定代谢性或呼吸性酸碱平衡失调**

（1）代谢性因素:原发性 HCO$_3^-$ 增多或减少为代谢性碱中毒或代谢性酸中毒的因素。代谢性碱中毒的常见原因为低氯或低钾。而代谢性酸中毒的原因多为产酸增多如乳酸或酮体、排酸障碍如肾脏疾病及失碱增多如腹泻等。

（2）呼吸性因素:原发性 H$_2$CO$_3$ 增多或减少是呼吸性酸中毒或呼吸性碱中毒的因素。呼吸性酸中毒的因素多为呼吸系统疾病如慢性阻塞性肺病、哮喘、胸廓畸形、呼吸肌麻痹、异物阻塞等。而呼吸性碱中毒多为过度通气所致如癔症、颅脑损伤等。

3. **通过确定代偿情况明确是否为单纯性或混合性酸碱平衡失调**　在单纯性酸碱紊乱时，[HCO_3^-]/[H_2CO_3]其中一个因素确定为原发性因素后，另一个因素即为继发性代偿性反应。机体的代偿反应有一定的规律，包括代偿方向、时间、代偿预计值与代偿极限。①代偿方向：一般与原发因素改变方向一致，即一个变量增高另一个变量也随之增高以保证 pH 在正常范围。②代偿时间：代谢性酸碱失调引起呼吸性完全代偿需要 12～24 小时，呼吸性酸碱失调引起代谢性完全代偿急性者最短需要数分钟，慢性者需 3～5 天。③代偿预计值：继发性改变在代偿预计值范围内为单纯性酸碱失衡，如果代偿不足或代偿过度都为混合性酸碱失衡，以原发性代谢性酸中毒为例，表 5-3-5 列举了代偿趋势的变化及结果。④代偿极限：当超出机体(肺及肾脏)代偿极限就会发生混合性酸碱失衡。通过代偿公式(表 5-3-6)所计算的预计值应判断是否为混合性酸碱失调。若代偿结果在预计值代偿极限范围内，为单纯性酸碱失衡，若超出极限为混合性酸碱失衡。

表 5-3-5　**酸碱失衡(原发性代谢性酸中毒)代偿趋势变化**

代偿情况	原发性改变	继发性改变
未代偿	HCO_3^- ↓	H_2CO_3 无变化
完全代偿	HCO_3^- ↓↓	H_2CO_3 ↓↓
部分代偿	HCO_3^- ↓↓	H_2CO_3 ↓
超过代偿极限	HCO_3^- ↓↓↓↓	H_2CO_3 ↓↓↓(代偿极限)
过代偿	HCO_3^- ↓	H_2CO_3 ↓↓

表 5-3-6　**酸碱失调预计代偿公式**

原发失衡	原发改变	代偿反应	预计代偿公式	代偿极限
呼吸性酸中毒	$PaCO_2$ ↑	HCO_3^- ↑	急性△HCO_3^- = △$PaCO_2$×0.07±1.5	30mmol/L
			慢性△HCO_3^- = △$PaCO_2$×0.35±5.58	45mmol/L
呼吸性碱中毒	$PaCO_2$ ↓	HCO_3^- ↓	急性△HCO_3^- = △$PaCO_2$×0.2±2.5	18mmol/L
			慢性△HCO_3^- = △$PaCO_2$×0.5±2.5	12mmol/L
代谢性酸中毒	HCO_3^- ↓	$PaCO_2$ ↓	$PaCO_2$ = HCO_3^-×1.5+8±2	10mmHg
代谢性碱中毒	HCO_3^- ↑	$PaCO_2$ ↑	△$PaCO_2$ = △HCO_3^-×0.9±1.5	55mmHg

以慢性阻塞性肺疾病为例，病人血气结果如下：pH 7.52，$PaCO_2$ 为 58.3mmHg，HCO_3^- 为 46mmol/L，原发因素为呼吸性酸中毒，根据慢性预计代偿公式计算预计 HCO_3^- <实测值，且实测值已经超过代偿极限 45mmol/L，因此为失代偿性混合性酸碱失衡，为呼吸性酸中毒合并代谢性碱中毒。

4. **根据 AG 值判断代谢性酸中毒情况**　一般情况下，AG>16mmol/L 可能存在代谢性酸中毒，若 AG>30mmol/L 则肯定存在代谢性酸中毒。根据 AG 值可以判定合并代谢性酸中毒的二重及三重酸碱失衡。

根据以上步骤，可以大致判断酸碱失衡的情况，判定时需结合病人的原发病、并发症、电解质及治疗用药情况综合分析，以指导纠正酸碱失衡的解决方法。表 5-3-7 是常见酸碱平衡失调的血气指标变化情况,可用于简单的评价酸碱失衡情况。

表 5-3-7　常见酸碱平衡失调的血气指标变化

	pH	PaCO₂	HCO₃⁻	BE	AG	K⁺	Cl⁻
呼吸性酸中毒	N/↓	↑	N/↑	N/正↑		↑/N	N/↓
代谢性酸中毒	N/↓	N/↓	↓	负↑	N/↑	↑	↑
呼吸性碱中毒	↑	↓	N/↓	N/负↑		↓	N/↑
代谢性碱中毒	N/↑	N/↑	↑	正↑		↓	↓
呼吸性酸中毒+代谢性酸中毒	↓↓	↑	N/↓	N	↑	↑	N/↑
呼吸性酸中毒+代谢性碱中毒	N/↑/↓	↑	↑↑	正↑		↓	↓

注:N 为正常,正↑为正值增大,负↑为负值增大

（张　捷）

第四章 内镜检查

第一节 基本原理简介

内镜发展经历了一个多世纪的进程,也反映了科学技术进步对医学发展的影响。以胃镜为例,自 1869 年德国医生 Kussmaul 制成硬式胃镜以来,胃镜经历了由硬式至可曲、由纤维至电子的发展历程。继 1957 年美国医生 Hirchowz 首先使用纤维胃镜之后,日本学者相继进行了大量的研究和实践,最早的纤维胃镜是将数以万计的特制光学纤维按一定次序和数量排列,分别接上目镜和物镜,再辅以先进的冷光源。这种胃镜的特点是:保证了优质的导光,图像清晰;先进的冷光源保证了内镜的亮度;柔软、纤细可曲的镜身使操作灵巧,观察方便,病人痛苦亦大大减少;可控制的先端,扩大了内镜的视野,消灭了检查的盲区;不断改进的送水、送气和吸引装置,保证了插镜的效率和视野的清晰度。此后几十年,胃镜技术不断发展,活检钳、细胞刷的使用使胃镜可以进行病理检查,显著提高诊断准确率;各种治疗附件的应用还可以进行镜下止血、异物取出等内镜治疗,形成了最初的治疗内镜(therapeutic endoscopy)领域。此外,摄影、录像等技术的应用可以记录各种病变,供会诊、教学使用。

随着电子技术的推广与普及,电子内镜的前端设置固体摄像器件,应用电视监视器观察图像的内镜装置得以广泛使用,它改变了原有纤维内镜由光学纤维导光与窥视的性质,其前端精细的微型电子耦合元件(charge coupled device,CCD)组成图像传感器,相当于微型真空摄像管,进入胃肠腔后,可清晰摄录腔内图像,通过电缆传递至图像处理中心,最后显示在电视荧光屏上,无需窥察,可供多人同时观看,图像清晰细致,形象逼真。电子内镜无光导纤维断裂之弊,图像内不会出现黑点或亮度损失,其前端 CCD 的像素(picture elements)较纤维镜的光导纤维束多 2~3 倍,使图像分辨率明显提高。电子内镜不吸收光,因此较纤维内镜的颜色更为真实。加上固定画面、摄影、录像的配合,有利于记录及会诊。与计算机及图文处理系统的有机结合,更有利于资料储存、图像采集、便于分析与交流,成为现代消化系统疾病诊断、治疗中不可缺少的工具。

电子内镜与各种先进诊疗技术的结合,进一步拓宽了内镜诊治的领域,如超声内镜可在内镜指导下用超声探头扫查消化道管壁或邻近器官病变,并可行穿刺做病理检查;色素与放大内镜可用于发现黏膜细微病变,并鉴别良恶性质;共聚焦内镜的使用将共聚焦显微镜引入腔内检查,达到光学活检的效果;胶囊内镜将无线摄影装置吞入消化道,定时摄录腔内图像,为小肠病变诊断提供了手段。多种诊疗新技术的开展也使内镜技术成为微创治疗的重要措施,如息肉切除、黏膜切除、黏膜剥离、圈套结扎、经口内镜下肌切开及支架放置等。根据类似原理制成的内镜还有结肠镜、小肠镜、十二指肠镜、气管镜、胆道镜、膀胱镜、腹腔镜、胸腔镜等,不仅可对大肠、小肠、胆管、胰管等部位进行检查治疗,尚可延伸到对呼吸系统、泌尿系统、生殖系统、胸腹腔病变进行诊断治疗,因而形成一个崭新的诊治领域,称为内镜学(endoscopicology),达到内镜技术发展的全新境界。

第二节　上消化道内镜检查

上消化道内镜检查包括食管、胃、十二指肠的检查,是应用最早、进展最快的内镜检查,通常亦称胃镜检查。

一、适应证

适应证比较广泛,一般说来,一切食管、胃、十二指肠疾病诊断不明者,均可行此项检查。主要适应证如下:

1. 吞咽困难、胸骨后疼痛、烧灼、上腹部疼痛、不适、饱胀、食欲下降等上消化道症状,原因不明者。

2. 不明原因的上消化道出血。急性上消化道出血,早期检查不仅可获病因诊断,尚可同时进行内镜下止血。

3. X 线钡餐检查不能确诊或不能解释的上消化道病变,特别是黏膜病变和疑有肿瘤者。

4. 需要随访观察的病变,如消化性溃疡、萎缩性胃炎、胃手术后、反流性食管炎、Barrett 食管等。

5. 药物治疗前后对比观察或手术后随访。

6. 内镜下治疗,如异物取出、止血、食管静脉曲张的硬化剂注射与套扎、食管狭窄的扩张与内支架放置治疗、上消化道息肉切除、黏膜切除等。

二、禁忌证

随着器械的改良和技术的进步,禁忌证较过去明显减少。下列情况属禁忌证。

1. 严重心肺疾病,如严重心律失常、心力衰竭、心肌梗死急性期、严重呼吸衰竭及支气管哮喘发作期等。轻症心肺功能不全不属禁忌,必要时在监护条件下进行。

2. 休克、昏迷等危重状态。

3. 神志不清、精神失常,不能合作者。

4. 食管、胃、十二指肠穿孔急性期。

5. 严重咽喉疾病、腐蚀性食管炎和胃炎、巨大食管憩室、主动脉瘤及严重颈胸段脊柱畸形者。

6. 急性病毒性肝炎或胃肠道传染病一般暂缓检查;慢性乙、丙型肝炎或病原携带者、艾滋病病人应具备特殊的消毒措施。

三、检查方法

(一) 检查前准备

1. 签署知情同意书,检查前禁食 8 小时。有胃排空延缓者,须禁食更长时间;有幽门梗阻者,应洗胃后再检查。

2. 阅读胃镜申请单,简要询问病史,作必要体格检查,了解胃镜检查的适应证,有无危险性及禁忌证。作好解释工作,消除病人恐惧心理,取得合作。

3. 麻醉:检查前 5~10 分钟,吞服含 1% 丁卡因胃镜胶(10ml)或 2% 利多卡因喷雾咽部 2~3 次,前者兼具麻醉及润滑作用,目前应用较多。

4. 镇静剂:一般无需使用镇静剂。过分紧张者可用地西泮 5~10mg 肌注或静注。做镜下治疗时,为减少胃蠕动,可术前 10 分钟肌注山莨菪碱 10mg 或阿托品 0.5mg。

5. 口服去泡剂:可用二甲硅油去除胃十二指肠黏膜表面泡沫,使视野更加清晰。此项不作为必须要求。

6. 检查胃镜及配件:注意光源、送水、送气阀及吸引装置,操纵部旋钮控制的角度等。检查胃镜的线路、电源开关及监视器屏幕影像。此外,内镜室应具有监护设施、氧气及急救用品。

（二）检查方法要点

1. 病人取左侧卧位,双腿屈曲,头垫低枕,使颈部松弛,松开领口及腰带,取下义齿。

2. 口边置弯盘,嘱病人咬紧牙垫,铺上无菌巾或毛巾。

3. 医生左手持胃镜操纵部,右手持胃镜先端约20cm处,直视下将胃镜经口插入咽部,缓缓沿舌背、咽后壁插入食管。嘱病人深呼吸,配合吞咽动作可减少恶心,有助于插管。注意动作轻柔,避免暴力。勿误入气管。

4. 胃镜先端通过齿状线缓缓插入贲门后,在胃底部略向左、向上可见胃体腔,推进至幽门前区时,俟机进入十二指肠球部,再将先端右旋上翘90°,操纵者向右转体90°,调整胃镜深度,即可见十二指肠降段及乳头部。由此退镜,逐段观察,配合注气及抽吸,可逐一检查十二指肠、胃窦、胃角、胃体、胃底及食管各段。注意各部位管腔的大小、形态、黏膜皱襞、黏膜下血管、分泌物性状以及胃蠕动情况。特别应注意勿遗漏胃角上部、胃体垂直部及贲门下病变。

5. 对病变部位可摄像、染色、局部放大、活检、刷取细胞涂片及抽取胃液检查以助诊。

6. 退出胃镜时尽量抽气防止腹胀。被检查者2小时后进温凉流质或半流质饮食。

四、并发症

1. 一般并发症 喉头痉挛、下颌关节脱臼、咽喉部损伤、腮腺肿大、食管贲门黏膜撕裂等。

2. 严重并发症

（1）心搏骤停、心肌梗死、心绞痛等:是由于插镜刺激迷走神经及低氧血症所致,一旦发生应立即停止检查,积极抢救。

（2）食管、胃肠穿孔:多由于操作粗暴,盲目插镜所致。如发生食管穿孔会即刻出现胸背上部剧烈疼痛及纵隔颈部皮下气肿。X线摄片可确诊,应急诊手术治疗。

（3）感染:操作时间过长有发生吸入性肺炎的可能。内镜下治疗如注射硬化剂、激光、扩张等治疗可发生局部继发感染,可术后使用抗生素3天。为防止乙、丙型病毒性肝炎传播,要求病人在胃镜检查前检测乙、丙型肝炎病毒标志,对阳性者用专门胃镜检查,并对内镜进行包括水洗、酶洗、药洗在内的彻底消毒。

（4）低氧血症:多由于内镜压迫呼吸道引起通气障碍或因病人紧张憋气所致。停止检查后给予吸氧一般都能好转。

（5）出血:多因操作粗暴、活检创伤或内镜下治疗后止血不当所致。可有呕血、黑便和血容量不足表现。应及时扩容和止血,必要时内镜下止血。

五、常见上消化道疾病的内镜表现

胃镜下常见的疾病有炎症、溃疡和肿瘤,其次还有息肉、食管胃底静脉曲张、食管贲门黏膜撕裂综合征(Mallory-Weiss综合征)、憩室、异物、寄生虫等。

1. 慢性胃炎 我国2006年达成的中国慢性胃炎共识意见中采纳了国际上新悉尼系统的分类方法,根据病理组织学改变和病变在胃内的分布,结合可能的病因,将慢性胃炎分为非萎缩性(以往称浅表性)、萎缩性和特殊类型三大类。其胃镜下表现均可有糜烂(平坦或隆起)、出血和胆汁反流。

（1）慢性非萎缩性胃炎：是指不伴有胃黏膜萎缩性改变，胃黏膜层见以淋巴细胞和浆细胞为主的慢性炎症细胞浸润。根据炎症分布的部位，可再分为胃窦胃炎、胃体胃炎和全胃炎。胃镜下主要表现为红斑（点、片状或条状）、黏膜粗糙不平、出血点/斑、黏膜水肿、渗出等。

（2）慢性萎缩性胃炎：指黏膜已经发生了萎缩性改变。慢性萎缩性胃炎因不同病因又再分为多灶萎缩性胃炎和自身免疫性胃炎两类。胃镜下慢性萎缩性胃炎有两种类型，即单纯萎缩性胃炎和萎缩性胃炎伴增生。前者主要表现为黏膜红白相间、白相为主、血管显露、色泽灰暗、皱襞变平甚至消失；后者主要表现为黏膜呈颗粒状或结节状。

（3）特殊类型胃炎：包括感染性胃炎、化学性胃炎、Ménètrier 病、嗜酸细胞性胃炎、淋巴细胞性胃炎、非感染性肉芽肿性胃炎（如胃 Crohn 病、结节病）、放射性胃炎、充血性胃病等。

2. 溃疡　可位于食管、胃、十二指肠等部位。内镜下分为活动期、愈合期和瘢痕期。

（1）活动期：可见圆形或椭圆形凹陷，直径多在 0.5~1.5cm 之间，底部覆以白苔、血痂或血凝块，周围黏膜充血、水肿，呈堤状隆起。

（2）愈合期：溃疡缩小、变浅、表面薄白苔，边缘光滑整齐，周边水肿消失，再生上皮明显呈红色栅状，溃疡边缘可见黏膜皱襞向中央集中。

（3）瘢痕期：溃疡消失，为再生上皮覆盖，黏膜发红，呈栅状，向心性呈放射状排列。

3. 肿瘤　我国胃癌、食管癌病人相当多见，胃镜是最佳检查方法，尤其对发现早期胃癌更为重要。

根据癌组织在胃壁的浸润深度，将胃癌分为进展期胃癌和早期胃癌两类。进展期胃癌分四型，即包曼Ⅰ型：肿块型或隆起型；包曼Ⅱ型：溃疡型；包曼Ⅲ型：浸润溃疡型；包曼Ⅳ型：弥漫浸润型。溃疡型癌主要发生在胃窦，一般较良性溃疡大而不规则，周边不整齐，底部不平，触之质硬，黏膜脆易出血。弥漫浸润型癌时，溃疡可有可无，而胃壁变得僵硬、增厚、扩张受限，缺乏蠕动，形成皮革胃，易漏诊，应仔细观察，多处活检，行病理检查确诊。

第三节　下消化道内镜检查

下消化道内镜检查包括乙状结肠镜、结肠镜和小肠镜检查，以结肠镜应用较多，可达回盲部甚至末端回肠，了解部分小肠和全结肠病变。在此仅介绍结肠镜检查。

一、适应证

1. 不明原因的便血、大便习惯改变；有腹痛、腹块、消瘦、贫血等征象或怀疑有结、直肠及末端回肠病变者。

2. 钡剂灌肠或乙状结肠镜检查结肠有狭窄、溃疡、息肉、癌肿、憩室等病变，需进一步确诊者。

3. 转移性腺癌、CEA、CA199 等肿瘤标志物升高，需寻找原发病灶者。

4. 炎症性肠病的诊断与随诊。

5. 结肠癌术前确诊，术后随访，息肉摘除术后随访。

6. 行镜下止血、息肉切除、整复肠套叠和肠扭转、扩张肠狭窄及放置支架解除肠梗阻等治疗。

二、禁忌证

1. 肛门、直肠严重狭窄。

2. 急性重度结肠炎，如急性细菌性痢疾、急性重度溃疡性结肠炎及憩室炎等。

3. 急性弥漫性腹膜炎、腹腔脏器穿孔、多次腹腔手术、腹内广泛粘连及大量腹腔积液者。

4. 妊娠期妇女。

5. 严重心肺功能衰竭、精神失常及昏迷病人。

三、检查方法

（一）检查前准备

其中检查前肠道准备是检查成功的前提。

1. 签署知情同意书，检查前 1 日进流质饮食，当日晨禁食。

2. 肠道清洁有多种方法，可于检查前 3 小时嘱病人饮主要含氯化钠的平衡电解质液 3000 ~ 4000ml，或主要含磷酸缓冲液的清肠液，饮水总量不足 1000ml，可达到同样清肠效果。也可用 20% 甘露醇 500ml 和 5% 葡萄糖生理盐水 1000ml 混合液于检查前 1 天傍晚口服，导致渗透性腹泻，但应注意甘露醇可在大肠内被细菌分解产生可燃气体"氢"，如行高频电凝术有引起爆炸的危险。

3. 阅读结肠镜申请单，简要询问病史，作必要的体格检查，了解检查的适应证，有无禁忌证，作好解释工作，说明检查的必要性及安全性，消除恐惧心理，争取主动配合。

4. 术前用药：可术前 5 ~ 10 分钟用阿托品 0.5mg 或山莨菪碱 10mg 肌注，以减少肠蠕动，但对青光眼、前列腺肥大或近期发生尿潴留者禁用。对情绪紧张者可肌注地西泮 5 ~ 10mg、哌替啶 50mg，但使用上述药品可使痛阈增高，降低结肠穿孔反应信号，应特别警惕。

5. 检查室最好有监护设备及抢救药物，以备不时之需。

6. 检查结肠镜及配件如同胃镜前准备，以确保结肠镜性能及质量。

（二）检查方法要点

1. 国内多采用双人操作检查，亦可单人操作。镜检难度较胃镜为大，需要术者与助手默契配合，共同完成。

2. 嘱病人穿上带孔洞的检查裤，取左侧卧位，双腿屈曲。

3. 术者先做直肠指检，了解有无肿瘤、狭窄、痔疮、肛裂等。此后助手将肠镜先端涂上润滑剂（一般用硅油，不可用液状石蜡，可损坏肠镜前部橡胶外皮）后，嘱病人张口呼吸，放松肛门括约肌，以右手示指按压镜头，使镜头滑入肛门，此后按术者指令循腔进镜。

4. 遵照循腔进镜原则，少量注气，适当钩拉，去弯取直，防袢、解袢。助手随时用沾有硅油的纱布润滑镜身，逐段缓慢插入肠镜。特别注意抽吸气体使肠管缩短，在脾曲、肝曲处适当钩拉、旋镜，并配合病人呼吸及体位进镜，以减少转弯处的角度，缩短检查距离。

5. 助手按检查要求以适当的手法按压腹部，以减少乙状结肠、横结肠结袢，对检查特别有帮助。

6. 到达回盲部的标志为内侧壁皱襞夹角处可见圆形或椭圆形漏斗状的阑尾开口，Y 字形（画盘状）的盲尖皱襞及鱼口样的回盲瓣。部分病人在右下腹体表可见到集中的光团。在回盲瓣口尽可能调整结肠镜前端角度，俟机插入或挤入回盲瓣，观察末端回肠 15 ~ 30cm 范围的肠腔与黏膜。

7. 退镜时，操纵上下左右旋钮，灵活旋转前端，环视肠壁，适量注气、抽气，逐段仔细观察，注意肠腔大小、肠壁及袋囊情况。对转弯部位或未见到结肠全周的肠段，调整角度钮及进镜深度，甚至适当更换体位，重复观察。

8. 对有价值的部位摄像、取活检及细胞学等检查以助诊。

9. 做息肉切除及止血治疗者，应用抗生素数天，半流食和适当休息 3 ~ 4 天。

四、并发症

1. **肠穿孔** 可发生剧烈腹痛、腹胀，有急性弥漫性腹膜炎体征，X 线腹部透视可见膈下游离气体。一经确诊应立即手术治疗。

2. **肠出血** 多由于插镜损伤、活检过度、电凝止血不足等引起,应予避免。

3. **肠系膜裂伤** 罕见于操作粗暴,如有腹腔粘连时易造成肠系膜裂伤,少量出血可保守治疗,大量出血致血压下降时,应剖腹探查作相应处理。

4. **心脑血管意外** 由于检查时过度牵拉刺激迷走神经引起反射性心律失常,甚至心搏骤停。高血压病人检查时情绪紧张可加重高血压,引起脑血管意外,应立即拔出镜子,进行抢救。

5. **气体爆炸** 有报道口服 20% 甘露醇作肠道准备后,再作息肉电切时可引起肠道气体爆炸。故行息肉电切时应避免使用甘露醇,或使用 6.7% 低浓度甘露醇(即 20% 甘露醇 500ml 加 5% 葡萄糖生理盐水 1000ml)作肠道准备,在息肉电切前反复注气,吸气 2～3 次,有助于降低肠道内可燃性气体浓度,避免发生爆炸。

五、结肠疾病的内镜诊断

结肠疾病的基本病变是炎症、溃疡及肿瘤,与上消化道疾病有相似之处。结肠黏膜炎症可由多种原因引起,形态改变必须结合病原学、病因学、病理学及临床表现才能作出诊断。溃疡性结肠炎病人镜下见黏膜广泛充血、水肿、糜烂或表浅溃疡,表面有脓苔和渗出物,形态多样,并伴炎性息肉形成。Crohn 病病人镜下见跳跃式分布的纵形或匍行性深溃疡,附近常有多发大小不等的炎性息肉,周围黏膜正常或鹅卵石样增生,肠壁明显增厚,肠腔明显狭窄。结肠良性肿瘤以腺瘤、息肉多见,其大小、形态、有无蒂,对判断类型及预后甚为重要。大肠恶性肿瘤近年来有增多之势,好发于直肠、乙状结肠。临床发现的早期癌以息肉隆起型居多,可有蒂、无蒂和亚蒂,表面发红,凹凸不平,多有糜烂或溃疡。进展期大肠癌可分为隆起型癌、溃疡型癌、浸润型癌和胶样型癌,可累及部分肠壁及肠壁全周,经内镜下病理活检是诊断大肠肿瘤的必要手段。

第四节　纤维支气管镜检查

20 世纪初 Jackson 创用金属硬质支气管镜检查支气管和肺疾病。1964 年池田茂人研制成了可曲式光导纤维支气管镜(简称纤支镜),1967 年正式用于临床。纤支镜检查是呼吸系统疾病诊疗的重要方法之一。纤支镜因管径细,可弯曲,易插入段支气管和亚段支气管。同时可在直视下作活检或刷检,亦可作支气管灌洗(bronchial lavage,BL)和支气管肺泡灌洗(bronchoalveolar lavage,BAL),行细胞学或液性成分检查,并可摄影或录像作为科研或教学资料,已成为支气管、肺和胸腔疾病诊断、治疗和抢救上的一项重要手段。

一、适应证

1. 不明原因咯血,需明确出血部位和咯血原因者,或原因和病变部位明确,但内科治疗无效或反复大咯血而又不能行急诊手术需局部止血治疗者。

2. 胸部 X 线片示块影、肺不张、阻塞性肺炎,疑为肺癌者。

3. 胸部 X 线片阴性,但痰细胞学阳性的"隐性肺癌"者。

4. 性质不明的弥漫性病变、孤立性结节或肿块,需钳取或针吸肺组织作病理切片或细胞学检查者。

5. 原因不明的肺不张或胸腔积液者。

6. 原因不明的喉返神经麻痹和膈神经麻痹者。

7. 不明原因的干咳或局限性喘鸣者。

8. 吸收缓慢或反复发作的肺炎。

9. 需用双套管吸取或刷取肺深部细支气管的分泌物作病原学培养,以避免口腔污染。

10. 用于治疗,如取支气管异物、肺化脓症吸痰及局部用药、手术后痰液潴留吸痰、肺癌局部瘤体的放疗和化疗等。另外,对于气道狭窄病人,可在纤支镜下行球囊扩张或放置镍钛记忆合金支架等介入治疗。

11. 肺部手术术前评估。

二、禁忌证

1. 对麻醉药过敏者以及不能配合检查的受检者。

2. 有严重心肺功能不全、严重心律失常、频发心绞痛者。

3. 全身状况极度衰弱不能耐受检查者。

4. 凝血功能严重障碍以致无法控制的出血倾向者。

5. 主动脉瘤有破裂危险者。

6. 新近有上呼吸道感染或高热、哮喘发作、大咯血者需待症状控制后再考虑作纤维支气管镜检查。

三、检查方法

1. **术前准备**　签署知情同意书,术前向病人说明检查目的、意义、大致过程和配合的方法,以消除病人的顾虑,使检查顺利进行。受检者需有近期胸部 X 线片,包括正侧位片、必要时有断层片或胸部 CT 片,以确定病变位置。有出血倾向者需作凝血时间和血小板计数等检查。对年老体弱、心肺功能不佳者作心电图和肺功能检查。术前受检者禁食 4 小时。术前半小时肌内注射阿托品 0.5mg 和地西泮 10mg。

2. **局部麻醉**　常用2%利多卡因溶液,可咽喉喷雾,也可在纤支镜镜管插入气管后滴入或经环甲膜穿刺注入。

3. **操作步骤**　病人一般取平卧位,不能平卧者可取坐位。术者用左手或右手持纤维支气管镜的操纵部,拨动角度调节环和钮,持镜经鼻或口腔插入,找到会厌与声门,观察声门活动情况。当声门张开时,将镜快速送入气管,在直视下边向前推进边观察气管内腔,达到隆突后观察隆突形态。见到两侧主支气管开口后,先进入健侧再进入患侧,依据各支气管的位置,拨动操纵部调节钮,依次插入各段支气管,分别观察支气管黏膜是否光滑、色泽是否正常、有无充血水肿、渗出、出血、糜烂、溃疡、增生、结节与新生物以及间嵴是否增宽、管壁有无受压、管腔有无狭窄等。对直视下的可见病变,先活检,再用毛刷刷取涂片,或用 10ml 灭菌生理盐水注入病变部位进行支气管灌洗作细胞学或病原学检查。对某些肺部疾病如肺泡蛋白沉积症,尚可行支气管肺泡灌洗。

四、临床应用

(一)协助疾病诊断

1. **肺癌的诊断**　纤支镜检查可大大提高肺癌的确诊率,尤其是对于管内增殖型及管壁浸润型。此时可以通过钳检技术获取诊断,但在钳检时特别要注意第一次活检的钳夹,要求部位准确、钳夹肿瘤的基部,若表面附有坏死样物需反复吸引或钳出后再取肿瘤组织。为提高诊断阳性率可通过多种采样方法,如针吸、钳检、刷检和冲洗。

2. **肺不张的诊断**　肺不张常见的原因包括肿瘤、炎症和结核以及某些特殊病因如血块、异物、外伤和胸腹手术后等。而纤支镜的检查对于肺不张病因的鉴别有非常重要的意义。在临床工作中发现了不少胸部 CT 诊断为"肿瘤"而纤支镜镜下为异物(骨头)的病例。

3. 对胸部 X 线片正常的咯血病人的诊断　通过纤支镜检查可明确支气管可见范围内有无黏膜改变、管腔狭窄或小新生物以及出血的部位,同时可以清除血块、局部止血。但是对于大咯血病人的纤支镜检查时机问题存在争议,多数人认为病人仍有少量咯血时进行纤支镜检的效果最好。

4. 肺部感染性病变的诊断　通过纤支镜冲洗液可行细菌、结核的培养,为肺部感染性疾病提供病原学诊断,尤其是不典型肺结核和支气管结核的诊断。

5. 弥漫性肺部间质性疾病的诊断　可通过经纤支镜肺活检或肺泡灌洗液来进行诊断。

6. 胸膜疾病的诊断　对于原因不明的胸腔积液诊断是临床难题。胸腔积液细胞学检查和胸膜活检的结果常常不令人满意。以纤支镜代胸腔镜检查可提高诊断率,对于伴有咯血或肺部病变者纤支镜的检查对诊断的价值优于胸膜活检。

（二）协助疾病的治疗

1. 用于呼吸衰竭的救治　在各种原因所致的呼吸衰竭时,可因分泌物黏稠阻塞气道,此时可借助纤支镜通过气管插管的内径口或气管切开的气管套管口或直接插镜进行床边吸痰,常可取得良好效果。

2. 胸外伤及胸腹手术后并发症的治疗　由于胸外伤、胸腹手术后限制了病人的咳嗽动作,使血液或痰液滞留导致肺不张或肺部感染等并发症。通过纤支镜吸引可避免或减少并发症的发生。

3. 取异物　纤支镜取异物视野大、对病人造成的痛苦小,已广泛应用于临床。但对于异物留置时间长,异物周围被肉芽组织包绕时取异物时需要慎重,因为此种情况特别易出血。

4. 肺部感染性疾病的治疗　对于有大量分泌物的肺脓肿、支气管扩张等,可通过纤支镜吸引分泌物以及局部给药治疗。

5. 介入治疗　对于各种原因导致的大气道狭窄可采用介入治疗,如球囊扩张、放置支架、冷冻、微波等。

6. 肺泡蛋白沉积症的治疗　可经纤支镜行支气管肺泡灌洗,多为分段灌洗。与全肺灌洗治疗比较其优点为安全、简便,缺点为需反复多次灌洗、费时费力。

五、并发症

纤维支气管镜检查已经广泛应用于临床。据文献报道其一般并发症的发生率为 0.3%,较严重并发症的发生率为 0.1%,病死率为 0.04%。而且并发症的发生率与病例选择、操作者的技术水平有关。主要并发症有出血、气胸、发热、喉痉挛、麻醉药反应等,偶见心搏骤停。

1. 喉痉挛　本症多为麻醉药所致的严重并发症,亦可在给支气管哮喘或慢性阻塞性肺疾病病人插镜时发生。除了喉痉挛以外,还可出现抽搐、呼吸抑制,甚至心搏骤停。为防止该并发症的发生,术前一定要详细询问药物过敏史以及基础疾病史。对有基础疾病者最好给予氧气吸入。

2. 低氧血症　一般认为插镜时 80% 左右的病人 PaO_2 下降,其下降幅度在 10mmHg 左右,操作时间越长,下降幅度越大。低氧血症可诱发心律失常、心肌梗死甚至心跳骤停。

3. 术中、术后出血　凡施行了组织活检者均有不同程度出血,亦有因细胞刷检后局部黏膜刷破出血或因插管中剧烈咳嗽而诱发出血。少量出血,可自行或经局部注入止血药后停止,大出血时除经纤维支气管镜及时负压吸引外,还需局部注入稀释的肾上腺素或稀释的凝血酶,不易经纤维支气管镜吸出时应及时换气管插管或金属硬质直管支气管镜吸引,并及时采取全身的止血药物治疗。

4. **气胸**　本并发症主要是由肺活检引起的,发生率为1%~6%,也有少数发生在气管腔内直视下活检。据临床报道极少发生死亡,仅约50%的人需进行胸腔闭式引流处理。

5. **术后发热**　本症发生率约6%左右。继发肺部细菌感染、菌血症,甚至术后出现致死性败血症也偶有发生。

(段志军)

第六篇
病历书写

在 2010 年原卫生部颁布的《病历书写基本规范》中,将病历定义为医务人员在医疗活动过程中形成的文字、符号、图表、影像、切片等资料的总和,包括门(急)诊病历和住院病历。病历书写是指医务人员通过问诊、查体、辅助检查、诊断、治疗、护理等医疗活动获得有关资料,并进行归纳、分析、整理形成医疗活动记录的行为。病历既是医院管理、医疗质量和业务水平的反映,也是临床教学、科研和信息管理的基本资料,同时也是医疗服务质量评价、医疗保险赔付参考的主要依据。病历是具有法律效力的医疗文件,是涉及医疗纠纷和诉讼的重要依据。因此,书写完整而规范的病历是每个医师必须掌握的一项临床基本功。

第一章　病历书写的基本要求

（一）内容真实，书写及时

病历必须客观地、真实地反映病情和诊疗经过，不能臆想和虚构。这不仅关系到病历质量，也反映出医师的品德和作风。内容的真实来源于认真仔细的问诊，全面细致的体格检查，辩证而客观的分析和正确科学的判断。

病历应按各种文件完成时间的要求及时书写。门（急）诊病历及时书写，入院记录应于病人入院后24小时内完成。危急病人的病历应及时完成，因抢救危急病人未能及时书写病历的，应在抢救结束后6小时内据实补记，并注明抢救完成时间和补记时间。

各项记录应注明时间，一律使用阿拉伯数字书写日期和时间，采用24小时制记录。

（二）格式规范，项目完整

病历具有特定的格式，临床医师必须按规定格式进行书写。例如：门（急）诊病历记录分为初诊病历记录和复诊病历记录，有其特定的格式。入院记录格式分为传统式入院记录和表格式入院记录两种，两者记录的格式和项目基本上是一致的。前者系统而完整，经多年实践证明无论是资料储存还是人才培训都是十分有用的；后者简便、省时，便于计算机管理，有利于病历的规范化。

1. 各种表格栏内必须按项认真填写，无内容者画"/"或"—"。

2. 每张记录用纸均须完整填写眉栏（病人姓名、住院号、科别、床号）及页码，以避免与其他病人混淆。

3. 度量衡单位一律采用中华人民共和国法定计量单位。

4. 各种检查报告单应分门别类按日期顺序整理好归入病历。

（三）表述准确，用词恰当

要运用规范的汉语和汉字书写病历，要使用通用的医学词汇和术语，力求精练、准确，语句通顺、标点正确。

1. 规范使用汉字，以《新华字典》为准，避免错别字。两位以上的数字一律用阿拉伯数字书写。

2. 病历书写应当使用中文和医学术语，通用的外文缩写和无正式中文译名的症状、体征、疾病名称、药物名称可以使用外文。但为避免不必要的纠纷，除如"CT"等已为众所周知的外文缩写外，建议在诸如医患沟通记录、各类知情同意书、病危（重）通知书、出院记录等需告知患方有关诊断或诊疗方案的医疗文书中，仍应使用中文书写。

3. 疾病诊断、手术、各种治疗操作的名称书写和编码应符合《国际疾病分类》（ICD-10、ICD-9-CM-3）的规范要求。病人述及的既往所患疾病名称和手术名称应加引号。

（四）字迹工整，签名清晰

病历书写字迹要清晰、工整，不可潦草，以便于他人阅读。

1. 病历书写应当使用蓝黑墨水或碳素墨水，需复写的病历资料可用蓝色或黑色油水的圆珠笔。计算机打印的病历应当符合病历保存的要求。

2. 各项记录书写结束时应在右下角签全名，字迹应清楚易认。

3. 某些医疗活动需要的"知情同意书"还应有病人或其授权人（法定代理人）签字。

（五）审阅严格，修改规范

上级医务人员有审查修改下级医务人员所书写病历的责任。

1. 实习医务人员、试用期医务人员书写的病历,应当经过本医疗机构注册的医务人员审阅、修改并签名。审查修改应保持原记录清楚可辨,并注明修改时间。上级医师审核签名应在署名医师的左侧,并以斜线相隔。

2. 进修医务人员由接收进修的医疗机构根据其胜任本专业工作实际情况认定后书写病历。

3. 病历书写过程中出现错字时,应当用双线划在错字上,保留原记录清楚、可辨,注明修改时间,并由修改人签名。不得采用刮、粘、涂等方法掩盖或去除原来的字迹。

(六)法律意识,尊重权利

在病历书写中应注意体现病人的知情权和选择权,医务人员应当将治疗方案、治疗目的、检查和治疗中可能发生的不良后果以及对可能出现的风险和预处理方案如实告知病人或家属,并在病历中详细记载,由病人或授权人(法定代理人)签字确认,以保护病人的知情权。诊疗过程中应用新的治疗方法、输血、麻醉、手术等多种治疗手段,治疗中可能发生的不良后果,均需与病人或授权人(法定代理人)充分沟通,并将结果记录在案,病人对诊疗方法自主决定应签字确认,充分体现病人的自主选择权。在充分尊重病人权利,贯彻"以人为本"的人文理念的同时,医务人员也保存了相关证据,利于保护医患双方的合法权利。

1. 对按照有关规定须取得病人书面同意方可进行的医疗活动(如特殊检查、特殊治疗、手术、实验性临床医疗等),应当由病人本人签署同意书。病人不具备完全民事行为能力时,应当由其法定代理人签字;病人因病无法签字时,应当由其授权的人员签字;为抢救病人,在法定代理人或被授权人无法及时签字的情况下,可由医疗机构负责人或者被授权的负责人签字。

2. 因实施保护性医疗措施不宜向病人说明情况时,应当将有关情况告知病人近亲属,由病人近亲属签署知情同意书,并及时记录。病人无近亲属或者病人近亲属无法签署同意书时,由病人的法定代理人或者关系人签署同意书。

第二章 病历书写格式及内容

第一节 住院病历

住院病历内容包括住院病案首页、入院记录、病程记录、手术同意书、麻醉同意书、输血治疗知情同意书、特殊检查(特殊治疗)同意书、病危(重)通知书、医嘱单、辅助检查报告单、体温单、医学影像检查资料、病理资料等。

一、入院记录的内容和格式

入院记录是指病人入院后,由经治医师通过问诊、查体、辅助检查获得有关资料,并对这些资料归纳分析书写而成的记录。可分为入院记录、再次或多次入院记录、24小时内入出院记录、24小时内入院死亡记录。

入院记录、再次或多次入院记录应当于病人入院后24小时内完成;24小时内入出院记录应当于病人出院后24小时内完成,24小时内入院死亡记录应当于病人死亡后24小时内完成。

（一）入院记录

入院记录的内容包括:

一般项目

一般项目(general data)包括姓名、性别、年龄、民族、婚姻状况、出生地、职业、工作单位、住址、入院时间、记录时间、病史陈述者(应注明与病人的关系),需逐项填写,不可空缺。

主诉

主诉(chief complaints)是指促使病人就诊的主要症状(或体征)及持续时间。主诉多于一项则按发生的先后次序列出,并记录每个症状的持续时间。主诉要简明精练,一般1~2句,20字左右。在一些特殊情况下,疾病已明确诊断,住院目的是为进行某项特殊治疗(手术、化疗)者可用病名,如白血病病人入院定期化疗。一些无症状(体征)的实验室检查异常也可直接描述,如"发现血糖升高1个月"。

现病史

现病史(history of present illness)是指病人本次疾病的发生、演变、诊疗等方面的详细情况,应当按时间顺序书写。现病史是住院病历书写的重点内容,应结合问诊内容,经整理分析后,围绕主诉进行描写,主要内容应包括:

1. **发病情况**　记录发病的时间、地点、起病缓急、前驱症状、可能的原因或诱因。

2. **主要症状特点及其发展变化情况**　按发生的先后顺序描述主要症状的部位、性质、持续时间、程度、缓解或加剧因素以及演变发展情况。

3. **伴随症状**　记录伴随症状,描述伴随症状与主要症状之间的相互关系。

4. **发病以来诊治经过及结果**　记录病人发病后到入院前,在院内、外接受检查与治疗的详细经过及效果。对病人提供的药名、诊断和手术名称需加引号以示区别。

5. **发病以来一般情况**　简要记录病人发病后的精神状态、睡眠、食欲、大小便、体重、体力等情况。

与本次疾病虽无密切关系,但仍需治疗的其他疾病情况,可在现病史后另起一段予以记录。

既往史

既往史(past history)是指病人过去的健康和疾病情况。内容包括既往一般健康状况、疾病史、传染病史、预防接种史、手术外伤史、输血史、食物或药物过敏史等。

系统回顾(review of systems)

1. **呼吸系统**　慢性咳嗽、咳痰、呼吸困难、咯血、低热、盗汗、与肺结核病人密切接触史等。

2. **循环系统**　心悸、气急、咯血、发绀,心前区疼痛、晕厥、水肿及高血压、动脉硬化、心脏疾病、风湿热病史等。

3. **消化系统**　慢性腹胀、腹痛、嗳气、反酸、呕血、便血、黄疸和慢性腹泻、便秘史等。

4. **泌尿系统**　尿频、尿急、尿痛、排尿不畅或淋沥,尿色(洗肉水样或酱油色),清浊度,水肿,肾毒性药物应用史,铅、汞化学毒物接触或中毒史,下疳、淋病、梅毒等性病史。

5. **造血系统**　头晕、乏力,皮肤或黏膜瘀点、紫癜、血肿,反复鼻出血,牙龈出血,骨骼痛,化学药品、工业毒物、放射性物质接触史等。

6. **内分泌系统及代谢**　畏寒、怕热、多汗、食欲异常、烦渴、多饮、多尿、头痛、视力障碍、肌肉震颤、性格、体重、皮肤、毛发和第二性征改变史等。

7. **神经精神系统**　头痛、失眠或嗜睡、意识障碍、晕厥、痉挛、瘫痪、视力障碍、感觉及运动异常、性格改变、记忆力和智能减退等。

8. **肌肉骨骼系统**　关节肿痛、运动障碍、肢体麻木、痉挛、萎缩、瘫痪史等。

个人史

个人史(personal history)记录出生地及长期居留地,生活习惯及有无烟、酒等嗜好,常用药物,职业与工作条件及有无工业毒物、粉尘、放射性物质接触史,有无冶游史。

婚姻史

婚姻史(marital history)记录婚姻状况、结婚年龄、配偶健康状况、子女状况、性生活情况等。

月经史、生育史

女性病人月经史(menstrual history)应记录初潮年龄、行经期天数、间隔天数、末次月经时间(或闭经年龄)等情况。采用月经式来表示,记录格式为:

$$初潮年龄\frac{行经期(天)}{月经周期(天)}末次月经时间(LMP)或绝经年龄$$

并记录月经量、颜色,有无血块、痛经、白带等情况。

生育史(childbearing history)按下列顺序写明:足月分娩数-早产数-流产或人流数-存活数。并记录计划生育措施。

家族史(family history)

1. 父母、兄弟、姐妹及子女的健康情况,有无与病人类似的疾病;如已死亡,应记录死亡原因及年龄。

2. 家族中有无结核、肝炎、性病等传染性疾病。

3. 有无家族性遗传性疾病,如糖尿病、血友病等。

体格检查

体格检查应当按照系统循序进行书写。内容包括体温、脉搏、呼吸、血压,一般情况,皮肤、黏膜,全身浅表淋巴结,头部及其器官,颈部,胸部(胸廓、肺部、心脏、血管),腹部(肝、脾等),直肠肛门,外生殖器,脊柱,四肢,神经系统等。专科体格检查情况应当根据专科需要记录专科特殊情况。具体记录的内容及格式见下:

体温　℃　脉搏　次/分　呼吸　次/分　血压/mmHg　体重　kg

一般状况：

发育（正常、异常），营养（良好、中等、不良、肥胖），神志（清晰、淡漠、模糊、昏睡、谵妄、昏迷），体位（自主、被动、强迫），面容与表情（安静、忧虑、烦躁、痛苦，急、慢性病容或特殊面容），检查能否合作。

皮肤、黏膜：

颜色（正常、潮红、苍白、发绀、黄染、色素沉着），温度，湿度，弹性，有无水肿、皮疹、瘀点、紫癜、皮下结节、肿块、蜘蛛痣、肝掌、溃疡和瘢痕，毛发的生长及分布。

淋巴结：

全身或局部淋巴结有无肿大（部位、大小、数目、硬度、活动度或粘连情况，局部皮肤有无红肿、波动、压痛、瘘管、瘢痕等）。

头部及其器官：

头颅：大小、形状，有无肿块、压痛、瘢痕，头发（量、色泽、分布）。

眼：眉毛（脱落、稀疏），睫毛（倒睫），眼睑（水肿、运动、下垂），眼球（凸出、凹陷、运动、斜视、震颤），结膜（充血、水肿、苍白、出血、滤泡），巩膜（黄染），角膜（云翳、白斑、软化、溃疡、瘢痕、反射、色素环），瞳孔（大小、形态、对称或不对称、对光反射、集合反射）。

耳：有无畸形、分泌物、乳突压痛，听力情况。

鼻：有无畸形、鼻翼扇动、分泌物、出血、阻塞，有无鼻中隔偏曲或穿孔、鼻窦压痛等。

口腔：气味，有无张口呼吸，唇（畸形、颜色、疱疹、皲裂、溃疡、色素沉着），牙齿（龋齿、缺齿、义齿、残根、斑釉齿，注明位置），牙龈（色泽、肿胀、溃疡、溢脓、出血、铅线），舌（形态、舌质、舌苔、溃疡、运动、震颤、偏斜），颊黏膜（发疹、出血点、溃疡、色素沉着），咽（色泽、分泌物、反射、腭垂位置），扁桃体（大小、充血、分泌物、假膜），喉（发音清晰、嘶哑、喘鸣、失音）。

颈部：

对称，强直，有无颈静脉怒张、肝颈静脉回流征、颈动脉异常搏动，气管位置，甲状腺（大小、硬度、压痛、结节、震颤、血管杂音）。

胸部：

胸廓（对称、畸形，有无局部隆起或塌陷），胸壁（有无静脉曲张、皮下气肿、压痛，肋间隙有无回缩或膨隆），乳房（大小，乳头，有无红肿、压痛、肿块和分泌物）。

肺：

视诊：呼吸运动（类型、频率、节律、深度，两侧对比）。

触诊：胸廓扩张度、语音震颤（两侧对比），有无胸膜摩擦感。

叩诊：叩诊音（清音、过清音、浊音、实音、鼓音及其部位），肺上界、肺下界及肺下界移动度。

听诊：呼吸音（性质、强弱，异常呼吸音及其部位），有无干、湿性啰音和胸膜摩擦音，语音共振（两侧对比）等。

心：

视诊：心前区隆起，心尖搏动位置、范围和强度，有无心前区异常搏动。

触诊：心尖搏动的性质及位置，有无震颤（部位、时相）和心包摩擦感。

叩诊：心脏左、右浊音界。可用左、右第 2、3、4、5 肋间距前正中线的距离（cm）表示，须注明左锁骨中线距前正中线的距离（cm）。

听诊：心率，心律，心音的强弱，P_2 和 A_2 强度的比较，有无心音分裂、额外心音、杂音（部位、性质、时期、连续性、强度、传导方向以及与运动、体位和呼吸的关系；收缩期杂音强度用 6 级分法，如描述 3 级收缩期杂音，应写作"3/6 级收缩期杂音"；舒张期杂音分为轻、中、重三度）和心包摩擦音等。

桡动脉：

脉搏频率，节律（规则、不规则、脉搏短绌），有无奇脉、交替脉等，搏动强度，动脉壁弹性，紧张度。

周围血管征:

有无毛细血管搏动、枪击音、水冲脉和动脉异常搏动。

腹部:

腹围(腹腔积液或腹部包块等疾病时测量)。

视诊:形状(对称、平坦、膨隆、凹陷),呼吸运动,胃肠蠕动波,有无皮疹、色素、条纹、瘢痕、腹壁静脉曲张(及其血流方向),疝和局部隆起(器官或包块)的部位、大小、轮廓,腹部体毛。

触诊:腹壁紧张度,有无压痛、反跳痛、液波震颤、肿块(部位、大小、形状、硬度、压痛、移动度、表面情况、搏动)。

肝脏:大小(右叶以右锁骨中线肋下缘,左叶以前正中线剑突下至肝下缘多少厘米表示),质地(Ⅰ度:软;Ⅱ度:韧;Ⅲ度:硬),表面(光滑度),边缘,有无结节、压痛和搏动等。

胆囊:大小,形态,有无压痛、Murphy 征。

脾脏:大小,质地,表面,边缘,移动度,有无压痛、摩擦感,脾脏明显肿大时以二线测量法表示。

肾脏:大小,形状、硬度、移动度,有无压痛。

膀胱:膨胀、肾及输尿管压痛点。

叩诊:肝上界,肝浊音界(缩小、消失),肝区叩击痛,有无移动性浊音、高度鼓音、肾区叩击痛等。

听诊:肠鸣音(正常、增强、减弱、消失、金属音),有无振水音和血管杂音等。

肛门、直肠:

视病情需要检查。有无肿块、裂隙、创面。直肠指诊(括约肌紧张度,有无狭窄、肿块、触痛、指套染血;前列腺大小、硬度、有无结节及压痛等)。

外生殖器:

根据病情需要作相应检查。

男性:包皮,阴囊,睾丸,附睾,精索,有无发育畸形、鞘膜积液。

女性:检查时必须有女医护人员在场,必要时请妇科医师检查。包括外生殖器(阴毛、大小阴唇、阴蒂、阴阜)和内生殖器(阴道、子宫、输卵管、卵巢)。

脊柱:

活动度,有无畸形(侧凸、前凸、后凸)、压痛和叩击痛等。

四肢:

有无畸形,杵状指(趾),静脉曲张,骨折及关节红肿、疼痛、压痛、积液、脱臼、强直、畸形,水肿,肌肉萎缩,肌张力变化或肢体瘫痪等。

神经反射:

生理反射:浅反射(角膜反射、腹壁反射、提睾反射)。

深反射(肱二头肌、肱三头肌及膝腱、跟腱反射)。

病理反射:Babinski 征、Oppenheim 征、Gordon 征、Chaddock 征、Hoffmann 征。

脑膜刺激征:颈项强直、Kernig 征、Brudzinski 征。

必要时作运动、感觉及神经系统其他特殊检查。

专科情况:

外科、耳鼻咽喉头颈外科、眼科、妇产科、口腔科、介入放射科、神经精神等专科需写"外科情况"、"妇科检查"……主要记录与本专科有关的体征,前面体格检查中的相应项目不必重复书写,只写"见××科情况"。

辅助检查

辅助检查是指病人入院前所作的与本次疾病相关的主要实验室检查和器械检查及其结果。

应分类按检查时间顺序记录检查结果,如系在其他医疗机构所作检查,应当写明该机构名称及检查号。

病历摘要

简明扼要、高度概述病史要点,体格检查、实验室及器械检查的重要阳性和具有重要鉴别意义的阴性结果,字数以不超过300字为宜。

诊断

诊断名称应确切,分清主次,按顺序排列,主要疾病在前,次要疾病在后,并发症列于有关主病之后,伴发病排列在最后。诊断应尽可能包括病因诊断、病理解剖部位和功能诊断。对一时难以肯定诊断的疾病,可在病名后加"?"。一时既查不清病因也难以判定在形态和功能方面改变的疾病,可暂以某症状待诊或待查作为诊断,并应在其后注明一两个可能性较大或待排除疾病的病名,如"发热待查,肠结核?"。在临床诊疗过程中,诊断包含初步诊断和修正诊断。

初步诊断

初步诊断是指经治医师根据病人入院时情况,综合分析所作出的诊断。书写入院记录时的诊断就是初步诊断,如初步诊断为多项时,应当主次分明。对待查病例应列出可能性较大的诊断。

修正诊断

凡以症状待诊的诊断以及初步诊断不完善或不符合的诊断,上级医师在诊疗过程中应作出"修正诊断",修正诊断可打印新的一页"修正诊断",注明修正日期,并由修正医师签名。随着诊疗活动的进展,医师对之前的诊断可以进行多次修正和补充,可表述为"第一次修正诊断""第二次修正诊断"等。

医师签名

书写入院记录的医师在初步诊断的右下角签全名,字迹应清楚易认。

(二) 再次或多次入院记录

再次或多次入院记录是指病人因同一种疾病再次或多次住入同一医疗机构时书写的记录。要求及内容基本同入院记录。主诉是记录病人本次入院的主要症状(或体征)及持续时间。现病史中要求首先对本次住院前历次有关住院诊疗经过进行小结,然后再书写本次入院的现病史。

(三) 24小时内入出院记录或24小时内入院死亡记录

病人入院不足24小时出院,可书写24小时内入出院记录。内容包括病人姓名、性别、年龄、职业、入院时间、主诉、入院情况、入院诊断、诊疗经过、出院情况、出院诊断、出院医嘱、医师签全名。病人入院不足24小时死亡的,可写24小时内入院死亡记录,内容和24小时内入出院记录基本相同,只是将出院诊断项改为死亡原因,死亡诊断。

二、病程记录

病程记录是指继入院记录之后,对病人病情和诊疗过程所进行的连续性记录。内容包括病人的病情变化情况、重要的辅助检查结果及临床意义、上级医师查房意见、会诊意见、医师分析讨论意见、所采取的诊疗措施及效果、医嘱更改及理由、向病人及其近亲属告知的重要事项等。病程记录除了要真实及时外,还要有分析判断和计划总结,注意全面系统、重点突出、前后连贯。病程记录应反映诊断的过程和健康问题的管理。条理清晰、组织严谨的病程记录能反映出主管医师的诊疗水平甚至全院的诊疗水平。

病程记录的内容及要求:

(一) 首次病程记录

首次病程记录是指病人入院后由经治医师或值班医师书写的第一次病程记录,应当在病人入院8小时内完成。首次病程记录的内容包括病例特点、拟诊讨论(诊断依据及鉴别诊断)、诊疗计划等。

1. **病例特点**　应当在对病史、体格检查和辅助检查进行全面分析、归纳和整理后写出本病例特征,包括阳性发现和具有鉴别诊断意义的阴性症状和体征等。

2. **拟诊讨论(诊断依据及鉴别诊断)**　根据病例特点,提出初步诊断和诊断依据;对诊断不明的写出鉴别诊断并进行分析;并对下一步诊治措施进行分析。

3. **诊疗计划**　提出具体的检查及治疗措施安排。

(二)日常病程记录

日常病程记录是指对病人住院期间诊疗过程的经常性、连续性记录。由经治医师书写,也可以由实习医务人员或试用期医务人员书写,但应有经治医师签名。书写日常病程记录时,首先标明记录时间,另起一行记录具体内容。对病危病人应当根据病情变化随时书写病程记录,每天至少1次,记录时间应当具体到分钟。对病重病人,至少2天记录一次病程记录。对病情稳定的病人,至少3天记录一次病程记录。

(三)上级医师查房记录

上级医师查房记录是指上级医师在查房时对病人病情、诊断、鉴别诊断、当前治疗措施疗效的分析及下一步诊疗意见的记录,属于病程记录的重要内容,代表上级医师及本医院的医疗水平。三级查房(主任医师、主治医师、住院医师)记录是原卫生部规定的必做项目,下级医师应在查房后及时完成,在病程记录中要明确标记,并另起一行。书写过程中应注意:

1. 书写上级医师查房记录时,应在记录日期后,注明上级医师的姓名及职称。

2. 下级医师应如实记录上级医师的查房情况,尽量避免写"上级医师同意诊断、治疗"等无实质内容的记录。记录内容应包括对病史和体征的补充、诊断依据、鉴别诊断的分析和诊疗计划。

3. 主治医师首次查房记录至少应于病人入院48小时内完成;主治医师常规查房记录间隔时间视病情和诊治情况确定;对疑难、危重抢救病例必须及时有科主任或具有副主任医师以上专业技术任职资格医师查房的记录。

4. 上级医师的查房记录必须由查房医师审阅并签名。

(四)疑难病例讨论记录

疑难病例讨论记录是指由科主任或具有副主任医师以上专业技术任职资格的医师主持、召集有关医务人员对确诊困难或疗效不确切病例讨论的记录。内容包括讨论日期、主持人、参加人员姓名及专业技术职务、具体讨论意见及主持人小结意见等。

(五)交(接)班记录

交(接)班记录是指病人经治医师发生变更之际,交班医师和接班医师分别对病人病情及诊疗情况进行简要总结的记录。交班记录应当在交班前由交班医师书写完成;接班记录应当由接班医师于接班后24小时内完成。

1. 交班记录紧接病程记录书写,接班记录紧接交班记录书写,不另立专页,但需在横行适中位置标明"交班记录"或"接班记录"字样。

2. 交班记录应简明扼要地记录病人的主要病情、诊断治疗经过、手术病人的手术方式和术中发现,计划进行而尚未实施的诊疗操作、特殊检查和手术,病人目前的病情和存在问题,今后的诊疗意见、解决方法和其他注意事项。

3. 接班记录应在复习病历及有关资料的基础上,再重点询问和体格检查,力求简明扼要,避免过多重复,着重书写今后的诊断、治疗的具体计划和注意事项。

(六)转科记录

转科记录是指病人住院期间需要转科时,经转入科室医师会诊并同意接收后,由转出科室和转入科室医师分别书写的记录。转科记录包括转出记录和转入记录。转出记录由转出科室医师在病人转出科室前书写完成(紧急情况除外);转入记录由转入科室医师于病人转入后24小时内完成。转科记录内容包括入院日期、转出或转入日期,转出、转入科室,病人姓名、性别、年龄、主诉、入院情况、入院诊断、诊疗经过、目前情况、目前诊断、转科目的及注意事项或转入诊疗计划、医师签名等。

（七）阶段小结

阶段小结是指病人住院时间较长，由经治医师每月所作的病情及诊疗情况的总结。阶段小结的内容包括入院日期、小结日期、病人姓名、性别、年龄、主诉、入院情况、入院诊断、诊疗经过、目前情况、目前诊断、诊疗计划、医师签名等。

交（接）班记录、转科记录可代替阶段小结。

（八）抢救记录

抢救记录是指病人病情危重，采取抢救措施时需做的记录。因抢救急危病人，未能及时书写病历的，有关医务人员应当在抢救结束后6小时内据实补记，并加以注明。内容包括病情变化情况、抢救时间及措施、参加抢救的医务人员姓名及专业技术职称等。记录抢救时间应当具体到分钟。

（九）有创诊疗操作记录

有创诊疗操作记录是指在临床诊疗活动过程中进行的各种诊断、治疗性操作（如胸腔穿刺、腹腔穿刺等）的记录，应当在操作完成后即刻书写。内容包括操作名称、操作时间、操作步骤、结果及病人一般情况，记录操作过程是否顺利、有无不良反应、术后注意事项及是否向病人说明，操作医师签名。

（十）会诊记录（含会诊意见）

会诊记录（含会诊意见）是指病人在住院期间需要其他科室或者其他医疗机构协助诊疗时，分别由申请医师和会诊医师书写的记录。会诊记录应另页书写，内容包括申请会诊记录和会诊意见记录。申请会诊记录应当简要载明病人病情及诊疗情况、申请会诊的理由和目的，申请会诊医师签名等。常规会诊意见记录应当由会诊医师在会诊申请发出后48小时内完成，急会诊时会诊医师应当在会诊申请发出后10分钟内到场，并在会诊结束后即刻完成会诊记录。会诊记录内容包括会诊意见、会诊医师所在的科别或者医疗机构名称、会诊时间及会诊医师签名等。申请会诊医师应在病程记录中记录会诊意见执行情况。

（十一）术前小结

术前小结是指在病人手术前，由经治医师对病人病情所作的总结。内容包括简要病情、术前诊断、手术指征、拟施手术名称和方式、拟施麻醉方式、注意事项，并记录手术者术前查看病人相关情况等。

（十二）术前讨论记录

术前讨论记录是指因病人病情较重或手术难度较大，手术前在科主任或具有副主任医师以上专业技术任职资格的医师主持下，对拟施手术方式和术中可能出现的问题及应对措施所作的讨论。讨论内容包括术前准备情况、手术指征、手术方案、可能出现的意外及防范措施、参加讨论者的姓名及专业技术职务、具体讨论意见及主持人小结意见、讨论日期、记录者签名等。

（十三）麻醉术前访视记录

麻醉术前访视记录是指在麻醉实施前，由麻醉医师对病人拟施麻醉进行风险评估的记录。麻醉术前访视可另立单页，也可在病程中记录。内容包括姓名、性别、年龄、科别、病案号，病人一般情况、简要病史、与麻醉相关的辅助检查结果、拟行手术方式、拟行麻醉方式、麻醉适应证及麻醉中需注意的问题、术前麻醉医嘱、麻醉医师签字并填写日期。

（十四）麻醉记录

麻醉记录是指麻醉医师在麻醉实施中书写的麻醉经过及处理措施的记录。麻醉记录应当另页书写，内容包括病人一般情况、术前特殊情况、麻醉前用药、术前诊断、术中诊断、手术方式及日期、麻醉方式、麻醉诱导及各项操作开始及结束时间、麻醉期间用药名称、方式及剂量、麻醉期间特殊或突发情况及处理、手术起止时间、麻醉医师签名等。

（十五）手术记录

手术记录是指手术者书写的反映手术一般情况、手术经过、术中发现及处理等情况的特殊记录，应当在术后 24 小时内完成。特殊情况下由第一助手书写时，应有手术者签名。手术记录应当另页书写，内容包括一般项目（病人姓名、性别、科别、病房、床位号、住院病历号或病案号）、手术日期、术前诊断、术中诊断、手术名称、手术者及助手姓名、麻醉方法、手术经过、术中出现的情况及处理等。

1. 术时病人体位，皮肤消毒方法，无菌巾的铺盖，切口部位、方向、长度，解剖层次及止血方式。

2. 探查情况及主要病变部位、大小、与邻近脏器或组织的关系；肿瘤应记录有无转移、淋巴结肿大等情况，如与临床诊断不符合时，更应详细记录。

3. 手术的理由、方式及步骤，应包括离断、切除病变组织或脏器的名称及范围；修补、重建组织与脏器的名称；吻合口大小及缝合方法；缝线名称及粗细号数；引流材料的名称、数目和放置部位；吸引物的性质及数量。手术方式及步骤必要时可绘图说明。

4. 术毕敷料及器械的清点情况。

5. 送检化验。培养、病理标本的名称及病理标本的肉眼所见情况。

6. 术中病人耐受情况，失血量，输血量，术中用药，特殊处理和抢救情况。

7. 术中麻醉情况，麻醉效果是否满意。

（十六）手术安全核查记录

手术安全核查记录是指由手术医师、麻醉医师和巡回护士三方，在麻醉实施前、手术开始前和病人离室前，共同对病人身份、手术部位、手术方式、麻醉及手术风险、手术使用物品清点等内容进行核对的记录。输血的病人还应对血型、用血量进行核对。手术安全核查记录应由手术医师、麻醉医师和巡回护士三方核对、确认并签字。

（十七）手术清点记录

手术清点记录是指巡回护士对手术病人术中所用血液、器械、敷料等的记录，应当在手术结束后即时完成。手术清点记录应当另页书写，内容包括病人姓名、住院病历号（或病案号）、手术日期、手术名称、术中所用各种器械和敷料数量的清点核对、巡回护士和手术器械护士签名等。

（十八）术后（首次）病程记录

术后首次病程记录是指手术者或第一助手医师在病人术后即时完成的病程记录。记录内容包括手术时间、术中诊断、麻醉方式、手术方式、手术简要经过、术后处理措施、术后应当特别注意观察的事项等。术后病程记录应连记 3 天，以后按病程记录规定进行记录。伤口愈合情况及拆线日期等也应在术后病程记录中反映。

（十九）麻醉术后访视记录

麻醉术后访视记录是指麻醉实施后，由麻醉医师对术后病人麻醉恢复情况进行访视的记录。麻醉术后访视记录可另立单页，也可在病程中记录。内容包括姓名、性别、年龄、科别、病案号，病人一般情况、麻醉恢复情况、清醒时间、术后医嘱、是否拔除气管插管等，如有特殊情况应详细记录，麻醉医师签字并填写日期。

（二十）出院记录

出院记录是指经治医师对病人此次住院期间诊疗情况的总结，应当在病人出院后 24 小时内完成。内容主要包括入院日期、出院日期、入院情况、入院诊断、诊疗经过、出院诊断、出院情况、出院医嘱、医师签名等。出院记录一式两份，另立专页并在横行适中位置标明"出院记录"，其中正页归档，附页交予病人或其近亲属，如系表格式专页，按表格项目填写。出院记录由经治医师书写，主治医师审核并签字。

（二十一）　死亡记录

死亡记录是指经治医师对死亡病人住院期间诊疗和抢救经过的记录,应当在病人死亡后24小时内完成。内容包括入院日期、死亡时间、入院情况、入院诊断、诊疗经过（重点记录病情演变、抢救经过）、死亡原因、死亡诊断等。记录死亡时间应当具体到分钟。死亡记录另立专页,并在横行适中位置标明"死亡记录"。死亡记录由经治医师书写,科主任或具有副主任医师以上专业技术任职资格的医师审核并签字。

（二十二）　死亡病例讨论记录

死亡病例讨论记录是指在病人死亡一周内,由科主任或具有副主任医师以上专业技术职务任职资格的医师主持,对死亡病例进行讨论、分析的记录。内容包括讨论日期、主持人及参加人员姓名、专业技术职务、具体讨论意见及主持人小结意见、记录者的签名等。

（二十三）　病重（病危）病人护理记录

病重（病危）病人护理记录是指护士根据医嘱和病情对病重（病危）病人住院期间护理过程的客观记录。病重（病危）病人护理记录应当根据相应专科的护理特点书写。内容包括病人姓名、科别、住院病历号（或病案号）、床位号、页码、记录日期和时间、出入液量、体温、脉搏、呼吸、血压等病情观察、护理措施和效果、护士签名等。记录时间应当具体到分钟。

三、同意书

根据《中华人民共和国执业医师法》、《医疗机构管理条例》、《医疗事故处理条例》和《医疗美容服务管理办法》,凡在临床诊治过程中,需行手术治疗、特殊检查、特殊治疗、实验性临床医疗和医疗美容的病人,应对其履行告知义务,并详尽填写同意书。

经治医师必须亲自使用通俗语言向病人或其授权人、法定代理人告知病人的病情、医疗措施、目的、名称、可能出现的并发症及医疗风险等,并及时解答其咨询。同意书必须经病人或其授权人、法定代理人签字,医师签全名。同意书一式两份,医患双方各执一份。由病人授权人或其法定代理人签字的,应提供授权人的授权委托书。

（一）　手术同意书

手术同意书是指手术前,经治医师向病人告知拟施手术的相关情况,并由病人签署是否同意手术的医学文书。内容包括术前诊断、手术名称、术中或术后可能出现的并发症、手术风险、病人签署意见并签名、经治医师和术者签名等。

（二）　麻醉同意书

麻醉同意书是指麻醉前,麻醉医师向病人告知拟施麻醉的相关情况,并由病人签署是否同意麻醉意见的医学文书。内容包括病人姓名、性别、年龄、病案号、科别、术前诊断、拟施手术方式、拟施麻醉方式,病人基础疾病及可能对麻醉产生影响的特殊情况,麻醉中拟行的有创操作和监测,麻醉风险、可能发生的并发症及意外情况,病人签署意见并签名、麻醉医师签名并填写日期。

（三）　输血治疗知情同意书

输血治疗知情同意书是指输血前,经治医师向病人告知输血的相关情况,并由病人签署是否同意输血的医学文书。内容包括病人姓名、性别、年龄、科别、病案号、诊断、输血指征、拟输血成分、输血前有关检查结果、输血风险及可能产生的不良后果、病人签署意见并签名、医师签名并填写日期。

（四）　特殊检查、特殊治疗同意书

特殊检查、特殊治疗同意书是指在实施特殊检查、特殊治疗前,经治医师向病人告知特殊检查、特殊治疗的相关情况,并由病人签署是否同意检查、治疗的医学文书。内容包括特殊检查、特殊治疗项目名称、目的、可能出现的并发症及风险、病人签名、医师签名等。

四、住院病历中其他记录和文件

（一）病危（重）通知书

病危（重）通知书是指因病人病情危、重时，由经治医师或值班医师向病人家属告知病情，并由患方签名的医疗文书。内容包括病人姓名、性别、年龄、科别，目前诊断及病情危重情况，患方签名、医师签名并填写日期。一式两份，一份交患方保存，另一份归病历中保存。

（二）医嘱单

医嘱是指医师在医疗活动中下达的医学指令。医嘱单分为长期医嘱单和临时医嘱单。长期医嘱单内容包括病人姓名、科别、住院病历号（或病案号）、页码、起始日期和时间、长期医嘱内容、停止日期和时间、医师签名、执行时间、执行护士签名。临时医嘱单内容包括医嘱时间、临时医嘱内容、医师签名、执行时间、执行护士签名等。医嘱内容及起始、停止时间应当由医师书写。医嘱内容应当准确、清楚，每项医嘱应当只包含一个内容，并注明下达时间，应当具体到分钟。医嘱不得涂改。需要取消时，应当使用红色墨水标注"取消"字样并签名。

一般情况下，医师不得下达口头医嘱。因抢救急危病人需要下达口头医嘱时，护士应当复诵一遍。抢救结束后，医师应当即刻据实补记医嘱。

（三）辅助检查报告单

辅助检查报告单是指病人住院期间所做各项检验、检查结果的记录。内容包括病人姓名、性别、年龄、住院病历号（或病案号）、检查项目、检查结果、报告日期、报告人员签名或者印章等。

（四）体温单

体温单为表格式，以护士填写为主。内容包括病人姓名、科室、床号、入院日期、住院病历号（或病案号）、日期、手术后天数、体温、脉搏、呼吸、血压、大便次数、出入液量、体重、住院周数等。

五、住院病案首页

住院病案首页是医务人员使用文字、符号、代码、数字等方式，将病人住院期间相关信息精练汇总在特定表格中形成的病历数据摘要。住院病案首页是病案中信息最集中、最重要、最核心的部分，内容包括病人基本信息、住院过程信息、诊疗信息、费用信息等。住院病案首页由经治医师于病人出院或死亡后 24 小时内完成，经病案编码员审核编码后上传至与医疗保险机构及医疗行政管理机构联网的信息平台。医疗保险机构通过住院病案首页信息，审核医疗行为的合理性与必需性，并作为统筹支付的重要依据。医疗行政管理机构通过住院病案首页信息反映出的疾病严重度、治疗的复杂性和可用资源的丰富性，评价医疗机构和专科的医疗服务水平。住院病案首页填写要求客观、真实、及时、规范、完整。

住院病案首页应当使用规范的疾病诊断和手术操作名称。疾病诊断、手术、各种治疗操作的名称书写和编码应符合《国际疾病分类》（ICD-10、ICD-9-CM-3）的规范要求，疾病诊断依据和手术相关记录应在病案中可追溯。推荐采用国际流行的"SOAP"模式，即从首次病程记录开始分别按主观资料（subjective information, S）、客观资料（objective data, O）、评估（assessment, A）、计划（plan, P）方式，记录病人本次住院诊疗过程中的主诉及所有相关问题，列出充分的诊断依据，作出完整的疗效评价和处理计划。这种记录方式条理清晰、避免遗漏，便于住院病案首页填写时资料的提取与审核。

第二节　门（急）诊病历

门（急）诊病历内容包括门（急）诊病历首页（封面）、病历记录、化验单（检验报告）、医学影像检查资料等。

一、门（急）诊病历首页（封面）

1. 门（急）诊病历首页（封面）应设有姓名、性别、出生年月、民族、婚姻、职业、住址、工作单位、药物过敏史、身份证号及门（急）诊病历编号等栏目，病人首次就诊时应认真填写完整。

2. 儿科病人、意识障碍病人、创伤病人及精神病病人就诊须写明陪伴者姓名及与病人的关系，必要时写明陪伴者工作单位、住址和联系电话。

二、门（急）诊病历记录

门（急）诊病历记录分为初诊病历记录和复诊病历记录。

（一）初诊病历记录

初诊病历记录书写内容应当包括就诊时间、科别、主诉、现病史、既往史、阳性体征、必要的阴性体征、辅助检查结果、诊断、治疗处理意见和医师签名等。急诊病历书写就诊时间应当具体到分钟。

1. **主诉**　主要症状及持续时间。

2. **病史**　现病史要重点突出（包括本次患病的起病时间、主要症状、他院诊治情况及疗效），并简要叙述与本次疾病有关的既往史、个人史及家族史（不需列题）。

3. **体格检查**　一般情况，重点记录阳性体征及有助于鉴别诊断的阴性体征。急危重病人必须记录病人体温、脉搏、呼吸、血压、意识状态等。

4. **实验室检查、特殊检查或会诊记录**　病人在其他医院所作检查，应注明该医院名称及检查日期。

5. **初步诊断**　如暂不能明确，可在病名后用"？"，并尽可能注明复诊医师应注意的事项。

6. **处理措施**

（1）处方及治疗方法记录应分行列出，药品应记录药名、剂量、总量、用法。

（2）进一步检查措施或建议。

（3）休息方式及期限。

7. 法定传染病，应注明疫情报告情况。

8. 医师签全名。

（二）复诊病历记录

复诊病历记录书写内容应当包括就诊时间、科别、主诉、病史、必要的体格检查和辅助检查结果、诊断、治疗处理意见和医师签名等。

1. 上次诊治后的病情变化和治疗反应，不可用"病情同前"字样。

2. 体格检查应着重记录原来阳性体征的变化和新发现的阳性体征。

3. 需补充的实验室或器械检查项目。

4. 3次不能确诊的病人，接诊医师应请上级医师会诊，上级医师应写明会诊意见及会诊日期，并签全名。

5. 对上次已确诊的病人，如诊断无变更，可不再写诊断。

6. 处理措施要求同初诊。

7. 持通用门诊病历变更就诊医院、就诊科别或与前次不同病种的复诊病人，应视作初诊病人并按初诊病历要求书写病历。

8. 医师签全名。

三、急诊留观记录

急诊留观记录是指急诊病人因病情需要留院观察期间的记录。重点记录观察期间病人的病情变化和诊疗措施，记录应简明扼要，并注明病人去向。

四、门（急）诊抢救记录

门（急）诊抢救危重病人时，应当书写门（急）诊抢救记录。书写内容及要求按照住院病历抢救记录要求执行。

第三节　表格式住院病历

表格式住院病历主要对主诉和现病史以外的内容进行表格化书写。项目内容完整且省时，有利于资料储存和病历的规范化管理。

表格式病历设计，应根据表格式病历规范和病历表格印制规范要求，结合本专科病种特点和要求，选派高年资临床专家负责研究设计，报省卫生行政部门备案，经省、自治区或直辖市卫生行政部门审批后使用。初学者应首先学会书写完整病历，而不能依靠表格，待书写熟练之后，为了临床工作需要，再使用表格式住院病历。

第三章　电子病历

传统的书写病历、纸质版的表格式病历作为病例资料库，其信息采集、传递存储和管理利用都存在着许多不便之处。有了信息处理和智能化服务功能的计算机信息系统技术，医院可以创建电子病历系统，从而提高医疗效率和管理效能。以电子病历为核心的医院信息化建设是公立医院改革的重要内容之一。

一、电子病历的概念

电子病历系统是指医疗机构内部支持电子病历信息的采集、存储、访问和在线帮助，并围绕提高医疗质量、保障医疗安全、提升医疗效率而提供信息处理和智能化服务功能的计算机信息系统，既包括应用于门（急）诊、病房的临床信息系统，也包括检查检验、病理、影像、心电图、超声等医技科室的信息系统。

那些只使用文字处理软件编辑、打印的病历文档，不属于电子病历。

二、电子病历的功能

1. 让病历书写者按照《病历书写基本规范》格式及内容"写出"病历，随后可以打印出完整病历，并保留文本以供他用。系统设置了一些录入、编辑及支持功能，使"写作"更方便，还可以提供临床试验病例及教学病例标识、查阅相关知识库等。

2. 电子病历系统可为病人建立个人信息数据库（包括姓名、性别、出生年月、民族、婚姻状况、职业、工作单位、住址、有效身份证件号码、社会保障号码或医疗保险号码、联系电话等），授予唯一标识号码并确保与病人的医疗记录相对应。

3. 可对医嘱下达、传递及执行进行管理，并能校正医嘱使之完整合理；提供药物、耗材、诊疗项目等字典；对医嘱的医保政策符合性进行自动检查和提示；对药品应用的管理功能等。

4. 检验报告的管理功能，特别是危急结果提示功能，影像展现及测量功能等。

5. 展现功能，如以趋势图展现病人的生命体征、历次检查结果等。

6. 电子病历系统可为病历质量监控、医疗卫生服务信息及数据统计分析、医疗保险费用审核等提供技术支持，包括医疗费用分类查询、手术分级管理、临床路径管理、单病种质量控制、平均住院日、术前平均住院日、床位使用率、合理用药监控、药物占总收入比例等医疗质量管理与控制指标的统计，利用系统优势建立医疗质量考核体系，提高工作效率，保证医疗质量，规范诊疗行为，提高医院管理水平。

7. 电子病历系统还可以不断扩展，如传染病上报、区域医疗信息对接共享等。

三、电子病历的书写和管理

1. 电子病历书写按照原卫生部《病历书写基本规范》执行。

2. 电子病历系统为操作人员提供专有的身份识别手段，并设置有相应权限，操作人员对本人身份标识的使用负责。医务人员采用身份标识登录电子病历系统完成操作并确认后，系统限制医务人员电子签名。实习医务人员、试用期医务人员记录的病历，应经过在本医疗机构合法执业的医务人员审阅、修改并予电子签名确认。医务人员修改时，电子病历系统应进行身份识别、保存历次修改痕迹、标记准确的修改时间和修改人信息。

3. 门(急)诊电子病历记录以接诊医师录入确认即为归档,归档后不得修改。

4. 住院病历在病人出院时经上级医师审核后归档。归档后的电子病历由电子病历管理部门统一管理,必要时可打印纸质版本,打印的纸质版本需统一规格、字体、格式等。

5. 电子病历系统应具有严格的复制管理功能,不同病人的信息不得复制。

6. 病人诊疗活动过程中产生的非文字资料,如 CT、磁共振、超声等医学影像信息和心电图、录音、影像等,应纳入电子病历系统管理,确保随时调阅、内容完整。对于目前还不能电子化的知情同意书、植入材料条形码等医疗信息资料,可采取措施使之信息化后纳入电子病历并留存原件。

电子病历系统还处于不断改进与完善的过程之中,原卫生部已发布《电子病历系统功能规范(试行)》,为电子病历系统规范地应用和发展提供了重要的指导依据。

(杨　炯)

第七篇
诊断疾病的步骤和临床思维方法

　　临床思维(clinical reasoning)是指在临床实践中用来收集和评价资料以及做出诊断和处理判断的推理过程。诊断疾病过程中的临床思维就是将疾病的一般规律应用到判断特定个体所患疾病的思维过程,即临床诊断推理(clinical diagnostic reasoning)。诊断疾病是医生最重要也是最基本的临床实践活动之一,诊断疾病的过程也是医生认识疾病及其客观规律的过程。只有正确地诊断,才可能有正确和恰当地治疗。能否正确及时地诊断疾病,反映了医生的水平、能力和素质。

第一章 诊断疾病的步骤

诊断疾病的步骤,包括:①搜集临床资料;②分析、综合、评价资料;③提出初步诊断;④验证或修正诊断(图 7-1-1)。

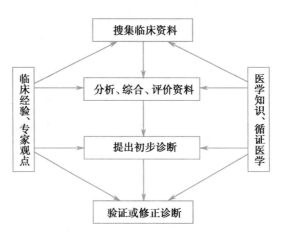

图 7-1-1 疾病诊断步骤示意图

一、搜集临床资料

通过病史采集和体格检查获得的数据,与初步的实验室检查结果一起,共同形成了初步诊断推理的基础。如果一开始数据不准确,推理就会是错误的。而获得有效数据的前提是娴熟的问诊和体格检查技能。

1. **病史采集** 采集病史的方法主要是问诊,也包括查阅病人的各种病历资料。病史的主体是症状,症状的特点及其发生发展与演变情况,对于形成诊断起重要作用。但症状不是疾病,医生应该在病史采集中结合医学知识和临床经验,来认识和探索病人的疾病本质。病史采集要全面系统,资料真实可靠,病史要反映出疾病的动态变化及个体特征。

2. **体格检查** 在病史采集的基础上,对病人进行全面、规范和正确的体格检查,所发现的阳性体征和阴性表现,都可以成为诊断疾病的重要依据。在体格检查过程中应边查边问,边查边想,思考症状、体征与诊断的关系,核实、补充和完善证据,使临床资料更真实、完整,更具诊断价值。

3. **实验室及辅助检查** 在获得病史和体格检查资料的基础上,考虑可利用的实验室及辅助检查。合理选择一些必要的检查,无疑会使临床诊断更准确、可靠。在选择检查时应考虑①检查的意义;②检查的时机;③检查的敏感性、准确性和特异性;④检查的安全性;⑤成本与效果分析等。检查及结果判读要及时。

二、分析、综合、评价资料

对病史、体格检查、实验室检查和辅助检查所获得的各种临床资料进行综合分析和评价,是非常重要但又是常被忽视的一个环节。

1. 确定主要临床问题　疾病表现是复杂多样的,病人因受疾病、性格特点、文化素养、知识层次、心理状态和社会因素等方面的影响,所述病史可能是琐碎、凌乱、不确切、主次不分、顺序颠倒,甚至有些虚假、隐瞒或遗漏等现象。因此要对各种临床资料进行分析、综合和评价。列出病人的所有症状,识别异常的体征,归纳整理为单一或多重问题。确定主要临床问题,包括症状、体格检查发现、实验结果的异常等。

2. 准确表述临床问题　简明、准确地概括病人的临床表现是鉴别诊断至关重要的切入点。要从临床资料中提取疾病的关键信息,例如膝关节痛诊断的关键信息:多(单)关节、间断(连续)发作、突然(逐步)开始,剧烈(轻微)疼痛。这些关键信息常常是配对的、相反的描述,起限制性诊断作用,与诊断推理密切相关。

3. 辅助检查必须与临床资料相结合　实验室和辅助检查,通常是基于对已有问诊和查体资料的分析,为了验证某种或几种诊断假设而开具。由于检查时机和技术因素等影响,一两次阳性或阴性结果有可能不足以证实或排除疾病的存在。因此,在利用检查结果时必须考虑:①假阴性和假阳性问题;②准确性,误差大小;③稳定性,有无影响检查结果的因素;④真实性,结果与其他临床资料是否相符,如何解释等。所以,临床医生应结合病史资料和体格检查结果综合考虑,而不应简单的采用检查结果诊断疾病。

通过对临床资料的综合分析和评价,医生应对疾病的主要临床表现及特点、疾病的演变情况、治疗效果等有清晰明确的认识,为进行鉴别诊断,提出初步诊断打下基础。

三、提出初步诊断

在对各种临床资料进行分析、评价和综合以后,结合医生掌握的医学知识和临床经验,将可能性较大的疾病排列出来,作为诊断假设。尝试用诊断假设解释病人的临床表现,并排优先次序。选择可能性最大的、最能解释所有临床发现的疾病形成初步诊断。如其暂时不能,保留几种疾病予以进一步观察。

注意可能危及生命的诊断与可治疗疾病的诊断。

初步诊断带有主观臆断的成分,这是由于在认识疾病的过程中,医生只发现了某些自己认为特异的征象。由于受到病情发展的不充分,病情变化的复杂性和医生认识水平的局限性等影响,这些征象在诊断疾病中的作用常常受到限制,这是导致临床思维方法片面、主观的重要原因。因此,初步诊断只能为疾病进行必要的治疗提供依据,为验证和修正诊断奠定基础。

四、验证和修正诊断

临床诊断是医生对疾病的一种认识,属于主观范畴。认识常常不是一次就能完成的,它的正确与否还需通过临床实践的不断检验。初步诊断是否正确,也需要在临床实践中验证。由于疾病的复杂性和人的认识能力的限制,一个正确的诊断往往需要经过从感性认识到理性认识,再从理性认识到医疗实践的多次反复才能产生。这就要求临床医生根据病情的变化不断地验证或修改自己原有的诊断,在继续发展的疾病面前多次证实、补充、修改,如此循环往复,直到得出正确的诊断。

因此,提出初步诊断之后给予必要的治疗;客观细致的病情观察;某些检查项目的复查以及选择一些必要的特殊检查等,都将为验证诊断或修正诊断提供可靠依据。临床上常常需要严密观察病情,随时发现问题,提出问题,查阅文献资料解决问题,或是开展讨论等,这在一些疑难病例的诊断和修正诊断过程中发挥重要作用。

如果这个主要诊断及其他有意义的诊断都不能确诊,那么应该继续进行其他鉴别诊断的检查并确定优先考虑的顺序。有时候正确的诊断并不符合这个疾病最初的表现,这也是为什么在新的病情数据资料基础上重复排查不同鉴别诊断是一件非常重要的事。

诊断疾病不能撒大网。必须按照诊断疾病的步骤进行,这种认识疾病的程序不能遗漏,不能跨越,一般不容颠倒。在诊断疾病过程中,这种思维程序应该成为医生自觉的临床实践活动和临床思维方法。

第二章　临床思维方法

临床思维方法是医生认识疾病、判断疾病和治疗疾病等临床实践过程中所采用的一种推理方法。在临床推理中存在分析性推理(analytical reasoning)和非分析性推理(non-analytical reasoning)两种方式,两个系统之间具有互补性和交互性。

一、临床思维的两大要素及应注意的问题

(一)临床思维的两大要素

1. **临床实践**　通过各种临床实践活动,如病史采集、体格检查、选择必要的实验室和其他检查以及诊疗操作等工作,细致而周密地观察病情,发现问题,分析问题,解决问题。

2. **科学思维**　这是对具体的临床问题比较、推理、判断的过程,在此基础上建立疾病的诊断。即使是暂时诊断不清,也可对各种临床问题的属性范围作出相对正确的判断。这一过程是任何仪器设备都不能代替的思维活动。临床医生通过实践获得的资料越翔实,知识越广博,经验越丰富,这一思维过程就越快捷,越切中要害,越接近实际,也就越能作出正确的诊断。

临床思维方法在过去教科书中很少提及,课堂上很少讨论,学生常常经过多年实践后逐渐领悟其意义,"觉悟"很晚。如果使学生能更早地认识到它的重要性,能够从接触临床开始的实践活动中就注重临床思维方法的基本训练,养成良好的思维习惯,无疑将事半功倍,受益终生。

(二)诊断思维中应注意的问题

1. **现象与本质**　现象系指病人的临床表现,本质则为疾病的病理改变。在诊断分析过程中,要求现象能反映本质,现象要与本质统一。

2. **主要与次要**　病人的临床表现复杂,临床资料也较多,分析这些资料时,要分清哪些资料反映疾病的本质。反映疾病本质的是主要临床资料,缺乏这些资料则临床诊断不能成立,次要资料虽然不能作为主要的诊断依据,但可为确立临床诊断提供旁证。

3. **局部与整体**　局部病变可引起全身改变,因此不仅要观察局部变化,也要注意全身情况,不可"只见树木,不见森林"。

4. **典型与不典型**　大多数疾病的临床表现易于识别,所谓的典型与不典型是相对而言的。造成临床表现不典型的因素有:①年老体弱病人;②疾病晚期病人;③治疗的干扰;④多种疾病的干扰影响;⑤婴幼儿;⑥器官移位者;⑦医生的认识水平等。

二、临床思维的基本方法

1. **推理(inference)**　推理是医生获取临床资料或诊断信息之后到形成结论的中间思维过程。推理有前提和结论两个部分。推理不仅是一种思维形式,也是一种认识各种疾病的方法和表达诊断依据的手段。推理可帮助医生认识诊断依据之间的关系,正确认识疾病、提高医生的思维能力。

(1)演绎推理(deductive reasoning):演绎推理是从一般到个别的推理方法。这种推理方法是从一般性原理即带有共性或普遍性的原理出发,推论出对个别事物的认识,得出新结论的思维方法。结论是否正确,取决于临床资料的真实性。

假设演绎推理(hypothetical deductive reasoning)是指在观察和分析基础上提出问题以后,通过

推理和想象提出解释问题的假说,根据假说进行演绎推理,再通过实验检验演绎推理的结论。如果实验结果与预期结论相符,就证明假说是正确的,反之,则说明假说是错误的。这是现代科学研究中常用的一种科学方法。

假设演绎推理也是临床上最常用的临床思维方法:将病人资料进行整合,找出主要问题,通过推理和想象提出可能性诊断假设,例如:病人患有大叶性肺炎。在此基础上,按该疾病的一般规律演绎出病人可能有:发烧、咳嗽、呼吸困难等现象。能够演绎解释的已知症状越多,大叶性肺炎的诊断假设就越可靠。如果该病人除了有发烧、咳嗽、呼吸困难等现象外,还存在胸痛、咯铁锈色痰等现象,那么病人得了大叶性肺炎的假设就获得了更大的证据支持,也就更为可靠。如果能够从诊断假设演绎出关于未知事实的预测越多,并且后来都被证实,例如病人几天后痰中培养出了肺炎链球菌,则该诊断假设概率就越高。再经过治疗实验,按大叶性肺炎治疗病人痊愈,就说明诊断假设是正确的。反之,则说明诊断假设是错误的。

临床上常用的症状鉴别诊断提纲属演绎推理的范畴。某些典型的鉴别诊断提纲形成了诊断流程图,将病人的主要临床表现代入诊断流程图,按步骤诊断。诊断流程图有人又称之谓"逻辑树",因为它呈树状结构,常常应用了一系列的"二分法"推理,也是一种演绎的思维程序。演绎推理所推导出的临床初步诊断常常是不全面的,因此有其局限性。

根据病人的临床表现去对照疾病的诊断标准(diagnostic criteria)和诊断条件,将病人典型的特异的临床表现逐一与疾病诊断标准对照,这也是形成临床诊断的一种方法。

(2)归纳推理:从个别性或特殊的临床资料推导出一般性或普遍性结论的推理,叫做归纳推理。医生每天所接触的是在一定致病因素作用下患病的个体病人,病人是具体的,也是个别的,所患疾病的临床表现也是具体的、个别的。医生所搜集的临床资料中的每个诊断依据都是个别的,而根据这些诊断依据而提出的初步临床诊断,就是由个别上升到一般,由特殊性上升到普遍性。

(3)类比推理:是医生认识疾病的重要方法之一。类比推理是根据两个或两个以上疾病在临床表现上有某些相同或相似,而其中一个或两个疾病还有另外某些表现或病理改变,由此而推出其诊断的推理方法。

有时在临床医疗实践中,收集到大量的诊断信息而得不出临床诊断,那么采用类比推理的诊断方法可能是有效的,如病人乏力、心悸,皮肤黏膜苍白,脾脏肋下5cm,全血细胞减少,网织红细胞较正常为高等等。对该病人进行诊断分析时发现脾大而全血细胞减少,用再生障碍性贫血能解释全血细胞减少,而不能解释脾大和网织红细胞增多,用急性白血病可以说明全血细胞减少和脾大,但外周血缺乏白血病细胞的存在,使急性白血病诊断不能确立,而脾功能亢进可解释脾大,全血细胞减少和网织红细胞增多,属原发性还是继发性脾功能亢进应进一步再获取诊断信息最后确立或排除原发性脾功能亢进的临床诊断。

2. 横向列举　根据疾病临床表现应考虑哪些可能,逐一列举,再进一步根据其他临床特征包括实验室检验结果,逐渐查找其诊断依据或选择实验检查或其他检查,逐步将思维导航到正确的方向,或者逐步缩小诊断范围,最后得到最可能的诊断,次可能的诊断,或还有更次的可能诊断。

每个临床医生都或多或少地应用该诊断方法为病人推导过临床诊断,是更带有普遍意义的思维方式。由于接诊医生的背景知识、临床诊断经验、对疾病的认识程度不同,其所作出的诊断的完满程度也就不同。接诊医生大脑中的"活病谱"对疾病的覆盖率大,可供选择的病谱广,那么诊断结论则更完满些。

3. 模式识别(pattern recognition)　临床医生见到经长期临床实践反复验证的某些"典型描述"、特定的"症状组合",可以帮助医生迅速建立起初步诊断。例如"无痛性进行性梗阻性黄疸伴胆囊肿大"提示胰头癌。这样的诊断过程有如信息科学中的"模式识别"。虽然这种思维活动多数是在潜意识中进行,但却是有经验的医生常采用的诊断方法。在模式识别的基础上再结合其他临床思维方法会提高诊断效率与准确性。

4. 其他方法　对具体病例的诊断,也可应用以下的临床思维程序:

（1）从解剖的观点,有何结构异常?

（2）从生理的观点,有何功能改变?

（3）从病理生理的观点,提出病理变化和发病机制的可能性。

（4）考虑几个可能的致病原因。

（5）考虑病情的轻重,勿放过严重情况。

（6）提出 1~2 个特殊的假说。

（7）检验该假说的真伪,权衡支持与不支持的症状体征。

（8）寻找特殊的症状体征组合,进行鉴别诊断。

（9）缩小诊断范围,考虑诊断的最大可能性。

（10）提出进一步检查及处理措施。

这一临床思维过程看似烦琐机械,但对初学者来说,经过多次反复,可以熟能生巧、得心应手、运用自如。

三、诊断思维的基本原则

在疾病诊断过程中,根据科学与医学伦理学原理,必须掌握以下几项诊断思维的基本原则:

1. 首先考虑常见病、多发病　在选择第一诊断时首先选择常见病、多发病。疾病的发病率可受多种因素的影响,疾病谱随不同年代、不同地区而变化。当几种诊断可能性同时存在的情况下,要首先考虑常见病的诊断,这种选择原则符合概率分布的基本原理,有其数学、逻辑学依据,在临床上可以大大减少诊断失误的机会。

2. 首先考虑器质性疾病的存在　在器质性疾病与功能性疾病鉴别有困难时,首先考虑器质性疾病的诊断,以免延误治疗,甚至给病人带来不可弥补的损失。如表现为腹痛的结肠癌病人,早期诊断可手术根治,如当作功能性肠病治疗则可错失良机。有时器质性疾病可能存在一些功能性疾病的症状,甚至与功能性疾病并存,此时亦应重点考虑器质性疾病的诊断。诊断功能性疾病之前必须肯定排除器质性疾病。

3. 首先考虑可治性疾病的诊断　当诊断有两种可能时,一种是可治且疗效好,而另一种是目前尚无有效治疗且预后甚差,基于医学伦理学的原则,此时,在诊断上应首先考虑前者并开始治疗。如一咯血病人,胸片显示右上肺阴影诊断不清时,应首先考虑肺结核的诊断,有利于及时处理。当然,对不可治的或预后不良的疾病亦不能忽略。这样可最大限度地减少诊断过程中的周折,减轻病人的负担和痛苦。

4. 应考虑当地流行和发生的传染病与地方病

5. 尽可能以一种疾病去解释多种临床表现　尽可能选择单一诊断,以一种疾病去解释多种临床表现,而不用多个诊断分别解释各个不同的症状。若病人的临床表现确实不能用一种疾病解释时,可再考虑有其他疾病的可能性。

6. 实事求是原则　医生必须实事求是地对待客观现象,不能仅仅根据自己的知识范围和局限的临床经验任意取舍。不应将临床现象牵强附会地纳入自己理解的框架之中,以满足不切实际的所谓诊断的要求。

7. 以病人为整体的原则　症状的有无、轻重除受病因、病理生理等生物学方面的因素外还受性别、年龄、生活环境、工作情况、文化程度、心理状态等方面的影响。如同患一种疾病,病情轻者有时其症状表现比病情重者更为明显。在诊断时应充分考虑心理--社会的因素,要避免见病不见人的现象。以病人为整体,但要抓准重点、关键的临床现象。这对急诊重症病例的诊断尤为重要,只有这样,病人才能得到及时恰当的诊疗。

四、循证医学在临床诊断思维中的应用

临床医学从经验医学(experienced-based medicine)向循证医学(evidence-based medicine)转变。临床医生应转变临床思维方法,建立起在循证医学基础之上的现代临床思维模式。

1. 循证医学的核心思想   循证医学的核心思想是将临床证据、医生经验与病人意愿三者相结合来制定医疗决策,包括诊断方法和治疗方案。

寻找和收集最佳临床证据,旨在得到更敏感和更可靠的诊断方法,更有效和更安全的治疗方案。而医生则可根据临床经验识别和采用那些最好的证据,并根据病人的具体情况,对疾病的担心程度、对治疗的期望程度,为病人着想并尊重病人的选择。将最佳临床证据、临床经验和病人意愿这三大要素紧密结合在一起,医患相互理解,互相信任,从而达到最佳诊断和治疗效果。

2. 循证医学重视当前可得的最佳临床证据   传统医学主要根据个人的临床经验,遵从上级或高年资医生的意见,参考来自教科书和医学刊物的资料等诊断疾病,其理论依据可能是零散、片面甚至过时、错误的。而循证医学则强调将临床证据按质量进行分级,在诊治病人时,优先参照当前可得(最新)的最高级别证据进行诊治决策,如果没有高级别证据,再按证据级别顺次考虑低级别证据。这是关系临床诊断推理正确与否的关键。

五、临床诊断思维的特点与常见诊断失误的原因

(一)临床诊断思维的特点

临床诊断思维与其他学科中的思维方法既有共性,又有自己的特点,认识这些特点,有利于提高临床诊断水平减少诊断失误。

1. 对象的复杂性   临床医学的认识对象是人,人体是极其复杂的,加上个体间的差异,使得病情变化,临床表现千差万别,"从来没有两个表现完全一样的病人",这种认识对象的复杂性,决定了临床医生对疾病的认识也是极其复杂而又曲折的过程。

另一方面,临床认识对象是有思维、有行为的人,人具有思维能动性,在许多情况下,他会有意无意地参与临床思维活动。这就使病史及临床症状这一客观内容加入了病人的主观因素,难免会干扰临床医生的诊断思维。因此,临床医生在临床思维和诊断过程中,既要充分发挥病人的主观能动性,又要排除病人的干扰,使自己的思维尽量符合病人的客观表现,才能得出正确的诊断。

2. 时间的紧迫性   临床思维的一个重要特点,就是时间观念很强。尤其在烈性传染病暴发、中毒性疾病突发和重危急诊,必须在很短的时间内作出诊断,及时治疗。对于急诊病例,由于时间刻不容缓,不允许医生慢条斯理地询问病史,从容不迫地查体,按部就班地进行全面的实验室检查。而是要求医生简短地询问病史,重点查体,有针对性地做一、二项即刻能得到结果的实验室检查,甚至只是根据病人的生命体征就立即进行积极地抢救。

要达到以上要求,除了要求要有广博的专业知识和丰富的临床经验外,还要求有迅速把握疾病整体特征的能力和抓住疾病关键体征的能力。

3. 资料的不完备性   临床资料的内容极其广泛,项目繁多,在收集时常常会遇到各种困难和疾病进程地限制,因此采集资料往往不够充分。虽然疾病是有一定特点的自然历程,但临床上不可能等待这一历程的充分表现,因为,等到这一历程完全展现时,病人或许已濒临死亡,正是由于临床诊断时间上的紧迫性,决定了临床诊断常常需要在不充分的资料上作出。

因此,如何用不充分的临床资料,作出正确的诊断,需要科学的临床思维作指导。

4. 诊断的概然性   大多数临床诊断,特别是初步诊断,是临床医生根据病人的症状、体征及实验室检查作出的可能性的判断,这种判断是主观的具有概然性,是相对的,不是绝对的,也可能是这样,也可能不是这样,其正确与否还需要通过进一步的临床实践得以验证。应当指出,临床诊断的概然性,并不等于随意性、不确定性,而是根据临床事实作出的"最可能"的判断。正确认识临床

诊断的概然性,对于提高诊断水平,防止临床误诊有着重要的意义。

5. **诊断的动态性**　在疾病进程中得到的诊断往往具有"暂时诊断"的特征,因为病情进展变化,随时可以有新的实验室或其他临床发现乃至治疗反映来丰富临床医生对病情本质的认识。经过一段时间的检验或证实,"暂时诊断"成为正确的"最后诊断"或者被推翻。在临床实践中,最终难以确诊或者得到的"最后诊断"实际上与科学真相不符,也是很难完全避免的。

(二) 常见诊断失误的原因

由于临床诊断思维的特点及各种主客观的原因,临床诊断往往与疾病本质发生偏离而造成诊断失误,表现为误诊、漏诊、病因判断错误、疾病性质判断错误以及延误诊断等。

临床上常见诊断失误的原因有:

1. **病史资料不完整、不确切**　病史资料未能反映疾病进程和动态以及个体的特征,因而难以作为诊断的依据。亦可能由于资料失实,分析取舍不当,导致误诊、漏诊。

2. **观察不细致或检查结果误差较大**　临床观察和检查中遗漏关键征象,不加分析地依赖检查结果或对检查结果解释错误,都可能得出错误的结论,也是误诊的重要因素。

3. **医学知识不足,缺乏临床经验**　对一些病因复杂、临床罕见疾病的知识匮乏,经验不足,未能及时有效地学习各种知识,是构成误诊的另一种常见原因。

4. **其他原因**　如病情表现不典型,诊断条件不具备以及复杂的社会原因等,均可能是导致诊断失误的因素。

医学是一种不确定的科学和什么都可能的艺术,因为任何一种疾病的临床表现都各不相同。从实践中积累知识、从误诊中得到教益。只要遵照诊断疾病的基本原则,运用正确的临床思维方法就会减少诊断失误的发生。

第三章 临床诊断的内容

一、诊断的内容与格式

诊断是医生制订治疗方案的依据,它必须是全面概括且重点突出的综合诊断。诊断内容包括:

1. **病因诊断**（etiological diagnosis） 根据临床的典型表现,明确提出致病原因。如风湿性心瓣膜病、结核性脑膜炎、血友病等。病因诊断对疾病的发展、转归、治疗和预防都有指导意义,因而是最重要的,也是最理想的临床诊断内容。

2. **病理解剖诊断**（pathological anatomy diagnosis） 对病变部位、性质、细微结构变化的判断,如二尖瓣狭窄、肝硬化、肾小球肾炎、骨髓异常增生综合征等。其中有的需要组织学检查,有的也可由临床表现联系病理学知识而提出。

3. **病理生理诊断**（pathophysiological diagnosis） 是疾病引起的机体功能变化,如心功能不全、肝肾功能障碍等,它不仅是机体和脏器功能判断所必需的,而且也可由此作出预后判断和劳动力鉴定。

4. **疾病的分型与分期** 不少疾病有不同的分型与分期,其治疗及预后意义各不相同,诊断中亦应予以明确。如大叶性肺炎可有逍遥型、休克型;传染性肝炎可分甲、乙、丙、丁、戊、己、庚等多种类型;肝硬化有肝功能代偿期与失代偿期之分。对疾病进行分型、分期可以充分发挥其对治疗选择的指导作用。

5. **并发症的诊断** 并发症（complication）是指原发疾病的发展或是在原发病的基础上产生和导致机体脏器的进一步损害。虽然与主要疾病性质不同,但在发病机制上有密切关系。如慢性肺部疾病并发肺性脑病、风湿性心瓣膜病并发亚急性感染性心内膜炎等。

6. **伴发疾病诊断** 伴发疾病或并存病（comorbidities）是指同时存在的、与主要诊断的疾病不相关的疾病,其对机体和主要疾病可能发生影响,如龋齿、肠蛔虫症等。

7. **症状或体征原因待诊诊断** 有些疾病一时难以明确诊断,临床上常常用主要症状或体征的原因待诊作为临时诊断,如发热原因待诊、腹泻原因待诊、黄疸原因待诊、血尿原因待诊等,对于待诊病例应根据临床资料的分析和评价,提出可能性较大的诊断,可按可能性大小排列,反映诊断的倾向性。如发热原因待诊:①伤寒;②恶性组织细胞病待排除。黄疸原因待诊:①药物性肝内胆汁淤积性黄疸;②毛细胆管型肝炎待排除。对"待诊"病人提出诊断的倾向性有利于合理安排进一步检查和治疗,并应尽可能在规定时间内明确诊断。如果没有提出诊断的倾向性,仅仅一个症状的待诊等于未作诊断。

临床综合诊断传统上应写在病历记录末页的右下方。诊断之后要有医生签名,以示负责。

临床综合诊断内容和格式举例如下:

诊断举例一:

1. 风湿性心瓣膜病（病因诊断）

　　主动脉瓣关闭不全（病理形态诊断）

　　左心功能不全,心功能Ⅲ级（病理生理诊断）

2. 亚急性感染性心内膜炎（并发症）

3. 肠蛔虫症（伴发疾病）

诊断举例二：

　　慢性支气管炎急性发作期

　　慢性阻塞性肺气肿

　　慢性肺源性心脏病

　　　室性期前收缩

　　　呼吸衰竭Ⅱ型

　　　肺性脑病

　龋齿

二、诊断书写要求

要将所有诊断依重要性详细列出，并且包括过去重要现在未愈或相关的疾病。

1. 疾病诊断名称的书写要符合国际疾病分类的基本原则　明确诊断的要写出规范的诊断名称。已确定的临床病理分型要写具体；未明确诊断的应写待查并在待查下面写出临床上首先考虑的可能诊断。

人类所有的病伤名目繁多，诊断书写要按照世界卫生组织编写的《国际疾病分类》标准的最新版本执行。国际疾病分类对于国际、国内进行疾病分类资料的交流对比都有一定的唯一性，权威性及重要性。它是一个多轴心分类系统，主要有病因轴心、部位轴心、病理轴心和临床表现轴心，每一个疾病诊断由一个或数个表示分类轴心的医学术语所构成。例如：输卵管积水，包含了部位轴心和临床表现轴心；结核性脑膜炎，包含了病因轴心、部位轴心和临床表现轴心。临床表现的轴心是广义的，它包括的临床表现，如：炎症、积血、脓肿等，还包括临床对疾病的急、慢性的描述，以及对疾病的分级、分期等情况。诊断书写要规范，要将诊断写全，特别是修饰词和限定词不能省略；一定要把疾病的部位写具体，避免出现笼统的诊断。

2. 如初步诊断为多项时，应当主次分明　主要诊断（principal diagnosis）是指与病人主诉或治疗需要最为相关的单一医学诊断。许多病人有额外的诊断。书写诊断的顺序可按传统习惯先后排列，一般是主要的、急性的、原发的、本科的疾病写在前面；次要的、慢性的、继发的、他科的疾病写在后面（见综合诊断格式举例）。

3. 病案首页选择好第一诊断　世界卫生组织和我国卫生行政主管部门规定，当就诊者存在着一种以上的疾病损伤和情况时，需选择对就诊者健康危害最大、花费医疗资源最多、住院时间最长的疾病作为病案首页的主要诊断；将导致死亡的疾病作为第一诊断。

4. 不要遗漏那些不常见的疾病和其他疾病的诊断

（卢雪峰）

第八篇

临床常用诊断技术

第一章 导 尿 术

导尿术(catheterization)是通过导尿管将尿液引出体外,为临床诊断和治疗疾病的一种常用手段。

【适应证】

1. 尿潴留导尿减压。

2. 留尿作细菌培养、包括普通培养和膀胱灭菌尿培养。

3. 泌尿系统手术后及急性肾衰竭记录尿量。

4. 不明原因的少尿、无尿并可疑尿路梗阻者。

5. 膀胱病变,如神经源性膀胱,膀胱颈狭窄时用以测定残余尿量以及膀胱容量和膀胱压力。

6. 膀胱病变诊断不明时,注入造影剂、膀胱冲洗、探测尿道有无狭窄。

7. 盆腔器官术前准备等。

【禁忌证】

1. 急性下尿路感染。

2. 尿道狭窄或先天性畸形无法留置尿管者。

3. 相对禁忌为女性月经期,严重的全身出血性疾病。

【方法】

1. **术前准备** ①治疗盘:用于盛装导尿器械;②皮肤黏膜消毒液:2%红汞或0.1%苯扎溴铵,或1%氯已定任备一种;③导尿包:内含无菌孔巾,大、中、小三种型别导尿管各1根,润滑油,试管(留标本用),尿液容器;④保留导尿时必须备有输液管夹,胶布,外接盛尿塑料袋。

2. **清洁外阴部** 病人仰卧,两腿屈膝外展,臀下垫油布或塑料布。病人先用肥皂液清洗外阴,男病人翻开包皮清洗。

3. **消毒尿道口** 用黏膜消毒液棉球,女性由内向外、自上而下消毒外阴,每个棉球只用一次,尔后外阴部盖无菌孔巾。男性则用消毒液自尿道口向外消毒阴茎前部,然后用无菌巾裹住阴茎,露出尿道口。

4. **插入导尿管** 术者戴无菌手套站于病人右侧,按下列程序操作:①以左手拇、示二指挟持阴茎,用黏膜消毒剂,自尿道口向外旋转擦拭消毒数次。女性则分开小阴唇露出尿道口,再次用新洁尔灭棉球,自上而下消毒尿道口与小阴唇;②将男性阴茎提起使其与腹壁成钝角,右手将涂有无菌润滑油之导尿管慢慢插入尿道,导尿管外端用止血钳夹闭,将其开口置于消毒弯盘中,男性约进入15~20cm。女性则分开小阴唇后,从尿道口插入约6~8cm,松开止血钳,尿液即可流出;③需作细菌培养或作尿液镜检者,留取中段尿于无菌试管中送检。

5. **拔出导尿管** 将导尿管夹闭后再徐徐拔出,以免管内尿液流出污染衣物。如需留置导尿时,则以胶布固定尿管,以防脱出;外端以止血钳夹闭,管口以无菌纱布包好,以防尿液逸出和污染;或接上留尿无菌塑料袋,挂于床侧。

【注意事项】

1. **严格无菌操作** 防止尿路感染。

2. **动作轻柔** 插入尿管动作要轻柔,以免损伤尿道黏膜,若插入时有阻挡感可稍将导尿管退出后更换方向再插,见有尿液流出时再深入2cm,勿过深或过浅,尤忌反复大幅度抽动尿管。

3. **导尿管选择** 根据不同病人选择不同型号粗细适宜的导尿管。导尿管的粗细要适宜,对小儿或疑有尿道狭窄者,尿管宜细。

4. **排尿速度** 对膀胱过度充盈者,排尿宜缓慢,以免骤然减压引起出血或晕厥。

5. **残余尿测定** 测定残余尿时,嘱病人先自行排尿,然后导尿。残余尿量一般为 5~10ml,如超过 100ml,示有尿潴留。

6. **留置导尿** 因病情需要留置导尿时,应经常检查尿管固定情况,有无脱出,留置时间一周以上者需用生理盐水或含低浓度抗菌药液每日冲洗膀胱一次,每隔 5~7 日更换尿管一次,再次插入前应让尿道松弛数小时,再重新插入。

7. **长时间留置导尿管** 拔管前三天应定期钳夹尿管,每 2 小时放尿液一次,以利拔管后膀胱功能的恢复。

（桂庆军）

第二章　胸膜腔穿刺术和经皮胸膜、肺穿刺活体组织检查术

第一节　胸膜腔穿刺术

胸膜腔穿刺术（thoracentesis）常用于检查胸腔积液的性质，抽液或抽气减压以及通过穿刺进行胸腔内给药等。

一、适应证

1. **诊断性**　主要用于采取胸腔积液，从而可进行胸腔积液的常规、生化、微生物学以及细胞学检测，明确积液的性质，寻找引起积液的病因。

2. **治疗性**

（1）抽出胸膜腔内的积液、积气，减轻液体和气体对肺组织的压迫，使肺组织复张，缓解病人的呼吸困难等症状。

（2）抽吸胸膜腔的脓液，进行胸腔冲洗，治疗脓胸。

（3）胸膜腔给药，可向胸腔注入抗生素、促进胸膜粘连药物以及抗癌药物等。

二、禁忌证

1. 体质衰弱、病情危重难以耐受穿刺术者。

2. 对麻醉药物过敏。

3. 凝血功能障碍，严重出血倾向的病人，在未纠正前不宜穿刺。

4. 有精神疾病或不合作者。

5. 疑为胸腔棘球蚴病病人，穿刺可引起感染扩散，不宜穿刺。

6. 穿刺部位或附近有感染。

三、方法

（一）术前准备

1. 熟悉病人病情。

2. 与病人家属谈话，告知检查目的、大致过程、可能出现的并发症等，并签署知情同意书。

3. 器械准备如胸腔穿刺包、无菌胸腔引流管及引流瓶、皮肤消毒剂、麻醉药、无菌棉球、手套、洞巾、注射器、纱布及胶布。

（二）操作步骤

1. **体位**　病人取坐位面向背椅，两前臂置于椅背上，前额伏于前臂上。不能起床病人和气胸病人可取半坐位，病人前臂上举抱于枕部。

2. 穿刺点　应选择在胸部叩诊实音(或鼓音)最明显部位进行穿刺。抽取胸腔积液时常选择肩胛线或腋后线第7、8肋间隙;有时也选腋中线第6、7肋间隙或腋前线第5肋间隙。包裹性积液可结合X线或超声检查确定,穿刺点用蘸甲紫的棉签或其他标记笔在皮肤上标记。抽取胸腔积气时一般选择锁骨中线第二肋间隙。

3. 操作程序

(1)常规消毒皮肤:以穿刺点为中心进行消毒,直径15cm左右,消毒两次。

(2)打开一次性使用胸腔穿刺包,戴无菌手套,覆盖消毒洞巾,检查胸腔穿刺包内物品,注意胸穿针与抽液用注射器连接后检查是否通畅,同时检查是否有漏气情况。

(3)助手协助检查并打开2%利多卡因安瓿,术者以5ml注射器抽取2%利多卡因2~3ml,在穿刺部位由表皮至胸膜壁层进行局部浸润麻醉。如穿刺点为肩胛线或腋后线,肋间沿下位肋骨上缘进麻醉针,如穿刺点为腋中线或腋前线则取两肋之间进针。

(4)将胸穿针与注射器连接,并关闭两者之间的开关,保证闭合紧密不漏气。术者以左手示指与中指固定穿刺部位皮肤,右手持穿刺针沿麻醉处缓缓刺入,当针锋抵抗感突感消失时,打开开关使其与胸腔相通,进行抽吸。助手用止血钳(或胸穿包的备用钳)协助固定穿刺针,以防刺入过深损伤肺组织。注射器抽满后,关闭开关(有的胸穿包内抽液用注射器前端为单向活瓣设计,也可以不关闭开关,视具体情况而定)排出液体至引流袋内,计数抽液(气)量。

(5)抽吸结束拔出穿刺针,局部消毒,覆盖无菌纱布,稍用力压迫片刻,用胶布固定后嘱病人静卧。

4. 术后处理

(1)术后嘱病人卧位或半卧位休息半小时,测血压并观察有无病情变化。

(2)根据临床需要填写检验单,分送标本。

(3)清洁器械及操作场所。

(4)做好穿刺记录。

四、注意事项

1. 操作前应向病人说明穿刺目的,消除顾虑;对精神紧张者,病情允许时可于术前半小时给予地西泮10mg,或可待因0.03g以镇静止痛。

2. 操作中应密切观察病人的反应,如有头晕、面色苍白、出汗、心悸、胸部压迫感或剧痛、晕厥等胸膜过敏反应;或出现连续性咳嗽、气短、咳泡沫痰等现象时,立即停止抽液,并皮下注射0.1%肾上腺素0.3~0.5ml,或进行其他对症处理。

3. 一次抽液不应过多、过快。诊断性抽液时,取50~100ml即可。减压抽液时,首次不超过600ml,以后每次不超过1000ml。如为脓胸,每次尽量抽尽,疑有化脓性感染时,助手用无菌试管留取标本,行涂片革兰染色镜检、病原体培养及药敏试验。检查肿瘤细胞,至少需要50ml,并应立即送检,以免细胞自溶。

4. 严格无菌操作,操作中要始终保持胸膜负压,防止空气进入胸腔。

5. 应避免在第9肋间以下穿刺,以免穿透膈肌损伤腹腔脏器。

6. 操作前、后测量病人生命体征,操作后嘱病人卧位休息30分钟。

7. 对于恶性胸腔积液,可注射抗肿瘤药物或硬化剂诱发化学性胸膜炎,促使脏层与壁层胸膜粘连,闭合胸腔,防止胸腔积液重新积聚。具体操作:于抽液500~1200ml后,将药物(如米诺环素500mg)加生理盐水20~30ml稀释后注入。推入药物后回抽胸腔积液,再推入,反复2~3次后,嘱病人卧床2~4小时,并不断变换体位,使药物在胸腔内均匀涂布。如注入之药物刺激性强,可致胸痛,应在药物前给布桂嗪(强痛定)或哌替啶等镇痛剂。

五、并发症和处理原则

1. **气胸**　胸腔穿刺抽液时气胸发生率为3%～20%。产生原因一种为气体从外界进入,如接头漏气、更换穿刺针或三通活栓使用不当。这种情况一般不需处理,预后良好。另一种为穿刺过程中误伤脏层胸膜和肺脏所致。无症状者应严密观察,摄片随访。如有症状,则需行胸腔闭式引流术。

2. **出血**　穿刺针刺伤可引起肺内、胸腔内或胸壁出血。少量出血多见于胸壁皮下出血,一般无需处理。如损伤肋间动脉可引起较大量出血,形成胸膜腔积血(血胸),需立即止血,抽出胸腔内积血。如怀疑血胸,术后应严密监测血压,严重者按大量失血处理以及外科手术止血等。肺损伤可引起咯血,小量咯血可自止,较严重者按咯血常规处理。

3. **膈肌及腹腔脏器损伤**　穿刺部位过低可引起膈肌损伤以及肝脏等腹腔脏器损伤。

4. **胸膜反应**　部分病人穿刺过程中出现头昏、面色苍白、出汗、心悸、胸部压迫感或剧痛、昏厥等症状,称为胸膜反应。多见于精神紧张病人,为血管迷走神经反射增强所致。此时应停止穿刺,嘱病人平卧、吸氧,必要时皮下注射肾上腺素0.5mg。

5. **胸腔内感染**　是一种严重的并发症,主要见于反复多次胸腔穿刺者。为操作者无菌观念不强,操作过程中引起胸膜腔感染所致。一旦发生应全身使用抗菌药物,并进行胸腔局部处理,形成脓胸者应行胸腔闭式引流术,必要时外科处理。

6. **复张性肺水肿**　多见于较长时间胸腔积液者经大量抽液或气胸病人。由于抽气或抽液过快,肺组织快速复张引起肺水肿,病人出现不同程度的低氧血症和低血压。大多发生于肺复张后即刻或1小时内,一般不超过24小时。病人表现为剧烈咳嗽、呼吸困难、胸痛、烦躁、心悸等,继而出现咳大量白色或粉红色泡沫痰,有时伴发热、恶心及呕吐,甚至出现休克及昏迷。处理措施包括纠正低氧血症,稳定血流动力学,必要时给予机械通气。

第二节　经皮胸膜、肺穿刺活体组织检查术

胸膜、肺活体组织检查在胸膜和肺疾病诊断和鉴别诊断中,具有极大的价值。通过胸膜、肺穿刺活体组织学检查不仅可作出疾病的诊断,且可对肿瘤性病变进行病理组织学分型,为选择治疗方案和评价预后提供重要的依据,且对难治性胸部感染性疾病,可确定病原学诊断,指导有效用药。

一、适应证

(一) 胸膜针刺活检的适应证

1. 不明原因的胸腔积液,尤其是渗出性胸腔积液,通过胸膜活检,获得小片胸膜组织,可进行病理和微生物学检查,对病因诊断意义极大。

2. 原因不明的胸膜肥厚者,无论伴或不伴胸腔积液,均应行胸膜针刺活检。

3. 胸膜腔内局限性肿块。

(二) 肺穿刺活检的适应证

1. 原因不明的周围型肺内孤立性结节或肿块,尤其疑为恶性者。

2. 原因不明的纵隔肿块。

3. 经痰液和纤维支气管镜的细胞学、微生物学及组织学检查无法定性的肺部病变。

4. 对肺部转移瘤,或扩展至肺门、纵隔的恶性肿瘤需确定组织学类型,以便制定化疗或放疗方案。

二、禁忌证

1. 出血性素质病人。血液凝固机制障碍伴血小板<40×10^9/L 或凝血酶原时间在 16 秒以上者为绝对禁忌证。

2. 严重的器质心脏病,无法纠正的心律失常和心功能不全,新近发生的心肌梗死病人(6 周内)。

3. 严重的肺功能不全伴呼吸困难,不能平卧者。

4. 严重的肺动脉高压(平均肺动脉压>35mmHg)、肺动、静脉瘤,或其他血管性肿瘤病人。

5. 肺包虫病、肺大疱、胸膜下大疱病人,只有在穿刺部位证实无病变时方可进行。

6. 穿刺部位皮肤和胸膜腔急性化脓性感染者暂不宜进行。

7. 不合作病人不宜穿刺。

三、方法

(一) 术前准备

1. **病人的术前检查**　应包括血常规、凝血全套、肝肾功能、心电图及肺功能测定(尤其是动脉血气检查)等,对于凝血功能障碍或心电图异常者适当给予治疗。应有最近的胸部 CT 扫描片,以便于手术时定位。

2. 术前应向病人解释穿刺目的、意义、操作方法、可能出现的并发症,征得病人的同意并签署知情同意书。对紧张不安、咳嗽、气道分泌物多的病人,术前 30 分钟可应用阿托品(0.5mg,皮下注射)和(或)可待因(30mg,肌内注射),也可用地西泮(5mg,肌内注射)或异丙嗪(25mg,肌内注射)。

(二) 胸膜活检的操作步骤

1. **确定进针点**　原则上应该选择胸部叩诊实音最明显的部位或以超声进行定位。积液较多时,通常选取肩胛下线或腋后线第 7、8 肋间。同时,为了提高活检的阳性率,在操作前仔细阅读病人胸部 CT 片,寻找胸膜增厚的区域是非常有必要的。寻找到 CT 片上胸膜增厚的区域后,根据体表定位标志,在病人体表上判断胸膜增厚大致投射到体表的区域,再在安全的前提下,确定进针点。

2. **体位**　病人取面向椅背的骑跨坐位,双臂置于椅背,额部枕于臂上,嘱病人轻度弓背,使肋间隙增宽。

3. **活检方法**　常规消毒,铺无菌孔巾。2% 利多卡因局部浸润麻醉,尤其在壁层胸膜表面应注射较多的麻醉剂。使用麻醉针试穿抽得胸腔积液。如果不能使用麻醉针抽到胸腔积液,则不要贸然进行胸膜活检,如果必须进行活检,则应考虑在 B 超或 CT 引导下进行。

麻醉满意后换用胸膜活检针进行穿刺。用 Cope 针(图 8-2-1)于穿刺点将套针与穿刺针同时刺入胸壁,抵达胸膜腔后拔出针芯,先抽胸腔积液,然后将套针后退至胸膜壁层,即刚好未见胸腔积液流出处,固定位置不动。将钝头钩针插入套管并向内推进达到壁层胸膜,调整钩针方向,使其切口朝下,针体与肋骨呈 30°角;左手固定套管针,右手旋转钩针后向外拉,即可切下小块胸膜壁层组织。如此改变钩针切口方向,重复切取 3 ~ 4 次。将切取组织放入 10% 甲醛固定送检。活检完毕后,拔除套管针,迅速用无菌纱布压迫穿刺部位,用弹力胶布固定,一般不必缝合切口。嘱病人卧床休息并密切观察,以除外并发症的发生。

弹簧切割活检针的操作方法则相对简单。选取合适口径的穿刺活检针(14~20G),结合操作者的实践经验,通常选取 16G 或 18G 的穿刺活检针能兼顾取材成功和保证并发症发生率在可接受的范围内。将穿刺活检针安装到配套的弹簧柄上,或使用一次性穿刺活检枪。左手固定穿刺点,右手持装好活检针的弹簧柄沿选取的穿刺点进针,当接近胸膜组织时,扣动扳机,切割活检针弹出自动切下组织,拔出活检针留取标本并用 10% 甲醛固定。沿不同的角度重复上述操作 3~4 次。为了避免反复穿刺在胸膜上造成多个穿刺孔,增加并发症的发生率,可以采用同轴针穿刺系统。使用活检针配套的相应型号的同轴针进入穿刺点,拔出同轴针的针芯,然后通过同轴针的套筒插入活检针进行取材。这样即使多次取材,胸膜上只会留下一个穿刺孔。

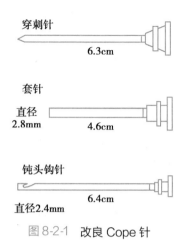

图 8-2-1　改良 Cope 针

4. 影像引导下的胸膜活检　为了区别于影像引导下的胸膜活检,上述没有引导的胸膜活检通常被称为盲穿胸膜活检。对于弥漫性胸膜病变者,盲穿胸膜活检的阳性率较高。但是,对于局灶性胸膜病变者,盲穿胸膜活检很有可能获得假阴性结果,而影像引导下的胸膜活检能精准到达目标部位,提高诊断准确率,降低穿刺风险。

在活检前,通过 CT 扫描确定胸膜增厚的区域,使用体表定位卡选取最佳进针点,设计好进针方向、深度和角度。穿刺点常规消毒铺巾后,使用同轴套针沿设计好的进针路径缓慢进针,达到计划深度后再次行 CT 扫描,如确定针尖已达到目标部位后,使用切割针进行穿刺活检。CT 的优势是能清晰地显示胸膜和肺部的细微病变,但是进行 CT 引导下的胸膜活检,病人和操作者都会有射线暴露。超声引导则无射线暴露之虞,而且通过超声引导,能实时精细调整穿刺针位置,彩色超声还能在一定程度上使穿刺针避开较大的血管。在超声指引下,切割活检针达到目标部位后扣动弹簧扳机完成活检。其不足之处是超声对胸膜的微小病变分辨能力相对较差,且成像容易受到肺部气体的干扰。

在超声或 CT 引导下经胸壁穿刺胸膜活检是一种先进的影像学和病理组织学结合的临床检查手段,具有简便、准确、安全、可靠、诊断率高、并发症少的优点。因此,在有条件的医院,应鼓励开展影像引导下的胸膜活检以提高对胸膜疾病的诊断率和安全性,尤其是针对局灶性胸膜病变者。

(三) 肺活检的操作步骤

1. 针刺抽吸术　是目前常用的肺活检方法之一。对于肺部实质性肿块,尤其是周围型或胸膜下孤立性病灶,针刺抽吸标本可行细胞病理学诊断;而对肺部感染性病变针刺抽吸可避免标本污染,得到可靠的病原学诊断。

穿刺针:通常选用国产 7~9 号细针,或秦氏槽式针,或 9~12 号腰穿针,外径 0.7~1.2mm,长 8~16cm;或选用 18~23G,外径 0.6~1.2mm,长 9~20cm 的 Greene 针;或 18~20G Chiba 针。本针特点为针鞘壁薄,前段斜面角度为 24°~30°,针细长,柔软性好,对组织损伤小,安全性大,抽吸物可供细胞学或微生物学检查,缺点因针细获取的标本量较少。

操作方法:术前根据胸部 CT 扫描确定肺内病变位置,选择距离肺内病灶最短并避开骨骼的胸壁部位为穿刺点予以标记。术时通常采用仰卧位或俯卧位,尽量避免斜位或侧卧位。常规消毒,用 2% 利多卡因 5ml 作局部浸润麻醉后,将带针芯的穿刺针在 X 线透视下或在 B 超或用 CT 引导下向病灶部位穿刺,先进入胸壁,当要越过胸膜时,嘱病人屏气,迅速将穿刺针穿过胸膜刺入肺实质,随后病人恢复平静呼吸,最后在影像引导下,确定针已达病变部位,移去针芯,接上 50ml 空针筒,在持续负压抽吸下将针头在病灶内来回戳刺 2 ~ 3 次,或将针头回出一定距离向病灶另外 1 ~ 2 个方向刺入,拔针后即刻将穿刺物涂片、固定,染色进行细胞学检查,或送培养作微生物病原体检查。术后应做胸部透视或 CT 扫描观察,若无气胸,则在术后 4 ~ 24 小时做胸部透视一次。

2. 肺切割针活检术　是目前最常用的肺组织活检技术。

切割针:有各种各样的类型,如 Vim-Silverman 针、Franklin 针、Jack 针、Rotex 针、Turner 针及 Vicu-Cut 针等。现在多用 16G 和 18G 弹簧式自动切割针,针柄和套管针圈长 23cm,套管针外径为 1.2 ~ 1.6mm,针芯外径为 1 ~ 1.4mm,在针芯前端距针尖 0.6 ~ 0.8cm 处有 2cm 长的扁平槽。套管上有刻度并设有定位套可固定进针深度。针柄部连接套管针的是一个弹簧式自动装置,只要按动针柄末端的机关,外套管就会按照固定好的深度,迅速自动向前弹出,与针芯前端共同完成切割活检。本针特点是取材成功率高达 96% ~ 100%。所取标本组织完整,适合病理检查的要求,且较手动粗针活检安全,痛苦少,并发症低。

操作方法:病灶定位、病人体位及局部麻醉均同针刺抽吸术。局麻后将活检针拉开针芯,使针芯在套管内。并将影像监测的病灶深度用定位套固定在外套管针相应深度的刻度上,在影视引导下将活检针循局麻针孔插入胸壁,针尖达胸膜前嘱病人屏住呼吸,迅速进针至病灶边缘,将针芯向前推进入肿块实质内。此时活检针弹簧已绷紧呈一触即发状态,嘱病人再次屏气,然后按动针柄末端的弹簧柄,外套管即射入,外套管的迅速冲击作用与针芯扁平槽相切取得组织并保护在槽内。拔针后,拉开针柄弹簧,将针芯向前推进暴露扁平槽,即可见槽内有一长 2cm× 0.1cm 条形组织标本,用 10% 甲醛液固定送病理检查。术毕压迫穿刺点片刻,局部涂布碘酒精,覆盖无菌纱布,以胶布固定。术后即刻及次日各进行一次胸部 X 线检查,确定是否发生气胸,便于及时处理。

四、并发症及处理

(一) 胸膜穿刺活检的并发症

1. 胸膜反应　在胸膜活检过程中,病人出现剧烈咳嗽、头晕、胸闷、血压下降、心悸、冷汗甚至晕厥等一系列反应。可能与饥饿、体质虚弱、紧张等导致的反射性迷走神经功能亢进有关,也与术者操作不熟练、麻醉剂量不足、过度刺激胸膜有关。术前应与病人详细沟通,消除其紧张情绪。精神极度紧张者可于术前适当使用镇静药物。在麻醉过程中,要对壁层胸膜进行充分麻醉。一旦出现胸膜反应,应立即停止操作,让病人平卧休息。轻者经休息与安慰后即可自行缓解。但如出汗明显,血压下降长时间不能恢复时,除予以吸氧、输注葡萄糖液外,必要时可皮下注射肾上腺素 0.5mg。

2. 气胸　活检过程中空气从活检针漏入胸腔,或者活检针刺透脏层胸膜导致气胸发生。气胸发生后,无症状者通过吸氧、卧床休息往往会自行缓解。有症状者,可以通过胸腔穿刺抽气排出气体。少数病人症状较明显,经 CT 证实为大量气胸者,应予闭式引流。

3. 血胸　常见于穿刺针刺破肋间血管所致,所以穿刺时应注意沿肋骨上缘进针。若出现较大量的不凝血液,应立即拔除穿刺针,密切观察病人一般情况和生命体征,进行止血治疗,必要时应予闭式引流。如果损伤肋间动脉或胸廓内动脉,可能引起较大量的出血,经内科治疗无好转者,应尽快进行手术处理。

4. 邻近脏器损伤　个别情况下,穿刺针位置较低等原因造成误穿肝脏、脾脏、肾脏等邻近脏器。病人可能无明显症状,而病理检查发现送检的为肝、脾或肾组织。如果刺伤脏器较明显,尤其是较脆弱且易出血的脾脏,可能会导致大出血而需要手术处理。

（二）肺穿刺活检的并发症

1. **气胸** 发生率20%，在穿刺时发生的气胸可进行穿刺抽气并观察，如果为交通性气胸，需安置引流。约3%的病人需要行胸腔闭式引流

2. **出血** 发生率5%，可合并或不合并咯血的症状。活检导致的出血若引发了咳嗽，或肺活检部位出血掩盖了取样病灶，将导致无法进一步准确取样，而致经皮肺穿刺活检（percutaneous lung biopsy，PTLB）失败。极少数病人出现致命的大咯血，紧急情况下可采用气管插管、支气管动脉栓塞等抢救措施；

3. **空气栓塞** 发生率0.1%左右，为经皮穿刺肺活检最严重的一种罕见并发症，可致病人死亡。在活检过程中，由外界的空气通过穿刺针进入肺内静脉血流所致。因此，当活检针在胸内时应避免其与大气相通，病人应避免进行深呼吸。一旦发生空气栓塞，立即给予纯氧吸入，并使病人左侧卧位，头部放低，及时转入高压氧舱内治疗。

（程德云）

第三章　心包腔穿刺术

心包腔穿刺术(pericardiocentesis)主要用于对心包积液性质的判断与协助病因的诊断,同时有心脏压塞时,通过穿刺抽液可以减轻病人的临床症状。对于某些心包积液,如化脓性心包炎,经过穿刺排脓、冲洗和注药尚可达到一定的治疗作用。

【适应证】

原因不明的大量心包积液,有心脏压塞症状需进行诊断性或治疗性穿刺者。

【禁忌证】

以心脏扩大为主而积液量少的病人。

【方法】

1. **体位**　病人取坐位或半卧位,以清洁布巾盖住面部。

2. **选取穿刺点**　仔细叩出心浊音界,选好穿刺点。目前,多在穿刺术前采用心脏超声定位,决定穿刺点、进针方向和进针距离。通常采用的穿刺点为剑突与左肋弓缘夹角处或心尖部内侧。

3. 常规消毒局部皮肤,术者及助手均戴无菌手套、铺洞巾。根据选择的穿刺点和穿刺方向,自皮肤至心包壁层以2%利多卡因作逐层局部麻醉。

4. **穿刺**　术者持穿刺针穿刺。一般选择剑突下穿刺点,进针时应使针体与腹壁成30°~40°角,向上、向后并稍向左刺入心包腔后下部。选择心尖部进针时,根据横膈位置高低,一般在左侧第5肋间或第6肋间心浊音界内2.0cm左右进针,应使针自下而上,向脊柱方向缓慢刺入。也可在超声引导下确定穿刺点位置及穿刺方向。穿刺过程中感觉到针尖抵抗感突然消失时,提示穿刺针已穿过心包壁层,如针尖感到心脏搏动,此时应退针少许,以免划伤心脏。

5. 术者确认穿刺针进入心包腔后,助手立即用血管钳夹住针体并固定其深度,并沿穿刺针腔送入导丝,退出穿刺针,尖刀稍微切开穿刺点皮肤。沿导丝置入扩张管,捻转前进,扩张穿刺部位皮肤及皮下组织后,退出扩张管。沿导丝置入引流管,退出导丝,根据引流效果,适当调整引流管角度及深度,以保证引流通畅。

6. 固定引流管,接引流袋,缓慢引流,记录引流的液体量,并取一定量的标本送检。

7. 根据病情需要决定引流管保持的时间。拔出引流管后,盖消毒纱布、压迫数分钟,用胶布固定。

【注意事项】

1. **严格掌握适应证**　心包腔穿刺术有一定危险性,应由有经验的临床医生操作或指导,并应在心电监护下进行穿刺,较为安全。

2. **术前须进行心脏超声检查**　确定液平段大小、穿刺部位、穿刺方向和进针距离,选液平段最大、距体表最近点作为穿刺部位,或在超声引导下进行心包腔穿刺抽液更为准确、安全。

3. **术前应向病人作好解释**　消除顾虑,并嘱其在穿刺过程中切勿咳嗽或深呼吸。穿刺前半小时可服地西泮10mg或可待因30mg。

4. **麻醉要完善**　以免因疼痛引起神经源性休克。

5. 第一次抽液量不宜超过 100～200ml,重复抽液可逐渐增至 300～500ml。抽液速度要慢,如过快、过多,会使大量血液回心而导致肺水肿。

6. 如抽出鲜血,应立即停止抽吸,并严密观察有无心脏压塞症状出现。

7. 取下空针前应夹闭引流管,以防空气进入。

8. 术中、术后均需密切观察呼吸、血压、脉搏等的变化。

(周汉建)

第四章　腹膜腔穿刺术

腹膜腔穿刺术（abdominocentesis）是指对有腹腔积液的病人，为了诊断和治疗疾病进行腹腔穿刺，抽取积液进行检验的操作过程。

【适应证】

1. 抽取腹腔积液进行各种实验室检验，以便寻找病因，协助临床诊断。

2. 大量腹腔积液引起严重胸闷、气促、少尿等症状，病人难以忍受时，可适当抽放腹腔积液以缓解症状。

3. 因诊断或治疗目的行腹膜腔内给药或腹膜透析。

4. 各种诊断或治疗性腹腔置管。

【禁忌证】

1. 有肝性脑病先兆者。

2. 粘连型腹膜炎、棘球蚴病、卵巢囊肿。

3. 腹腔内巨大肿瘤（尤其是动脉瘤）。

4. 腹腔内病灶被内脏粘连包裹。

5. 胃肠高度胀气。

6. 腹壁手术瘢痕区或明显肠襻区。

7. 妊娠中后期。

8. 躁动、不能合作者。

【操作前准备】

1. **病人准备**　签署知情同意书，查血常规、凝血功能，必要时查心、肝、肾功能，穿刺前一周停服抗凝药，腹腔胀气明显者服泻药或清洁灌肠。术前嘱病人排空尿液，以免穿刺时损伤膀胱。

2. **材料准备**

（1）腹腔穿刺包：内有弯盘 1 个，止血钳 2 把，组织镊 1 把，消毒碗 1 个，消毒杯 2 个，腹腔穿刺针（针尾连接橡皮管的 8 号或 9 号针头）1 个，无菌洞巾，纱布 2~3 块，棉球，无菌试管数支，5ml、20ml 或 50ml 注射器各 1 个，引流袋（放腹腔积液时准备）1 个。

（2）常规消毒治疗盘 1 套：碘酒、乙醇、胶布、局部麻醉药（2% 利多卡因 10ml）、无菌手套 2 副。

（3）其他物品：皮尺、多头腹带、盛腹腔积液容器、培养瓶（需要做细菌培养时）。如需腹腔内注药，准备所需药物。

3. **操作者准备**

（1）洗手：术者按六步洗手法清洗双手，戴口罩和帽子。

（2）放液前应测量体重、腹围、脉搏、血压和腹部体征，以观察病情变化。

（3）根据病情，安排病人适当的体位，协助病人解开上衣，松开腰带，暴露腹部，背部铺好腹带（放腹腔积液时）。

【方法】

1. **体检**　术前行腹部体格检查，叩诊移动性浊音，确认有腹腔积液。

2. **体位**　平卧、半卧、稍左侧卧位或扶病人坐在靠椅上。

3. **定位**　结合腹部叩诊浊音最明显区域和超声探查结果选择适宜穿刺点，一般常选于左下腹部脐与左髂前上棘连线中外 1/3 交点处,也有取脐与耻骨联合中点上 1cm,偏左或偏右 1~1.5cm 处,或侧卧位脐水平线与腋前线或腋中线交点处。对少量或包裹性腹腔积液,常需超声指导下定位穿刺。急腹症穿刺点选压痛和肌紧张最明显部位。

4. **消毒** 将穿刺部位常规消毒,消毒 2 次,范围为以穿刺点为中心直径 15cm,第二次的消毒范围不要超越第一次的范围。戴无菌手套,铺消毒洞巾。

5. **麻醉** 自皮肤至腹膜壁层用 2% 利多卡因逐层作局部浸润麻醉。

6. **穿刺** 医生左手固定穿刺处皮肤,右手持针经麻醉处逐步刺入腹壁,待感到针尖抵抗感突然消失时,表示针尖已穿过腹膜壁层,即可抽取和引流腹腔积液,并置腹腔积液于消毒试管中以备检验用,诊断性穿刺可直接用无菌的 20ml 或 50ml 注射器和 7 号针头进行穿刺。大量放液时可用针尾连接橡皮管的 8 号或 9 号针头,助手用消毒血管钳固定针头,并夹持橡皮管,用输液夹子调整放液速度,将腹腔积液引流入容器中计量或送检。腹腔积液不断流出时,应将预先绑在腹部的多头绷带逐步收紧,以防腹压骤然降低,内脏血管扩张而发生血压下降甚至休克等现象。放液结束后拔出穿刺针,常规消毒后,盖上消毒纱布,并用多头绷带将腹部包扎,如遇穿刺孔继续有腹腔积液渗漏时,可用蝶形胶布封闭。

7. **术后的处理** 术后测量血压、脉搏、腹围。交代病人注意事项。医疗垃圾分类处理。

【注意事项】

1. 术中应密切观察病人,如发现头晕、恶心、心悸、气促、脉搏增快、面色苍白应立即停止操作,并作适当处理,卧床休息,给予补充血容量等急救措施。

2. 腹腔放液不宜过快过多,治疗性放液,一般初次不宜超过 1000ml,以后一般每次放液不超过 3000~6000ml。针尖避开腹壁下动脉,血性腹腔积液留取标本后停止放液。肝硬化病人一次放腹腔积液一般不超过 3000ml,过多放液可诱发肝性脑病和电解质紊乱,但在输注大量白蛋白的基础上,也可以大量放液,一般放腹腔积液 1000ml 补充白蛋白 6~8g。

3. 在放腹腔积液时若流出不畅,可将穿刺针稍作移动或变换体位。腹腔积液量少者穿刺前可借助超声定位,并嘱病人向穿刺部位侧卧数分钟。

4. 大量腹腔积液病人,为防止腹腔穿刺后腹腔积液渗漏,在穿刺时注意勿使皮肤至腹膜壁层位于同一条直线上,方法是当针尖通过皮肤到达皮下后,即在另一手协助下稍向周围移动一下穿刺针尖,然后再向腹腔刺入。

5. 抽出物为胃肠内容物时需要鉴别是误穿胃肠还是自发胃肠穿孔,必要时改行对侧穿刺,仍能抽出相同内容物方可确认胃肠穿孔。疑为穿刺针误入胃肠道时,为促进破口闭合,应尽量抽净此处气体或胃肠液,降低胃肠道内压力。

6. 术后应严密观察有无出血和继发感染等并发症。注意无菌操作,防止腹腔感染。

(张海蓉)

第五章 肝脏穿刺活体组织检查术及肝脏穿刺抽脓术

第一节 肝脏穿刺活体组织检查术

通过肝脏穿刺吸取活体组织行病理组织学检查,是协助诊断肝脏疾病的良好方法,称为肝脏穿刺活体组织检查术(liver biopsy),简称肝活检。

一、适应证

1. 原因不明的肝脏肿大。
2. 原因不明的黄疸。
3. 原因不明的肝功能异常。
4. 肝脏实质性占位的鉴别。
5. 代谢性肝病如脂肪肝、淀粉样变性、血色病等疾病的诊断。
6. 原因不明的发热怀疑为恶性组织细胞病者。

二、禁忌证

1. 肝血管瘤、肝棘球蚴病病人。
2. 有大量腹腔积液者。
3. 肝外梗阻性黄疸病人。
4. 昏迷、严重贫血或其他疾病不配合者。
5. 右胸膜腔或右膈下感染、脓肿,局部皮肤感染、腹膜炎。

三、方法

1. 快速穿刺术

(1)术前应先行血小板计数、出血时间、凝血酶原时间测定,如有异常,应肌注维生素 K_1 10mg,每日 1 次,3 天后复查,如仍不正常,不应强行穿刺,同时应测定血型以备用。疑有肺气肿者应行 X 线胸片检查,术前超声定位,确定穿刺方向和深度。

(2)穿刺时,常取仰卧位,病人身体右侧靠床沿,并将右臂上举于脑后,左背垫一薄枕。

(3)穿刺点一般取右侧腋前线第 8、9 肋间,腋中线第 9、10 肋间肝实音处穿刺。疑诊肝肿瘤者,宜选较突出的结节处,再用超声定位下穿刺。

(4)用 2% 碘酊常规消毒局部皮肤,铺巾,用 0.5% 利多卡因由穿刺点的肋骨上缘的皮肤至肝包膜进行局部浸润麻醉。

(5)备好肝脏快速穿刺针(针长 7.0cm,针径 1.2mm 或 1.6mm),针内装有长约 2~3cm 实心带小针帽的钢针芯活塞,空气和水可以通过,但可阻止吸进针内的肝组织进入注射器(图8-5-1),将穿刺针连接于 10ml 注射器,吸入无菌生理盐水 3~5ml。

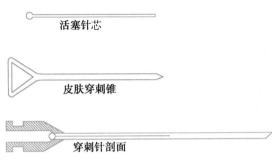

图 8-5-1　快速肝活检穿刺针剖面示意图

（6）医生先用皮肤穿刺锥在穿刺点皮肤上刺孔，再持穿刺针由此孔进入，并沿肋骨上缘与胸壁垂直方向刺入 0.5～1.0cm，然后将注射器内生理盐水推出 0.5～1.0ml，以冲出针内可能存留的皮肤与皮下组织，防止针头堵塞。

（7）在穿入肝脏前，将注射器抽成 5～6ml 空气负压，并嘱病人于深呼气末屏气（术前应让病人练习）。在病人屏气同时，医生双手持针按超声所定方向和深度将穿刺针迅速刺入肝内并立即拔出（此动作一般在 1 秒左右完成），深度不超过 6.0cm。

（8）拔针后盖上无菌纱布，立即用手按压创面 5～10 分钟，待无出血后用 2% 碘酊消毒，无菌纱布覆盖，再以胶布固定，用小沙袋压迫，并以多头腹带束紧。

（9）推动注射器用生理盐水从针内冲出肝组织条于弯盘中，用针尖挑出肝组织置于 4% 甲醛小瓶中固定送病理检查。

（10）穿刺后每隔 15～30 分钟测呼吸、血压、脉搏一次，连续观察 4 小时，无出血可去除沙袋，再每隔 1～2 小时测呼吸、血压、脉搏一次，观察 4 小时，卧床休息 24 小时。

2. 超声引导下细针穿刺术

（1）超声定位穿刺点，消毒、铺巾、局部浸润麻醉同快速穿刺术。

（2）用手术刀尖将穿刺点皮肤刺一小口，用无菌穿刺探头再次确定进针点和穿刺途径，稍稍侧动探头，当病灶显示最清晰且穿刺引导线正好通过活检部位时，立即固定探头。

（3）先将带针芯穿刺针从探头引导器穿刺腹壁，于肝包膜前停针，嘱病人于深呼气末屏气，迅速将穿刺针沿引导线刺入肝脏病灶边缘，拔出穿刺针针芯，将穿刺针与 10ml 空注射器紧密连接，迅速将穿刺针推入病灶内 2～3cm，用 5～6ml 空气负压抽吸病灶组织，针尖在病灶上下提插 3～4 次后去除负压，迅速拔出穿刺针（图 8-5-2）。

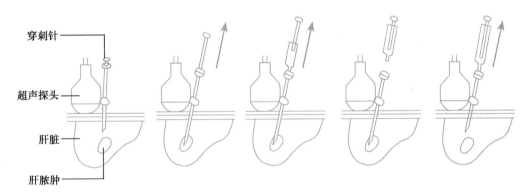

图 8-5-2　超声引导下细针穿刺示意图

（4）将注射器内抽出物推注于盛有 4% 甲醛小瓶中固定送病理检查。

（5）穿刺点处理和术后观察同快速穿刺术。

第二节　肝脏穿刺抽脓术

肝脏穿刺抽脓术（liver abscess puncture）是指对肝脓肿进行穿刺协助疾病诊断和治疗的操作手术。

一、适应证

1. 超声检查可以显示的肝内脓肿且液化充分者。
2. 有安全的穿刺和(或)置管路径。
3. 较小或多发脓肿,可采用多次单纯穿刺抽液及冲洗,较大的脓肿采用置管引流效果更佳。

二、禁忌证

1. 血检显示出凝血指标重度超标者。
2. 脓肿早期、脓肿尚未液化者。
3. 脓肿因胃肠胀气、肺气肿等难以显示者。
4. 穿刺针道无法避开大血管及重要脏器者。

三、方法

1. 术前准备同肝脏穿刺活体组织检查术。如疑为阿米巴性肝脓肿时,应先用抗阿米巴药治疗 2～4 天,待肝充血和肿胀稍减轻时再行穿刺;若疑为细菌性肝脓肿,则应在有效抗生素控制的基础上进行穿刺。

2. 穿刺部位同前。如有明显压痛点,可在压痛点明显处穿刺。如压痛点不明显或病变位置较深,则应在超声脓腔定位后再行穿刺。

3. 常规消毒局部皮肤,铺无菌洞巾,局部浸润麻醉要深达肝包膜。

4. 先将连接肝穿刺针的橡皮管夹住,然后将穿刺针刺入皮肤,嘱病人在深呼气末屏气,迅速将针头刺入肝内并继续徐徐前进,如有抵抗感突然消失提示穿刺针已进入脓腔。

5. 将 50ml 注射器接于穿刺针尾的橡皮管上,松开钳夹的橡皮管进行抽吸,如抽不出脓液,可在注射器保持一定负压情况下再前进或后退少许,如仍无脓液,则表示未达脓腔。此时应将针头退至皮下稍改变方向(不得在肝内改变方向),重新穿刺抽脓。抽脓过程中,可让针随呼吸摆动,不需要用血管钳固定穿刺针头,以免损伤肝组织。当注射器抽满脓液时,应先钳夹橡皮管,再拔下注射器,排出脓液,再将空注射器与橡皮管连接,再松开钳夹的橡皮管进行抽脓。

6. 注意抽出脓液的颜色与气味,尽可能抽尽脓液,如脓液黏稠,则用无菌生理盐水稀释后再抽;如抽出脓液量与估计不符,则应变换针头方向,以便抽尽脓腔深部或底部的脓液。

7. 拔针后用 2% 碘酊消毒,无菌纱布按压数分钟,胶布固定,小沙袋加压,并用多头带将下胸部扎紧,术后观察同肝脏穿刺活体组织检查术。

8. 如脓腔较大需反复穿刺抽脓者,可经套管针穿刺后插入引流管,置管于脓腔内持续引流脓液。

四、注意事项

1. 术前检测血小板计数、出血时间、凝血酶原时间、血型。
2. 穿刺前进行胸部 X 线、肝脏超声检查,测血压、脉搏。
3. 术前应向病人作好解释,嘱穿刺过程中切勿咳嗽,并训练深呼气末屏气的动作。
4. 术前 1 小时服地西泮 10mg。
5. 术后应密切观察有无出血、胆汁渗漏、气胸、损伤其他脏器和感染的征象。
6. 肝穿刺抽脓时进针最大深度不能超过 8cm,以免损伤下腔静脉。

(段志军)

第六章　肾穿刺活体组织检查术

肾穿刺活体组织检查(肾活检,renal biopsy)是诊断肾脏疾病尤其是肾小球疾病必不可少的重要方法,为临床医生提供病理学诊断依据,对确定诊断、指导治疗及评估预后均有重要意义。肾活检方法有开放性肾活检、腹腔镜肾活检、经静脉肾活检、经皮穿刺肾活检、经尿道肾活检等。以下介绍的是目前临床最常用的方法——经皮穿刺肾活检。

【适应证】

1. 原发性肾小球疾病

(1)急性肾炎综合征伴肾功能急剧下降,怀疑急进性肾炎或治疗后病情未见缓解。

(2)原发性肾病综合征。

(3)无症状性血尿。

(4)无症状性蛋白尿,持续性尿蛋白>1g/d。

2. 继发性肾脏病　临床怀疑但不能确诊或为明确病理诊断、指导治疗、判断预后可以行肾活检,如狼疮性肾炎、糖尿病肾病、肾淀粉样变性等。

3. 疑为遗传性家族性的肾小球疾病(Alport 综合征、薄基底膜病、Fabry 病等)。

4. 急性肾损伤病因不明或肾功能恢复迟缓时应及早行肾活检,以便于指导治疗。

5. 缓慢进展的肾小管、肾间质疾病。

6. 移植肾疾病

(1)移植肾原发病的复发或移植肾新发肾小球疾病。

(2)移植肾的肾功能损伤(包括药物相关的急、慢性肾损伤)。

(3)移植肾排斥反应。

7. 重复肾活检　在一些肾脏病的发展和治疗过程中,其病理表现会发生变化,重复肾活检对于判断治疗效果、疾病预后以及调整治疗方案有着较大的意义。

【禁忌证】

1. 绝对禁忌证

(1)孤立肾。

(2)精神病,不能配合者。

(3)严重高血压无法控制者。

(4)有明显出血倾向者。

(5)肾体积缩小。

2. 相对禁忌证

(1)泌尿系统感染:如肾盂肾炎、结核、肾盂积脓、肾周围脓肿等。

(2)肾脏恶性肿瘤或大动脉瘤。

(3)多囊肾或肾多发性囊肿。

(4)肾位置不佳,游离肾。

(5)慢性肾衰竭,虽然原发病不一,但发展到肾衰竭期则肾脏病理基本一致,可以不穿刺。如慢性肾衰时肾体积不小,基础肾功能尚可,肾功能损害存在可逆因素可以穿刺。

（6）过度肥胖、大量腹腔积液、妊娠等不宜穿刺。

（7）严重心衰、贫血、休克、低血容量及年迈者不宜穿刺。

【穿刺方法】

1. **穿刺针**　一类为负压吸引穿刺针：如 Menghini 和 Turkey 穿刺针；另一类为切割针：主要有 Vim-Silverman 分叶针和 Tru-Cut 槽形切割针，目前应用最广泛的是 Tru-Cut 槽形切割针。Tru-Cut 槽形切割针主要有两部分组成：一为带有凹槽的针芯，该槽距呈斜面的针尖；另一部分为紧包在针芯外面的套管针，该套管针尖端也成斜面，边缘锐利，斜面方向和针芯斜面相反。Tru-Cut 槽形切割针切割肾组织主要分两步进行，一是针芯刺入肾实质，一是套管切割肾组织。目前多用全自动活检枪，在一瞬间完成两步动作，大大简化了操作过程，提了成功率，减少了并发症。常用穿刺针的规格为 16G×（15～20）cm。

2. **穿刺点选择**　经皮肾穿刺的穿刺点一般选择在肾下极稍偏外侧，此处能最大限度地避开肾门附近的大血管以及肾盂肾盏，减少肾穿刺后并发症的发生；另外此处的肾皮质较多，能保证取材满意。

3. **穿刺的定位和引导**　目前大多采用 B 型超声引导肾穿刺。这种方法采用扇形穿刺探头引导，对穿刺针的方向、深度及所到达的位置进行实时超声监控，大大地提高了穿刺的成功率和安全性。穿刺针沿扇形穿刺探头进针时，在屏幕上可清楚地看到穿刺针到达的部位，不再需要在体表标记进针点，也不再需要测量肾脏到皮肤的距离。

4. **穿刺步骤**

（1）超声探头应提前用 75% 医用酒精消毒。

（2）病人一般取俯卧位（移植肾穿刺取仰卧位），腹部肾区相应位置垫以 10～16cm 长布垫，使肾脏紧贴腹壁，避免穿刺时滑动移位。

（3）常规消毒局部皮肤，术者戴无菌手套。铺无菌洞巾，2% 利多卡因作穿刺点局部麻醉。

（4）超声选择好穿刺的肾脏和进针点，并测量皮肤表面至肾包膜表面的距离。

（5）在 B 超引导下缓慢进针，当看到针尖部分已经快要接触到肾包膜表面时，嘱病人在呼吸的配合下穿刺取材。注意，在病人憋住气并保持肾脏不移动之前，一定不要将穿刺针刺入肾被膜或肾实质，以免划伤肾脏。无论用哪种穿刺针，穿刺取材的瞬间要迅速果断，尽量减少穿刺针在肾实质内停留的时间。

（6）穿刺取出的组织最好先在显微镜下观察判断有无肾小球，如穿刺取材不满意时，可以在同侧肾脏重复穿刺。一般来讲，Tru-Cut 穿刺针能允许的穿刺次数不超过 6 次。切忌一侧肾脏取材不满意后立即改穿另一侧肾脏。

（7）穿刺完毕，局部加压、消毒包扎并仰卧休息。

5. **标本的分割与处理**　肾脏病理应包括光镜、免疫荧光和电镜检查，所得标本应有足够的体积，以超过 12mm 为好。对标本分割和保存有不同要求：电镜：切割至 2mm 大小，用 2%～4% 戊二醛固定，4℃ 保存；免疫荧光：切割至 4mm 大小，用生理盐水，-20℃ 保存；光镜：其余全部标本放入 10% 甲醛固定液内用作光镜检查。

【注意事项】

1. **术前准备**　耐心与病人沟通，减轻病人紧张焦虑情绪并签置知情同意书。训练病人呼吸屏气动作；应作出血常规及凝血功能检查；检查尿常规、尿细菌培养排除尿路感染；行肾 B 超检查排除孤立肾、多囊肾；有严重高血压时应先控制血压。

2. **术后观察处理**　在穿刺部位覆盖纱布后，病人可保持俯卧位用平车送回病房，然后平卧 24 小时，嘱病人不要用力活动。密切观察血压、脉搏及尿液改变。有肉眼血尿时，延长卧床时间，多饮水。一般在24～72小时内肉眼血尿可消失,持续严重肉眼血尿或尿中有大量血块时,注意病人有可能出现失血性休克,给予卧床,应用止血药,输血等处理;如仍出血不止,可用动脉造影发现出血部位,选择性栓塞治疗,或采用外科手术方法止血。

3. **并发症** ①血尿;②肾周血肿;③动静脉瘘形成;④梗阻;⑤感染;⑥肾撕裂伤;⑦肾绞痛;⑧大量出血导致休克;⑨穿刺失败等。

(万学红 曾锐)

第七章　骨髓穿刺术及骨髓活体组织检查术

（一）骨髓穿刺术

骨髓穿刺术（bone marrow puncture）是采集骨髓液的一种常用诊断技术。临床上骨髓穿刺液常用于血细胞形态学检查，也可用于造血干细胞培养、细胞遗传学分析及病原生物学检查等，以协助临床诊断、观察疗效和判断预后等。

【方法】

1. **选择穿刺部位**　①髂前上棘穿刺点：髂前上棘后 1~2cm 处，该处骨面平坦，易于固定，操作方便，危险性极小。②髂后上棘穿刺点：骶椎两侧、臀部上方突出的部位。③胸骨穿刺点：胸骨柄、胸骨体相当于第 1、2 肋间隙的部位。此处胸骨较薄，且其后有大血管和心房，穿刺时务必小心，以防穿透胸骨而发生意外。但由于胸骨的骨髓液丰富，当其他部位穿刺失败时，仍需要进行胸骨穿刺。④腰椎棘突穿刺点：腰椎棘突突出的部位。

2. **体位**　采用髂前上棘和胸骨穿刺时，病人取仰卧位；采用髂后上棘穿刺时，病人取侧卧位；采用腰椎棘突穿刺时，病人取坐位或侧卧位。

3. **麻醉**　常规消毒局部皮肤，操作者戴无菌手套，铺无菌洞巾。然后用 2% 利多卡因做局部皮肤、皮下和骨膜麻醉。

4. **固定穿刺针长度**　将骨髓穿刺针的固定器固定在适当的长度上。髂骨穿刺约 1.5cm，胸骨穿刺约 1.0cm。

5. **穿刺**　操作者左手拇指和示指固定穿刺部位，右手持骨髓穿刺针与骨面垂直刺入，若为胸骨穿刺则应与骨面成 30°~40°角刺入。当穿刺针针尖接触骨质后，沿穿刺针的针体长轴左右旋转穿刺针，并向前推进，缓缓刺入骨质。当突然感到穿刺阻力消失，且穿刺针已固定在骨内时，表明穿刺针已进入骨髓腔。如果穿刺针尚未固定，则应继续刺入少许以达到固定为止。

6. **抽取骨髓液**　拔出穿刺针针芯，接上干燥的注射器（10ml 或 20ml），用适当的力量抽取骨髓液。当穿刺针在骨髓腔时，抽吸时病人感到有尖锐酸痛，随即便有红色骨髓液进入注射器。抽取的骨髓液一般为 0.1~0.2ml，若用力过猛或抽吸过多，会使骨髓液稀释。如果需要做骨髓液细菌培养，应在留取骨髓液计数和涂片标本后，再抽取 1~2ml，以用于细菌培养。

若未能抽取骨髓液，则可能是针腔被组织块堵塞或"干抽"（dry tap），此时应重新插上针芯，稍加旋转穿刺针或再刺入少许。拔出针芯，如果针芯带有血迹，再次抽取即可取得红色骨髓液。

7. **涂片**　将骨髓液滴在载玻片上，立即做有核细胞计数和制备数张骨髓液涂片。

8. **加压固定**　骨髓液抽取完毕，重新插入针芯。左手取无菌纱布置于穿刺处，右手将穿刺针拔出，并将无菌纱布敷于针孔上，按压 1~2 分钟后，再用胶布加压固定。

【注意事项】

1. 骨髓穿刺前应检查出血时间和凝血时间，有出血倾向者应特别注意，血友病病人禁止骨髓穿刺检查。

2. 骨髓穿刺针和注射器必须干燥，以免发生溶血。

3. 穿刺针针头进入骨质后要避免过大摆动，以免折断穿刺针。胸骨穿刺时不可用力过猛、穿刺过深,以防穿透内侧骨板而发生意外。

4. 穿刺过程中,如果感到骨质坚硬,难以进入骨髓腔时,不可强行进针,以免断针。应考虑为大理石骨病的可能,及时行骨骼 X 线检查,以明确诊断。

5. 做骨髓细胞形态学检查时,抽取的骨髓液不可过多,以免影响骨髓增生程度的判断、细胞计数和分类结果。

6. 行骨髓液细菌培养时,需要在骨髓液涂片后,再抽取 1 ~ 2ml 骨髓液用于培养。

7. 由于骨髓液中含有大量的幼稚细胞,极易发生凝固。因此,穿刺抽取骨髓液后立即涂片。

8. 送检骨髓液涂片时,应同时附送 2 ~ 3 张血涂片。

9. 麻醉前需做普鲁卡因皮试。

(二) 骨髓活组织检查术

骨髓活组织检查术(bone marrow biopsy)是临床常用的诊断技术,对诊断骨髓增生异常综合征、原发性或继发性骨髓纤维化症、增生低下型白血病、骨髓转移癌、再生障碍性贫血、多发性骨髓瘤等有重要意义。

【方法】

1. **选择检查部位**　骨髓活组织检查多选择髂前上棘或髂后上棘。

2. **体位**　采用髂前上棘检查时,病人取仰卧位;采用髂后上棘检查时,病人取侧卧位。

3. **麻醉**　常规消毒局部皮肤,操作者戴无菌手套,铺无菌洞巾,然后行皮肤、皮下和骨膜麻醉。

4. **穿刺**　将骨髓活组织检查穿刺针的针管套在手柄上。操作者左手拇指和示指将穿刺部位皮肤压紧固定,右手持穿刺针手柄以顺时针方向进针至骨质一定的深度后,拔出针芯,在针座后端连接上接柱(接柱可为 1.5cm 或 2.0cm),再插入针芯,继续按顺时针方向进针,其深度达 1.0cm 左右,再转动针管 360°,针管前端的沟槽即可将骨髓组织离断。

5. **取材**　按顺时针方向退出穿刺针,取出骨髓组织,立即置于 95% 乙醇或 10% 甲醛中固定,并及时送检。

6. **加压固定**　以 2% 碘酊棉球涂布轻压穿刺部位后,再用干棉球压迫创口,敷以消毒纱布并固定。

【注意事项】

1. 开始进针不要太深,否则不易取得骨髓组织。

2. 由于骨髓活组织检查穿刺针的内径较大,抽取骨髓液的量不易控制。因此,一般不用于吸取骨髓液做涂片检查。

3. 穿刺前应检查出血时间和凝血时间。有出血倾向者穿刺时应特别注意,血友病病人禁止做骨髓活组织检查。

(刘成玉)

第八章　淋巴结穿刺术及淋巴结活组织检查术

（一）淋巴结穿刺术

淋巴结分布于全身,其变化与许多疾病的发生、发展、诊断及治疗密切相关。感染、造血系统肿瘤、转移癌等多种原因均可使淋巴结肿大,采用淋巴结穿刺术(lymph node puncture)采集淋巴结抽取液,制备涂片进行细胞学或病原生物学检查,以协助临床诊断。

【方法】

1. **选择穿刺部位**　选择适于穿刺、并且明显肿大的淋巴结。

2. **消毒**　常规消毒局部皮肤和操作者的手指。

3. **穿刺**　操作者以左手拇指和示指固定淋巴结,右手持 10ml 干燥注射器(针头为 18～19号),沿淋巴结长轴刺入淋巴结内(刺入的深度因淋巴结的大小而定),然后边拔针边用力抽吸,利用负压吸出淋巴结内的液体和细胞成分。

4. **涂片**　固定注射器的内栓,拔出针头后,将注射器取下充气后,再将针头内的抽取液喷射到载玻片上,并及时制备涂片。

5. **包扎固定**　穿刺完毕,穿刺部位敷以无菌纱布,并用胶布固定。

【注意事项】

1. 要选择易于固定、不宜过小和远离大血管的淋巴结。

2. 穿刺时,若未能获得抽取液,可将穿刺针由原穿刺点刺入,并在不同方向连续穿刺,抽取数次,直到获得抽取液为止(但注意不能发生出血)。

3. 制备涂片前要注意抽取液的外观和性状。炎性抽取液为淡黄色,结核性病变的抽取液为黄绿色或污灰色黏稠样液体,可见干酪样物质。

4. 最好于餐前穿刺,以免抽取液中脂质过多,影响检查结果。

（二）淋巴结活组织检查术

当全身或局部淋巴结肿大,怀疑有白血病、淋巴瘤、免疫母细胞淋巴结病、结核、肿瘤转移或结节病,而淋巴结穿刺检查不能明确诊断时,应采用淋巴结活组织检查术(lymph node biopsy)进行检查,以进一步明确诊断。

【方法】

1. **选择穿刺部位**　一般选择明显肿大、且操作方便的淋巴结。对全身浅表淋巴结肿大者,尽量少选择腹股沟淋巴结。疑有恶性肿瘤转移者,应按淋巴结引流方向选择相应组群淋巴结,如胸腔恶性肿瘤者多选择右锁骨上淋巴结;腹腔恶性肿瘤者多选择左锁骨上淋巴结;盆腔及外阴恶性肿瘤者多选择腹股沟淋巴结。

2. **麻醉**　常规消毒局部皮肤,操作者戴无菌手套,铺无菌洞巾,然后做局部麻醉。

3. **取材**　常规方法摘取淋巴结。

4. **送检**　摘取淋巴结后,立即置于 10% 甲醛或 95% 乙醇中固定,并及时送检。

5. 包扎固定　根据切口大小适当缝合数针后，以 2% 碘酊棉球消毒后，敷以无菌纱布，并用胶布固定。

【注意事项】

1. 操作时应仔细，避免伤及大血管。

2. 如果临床诊断需要，可在淋巴结固定前，用锋利刀片切开淋巴结，将其剖面贴印在载玻片上，染色后显微镜检查。

（刘成玉）

第九章　腰椎穿刺术

腰椎穿刺术(lumbar puncture)常用于检查脑脊液的性质,对诊断脑膜炎、脑炎等颅内感染,以及蛛网膜下腔出血、脑膜肿瘤、脱髓鞘疾病等神经系统疾病有重要意义。也可测定颅内压力和了解蛛网膜下腔是否阻塞等,有时也用于鞘内注射药物。

【方法】

1. 病人侧卧于硬板床上,背部与床面垂直,头部尽量向前胸屈曲,两手抱膝紧贴腹部,使躯干尽可能弯曲呈弓形;或由助手在术者对面用一手挽病人头部,另一手挽双下肢腘窝处并用力抱紧,使脊柱尽量后凸以增宽椎间隙,便于进针。

2. 确定穿刺点,通常以双侧髂嵴最高点连线与后正中线的交会处为穿刺点,此处,相当于第3~4腰椎棘突间隙,有时也可在上一或下一腰椎间隙进行。

3. 常规消毒皮肤后戴无菌手套、盖洞巾,用2%利多卡因自皮肤到椎间韧带作逐层局部麻醉。

4. 术者用左手固定穿刺点皮肤,右手持穿刺针以垂直背部、针尖稍斜向头部的方向缓慢刺入,成人进针深度约4~6cm,儿童约2~4cm。当针头穿过韧带与硬脑膜时,有阻力突然消失落空感。此时可将针芯慢慢抽出(以防脑脊液迅速流出,造成脑疝),可见脑脊液流出。

5. 放液前先接上测压管测量压力。测定压力时须嘱病人放松,并缓慢将双下肢伸直,以免因病人腹压增高而导致脑脊液压力测量值高于真实水平。正常侧卧位脑脊液压力为80~180mmH$_2$O。若继续作Queckenstedt试验(又称压颈试验或梗阻试验),可了解蛛网膜下腔有无阻塞。即在测初压后,由助手先压迫一侧颈静脉约10秒,再压另一侧,最后同时按压双侧颈静脉。正常时压迫颈静脉后,脑脊液压力立即迅速升高一倍左右,解除压迫后10~20秒,迅速降至原来水平,称为梗阻试验阴性,示蛛网膜下腔通畅;若压迫颈静脉后,不能使脑脊液压升高,则为梗阻试验阳性,示蛛网膜下腔完全阻塞;若施压后压力缓慢上升,放松后又缓慢下降,示有不完全阻塞。但是,对颅内压增高或怀疑后颅窝肿瘤病人,禁做此试验,以免发生脑疝。

6. 撤去测压管,收集脑脊液2~5ml送检;如需作培养时,应用无菌试管留标本。

7. 术毕,将针芯插入后一起拔出穿刺针,覆盖消毒纱布,用胶布固定。

8. 去枕平卧4~6小时,以免引起术后低颅压头痛。

【注意事项】

1. **严格掌握禁忌证**　凡疑有颅内压升高者必须先做眼底检查,如有明显视乳头水肿或有脑疝先兆者,禁忌穿刺。凡病人处于休克、衰竭或濒危状态以及局部皮肤有炎症、穿刺点附近脊柱有结核病灶或颅后窝有占位性病变者均列为禁忌。

2. 穿刺时病人如出现呼吸、脉搏、面色异常等症状时,立即停止操作,并作相应处理。

3. 鞘内给药时,应先放出等量脑脊液,然后再等量置换性药液注入。

(胡申江)

第十章 中心静脉压测定

中心静脉压(central venous pressure,CVP)是指右心房及上、下腔静脉胸腔段的压力。CVP反映右心房压,主要受心功能、循环血容量及血管张力影响,是临床观察血流动力学的主要指标之一,对了解有效循环血容量和心功能有重要意义。CVP有别于周围静脉压,后者受静脉腔内瓣膜与其他机械因素影响。

【适应证】

CVP测定常用于:①严重创伤、各类休克及急性循环功能衰竭等危重病人;②需要接受大量、快速补液的病人,尤其是心脏病病人;③各类大、中手术,尤其是心血管、颅脑和腹部手术;④需长期输液或接受完全肠外营养的病人。

【禁忌证】

禁忌证为:①穿刺或切开局部有感染;②凝血功能障碍。

【临床意义】

CVP正常值成人为 $50 \sim 120 mmH_2O$,小儿为 $30 \sim 100 mmH_2O$,其降低与增高均有重要临床意义。

1. **减低** $CVP<50mmH_2O$ 表示血容量不足,见于休克,应迅速补充血容量;在补充血容量后,病人仍处于休克状态,而 $CVP>100mmH_2O$,则表示容量血管过度收缩或有心力衰竭的可能,应控制输液速度、输液量或采取其他相应措施。

2. **增高** $CVP>150 \sim 200mmH_2O$ 表示有明显心力衰竭,且有发生肺水肿的危险,应暂停输液或严格控制输液速度,并给予速效洋地黄制剂和利尿药或血管扩张剂。

少数重症感染病人,$CVP<100mmH_2O$ 也有可能发生肺水肿,应予注意。如有明显腹胀、肠梗阻、腹内巨大肿瘤或腹部大手术时,利用股静脉插管测量的CVP可高达 $250mmH_2O$ 以上,不能代表真正的CVP。

【方法】

1. 病人仰卧,选好静脉插管部位,常规消毒皮肤,铺无菌洞巾。

2. 局部麻醉,通常用2%利多卡因进行局部浸润麻醉。

3. **静脉插管方法** 分为两种:①经皮穿刺法:较常采用,经锁骨下静脉或右侧颈内/颈外静脉穿刺并插管至上腔静脉;或经股静脉插管至下腔静脉。②静脉剖开法:现仅用于经大隐静脉插管至下腔静脉。

一般认为上腔静脉压较下腔静脉压更精确,当腹腔内压增高时,下腔静脉压容易受影响而不够可靠。具体方法如下:

(1)右侧颈内静脉穿刺插管法:先找出右侧胸锁乳突肌的锁骨头、胸骨头与锁骨所构成的三角区,在该区顶部为穿刺点;肥胖者,可选择锁骨上缘3cm与颈前正中线旁3cm的连线交点作为穿刺点。穿刺针与冠状面呈30°向下向后向外进针,指向胸锁乳突肌锁骨头内缘锁骨上缘后方。边进针边回抽,当刺入静脉时,有阻力骤然减少的感觉,并有回血顺利吸出,再进 $2 \sim 3mm$,以保证针尖处于适当位置。取下注射器,迅速用手指抵住针头,以防止气栓。把选好的硅橡胶管或塑料管迅速地经穿刺针腔送入颈内静脉直达上腔静脉,导管的另一端连接一盛有生理盐水的注射器,一边注射一边插管,插入深度约15cm。

（2）右侧颈外静脉穿刺插管法：头低脚高位（身体倾斜约20°），以吸气时颈外静脉不完全塌陷为准，用粗针头连接10ml注射器进行静脉穿刺，向心方向插入导管至右侧第2肋胸骨旁，长度约12～15cm。应避免空气进入静脉造成气栓。

（3）锁骨下静脉穿刺插管法：病人仰卧位，穿刺侧上臂外展80°～90°。用10ml注射器盛生理盐水4～5ml，连接13号或14号粗针头，在锁骨内1/3交界处下方1cm处，与胸壁皮肤呈20°～30°进针，针头朝向胸锁关节，进针约3cm，可回抽大量暗红色血液，注入液体局部不肿。取下注射器，用手指堵住针头，迅速插入导管。插入导管深度左侧为12～15cm，右侧为10cm。

（4）大隐静脉插管法：在腹股沟韧带下方3cm，股动脉内侧1cm处，作长3～4cm纵行切口。暴露和切开大隐静脉后，插入导管。插管深度为：自切口至剑突上3～4cm，成人为40～50cm。若遇阻力，可稍退管，调整方向后，再行插入。

4. **中心静脉压测定装置**　用直径0.8～1.0cm的玻璃管和刻有cmH_2O的标尺一起固定在输液架上，接上三通开关与连接管，一端与输液器相连，另一端连接中心静脉导管。有条件可用心电监护仪，通过换能器，放大器和显示仪，显示压力波形与记录数据。插管前应将连接管及静脉导管内充满液体，排空气泡，测压管内充满液体，并使液面高于预计的静脉压（图8-10-1）。

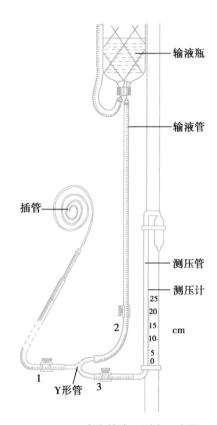

图 8-10-1　中心静脉压测定示意图

5. **测压**　将测压计的零点调到右心房水平，如体位有变动则随时调整。操作时先把1处夹子扭紧，2、3处夹子放松，使输液瓶内液体充满测压管到高于预计的静脉压之上（图8-10-1）。再把2处夹子扭紧，放松1处夹子，使测压管与静脉导管相通，则测压管内的液体迅速下降，到一定水平不再下降时，观察液面在量尺上的相应刻度数，即为CVP的高度。

不测压时，夹紧3，放松1、2处，使输液瓶与静脉导管相通，继续补液。每次测压倒流入测量管内的血液需冲洗干净，以保持静脉导管的通畅。

【注意事项】

1. 测压过程中发现静脉压突然出现显著波动性升高时，提示导管尖端进入右心室，因心室收缩时压力明显升高所致,应立即退出一小段后再测。

2. 导管阻塞无血液流出,应用输液瓶中液体冲洗导管或变动其位置;若仍不通畅,则用肝素液或 3.8% 枸橼酸钠溶液冲洗。

3. 测压管留置时间,一般不超过 5 天,时间过长易发生静脉炎或血栓性静脉炎。因此,留置 3 天以上时,需用抗凝剂冲洗,以防血栓形成。

(周汉建)

第十一章　眼底检查法

眼底检查是检查玻璃体、视网膜、脉络膜和视神经疾病的重要方法。许多全身性疾病如高血压、肾脏病、糖尿病、妊娠毒血症、结节病、风湿病、某些血液病、中枢神经系统疾病等往往会发生眼底病变，甚至会成为病人就诊的主要原因，故眼有"机体的橱窗"之称，检查眼底可提供重要诊断资料。

检查眼底须用检眼镜，目前多用直接检眼镜检查，实用、方便，且眼底所见为放大倍率较高的正像。

检眼镜下方手柄中装有电源，前端为装有凸透镜及三棱镜的光学装置，三棱镜上端有一观察孔，其下有一可转动镜盘。镜盘上装有1～25屈光度的凸透镜（以黑色"+"标示）和凹透镜（以红色"+"标示）。用以矫正检查者和病人的屈光不正，以清晰地显示眼底。镜盘上凸透镜作用是使光源发射出来的光线聚焦，增强亮度，三棱镜是将聚焦的光线反射入病人眼内，以观察眼底的图像。

【方法】

1. 检查宜在暗室中进行，病人多取坐位，检查者一般取站立位。检查右眼时，检查者位于病人的右侧，用右手持镜、右眼观察；检查左眼时，则位于病人左侧，用左手持镜、左眼观察。

2. 正式检查眼底前，先用透照法检查眼的屈光间质是否混浊。用手指将检眼镜盘拨到+8～+10（黑色）屈光度处，距受检眼20～30cm，将检眼镜光线与病人视线呈15°角射入受检眼的瞳孔，正常时呈红色反光。如角膜、房水、晶状体或玻璃体混浊，则在橘红色反光中见有黑影。此时令病人转动眼球，如黑影与眼球的转动方向一致，则混浊位于晶状体前方；如方向相反，则位于玻璃体；位置不动，则混浊在晶状体。

3. **检查眼底**　嘱病人向正前方直视，一手握持检眼镜，另一手放置在病人头部前面，并用拇指轻轻地固定被检眼的上睑。先将镜盘拨回到"0"，然后将检眼镜移近到尽可能接近受检眼，以不接触睫毛为准，观察眼底。如检查者与病人都是正视眼，便可看到眼底的正像，看不清时，可拨动镜盘至看清为止。检查时先查视乳头，再按视网膜动、静脉分支，分别检查各象限，最后检查黄斑部。检查视乳头时，光线自颞侧约15°角处射入；检查黄斑时，嘱病人注视检眼镜光源；检查眼底周边部时，嘱病人向上、下、左、右各方向注视、转动眼球，或配合变动检眼镜角度。

观察视乳头的形状、大小、色泽，边缘是否清晰。观察视网膜动、静脉，注意血管的粗细、行径、管壁反光、分支角度及动、静脉交叉处有无压迫或拱桥现象，正常动脉与静脉管径之比为2:3。观察黄斑部，注意其中心凹反射是否存在，有无水肿、出血、渗出及色素紊乱等。观察视网膜，注意有无水肿、渗出、出血、脱离及新生血管等。

4. **眼底检查记录**　为说明和记录眼底病变的部位及其大小、范围，通常以视乳头、视网膜中央动、静脉行径、黄斑部为标志，表明病变部位与这些标志的位置、距离和方向关系。距离和范围大小一般以视乳头直径PD（1PD＝1.5mm）为标准计算。记录病变隆起或凹陷程度，是以看清病变区周围视网膜面与看清病变隆起最高处或凹陷最低处的屈光度（D）差来计算，每差3个屈光度（3D）等于1mm。

【注意事项】

1. 检查眼底时虽经拨动任何一个镜盘，仍不能看清眼底，也说明眼的屈光间质有混浊，需进一步作裂隙灯检查。

2. 对小儿或瞳孔过小不易窥入时，可散瞳观察，散瞳前必须排除青光眼。

（万学红）

第十二章 PPD 皮肤试验

PPD（purified protein derivative）皮肤试验是采用结核菌素纯蛋白衍生物（purified protein derivative of tuberculin）为抗原的结核菌素试验，是判断机体是否受到结核分枝杆菌感染的重要手段。通常在皮内注射结核菌素纯蛋白衍生物后，可在穿刺处皮肤周围出现红晕、硬结反应。PPD 皮肤试验常用于结核感染率的流行病学调查、卡介菌接种后效果的验证以及协助判断结核病。既往我国的结核菌素试验采用的抗原是旧结核菌素（old tuberculin，OT），为了方便国际间结核感染率的比较，世界卫生组织和国际抗痨和肺病联合会推荐使用 PPD。

【适应证】

胸部影像学检查异常的病人；涂阳肺结核病人亲密接触者；涂阴病人和需与其他病鉴别诊断的病人。

【方法】

1. 以结核菌素纯蛋白衍生物 0.1ml（5U）于左或右前臂内侧行皮内注射。

2. 于皮试后 48～72 小时测量和记录皮试处周围皮肤红晕、硬结反应面积。

3. 我国规定以皮肤硬结作为皮肤局部反应的判断标准：硬结直径≤5mm 为阴性/（-），5～9mm 为一般阳性/（+），10～19mm 为中度阳性/（++），≥20mm 或虽不足 20mm，但有水疱、坏死、淋巴管炎和双圈反应为强阳性/（+++）。

4. 根据皮试结果判断临床意义

（1）阴性：常见于未曾感染过结核菌或还处于结核感染早期（4～8 周）或血行播散型肺结核等重症结核病人、使用免疫抑制剂或糖皮质激素者、HIV（+）或恶性肿瘤及结节病者、老年人或营养不良者等。

（2）阳性：常提示有结核感染。但由于我国为结核病高发病国家，儿童普遍接种卡介苗，阳性对诊断结核病意义不大，但对于未接种卡介苗的儿童，如皮试阳性则提示已受结核分枝杆菌感染或体内有活动性结核病，按活动性结核处理。成人强阳性表示机体处于超敏状态，需要考虑有活动性结核病可能，可作为临床诊断结核病的一项参考指标。

【注意事项】

1. 皮试前若前臂内侧皮肤有损伤或恰遇假期时间，则需重新安排皮试时间。

2. 老年人对 PPD 反应较年轻人慢，可能需要 72 小时以后才能检查到反应结果。

3. 约有 0.4%～20% 的活动性肺结核病人可呈假阴性，对这类病人建议初次注射 1～3 周后重复试验，可由于助强效应（boosting effect）呈强阳性反应。

4. PPD 所含多种抗原成分多数与其他分枝杆菌有交叉，因此，PPD 皮试的特异性较差，难以与其他分枝杆菌感染相鉴别，亦较难区分自然感染与卡介苗接种后反应。

（程德云）

附录　临床检验参考值

一、血液检验

（一）血液一般检验

血红蛋白（Hgb）　　　　　　　　　男性 120～160g/L
　　　　　　　　　　　　　　　　　女性 110～150g/L
　　　　　　　　　　　　　　　　　新生儿 170～200g/L

红细胞（RBC）　　　　　　　　　　男性（4.0～5.5）×10^{12}/L
　　　　　　　　　　　　　　　　　女性（3.5～5.0）×10^{12}/L
　　　　　　　　　　　　　　　　　新生儿（6.0～7.0）×10^{12}/L

白细胞（WBC）　　　　　　　　　　成人（4.0～10.0）×10^{9}/L
　　　　　　　　　　　　　　　　　新生儿（15.0～20.0）×10^{9}/L
　　　　　　　　　　　　　　　　　6 个月至 2 岁（11.0～12.0）×10^{9}/L

白细胞分类计数
　百分率
　　中性杆状核粒细胞　　　　　　　0.00～0.05（0～5%）
　　中性分叶核粒细胞　　　　　　　0.50～0.70（50%～70%）
　　嗜酸性粒细胞　　　　　　　　　0.005～0.05（0.5%～5%）
　　嗜碱性粒细胞　　　　　　　　　0.00～0.01（0～1%）
　　淋巴细胞　　　　　　　　　　　0.20～0.40（20%～40%）
　　单核细胞　　　　　　　　　　　0.03～0.08（3%～8%）
　绝对值
　　中性杆状核粒细胞　　　　　　　（0.04～0.5）×10^{9}/L
　　中性分叶核粒细胞　　　　　　　（2.0～7.0）×10^{9}/L
　　嗜酸性粒细胞　　　　　　　　　（0.05～0.5）×10^{9}/L
　　嗜碱性粒细胞　　　　　　　　　（0.00～0.1）×10^{9}/L
　　淋巴细胞　　　　　　　　　　　（0.8～4.0）×10^{9}/L
　　单核细胞　　　　　　　　　　　（0.12～0.8）×10^{9}/L

（二）红细胞的其他检验

网织红细胞（Ret）
　百分数　　　　　　　　　　　　　成人及儿童 0.005～0.015（0.5%～1.5%）
　　　　　　　　　　　　　　　　　新生儿 0.03～0.06（3%～6%）
　绝对值　　　　　　　　　　　　　（24～84）×10^{9}/L
网织红细胞生成指数（RPI）　　　　　一般以 2 为界值
红细胞沉降率（ESR）　　　　　　　Westergren 法：男性 0～15mm/h
　　　　　　　　　　　　　　　　　　　　　　　女性 0～20mm/h
红细胞平均直径　　　　　　　　　　6～9μm（平均 7.5μm）

红细胞厚度	边缘部 2μm,中央部 1μm
血细胞比容(Hct)	微量法:男性(0.467±0.039)L/L
	女性(0.421±0.054)L/L
	温氏法:男性 0.40~0.50L/L,平均 0.45L/L
	女性 0.37~0.48L/L,平均 0.40L/L
平均血细胞比容(MCV)	手工法:82~92fl
	血细胞分析仪法:80~100fl
平均红细胞血红蛋白(MCH)	手工法:27~31pg
	血细胞分析仪法:27~34pg
平均红细胞血红蛋白浓度(MCHC)	320~360g/L(32%~36%)
红细胞体积分布宽度(RDW)	RDW-CV 11.5%~14.5%
红细胞半衰期($T_{1/2}$)	25~32 天
红细胞内游离原卟啉(FEP)	男性:0.56~1.00μmol/L
	女性:0.68~1.32μmol/L
血浆游离血红蛋白	<0.05g/L(1~5mg/dl)
血清结合珠蛋白	0.7~1.5g/L(70~150mg/dl)
血浆高铁血红素清蛋白	电泳法:阴性
红细胞渗透脆性试验	开始溶血 4.2~4.6g/L NaCl 溶液
	完全溶血 2.8~3.4g/L NaCl 溶液
红细胞孵育渗透脆性试验	未孵育:50%溶血为 4.00~4.45g/L NaCl 溶液
	37℃孵育 24 小时:50%溶血为 4.65~5.9g/L NaCl 溶液
自身溶血试验	溶血度<3.5%(37℃孵育 48 小时)
酸化溶血试验(Ham 试验)	阴性
蔗糖溶血试验	阴性
抗球蛋白试验(Coombs 试验)	直接与间接均为阴性;抗体效价<1:160
冷热溶血试验(Donath-Landsteiner 试验)	阴性
变性珠蛋白(Heinz)小体生成试验	<0.30(30%)
高铁血红蛋白还原试验	还原率>0.75(75%)
高铁血红蛋白	0.3~1.3g/L
氰化物-抗坏血酸盐试验	4 小时以上变棕色
红细胞 G6PD 活性测定	(4.97±1.43)U/g Hb
血红蛋白 F 测定(碱性变性试验)	1 岁后至成人<2%
血红蛋白 F 酸洗脱法测定	成人<0.01(1%)
	新生儿 0.55~0.85(55%~85%)
	1 岁后幼儿<0.02(2%)
血红蛋白 A_2测定	成人 0.01~0.032(1%~3.2%)
血红蛋白 H 包涵体生成试验	<0.01(1%)
异丙醇沉淀试验	阴性
硫化血红蛋白定性试验	阴性
硫氧血红蛋白	不吸烟者 0~0.023g/L(0~2.3mg/dl)
	吸烟者 0.021~0.042g/L(2.1~4.2mg/dl)
一氧化碳血红蛋白	定性:阴性
	定量:不吸烟者<0.02(2%)

| | 吸烟者<0.10(10%) |

红细胞镰变试验　　　　　　　　　　　　阴性

（三）血栓与止血的检验

束臂试验（毛细血管脆性试验）　　　　　5cm直径的圆圈内新的出血点：

　　　　　　　　　　　　　　　　　　　　成年男性<5个

　　　　　　　　　　　　　　　　　　　　儿童和成年女性<10个

出血时间（BT）　　　　　　　　　　　　（6.9±2.1）分钟,超过9分钟为异常

血管性血友病因子抗原（vWF:Ag）　　　免疫火箭电泳法:94.1%±32.5%

　　　　　　　　　　　　　　　　　　　　ELISA法:70%~150%

血管性血友病因子活性（vWF:A）　　　　O型血正常人38%~125.2%

　　　　　　　　　　　　　　　　　　　　其他血型正常人49.2%~169.7%

血浆6-酮-前列腺素 $F_{1\alpha}$（6-Keto-PGF$_{1\alpha}$）　酶联法:(22.9±6.3)g/L

血浆血栓调节蛋白抗原（TM:Ag）　　　　RIA法:20~35μg/L

血浆内皮素-1（ET-1）　　　　　　　　　ELISA法<5ng/L

血小板计数　　　　　　　　　　　　　　（100~300）×10^9/L

血小板平均容积（MPV）　　　　　　　　7~11fl

血小板分布宽度（PDW）　　　　　　　　15%~17%

血小板相关免疫球蛋白（PAIgG）　　　　ELISA法:PAIgG 0~78.8ng/10^{7}血小板

　　　　　　　　　　　　　　　　　　　　　　　　PAIgM 0~7.0ng/10^{7}血小板

　　　　　　　　　　　　　　　　　　　　　　　　PAIgA 0~2.0ng/10^{7}血小板

单克隆抗体血小板抗原固定试验　　　　　阴性

血小板黏附试验（PAdT）　　　　　　　　血小板黏附率62.5%±8.61%

血小板聚集试验（PAgT）　　　　　　　　各实验室应建立自己的参考范围

O'Brien的参考值:①6×10^{-6}mol/L ADP时最大聚集率MAR为(35.2+13.5)%,坡度为63.9°+22.2°;②4.5×10^{-5}mol/L的肾上腺素可引起双相聚集曲线,第一相MAR为(20.3+4.8)%;坡度为61.9°+32.9°

中国科学院血液学研究所的参考值:①11.2μmol/L ADP时MAR为(70±17)%;②5.4μmol/L肾上腺素时MAR为(65±20)%;③20mg/L花生四烯酸时MAR为(69±13)%;④20mg/L胶原时MAR为(60±13)%;⑤1.5mg/L瑞斯托霉素时MAR为(69±9)%

血浆血小板球蛋白（β-TG）　　　　　　　ELISA法:(16.4±9.8)μg/L

血浆血小板第4因子（PF4）　　　　　　　ELISA法:(3.2±2.3)μg/L

血浆血小板P-选择素　　　　　　　　　　酶标法:血小板膜表面P-选择素含量为(780±490)分子数/血小板;血浆中P-选择素含量为(1.61±0.72)×10^{10}分子数/ml

　　　　　　　　　　　　　　　　　　　　ELISA法:血浆中P-选择素含量为9.4~20.8ng/ml

血小板第3因子有效性（PF3aT）　　　　　复钙时间:Ⅰ组较Ⅱ组延长<5秒

血小板促凝活性（PPA）　　　　　　　　　流式细胞术（FCM）:正常人血小板表面上的磷脂酰丝氨酸阳性率为30%

血块收缩试验（CRT）　　　　　　　　　　凝块法:血块收缩率(65.8±11.0)%

　　　　　　　　　　　　　　　　　　　　血块收缩时间(h)2小时开始收缩,18~24小时完全收缩

血浆血栓烷 B_2(TXB_2)	ELISA 法:(76.3±48.1)ng/L
凝血时间(CT)	试管法:4~12 分钟
	硅管法:15~32 分钟
	塑料管法:10~19 分钟
活化部分凝血活酶时间(APTT)	手工法:30~42 秒,延长超过正常对照值 10 秒以上为异常(正常参考范围 30~42 秒)
国际正常化比值(INR)	1.0±0.1
血浆凝血酶原时间(PT)	延长超过正常对照值 3 秒以上为异常(正常参考范围 11~34 秒)
凝血酶原时间比值(PTR)	1.0±0.05
血浆纤维蛋白原(Fg)	Clauss 法(凝血酶比浊法):2~4g/L
血浆因子Ⅷ促凝活性(FⅧ:C)	103%±25.7%
血浆因子Ⅸ促凝活性(FⅨ:C)	98.1%±30.4%
血浆因子ⅩⅠ促凝活性(FⅩⅠ:C)	100%±18.4%
血浆因子ⅩⅡ促凝活性(FⅩⅡ:C)	92.4%±20.7%
血浆因子Ⅱ促凝活性(FⅡ:C)	97.7%±16.7%
血浆因子Ⅴ促凝活性(FⅤ:C)	102.4%±30.9%
血浆因子Ⅶ促凝活性(FⅦ:C)	103%±17.3%
血浆因子Ⅹ促凝活性(FⅩ:C)	103%±19.0%
血浆因子Ⅷ定性试验	凝块溶解法:24 小时内纤维蛋白凝块不溶解
血浆因子Ⅷ亚基抗原	(FⅧα:Ag)100.4%±12.9%
	(FⅧβ:Ag)98.8%±12.5%
血浆凝血酶片段 1+2(F1+2)	(0.67±0.19)nmol/L
血浆纤维蛋白肽 A(FPA)	不吸烟男性(1.83±0.61)μg/L
	不吸烟女性(2.22±1.04)μg/L
可溶性纤维蛋白单体复合物(SFMC)	胶乳凝集法:阴性
	ELISA 法:(48.5±15.6)mg/L
	RIA 法:(50.5±26.1)mg/L
组织因子(TF)	双抗体夹心法:30~220ng/L
血浆抗凝血酶Ⅲ活性(ATⅢα:A)	发色底物法:108.5%±5.3%
血浆抗凝血酶Ⅲ抗原(ATⅢβ:Ag)	免疫火箭电泳法:(0.29±0.06)g/L
血浆蛋白 C 活性(PC:A)	100.24%±13.18%
血浆游离蛋白 S(FPS)	免疫火箭电泳法:100.9%±29.1%
总蛋白 S 抗原(TPS)	免疫火箭电泳法:96.6%±9.8%
血浆组织因子途径抑制物(TFPT)	ELISA 法:(97.5±26.6)μg/L
血浆凝血酶-抗凝血酶复合物(TAT)	酶标法:(1.45±0.4)μg/L
血浆肝素定量	0.005~0.1IU/ml
狼疮抗凝物质	Lupo 试验Ⅱ 31~44 秒
	Lucor 试验 30~38 秒
	Lupo 试验Ⅱ/Lucor 试验比值 1.0~1.2
优球蛋白溶解时间(ELT)	加钙法:(129.8±41.1)分钟
	加酶法:(157.0±59.1)分钟
血浆组织型纤溶酶原激活物活性(t-PA:A)	发色底物法:0.3~0.6 活化单位/ml
血浆纤溶酶原活性(PLG:A)	发色底物法:75%~140%
血浆纤溶酶原激活抑制物-1 活性(PAI-1:A)	发色底物法:0.1~1.0 抑制单位/ml

血浆 α_2 纤溶酶原抑制物活性(α_2-PI:A)	0.8~1.2 抑制单位/ml
血浆硫酸鱼精蛋白副凝固试验(3P 试验)	阴性
血浆凝血酶时间(TT)	16~18 秒(超过对照值 3 秒为延长)
血浆纤溶酶-抗纤溶酶复合物(PAP 或 PIC)	0~150mg/ml
血浆纤维蛋白(原)降解产物(FDPs)	ELISA 法:<5mg/L
血浆 D-二聚体(D-D)	胶乳凝集法:阴性
	ELISA 法:<0.256mg/L
血浆纤维蛋白肽 $B\beta_{1-42}$	0.74~2.24nmol/L
血浆纤维蛋白肽 $B\beta_{15-42}$	(1.56±1.20)nmol/L
全血黏度	应建立本实验室的参考范围:
全血低切[10]	6.50~9.25
全血中切[60]	4.35~5.45
全血高切[150]	3.65~4.40
血浆黏度值	1.05~1.51mPa·s
血沉	0~18mm/1h
血细胞比容	35~45L/L
全血还原黏度[低切]	11.34~22.78
全血还原黏度[中切]	6.45~12.22
全血还原黏度[高切]	4.86~9.31
血沉方程 K 值	0~120
红细胞聚集指数	1.48~2.53
红细胞刚性指数	3.22~8.86
红细胞变形指数	0.68~1.21
红细胞电泳指数	3.36~7.03
全血相对指数[低切]	4.30~8.81
全血相对指数[高切]	2.42~4.19
血栓弹力图	
R 值	5~10 分钟
K 值	1~3 分钟
α 角	53°~72°
MA 值	50~70mm
Ly30 值	0~7.5%
CI 值	−3~+3
EPL 值	0~15%

（四）血液生化检验

血清总蛋白(TP)	60~80g/L
	双缩脲法:新生儿 46~70g/L
	7 个月~1 周岁 51~73g/L
	1~2 周岁 56~75g/L
	>3 周岁 62~76g/L
血清清蛋白(A)	40~55g/L
	溴甲酚绿法:新生儿 28~44g/L
	<14 岁 38~54g/L

	>60 岁 34 ~ 48g/L
血清球蛋白(G)	20 ~ 30g/L
清蛋白/球蛋白比值(A/G)	(1.5 ~ 2.5):1
血清 α_1 抗胰蛋白酶(AAT)	0.9 ~ 2.0g/L
血清蛋白电泳(醋酸纤维膜法)	清蛋白0.62 ~ 0.71(62% ~ 71%)
	球蛋白α_1 0.03 ~ 0.04(3% ~ 4%)
	α_2 0.06 ~ 0.10(6% ~ 10%)
	β 0.07 ~ 0.11(7% ~ 11%)
	γ 0.09 ~ 0.18(9% ~ 18%)
血清前清蛋白	1 岁 100mg/L
	1 ~ 3 岁 168 ~ 281mg/L
	成人 280 ~ 360mg/L
血糖(空腹)	葡萄糖氧化酶法:3.9 ~ 6.1mmol/L
	邻甲苯胺法:3.9 ~ 6.4mmol/L
口服葡萄糖耐量试验(OGTT)	
空腹血糖	3.9 ~ 6.1mmol/L
服糖后 0.5 ~ 1 小时	升至高峰7.8 ~ 9.0mmol/L
服糖后 2 小时	血糖<7.8mmol/L
服糖后 3 小时	血糖恢复至空腹水平
尿糖	阴性
血清胰岛素(空腹)	10 ~ 20mU/L(10 ~ 20μU/ml)
胰岛素(μU/ml)/血糖(mg/dl)比值	<0.3
血清胰岛素 C 肽(空腹)	空腹 0.3 ~ 1.3nmol/L
胰岛素 C 肽释放试验	
服糖后 1 小时	胰岛素及 C 肽均上升至高峰
服糖后 3 小时	两者均下降至空腹水平
糖化血红蛋白(GHb)	按 GHb 占血红蛋白的百分比计算:
	电泳法:5.6% ~ 7.5%
	微柱法:4.1% ~ 6.8%
	比色法:(1.41±0.11)mmol/mg Hb
HbA_1c	4% ~ 6%
HbA_1	5% ~ 8%
糖化清蛋白	10.8% ~ 17.1%
血酮体	定性:阴性
	定量(以丙酮计):0.34 ~ 0.68mmol/L
血浆乳酸	0.44 ~ 1.78mmol/L
血清总脂	成人 4 ~ 7g/L
	儿童 3 ~ 6g/L
血清游离脂肪酸	0.2 ~ 0.6mmol/L
血清总胆固醇(TC)	成人 2.9 ~ 6.0mmol/L
血清游离胆固醇	1.3 ~ 2.08mmol/L
胆固醇酯	2.34 ~ 3.38mmol/L
胆固醇酯/游离胆固醇比值	3:1

血清阻塞性脂蛋白 X(LP-X)	阴性
血清三酰甘油(TG)	0.56~1.7mmol/L
血清磷脂	1.4~2.7mmol/L
脂蛋白(LP)电泳乳糜微粒(CM)	阴性
高密度脂蛋白(HDL)	1.03~2.07mmol/L
	电泳法0.30~0.40(30%~40%)
低密度脂蛋白(LDL)	<3.4mmol/L
极低密度脂蛋白(VLDL)	0.13~0.25(13%~25%)
α-脂蛋白	男性(517±106)mg/L
	女性(547±125)mg/L
高密度脂蛋白胆固醇(HDL-C)	沉淀法:0.94~2.0mmol/L(老年人偏高)
低密度脂蛋白胆固醇(LDL-C)	沉淀法:2.07~3.12mmol/L(老年人偏高)
脂蛋白(a)[LP$_{(a)}$]	ELISA 法:<300mg/L
载脂蛋白 A$_1$(Apo-A$_1$)	ELISA 法:男性(1.42±0.17)g/L
	女性(1.45±0.14)g/L
载脂蛋白 B(Apo-B)	ELISA 法:男性(1.01±0.21)g/L
	女性(1.07±0.23)g/L
载脂蛋白 A/B	1.0~2.0
血清钾	3.5~5.5mmol/L
血清钠	135~145mmol/L
血清氯(以氯化钠计)	95~105mmol/L
血清钙总钙(比色法)	2.25~2.58mmol/L
离子钙(离子选择电极法)	1.10~1.34mmol/L
血清无机磷	成人0.97~1.61mmol/L
	儿童1.29~1.94mmol/L
血清镁	成人0.8~1.2mmol/L
	儿童0.56~0.76mmol/L
血清锌	7.65~22.95μmol/L
血清铜	11.0~22.0μmol/L
血清锰	728μmol/L
血清铁	男性10.6~36.7μmol/L
	女性7.8~32.2μmol/L
	儿童9.0~22.0μmol/L
血清铁蛋白(SF)	ELISA 法或 RIA 法:男性15~200μg/L
	女性12~150μg/L
血清总铁结合力(TIBC)	男性50~77μmol/L
	女性54~77μmol/L
未饱和铁结合力	25.2~50.4μmol/L
转铁蛋白(Tf)	免疫比浊法:28.6~51.9μmol/L(2.5~4.3g/L)
转铁蛋白饱和度(Ts)	33%~55%
血清肌钙蛋白 T(cTnT)	ELISA 法:0.02~0.13μg/L
肌钙蛋白 I	<0.2μg/L
血清肌红蛋白(Mb)	ELISA 法:50~85μg/L

	RIA 法:6 ~ 85μg/L
脂肪酸结合蛋白	<5μg/L
血清铜蓝蛋白	成人 0.2 ~ 0.6g/L
血清甲胎蛋白(AFP)	定性:阴性
	定量:成人<25μg/L(25ng/ml)
	小儿(3 周 ~ 6 个月)<39μg/L(39ng/ml)
碱性胎儿蛋白	7.4 ~ 115μg/L(平均 47.6μg/L)
异常凝血酶原	<20μg/L
β_2-微球蛋白(β_2-M)	成人 1 ~ 2mg/L
胱抑素 C	成人 0.6 ~ 2.5mg/L
血氨	18 ~ 72μmol/L
血清总胆红素(STB)	成人 3.4 ~ 17.1μmol/L
	新生儿 0 ~ 1 天 34 ~ 103μmol/L
	新生儿 1 ~ 2 天 103 ~ 171μmol/L
	新生儿 3 ~ 5 天 68 ~ 137μmol/L
血清结合胆红素(CB)	0 ~ 6.8μmol/L
血清非结合胆红素(UCB)	1.7 ~ 10.2μmol/L
胆汁酸(BA):总胆汁酸	酶法:0 ~ 10μmol/L
胆酸	气-液相色谱法:0.08 ~ 0.91μmol/L
鹅脱氧胆酸	(气-液相色谱法)0 ~ 1.61μmol/L
甘氨胆酸	(气-液相色谱法)0.05 ~ 1.0μmol/L
脱氧胆酸	(气-液相色谱法)0.23 ~ 0.89μmol/L
尿素氮	成人 3.2 ~ 7.1mmol/L
	儿童 1.8 ~ 6.5 mmol/L
肌酐	全血:88.4 ~ 176.8μmol/L
	血清或血浆:男性 53 ~ 106μmol/L
	女性 44 ~ 97μmol/L
尿酸	磷钨酸盐法:男性 268 ~ 488μmol/L
	女性 178 ~ 387μmol/L
	酶法:男性 208 ~ 428μmol/L
	女性 155 ~ 357μmol/L
	儿童 119 ~ 327μmol/L
丙氨酸氨基转移酶(ALT)	(37℃)速率法:5 ~ 40U/L
	(赖氏法)终点法:5 ~ 25 卡门单位
天门冬酸氨基转移酶(AST)	(37℃)速率法:8 ~ 40U/L
	(赖氏法)终点法:8 ~ 28 卡门单位
DeRitis 比值	1.15
天门冬酸氨基转移酶同工酶	<5U
血清碱性磷酸酶(ALP)	男性:45 ~ 125U/L
	女性:20 ~ 49 岁 30 ~ 100U/L
	50 ~ 79 岁 50 ~ 135U/L
碱性磷酸酶同工酶(ALPiso)	成人　ALP$_1$ 阴性
	ALP$_2$ 0.90(90%)

ALP$_3$少量

ALP$_4$阴性,妊娠晚期增多,占 0.40 ~ 0.65(40% ~ 65%)

ALP$_5$B 型或 O 型血型者微量

ALP$_6$ 阴性

儿童　ALP$_3$>0.60(60%)

ALP$_2$少量

其余阴性

γ-谷氨酰转移酶(GGT)	男性 11 ~ 50U/L
	女性 7 ~ 32U/L
血清酸性磷酸酶(ACP)	化学法:0.9 ~ 1.9U/L
乳酸脱氢酶(LD 或 LDH)	速率法:120 ~ 250U/L

乳酸脱氢酶同工酶(LDiso)

圆盘电泳法　　　LD$_1$　0.327±0.046(32.7% ±4.6%)

LD$_2$　0.451±0.0353(45.1% ±3.53%)

LD$_3$　0.185±0.0296(18.5% ±2.96%)

LD$_4$　0.029±0.0089(2.9% ±0.89%)

LD$_5$　0.0085±0.0055(0.85% ±0.55%)

醋酸膜电泳法　　LD$_1$　0.24 ~ 0.34(24% ~ 34%)

LD$_2$　0.35 ~ 0.44(35% ~ 44%)

LD$_3$　0.19 ~ 0.27(19% ~ 27%)

LD$_4$　0 ~ 0.05(0 ~ 5%)

LD$_5$　0 ~ 0.02(0 ~ 2%)

单胺氧化酶(MAO)	速率法(37℃):0 ~ 3U/L
脯氨酰羟化酶(PH)	(39.5±11.87)μg/L
5′-核苷酸酶(5′-NT)	(速率法,37℃)1 ~ 11U/L
Ⅲ型前胶原氨基末端肽(PⅢP)	41 ~ 163μg/L
血清Ⅳ型胶原(CⅣ)分解片段 NCl 片段	RIA 法:(5.3±1.3)μg/ml
肌酸激酶(CK)	酶偶联法:37℃　　男性 38 ~ 174U/L
	女性 26 ~ 140U/L
	30℃　　男性 15 ~ 105U/L
	女性 10 ~ 80U/L
	肌酸显色法:男性 15 ~ 163U/L
	女性 3 ~ 135U/L
	速率法:男性 50 ~ 310U/L
	女性 40 ~ 200U/L
肌酸激酶同工酶	CK-MB<0.05(5%)
	CK-MM 0.94 ~ 0.96(94% ~ 96%)
	CK-BB 阴性或微量
肌酸激酶异型(CK-MB)	CK-MB$_1$<0.71U/L
	CK-MB$_2$<1.01U/L
	MB$_1$/MB$_2$比值<1.4
醛缩酶	3 ~ 8U(平均5.4U)

血清淀粉酶(AMY)	麦芽七糖法:血液 35～135U/L
	尿液:随机 80～300U/L
	24 小时尿液<1000U
血清脂肪酶(LPS)	比色法:0～79U/L
	浊度法:0～160U/L
	滴度法:<1500U/L
胆碱酯酶(ChE)	
全血胆碱酯酶(AChE)	比色法:80 000～120 000U/L
	连续监测法:为血清 ChE 的 1.5～2.5 倍
血清胆碱酯酶(SChE)	比色法:30 000～80 000U/L
	连续监测法:620～1370U/L
胆碱酯酶活性	0.80～1.00(80%～100%)
超氧化物歧化酶(SOD)	比色法:555～633μg/g·Hb
血清Ⅲ型前胶原氨基末端肽(PⅢP)	均值为 100ng/L
靛氰绿滞留率(ICGR)	15 分钟滞留率 0～10%
血中清除率(K)	0.168～0.206/min
肝最大移除率(Rmax)	(3.18±1.62)mg/(kg·min)

（五） 血清学与免疫学检测

免疫球蛋白	
IgG	单向免疫扩散法:7.0～16.6g/L
IgA	单向免疫扩散法:血清型 0.7～3.5g/L
	分泌型 SIgA 唾液 0.3g/L
	泪液 30～80g/L
	初乳 5.06g/L
	粪便 1.3g/L
IgM	单向免疫扩散法:0.5～2.6g/L
IgD	ELISA 法:0.6～1.2mg/L
IgE	ELISA 法:0.1～0.9mg/L
血清 M 蛋白	阴性
特异性 IgE 检测	<0.35IU/ml(Pharmacia UniCAP)
总补体活性(CH50)	试管法:50～100kU/L
补体旁路途径溶血活性(AP-H50)	试管法:(21.7±5.4)U/ml
补体 C1q	ELISA 法:180～190mg/L
	免疫比浊法:0.025～0.05g/L
补体 C3	成人 0.8～1.5g/L
补体 C4	成人 0.20～0.60g/L
补体 C3 裂解物(C3SP)	$C3_c$<94mg/L
补体旁路 B 因子(BF)	单向免疫扩散法:0.1～0.4g/L
T 细胞花结形成试验(E-RFT)	
T 细胞总花结形成细胞(EtRFC)	0.644±0.067(64.4%±6.7%)
活化 T 细胞花结形成试验(EaRFT)	0.236±0.035(23.6%±3.5%)
稳定 T 细胞花结形成细胞(EsRFT)	0.033±0.026(3.3%±2.6%)
T 细胞转化试验(LTT)	形态学法:转化率 0.601±0.076

^{3}H-TdR 掺入法:刺激指数(SI)<2

T 细胞分化抗原

    CD3　　　　　　　　　　　　　　　　　免疫荧光法:63.1%±10.8%

    　　　　　　　　　　　　　　　　　　　流式细胞术:61%~85%

    CD4(TH)　　　　　　　　　　　　　　免疫荧光法:42.8%±9.5%

    　　　　　　　　　　　　　　　　　　　流式细胞术:28%~58%

    CD8(TS)　　　　　　　　　　　　　　免疫荧光法:19.6%±5.9%

    　　　　　　　　　　　　　　　　　　　流式细胞术:19%~48%

    CD4/CD8　　　　　　　　　　　　　　免疫荧光法:2.2±0.7

    　　　　　　　　　　　　　　　　　　　流式细胞术:0.9~2.1

B 细胞膜表面免疫球蛋白(SmIg)　　　　流式细胞术:CD19$^+$(11.74±3.37)%

    　　　　　　　　　　　　　　　　　　　免疫荧光法:SmIg 阳性细胞 21%

    　　　　　　　　　　　　　　　　　　　　　　　　SmIgM 阳性细胞 8.9%(7%~13%)

    　　　　　　　　　　　　　　　　　　　　　　　　SmIgA 阳性细胞 2.2%(1%~4%)

    　　　　　　　　　　　　　　　　　　　　　　　　SmIgD 阳性细胞 6.2%(5%~8%)

    　　　　　　　　　　　　　　　　　　　　　　　　SmIgE 阳性细胞 0.9%(1%~1.5%)

    　　　　　　　　　　　　　　　　　　　　　　　　SmIgG 阳性细胞 7.1%(4%~13%)

红细胞-抗体-补体花结形成试验

    B 细胞 EA 花结形成试验　　　　　　　8%~12%

    B 细胞 EA-补体花结形成试验　　　　　8%~12%

    B 细胞鼠红细胞花结形成试验　　　　　8.5%±2.8%

    B 细胞分化抗原　　　　　　　　　　　流式细胞术:CD19$^+$ 11.74%±3.37%

自然杀伤细胞活性(NK)　　　　　　　　^{51}Cr 释放法:自然释放率<10%~15%

    　　　　　　　　　　　　　　　　　　　　　　　自然杀伤率 47.6%~76.8%

    　　　　　　　　　　　　　　　　　　　　　　　^{51}Cr 利用率 6.5%~47.8%

    　　　　　　　　　　　　　　　　　　　酶释放法:细胞毒指数 27.5%~52.5%

    　　　　　　　　　　　　　　　　　　　流式细胞术:13.8%±5.9%

抗体依赖性细胞介导细胞毒(ADCC)　　^{51}Cr 释放法:<10% 为阴性

白细胞介素 2 活性(IL-2)　　　　　　　　^{3}H-TdR 掺入法:5~15kU/L

白细胞介素 2 受体(IL-2R)　　　　　　　ELISA 法:<200U/ml

肿瘤坏死因子(TNF)　　　　　　　　　　ELISA 法:(4.3±2.8)μg/L

干扰素(IFN)　　　　　　　　　　　　　ELISA 法:1~4kU/L

类风湿因子(RF)　　　　　　　　　　　乳胶凝集法/浊度分析法:<20U/ml

C 反应蛋白(CRP)　　　　　　　　　　免疫比浊法:阴性

    　　　　　　　　　　　　　　　　　　　单向免疫扩散法:<8mg/L

抗核抗体(ANA)　　　　　　　　　　　免疫荧光法:阴性

    　　　　　　　　　　　　　　　　　　　血清滴度>1∶40 为阳性

抗双链脱氧核糖核酸抗体(抗 ds-DNA)　阴性

抗可提取性核抗原(ENA)抗体谱

    抗核糖核蛋白抗体(抗 RNP)　　　　　阴性

    抗酸性核蛋白抗体(抗 Smith,Sm)　　　阴性

    抗干燥综合征 A 抗体(抗 SSA)　　　　阴性

    抗干燥综合征 B 抗体(抗 SSB)　　　　阴性

抗系统性硬化症抗体（抗 Scl-70）	阴性
抗线粒体抗体（AMA）	阴性
抗平滑肌抗体（ASMA）	阴性
抗甲状腺球蛋白抗体（抗 TG）	间接血凝法：滴度≤1:32
	ELISA 法、RIA：阴性
抗甲状腺微粒体抗体（抗 TM）	间接血凝、ELISA、PIA 法：阴性
抗中性粒细胞胞质抗体（ANCA）	阴性
抗心磷脂抗体	阴性
抗乙酰胆碱受体抗体（AchRA）	ELISA 法或 RIA 法：阴性或≤0.3nmol/L
循环免疫复合物（CIC）	
聚乙二醇（PEG）沉淀法	低于正常对照值+2SD 或 A 值≤0.12
微量抗补体法	阴性
C1q 结合法	低于正常对照组+2SD 或 A 值<0.12
冷球蛋白（CG）	阴性或<80mg/L
甲型肝炎病毒抗原（HAVAg）	ELISA 法：阴性
甲型肝炎病毒 RNA（HAV-RNA）	RT-PCR 法：阴性
甲型肝炎病毒抗体（HAVAb）	ELISA 法：HAVIgM 阳性
	HAVIgA 阴性
	HAVIgG 部分老年人可见阳性
乙型肝炎病毒表面抗原（HBsAg）	ELISA 法：阴性（S/CO≤2.1）
	RIA 法：阴性
乙型肝炎病毒表面抗体（HBsAb）	ELISA 法：阴性（S/CO≤2.1）
	RIA 法：阴性
乙型肝炎病毒 e 抗原（HBeAg）	ELISA 法：阴性（S/CO≤2.1）
	RIA 法：阴性
乙型肝炎病毒 e 抗体（HBeAb）	ELISA 法：阴性（S/CO≤2.1）
	RIA 法：阴性
乙型肝炎病毒核心抗原（HBcAg）	ELISA 法：阴性（S/CO≤2.1）
	RIA 法：阴性
乙型肝炎病毒核心抗体（抗 HBc）	ELISA 法：阴性（S/CO≤2.1）
	RIA 法：阴性
乙型肝炎病毒表面抗原蛋白前 S1 抗体（抗 Pre-S1）	ELISA 法或 RIA 法：阴性
乙型肝炎病毒表面抗原蛋白前 S2（Pre-S2）	ELISA 法或 RIA 法：阴性
乙型肝炎病毒表面抗原蛋白前 S2 抗体（抗 Pre-S2）	ELISA 法或 RIA 法：阴性
乙型肝炎病毒 DNA（HBV-DNA）	斑点杂交试验：阴性
	PCR：阴性
丙型肝炎病毒 RNA（HCV-RNA）	斑点杂交试验：阴性
	RT-PCR 法：阴性
丙型肝炎病毒抗体 IgM（抗 HCV IgM）	ELISA、RIA 法：阴性
丙型肝炎病毒抗体 IgG（抗 HCV IgG）	ELISA、RIA 法：阴性
丁型肝炎病毒抗原（HDV Ag）	IFA、RIA、ELISA 法：阴性

丁型肝炎病毒抗体(抗 HDV)	IFA、RIA、ELISA 法:阴性
丁型肝炎病毒 RNA(HDV-RNA)	RT-PCR 法:阴性
戊型肝炎病毒抗体	RIA、ELISA 法:阴性
庚型肝炎病毒抗体(抗 HGV)	RIA、ELISA 法:阴性
输血传播病毒(TTV 病毒)	PCR 法和 ELISA 法均为阴性
抗链球菌溶血素"O"(ASO)	滴度<1:400
Widal 反应	直接凝集法:"O"低于 1:80
	"H"低于 1:160
	"A"低于 1:80
	"B"低于 1:80
	"C"低于 1:80
伤寒沙门菌抗体 IgM	酶联免疫试验:阴性或滴度低于 1:20
伤寒沙门菌可溶性抗原	乳胶凝集法:阴性
斑疹伤寒血清反应(Weil-Felix 反应)	阴性或低于 1:40
流行性脑脊髓膜炎免疫测定	抗体、抗原测定均为阴性
布氏杆菌凝集试验	阴性或滴度低于 1:25
结核分枝杆菌抗体(TB-Ab)	胶体金法或 ELISA 法:阴性
结核分枝杆菌 DNA	PCR 法:阴性
结核感染 T 细胞(TSPOT)	阴性
幽门螺杆菌抗体(Hp-Ab)	金标免疫斑点法:阴性
汉坦病毒抗体 IgM 测定	ELISA、免疫荧光法:阴性
严重急性呼吸综合征病毒抗体及 RNA 测定	ELISA 和 IFA 法检测抗体阴性
	RT-PCR 检测 RNA 阴性
出血热病毒抗体 IgM	ELISA 法:阴性
流行性乙型脑炎病毒抗体 IgM	ELISA 法:阴性
人巨细胞病毒(HCMV)抗体 IgM 和 IgG	IFA 法或 ELISA 法:阴性
人巨细胞病毒(HCMV)-DNA	阴性
风疹病毒检测	IgM、IgG 型抗体均为阴性
柯萨奇病毒(Cox)抗体 IgM 和 IgG	IFA 法或 ELISA 法:阴性
Cox-RNA	阴性
轮状病毒抗体和 RNA	阴性
嗜异性凝集试验	红细胞凝集法:阴性或凝集效价≤1:7
弓形虫抗体和 DNA	阴性
日本血吸虫抗体	环卵沉淀法:阴性
	ELISA 法:IgE 0~5IU/L,IgG,IgM 阴性
囊虫抗体(CSA)	ELISA 法:血清低于 1:64
	脑脊液低于 1:8
	间接血凝法:血清低于 1:128
	脑脊液低于 1:8
疟原虫抗体和抗原	IFA 法和 ELISA 法测定抗体阴性
	免疫印迹法测定抗原阴性
沙眼衣原体(CT)抗体 IgM 和 IgG	IFA 法:CT-IgM 效价≤1:32
	CT-IgG 效价≤1:512

支原体的血清学检测	补体结合试验:效价<1:64
	间接血凝试验:阴性
梅毒螺旋体抗体	
定性试验(非特异性抗体)	快速血浆反应素试验(RPR):阴性
	不加热血浆反应素试验(USR):阴性
	性病研究实验室试验(VDRL):阴性
确诊试验(特异性抗体)	梅毒螺旋体血凝试验(TPHA):阴性
	荧光螺旋体抗体吸收试验(FTA-ABS):阴性
淋球菌血清学测定及 DNA 测定	协同凝集试验阴性;PCR 定量试验阴性
人类免疫缺陷病毒抗体(抗 HIV)	
筛选试验	ELISA 法和快速蛋白印迹法:阴性
确诊试验(测 HIV-RNA)	蛋白印迹法和 RT-PCR 法:阴性
钩端螺旋体抗体	补体结合试验和 ELISA 法:阴性(滴度<1:10)
	间接血凝试验:阴性(滴度<1:60)
	凝集溶解试验:阴性(滴度<1:400)
降钙素原	成人<0.15ng/ml
	出生 72 小时内的新生儿<2ng/ml
甲胎蛋白(AFP,αFP)	对流免疫电泳法:阴性
	RIA、CLIA、ELISA 法:血清<25μg/L
癌胚抗原(CEA)	RIA、CLIA、ELISA 法:血清<5μg/L
癌抗原 125(CA125)	RIA、CLIA、ELISA 法:血清<3.5 万 U/L
组织多肽抗原(TPA)	ELISA 法:血清<130U/L
癌抗原 153(CA153)	RIA、CLIA、ELISA 法:血清<2.5 万 U/L
前列腺特异抗原(PSA)	RIA、CLIA、ELISA 法:血清 t-PSA<4.0μg/L
	血清 f-PSA<0.8μg/L
	血清 f-PSA/t-PSA>0.2
鳞状上皮癌抗原(SCC)	RIA、CLIA 法:血清<1.5μg/L
细胞角蛋白 19 片段(CYFRA21-1)	CLIA、ELISA 法:<20μg/L
癌抗原 50(CA50)	IRMA、CLIA 法:血清<2.0 万 U/L
癌抗原 724(CA724)	CLIA、RIA、ELISA 法:血清<6.7μg/L
糖链抗原 199(CA199)	RIA、CLIA、ELISA 法:血清<3.7 万 U/L
癌抗原 242(CA242)	ELISA 法:血清<20kU/L
前列腺酸性磷酸酶(PAP)	RIA、CLIA 法≤2.0μg/L
神经元特异性烯醇化酶(NSE)	RIA、ELISA 法:血清<15μg/L
血 α-L-岩藻糖苷酶(AFU)	(27.1±12.8)U/L
	ELISA 法:234~414μmol/L
血清谷氨酸脱氢酶(GLDH)	速率法(37℃):男性 0~8U/L
	女性 0~7U/L

二、骨髓检验

有核细胞计数	$(40~180)\times10^9/L$
增生程度	增生活跃(即成熟红细胞与有核细胞之比约为 20:1)
粒/红(G/E)	(2.76±0.87):1

粒系细胞总数	约占 0.50~0.60(50%~60%)
粒系细胞分类	
原始粒细胞	0~0.018(0~1.8%)
早幼粒细胞	0.004~0.039(0.4%~3.9%)
中性中幼粒细胞	0.022~0.122(2.2%~12.2%)
中性晚幼粒细胞	0.035~0.132(3.5%~13.2%)
中性杆状核粒细胞	0.164~0.321(16.4%~32.1%)
中性分叶核粒细胞	0.042~0.212(4.2%~21.2%)
嗜酸性中幼粒细胞	0~0.014(0~1.4%)
嗜酸性晚幼粒细胞	0~0.018(0~1.8%)
嗜酸性杆状核粒细胞	0.002~0.039(0.2%~3.9%)
嗜酸性分叶核粒细胞	0~0.042(0~4.2%)
嗜碱性中幼粒细胞	0~0.002(0~0.2%)
嗜碱性晚幼粒细胞	0~0.003(0~0.3%)
嗜碱性杆状核粒细胞	0~0.004(0~0.4%)
嗜碱性分叶核粒细胞	0~0.002(0~0.2%)
红系细胞总数	约占 0.15~0.25(15%~25%)
红系细胞分类	
原始红细胞	0~0.019(0~1.9%)
早幼红细胞	0.002~0.026(0.2%~2.6%)
中幼红细胞	0.026~0.107(2.6%~10.7%)
晚幼红细胞	0.052~0.175(5.2%~17.5%)
淋巴细胞分类	
原始淋巴细胞	0~0.004(0~0.4%)
幼稚淋巴细胞	0~0.021(0~2.1%)
淋巴细胞	0.107~0.431(10.7%~43.1%)
单核细胞分类	
原始单核细胞	0~0.003(0~0.3%)
幼稚单核细胞	0~0.006(0~0.6%)
单核细胞	0~0.062(0~6.2%)
浆细胞分类	
原始浆细胞	0~0.001(0~0.1%)
幼稚浆细胞	0~0.007(0~0.7%)
浆细胞	0~0.021(0~2.1%)
巨核细胞	0~0.003(0~0.3%)
巨核细胞分类	
原始巨核细胞	0~0.05(0~5%)
幼稚巨核细胞	0~0.10(0~10%)
颗粒型巨核细胞	0.10~0.50(10%~50%)
产血小板型巨核细胞	0.20~0.70(20%~70%)
裸核	0~0.30(0~30%)
变性巨核细胞	0.02(2%)
网状细胞	0~0.01(0~1%)

内皮细胞	0~0.004(0~0.4%)
组织嗜碱细胞	0~0.005(0~0.5%)
组织嗜酸细胞	0~0.002(0~0.2%)
吞噬细胞	0~0.004(0~0.4%)
脂肪细胞	0~0.001(0~0.1%)
分类不明细胞	0~0.001(0~0.1%)
过氧化物酶(POX)染色	粒系(除原粒)细胞强阳性
	单核系细胞弱阳性或阴性
	淋巴系细胞阴性
苏丹黑 B(SB)染色	结果与 POX 染色大致相同
中性粒细胞碱性磷酸酶(NAP)染色	阳性率0.1~0.4(10%~40%)
	积分值40~80(分)
酸性磷酸酶(ACP)染色	T 淋巴细胞、多毛细胞、Gaucher 细胞阳性
	B 淋巴细胞、单核细胞、组织细胞、巨核细胞阴性
氯化醋酸 AS-D 萘酚酯酶(AS-D NCE)染色	中性粒细胞强阳性
	单核及淋巴系细胞阴性
α-乙酸萘酚酯酶(α-NAE)染色(非特异性酯酶,NSE)	粒系细胞阴性或弱阳性(不被氟化钠抑制)
	单核系细胞阳性(可被氟化钠抑制)
糖原染色(PAS 反应)	原粒细胞阴性,早幼粒至分叶核粒细胞阳性
	单核细胞弱阳性
	淋巴细胞阴性,少数弱阳性
	巨核细胞阳性
铁染色(普鲁士蓝反应)	细胞外铁+~++
	细胞内铁(铁粒幼细胞)20%~90%(平均65%)

三、排泄物、分泌液及体液检测

(一) 尿液检测

尿量	1000~2000ml/24h
外观	透明,淡黄色
酸碱反应	弱酸性,晨尿 pH 约6.5
比重	1.015~1.025
蛋白质	定性:阴性
	定量:0~80mg/24h
葡萄糖	定性:阴性
	定量:0.56~5.0mmol/24h
酮体	定性:阴性
尿胆原	定性:阴性或弱阳性
	定量:0.84~4.2μmol/(L·24h)
尿胆素定性试验	阴性
尿胆红素	定性:阴性
尿卟啉	0~36nmol/24h

尿隐血试验	阴性
尿含铁血黄素试验（Rous 试验）	阴性
Bence-Jones 蛋白	阴性
β_2-微球蛋白	<0.3mg/L 或以尿肌酐校正<0.2mg/g 肌酐
α_1-微球蛋白	0～15mg/24h 尿或<10mg/g 肌酐
肌红蛋白定量	<4mg/L
乳糜尿试验	阴性
总氮	<857mmol/L
肌酐	男性 7～18mmol/24h
	女性 5.3～16mmol/24h
尿素氮	357～535mmol/24h
尿酸	2.4～5.9mmol/24h
肌酸	男性 0～304μmol/24h
	女性 0～456μmol/24h
氯化物	170～255mmol/24h
钠	130～260mmol/24h
钾	51～102mmol/24h
钙	2.5～7.5mmol/24h
磷	22～48mmol/24h
铅	<0.48μmol/24h
汞	<250nmol/24h
镁	2.1～8.2mmol/24h
铁	<179μmol/24h
铜	0.24～0.48μmol/24h
锌	2.3～0.48μmol/24h
尿 N-乙酰-β-D 氨基葡萄糖酐酶（NAG）	<18.5U/L
尿淀粉酶	Somogyi 法:<1000U
溶菌酶	0～2mg/L
纤维蛋白降解产物	<0.25mg/L
黏蛋白	100～150mg/24h
免疫球蛋白	阴性
补体 C3	阴性
尿清蛋白排泄率（UAE）	5～30mg/24h
尿沉渣检查	
白细胞	<5 个/HPF
红细胞	<3 个/HPF(0～偶见)
扁平或大圆上皮细胞	少许/HPF
透明管型	偶见/HPF
12 小时尿沉渣计数	
红细胞	<50 万
白细胞	<100 万
透明管型	<5000 个

1 小时细胞排泄率

　　红细胞　　　　　　　　　　　　　男性<3 万/h

　　　　　　　　　　　　　　　　　　女性<4 万/h

　　白细胞　　　　　　　　　　　　　男性<7 万/h

　　　　　　　　　　　　　　　　　　女性<14 万/h

中段尿细菌培养计数　　　　　　　　　<10^6菌落/L(10^3菌落/ml)

（二）粪便检测

量　　　　　　　　　　　　　　　　　100 ~ 300g/24h

颜色　　　　　　　　　　　　　　　　黄褐色

胆红素　　　　　　　　　　　　　　　阴性

粪胆原定量　　　　　　　　　　　　　75 ~ 350mg/100g(68 ~ 473μmol/24h)

粪胆素　　　　　　　　　　　　　　　阳性

蛋白质定量　　　　　　　　　　　　　极少

粪便脂肪测定(平衡试验)　　　　　　　<6g/24h

隐血试验　　　　　　　　　　　　　　阴性

细胞、上皮细胞或白细胞　　　　　　　无或偶见/HPF

（三）胃液检测

胃液分泌总量　　　　　　　　　　　　1.5 ~ 2.5L/24h(含盐酸 160mmol/L)

比重　　　　　　　　　　　　　　　　1.003 ~ 1.006

pH　　　　　　　　　　　　　　　　　1.3 ~ 1.8

空腹胃液量　　　　　　　　　　　　　0.01 ~ 0.10L(平均 0.05L)

胃液性状　　　　　　　　　　　　　　清晰无色,轻度酸味,含少量黏液

五肽胃泌素试验　　　　　　　　　　　基础胃液量 0.01 ~ 0.10L

基础泌酸量(BAO)　　　　　　　　　　(3.9±1.98)mmol/h,很少超过 5mmol/h

最大泌酸量(MAO)　　　　　　　　　　3 ~ 23mmol/h

高峰泌酸量(PAO)　　　　　　　　　　(20.26±8.77)mmol/h

BAO/MAO　　　　　　　　　　　　　　0.2

乳酸测定　　　　　　　　　　　　　　定性:阴性

隐血试验　　　　　　　　　　　　　　阴性

细胞、白细胞与上皮细胞　　　　　　　少许

细菌　　　　　　　　　　　　　　　　阴性

（四）十二指肠引流液检验

量与颜色

　　A 胆液　　　　　　　　　　　　　10 ~ 20ml,无色,灰色或黄色

　　B 胆液　　　　　　　　　　　　　10 ~ 20ml,橙黄色

　　C 胆液　　　　　　　　　　　　　30 ~ 60ml,深褐色

　　D 胆液　　　　　　　　　　　　　量不定,随引流时间而异,金黄色或淡黄色

透明度　　　　　　　　　　　　　　　透明或加碱性液体后透明

黏稠度　　　　　　　　　　　　　　　B 胆液黏稠,A、C 胆液略黏稠,D 胆液较稀薄

比重　　　　　　　　　　　　　　　　A 胆液 1.009 ~ 1.013

　　　　　　　　　　　　　　　　　　B 胆液 1.026 ~ 1.032

　　　　　　　　　　　　　　　　　　C 胆液 1.007 ~ 1.010

pH	A 胆液 7.0
	B 胆液 6.8
	C 胆液 7.4
	D 胆液 7.6
淀粉酶	$(43\sim326)\times10^{4}$ Somogyi 单位/全标本
胰蛋白酶	$0.35\sim1.60(35\%\sim160\%)$
促胰酶素-促胰液素试验(P-S 试验)	
胰液流出量	$70\sim230$ml/h
最高碳酸氢盐浓度	$70\sim125$mmol/h
淀粉酶排出量	880~7400Somogyi 单位/kg 体重

(五) 脑脊液检测

性状	无色,清晰透明
压力(卧位)	成人 $80\sim180$mmH$_2$O
	儿童 $40\sim100$mmH$_2$O
蛋白	定性(Pandy)试验:阴性
	定量:腰椎穿刺 $0.20\sim0.40$g/L
	小脑延髓池穿刺 $0.10\sim0.25$g/L
	脑室穿刺 $0.05\sim0.15$g/L
比重	$1.006\sim1.008$g/L
清蛋白	$0.1\sim0.3$g/L
蛋白电泳	前清蛋白 $0.02\sim0.07(2\%\sim7\%)$
	清蛋白 $0.56\sim0.76(56\%\sim76\%)$
	α_1 球蛋白 $0.02\sim0.07(2\%\sim7\%)$
	α_2 球蛋白 $0.04\sim0.12(4\%\sim12\%)$
	β 球蛋白 $0.08\sim0.18(8\%\sim18\%)$
	γ 球蛋白 $0.03\sim0.12(3\%\sim12\%)$
葡萄糖	$2.5\sim4.4$mmol/L
氯化物(以氯化钠计)	成人 $120\sim130$mmol/L
	儿童 $111\sim123$mmol/L
免疫球蛋白	IgG $0.01\sim0.04$g/L
	IgA $0.001\sim0.006$g/L
	IgM $0.00011\sim0.00022$g/L
胆红素	阴性
色氨酸试验	阴性
乳酸脱氢酶(LDH)	$8\sim32$U/L
肌酸激酶(CK)同工酶	$0\sim8$IU/L;比色法(0.94 ± 0.25)U/L
溶菌酶(LZM)	阴性或微量
天门冬酸氨基转移酶(AST)	$5\sim20$U/L
丙氨酸氨基转移酶(ALT)	$5\sim15$U/L
细胞计数	成人$(0\sim8)\times10^{6}$/L
	儿童$(0\sim15)\times10^{6}$/L
细胞分类	淋巴细胞占 $0.70(70\%)$,单核细胞占 $0.30(30\%)$

（六）阴道分泌物检测

阴道分泌物酸碱度（pH）	4.0～4.5
阴道清洁度	Ⅰ、Ⅱ度

（七）精液检测

量	一次排精液量1.5～6ml
色	灰白色或乳白色，久未排精液者可淡黄色
黏稠度	呈胶冻状，30分钟后完全液化呈半透明状
pH	7.2～8.0（平均7.8）
比重	1.033
精子浓度	$\geqslant 15\times 10^9/L$
一次排精子总数	$39\times 10^6/次$
精子活动率	射精30～60分钟内精子活动率为80%～90%，至少>60%
	伊红染色精子存活率>58%
精子活动力	总活动力（PR+NP）$\geqslant$40%，前向运动（PR）$\geqslant$32%
正常形态精子	>4%
白细胞	<5个/HPF
未成熟生殖细胞	<1%
果糖	9.11～17.67mmol/L
乳酸脱氢酶-X	（1430±940）U/L
抗精子抗体	阴性
顶体酶	（36±21）U/L
精子低渗肿胀试验	g型精子>50%

（八）前列腺液检测

性状	淡乳白色，半透明，稀薄液状
量	正常成人经1次前列腺按摩可采集的前列腺液为数滴至1ml
pH	6.3～6.5
磷脂酰胆碱小体	多量或布满视野
上皮细胞	少量
红细胞	<5个/HPF
白细胞	<10个/HPF
颗粒细胞	<1/HPF
淀粉样小体	老年人易见到，约为白细胞的10倍
细菌	阴性
精子	可有
滴虫	无
结石	可见

四、肾功能实验

菊粉清除率（Cin）	2.0～2.3ml/（s·1.73m²）（120～140ml/min）
内生肌酐清除率（Ccr）	1.3～2.0ml/（s·1.73m²）（80～120ml/min）（以1.73m²标准体表面积校正）

肾小球滤过率(GFR)	总 GFR(100±20)ml/min
昼夜尿比重试验(Mosenthal 浓缩和稀释功能试验)	
24 小时尿总量	1000 ~ 2000ml
夜尿量	<750ml
昼尿量/夜尿量比值	(3 ~ 4):1
尿最高比重	>1.020
最高比重与最低比重之差	>0.009
尿渗量(尿渗透压)测定(Uosm)	
禁饮后尿渗量	600 ~ 1000mOsm/(kg·H$_2$O)
血浆渗量(Posm)	275 ~ 305mOsm/(kg·H$_2$O)[平均300mOsm/(kg·H$_2$O)]
尿渗量与血浆渗量比值	(3.0 ~ 4.5):1
渗透溶质清除率(空腹)	0.33 ~ 0.5ml/s(2 ~ 3ml/min)
肾小管葡萄糖最大重吸收量(TmG)	成人平均(340±18.2)mg/min
	男性 300 ~ 450mg/min
	女性 250 ~ 350mg/min
对氨马尿酸最大排泄量(TmPAH)	60 ~ 90mg/min[(80.9±11.3)mg/(min·1.73m^2)]
尿酸化功能试验	
尿 HCO$_3^-$	<30mmol/L
可滴定酸	>10mmol/L
NH$_4^+$	>20mmol/L
有效肾血浆流量(ERPF)	600 ~ 800ml/min
肾全血流量(RBF)	1200 ~ 1400ml/min
肾小管酸中毒试验	
氯化铵负荷(酸负荷)试验	尿 pH<5.5
碳酸氢离子重吸收排泄(碱负荷)试验	HCO$_3^-$排泄率≤1%

五、内分泌激素检测

血甲状素(T$_4$)	放免法:65 ~ 155nmol/L
血游离甲状腺素(FT$_4$)	放免法:10.3 ~ 25.7pmol/L
血三碘甲腺原氨酸(T$_3$)	放免法:1.6 ~ 3.0nmol/L
血游离三碘甲腺原氨酸(T$_3$)	放免法:6.0 ~ 11.4pmol/L
反三碘甲腺原氨酸(rT$_3$)	放免法:0.2 ~ 0.8nmol/L
^{125}I-T$_3$ 摄取试验(^{125}I-T$_3$RUR)	25% ~ 35%
甲状腺摄^{131}I 率	3 小时 0.057 ~ 0.245(5.7% ~ 24.5%)
	24 小时 0.151 ~ 0.471(15.1% ~ 47.1%)
基础代谢率(BMR)	−0.10 ~ +0.10(−10% ~ +10%)
血甲状旁腺激素(PTH)	免疫化学发光法:1 ~ 10pmol/L
	RIA:氨基端(活性端)230 ~ 630ng/L
	羧基端(无活性端)430 ~ 1860ng/L
血降钙素(CT)	<100ng/L
尿 17-羟皮质激素(17-OHCS,17-OH)	男性 13.8 ~ 41.4μmol/24h

	女性 11.0~27.6μmol/24h
尿 17-酮皮质激素(17-KS)	男性 34.7~69.4μmol/24h
	女性 17.5~52.5μmol/24h
血皮质醇	上午 8 时 140~630nmol/L
	下午 4 时 80~410nmol/L
	晚上 8 时小于上午 8 时的 50%
	午夜 2 时 55~165nmol/L
	昼/夜皮质醇比值>2
24 小时尿游离皮质醇	放免法:30~276nmol/24h
血醛固酮(Ald)(放免法)	普通饮食(早 6 时):卧位(238±104)pmol/L
	立位(418±245)pmol/L
	低钠饮食:卧位(646.6±333.4)pmol/L
	立位(945.6±491)pmol/L
尿醛固酮	普通饮食:(21.36±7.2)nmol/24h(9.4~35.2nmol/L)
尿儿茶酚胺(CA)	微柱法:71.0~229.5nmol/24h
尿香草扁桃酸(VMA)	比色法:5~45μmol/24h
血浆肾素	普食:成人立位 0.30~1.90ng/(ml·h)
	卧位 0.05~0.79ng/(ml·h)
	低钠饮食:卧位 1.14~6.13ng/(ml·h)
血游离儿茶酚胺	
多巴胺	<888pmol/L
去甲肾上腺素	615~3240pmol/L
肾上腺素	<480pmol/L
血浆睾酮(T)	放免法:男性青春后期 100~200ng/L
	成人 300~1000μg/L
	女性青春后期 100~200ng/L
	成人 200~800ng/L
	绝经后 80~350ng/L
血浆雌二醇(E2)	男性青春期前 7.3~36.7pmol/L
	成人 50~200pmol/L
	女性青春期前 7.3~28.7pmol/L
	卵泡期 94~433pmol/L
	黄体期 499~1580pmol/L
	排卵期 704~2200pmol/L
	绝经期 40~100pmol/L
血浆孕酮(放免法)	非孕妇女卵泡期(早)(0.7±0.1)μg/L
	卵泡期(晚)(0.4±0.1)μg/L
	排卵期(1.6±0.2)μg/L
	黄体期(早)(11.6±1.5)μg/L
	黄体期(晚)(5.7±1.1)μg/L
血促甲状腺激素(TSH)	放免法:2~10mU/L
血促肾上腺皮质激素(ACTH)	放免法:上午 8 时 25~100mg/L

	下午 6 时 10 ~ 80ng/L
血生长激素（GH）	放免法：男性成人<2.0μg/L
	女性成人<10.0μg/L
	儿童<20μg/L
血抗利尿激素（ADH）	1.4 ~ 5.6pmol/L
尿抗利尿激素	放免法：11 ~ 30μU/24h（平均 28.9μU/24h）
人绒毛膜促性腺激素（hCG）	血清：男性或未孕女性<5IU/L
	绝经期后妇女<10IU/L
	尿：未孕成年女性：定性阴性
	妊娠期：阳性

六、肺功能检查

潮气量（TC）	500ml（成人）
深吸气量（IC）	男性 2600ml
	女性 1900ml
补呼气容积（ERV）	男性 910ml
	女性 560ml
肺活量（VC）	男性 3470ml
	女性 2440ml
功能残气量（FRC）	男性（2270±809）ml
	女性（1858±552）ml
残气容积（RV）	男性（1380±631）ml
	女性（1301±486）ml
静息通气量（VE）	男性（6663±200）ml/min
	女性（4217±160）ml/min
最大通气量（MVV）	男性（104±2.71）L/min
	女性（82.5±2.17）L/min
肺泡通气量（VA）	4L/min
肺血流量	5L/min
通气/血流（V/Q）比值	0.8
无效腔气/潮气容积（VD/VT）	0.3 ~ 0.4
弥散功能（CO 吸入法）	198.5 ~ 276.9ml/（kPa·min）
气道阻力	1 ~ 3cmH$_2$O/（L·s）
动脉血氧分压（PaO$_2$）	12.6 ~ 13.3kPa（95 ~ 100mmHg）
动脉血二氧化碳分压（PaCO$_2$）	4.7 ~ 6.0kPa（35 ~ 45mmHg）
肺泡-动脉血氧分压差［P（A-a）O$_2$］	正常青年人约为 15 ~ 20mmHg（2 ~ 2.7kPa），随年龄增加而增大，最大不超过 30mmHg（4.0kPa）
混合静脉血氧分压（P$\bar{v}$O$_2$）	4.7 ~ 6.0kPa（35 ~ 45mmHg）
动脉血与混合静脉血氧分压差［P（a-$\bar{v}$）DO$_2$］	60mmHg（8.0kPa）
动脉血氧饱和度（SaO$_2$）	0.95 ~ 0.98（95% ~ 98%）
静脉血氧饱和度	0.64 ~ 0.88（64% ~ 88%）
动脉血氧含量（CaO$_2$）	8.55 ~ 9.45mmol/L（19 ~ 21ml/dl）

静脉血含氧量	6.3~6.75mmol/L(14~15ml/dl)
血液酸碱度(pH)	7.35~7.45(平均7.40)
血液氢离子浓度	35~45mmol/L(平均40mmol/L)
碳酸氢盐(标准或实际)	22~27mmol/L(平均24mmol/L)
动脉血浆二氧化碳含量(T-CO$_2$)	25.2mmol/L(25.2vol/%)
二氧化碳结合力(CO$_2$-CP)	22~31mmol/L(50~70vol/%)
全血缓冲碱(BB)	45~55mmol/L(平均50mmol/L)
碱剩余(BE)	成人(0±2.3)mmol/L
	儿童-4~+2mmol/L
阴离子间隙(anion gap,AG)	8~16mmol/L

推荐阅读

1. 邝贺龄. 内科疾病鉴别诊断学. 5 版. 北京:人民卫生出版社,2006.
2. 胡申江. 循环系统症状鉴别诊断学. 北京:人民卫生出版社,2009.
3. 张树基,罗明绮. 内科症状鉴别诊断学. 3 版. 北京:科学出版社,2011.
4. 欧阳钦. 临床诊断学. 2 版. 北京:人民卫生出版社,2010.
5. 刘正湘,吴杰. 临床心电图全解. 3 版. 北京:科学出版社,2010.
6. Khan M. G. 心电图快速解析. 3 版. 林治湖,郭继鸿,译. 天津:天津科技翻译出版公司,2011.
7. 苏纯闺. 贝氏身体检查指南. 6 版. 天津:天津科学技术出版社,2000.
8. 中华人民共和国卫生部. 病历书写基本规范,2010.
9. 中华人民共和国卫生部. 电子病历基本规范(试行),2010.
10. 中华人民共和国卫生部. 电子病历系统功能规范(试行),2011.
11. 王鸿利. 实验诊断学. 北京:人民卫生出版社,2005.
12. 王学锋,王鸿利. 血栓与出血的检测及应用. 上海:世界图书上海出版公司,2002.
13. 叶应妩,王毓三,申子瑜. 全国临床检验操作规程. 3 版. 南京:东南大学出版社,2006.
14. Klaus-Petr Maier. 急性与慢性肝病的诊断、治疗和预防. 郝连杰,译. 北京:人民卫生出版社,2001.
15. 张卓然. 临床微生物学和微生物检验. 3 版. 北京:人民卫生出版社,2003.
16. 王羽. 全国临床检验操作规程. 3 版. 南京:东南大学出版社,2006.
17. 赵卫国. 即时检验. 上海:上海科学技术出版社,2007.
18. 万学红. Clinical Diagnostics. 北京:人民卫生出版社,2017.
19. 曾锐. 心电图图形顺序解读. 北京:人民卫生出版社,2014.
20. 曾锐. Graphics-sequenced interpretation of ECG. Singapore:Springer,2015.
21. Swartz MH. Textbook of Physical Diagnosis:History and Examination. 4th ed. Philadelphia:Health Science Asia,Elsevier Science,2002.
22. Zipes KP,Libby P,Bonow RO,et al. Braunwald Heart Disease:A Textbook of Cardiovascular Medicine. 7th ed. Singapore:Elsevier Pte Ltd,2006.
23. Braunwald E. Heart Disease-A Textbook of Cardiovascular Medicine. 6th ed. Philadelphia:W. B. Saunders Company,2001.
24. Surawicz B,Knilans TK. Chou's Electrocardiography in Clinical Practice. 5th ed. Philadelphia:W. B. Saunders Company,2001.
25. Wagner GS. Marriotts Practical Electrocardiography. 10th ed. Philadelphia:Wolters Kluwer Company,2000.

中英文名词对照索引